W0256171

# HANDBUCH DER HAUT- UND GESCHLECHTSKRANKHEITEN

BEARBEITET VON

A. ALEXANDER · G. ALEXANDER† · J. ALMKVIST · K. ALTMANN · L. ARZT · J. BARNEWITZ S. C. BECK † · C. BENDA† · FR. BERING · H. BIBERSTEIN · K. BIERBAUM · G. BIRNBAUM A. BITTORF · B. BLOCH · FR. BLUMENTHAL · H. BOAS · H. BOEMINGHAUS · R. BRANDT · F. BREINL C. BRUCK · C. BRUHNS · ST. R. BRÜNAUER · A. BUSCHKE · F. CALLOMON · E. DELBANCO F. DIETEL · O. DITTRICH · J. DÖRFFEL · S. EHRMANN† · C. EVELBAUER · O. FEHR · J. v. FICK† E. FINGER · H. FISCHER · F. FISCHL · P. FRANGENHEIM† · R. FRANZ · W. FREI · W. FREUDENTHAL M. v. FREY · R. FRÜHWALD · D. FUCHS · H. FUHS · F. FÜLLEBORN · E. GALEWSKY · O. GANS A. GIGON · H. GOTTRON · A. GROENOUW · K. GRÖN · K. GRÜNBERG · O. GRÜTZ · H. GUHRAUER J. GUSZMANN · E. GUTTMANN · R. HABERMANN · L. HALBERSTAEDTER · F. HAMMER L. HAUCK · H. HAUSTEIN · H. HECHT · J. HELLER† · G. HERXHEIMER · K. HERXHEIMER W. HEUCK · W. HILGERS · R. HIRSCHFELD · C. HOCHSINGER · H. HOEPKE · C. A. HOFFMNAN E. HOFFMANN · H. HOFFMANN · V. HOFFMANN · E. HOFMANN · J. IGERSHEIMER · F. JACOBI F. JACOBSOHN · H. JACOBY · J. JADASSOHN · W. JADASSOHN · F. JAHNEL · A. JESIONEK M. JESSNER · S. JESSNER† · A. JOSEPH · F. JULIUSBERG · V. KAFKA · C. KAISERLING PH. KELLER · W. KERL · O. KIESS · L. KLEEBERG · W. KLESTADT · V. KLINGMÜLLER · FR. KOGOJ A. KOLLMANN · H. KÖNIGSTEIN · P. KRANZ · A. KRAUS† · C. KREIBICH · O. KREN · L. KUMER E. KUZNITZKY · E. LANGER · R. LEDERMANN · C. LEINER† · F. LESSER · A. LIECHTI · A. LIEVEN P. LINSER · B. LIPSCHÜTZ† · H. LÖHE · S. LOMHOLT · W. LUTZ · A. v. MALLINCKRODT-HAUPT P. MANTEUFEL · H. MARTIN · E. MARTINI · R. MATZENAUER · R. L. MAYER · M. MAYER J. K. MAYR · E. MEIROWSKY · L. MERK† · M. MICHAEL · G. MIESCHER · C. MONCORPS G. MORAWETZ · A. MORGENSTERN · F. MRAS · V. MUCHA · ERICH MÜLLER · HUGO MÜLLER · RUDOLF MÜLLER · P. MULZER · E. G. NAUCK · O. NAEGELI · G. NOBL · M. OPPENHEIM K. ORZECHOWSKI · E. PASCHEN · B. PEISER · A. PERUTZ · E. PICK · W. PICK† · F. PINKUS H. v. PLANNER · K. PLATZER · F. PLAUT · A. POEHLMANN · J. POHL · R. POLLAND C. POSNER† · H. L. POSNER · L. PULVERMACHER† · H. REIN · P. RICHTER · E. RIECKE G. RIEHL · H. RIETSCHEL · H. DA ROCHA LIMA · K. ROSCHER · O. ROSENTHAL · R. ROSNER G. A. ROST · ST. ROTHMAN · A. RUETE · E. SAALFELD† · U. SAALFELD · H. SACHS · O. SACHS† W. SACK · F. SCHAAF · G. SCHERBER · H. SCHLESINGER · E. SCHMIDT · S. SCHOENHOF W. SCHOLTZ · W. SCHÖNFELD · H. TH. SCHREUS · R. SIEBECK · C. SIEBERT · H. W. SIEMENS B. SKLAREK · G. SOBERNHEIM · W. SPALTEHOLZ · R. SPITZER · O. SPRINZ · R. O. STEIN G. STEINER · K. STEINER · G. STICKER · J. STRANDBERG · H. STREIT · A. STÜHMER · G. STÜMPKE P. TACHAU · G. THEISSING · L. TÖRÖK · K. TOUTON · K. ULLMANN · P. G. UNNA† · P. UNNA E. URBACH · F. VEIL · R. VOLK · C. WEGELIN · W. WEISE · L. WERTHEIM · J. WERTHER P. WICHMANN · F. WINKLER · K. WINKLER · M. WINKLER · R. WINTERNITZ · FR. G. M. WIRZ W. WORMS · H. ZIEMANN · F. ZINSSER · L. v. ZUMBUSCH · E. ZURHELLE

IM AUFTRAGE
DER DEUTSCHEN DERMATOLOGISCHEN GESELLSCHAFT
HERAUSGEGEBEN GEMEINSAM MIT

B. BLOCH · A. BUSCHKE · E. FINGER · E. HOFFMANN · C. KREIBICH
F. PINKUS · G. RIEHL · L. v. ZUMBUSCH

VON

J. JADASSOHN

SCHRIFTLEITUNG: O. SPRINZ

DREIZEHNTER BAND · ERSTER TEIL

BERLIN
VERLAG VON JULIUS SPRINGER
1932

# HAARE UND HAARBODEN SCHWEISSDRÜSEN · TALGDRÜSEN

BEARBEITET VON

E. GALEWSKY · J. K. MAYR · R. O. STEIN

MIT 158 ZUM TEIL FARBIGEN ABBILDUNGEN

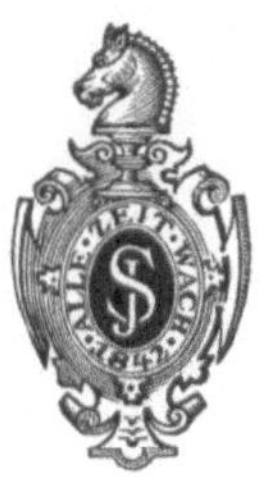

BERLIN
VERLAG VON JULIUS SPRINGER
1932

ISBN 978-3-7091-9632-8 ISBN 978-3-7091-9879-7 (eBook)
DOI 10.1007/ 978-3-7091-9879-7

# Inhaltsverzeichnis.

## Die Erkrankungen der Schweißdrüsen.

Von Professor Dr. J. K. Mayr-München. (Mit 12 Abbildungen.)



## Die Erkrankungen der Talgdrüsen.

Von Professor Dr. R. O. Stein-Wien. (Mit 39 Abbildungen.)



## Erkrankungen der Haare und des Haarbodens.

Von Professor Dr. E. Galewsky-Dresden. (Mit 107 Abbildungen.)

# Die Erkrankungen der Schweißdrüsen.

Von

JULIUS K. MAYR - München.

Mit 12 Abbildungen.

Ganz im Gegensatz zu der Fülle der Arbeiten, die uns die jüngste Zeit wohl auf allen Gebieten der Dermatologie gebracht hat, finden wir nur spärliche Publikationen, die sich mit den Störungen an den Schweißdrüsen befassen. Unter diesen wenigen Arbeiten sind weiterhin fast ausschließlich solche, die nur über *funktionelle* Störungen in der Sekretion, sei es nach quantitativer oder qualitativer Richtung hin, berichten. Eigentliche Erkrankungen der Schweißdrüsen entzündlicher Natur, wie wir sie an den übrigen Anhangsgebilden der Haut, den Talgdrüsen und den Haaren so häufig vorfinden, sehen wir auch in der Tat, wenn wir von Prozessen, die, an sich nicht einheitlicher Natur, mehr oder weniger regelmäßig in Zusammenhang mit den Schweißdrüsen genannt werden, absehen wollen, nur sehr selten.

Man kann für diese seltene Beteiligung der Schweißdrüsen an parasitären Prozessen verschiedene Gründe anziehen. Das Sekret der Schweißdrüsen ist dünnflüssig, so daß im Gegensatz zu dem der Talgdrüsen die Möglichkeit der Verstopfung mit den Gefahren eines besseren Nährbodens nicht gegeben ist. Ferner ist das Lumen der Schweißdrüsenausführungsgänge bis zu einem Zehntel enger als dasjenige der Talgdrüsen, die wir ja unschwer mit freiem Auge sehen können, während erstere nur mit dem Dermatoskop sichtbar gemacht werden. Der Ausführungsgang ist bei den Schweißdrüsen viel tiefer im Corium, zum Teil sogar im subcutanen Gewebe gelegen; er ist in seinem ganzen Verlaufe lebhaft geschlängelt, während durch den Talgdrüsengang, der nur kurz ist, Bakterien oder Pilzfäden rasch ins Innere der Drüse gelangen können. Wie VAS nachweisen konnte, bleiben Kulturen, die mit Schweißtröpfchen angelegt werden, in der Regel steril. Bringt man dagegen Bakterien in die Talgdrüsenmündungen ein, so gehen sie in der Regel an. Als weiterer, dem Eindringen von Bakterien in die Mündungen nicht zuträglicher Umstand kommt noch hinzu, daß das Sekret der Schweißdrüsen wesentlich rascher abfließt, als dasjenige der Talgdrüsen. Dieses mechanische Moment des Hinausschwemmens etwa eingedrungener oder eingeriebener Mikroorganismen spielt zweifellos beim Sterilhalten der Ausführungsgänge und vor allem der Drüsen eine nicht unbeträchtliche Rolle[1].

[1] Hier wären wohl auch die Untersuchungen von SCHADE, MARCHIONINI und MEMMESHEIMER zu erwähnen, wonach der *Hautoberflächenansäuerung*, wie sie die Schweißverdunstung bedingt, ein größerer Anteil an der Entwicklungshemmung der auf die Haut gelangenden Bakterien zugeschrieben werden muß.

Die Länge und Gewundenheit des Ausführungsganges erschwert auch das Eindringen von irgendwelchen Medikamenten, die in die Talgdrüse gelangt dort Reizerscheinungen, wie bei der Teer-, Jodmedikation, verursachen könnten.

Man wird sich aus den eben angeführten Ursachen die seltene Beteiligung der Schweißdrüsen an entzündlichen Prozessen erklärlich machen können. Gegen eine Infektion *von außen her* sind sie weitgehendst geschützt. Aber auch

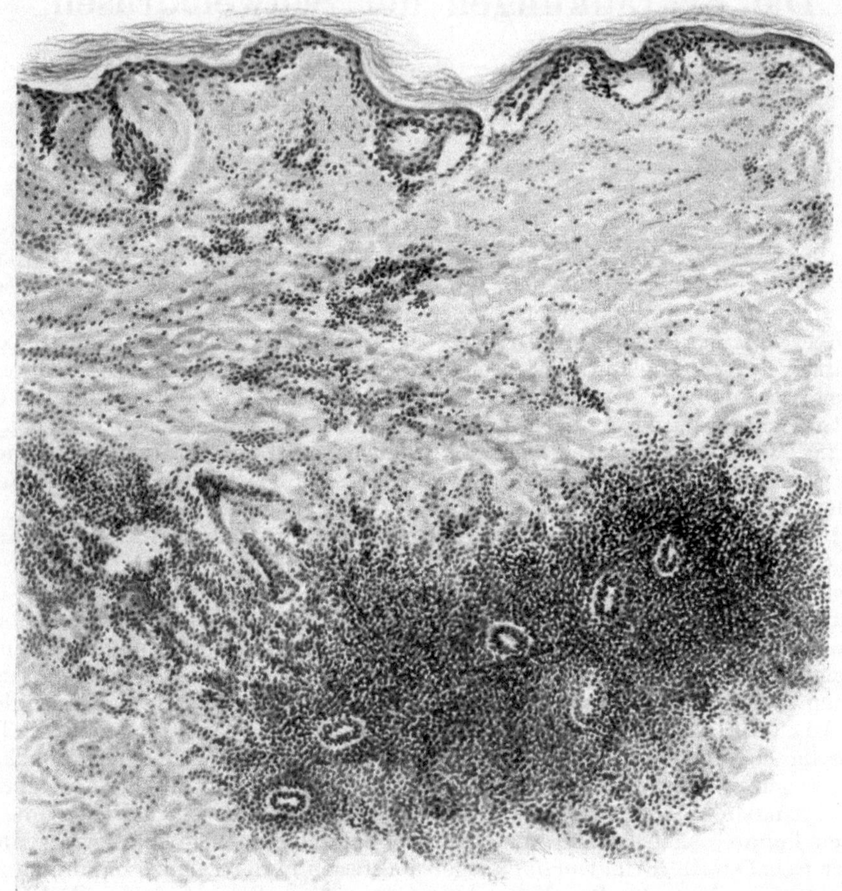

Abb. 1. Erhaltene Schweißdrüsenschläuche im granulomatösen (mykoiden) Gewebe.

in den Fällen, in denen eine Infektionsmöglichkeit auf endogenem Wege — denn von einer Immunität der Schweißdrüsen kann keine Rede sein — eintritt und Bakterien durch die Capillaren in die Schweißdrüsenknäuel gelangen, kommt es kaum zu einer Zerstörung der Drüsen. Im Gegenteil, die Drüsen erweisen sich als äußerst resistent gegenüber Prozessen, die mit weitgehenden Entzündungen und Einschmelzungserscheinungen im periacinösen Gewebe einhergehen. Man kann in granulomatösen und carcinomatösem Gewebe, bei denen ausgedehnte destruierende Vorgänge um sich gegriffen haben, noch lange unversehrte Schweißdrüsenacini vorfinden, auch dann noch, wenn die Ausführungsgänge bereits zerstört sind (Abb. 1). In allen diesen Fällen aber, in denen es dann endlich doch zu Veränderungen verschiedenster Art, vor allem durch Verlegung oder Zerstörung der Ausführungsgänge zu cystischen Erweiterungen der Drüsen gekommen ist, handelt es sich aber nicht um eine selbständige Erkrankungsform, sondern um sekundäre Mitbeteiligung an irgendeinem mehr oder weniger spezifischen Prozesse, der sich irgendwo in der Haut mit irgendwelcher Ätiologie abgespielt hat oder im Ablauf ist.

Handelt es sich aber um primäre Schweißdrüsenerkrankungen organischer Art, so sind die Symptome so gering, die Beschwerden so unbedeutend, daß sich eine Therapie als unnötig oder zum mindesten nicht zwingend erweist und deshalb die Möglichkeit der *ärztlichen* Beobachtung in Wegfall kommt. So sehen wir eigentlich das etwas paradoxe Bild, daß *funktionelle Störungen, die keine anatomische Grundlage besitzen, viel unangenehmer verlaufen und deshalb den Patienten viel eher zum Arzte führen als Prozesse, die mit histologischen Veränderungen einhergehen.*

Wie bereits erwähnt, findet man in allen Abhandlungen über Schweißdrüsen Prozesse mit einbezogen, die teils nur in sehr losem Zusammenhang mit ihnen stehen, teils überhaupt noch nicht genügend geklärt sind. Man wird aber am zweckmäßigsten auch heute noch ihre Gruppierung im Kapitel der Schweißdrüsen versuchen, da bei ihnen Beziehungen zu diesen zweifellos nach irgendeiner Richtung hin bestehen; es darf aber nicht verschwiegen werden, daß uns die Klinik differentialdiagnostisch wie so oft im Stiche läßt und pathogenetisch verschiedene Krankheitsbilder unter ein und derselben Morphologie zur Anschauung bringt.

# A. Funktionelle Störungen.

## 1. Störungen quantitativer Art.

### Hyperhidrosis.

Die Schweißsekretion schwankt unter normalen Verhältnissen innerhalb sehr beträchtlicher Grenzen. Diese individuellen Differenzen lassen sich nach drei Richtungen hin beobachten: Die *Schweißabsonderung in der Ruhe, in der Bewegung, im Fieber, bzw. in der Abfieberung und nach der Aufnahme schweißtreibender Medikamente.* So sehen wir, daß die Schweißabsonderung in der Ruhe und bei mäßiger Außentemperatur, wo sie weitgehendst eingeschränkt ist, bei manchen Individuen in mehr oder weniger weitgehendem Maße vorhanden ist. Die Menge des sezernierten Schweißes in der Arbeit und in der Wärme ist ebenfalls bei den einzelnen Menschen sehr großen Schwankungen unterworfen. Während manche Personen auch bei schwersten körperlichen Leistungen in der Sommerhitze kaum nennenswert in Schweiß geraten, treten bei anderen unter wesentlich schwächeren Reizen, die zur Sekretion führen, profuse Schweiße auf. Ganz ähnlich liegen die Verhältnisse der Schweißausbrüche nach hohen Temperaturen und als Folge schweißtreibender Mittel. Man wird jedoch in allen diesen Fällen wohl kaum von einer Hyperhidrosis sprechen dürfen, wenn nicht die Schweißausbrüche die an sich sehr weit zu stellenden physiologischen Grenzen überschreiten. Wir werden die Diagnose einer Hyperhidrosis erst dann zu stellen haben, wenn bereits in der Ruhe deutliche Sekretion vorhanden ist oder wenn ohne infektiöse bzw. medikamentöse Ursache Schweißausbrüche erfolgen.

Die übermäßige Schweißsekretion kann eine *generalisierte* und eine *lokalisierte* sein. SAITO stellte Versuche über örtliches Schwitzen erhitzter Hautbezirke an. Er ging dabei derart vor, daß er an zwei verschiedenen Stellen der Körperoberfläche in der Größe von 20 qcm Temperatur und Wasserausscheidung bestimmte. Eine der beiden Stellen wurde dann mittels eines Glühlichtes erhitzt. Es zeigte sich, daß bei einer Temperatur bis zu 46° die Wasserausscheidung wesentlich zunahm, während die nicht erhitzten Stellen keine Veränderung aufwiesen. Bei der Mehrzahl der Versuche, bei denen an Handteller oder Fußsohle eine Beleuchtung vorgenommen wurde, wurde auch ein Schwitzen der anderen Seite beobachtet. Verf. nimmt dabei individuelle Unterschiede in der Raschheit des Eintretens dieses „Reflexschwitzens" an. Die Schweißdrüsen scheinen nach diesen Versuchen befähigt auf direktes Erhitzen zu reagieren. Aber der Wärmegrad ist so hoch, daß er wohl selten durch Umstände des täglichen Lebens erreicht wird. Da die Verteilung der Schweißdrüsen in der Haut nicht gleichmäßig ist, sondern Bezirke vorhanden sind, die, wie das Gesicht, und hier wieder besonders die Stirne, die Nase[1], die Kinnfurche, die Hohlhände und die Fußsohlen, und die Achselhöhlen sowohl nach Größe und Menge der Drüsen besonders begünstigt sind, so ist es auch klar, daß wir an diesen Stellen eine reichliche Sekretion sowohl unter physiologischen als auch unter pathologischen Verhältnissen zu erwarten haben. So sehen wir auch, daß die habituelle Hyperhidrosis sich fast immer an diesen Stellen lokalisiert. Es liegen keine Beobachtungen darüber vor, ob die Verteilung der Schweißdrüsen entgegen dem Schema verlaufen kann und etwa Stellen mit mäßiger Drüsenentwicklung unter abnormen Verhältnissen, unter abnormer Anlage, hypertrophieren und damit erheblicher sezernieren können.

Die Hyperhidrosis kann als *angeborene Anomalie*, ohne Rücksicht auf den Zeitpunkt ihres Entstehens, *oder im Gefolge von Läsionen* zur Beobachtung kommen. Im ersteren Falle handelt es sich um eine gesteigerte Tätigkeit der Schweißdrüsen, die sich besonders an den Handtellern und Füßen zeigt. Bei dieser abnormen Schweißsekretion fehlt in den meisten Fällen jede weitere Komplikation bzw. Alteration der Haut. Man findet sehr häufig keine Symptome, die auf Störungen an inneren Organen schließen lassen. Nur ein Teil dieser Patienten hat schwerere Krankheiten durchgemacht, in deren Anschluß das Schwitzen erst aufgetreten sein soll. Ein Teil ist aus neuropathisch belasteter Familie, selbst sehr nervös, vielleicht blutarm, so daß hier diese lokale Hyperhidrosis wohl im Sinne RICHETs als Ausdruck einer erhöhten Reizbarkeit der Zentren der Schweißsekretion anzusehen ist. Die Hände dieser Patienten fühlen sich stets feucht und kalt an. Das Leiden, das an sich bedeutungslos ist, wird aber als ekelerregend empfunden, und bringt deshalb für die damit Behafteten weitgehende Unannehmlichkeiten mit sich. Da die Schweißsekretion durch psychische Momente im Sinne einer Vermehrung beeinflußt wird, so wirkt häufig diese Befangenheit, die sich aus dem Bewußtsein des „Anstoßens" ergibt, weiterhin schweißvermehrend. Desgleichen scheint auch das häufige Abtrocknen der feuchten Hände, zu dem diese Individuen gezwungen sind, reizverstärkend zu sein.

Kommt es, wie erwähnt, bei dem *Händeschweiß*, bei dem die Möglichkeit der Verdunstung gegeben ist, in der Regel nicht zu irgendwelchen sekundären Reizerscheinungen oder Zersetzungen, so sehen wir dies bei dem *Fußschweiß* in oft ausgedehntem Grade. Speziell zwischen den Zehen kann es zu Macerationen des Epithels und im Verein mit den Talgausscheidungen[2] zu einem widerlichen, süßlichen, durchdringenden Geruch kommen *(Bromhidrosis)*, der auch die Strümpfe und das Schuhzeug durchdringt, auch bei Menschen, die sich reinlich halten; Bakterien (Bacterium foetidum nach THIN) begünstigen diese Zersetzungsprozesse. Diese Bromhidrosis, der stinkende Schweiß, der bekanntlich zu verhetzenden Zwecken in politischer Beziehung, wenn auch mit den

[1] Die Hyperhidrosis der Nase scheint eine ausgesprochen familiäre Anomalie zu sein.

[2] Nach neueren Untersuchungen scheint der Hauptanteil des Geruches nicht den Schweißdrüsen, sondern den Talgdrüsenausscheidungen zuzukommen.

Tatsachen in Widerspruch stehend (da er keinem Volke in spezifischer Stärke oder Qualität zukommt), ausgenützt wurde, macht häufig ein Verweilen in der Nähe solcher Individuen zur Qual. Nach KOLLERT soll der widerliche Geruch besonders von den apokrinen Schweißdrüsen ausgehen. Er bedeutet daher für den davon Betroffenen einen sozial zu wertenden Nachteil.

Der *Achselschweiß*, der als dritter der lokalen habituellen Schweißbildungen zu nennen ist, führt zu Verfärbungen der anliegenden Kleidungsstücke und zeichnet sich ebenfalls — auch bei ihm ist ja die rasche Verdunstungsmöglichkeit nicht gegeben — durch einen deutlichen, oft penetranten Geruch aus, der aber eigentlich im Gegensatz zu dem Fußschweiß in der Regel nur in nächster Nähe des betreffenden Menschen zu bemerken ist.

Auch bei Personen, die an sich nicht an abnormen Achselschweiß leiden, zeigt sich nicht selten das Phänomen, daß beim Entkleiden der Schweiß in einigen dicken Tropfen die Achsellinie herunterfließt. Dieser „*Sudor nudorum*" wurde vielfach als einfacher Kältereiz, der zur Schweißbildung führt, gedeutet. Es handelt sich dabei um einen Vorgang, der meist mit der Sekretion von 2 oder 3 Tropfen Schweiß beendet ist. Wahrscheinlicher als in einer Kältereizursache dürfte seine Entstehung darin zu suchen sein, daß die mit der (wohl meist bei der ärztlichen Untersuchung erfolgten) Entkleidung verbundene psychische Erregung im Sinne eines Sekretionsreizes wirkt, da bei anderen Entkleidungen, bei denen die Temperaturunterschiede in gleicher Weise vorhanden sind, dieser Sudor unterbleibt. Er wird bei Männern häufiger als bei Frauen beobachtet.

An lokalen Schweißen werden noch besonders solche in der *Kinngegend* und an den *vorderen Schädelpartien* beobachtet, letztere mit Vorliebe bei Männern mit Alopecie. Hier wird das ständige oder oft nur in der Wärme auftretende Schwitzen nur selten vermißt. Hat die Glatzenbildung schon längere Zeit bestanden, dann klingt das Phänomen meistens wieder völlig ab. Seine Entstehungsursache, über die keine Angaben und Untersuchungen in der Literatur zu finden sind, ist nicht bekannt. Sein Verschwinden dürfte im Sinne von Temperaturreizen zu suchen sein, an die sich mit der Zeit die des Haares beraubte Haut gewöhnt.

*Universelle Schweiße* werden außer bei Krankheiten, bei denen der Ausbruch des Schweißes auf Rechnung der gestörten Wärmeregulierung zu setzen ist, bei einer Reihe von Krankheitszuständen gefunden, bei denen sie ein mehr oder weniger konstantes Symptom der Erkrankung bildet. Hier sind in erster Linie zu nennen: Die BASEDOWsche Krankheit, die Polyarthritis rheumatica, die Lungenschwindsucht, der Tetanus, die Trichinosis.

Hierher gehören auch Schweißausbrüche bei *Schwangeren*, speziell gegen das Ende der Schwangerschaft zu.

Einen diesbezüglichen, sehr intensiven Fall veröffentlichte R. POHL. Bei einer 31jährigen Erstgebärenden hatte sich in der Mitte der Gravidität eine ganz extreme Schweißsekretion geltend gemacht, die so hochgradig war, daß Leib- und Bettwäsche trotz 2—3maligem täglichem Wechseln jedesmal zum Auswinden waren. Wurden die Hände trocken gewischt, so waren sie in 2 Minuten wieder so naß wie vorher. $^1/_2$ Jahr nach der Geburt ließ die Sekretion erheblich nach um nach dem Abstillen fast völlig zu verschwinden.

Unter diesen *toxischen* Hyperhidrosen kommt seit alters her der gesteigerten Schweißsekretion der Phthisiker eine besondere Rolle zu. Hier erscheint erhöhte Sekretion, besonders nach den Untersuchungen von SIMON und LEWIN oft das erste Zeichen der tuberkulösen Infektion zu sein. In vielen Fällen verschwindet sie in den Zeiten der Besserung und tritt bei erneuter Verschlimmerung verstärkt wieder auf. Bei den meisten Patienten ist sie an die Nachtzeit gebunden. Ein deutlicher Zusammenhang zwischen Schweißsekretion und Temperatur scheint dabei nicht zu bestehen. Die Konstitution spielt sicher eine Rolle. Überwiegend wird das heftige Schwitzen bei Kranken mit besonders erregbaren Nerven- und Gefäßsystem gefunden. Mit zunehmender Kachexie hört es nicht selten auf. Ein zweckmäßiger Vorgang im Sinne einer Entgiftung ist diese Hyperhidrose wohl nicht und wird ihre Beseitigung nach jeder Richtung hin angenehm empfunden.

In das Kapitel der toxischen Schweiße gehört auch eine Beobachtung von ANDRÉ-THOMAS, CERISE und BARRÉ, wonach bei einem 22jährigen Dienstmädchen im Anschluß an eine medikamentöse Krampfaderbehandlung (vermutlich aus der Gruppe Ergotin, Hamamelis und dgl.) Sehstörungen, leichte Pyramidenstörungen und vasomotorische Erscheinungen mit Schweißdrüsenhyperfunktion, die sich nach kurzer Zeit wieder völlig zurückbildeten, aufgetreten waren.

Diese Schweiße besitzen an sich nichts Charakteristisches.

Eine besondere Stellung nehmen die vermehrten Sekretionen von Schweiß in den Fällen ein, in denen sie auf *neurogenem* Wege entstanden sind. Entsprechend der Physiologie der Schweißabsonderung können Läsionen verschiedener Nervenabschnitte zu Störungen führen. Da zum Zustandekommen der Schweißsekretion in jedem Falle ein Nervenreiz notwendig ist, so werden selbstverständlich auch die obengenannten Hyperhidrosen, ganz allgemein gesprochen, letzten Endes auf neurogener Basis beruhen, da die Schweißdrüsen unter Verhältnissen des täglichen Lebens auf direkte Einwirkung hin nicht erregbar sind. Wenn aber hier trotzdem eine Reihe pathologischer Hyperhidrosen als selbständig abgegrenzt wird, so hat dies seinen Grund darin, daß in diesen Fällen das neurogene Moment im Vordergrunde der Ursache steht.

Diese auf neurogenem Wege entstandenen Hyperhidrosen sind nur im engsten Zusammenhang mit der Innervation der Schweißdrüsen zu verstehen.

Anfänglich glaubte man, die Beobachtungen, daß in Begleitung von Reizzuständen eine reichliche Schweißabsonderung eintrat, im Sinne indirekter Beziehungen, durch die veränderte Blutfülle, deuten zu müssen. Schon 1816 konnte DUPUY zeigen, daß nach Durchschneidung des Halssympathicus beim Pferde gleichzeitig mit starker Hyperämie auch starkes Schwitzen auf jener Hals- und Kopfseite einsetzte. Erst im Jahre 1851 gelang es C. LUDWIG, echte Sekretionsnerven für die Unterkieferdrüse des Hundes zu finden und den Nachweis zu erbringen, daß die Drüsenzellen auch unabhängig vom Blutzufluß allein infolge der Nervenerregung absondern. GOLTZ stieß 1875 bei seinen Versuchen über die gefäßerweiternden Nerven der Hinterpfote der Katze zufällig auf die Beobachtung, daß bei Reizung des Nervus ischiadicus gleichzeitig mit starker Hyperämie auch Schweißtropfen auf der Pfote erschienen. Daran anschließend wurden dann von OSTOUMOW, KENDALL und LUCHSINGER, LEVY-DORN u. a. die Unabhängigkeit der Schweißsekretion von dem Zustande der Gefäße an einer Reihe verschiedenster Untersuchungen einwandfrei dargelegt. Die Tätigkeit der Drüsenzellen ist demnach als direkte Funktion nervöser Erregung anzusprechen.

Weitere Untersuchungen, die sich in erster Linie an die Namen LUCHSINGER, NAWROCKI, ADAMKIEWICZ, VULPIAN und OTT knüpfen, brachten das Ergebnis, daß bei der Katze die Schweißfasern im Rückenmark entspringen und in den Grenzstrang des Sympathicus eintreten, und zwar entspringen die Schweißfasern der vorderen und hinteren Extremitäten in bestimmten Rückenmarksabschnitten, laufen dann im Grenzstrang hinab und empor, um über die entsprechenden Rami communicantes in die Nerven der Extremitäten einzutreten.

Die Frage nach dem Vorkommen direkter spinaler Schweißfasern, die von einigen Autoren bejaht wird, dürfte als noch nicht völlig geklärt anzusehen sein. Desgleichen bestehen noch Verschiedenheiten in der Auffassung, ob auch dem Parasympathicus eine Innervation der Schweißdrüsen zukomme, wie aus den Ergebnissen der Anwendung pharmakologischer Methoden hervorzugehen scheint. Auch besondere schweißhemmende Fasern glaubte man festgestellt zu haben, die von einigen Autoren dem Sympathicus, von anderen den hinteren Wurzeln, von anderen dem Parasympathicus zugesprochen werden.

In jüngster Zeit gelang es BRAEUCKER durch systematische Bearbeitung eines Krankheitsfalles die genaue Feststellung des peripheren Verlaufes der

Schweißbahnen zu studieren. Darnach entspringen die sekretorischen Bahnen der oberen Extremität im 4.—9. Brustsegment, sie gelangen über die vorderen Wurzeln und die Rami communicantes in den Grenzstrang, in welchem sie bis zum ersten Brustsegment und untersten Halsganglion aufsteigen, um dann über die Rami communicantes in den Plexus brachialis einzutreten. Speziell die Fasern für die Hand ziehen über die Rami communicantes von TH I, C VIII und C VII in den Plexus brachialis und verlaufen mit den gemischten Nerven bis in die Peripherie. Der periphere Verlauf der Schweißbahnen zu den Füßen geht derart, daß die Fasern von Th XI bis L III entspringen, über die Rami communicantes in den Grenzstrang gelangen, in ihm hinabziehen und über die Rami communicantes von L IV, L V, S I und S II in die gemischten Nervenstämme eintreten, um mit ihnen bis zur Peripherie zu verlaufen; dort gelangen sie durch Vermittlung der cutanen Nervennetze an die Schweißdrüsen heran.

Guttmann stellte aus Beobachtungen, die mittels der von Minor angegebenen Jodstärkemethode ausgeführt wurden, fest, daß das Schweißnervensystem sich ebenso wie das sensible und motorische aus einem Etagenwerk von Reflexbögen zusammensetzt, die sich gegenseitig fördern und hemmen. Das erste Neuron geht von der Rinde durch die innere Kapsel zu den subcorticalen Ganglien, wahrscheinlich zum Hypothalamus, das zweite vom Hypothalamus zum vegetativen Oblongatakern, das dritte efferente Neuron geht vom vegetativen Oblongatakern zum Seitenhorn des Rückenmarks, das vierte vom Seitenhornkern durch den Ramus communicans albus ins Grenzstrangganglion, und das fünfte von diesem durch Ramus communicans griseus in den peripheren Nerv zur Schweißdrüse.

Wir sehen zunächst eine Reihe von vorübergehend starken Schweißausbrüchen, die sich im Verlauf *starker Erregungen der Psyche* einzustellen pflegen. Hierher gehört das Schwitzen in der Angst „die Todesangst“, beim Schmerz, vor allem bei Koliken, asthmatischen Anfällen, bei stenokardischen Vernichtungsgefühlen, bei Vorgängen, die mit Peinlichkeitsmomenten einhergehen usw. Wir sehen auch, daß Menschen, die sich ständig in Aufregung befinden, bei Neurasthenikern, die Schweißsekretion oft dauernd und lebhaft gesteigert ist. Auch die Schweiße, die sich bei Epileptikern als kleiner Anfall (epileptoide Schweiße) finden, gehören hierher[1]. Zierl berichtet von einem Kriegsneurotiker, der jeden Tag zu einer bestimmten Stunde einen mächtigen Schweißausbruch bekam.

Pathologischerweise finden wir entsprechend den physiologischen Verhältnissen vermehrte Schweißabsonderung bei *organischen Läsionen* am Zentralnervensystem. Dabei unterstützen in zwar eindeutiger, aber nicht konstanter Weise gute Durchblutung und gewisser Wassergehalt des Blutes den Ablauf der Sekretion. Notwendig sind letztere Momente jedoch nicht, wie aus der Tatsache des Auftretens „kalter Schweiße“ hervorgeht. Experimentell läßt sich durch elektrische Reize meist doppelseitiges Schwitzen hervorbringen, wobei es sich jedoch möglicherweise um eine reine Schmerzreaktion handelt.

Wir finden bei den verschiedensten Erkrankungen des Nervensystems Anomalien der Schweißsekretion; und zwar können krankhafte Veränderungen in allen *Stationen von der Hirnrinde bis zu den Schweißdrüsen* solche Störungen nach sich ziehen.

L. Guttmann hat diesbezügliche Untersuchungen angestellt. Bei Totaldurchtrennungen gemischter peripherer Nerven mit vollkommener motorischer und sensibler Lähmung findet sich stets, mit Ausnahme des Gesichts, eine

[1] Im Gegensatz zu Bechterew nimmt hier Toporkoff an, daß ein allgemeiner Schweißausbruch beim epileptischen Anfall nicht im spezifischen Zusammenhang mit dem Anfall steht, sondern durch die große Muskelarbeit hervorgerufen wird.

Anhidrosis, die ungefähr dem Areal der Analgesie entspricht, während im Gebiete der Thermanästhesie nur eine mehr oder minder ausgeprägte Hypohidrosis zu beobachten ist. Die Anhidrosis besteht sowohl bei Anwendung der zentral angreifenden Schweißmittel sowie auf Pilocarpin und auch auf reflektorischen Reiz. Bei Totalläsionen wurde oft periläsionelle Hyperhidrosis beobachtet. Sie bestand in erhöhter Ansprechbarkeit der das Läsionsgebiet umgebenden Schweißfasern der intakten Nervengebiete auf thermischen Reiz. Bei partiellen Läsionen peripherer Nerven kann es erstens zu einer Hyperhidrosis durch direkte Reizung efferenter Schweißbahnen kommen (= Hyperhidrosis beschränkt auf das Ausbreitungsgebiet des bestimmten Nerven) und zweitens zur Irritation afferenter Bahnen (Hyperhidrosis geht weit über das Ausbreitungsgebiet der peripheren Nerven hinaus). Bei Läsion peripherer Nerven des Gesichts kommt neben der im Sympathicus verlaufenden Hauptbahn der Schweißsekretion als Leitungsnerv eine selbständige parasympathische bulbäre Bahn des Facialis in Betracht. Facialislähmungen jedweden Sitzes zeigten immer Störungen der Schweißsekretion auf der gelähmten Seite, und zwar bei Anwendung zentraler und peripher angreifender Mittel.

Daß es bei *Hemiplegien* zu einer Vermehrung der Schweißsekretion auf der gelähmten Seite kommt, ist seit langer Zeit bekannt (Binger und Berg). Berg spricht in diesen Fällen von einer *Hemiplegie sudorale.* Besonders die Befunde an Kriegsverletzten haben eindeutig ergeben, daß dabei häufig eine Sekretionssteigerung an den gelähmten Gliedern syndromisch mitläuft, und zwar ohne Rücksicht darauf, ob es sich um spastische oder paralytische Formen handelt. Die Verhältnisse scheinen zum Teil sehr kompliziert zu sein, indem scheinbar gleichsinnige Läsionen eine verschiedene Beeinflussung der Sekretion im Gefolge haben können. Goldstein und Parhon fanden vermehrte Schweißabsonderung auf der gelähmten Seite nach Injektionen von Pilocarpin, die nach Bickeles und Gerstmann auch bei Rindenläsionen beobachtet werden kann. Freund fand in mehreren Fällen von cerebraler Hemiplegie eine stärkere Neigung zu spontanem Schwitzen auf der gelähmten Seite. In beiden Fällen trat im Glühlichtbad stärkere Schweißabsonderung auf der gelähmten Seite ein. In einem Falle ließ sich durch ein warmes Handbad von der gesunden Seite her eine Schweißabsonderung auf der kranken auslösen, die als Reflexvorgang — Reflexbogen unterhalb der Läsion — zu deuten war.

Gianuli berichtete über einen Fall, bei dem sich im Anschluß an eine sich autoptisch erhärtende Degeneration des Thalamus und des Streifenhügels ein ausgesprochen einseitiges Schwitzen entwickelte.

Bickeles und Gerstmann sahen bei 11 Fällen von Schädelschüssen, bei denen die normale Schweißabsonderung keine Anomalitäten aufwies, eine das gewöhnliche Maß deutlich übersteigende Beeinflussung durch Pilocarpin. Das Phänomen trat nur auf der gelähmten Seite auf.

Über das Verhalten der Schweißsekretion bei *spinalen* Erkrankungen liegen eine Reihe von Untersuchungen und Beobachtungen vor. Bickeles und Gerstmann, Gerstmann und Karplus wiesen darauf hin, daß sowohl bei Schußverletzungen als auch bei organischen Nervenerkrankungen spontane Schweißabsonderungen vorkommen. Wie besonders Freund hervorhebt, fehlt bei den Untersuchungen auf das Verhalten der Schweißsekretion bei Prüfungen mit Pilocarpin, bei Trinken von heißer Flüssigkeit, Verabreichung von Ammonium aceticum und Glühlichtbädern bei schweren Läsionen die Schweißsekretion im Bereich der Lähmung, z. B. an den unteren Extremitäten und größeren oder kleineren Partien des Rumpfes, während sie an den oberen Partien des Körpers prompt einsetzt. In einem von Freund mitgeteiltem Falle — myelitischer Prozeß im Lumbalmark im Anschluß an Typhus — zeigte sich insofern Abweichendes, als auf Pilocarpin hin bei starker Schweißsekretion am Oberkörper an den unteren Extremitäten die Schweißsekretion teils minimal war, teils völlig ausblieb, während auf ein Glühlichtbad hin ein intensiver, allgemeiner Schweißausbruch eintrat, von dem nur die rechte Fußsohle ausgenommen war. Es handelte sich demnach um eine Dissoziation der Schweißsekretion in ihrer Reaktion auf Pilocarpin einerseits, lokale und allgemeine Wärmeanwendung andererseits.

Bei *peripheren Nervenerkrankungen* finden sich, wie ebenfalls vor allem die reichlichen Beobachtungsmöglichkeiten bei Kriegsverletzungen zeigten, vielfach Störungen in der Schweißsekretion (STEINBERG, DIMITZ, KARPLUS, FREUND). Diese Störungen finden sich sowohl isoliert als neben anderen vasomotorisch-trophischen Erscheinungen. In dem Materiale von FREUND waren es hauptsächlich Fälle von *Ischias*, bei denen sich die Abweichungen durch die Versuche mit Pilocarpin und Glühlichtbäder verfolgen ließen. Die Ergebnisse waren nicht einheitlicher Natur, indem von 7 Fällen drei im Glühlichtbad keinen Unterschied zwischen kranker und gesunder Seite aufwiesen, bei drei anderen die gesunde Seite weniger schwitzte und bei den letzten zwei eine ungleichmäßige Vermehrung auf der kranken Seite vorhanden war. Häufig zeigte sich die erkrankte Extremität auch kälter und blässer. Bei dem Verhalten der Schweißsekretion bei Ischiasfällen wird es sich wahrscheinlich um ein Reizsymptom handeln. Sind klinisch sichtbare Hyperhidrosen (abgesehen von den durch Pilocarpin usw. sichtbar gemachten) vorhanden, so verlaufen diese auch bei länger anhaltender Reizung in der Regel nicht kontinuierlich, sondern anfallsweise. Ähnlich liegen die Verhältnisse bei den Neuralgien im Bereiche des *Trigeminus*.

Zu den Hyperhidrosen, die durch Läsionen peripherer Abschnitte der Schweißdrüseninnervation bedingt sind, dürfte eine Beobachtung von S. ERDHEIM gehören.

Es handelte sich um eine Geschwulst am Daumenballen einer 30jährigen Frau, über welcher stets eine starke Schweißsekretion zu bemerken war. Histologisch war eine deutliche Hypertrophie der Schweißdrüsen nebst Erweiterung ihrer Ausführungsgänge zu erkennen. Die Nervenscheiden waren zum Teil verdickt. Verfasser glaubt, daß die in der Subcutis verlaufenden Nervenfasern durch den Tumor einer ständigen Reizung unterlagen, wodurch dann die Übersekretion bedingt wurde.

Auch eine Beobachtung von KEKALO ist hier zu nennen, der im Anschluß an eine Schußverletzung am linken Warzenfortsatz, wobei es zu einem Absceß an der Parotis kam, bei einem 23jährigen Patienten während des Essens eine starke Absonderung an der linken Wange sah. Es wurde eine Schädigung des Nervus auriculo-temporalis und auricularis major angenommen, in welchen außer den sensiblen Fasern auch schweißabsondernde und vasomotorische verlaufen. Ein chirurgischer Eingriff mittels Durchschneidens des Nervus auricularis magnus führte zu einem Aufhören der Schweißabsonderung.

Ferner gehört hierher eine Beobachtung von DUPAS. DUPAS konnte beobachten, daß bei der Entblutung von Pferden, die zur Serumherstellung verwendet wurden, durch Herauspräparieren der Arteria carotis (Reizung des vagosympathischen Nervenbündels) ein teils auf die Operationsgegend beschränkter, teils auf die ganze Halsseite und Schulter ausgedehnter Schweißausbruch auftrat, der erst nach der völligen Entblutung aufhörte.

Bei den peripheren Erkrankungen bestehen gewöhnlich sehr enge Beziehungen zwischen *Schweißsekretion und Sensibilität*. Versuche an transplantierten Hautstücken zeigten, daß erst nach Rückkehr der Sensibilität die Schweißsekretion einsetzte. Reizungen und Lähmungen rein motorischer Nerven können niemals zu Störungen in der Schweißsekretion führen. Bei zentral bedingten Lähmungen ist der Zusammenhang zwischen Sensibilität und Absonderung wesentlich weniger deutlich zu erkennen.

Weiterhin finden wir meist halbseitige Hyperhidrosen bei der *Hemikranie*, die sympathischen Ursprungs sind. Ferner kann Druck benachbarter Organe zu vermehrter Schweißsekretion führen. Meist sind dann noch andere Symptome einer Sympathicusreizung vorhanden. Zierl weist auf einen Fall in der Literatur hin, bei dem durch bewegliche Tumoren in der Bauchhöhle bestimmte Körperhaltung bald rechts, bald links einen Schweißausbruch provozieren konnte. R. St. Palmer, Conzen und Bittorf und Misch und Lechner fanden lokalisiertes Schwitzen (linke Gesichtshälfte, linke Schulter und linker Arm) als sympathisches Reflexphänomen bei *Angina pectoris*.

Über einen Fall von periodisch wiederkehrender systematisierter Hyperhidrosis berichtet Artom.

Es handelte sich um einen 20jährigen, sonst gesunden Patienten, bei dem anfallsweise seit 4 Jahren mehrmals am Tage an der Dorsalgegend der linken Hand Schweißausbrüche auftraten. Jeder Anfall dauerte 1—2 Stunden. Sichere Ursachen für das Auftreten der Anfälle ließen sich nicht feststellen. Artom zieht aus der Topographie der krankhaft funktionierenden Stelle, aus dem Fehlen jedes Symptoms, welches für Veränderungen des spinalen Nervensystems spricht, aus den pharmakodynamischen Prüfungen, welche eine verringerte Funktion gegenüber Adrenalin am befallenen Gebiete ergaben, Schlüsse für einen sympathischen Ursprung der Hyperhidrosis, welche wahrscheinlich auf einer Hyporeaktivität des wahren Sympathicus im hyperhidrotischen Gebiete beruhe.

Ein besonderes, durch Schlaflosigkeit, Schweiße und vasomotorische Störungen an den Extremitäten ausgezeichnetes Krankheitsbild beschreiben Janet und Dayras.

Ein 15jähriges Mädchen bot akut diese Merkmale dar, die mit Juckreiz und Schmerz einhergingen. Wegen bestehender Anorexie kam es zu bedeutender Abmagerung. Die Temperaturen bewegten sich um 37,5 °. Urin, Blutzusammensetzung waren normal, die Wassermannsche Reaktion negativ. Die Erkrankung dauerte 5 Monate um dann in völlige Heilung überzugehen. Ein ähnlicher Fall war 1924 als Dissertation von Hoechstetter beschrieben worden.

Ätiologisch suchen die Verfasser eine Erklärung in vasomotorischen Vorgängen mit dem Sitze im Corpus striatum und Hypothalamus, ausgehend von einer infektiösen Erkrankung mit neurotropem Virus.

Manche *Medikamente* ziehen wahrscheinlich durch Wirkung auf das Gehirn Schweißausbrüche nach sich, wie vor allem die Antipyretica. Die spinalen Zentren werden durch Strychnin, Campher, Ammoniakverbindungen und die verschiedenen Teesorten gereizt. Die peripheren Endigungen werden durch das Muscarin, das Physostigmin und das Pilocarpin angegriffen. Das Adrenalin wirkt nach Dieden nur dann sekretionsfördernd, wenn vor der Injektion alle zentralen Nerveneinflüsse ausgeschaltet werden (tiefste Narkose, Durchschneidung der hinteren Wurzeln der unteren Lumbalsegmente oder des Nervus ischiadicus).

Über die *Histologie* der Fälle, bei denen eine Hyperhidrosis beobachtet wird, läßt sich nichts sagen. Der Befund ist auch in den Fällen, bei denen jahrelang die vermehrte Sekretion besteht, ein völlig negativer. Es findet sich nirgends eine Hypertrophie an den Drüsen. Nishiura untersuchte bei Katzen, denen der Ischiadicus durchschnitten wurde, in Intervallen von 10 Minuten bis 35 Tagen die Fußsohlenhaut. Es zeigte sich dabei, daß die fuchsinophilen Körnchen im Zelleib der Schweißdrüsen, die bei gesunden Katzen quantitativ etwas verschieden sind, als nach Zahl und Gestalt kaum beeinflußt waren.

Die *Behandlung der Hyperhidrosen* ist mannigfaltiger Art und läßt sich in eine solche mit *innerer* und *äußerer* Darreichung einteilen. Beide Methoden haben ihr spezielles Anwendungsgebiet und ihre Grenzen. Die Behandlung mit inneren Mitteln hat von vornherein den Nachteil, daß wir eine Verminderung oder eine Aufhebung der Schweißsekretion auch an Stellen mit in Kauf nehmen müssen, bei denen eine solche gar nicht notwendig und vielleicht sogar unerwünscht ist. Hier ist als ältestes Mittel in erster Linie das *Atropin* zu erwähnen, das speziell bei längerem Gebrauche, der ja bei den stets chronischen

Formen vonnöten ist (umsomehr, da ja die Mittel nicht kausal, sondern nur symptomatisch wirken) zu einer recht lästigen Trockenheit im Munde führt. An sich ist die Wirkung des Atropins recht günstig, da es damit gelingt, die Schweiße der Phthisiker, die das Hauptkontingent der durch innere Darreichung zu Behandlung kommenden Hpyerhidrotiker darstellen, zu kupieren. Die Anwendung des Atropins geschieht in Form von Pillen zu $^1/_2$—1 mg. Die tägliche Dosis kann und muß in der Regel auf 2—3 mg gesteigert werden. Zu Injektionen verwendet man eine Lösung 0,01 : 5,0, von der $^1/_4$—$^1/_2$ Spritze einverleibt werden. Neben dem Atropin kann das schwächer wirkende *Agaricin* in Anwendung kommen, 0,01 steigend bis 0,05 in Pillen. Es muß länger als das Atropin gegeben werden. Unter Umständen hat es als lästige Nebenerscheinungen leichte Magen- und Darmstörungen im Gefolge. KATZ weist auf die oft günstige Wirkung von *Kalkpräparaten* hin, die wohl keine lästigen Nebenerscheinungen verursachen, sich deshalb für lange Zeit geben lassen, aber in der Wirkung unsicher sind. Im übrigen sind eine Reihe anderer Mittel versucht worden, deren Wirkung aber ebenfalls inkonstant verläuft. Hier sind zu nennen *Hypnotika*, *Veronal*, *Ergotin*, *Arsen* (TÖRÖK sah von letzterem teilweise überraschende Erfolge, die wohl durch die Hebung des Allgemeinbefindens bedingt waren). Eine wesentliche Bedeutung spielen diese zuletzt genannten Mittel selbstverständlich nicht, da sie ja über längere Zeit nicht gegeben werden können.

Als Volksmittel schon längst bekannt und in vielen Gegenden gegen nächtliche Schweiße in Anwendung gebracht ist die *Salbeidroge*. Sie kann als kalter Tee, als heißer Infus oder als Tinktur angewandt werden. Das antihidrotische Prinzip scheint ein ätherisches Öl darzustellen, das in einer Menge von etwa 2,5$^0/_0$ aus dem Salbeikraut gewonnen werden kann. Als fertiges Präparat kommt seit einiger Zeit das *Salvysat-Bürger* in den Handel, das alle wirksamen Bestandteile aus den frischen Salbeiblättern enthält. Der Geruch ist leicht aromatisch, der Geschmack leicht säuerlich. Seine Wirkung erfolgt durch direkte Beeinflussung des Schweißzentrums. Die Flüssigkeit ist in einer Menge von dreimal täglich 15—25 Tropfen zu nehmen. Bei längerer Darreichung ist zweckmäßigerweise nach mehrwöchentlicher Gabe eine Pause von 2—3 Tagen einzuschalten, um eine Gewöhnung zu vermeiden. Aus der noch geringen Literatur (KRUMMACHER, KATZ, KOENIGER, ZWERG, ZOECKER) ist zu entnehmen, daß die schweißherabsetzende Wirkung bereits innerhalb weniger Tage zum Ausdruck kommt, daß der Schlaf dadurch günstig beeinflußt wird und daß keine Intoxikationserscheinungen beobachtet werden. Das Präparat wirkt noch eine Zeit nach seinem Aussetzen nach.

Weiterhin versuchte ZWERG *Campher* oral anzuwenden und benützte dabei an Stelle der sonst üblichen Mittel die Camphergelatinetten von KNOLL, die mit einer Gelatineschicht überzogen den Vorteil haben, daß sie erst im oberen Dünndarm gelöst keine Belästigung der Magenschleimhaut nach sich ziehen (Übelkeit, Brechreiz, Aufstoßen mit Camphergeschmack usw.). Der Erfolg dieser Behandlungsart war durchaus gut. Gegeben wurden abends 1—2 Tabletten und dadurch meist schon nach der ersten Gabe eine wesentliche Verminderung und schließlich ein völliges Verschwinden der Schweiße erzielt. Bei stark heruntergekommenen Kranken blieb die Darreichung ohne den gewünschten Erfolg. Weitere Beobachtungen über diese Verwendungsmöglichkeit des Camphers als Antihidrotikums liegen nicht vor.

BUSCHKE und CURTH berichteten bei ihren Untersuchungen mit Thallium, daß durch Darreichung homöopathischer Dosen davon in Kombination mit Röntgenbestrahlung eine günstige Wirkung auf die Hyperhidrosis der Handteller und Achselhöhlen erzielt werden könne.

Hygienische Maßnahmen, wie gute Durchlüftung der Räume, Abwaschen des Körpers vor dem Schlafengehen mit Essigwasser, Verminderung der Bettdecken usw. wirken vorbeugend.

Von den *lokalen Antidroticis* gibt es eine große Anzahl, wodurch sich bereits ableiten läßt, daß eigentlich keines allen Anforderungen entspricht. Zu ihnen sind wohl auch außer den eben angeführten hygienischen Maßnahmen solche zu zählen, bei denen eine Roborierung des Körpers und damit der Schweißdrüsen in Form von kalten oder Wechselbädern erzielt werden soll. Von allen übrigen geht eigentlich kausal nur die *Röntgentherapie* vor. Die Dosierung, die verschiedentlich angegeben wird, wird wechselnd in ihrer Wirkung beurteilt. Schreus gibt bei einem Abstand von 40—50 cm gleichzeitig auf beide Handteller 0,7 E.D. Zu beachten ist dabei, daß während der ziemlich lange dauernden Bestrahlungszeit die Finger absolut gestreckt gehalten werden müssen. Wegen der starken Filterung ist es nicht nötig die schwitzenden Flächen zwischen den Fingern gesondert zu bestrahlen. Der Bestrahlungsmodus an den Fußsohlen ist der gleiche. Man bestrahlt hier am zweckmäßigsten beide Fersen zusammen und dann beide Zehenreihen. Die Dosis muß hier wegen der starken Hornschicht eine volle Erythemdosis betragen. Der Erfolg der Bestrahlung ist von wechselnder Güte.

Von Interesse sind hier Versuche von M. Marsack über den Einfluß von Staub auf die Schweißabsonderung der Haut. Die Versuche wurden mit Zucker (wasserlöslicher Staub) und Talk und Kohle (wasserunlöslicher) vorgenommen. Es ergab sich, daß das Bestauben der Haut eine Verminderung der Schweißabsonderung hervorruft, und zwar bis zu 35% der normalen Absonderung auf unbestaubter Haut. Am stärksten war die Verminderung dann, wenn derselbe Teil der Haut mehrere Tage hintereinander ohne abgewaschen zu werden, bestaubt wurde. Meistens ist der Verminderungsprozeß bei den wasserunlöslichen Stauben stärker als bei den wasserlöslichen. Der Grund dazu wird in einer Verstopfung der Poren zu suchen sein. Bei Hautbestauben mit einem löslichen Staub ist eine Sättigung und Umsättigung des Schweißes mit Staub möglich; deshalb bedeckt sich die Oberfläche der Haut mit einem Häutchen, welches die normale Schweißabsonderung aus den Schweißdrüsengängen verhindert.

Von den eigentlichen lokalen Medikamenten ist das bekannteste das *Formalin*. Es ist in einer Unzahl von Anwendungsmethoden empfohlen worden. Auch bei ihm ist, um vorweg zu nehmen, die Wirkung nicht immer befriedigend und gerade in den habituellen, so besonders lästigen Fällen sieht man oft kaum einen brauchbaren Erfolg. Das Formalin kann 2—3 Tage nacheinander eingepinselt werden. Man kann es ferner als 10% Puder (der das wirksame Prinzip einer Reihe von im Handel befindlichen Schweißpudern darstellt) verwenden; es wird dann nach Bedarf eingepudert. Durch die Absorptionsfähigkeit wird der Schweiß aufgesogen, dessen nachteilige Wirkung auf die Epidermis im Sinne einer Maceration hintangehalten; damit werden seine Zersetzung und die dadurch bedingten Geruchsbildungen vermieden. Die Puderbehandlung eignet sich eigentlich nur für diejenigen Fälle, bei denen die Sekretion sich in mäßigen Grenzen hält. Man kann ferner das Formalin kalten Fußbädern beigeben, und zwar in einer Menge von 1 Teelöffel auf 2 Liter Wasser. M. Joseph empfiehlt eine Mischung von Formaldehyd, Spiritus col. ana 20,0 mit 500 ccm Spiritus vini dil. Wegen der austrocknenden Wirkung dieser Lösung ist während der Nacht irgendeine indifferente Salbe in Anwendung zu bringen. An Stelle des Formalins kann auch Tannoform verwandt werden, das ein Kondensationsprodukt des Formalins und der Tanninsäure darstellt. Wegen ihrer Ätzwirkung eignet sich die ganze Formalinbehandlung nicht für die Fälle, bei denen tiefer gehende Einrisse und Excoriationen vorhanden sind. Erst dann, wenn unter der üblichen Behandlung wieder überhäutet ist, können diese Präparate in Anwendung kommen.

In jüngster Zeit empfiehlt v. Brunn mit *reinem Formaldehyd* so vorzugehen, daß man etwa alle 4 Wochen einmal einen oder zwei Abende nacheinander mit einem Wattebausch Hände oder Füße behandelt. Die Anwendung geschieht vor dem Zubettegehen (etwas eintrocknen lassen in der Haut, bevor man sich zudeckt). Die Interdigitalfalten soll man von dem Mittel freilassen. v. BRUNN hat damit bei sich und etwa 40 weiteren Patienten Dauererfolge erzielt. Nur in einem Falle bildete sich ein geringfügiges Ekzem aus.

Eine etwas modifizierte Formalinbehandlung stellt diejenige mit einem „*Terenol*" genannten Präparate dar, bei dem die Nachteile einer Formalin- oder Pudermedikation mit ihrer Verstopfung der Schweißdrüsenausführungsgänge und dadurch bedingter vollkommener Unterdrückung der Schweißsekretion (Gefahr der Überempfindlichkeit gegenüber Erkältungen) theoretisch aufgehoben scheinen. Es handelt sich dabei um eine von HENRICHSEN angegebene nichtfettende Formalinseifengrundlage (zunächst *Tendinol* genannt), die in Tuben verpackt ist, nicht klebt und eine außerordentlich leichte Resorbierbarkeit besitzen soll. Die Anwendung geschieht nach vorheriger kühler Waschung der Haut mit nachfolgender gründlicher Abtrocknung durch zweimaliges Einreiben der betreffenden Hautstellen mit der Formalinseife. Es kommt dabei, wie besonders HÖLZER hervorhebt, zu keiner Verstopfung und gewissermaßen von innen heraus wird die Desodorierung und Herabminderung der Schweißabsonderung auf ein normales Maß in die Wege geleitet. Als Vorteil wird dabei empfunden, daß die Wäsche nicht beschmutzt wird.

In ähnlicher Weise wie das Formalin ist die Wirkung des *Höllensteins* zu bewerten, der solange als 10% Lösung eingepinselt wird, bis sich die Epidermis abzuschälen beginnt. Der Erfolg ist selbstverständlich ebensowenig wie bei der Formalinbehandlung von Dauer.

Als weitere Mittel zur Bekämpfung des Fuß- und Handschweißes ist das Einstreuen von *Salicylpuder* vorgeschlagen (Acid. sal. 1,5, Amyl. trit. 5,0 und Talk. ven. 43,5), der als Militärstreupuder bekannt ist. Dabei können auch die Strümpfe eingepudert werden. Pulverisierte *Weinsteinsäure* kann ebenfalls von Erfolg begleitet sein. Manchmal wirkt auch Borsäure als Pulver günstig. Ein radikales Verfahren stellt das Einpinseln mit *roher Salzsäure* dar, wobei streng darauf zu achten ist, daß nur die schwitzenden Stellen behandelt werden. Es können sonst schlecht heilende Dermatitiden entstehen. Ähnlich ist die Anwendung von 5% wässeriger *Chromsäurelösung*. Man läßt eintrocknen und pudert dann mit indifferenten Pudern nach. Im Anschluß an diese Behandlung kommt es zu einer Schälung, die mit einer Abstoßung der oberflächlichsten Epidermisschichten, die nach etwa 10 Tagen einzutreten pflegt, einhergeht. Man kann dieses Verfahren, wenn nötig, wiederholen. JESSNER hebt die oft günstige Wirkung von Mesotanöl hervor.

Zur Behandlung der Hyperhidrosis, namentlich den Fällen, in denen sich wegen bereits bestehender Bildung von Erosionen und Rhagaden die Formalinanwendung verbietet, kann mit recht gutem Erfolge, worauf besonders LENGEFELD hinweist, *Lenicet* empfohlen werden. Das Lenicet, das auch sonst in der Dermatologie angewandt wird, ist ein Aluminumacetat, das sich nur schwer und wenig löst im Gegensatz zu der gewöhnlichen essigsauren Tonerde. Es läßt sich rein und zu gleichen Teilen mit einem indifferenten Puder aufstreuen. Unangenehme Reizerscheinungen wurden nicht beobachtet. Die austrocknende und desodorierende Wirkung des Lenicets macht sich in kurzer Zeit geltend und hält auch, namentlich dann, wenn man wöchentlich weiterhin einmal einpudert, nach.

In der letzten Zeit wird von verschiedenen Seiten über die günstige Beeinflussung mit *Resorcin-Perkutol* hingewiesen (v. BÜLTZINGS-LÖWEN, ROSCHER, TAUBERT, E. HOFFMANN, BEER). Bei diesem Präparate handelt es sich um eine Mischung von 38,5% Resorcin und 65% Salicylsäureester. Das Präparat ist flüssig, fast farblos, nur wenig riechend. Es wird konzentriert angewandt. Nachdem die betreffenden Stellen gebadet und gut abgetrocknet sind, werden einige Tropfen eingerieben, anfangs täglich, später mit Abständen. Nach der Angabe der genannten Autoren, die allerdings von unserer Seite in nicht gleich günstigem Maße bestätigt werden kann, wird die Schweißabsonderung sehr schnell verringert und damit sofort der Geruch beseitigt. Das Verfahren läßt sich auch bei bereits bestehender größerer Maceration noch anwenden. Im allgemeinen genügt eine Behandlungsdauer von 4—6 Wochen. Die Wirkung hält dann längere Zeit nach. Man kann dann nach Bedarf die Prozedur wiederholen.

Weiterhin wird eine neue Kombination unter dem Namen „*Urgon*" in den Handel gebracht, über das drei ermunternde Publikationen vorliegen (BRUSSER, LUBOW, SCHNEIDER). Das Präparat besteht im wesentlichen aus Alkohol (36, 3 Teile), Maispuder (30), Zinkoxyd (10), Salicylmethylester (1,7), Formaldehyd (1,5 Teile). Nach vorheriger Seifenwaschung wird morgens und abends an den betreffenden Stellen eingerieben. Der Erfolg stellt sich schon nach wenigen Tagen ein, hält auch beim Aussetzen des Mittels einige Tage nach. Ein Vorteil des Präparates liegt im schnellen Verdunsten und Austrocknen, in seiner Sauberkeit und in dem Umstand, daß die Haut nicht rauh und spröde wird.

Von HEBRA ist ein etwas umständliches Salbenverfahren vorgeschlagen, das oft sehr günstige Erfolge bietet. Man legt auf Leinen gestrichene *Diachylonsalbe* auf; die Leinenstücke sind so zuzuschneiden, daß Teile zwischen den Zehen gelegt werden können. Diese Salbenflecke bleiben 24 Stunden liegen, die Füße werden dann abgerieben und erneut aufgelegt. Man verfährt in dieser Weise 10—14 Tage, worauf sich in der Regel die Epidermis in dicken Lammellen abhebt. Erst dann kann der Fuß gewaschen werden.

Im übrigen sind an Pinselungen noch eine Reihe von Lösungen vorgeschlagen worden, denen alle die schälende Wirkung gemeinsam ist.

An Zusätzen zu Waschungen hat sich bei JESSNER 5—10% *Epicarinspiritus* (mit oder ohne Zusatz von Ricinusöl) bewährt. Ferner eine *Mischung von Ameisensäure, Trichloressigsäure und Chloral*, die JESSNER wie folgt angibt: Bals. perun. 1,0, Acid. form., Chloral hydr. ana 5,0, Acid. trichloracet. 1,0—2,0, Alkohol ad 100,0. Auch *Kali permang.* in einer Verdünnung von 1 : 4000 kann günstig wirken. BRANDAU empfiehlt einen ähnlich zusammengesetzten Liquor antihidroticus, in den Hände und Füße 10—15 Min. eingetaucht werden.

KAHANE berichtet über günstige Beeinflussung durch *Hochfrequenz*, eine Angabe, über die weitere Literatur nicht vorliegt.

Abgesehen von den speziell therapeutischen Eingriffen sind *lokale hygienische Maßnahmen* nicht zu vergessen. Zu diesen gehören außer den bereits zum Teil erwähnten Waschungen das Tragen wollener Strümpfe, die gut aufsaugen und die natürlich häufig gewechselt werden müssen. Die Schuhe dürfen nicht zu dicht gearbeitet sein, um einen Luftdurchzug zu gestatten. Unter Umständen sind aufsaugungsfähige Substanzen wie Fließpapier, Strohmatten u. dgl. einzulegen. Vorhandener Plattfuß muß korrigiert werden. Hier wäre auch ein von S. MITTERMAIER angegebener orthopädischer Stiefel zu erwähnen, der Lüftungskanäle in der Brandsohle besitzt, die ihrerseits durch Öffnungen im Absatz mit der Außenwelt kommunizieren. Dadurch kann der durch die Fußwärme zur Verdunstung kommende Schweiß nach außen abstreichen ohne die oben erwähnten Macerationen des Epithels mit ihren Folgeerscheinungen zu veranlassen.

Man hat auch die von LÉRICHE zur Beseitigung von Reizerscheinungen im Sympathicus angebene Methode der *Sympathektomie* zur Behandlung lokaler Hyperhidrosen verwandt. So hat GUILLAUME in 2 Fällen durch femorale Sympathektomie schon nach 8 Stunden ein Aufhören des lokalen Fußschweißes gesehen. Dieser Erfolg begann nach etwa 2 Monaten zu erlöschen, weshalb an einer anderen Stelle der Arteria femoralis von neuem eine Ablösung der Sympathicusfasern vorgenommen wurde. Jetzt trat erst nach 20 Stunden ein greifbarer Erfolg auf. Diese Beobachtung ist an sich interessant, hat aber wohl kaum eine irgendwie nennenswertes praktische Geltung, besonders durch die sehr temporäre Beeinflussung der übermäßigen Schweißproduktion.

BRAEUCKER ging kausal chirurgisch vor, indem er die Rami communicantes an der Stelle durchschnitt, wo man die sekretorischen Fasern der Hand und des Fußes isoliert von den motorischen und sensiblen Fasern treffen kann. Durch diese Operation ergab sich ein völliges Trockenwerden von Händen und Füßen, wobei weder bei Wärmezufuhr, noch Muskeltätigkeit oder seelischer Erregung Schweiß mehr erschien. Da der Erfolg seit einem Jahre unverändert fortbesteht, ist mit einem Dauererfolg zu rechnen.

Die Röntgenbehandlung der lokalen Hyperhidrosis kann mit wechselndem Erfolge versucht werden (siehe SCHREUS, Bd. V/2).

R. LESZCZYNSKI hat von der Diathermie des Rückenmarks einen günstigen Einfluß auf die Hyperhidrosis der Hände gesehen. Die dabei angewandte Technik war folgende: Täglich Sitzungen von 20 Min. Dauer bei 500—700 MA., positive Elektrode (6—8 cm), an der Wirbelsäule zwischen C 6 und D 2, negative (9—14 cm) über dem Brustbein unterhalb der Incisura jugularis. In seinen sämtlichen 32 Fällen nahm die Schweißsekretion im Laufe der Behandlung allmählich ab und bei der Dyshidrosis verschwanden die entzündlichen Erscheinungen. Nur in einzelnen Fällen war eine lokale Behandlung notwendig. Im allgemeinen waren 10—20 Sitzungen erforderlich. Die Erfolge waren keine anhaltenden, sie hielten aber in der Regel länger an als bei der Atropinbehandlung, außerdem besserte sich die Acrocyanose.

Wie bereits erwähnt, gehört die Beseitigung einer übermäßigen Schweißsekretion, besonders in den habituell chronischen Fällen mit zu den undankbarsten Gebieten der Dermatologie; man sieht immer wieder die Erscheinung, wie diese Patienten, nachdem sie sich auf jedes Mittel und auf jede Neuerscheinung hoffnungsfreudig gestürzt haben, bald resignieren und sich irgendwie mit ihrem Leiden abfinden. Denn alle diese Mittel, die, weil sie nicht kausal wirken, immer wieder angewandt werden müssen, führen nicht selten zu Reizerscheinungen mannigfaltigster Art, die den Kranken oft mehr schädigen und unangenehmer im Verlauf sind als die Hyperhidrosis selbst.

## Entzündliche Erscheinungen auf hyperhidrotischer Basis.

Es gibt Erscheinungen an der Haut, die, wenn auch nicht absolut regelmäßig, so doch in weitgehendstem Maße mit übermäßiger Schweißsekretion in Zusammenhang gebracht werden müssen. Diese Krankheitsbilder, die in früheren Zeiten noch ausschließlich als zu den Erkrankungen der Schweißdrüsen gehörend ebenda abgehandelt wurden, werden jetzt in verschiedenen Artikeln eines Handbuchs eine Berücksichtigung zu erfahren haben. So müssen wir hier auf die betreffenden Abschnitte von KREIBICH (Ekzeme und Dermatitiden) und von MIESCHER (Trichophytien und Epidermophytien) hinweisen. Wenn aber auch an dieser Stelle in gedrängter Form auf diese Erscheinungen an der Haut eingegangen wird, so wird man sich einer Berechtigung dazu nicht verschließen können. Die Hyperhidrosis spielt beim Zustandekommen dieser Dermatosen eine sicher nicht unbedeutende Rolle; das Ergebnis dieser Reizung wird die Entstehung eines Ekzems sein, wobei dann weiter anwesenden Pilzen komplizierende Bedeutung zukommen kann. Es schließt sich unter Umständen derart der Ring, welcher die drei Faktoren vereinigt.

Man hat bekanntlich derartige Dermatosen unter dem Sammelbegriff der „Dyshidrosis“ zusammengefaßt, ein wenig glücklich geprägter Ausdruck, weil er nicht in Analogie zur sonstigen Nomenklatur Störungen im Anschluß an *qualitative* Änderungen im Schweiß angeben soll, sondern die *Hyperhidrosis* als auslösendes Moment anerkennt. Wenn wir trotzdem die alte Nomenklatur an dieser Stelle beibehalten, so geschieht es deshalb, weil sie eingeführt ist und es nicht zweckmäßig erscheint, die dermatologische Namensgebung weiter zu komplizieren. Trotz unserer heute geänderten Ansichten wird daher die Abhandlung von Dermatosen, bei denen unter Erweiterung des Begriffes vom Ekzem die Bedeutung der übermäßigen Schweißbildung nicht mehr im Vordergrunde des Interesses steht, an dieser Stelle einer „antiquierten“ Beschreibung entsprechen müssen

Bei den hier einschlägigen Krankheitsbildern finden wir die unkompliziertesten und auch unumstrittensten Verhältnisse bei der

## Miliaria cristallina.

Sie ist charakterisiert durch das akute Aufschießen kleinster bis höchstens hirsekorngroßer Bläschen, welche auf ungereizter Haut sitzen. Diese ganz oberflächlichen Bläschen haben einen klaren, serösen Inhalt. Ihre Anzahl

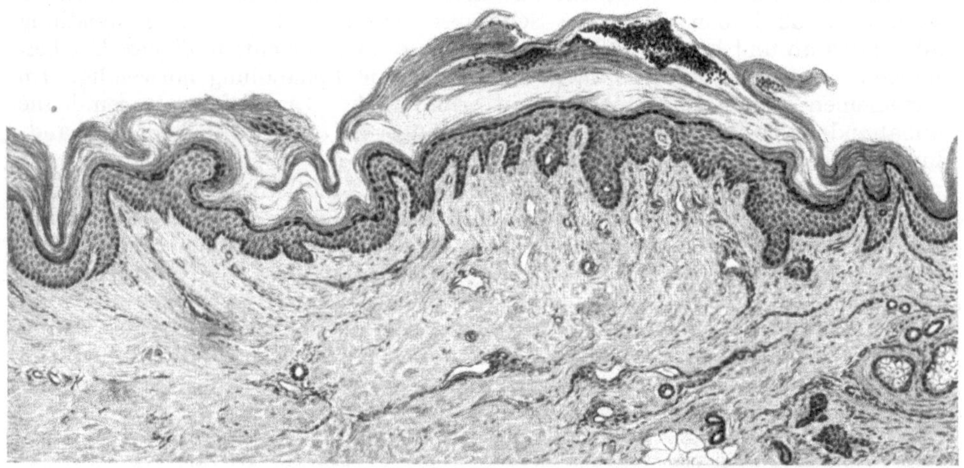

Abb. 2. Miliaria cristallina. Ausgedehnte Hornschichtabhebung. Vergr. 110. (Nach KYRLE.)

ist groß, so daß die Haut wie mit einer Unmenge von kleinen Tautropfen bedeckt aussieht. Diese sitzen disseminiert, können in Gruppen angeordnet sein und in ganz seltenen Fällen zu größeren Blasen konfluieren. Da die Bläschen nur wenig über der normalen Hautoberfläche prominieren, sind sie oft dem tastenden Finger eher als dem Auge erkennbar. Man kann sie unter Umständen in seitlicher Beleuchtung deutlicher sehen. Subjektive Sensationen, wie Jucken, werden nicht verursacht. Auch sonstige Beschwerden fehlen; bei längerem Bestehen kommen niemals Reizerscheinungen von seiten der Haut hinzu. DARIER hat als große Ausnahme Sekundärinfektionen in der Form einer miliaren Impetigo beobachtet, wobei der Inhalt sich trübte und die Basis eine geringe Entzündung aufwies.

Der Verlauf der Affektion ist derart, daß mit *einer* Eruption in der Regel der Ausbruch beendet ist; nur selten erfolgt die Aussaat schubweise. Die Bläschen vertrocknen oder zerreißen in wenigen Tagen, oft bereits in wenigen Stunden und nach 4 Tagen ist in der Regel der ganze Prozeß beendet. Irgendwelche Erscheinungen bleiben nicht zurück und auch die Schuppung, die durch die Abstoßung der Bläschendecke zu erwarten ist, ist meist so gering, daß sie nicht als solche in die Erscheinung tritt. In extrem seltenen Fällen zieht sich die Erkrankung einmal über einige Wochen hin; aber auch hier handelt se sich wohl kaum um zusammenhängende Eruptionen, sondern um Rezidive, die durch neue Schädlichkeiten ausgelöst werden. Man kann vereinzelt beobachten, daß sich der Inhalt der Bläschen weißlich verfärbt. Es handelt sich hier jedoch nicht wie bei der Miliaria alba um Leukocyteneinwanderungen, sondern um Anschoppungen von Epithelien (*Miliaria cristallina alba*).

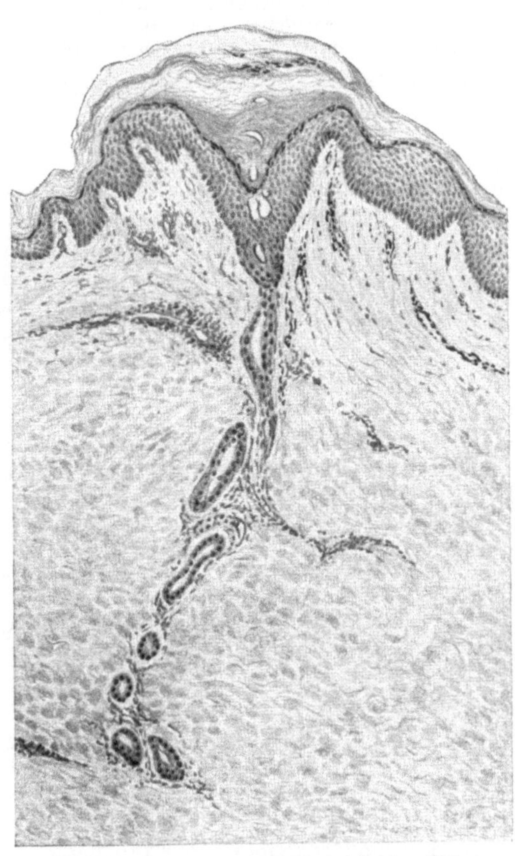

Abb. 3. Schnitt durch ein Miliaria cristallina-Bläschen. Abhebung der Hornschicht im Bereich der Mündungsstelle des Schweißdrüsenausführungsganges. Vergr. 110. (Nach KYRLE.)

Die Reaktion des Blaseninhaltes wird nicht einheitlich beurteilt. Wenigstens weist JADASSOHN im Gegensatz zu den übrigen Autoren darauf hin, daß diese stets sauer ist und man aus eben dieser saueren Reaktion differentialdiagnostische Anhaltspunkte gegenüber der Miliaria rubra gewinnt. Demgegenüber nennen SCHWIMMER den Inhalt alkalisch *oder* sauer, KAPOSI schwach alkalisch, niemals sauer, RAYER und NEUMANN alkalisch, LAILLER, AUDRY und GERBER sauer.

Histologisch erweist sich der Sitz der Bläschen zwischen den Zellen der Hornschicht. Die Hornschicht ist zum Teil als Bläschendecke, zum Teil als deren Grund verwendet. Im Blaseninhalt können Epithelzellen nachzuweisen sein. Entzündungsvorgänge stärkeren Grades im Papillarkörper fehlen (Abb. 2 u. 3).

Man hat früher geglaubt, *Epidemien* der Miliaria cristallina beobachtet zu haben. Es kann jedoch gar keinem Zweifel unterliegen, daß derartige Ansichten von der Auffassung der Miliaria cristallina als einer selbständigen Krankheit unhaltbar sind. Bei dieser Eruption handelt es sich um Begleiterscheinungen, die einem starken Schweißausbruch parallel gehen und daher überall zu finden sind, wo im Anschluß an eine plötzliche Entfieberung akute Schweißsekretionen zur Beobachtung kommen. Wir sehen daher diese an sich nicht häufige Dermatose besonders als Syndrom bei denjenigen Infektionskrankheiten auftreten, bei denen der Fieberverlauf in der entsprechenden Weise vor sich geht, also beim Abdominaltyphus, beim Scharlach, bei der Pneumonie, beim akuten Gelenkrheumatismus, bei puerperalen Prozessen usw. Da ein Teil dieser

Krankheiten epidemisch zur Beobachtung kommen kann, so läßt sich hieraus wohl die Angabe früherer Autoren von einem epidemischen Auftreten der Miliaria cristallina dieser Art erklären.

Jadassohn weist darauf hin, daß fieberhafte Krankheiten keineswegs eine notwendige Vorbedingung zum Entstehen einer Miliaria cristallina sind. So hat er eine Anzahl von Fällen gesehen, in denen die absolut typische Erkrankung ohne jede Temperatursteigerung, ja ohne jede Störung des Allgemeinbefindens aufgetreten ist, speziell mehrere Male bei Patienten mit Psoriasis, die eine Chrysarobinkur durchgemacht hatten und nachher, als ihre Haut noch mit der bekannten violettbräunlichen Hornschicht bedeckt war, Schwitzprozeduren unterworfen wurden. In einem anderen Falle trat eine Miliaria cristallina im hohen Sommer unter einem Bubonenverbande auf.]

Der Entstehungsmodus ist derart, daß durch plötzlich eintretende Schweißsekretion eine Knickung der Schweißdrüsenausführungsgänge bedingt wird, wobei es zu einer Stauung kommt (Lesser). Das nachdrängende Sekret ergießt sich nun tropfenweise in die Hornschicht. Möglicherweise kann der ganze Vorgang unterstützt oder vielleicht auch ganz ausgelöst werden durch andere Störungen. Der Schweißdrüsenausführungsgang erweist sich als zu eng um die vermehrten Schweißmengen genügend schnell abzuführen oder es kommt durch mangelhafte Abstoßung der sich immer wieder im Porus bildenden Hornmengen zu einem rein mechanischen Ausführungshindernis. Auf letzteres Moment weist besonders Török hin, weil die Haut während des Fiebers meistens trocken ist und zu dieser Zeit nur wenig Schweiß abgeführt werden muß. Damit ist die Wahrscheinlichkeit der mangelhaften Hornabschuppung gegeben. Durch allmähliche Verstopfung muß gerade die vermehrte Sekretion doppelt disponierend wirken. Coats mißt auch der Verstopfung durch Leukocytenpfröpfe ätiologische Bedeutung zu, die aber wohl kaum nennenswert sein wird, da ja Leukocyten bei dem ganzen Vorgang fast immer fehlen.

Audry wollte die unter feuchten Verbänden entstehenden, schnell wieder eintrocknenden weißlichen Punkte „Porocysten" ebenfalls der Miliaris cristallina zuzählen, da sie durch Schweißsekretion in von Hornlamellen verschlossenen Ausführungsgängen zustande kommen. Da sie jedoch Eiterkörperchen enthalten, können sie keine reinen Retentionscysten sein.

Die Diagnose ergibt sich ohne weiteres aus dem klinischen Befunde und wird durch kein ähnliches Krankheitsbild erschwert. Wie erwähnt, wird die Krankheit wegen ihres geringfügigen Befundes in sicher nicht wenigen Fällen völlig übersehen.

Als *epidemische Miliaria cristallina* oder Sudor anglicus wird ein Krankheitsbild beschrieben, welches plötzlich mit hohem, mehrere Tage dauerndem Fieber, Tachykardie, Blutdruckerhöhung, Schlafstörungen, Hypotonie der Muskulatur und Abmagerung beginnt. Die Haut ist mit Schweiß bedeckt und zeigt rasch kommende und schwindende Exantheme masern- oder scharlachähnlicher Art. Häufig sind Miliariabläschen vorhanden. Die Erkrankung, welche am Land häufiger als in den Städten, im Westen Deutschlands häufiger als im Osten zur Beobachtung kommt, soll durch ein nicht bekanntes Virus hervorgerufen werden, welches besonders Affinität zum Zentralnervensystem und zur Haut besitzen soll.

Prognostisch ist die Erscheinung bedeutungslos. Therapeutisch bzw. prophylaktisch erübrigt sich jeder Eingriff.

## Miliaria rubra bzw. alba.

Liegen hinsichtlich der Miliaria cristallina die Verhältnisse nach jeder Richtung hin klar, so sehen wir bei den übrigen Formen der Miliaria wesentlich komplizierte Zusammenhänge. Lange Zeit hindurch wurde diese Dermatose von den Autoren als eine Schädigung aufgefaßt, die ihren Ausgang von übermäßiger Schweißdrüsensekretion herleiten soll. Man glaubte im Anschluß an

BROCQ eine Identität mit der Miliaria cristallina zu erkennen, wobei die Unterschiede nur quantitativer Natur sein sollten. Erst HEBRA hat auf die grundsätzliche Verschiedenheit beider Prozesse hingewiesen und es kann heute, speziell auf Grund der histologischen Untersuchungen, keinem Zweifel mehr unterliegen, daß es sich um zwei pathogenetisch völlig differente Dermatosen handelt, eine Ansicht, die heute nicht mehr in Abrede gestellt wird.

Der Ausbruch der Miliaria rubra-Efflorescenzen erfolgt plötzlich und ist charakterisiert durch das Auftreten kleiner, hirsekorn- bis stecknadelkopfgroßer, roter Knötchen (Abb. 4). Diese erheben sich deutlich über dem Niveau der unveränderten Haut und fühlen sich derb an. Durch stärkere exsudative Vorgänge kann es an der Spitze des Knötchens zu einem Bläschen kommen, das durch Leukocytenansammlung weißlich wird (*Miliaria alba*). Die Knötchen sind über den befallenen Hautbezirken verstreut oder dicht gedrängt angeordnet.

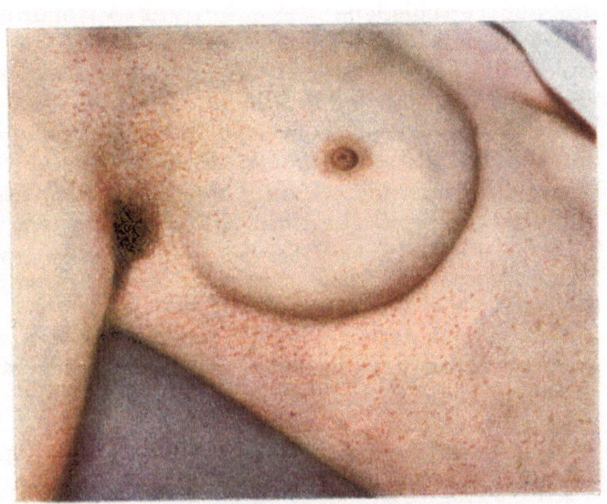

Abb. 4. Miliaria rubra.

Ihre Prädilektionsstellen sind außer dem Stamm die Extremitäten und an diesen wieder in stärkerer Ausbildung die Beugeseiten. An den Hautfalten, wie der Gegend unter den Brüsten und vor allem der Genitalregion, kann es zu einer diffusen Rötung kommen bzw. zu richtiger Ekzembildung. Der Ausbruch ist oft von einem mehr oder weniger heftigem Juckreiz begleitet.

Der Verlauf der Affektion erfolgt derart, daß die Erscheinungen rasch zurückgehen, die Rötung verschwindet, die Bläschen eintrocknen und das Jucken aufhört. Wenn neue Reize ferngehalten werden, ist der ganze Prozeß in 1—2 Wochen beendet. Zunächst läßt sich noch eine mehr oder minder ausgeprägte feine Schuppung erkennen, im übrigen bleiben Residuen nicht zurück.

Die an sich nicht häufige Erkrankung wird besonders bei Personen beobachtet, die fettleibig sind und stark schwitzen, ferner bei Leuten, die bei hoher Temperatur schwer arbeiten müssen.

Histologisch liegen eine Reihe von Untersuchungen vor (CORNIL, RANVIER, ROBINSON, TÖRÖK, POLLITZER, ZIEGLER, EHRMANN und PICK u. a.). Der Inhalt der Bläschen setzt sich aus Blutserum und späterhin Leukocyten zusammen. Ihr Sitz ist zwischen der Hornschicht und dem Stratum lucidum. Ihre Form ist entsprechend einem längsgestellten Schlitz, der sich unter Umständen auch in die tieferen Schichten der Epidermis fortsetzen kann. Die umgebenden Zellen sind durch den Druck abgeflacht. Weiterhin kommt es aus der gleichen Ursache zu einer Abflachung der Papillarschicht. TÖRÖK konnte in den in die Bläschen eingewanderten Leukocyten Fetttröpfchen durch Osmiumsäure nachweisen. Auch degenerierte Epidermiszellen, die sich von der Wandung der Bläschen abgestoßen haben, können sich derem Inhalt beigesellen. In der Papillarschicht finden sich entzündliche Erscheinungen in Form von perivasculären Rundzelleninfiltraten und von Mastzellen. Zusammenhänge mit Abschnitten am Schweißdrüsensystem hat TÖRÖK bei seinen Reihenuntersuchungen stets vermißt. ROBINSON, POLLITZER und ZIEGLER konnten dagegen Bläschen, die über einem Schweißdrüsenporus gelagert waren, beobachten. POLLITZER erwähnt dabei die Erweiterung des poralen Endes des Ausführungsganges. Bei diesen letzten Beobachtungen wird es sich wohl um zufällige Lagerungen gehandelt haben.

Der Blaseninhalt wird von JADASSOHN im Gegensatz zu demjenigen bei der Miliaria cristallina in seiner Reaktion als stets alkalisch angegeben. Er ist demnach entzündlicher Natur.

Zur Entstehung einer Miliaria rubra genügt nicht das einfache Vorhandensein einer Hyperhidrosis, die nur in den wenigsten Fällen als solche erkennbar ist. Bei dem ganzen Krankheitsbild handelt es sich um ein vesiculo-papulöses Ekzem, das auf verschiedene Reize hin zur Ausbildung kommen kann, also wie das ganze Ekzem verschiedene Ätiologie besitzt. HEBRA glaubte die Alteration der Epidermis als die primäre Schädigung anzusprechen zu müssen, an die sich erst sekundär die entzündlichen Erscheinungen anschließen. Er suchte in der der Schweißbildung vorausgehenden Hyperämisierung der Haut die Ursache zur Bildung des Exanthems. Sind somit die Beziehungen zur Schweißdrüsensekretion auch nicht immer zwingender Natur, so scheint doch wohl sicher abnorme Schweißsekretion auslösend wirken zu können.

Möglicherweise spielen bei der Entstehung mancher Formen der Miliaria rubra auch Pilzinfektionen eine Rolle. So konnte MIESCHER bei einem typischen Bilde einer Miliaria rubra bei einem 28jährigen Manne Pilze nachweisen.

Da es sich ferner um ein scharf abgegrenztes Krankheitsbild handelt, das gegenüber der gewöhnlichen Form der Ekzeme gewisse Eigenarten bewahrt, so dürfte seine Aufzählung unter den Schweißschädigungen eine Berechtigung besitzen.

Wir konnten vor kurzem an der Klinik (München) einen Fall beobachten, bei dem alle drei Arten der Miliaria an der gleichen hochfiebernden Person aufgetreten waren.

Differentialdiagnostisch kommen natürlich alle Formen des papulo-vesiculösen Ekzems in Frage. Man wird aber nur für die Formen die Bezeichnung einer Miliaria rubra beibehalten dürfen, bei denen ein akuter Ausbruch, eine möglichste Gleichförmigkeit der Efflorescenzen und ein Zusammenhang mit übermäßiger Schweißproduktion vorhanden ist. Sind andere Schädlichkeiten mit Sicherheit als ekzemauslösend anzunehmen, deutet der Verlauf in subakuter Form auf die Ekzembildung disponierende innere Ursachen hin, so dürfte ebenfalls die Diagnose einer Miliaria abzulehnen sein.

Die Prognose ist günstig, soweit nicht die Ursachen der Bildung, die vermehrte Schweißabsonderung bei den fettleibigen Individuen, weiter fortwirken (was wohl im allgemeinen der Fall sein wird). Das Ekzem an sich gehört zu den gutartigen Formen, die unter entsprechender Behandlung rasch abheilen. Die Behandlung besteht, abgesehen von der gewöhnlichen Therapie eines vesiculo-papulösen Ekzems, vor allem in der Trockenhaltung der gereizten Bezirke, in leichter, nicht zu dicht anliegender Kleidung, Faktoren, die auch prophylaktisch von Bedeutung sind.

## Cheiropompholyx (dyshidrotisches Ekzem).

Ähnlich wie bei der Miliaria rubra liegen die Verhältnisse bei der als Pompholyx bezeichneten Erkrankung. FOX, der als erster dieses Krankheitsbild beschrieben hat, faßte die Bläschen als Retentionscysten der Schweißdrüsenausführungsgänge auf. Dabei sollten Innervationsstörungen der Schweißdrüsen bei der Sekretionssteigerung die Ursache sein und ähnliche Vorgänge, wie sie zur Entstehung der Miliaria cristallina führen, das Krankheitsbild hervorrufen. Hutchinson, von dem der Ausdruck stammt, lehnte bereits jeden Zusammenhang mit den Schweißdrüsen ab. Es konnte eine Einigung in der Auffassung des Krankheitsbildes nicht erzielt werden und erst späteren Untersuchungen bleib es vorbehalten Klarheit zu bringen.

Diese Dermatose ist charakterisiert durch tiefliegende, sagoähnliche Bläschen, die mehr den Anschein von Knötchen erwecken und sich ziemlich derb anfühlen (Abb. 5). Anfänglich ohne alle entzündlichen Erscheinungen treten bei längerem Bestande solche in der Regel in der Form von Schwellungen, Rötungen nebst geringen Schuppungen hinzu. Die Bläschen haben zunächst einen klaren

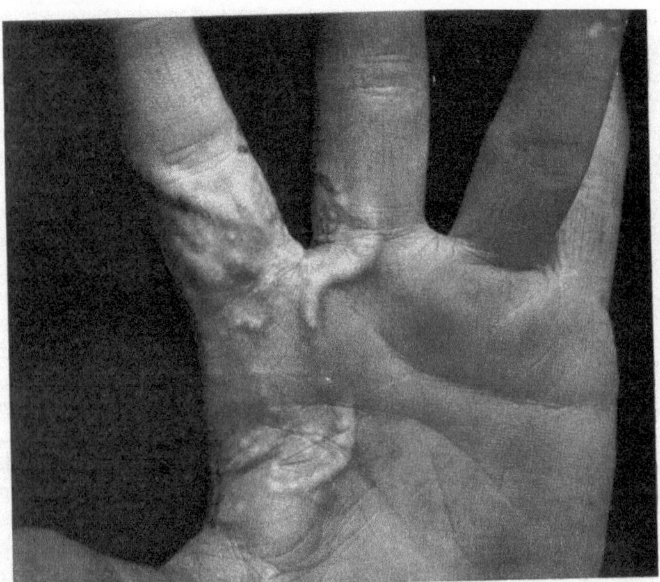

Abb. 5. Cheiropompholyx.

Inhalt und werden erst später trüb. Bei dichtem Auftreten können sie die Tendenz zur Konfluenz besitzen, zerreißen aber so gut wie nie. Man sieht daher kaum ein Nässen. Von einzelnen Autoren wird darauf hingewiesen, daß ihrem Auftreten einige Tage vorher ein gewisses allgemeines Unbehagen vorausgehen kann, im übrigen sind sie oft von einem mehr oder weniger heftigem Juckreiz begleitet. Ihr Bestand ist von begrenzter Dauer, in etwa 10—14 Tagen trocknet der Inhalt ein und nach Abstoßung der Blasendecke, die klinisch kaum irgendwelche Erscheinungen macht, ist der ganze Prozeß beendet. Nur in den seltensten Fällen treten die Erscheinungen eines nässenden Ekzems hinzu, die selbstverständlich den Krankheitsverlauf wesentlich verlängern (Abb. 6).

Der Pompholyx tritt zwar meist sofort in größerer Menge an den Seitenflächen der Finger, und zwar hier wieder mit Vorliebe an denjenigen der Zeigefinger und der Daumen auf. Sein Auftreten an anderen Stellen, wie an den Beugeseiten der Finger gehört zu den Seltenheiten.

Das Leiden ist im allgemeinen an die warme Jahreszeit gebunden, beginnt im Spätfrühjahr und dauert bis in den Herbst hinein. Bei den dazu disponierten Personen können sich die einzelnen Ausbrüche ständig wiederholen, so daß sich unter Umständen überhaupt keine erscheinungsfreien Zwischenräume erkennen lassen. Török sah in manchen Fällen eine deutliche Koinzidenz mit dem Auftreten der Menstruation. Manchmal scheinen auch körperliche oder seelische Erschütterungen auslösend zu wirken. Ein nicht unbeträchtlicher Teil der Patienten bietet nervöse Symptome dar. Erwachsene werden häufiger als Kinder befallen.

Histologisch handelt es sich um runde oder ovale Hohlräume, die im Rete Malpighi in verschiedener Höhe sitzen. Nach EHRMANN sind es nur zum Teil richtige Verdrängungsbläschen, zum anderen kann die Vergrößerung durch zugrunde gegangene Epithelien erfolgen. TÖRÖK glaubt den Sitz stets oberhalb des Stratum spinosum legen zu müssen. Wie beim Ekzem wird das Bläschen aus einer durch das eindringende Serum bedingten Verdrängung des Epithels gebildet. Durch Druckatrophie kommt es zu einem Zugrundegehen dieser Zellen, die sich dann noch in gequollenem Zustande in der Wandung des Bläschens beobachten lassen, welche sonst aus abgeplatteten Epithelien besteht. Vielfach sind nach den sehr eingehenden Untersuchungen von TÖRÖK die Zellgrenzen verschwunden bzw. nicht mehr erkennbar, die ganze Wandung kann den Eindruck eines syncytialen Gebildes machen. Auch die benachbarten Zellreihen werden noch durch den Druck beeinflußt. Liegen die Bläschen unterhalb der Hornschicht, so zeigt sich die Ceratohyalinschicht als zerrissen. Sie läßt sich als schmaler Faden oft ins Innere der Bläschen verfolgen. In den Bläschen finden sich bald Leukocyten, deren Inhalt bei längerem Bestehen zunimmt. Innerhalb der Epidermis kann man Leukocyten auf der Durchwanderung verfolgen. In der Papillarschicht sind mäßige Entzündungserscheinungen in der gewohnten Form der Rundzelleninfiltrate zu beobachten. Dazu kommen Ödembildungen, Erweiterungen der Gefäße und Anhäufungen von polymorphkernigen Leukocyten. Stärkere Erscheinungen sind nur in schwerer ausgebildeten Fällen, in denen auch klinisch das entzündliche Moment deutlicher in den Vordergrund tritt, vorhanden. Zusammenhänge mit den Schweißdrüsen, sei es, daß sich die Bläschen besonders in der Umgebung der Ausführungsgänge finden oder entzündliche Erscheinungen im Anschluß an die Drüsentubuli selbst zu beobachten sind, lassen sich nirgends erkennen.

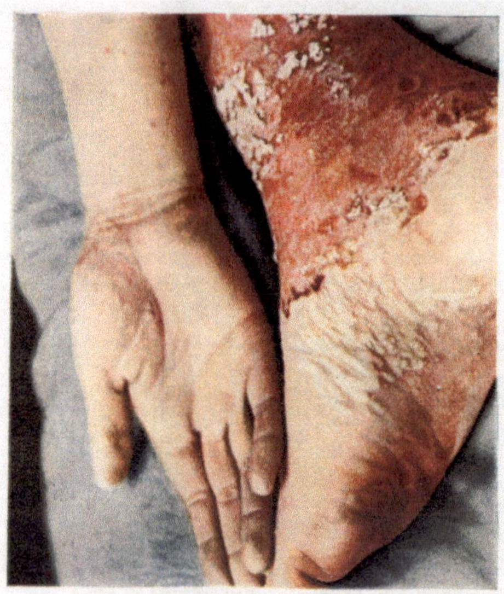

Abb. 6. Cheiropompholyx und dyshidrotisches Ekzem.

Der Inhalt der Bläschen, der von DARIER im Gegensatz zu JADASSOHN als sauer angesehen wird, besteht aus einer fadenziehenden Flüssigkeit.

Über die *Ätiologie* der Erkrankung bestehen eine Reihe von Angaben, von denen sich nur das eine hervorheben läßt, daß verschiedene Ursachen das Auftreten begünstigen können. Über die Rolle der Schweißsekretion bei der Entstehung des Ekzems — denn um ein solches handelt es sich — läßt sich nur die Beobachtung anführen, daß die Krankheit mit Vorliebe bei Leuten vorkommt, die schwitzen — auch die Jahreszeit scheint in einem gewissen Grade dafür zu sprechen — und daß speziell an den Stellen, welche den Sitz der Affektion darstellen, die Schweißsekretion eine stärkere zu sein pflegt. Die Schweißbildung kann als ätiologisches Moment aber nur im Sinne eines Ekzemreizes angesprochen werden; von Stauungserscheinungen in Analogie zur Miliaria cristallina kann keine Rede sein.

Wenn nun dieses Ekzem seine besonderen Charakteristika besitzt und sich gegenüber den übrigen Formen klinisch scharf abgrenzen läßt, so mag hier die Ursache in der besonderen Lokalisation liegen. Die Dicke der Hornschicht, die diesen Stellen zukommt, wird eine richtige entzündliche Dermatitis bis zu einem gewissen Grade unterbinden. So sehen wir, daß an den Fällen, bei denen die Ekzembildung weiter fortschreitet und auf mit weniger dicker Hornschicht bedeckte Stellen übergreift, hier sofort die typischen Bilder eines Ekzems, das seinen Ausgang von dem zentral gelegenen Cheiropompholyx durch seine bogenförmige Konfiguration aber noch deutlich erkennen läßt, erscheinen.

In weiterem Zusammenhange mit dem Auftreten des dyshidrotischen Ekzems wird besonders von den Franzosen auf dyspeptische Beschwerden hingewiesen. UNNA versuchte Bakterien in ätiologischer Hinsicht anzusprechen und glaubte in Kurzstäbchen von einer Länge von $2^1/_2$—$3^1/_2$ $\mu$ die Erreger zu erkennen. Diese Ansicht wird wohl heute überall abgelehnt werden.

Ferner erscheinen einige kasuistische Mitteilungen von Interesse, nicht etwa deshalb, weil sich aus ihnen eine Ursache, die für alle Fälle Bedeutung besitzt, ableiten läßt, sondern weil sie zeigen, wie mannigfache Störungen das Krankheitsbild auslösen können. So sahen MILIAN und PÉRIN einen Cheiropompholyx bei einem sekundär luetischen Patienten neben anderen syphilitischen Eruptionen. Unter der Behandlung gingen neben diesen auch das dyshidrotische Ekzem zurück. Leider wurden anscheinend keine Spirochätenuntersuchungen im Bläscheninhalt vorgenommen. In einer zweiten Arbeit weist MILIAN ebenfalls darauf hin, daß sich unter einem schubweise auftretenden Cheiropompholyx eine Lues verbergen kann. Zu den Fällen mit luetischer Genese gehört auch einer von SICOLI, wo eine sich während zweier Monate ständig rezidivierende Dyshidrosis unter antisyphilitischer Behandlung prompt zurückbildete.

Wichtiger als diese Beobachtungen, die in der Genese der Dyshidrosis sicher eine Ausnahme spielen, sind die Hinweise auf die Beziehungen zu den Pilzerkrankungen. Trichophythien können sich zweifellos unter dem Bilde eines Cheiropompholyx entwickeln, wie die Pilzbefunde zeigen. In jüngster Zeit konnte RAJEK das Trichophyton gypseum und das Trichophyton inguinale herauszüchten. Besonders die zirzinäre Ausbreitung und der randständige Kranz der Bläschen scheint im Sinne einer Dermatomykose zu sprechen (siehe MIESCHER).

Differentialdiagnostisch treten beim Cheiropompholyx als einem besonderen Ekzem alle Formen eines solchen in Wettbewerb, soweit sie als wesentlichstes Merkmal Bläschen aufweisen. Die oben erwähnten Charakteristika, Lokalisation an den Seitenflächen der Finger, in zweiter Linie an den Handtellern und Fußsohlen, die Derbheit der Knötchen, bei denen das Vorhandensein einer sichtbaren Blase oft kaum zu erkennen ist, die bogenförmige, polycyclisch begrenzte Ausdehnung lassen die Diagnose unschwer erkennen. Man wird im allgemeinen die Diagnose möglichst nur dann zu stellen haben, wenn alle Merkmale vorhanden sind.

Die Prognose ist für die Einzelerkrankung günstig, da diese in kurzer Zeit abläuft und schwerere ekzematöse Erscheinungen in der Regel vermißt werden. Da es sich aber um eine mehr oder weniger dispositionelle Erkrankung handelt, so ist die Gefahr der Rezidivbildung sehr groß und man wird eigentlich immer solche zu erwarten haben.

Die Behandlung erfordert kaum besondere lokale Maßnahmen. Es wird in der Regel genügen mit indifferentem Puder einzustauben, oder, soweit kein Nässen vorhanden ist, mit Zinkpasten, denen man allmählich Teer zusetzen kann, verbinden. Sind die Erscheinungen rein ekzematöser Natur stärker geworden, so ist nach den dort angegebenen Regeln zu verfahren.

Favre hat sich als besonders wirksam, und zwar innerhalb weniger Tage ein verdünnter Jodtinkturanstrich in Kombination mit Kalkliniment bewährt.

Bei Personen, die besonders nervös, oder sonst geschwächt und blutarm sind, kann durch roborierende Mittel ein Erfolg versucht werden in Form von Chinin-, Eisen- oder Arsenpräparaten. Auch Klimawechsel kann von günstigem Einfluß sein. Meistens wird jedoch das Leiden ohne besondere Therapie mit den Jahren gänzlich abklingen.

Prophylaktisch kann durch Einpudern der Prädilektionsstellen, bzw. durch das Tragen durchlässiger Handschuhe, wodurch der Schweiß verdunsten kann, vorgegangen werden.

Kosmadis konnte durch Wärme in Form heißer Bäder eine Herabsetzung des Blutdruckes in den Fingerarterien und damit vorbeugend gegen das Auftreten des Cheiropompholyx einwirken; er konnte nämlich beobachten, daß der Blutdruck in den Fingerarterien bei den dyshidrotischen Zuständen im Vergleich zum Blutdruck in den Oberarmarterien erhöht ist.

## Oligohidrosis und Anhidrosis.

Störungen in der Schweißsekretion, die auf verminderter Absonderung beruhen, sind so gut wie bedeutungslos und werden kaum als krankhafter oder unangenehmer Zustand gedeutet. Die Verhältnisse sind ja, wie erwähnt, individuell so verschieden, daß die Definition einer *Oligohidrosis* mehr oder weniger willkürlich genannt werden muß; daß es Störungen der inneren Sekretion gibt, besonders solcher, die von seiten der Schilddrüse ihren Ausgang nehmen und zu einer weitgehenden Trockenheit der Haut führen, ist bekannt.

*Eine Beeinträchtigung der Schweißabsonderung an der Nasenspitze der Ozaenakranken* fand O. Muck. Er untersuchte 25 Ozaenakranke daraufhin, ob bei künstlicher Schwitzprozedur im Gesicht, besonders an der Nase, Schweißabsonderung zu erzielen war. Diese Prozeduren wurden mittels Lichtbades von $50^0$, Lindenblütentee, Aspirin, getrennt oder gemeinsam verordnet, vorgenommen. Es zeigte sich dabei, daß $40^0/_0$ der Kranken an der Nase überhaupt nicht schwitzten, die übrigen zeigten Schweißausbruch nur im Gesicht, an der Stirn, in den Augenbrauen, am Unterlid, über der Nasenwurzel, an der Oberlippe und am Kinn. Frei von Schweißtropfen blieben Nasenspitze und Nasenflügelränder, sowie das Septum membranaceum. Die Trennungslinie hatte eine Bogenform mit einer Wölbung nach oben. Oberhalb dieser Linie war deutliche Schweißabsonderung zu bemerken. In einzelnen Fällen zeigten sich auch an der Nasenspitze vereinzelte, winzige Schweißtropfen. Muck erklärte das Phänomen im Sinne einer schweren Schädigung des im Innern der Nase eine Strecke verlaufenden Nervus ethmoidalis anterior, bzw. der ihn begleitenden Schweißfasern (Störung im Sympathicusgebiet). Nach Garbi fehlt im Bereiche von Psoriasiseffloreszenzen die Schweißausscheidung. Ferrari konnte das gleiche Phänomen auch beim Ekzem, dem Lichen ruber planus und bei künstlicher Hautentzündung (erzeugt durch Höhensonnenbestrahlung und Einreiben mit Eucalyptusblättern) beobachten. Verfasser möchte dafür einen nervösen Reflex verantwortlich machen.

Eine Anhidrosis findet sich zur Zeit steigender Ödeme, besonders solche renaler Genese. Es ist dann auch durch Darreichung schweißtreibender Medikamente nicht möglich, solange die Schwellung zunimmt, Schweißsekretion zu erzielen. Die Ursache dürfte in einer Störung im Chemismus des subakuten Gewebes zu suchen sein (V. Kollert). Bei gesteigertem Hochdruck wird Störung der

Schweißsekretion beobachtet. Erfolgen ferner durch Diarrhöen oder im Verlauf eines Diabetes schwere Wasserverluste, so kann es zu Anhidrosis kommen. Nach Entfernung der Schilddrüse wird völlige Schweißlosigkeit gesehen. Ebenfalls kann sich eine solche im Verlaufe einer Bleivergiftung einstellen.

Unter den Hautkrankheiten wird eine Anhidrosis bei der Ichthyosis und anderen mit länger dauernder Schuppung einhergehenden Veränderungen — die Haut fühlt sich bereits klinisch trocken an — sowie bei der Sklerodermie gefunden.

Von den zahlreichen und mannigfachen *Ektodermdefekten* findet man das Fehlen der Schweißdrüsen besonders selten und dann meist gleichzeitig mit anderen Defekten der Epidermis; mangelhafte Entwicklung der Haare, Zähne, Nägel und Talgdrüsen. Ein Fall von völligem Fehlen der Schweißdrüsen bei sonst normalen Derivaten ist noch nicht bekannt. GUILFORD erwähnt einen Fall von Unterentwicklung der Schweißdrüsen und der Behaarung bei normalen Zähnen, einen Fall von Fehlen der Schweißdrüsen bei starker Hypertrichosis am ganzen Körper und normalen Zähnen; hier hatte also gewissermaßen eine Hyperplasie des einen Derivates auf Kosten des anderen stattgefunden.

In der Literatur sind 11 Fälle von fehlenden Schweißdrüsen beschrieben (GUILFORD, TENDLAU, LOEWY, SIEBERT, WECHSELMANN, CHRIST, STRANDBERG, GOECKERMANN, MACKEE und ANDREW, APFELTHALLER und JANITZKAJA und RJABOW). Nach der Zusammenstellung letztgenannter Autoren finden sich bei dieser Gruppe des ektodermalen Defekts eine Reihe von Eigentümlichkeiten. Bei allen Kranken wurde eine eingedrückte oder sattelförmige Nase beobachtet. In 6 Fällen wurde eine chronische, atrophische Rhinitis nachgewiesen. In allen Fällen traten die Superciliarbögen deutlich hervor. Die dicken, fleischigen, vortretenden Lippen wurden von allen Autoren, welche den Bau der Lippen erwähnten, beobachtet. In einigen Fällen war das Lippenrot unscharf begrenzt. Bei allen Kranken war eine Aplasie der Zähne vorhanden, in 4 Fällen lag sogar völlige Anodontie vor. In den Fällen, wo Zähne vorhanden waren, saßen sie im Oberkiefer, nur der Patient von MACKEE und ANDREW und von JANITZKAJA und RJABOW hatte auch im Unterkiefer Zähne. Die Zähne waren in allen Fällen deformiert, hatten einen breiten Hals und spitze Krone. Angeborene Hypertrichosis wurde in allen Fällen beobachtet, sogar die Flaumhaare fehlten fast an der ganzen Oberfläche des Körpers. Die histologische Untersuchung der haarlosen Haut ergab fast völliges Fehlen der Haarpapillen und der Talgdrüsen. Die Haut war in allen Fällen weiß, weich, dünn, trocken und beweglich. An histologischen Besonderheiten der Haut erwähnt STRANDBERG eine dünne Epidermisschicht, CHRIST fand rudimentäre Papillen, STRANDBERG, MACKEE und ANDREW beobachteten Verminderung des elastischen Gewebes, TENDLAU fand die Cutis um die Hälfte verdünnt. Schweißdrüsen oder ihre Anlagen wurden in den untersuchten Fällen in keinem der Schnittpräparate gefunden. Die Nägel waren in einzelnen Fällen deformiert, desgleichen in 3 Fällen die Ohren. Die intellektuellen Fähigkeiten waren zum Teil herabgesetzt (TENDLAU, LOEWY und WECHSELMANN, CHRIST). Bezüglich der Sinnesorgane ist zu sagen, daß dem Patienten von GUILFORD der Geruchssinn ganz fehlte, bei demjenigen von CHRIST war er herabgesetzt, bei dem von JANITZKAJA und RJABOW war er leicht geschwächt. Der Geschmack fehlte beim Patienten GUILFORDS. Das Gehör war in den Fällen, wo eine Perforation des Trommelfells vorlag, geschwächt. Von den subjektiven Symptomen ist das allen Patienten eigene schnelle Erhitzen bei physischer Arbeit, nach heißen Speisen besonders bei warmem Wetter bemerkenswert. Die Körpertemperatur kann dabei über 39° ansteigen. Die Kranken klagen über große Schwäche, Atemnot, Herzklopfen, Kopfschmerzen, Schwindel usw.

Hinsichtlich der Heredität ist zu sagen, daß bei der Großmutter und einem Onkel mütterlicherseits des Guilfordschen Patienten Zähne und Haare fehlten. Der Tendlausche Kranke war der Stiefonkel der zwei kranken Brüder, welche von Loewy und Wechselmann beschrieben wurden. Der Stammbaum dieses Patienten ist folgender: Das Leiden wurde durch die Großmutter mütterlicherseits in die Familie gebracht. In deren Nachkommenschaft fanden sich 6 Knaben mit Ektodermaldefekt. Ferner finden sich noch in den Fällen von Christ und Guilford Angaben über Heredität. Die erbliche Übertragung kann daher als bewiesen erachtet werden. Die Krankheit ist familiär und befällt hauptsächlich Männer.

Ätiologisch wurde von sämtlichen Autoren die Lues angeschuldigt, ohne daß jedoch letztere bei einem der Kranken bzw. den Eltern hätte nachgewiesen werden können. Die Wa.R. war in allen Fällen, in denen sie ausgeführt wurde, negativ.

Da die Schweißdrüsen während des 4. Embryonalmonats zu entstehen beginnen, muß die Entwicklung in vorliegenden Fällen in einer sehr frühen Periode des intrauterinen Lebens zum Stillstand kommen.

Daß sich im Verlaufe von cerebralen Erkrankungen funktionelle Anhidrosen einstellen können, die zirkulär, einseitig, generalisiert auftreten, ergibt sich aus der Physiologie der Schweißsekretion und wurde bereits oben im Anschluß an die Erörterung der Hyperhidrosen erwähnt. Filimonoff hat in einem Referate eingehender auf diese Beobachtungen hingewiesen.

Auch eine Beobachtung von O. Sprinz gehört hierher, wonach bei einem Soldaten im Anschluß an eine Schußverletzung, welche zur Durchtrennung mehrerer benachbarter Spinalnerven geführt hatte, eine regionäre Anhidrose auftrat, wobei sich (auch durch Pilocarpininjektionen nachweisbar) die sekretorischen Sympathicusfasern in ihrer Ausbreitung völlig an die sensiblen Bahnen anschlossen.

Über die Behandlung der Anhidrosis ist wenig zu sagen. Pilocarpin (5—15 mg) kann zeitweise versucht werden, durch Leberzufuhr (Fröhlich und Zack) kann eventuell die Schweißsekretion angeregt werden.

## 2. Störungen qualitativer Art.

Über abnorme Bestandteile des Schweißes liegen eine Anzahl von Beobachtungen vor. Abgesehen von Citronensäure, die von einigen Autoren im Schweiße nachgewiesen wurde, und von der noch nicht genügend einwandfrei festzustehen scheint, ob sie ein konstanter Bestandteil ist, haben die abnormen Beimischungen die Eigenschaft, daß sie entweder den Schweiß färben oder ihm einen Geruch verleihen. Man hat daher die Systematik von diesen beiden Gesichtspunkten heraus vorgenommen. Wenn auch hier nach rein äußerlichen Merkmalen, die innerlich nichts miteinander zu tun haben, verfahren wird, so wird man doch diese Einteilung, die sich eingebürgert hat, weiter beibehalten.

### Chromhidrosis.

Über das Vorkommen des farbigen Schweißes liegen recht spärliche Mitteilungen vor, die sich zudem in überwiegender Mehrzahl auf recht frühe Beobachtungen beziehen. Man hat, als de Méricourt seine Beobachtungen über farbigen Schweiß aussprach, weitgehende Skepsis seinen Angaben gegenüber an den Tag gelegt, von der in vielen Fällen zweifellos richtigen Anschauung ausgehend, daß Simulation mit im Spiele wäre. Spätere Beobachtungen haben aber einwandfrei das Vorkommen einer Chromhidrosis bestätigt, d. h. einer Erscheinung, bei der bereits farbiger Schweiß ausgeschieden wird.

Die Farbe kann mannigfaltiger Art sein. *Grünlicher* Schweiß kann von Arbeitern ausgeschieden werden, die mit Kupfer zu tun haben und Clapton fand bei chronischer Kupfervergiftung mehrmals dieses Phänomen. In jüngster

Zeit konnte COLE die gleiche Beobachtung bei Arbeitern machen, die gewerblich mit Kupfervitriol zu tun hatten. Diese grünliche Verfärbung geht dann in die benachbarten Teile der Leibwäsche über.

TEMPLE sah im Anschluß an eine Jodkalitherapie bei einem Manne einen *roten* Schweiß austreten, der sich am stärksten am Kopfe bemerkbar machte, hier zu einer Verfärbung der Haare führte und beim Aussetzen des Medikamentes sofort wieder verschwand.

Der *blaue* Schweiß wird wohl nicht als solcher ausgeschieden, es kommt erst an der Luft durch Oxydationsvorgänge zu einer Ausscheidung des Farbstoffes in der Haut. Als Ursache wird von BIZIO und HOFFMANN das Vorhandensein von Indigo angesprochen. In ähnlicher Weise berichten LUCE und FEIGL über eine latente Indoxylhidrosis bei einem 34jährigen Mädchen, das an Gelenkrheumatismus errkankt war. Auch hier war der Schweiß anfangs farblos und wurde erst nach der Ausscheidung in einen rötlichblauen Ton übergeführt. COLLMANN und SCHERER glaubten in einem Falle im phosphorsaurem Eisenoxydul, FORDOS im Pyocyanin die Ursache der Blaufärbung zu erkennen.

Diese Beobachtungen, bei denen die Färbung wohl erst nach der Ausscheidung zu bemerken ist, aber auf eine abnorme Zusammensetzung des Schweißes zurückgeführt werden muß, leiten zu den Formen über, bei denen ein an sich normaler Schweiß erst durch Vorgänge nach der Absonderung gefärbt wird. Diese Fälle sind die wesentlich häufigeren. Hier sind es vor allem die gelblichen und rötlichen Färbungen, die auftreten. Beide kommen meist nur in der Achselhöhle vor. Hier spielen wohl ohne Zweifel chromogene Bakterien eine Rolle, die als identisch mit denen der Trichomycosis palmellina anzusehen sind. Diese Kokken sind morphologisch nicht genügend geklärt, sie werden von BABES als Micrococcus prodigiosus beschrieben. HARTZELL konnte eine Sarcina tetragena züchten und SOROKIN fand Stäbchen, die einen Farbstoff produzierten. MA und WEN berichteten über einen Fall von Chromhidrosis universalis bei einem 23jährigen Manne. Die rote Verfärbung, die auch auf die Kleidung überging und sich mit Alkohol leicht entfernen ließ, verschwand nach Heißluftbehandlung. Kulturversuche ergaben, daß die in Reinkultur gezüchteten Mikrokokken in der Form ziegelroter Kolonien auftraten. Zu diesen Fällen gehört wohl auch eine Mitteilung von SAKAGAMI, der einen roten Schweiß bei einem 21jährigen Mädchen fand, der ein deutliches Maximum in der Zeit vom August bis September aufwies, also zu Zeiten, in denen wohl auch die Schweißabsonderung durch die höheren Temperaturen gesteigert war. Auch BARIENS Fall einer regelmäßigen Beobachtung zur Zeit der Menstruation, bei der ja häufig ein stärkerer Schweißausbruch vorhanden ist, dürfte hierzu zu zählen sein.

Der Farbstoff ist meist nicht als gelöst, sondern als pulverförmiger Staub zu finden. Speziell an den Porenmündungen lassen sich noch die stärkeren Anhäufungen des Farbpulvers erkennen.

Die Ansicht von TÖRÖK, daß es sich bei den manchen Frauen zukommenden, leichten Schwarzfärbungen in der Gegend des unteren Augenlides um schwärzlich gefärbten Schweiß handelt, ist wohl kaum als zu Recht bestehend anzuerkennen.

Die Diagnose einer Chromhidrosis darf nur dann gestellt werden, wenn die Möglichkeit einer Simulation absolut auszuschließen ist. SPRING hat zum Zwecke, jede bewußte Täuschung zu verhindern, ein Verfahren angegeben, indem er die verdächtige Stelle mit einem Kollodiumhäutchen bestreicht. Zeigt sich nach Abnahme desselben ein farbig tingierter Schweiß, dann ist die direkte Ausscheidung wohl einwandfrei bewiesen.

TÖRÖK erörtert dabei die Frage der Möglichkeit der Abscheidung farbigen Talges aus den Talgfollikeln, über die auch heute noch Untersuchungen fehlen. Er kommt auf Grund naheliegender Überlegungen zu dem Ergebnis, daß die schnelle Ausscheidung im Sinne einer Schweißsekretion spräche.

Prognostisch ist die Ausscheidung bedeutungslos. Auch im Sinne von Ekzemreizen spielt die Chromhidrosis keine Rolle.

Therapeutische Maßnahmen erübrigen sich. Etwa vorhandene Magendarmstörungen, die sich aus dem Vorhandensein des Indicans ergeben, sind entsprechend zu behandeln.

Eine besondere Art der „Chromhidrosis" bildet die *Hämhidrosis*. Beobachtungen nach dieser Richtung sind sehr alt und gehen weit auf die vorchristliche Zeit (Aristoteles) zurück. Diese Angaben wurden meistens in nahe Beziehungen zu seelischen Erschütterungen gebracht, in deren Verlauf dann blutiger Schweiß aufgetreten sei. Später wurden dann von GENDRIN, GRISOLLE und 1859 von PARROT genauere Angaben gemacht. Das Blut kann dadurch dem Schweiße zugeführt werden, daß bei feinsten Hämorrhagien Blut durch die Capillarwandung in die Schweißdrüsen und von da nach außen gelangt. Leichte Zerreißlichkeit von Capillaren oder Präcapillaren spielt dabei sicher eine wesentliche Rolle. Möglicherweise kann auch ein Durchtreten per diabetes in Frage kommen. Das Blut läßt sich, wie von LAUFENAUER, TITTEL, WAGNER, THIERFELDER gefunden wurde, unter Umständen auch durch Druck aus den Schweißdrüsen herauspressen.

Bei der Hämhidrosis handelt es sich nicht um generalisiert auftretenden blutigen Schweiß. Gewisse Prädilektionsstellen sind Stirne, Augenlidergegend, Brust und Genitale. Von BOERHAVE und FRANQUE wurde ein streng halbseitiges Auftreten beobachtet.

Der blutige Schweiß wird mit Vorliebe bei Personen, die auch sonst an Blutungen aller Art leiden, beobachtet, ferner bei nervösen und hysterischen Individuen. Ferner wurde er öfters bei Malaria, bei der Pest, beim gelben Fieber und (vielleicht alternierend) bei der Menstruation gesehen.

Diagnostisch, prognostisch und therapeutisch ist er bedeutungslos.

## Osmihidrosis.

Dem Schweiße können besondere Geruchstoffe beigegeben sein. Auch der normale Schweiß hat ja bekanntlich bei vielen Individuen und Rassen einen speziellen Geruch, der auch in sexueller Beziehung eine gewisse Rolle spielt. Auf sein Vorhandensein wurde eine besondere Lehre von der Osphresiologie aufgebaut. Er wird auf flüchtige Fettsäuren zurückgeführt. Wird auf der einen Seite besonders betont, daß bei Fettleibigen sich häufig Schweiß mit ranzigem Geruch vorfindet, so sehen wir wieder auf der anderen, daß oft gerade sehr magere Individuen an einem penetranten Schweißgeruch leiden. In der Hauptsache sind es wieder die Achselhöhlen, an denen dieser Schweiß produziert wird. ISHIKAWA und NAHIRA stellten über die Osmihidrosis axillaris, welche Erkrankung man speziell im Orient beobachten soll und die um die Pubertätszeit beginnt, histologische Untersuchungen an. Es zeigte sich dabei, daß während die ekkrinen Schweißdrüsen keine Veränderungen aufwiesen, die apokrinen in 19 Fällen an Größe und Zahl deutliche Vermehrung zeigten. MORIYAMA fand bei 5 Fällen von Osmihidrosis eine große Menge von Fettsäuren in der axillären Schweißdrüsen. Da nach AOKI nach einer Reinigung der Achselhöhle mit Seife, Alkohol und Äther der Schweiß keinen Geruch besitzen soll und letzterer auch in vitro nach der Zersetzung keinen Geruch aufweist, muß daher der eigenartige Geruch von anderen Substanzen abhängen, die dem Schweiß nach der Sekretion beigemischt werden. Wahrscheinlich verursache das Talgdrüsensekret diesen Geruch, für welche Annahme folgende Tatsachen sprechen würden: 1. die Osmihidrosis ist am deutlichsten bei Jugendlichen, bei denen die Talgdrüsensekretion am reichlichsten ist und 2. das Talgdrüsensekret verursacht je nach den Körpergegenden verschiedene Gerüche. Diese Fälle stehen selbstverständlich im Gegensatz zu dem als *Bromhidrosis* bezeichneten Phänomen, wo sich durch die Zersetzung des bereits ausgeschiedenen Schweißes in Verbindung mit den Macerationsvorgängen im Epithel übelriechende Düfte entwickeln. Von einer scharfen Trennung der (für das betreffende Individuum) physiologischen Osmihidrosis und der Bromhidrosis kann jedoch keine Rede sein.

Man hat besonders in früheren Zeiten den Geruch des Schweißes bei verschiedenen Krankheiten differentialdiagnostisch verwerten wollen und von modernartigem, kadavernösem Schweißgeruch gesprochen, der spezifisch nach der oder jener Richtung hin Anhaltspunkte geben sollte. Auch hier dürfte es sich sicher nur um nachträgliche Zersetzungen des ausgeschiedenen Schweißes, wohl durch höhere Temperaturen begünstigt, handeln. So konnte BONNET den penetranten Geruch des Schweißes bei der Septicämie auf das Vorhandensein von Ammoniumhydrosulfit zurückführen. DOHI denkt an die Möglichkeit, daß die Osmihidrosis als hereditäre Erkrankung aufzufassen sei, da er sie bei einer Mutter und zwei Schwestern beobachten konnte.

Es gibt aber auch spezifische, dem Schweiß beigemischte Gerüche, für die eigentlich der Ausdruck einer Osmihidrosis ausschließlich anzuwenden wäre. Von solchen Gerüchen sind beschrieben diejenigen des Knoblauchs, des Moschus, der Baldrianwurzel, des Terpentins, der Asa fötida usw. Wahrscheinlich handelt es sich in diesen Fällen um reine Excretionsvorgänge, indem Medikamente durch den Schweiß ausgeschieden wurden. Die Gefahr der Täuschung ist dabei sicher sehr groß.

Die Behandlung des riechenden Schweißes kann nur symptomatisch durch möglichst rasche Entfernung des ausgeschiedenen Schweißes geschehen, bzw. durch Verwendung wohlriechender Puder und Toilettenwässer, die den eigentlichen Geruch nicht aufkommen lassen. Als desodorierende Puder werden besonders Bolus alba und Formalin empfohlen. KANTOROWITZ hebt als günstig die Wirkung der Transpirocreme und des Transpiropuders hervor, deren wirksame Bestandteile Homologe der Benzolcarbonsäure sind.

## Urihidrosis.

Über die Hälfte der festen Substanzen des Schweißes besteht aus Carbamid. Die Ausscheidung des N bei stärkerem Schwitzen spielt beim Nitrogenstoffwechsel eine bedeutende Rolle, speziell bei ungenügender Nierenfunktion, vikariierende Urinausscheidung (STRÜMPEL). Dieser Sodor urinosus wurde besonders bei der großen Choleraepidemie in Hamburg von DRASCHKE studiert. Nach der Verdunstung des Schweißes kommt es zu einem deutlichen sichtbaren Niederschlag von krystallinischen, glänzenden Blättchen oder Körnchen.

MELCZER untersuchte die Frage, ob die Schweißdrüsen an der Carbamidsekretion in histologisch nachweisbarer Weise teilnähmen, an Menschen- und Katzenmaterial zu lösen. Er injizierte zu diesem Zwecke, nachdem er durch Pilocarpin heftiges Schwitzen erzeugt hatte, intravenös eine 4%ige Carbamidlösung. Nach 20 Minuten wurde dann eine Excision aus der Plantarhaut vorgenommen. Es zeigte sich, daß ein Teil des eingespritzten Carbamids durch Diffusion aus dem Bindegewebe der Haut in das Saftkanälchensystem der Epidermis und von hier aus direkt, teils durch die an dieser Stelle mit keiner selbständigen Wand versehenen Ausführungsgänge der Schweißdrüsen an die Oberfläche gelangt. Es lassen sich deutlich die Carbamidkörnchen im intracellulären Ödem der intracellulären Lücken der Epidermis beobachten. Auch in der Hornschicht können damit angefüllte Spalten entstehen. Aus den Saftkanälchen dringt ein Teil in den in der Epidermis endenden Teil der Schweißdrüsenausführungsgänge ein, während in den innerhalb der Cutis liegenden Ausführungsgängen niemals Carbamidhaufen beobachtet wurden. Ein anderer Teil gelangt in die Schweißdrüsenzellen und durch Sekretion dieser an die Oberfläche. Aus diesen Versuchen läßt sich schließen, daß die Perspiratio insensibilis nicht nur im Wasserstoffwechsel, sondern auch im Nitrogenstoffwechsel eine Rolle spielt.

Abgesehen von den Fällen gestörter Nierenfunktion findet sich nach den Untersuchungen von Tonijan der Harnstoff- und Harnsäuregehalt im Schweiß auch bei Patienten mit *Pruritus* vermehrt, bei gleichzeitiger Verminderung dieser Substanzen im Urin. Nach der Heilung kommt es zu einer Rückkehr zur Norm. Verfasser folgert daraus, daß der Pruritus durch Ausscheidung der harnfähigen Stoffe mit dem Schweiß entsteht.

Untersuchungen von Manganotti an den Schweißdrüsen bei Nierenkranken ergaben, daß bei der akuten Glomerulonephritis konstant degenerative Erscheinungen an den Schweißdrüsenepithelien vorhanden sind. Eei den sklerotischen Erkrankungen fanden sich unregelmäßig Sklerosen an den Schweißdrüsen, kleinzellige Infiltrationsherde bis zu einer reichlichen dichten Bindegewebswucherung, an den Schweißdrüsenausführungsgängen, wenn diese nicht stark von degenerativen Prozessen befallen waren, manchmal eine sehr auffallende Verdickung der feinen elastischen Membran.

## B. Organische Veränderungen.

Zur normalen Physiologie gehören die Veränderungen, die während der Schwangerschaft an den Schweißdrüsen mit einer gewissen Regelmäßigkeit beobachtet werden. Waelsch hat sich eingehender mit diesen Verhältnissen befaßt. Er konnte 11 Fälle von Frauen, die kurz nach der Geburt oder nach einem Abort gestorben waren, untersuchen. Der Beginn der Veränderungen an den Schweißdrüsen läßt sich bis in den dritten Schwangerschaftsmonat hinein verfolgen. Er geht Hand in Hand mit den Vorgängen an den Milchdrüsen. Der Rückgang setzt mit den Rückbildungsvorgängen an Genitale und Mamma ein.

Die Veränderungen an den Schweißdrüsen bestehen in Hyperplasien des Epithels; zum Teil lassen sich auch cystische Erweiterungen, Epitheltrübungen bzw. trübe Schwellung beobachten. Die Ansicht von Seitz, daß aus den so vergrößerten Schweißdrüsen Milchdrüsen mit vollwertigem Sekret entstehen können, wurden von Waelsch nicht bestätigt.

Den Zweck der Schweißdrüsenveränderung sieht Waelsch in der sich während der Schwangerschaft geltend machenden erhöhten Inanspruchnahme des Körperhaushaltes mit seiner Steigerung der Ausscheidungsprodukte und der Wärmeregulierung.

In den Schweißdrüsenlumina sind von verschiedenen Seiten, ohne daß sich Veränderungen am Epithel hätten nachweisen lassen, Bakterien gefunden worden. Außer Eitererregern liegen besonders Beobachtungen an Leprabacillen und an Tuberkelbacillen vor. Piery konnte, sehr vereinzelt, aus Schweißdrüsensekret bei Tuberkulösen positive Tierimpfungen erzielen. In diesen Fällen handelt es sich um Eindringen der Bacillen aus dem bacillenhaltigen Blute. Es kann diesen Befunden eine gewisse Bedeutung durch die Möglichkeit der Übertragung mit Schweiß zukommen.

### Der Schweißdrüsenabsceß.

1854 wurde von Veurneuil der Begriff des Schweißdrüsenabscesses aufgestellt. Über das gleiche Krankheitsbild lagen schon von früher her eine Reihe von Untersuchungen vor, ohne daß dabei der Zusammenhang mit Erkrankungen der Schweißdrüsen besonders hervorgehoben worden wäre. Der von Veurneuil mitgeteilte erste Fall weist besonders durch seine Lokalisation, Kreuzbeingegend, Trochanteren- und Glutaealgegend, als auch durch seine Klinik, kleine Pusteln, gewisse Verschiedenheiten zu dem auf, was sich im Laufe der Zeit unter dem Begriff des Schweißdrüsenabscesses angesammelt hatte. Weder in seiner ersten noch in späteren Arbeiten konnte Veurneuil den Beweis eines direkten Zusammenhanges seines Krankheitsbildes mit den Schweißdrüsen erbringen, insbesondere fehlen alle histologischen Untersuchungen. Er glaubte als beweisend für deren Schweißdrüsennatur den Umstand anzuführen, daß diese Abscesse tiefer liegen, in der Höhe der Schweißdrüsenlokalisation, als sonstige an den Anhangsgebilden der Haut sitzende Abscesse und daß die Ansteckung von innen und nicht von außen erfolge. Hierin wird vor allem der Unterschied gegenüber dem gewöhnlichen Furunkel gesehen, bei dem die Entzündung in umgekehrter Richtung, von außen nach innen, ihren Lauf nähme. Auch der Zusammenhang mit den Haarbälgen, der sich klinisch bei dem Furunkel erkennen lasse, fehle dort vollkommen. Weiterhin resultiere aus der Nekrose beim Furunkel ein zentraler Pfropf, der sich auch bei frühzeitiger Eröffnung nicht vermeiden lasse. Da sich VEURNEUIL ausschließlich auf Symptome stützte, die nicht immer einwandfrei und eindeutig zu erkennen sind, so kann es gar keinem Zweifel unterliegen, daß bereits er verschiedene Krankheitsbilder zusammenfaßte und daß die späteren Untersucher sicher zum Teil ihre Beobachtungen an Prozessen anstellten, die nicht identisch mit den seinigen waren.

Die histologischen Untersuchungen von GÉBER, der dabei entzündliche Veränderungen an den Schweißdrüsen beobachten konnte, die von ihm als „*Hidradenitis suppurativa*" in den ersten Stadien beschrieben worden sind, scheinen ebenfalls in ihrem Ausgangsmaterial nicht völlig mit dem Krankheitsbild von VEURNEUIL übereinzustimmen.

TÖRÖK lehnt jeden Zusammenhang mit den Schweißdrüsen ab, hält die in den Achselhöhlen lokalisierten Abscesse für Vereiterungen des ganzen Gewebes, bei dem keine Bevorzugung einer speziellen Gewebsart vorhanden sei. Er läßt daher den Ausdruck Hidradenitis suppurativa fallen und bringt an dessen Stelle die Bezeichnung eines tiefen Furunkels in Vorschlag, die nichts anderes zu sagen hat, als daß circumscripte Eiterungen von der Cutis aus auf das subcutane Gewebe übergegangen sind. Dieser Ausdruck hat sich, soweit ich sehe, in der Dermatologie nicht eingebürgert. Die histologischen Untersuchungen von TÖRÖK konnten nirgends den Beweis erbringen, daß die vorhandenen Eitererreger auf dem Wege der Schweißdrüsen eingedrungen waren. Diese Drüsen fanden sich auch in der Umgebung des Herdes als stets normal. Auch Eitererreger konnte er im Innern der Drüsen nicht beobachten. Handelt es sich in diesen Fällen um fortgeschrittenere Entzündungen, so war auch in einem *beginnenden* Prozesse der gleiche negative Befund vorhanden. Aus den Beobachtungen anderer Autoren, wie vor allem von PÉRRIN, lassen sich ebenfalls eindeutige Schlüsse auf die Pathogenese nicht ziehen.

Diese unklaren Verhältnisse wurden erst durch die systematischen Untersuchungen von LEWANDOWSKY geklärt. LEWANDOWSKY versuchte, die ganze Frage der Pyodermien einer Lösung zu unterziehen, sowohl nach der pathogenetischen als nach der ätiologischen Seite hin. JADASSOHN hat dann die Systematik vervollkommnet.

Bei den Schweißdrüsenabscessen sind *zweierlei* Formen auseinander zu halten: Nämlich diejenigen der *Säuglinge* und der *Erwachsenen*. Die bei ersteren zur Beobachtung kommenden gehen unter der Bezeichnung der *multiplen Abscesse*. Sie präsentieren sich als kleine circumscripte, halbkugelige Knötchen, die eine hellrote Farbe besitzen und sich allmählich von anfangs nur nadelstichgroßer Ausdehnung zu einer solchen einer Haselnuß heranbilden können. Sie besitzen dann eine gewisse Ähnlichkeit mit Skrofulodermen (GALEWSKY). Sie treten in Schüben oder in Gruppen auf. Sehr charakteristisch ist der gelbgrünliche, fadenziehende Eiter, der sich innerhalb der Abscesse befindet. Nur selten ist der Ausbruch von Temperatursteigerungen begleitet, wie auch Fieber bei dem sehr torpiden Verlauf trotz einer oft sehr großen Anzahl von Einzelabscessen fast stets vermißt wird.

Der Lieblingssitz der Säuglingsabscesse sind der Hinterkopf, der Rücken und das Gesäß.

Nach den Untersuchungen von LEWANDOWSKY und JADASSOHN, die auch FEHRMANN bestätigt hat, scheint es keinem Zweifel mehr zu unterliegen, daß ätiologisch ausschließlich Staphylokokken in Betracht kommen. Bei kleinen Kindern scheint, da dem Lanugohärchen wegen seiner geringen Dicke nur eine geringe Öffnung zugrunde liegt, die Stelle des Ausführungsganges die praktisch einzige Durchbrechung der Hornschicht zu sein, die als Eintrittspforte für die Erreger dienen kann. Es wird daher bei ihnen regelmäßig nur der Schweißdrüsenapparat im Gegensatz zu den Haarbalgdrüsen befallen. JADASSOHN konnte so zeigen, daß Reizungen der Haut zum Beispiel durch graues Pflaster, die bei Erwachsenen zu eitrigen Follikulitiden, bei Kindern zu Pusteln an den Schweißdrüsen führen.

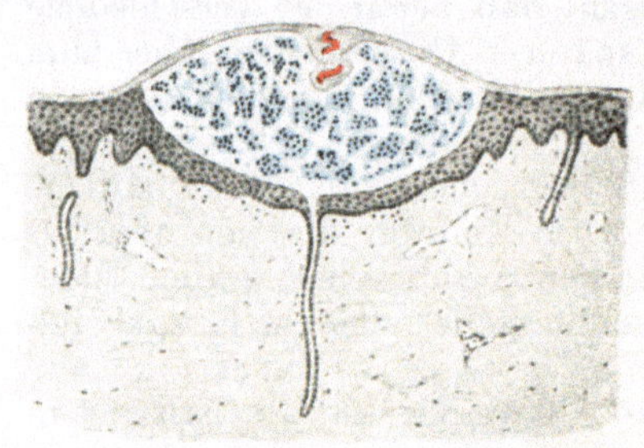

Abb. 7. Eiterung im Schweißdrüsenporus. (Nach LESSER-JADASSOHN.)

Die Entstehungsart der multiplen Abscesse konnte LEWANDOWSKY mikroskopisch verfolgen. Aus diesen Untersuchungen geht zunächst eindeutig hervor, daß von einer hämatogenen Infektion keine Rede sein kann. Der Beginn der Entwicklung äußert sich derart, daß sich im distalen Abschnitt des Schweißdrüsenausführungsganges eine Eiterung ausbildet, von der aus sich die Infektion in die Tiefe des Ganges fortsetzt (Abb. 7). Der Prozeß bricht dann durch Zerstörung der Drüsenwandung in die Cutis durch und führt hier zu größeren Entzündungen und Einschmelzungen.

Die Diagnose ergibt sich aus dem Alter der Kinder, der Multiplizität der Pustelbildungen mit ihrer Umwandlung in größere Abscedierungen, aus der Bevorzugung schwächlicher Säuglinge.

Prognostisch ist nicht viel zu sagen, als daß das Auftreten einen gewissen Anhaltspunkt für das Vorliegen einer allgemeinen Schwäche darbietet. Ausgedehntere Eiterungen, die die Gefahr septischer Prozesse nach sich ziehen können, werden so gut wie niemals beobachtet.

Differentialdiagnostisch ist gegenüber den allerdings in diesem frühen Alter kaum zur Beobachtung kommenden Follikulitiden das breite Aufsitzen von Bedeutung. Ferner kommen im Gegensatz zum Furunkel die Abscesse ohne Ausbildung des so typischen Eiterpfropfes, der auch bei frühen Incision nicht vermißt wird, zur Abheilung.

Therapeutisch ist das Allgemeinbefinden zu bessern durch Hebung einer evtl. vorliegenden Ernährungsschädigung. Die Haut ist sorgfältig rein zu halten, vor allem ist eine Verschmierung des Eiters zu verhüten. Den regelmäßigen Bädern kann Kalium permanganicum zur Desinfektion zugesetzt werden. Sind die Abscesse gebildet, dann muß chirurgisch durch Stichincision vorgegangen werden. Heiße Bäder können durch heftiges Schwitzen zur Säuberung der Schweißdrüsenausführungsgänge von den Kokken vorteilhaft sein. Verbände sind mit milden Schwefelsalben oder Pasten vorzunehmen oder durch Trockenpinselungen, denen Schwefel zugesetzt ist, zu ersetzen. Vaccinebehandlung wird wohl nur in den seltensten Fällen notwendig werden. Ihr Erfolg ist zweifelhaft.

Der Schweißdrüsenabsceß beim Erwachsenen, der bei Frauen häufiger als bei Männern beobachtet wird, beginnt als kleines circumscriptes, halbkugeliges

Knötchen, das intra- oder subcutan gelegen, unter mäßiger Spannung zum Ausbruch kommt (Abb. 8). Diese Knötchen — es handelt sich meistens um multiple, gruppenweise auftretende Erscheinungen — wachsen rasch zu größeren Knoten heran, teils durch periphere Ausdehnung, teils durch Konfluens unter Zunahme einer anfangs nur mäßigen Schmerzhaftigkeit (Abb. 9). In den Anfangsstadien können sich die Knötchen noch resorbieren, in der Regel aber erweichen sie und brechen nach außen durch. Zu einer stärkeren Infiltration der Umgebung kommt es kaum, auch nicht in den Fällen, in denen wegen der besonderen Dicke der Haut der Durchbruch verzögert wird. Es entleert sich ein rahmiger Eiter. Nach Abfluß desselben

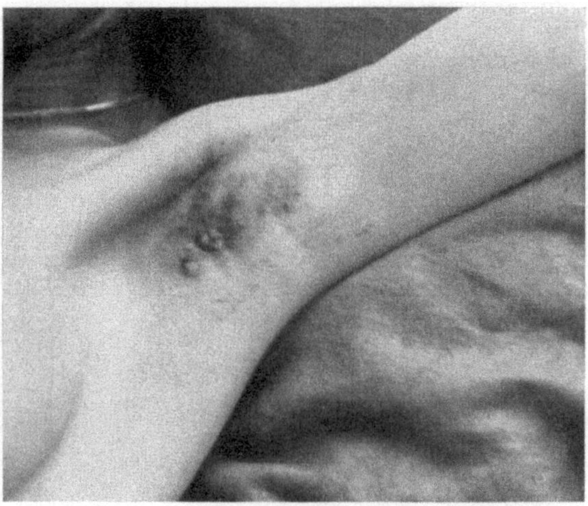

Abb. 8. Hidradenitis.

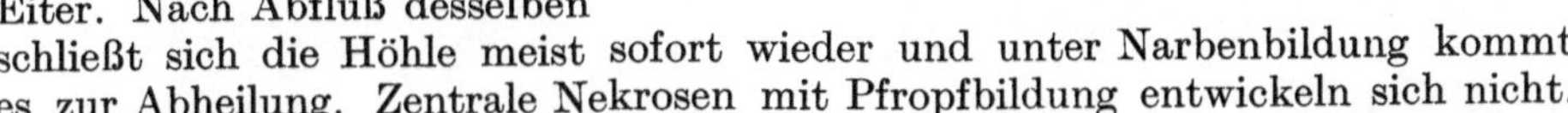

schließt sich die Höhle meist sofort wieder und unter Narbenbildung kommt es zur Abheilung. Zentrale Nekrosen mit Pfropfbildung entwickeln sich nicht.

Die *Lokalisation* dieser Abscedierungen ist so gut wie ausschließlich die Achselhöhle.

Das Auftreten dieser Abscesse ist in der Regel an einen gewissen umgrenzten Zeitraum gebunden, während dessen sich ein ständiges Neben- und Nacheinander abspielt. Die Krankheit kann sich dabei über Wochen und Monate hinziehen, um dann plötzlich zu erlöschen.

*Histologisch* handelt es sich um die Erscheinungen der Entzündung bzw. der Absceßbildung, die sich von dem gewöhnlichen Furunkel durch das Fehlen einer stärkeren Nekrose des Bindegewebes auszeichnet. FEHRMAN konnte an zahlreichen Schnitten schwere Veränderungen an den Schweißdrüsenknäueln, cystische Erweiterungen, Epitheldesquamationen und Leukocytenansammlungen im Lumen finden. Im Zentrum des Abscesses, wo massenhaft Staphylokokken liegen, lassen sich nicht selten noch Reste von Schweißdrüsentubuli beobachten (Abb. 10). Da ferner auch im Lumen der cystisch erweiterten, mit Leukocyten angefüllten Drüsenknäuel Staphylokokken gefunden werden, dürfte die Möglichkeit der Hidradenitis suppurativa außer Frage stehen. Besonders

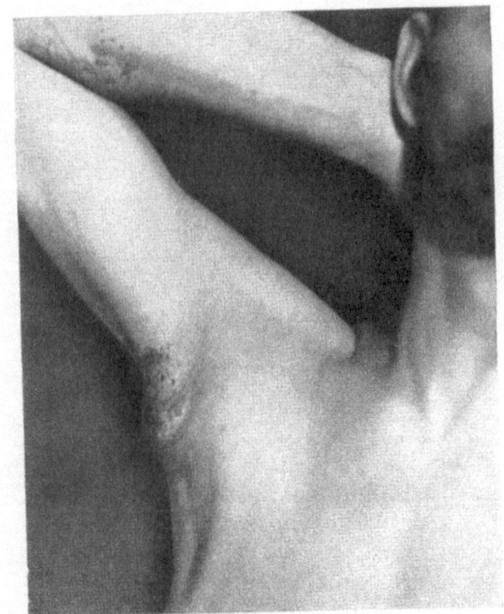

Abb. 9. Schweißdrüsenabsceß. (Nach ROST.)

zahlreich finden sich die Staphylokokken während der Anfangsprozesse in den Schweißdrüsenausführungsgängen (Abb. 11). Von F. ROST und von GANS wird in jüngster Zeit darauf hingewiesen, daß im Gegensatz zu der bisherigen Anschauung von einer primären Infektion der Schweißdrüsenausführungsgänge von außen her die Erkrankung auf dem Lymphwege erfolge; die eitererregenden Mikroorganismen werden von den umgebenden Lymphbahnen aus herangeschwemmt bzw. sie wandern ein. Begründet wird diese Auffassung mit den histologischen Untersuchungen, wonach in den jüngsten untersuchten Herden die Schweißdrüsen selbst noch unbeteiligt waren und die Kokken und Leukocyten sich nur im interstitiellen Gewebe, und zwar die ersteren zunächst noch in den Lymphbahnen befanden. War der Prozeß weiter fortgeschritten, so kam es zu einer eitrigen Einschmelzung der bindegewebigen Septen. Die wuchernden Kokkenhaufen kamen dadurch in unmittelbare Nachbarschaft der Drüsenschleifen und

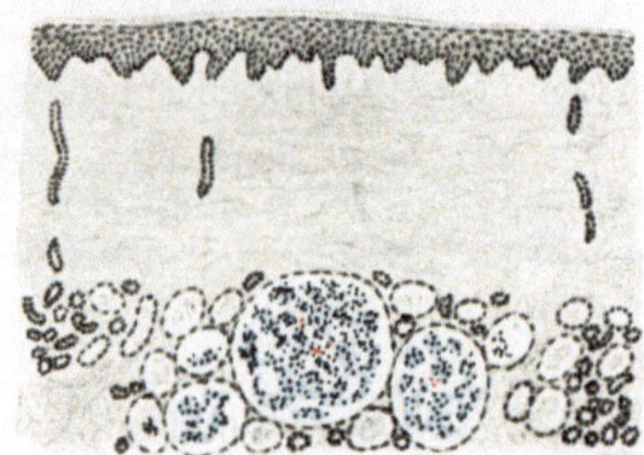

Abb. 10. Absceß in der Schweißdrüse. (Nach LESSER-JADASSOHN.)

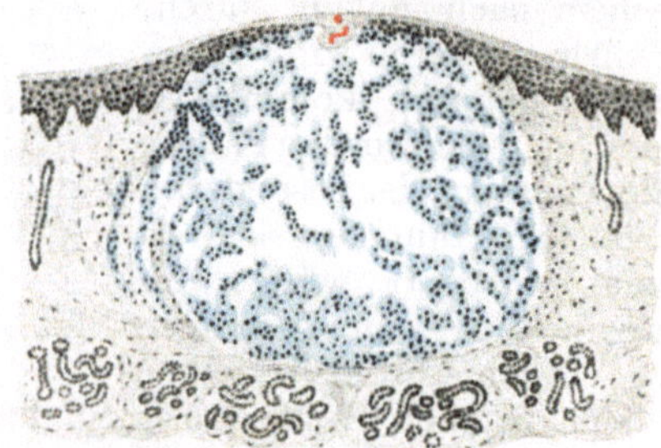

Abb. 11. Absceß im Schweißdrüsenausführungsgang. (Nach LESSER-JADASSOHN.)

brachen dann in diese ein. Innerhalb der Drüsenschleifen wucherten sie weiter und führten schließlich zu einer völligen Einschmelzung des Läppchens, von dem nur noch einzelne schmale, aber widerstandsfähigere Bindegewebsfasern übrig blieben.

Wie weit diese Beobachtungen der regelmäßigen Entstehungsart entsprechen, scheint noch nicht gelöst zu sein. Als wahrscheinlicher dürften beide Genesen, exogene und endogene, vorhanden sein.

Auch bei den Schweißdrüsenabscessen handelt es sich in gleicher Weise wie bei den multiplen Säuglingsabscessen um ausschließliche Staphylokokkeninvasionen.

Die Ursache der Entstehung liegt wohl zum Teil in einer mangelhaften Reinlichkeit begründet, wobei etwa durch das Reiben der Kleider bedingte Verletzungen der Hornschicht begünstigend hinzutreten. Wir sehen diese Abscesse besonders häufig im Anschluß an ekzematöse Veränderungen in der Achselhöhle auftreten. Ferner bei ausgedehnteren Arzneiexanthemen, die zu Impetiginisierungen führen, wie vor allem beim Quecksilber und Salvarsan; hier werden sie eigentlich bei den stärkeren Formen so gut wie nie vermißt. Weiterhin führen mit Vorliebe alle Prozesse, die mit heftiger Schuppung einhergehen, wie die Erythrodermie, der Pemphigus foliaceus, die generalisierte Psoriasis usw. zu den genannten Entzündungen. Auch Furunkulosen an anderen Bezirken können zu diesen Schweißdrüseninfektionen in der Achselhöhle disponieren. Der Grund, warum speziell die Achseldrüsen befallen werden, dürfte wohl darin zu suchen sein, daß diese besonders groß sind und notgedrungenerweise an dieser Stelle die Reinlichkeit nicht so regelmäßig und peinlich erfolgen kann als an den übrigen, mit Schweißdrüsen bedeckten Körperstellen.

Die *Diagnose* der Abscesse ergibt sich in erster Linie aus ihrer Lokalisation. Weiterhin ist die Multiplizität der Knötchenbildungen, deren breites Aufsitzen, die rasche Einschmelzung bei der Chronizität der ganzen Krankheit, das Auftreten im Anschluß an andere Hauterkrankungen als spezifisch hervorzuheben. Differentialdiagnostisch treten nur die gewöhnlichen Haarbalgfurunkel in Konkurrenz, die sich selbstverständlich auch in der Achselhöhle etablieren können. Diese besitzen einen mehr kegeligen Bau, wenigstens im Beginn ihres Erscheinens, sie zeigen die typische Eiterpfropfbildung, nach der Eiterabsonderung schließt sich der Furunkel nicht so schnell, erst allmählich läßt der Eiter nach. Der ganze Verlauf der Einzelefflorescenz ist ein protrahierender.

Die *Prognose* der Schweißdrüsenfurunkel ist absolut günstig; Komplikationen, die beim Haarbalgfurunkel hinzutreten können, werden nicht beobachtet. Rezidive sind dagegen häufig.

Man wird zunächst versuchen, durch antiphlogistische Maßnahmen die Entzündung zu bekämpfen, sei es durch kalte oder, wenn die Einschmelzung beschleunigt werden soll, durch heiße Verbände. Nach UNNA empfiehlt sich besonders die Auflage von *Quecksilberpflaster* auf die in Entstehung begriffenen Pusteln, ein Verfahren, das viel in Anwendung ist und oft kleine Knötchen noch überraschend schnell zur Resorption bringen kann. Bei verdickter Epidermis kann man durch Pinselungen mit konzentrierter Kalilauge oder mit Liquor ammonii caustici vorgehen. Auch Pinselungen mit Jodtinktur sind von Nutzen. Man kann ferner durch Auflegen einer Staphylokokkenvaccine in Form des *Histopins* (WASSERMANN), sei es als Salbe oder als Pflaster, unter Umständen günstige Erfolge erzielen. Ist Fluktuation bemerkbar, so ist durch Stich zu incidieren.

Die Haare sollen weder geschnitten noch rasiert werden, was besonders DARIER hervorhebt, da es sich ja um keine Haarbalgdrüsenaffektion handelt und durch die Entfernung des Haares mit den dazu nötigen Prozeduren neues infektiöses Material den Schweißdrüsenausführungsgängen zugeführt werden kann. LEZZI hat sich nach der Punktion des Eiters die mehrfache Einspritzung von 1—2 ‰ Rivanollösung bewährt.

Von verschiedenen Seiten wurden radikale chirurgische Maßnahmen vorgeschlagen. So geht KLUG im Anschluß an die Methoden von BOCKENHEIMER, BRUNZEL und HYWORD so vor, daß er einen ganzen Lappen abpräpariert und vom Rücken her alles entzündete Gewebe abträgt.

HOCHE und MORITSCH gingen ebenfalls in der Hauptsache chirurgisch vor, indem nach weitgehender Incision das ganze eitrige Gewebe mit dem scharfen Löffel excochleiert und außerdem die Wundränder mit dem Paquelin verschorft werden.

W. MÜLLER empfiehlt folgendes Verfahren: Die erkrankte Achselhöhle wird rasiert und desinfiziert. Die Umgebung der Absceßknötchen wird mit 1% Cholevalzinkpaste bestrichen. Die Abscesse werden dann incidiert und die Absceßmembran mit der Hautdecke abgetragen, so daß nur flache Wunden bleiben, welche ohne Tamponade verbunden werden.

WIEDHOPF und AXHAUSEN bedienten sich der von LÄWEN ausgebildeten Methodik der Blutumspritzung. In Narkose wird das infiltrierte Gebiet rings vom Blut umwallt, wobei etwa 100—200 ccm Blut verwendet werden. Die Spritzen müssen nach jeder Füllung und Entleerung mit einer Natr. citr.-Lösung durchgespritzt werden. Sie werden am zweckmäßigsten auch darin aufbewahrt. Eine einmalige Umspritzung genügt in der Regel und der Erfolg ist von Dauer. Die Incision der ausgebildeten Abscesse kann vor und nach der Umspritzung erfolgen. Auffallend ist das schnelle Verschwinden des Schmerzes und die Reinigung der Absceßhöhle. Kleine Infiltrate resorbieren sich rasch. Man wird jedoch das an sich ziemlich eingreifende Verfahren am besten für torpide, rezidivierende Fälle reservieren.

Der drohenden Vereiterung kann unter Umständen durch mehrmaliges Gefrieren der entsprechenden Stelle mit Chloräthylspray vorgebeugt werden.

Von oralen Mitteln empfiehlt Lesser die Wirkung kleiner *Arsen*mengen, die sich speziell bei den habituellen Formen oft recht gut bewähren. Die einst so empfohlenen Hefepräparate haben an Wertschätzung wesentlich eingebüßt.

Ferner wird man in allen sich auch nur einigermaßen länger hinziehenden Fällen eine parenterale Therapie versuchen. Hier eignet sich unserer Erfahrung nach am besten gewöhnliche sterilisierte Milch und Terpentin, sei es als 25%iges Öl oder als Terpichin oder Olobinthin.

v. Redwitz versuchte in Anlehnung an die von Bier bei der Behandlung von Furunkulosen inaugurierte homöopathische *Schwefeltherapie* auch bei Schweißdrüsenabscessen in gleicher Weise vorzugehen. Verwendet wurde Sulfurjodat D III, 1/2 Stunde vor dem Essen, 2—3 Wochen lang. Die vergleichende Betrachtung des Materials ergab jedoch keinen Anhaltspunkt für die günstige Wirkung solcher minimaler Schwefeldosen, im Gegenteil schienen sogar die ohne Schwefel behandelten Fälle eine bessere und raschere Heilung aufzuweisen. Die gleichen Mißerfolge obiger Therapie wurden so ziemlich von allen Autoren und an allen Kliniken beobachtet.

In anderen Fällen wird man mehr mit *Staphylokokkenvaccinen* erreichen. Hier dürfte wohl die Kombination mit dem Schwellenreizmittel Yatren gewisse Vorzüge, nicht nur theoretischer Natur, gegenüber den einfachen Vaccinen, besitzen. Der Anwendungsmodus entspricht den üblichen Vorschriften.

Rieder hat bei den bereits abscedierten Fällen gute Erfolge durch Austamponieren, das weit in die Tiefe über den einzelnen Absceß hinaus zu geschehen hat, mit in gewöhnliches *Pferdeserum* getauchten Gazestreifen gesehen. Dazu kann auch in Ermangelung von einfachem Pferdeserum *Diphtherieserum* verwendet werden. Der Erfolg tritt sehr bald ein, indem schon eine Viertelstunde nach der Tamponade die Schmerzen und sonstigen Beschwerden verschwinden. Auch Einspritzungen von Pferdeserum in die Umgebung des Knötchens oder in dessen Zentrum ohne vorherige Incision können sich günstig erweisen. Rosenstein empfiehlt die Einspritzung einer 2%igen frisch bereiteten Lösung von *Rivanol* (Morgenroth).

Bei den immer rezidivierenden Formen ist das Mittel der Wahl die *Röntgenbestrahlung*. Nach dem von Blumenthal aufgestelltem Schema genügt eine Volldosis, in einer Sitzung oder halbiert gegeben, häufig, um eine immer wieder rezidivierende Schweißdrüsenentzündung zur Heilung zu bringen. Je nach der Stärke der vorhandenen Apparatur verabfolgt man eine mit 2—3 mm gefilterte Strahlung. Die Wirkung tritt oft erst nach Wochen ein. Vielfach zeigt sich im Anschluß an die Bestrahlung anfangs eine Steigerung der Erscheinungen. Es kommt dabei nicht auf eine Epilation, sondern auf eine Einschmelzung der Abscesse an.

*Prophylaktisch* kann man mit Vorteil, abgesehen von Waschungen, desinfizierende Puder in Anwendung bringen.

## Granulosis rubra nasi (Jadassohn).

In Beziehungen zu lokaler Hyperhidrosis steht das Krankheitsbild der Granulosis rubra nasi, das Jadassohn 1901 auf Grund der Beobachtung von 7 Fällen zuerst beschrieben hat. Daß dieses an sich so typische Krankheitsbild erst in verhältnismäßig junger Zeit seine Abgrenzung fand, dürfte in seinem seltenen Vorkommen, in seiner Harmlosigkeit und darin zu suchen sein, daß der Sitz der Erkrankung einer histologischen Untersuchung wegen der praktischen Unmöglichkeit einer Probeexcision nicht förderlich ist. Die Tatsache, daß es sich bei der Granulosis rubra nicht um einen einer bekannten Dermatose einzureihenden Krankheitsprozeß handelte, war schon 1900 von LUITHLEN betont worden, in einer Arbeit über „eine eigentümliche Form von Acne mit Schweißdrüsenveränderungen", worin auch auf das Auftreten in frühem Lebensalter hingewiesen wurde. In der älteren Literatur finden wir eine Beschreibung, die möglicherweise auf die Granulosis rubra nasi passen würde. Im Jahre 1894 hat PRINGLE zwei Fälle auf der Londoner dermatologischen Gesellschaft vorgestellt, welche „als eigentümlich anerkannt und vorläufig als Hidrocysten diagnostiziert wurden". Es handelte sich um 2 Geschwister, ein Mädchen von 12 und ein Knabe von 10 Jahren. Beide hatten Hyperhidrosis, speziell der Nase; bei dem Mädchen fand sich eine Gruppe wenig charakteristischer Efflorescenzen auch an der inneren Seite der rechten Augenbraue. Viele der Knötchen hätten nach der Anämisierung wie Lupusknötchen ausgesehen. JADASSOHN selbst hatte an der NEISSERschen Klinik schon 1890 Fälle beobachtet, die dem Krankheitsbild angehörten; er hatte jedoch damals keine Gelegenheit zu klärenden Untersuchungen. Die Granulosis als Erkrankung sui generis wurde nach der Veröffentlichung von JADASSOHN durch eine große Anzahl von Beobachtungen bestätigt. Es dürfte sich um über 130 Kasuistiken handeln.

Das klinische Bild, welches JADASSOHN gezeichnet hat, ist als in allen seinen Einzelheiten von den Nachuntersuchern als absolut zutreffend erkannt worden. Man wird daher am besten daran tun, deskriptiv seinen Beschreibungen zu folgen. An der Nasenspitze und an den Nasenflügeln, immer an dem häutigen Teil der Nase, findet sich eine ziemlich intensive, leicht wegdrückbare, nicht scharf begrenzte Rötung. Aus dieser heben sich einzelne Knötchen hervor, welche eine dunkler rote Färbung aufweisen. Sie sind oft ganz minimal, stecknadelspitzgroß und kaum über dem Niveau der Umgebung erhaben. Manchmal werden sie etwas größer und prominieren dann etwas deutlicher. Sie sind meist eher etwas zugespitzt als abgeplattet, stehen nicht in bestimmter Anordnung zu einander und konfluieren nicht. Es ist klinisch nicht möglich zu unterscheiden, ob sie an den Talgdrüsenöffnungen oder an den Schweißdrüsenausführungsgängen lokalisiert sind. Von derber Infiltration ist nichts zu fühlen. Auf Druck blassen sie ab (keine gelbbräunliche Verfärbung). Die Knötchen sind vollständig weich. Der Versuch jedoch, mit einer stumpfen Sonde in sie hineinzustoßen, mißlingt. Ab und zu wandeln sich einige Knötchen in kleinste Pustelchen um, die schnell eintrocknen. So deutliche Bläschen, wie in LUITHLENs Fall sind nicht mehr beobachtet worden. Die Nasenhaut fühlt sich kühl an. Teleangiektasien sind, überhaupt vorhanden, nur unbedeutend. Nur sehr selten zeigen sie stärkere Ausbildung. Auch Narbenbildung konnte JADASSOHN niemals beobachten. In einem Falle glaubte er an der Haut der Nasenspitze eine sehr unbedeutende gleichmäßige Atrophie zu erkennen. Es besteht überhaupt die Möglichkeit, daß eine leicht atrophische Beschaffenheit der Haut zustande kommt, welche sich dadurch manifestiert, daß die Haut glätter ist als normal und daß in einzelnen Fällen die überall sonst im Gesicht und auch auf den oberen Partien der Nase vorhandenen Epheliden in dem erkrankten Gebiet fehlen. In der Mehrzahl der Fälle ist eine deutlich erkennbare Hyperhidrosis vorhanden, die in ihrer Intensität Schwankungen unterworfen ist und bald nur auf die häutige Nase ausgedehnt sein, bald, wenn auch in geringerem Maße, das ganze Gesicht betreffen kann. Sie ist meist ohne äußere Ursache als habituelle Hyperhidrosis vorhanden, kann jedoch auch nur im Sinne einer erhöhten Reizbarkeit angedeutet sein.

Abgesehen von der *typischen Lokalisation* wird von einigen Autoren auch eine Mitbeteiligung von *Wange* und *Oberlippe* angegeben. DUCREY sah in einem Falle Efflorescenzen vom Typus der Granulosis rubra am Kinn, HALLOPEAU in der Umgebung der Ohren. BEESON und BARKER sahen die Affektion die ganze Nase und die angrenzenden Wangenpartien einnehmen. In allen diesen Fällen war jedoch die Nase der Hauptsitz der Erkrankung; kein einziger Patient kam zur Beobachtung, der in anderer Lokalisation eine Granulosis dargeboten hätte, als unter Mitbeteiligung der Nase. Die Krankheit macht keinerlei subjektive Beschwerden, höchstens leichtes Brennen oder Jucken oder Kältegefühl.

Die Erkrankung befällt das *jugendliche Alter*, und zwar standen die meisten Patienten, als sie zur Beobachtung kamen, zwischen dem 6. und 14. Lebensjahr. Die Erkrankung bestand aber meistens schon vorher einige Jahre und wurde anamnestisch in die frühe Kindheit hinein angegeben. MACLEOD beobachtete bei einem 6jährigen Kinde, daß der Beginn in den 6. Lebensmonat zurückzuverfolgen war. Spätere Entstehung über das 10. Jahr (BEESON und BARKER berichten von einem 20jährigen Patienten, der die ersten Erscheinungen erst mit 12 Jahren bemerkte) hinaus scheint nicht wahrscheinlich zu sein, wenn sich die Kranken auch meist erst in höherem Alter beim Arzte vorstellen.

Ob es sich bei dem Falle von PINKUS — Auftreten bei einem 59jährigen Patienten — und von MIROLUBOW — bei einem 51jährigen Manne — nicht um erst späteres Erkennen gehandelt hat, sei dahingestellt.

Über die zahlenmäßige *Beteiligung der Geschlechter* läßt sich heute sagen, daß die Ansichten BRAEUNDLERs, der von einer Bevorzugung des weiblichen Geschlechtes spricht (er bringt dies übrigens als zum Teil nur scheinbar mit der größeren weiblichen Eitelkeit in Zusammenhang), nicht mehr zu Recht bestehen und beide Geschlechter in gleicher Häufigkeit befallen werden. Nach der Zusammenstellung der Literatur findet sich sogar ein minimales Überwiegen der Knaben.

Hinsichtlich der *Erblichkeitsverhältnisse* läßt sich sagen, daß nicht so sehr selten familiäre Erkrankungen beobachtet werden. So konnte bereits JADASSOHN auf dem 9. Kongreß der Deutschen dermatologischen Gesellschaft 3 Geschwister im Alter von 5—12 Jahren als mit dem gleichen Leiden behaftet vorstellen. JEANSELME betont ebenfalls den familiären Charakter. HALLOPEAU konnte in 3 Fällen die Heredität beobachten. SIEMENS konnte einen Fall beobachten, wo ein zweites Kind an einer Hyperhidrosis litt. COMBY berichtete über die Erkrankung bei einem Geschwisterpaar. Beide Kinder zeigten im Winter Frostbeulen. Bei dem Knaben bestand Acrocyanose, ferner Hyperhidrose der Handteller und Fußsohlen, bei dem Mädchen intermittierende Albuminurie. Mutter und Großmutter mütterlicherseits litten an Migräne.

Von Interesse scheint die Frage, ob ein *Einfluß der Jahreszeiten* auf die Intensität bzw. das erste Auftreten der Erkrankung wahrscheinlich gemacht werden kann. Die kasuistischen Angaben sind aber sehr gering, und kaum eindeutig zu verwerten. Der Beginn der Erkrankung dürfte wohl sicher unabhängig vom Wetter vor sich gehen. Dagegen meint MACLEOD, daß die Affektion bei extremer Hitze oder sehr kaltem Wetter stärker hervortrete und RILLE beschreibt eine 8jährige Patientin, die auf jähem Temperaturwechsel hin mit Austreten von Schweißperlen, nicht nur am geröteten Bezirk der Nase reagierte, sondern auch an Oberlippe und Augenbrauen. Von JADASSOHN-MIROLUBOW wird darauf hingewiesen, daß als Folgezustände, welche die Granulosis hinterlassen kann, einige *Hidrocystome* an der häutigen Nase auftreten können.

Hinsichtlich der sehr spärlichen *histologischen Untersuchungen* bestehen auch hier die ersten JADASSOHNschen Angaben noch völlig zu recht. Das Epithel ist in toto unverändert. Im Rete besteht nur an einzelnen Stellen mäßige Zellquellung, hier und da sind Mitosen vorhanden. An den entsprechenden Stellen der am stärksten entzündlichen Coriumveränderungen läßt sich eine geringe Leukocytendurchsetzung beobachten. Das Corium ist in charakteristischer Weise verändert: Die Blut- und Lymphgefäße der oberen und mittleren Anteile sind vielfach erweitert und von Zellzügen begleitet, die teils aus groß- und blaßkernigen Zellen, teils aus mononukleären Leukocyten bestehen und einzelne Plasmazellen mit sich führen. In der bindegewebigen Cutisgrundlage ist die Anzahl der fixen Zellen etwas vermehrt, das kollagene und das elastische Gewebe ist meistens normal, letzteres ab und zu etwas gequollen. Wesentlich sind die Zellhaufen und Zellzüge unter dem Papillarkörper, in ihrer Quantität wechselnd, entsprechend der Intensität des Krankheitsprozesses. Die Hauptlokalisation

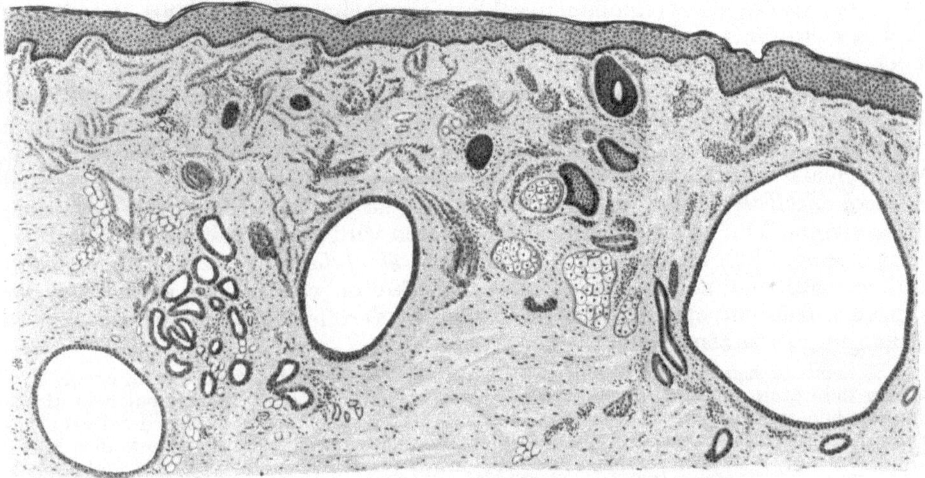

Abb. 12. Granulosis rubra nasi. Vergr. 30fach. (Nach FABRY.)

bildet die Umgebung der Schweißdrüsenausführungsgänge. Die Form der Infiltrate ist im Schnitt meist dreieckig, die Basis liegt gegen die Epidermis zu, die Spitze ist gegen die Tiefe gerichtet. In der Tiefenrichtung erreichen sie nicht den Drüsenknäuel. Sie bestehen aus mononukleären Leukocyten, aus Zellen mit bläschenförmigen Kernen und aus Plasmazellen in wechselnder Zahl. Mastzellen sind spärlich. Nekrosen sind niemals vorhanden. In zwei Fällen konnte JADASSOHN atypische Riesenzellen beobachten. Die Blutgefäße sind erweitert, die Talgdrüsen und Haarfollikel normal.

Die Schweißdrüsen selbst sind im sezernierenden Anteil, abgesehen von stellenweiser Erweiterung der Lumina (Abb. 12) normal. Dagegen zeigt sich der gewundene Anteil des Ausführungsganges, ebenso auch der gestreckte Teil, meist beträchtlich erweitert. Die Wandungen sind ohne Besonderheit. In der Umgebung der Drüsenknäuel sind keine Infiltrate mehr zu beobachten. Bakterienfärbung hat stets ein negatives Resultat ergeben.

Es handelt sich demnach um eine chronische Entzündung, die sich an die Gefäße und ganz besonders an die Schweißdrüsenausführungsgänge anschließt. Eine größere Anzahl von Eiterkörperchen findet sich nur da, wo der Prozeß akuter ist. Das Vorhandensein vereinzelter Riesenzellen wird von JADASSOHN als bedeutungslos angesehen.

Von den histologischen Nachuntersuchern schließen sich PICK, MACHOV, HERMANN, AUDRY, DUBREUILH, MALHERBE, KRAUS und MENEAU in allen wesentlichen Punkten den JADASSOHNschen Ausführungen an. Einen teilweise abweichenden Standpunkt nehmen BÄUMER und LUITHLEN insoferne ein, als sie auch starke cystische Erweiterungen der secernierenden Abschnitte der Schweißdrüsen feststellten. Den gleichen Befund konnte auch KAUFMANN-WOLF erheben. SCOMAZZONI fand im Gegensatz zu JADASSOHN degenerative Erscheinungen an den Drüsenzellen.

In der Frage der Ätiologie bzw. der Pathogenese konnte eine Einigung noch nicht erzielt werden. Von seiten der einen Autoren wird die bestehende Hyperhidrosis als Ursache der Entzündung angesehen, während von seiten der anderen die Krankheit im Sinne eines tuberkulösen Krankheitsprozesses gedeutet wird. JADASSOHN hat in seiner ersten Veröffentlichung der Hyperhidrosis die Möglichkeit einer auslösenden Einwirkung zugebilligt, ohne dadurch das Krankheitsbild als ätiologisch vollkommen geklärt anzunehmen. Eine evtl. *tuberkulöse* Ätiologie wurde zuerst von französischen Autoren geäußert, denen sich später auch deutsche Forscher anschlossen.

Der Gedanke, daß es sich bei der Granulosis rubra um eine auf hyperhidrotischer Basis bestehende Erkrankung handeln müßte, war selbstverständlich der naheliegendste, da ja die Vermehrung der Schweißsekretion klinisch so gut wie niemals vermißt wird, wenn auch, wie besonders DUCREY hervorhebt, eine *klinisch sichtbare* Hyperhidrosis, wenigstens zu Beginn (MARCHISIO) gänzlich fehlen kann. Von seiten französischer Autoren wird besonders auf den Umstand hingewiesen, daß insbesondere Kinder mit *skrofulösem Habitus* befallen sind (MALHERBE) und häufig eine latente Tuberkulose vorliege (BARBER). In der jüngsten Zeit hat speziell RITTER mit einer Veröffentlichung die tuberkulöse Ätiologie zu stützen gesucht.

Es handelte sich um ein 16jähriges, tuberkulös belastetes Mädchen, das an einem Erythema induratum (BAZIN) erkrankt war. Etwa ein Jahr später traten papulonekrotische Tuberkulide an den Streckseiten der Arme auf und zu gleicher Zeit eine der Granulosis rubra klinisch identische Erkrankung auf der Nase, die vorher noch nicht bestanden hatte. Nach POMNDORF-Impfungen verschwanden zuerst die Tuberkulide und dann ohne jede lokale Therapie die Granulosis. Auch $1^1/_2$ Jahre später war keine Rezidivierung aufgetreten.

Es erscheint zweifelhaft, ob es sich bei diesem Falle tatsächlich um eine echte Granulosis rubra nasi gehandelt hat und sich nicht ein tuberkulöser Prozeß unter dem klinischen Bilde verborgen hat. Diese Meinung hat schon mit Rücksicht auf das sonst nicht beobachtete späte und plötzliche Auftreten der Erkrankung einen gewissen Anspruch auf Wahrscheinlichkeit. In die gleiche Kategorie, wie der von RITTER mitgeteilte Fall, scheint auch ein von GOUGÉROT publizierter zu gehören. Dieser Autor fand bei einer sonst typischen Granulosis zwischen den Granulosis-Efflorescenzen einige Lupusknötchen. Auch die sonst mitgeteilten Fälle von *Kombination* einer Granulosis *mit Hauttuberkulosen*, so von COWIE mit papulonekrotischen Tuberkuliden, von ARTOM mit Skrofulodermen, sind meines Erachtens nach nicht beweisend genug, um die tuberkulöse Ätiologie der Granulosis sicher zu stellen, besonders dann nicht, wenn man bedenkt, mit welcher Vorliebe die Granulosis gerade bei schwächlichen Individuen gefunden wird, die ihrerseits natürlich mehr als kräftige gegenüber einer tuberkulösen Infektion anfällig sind. Man könnte hier auch daran erinnern, wie die relativ nicht so seltene Kombination von Lupus erythematodes mit Hauttuberkulosen keine genügende Beweiskraft für deren tuberkulösen Ursprung abgeben konnte.

Wenn wir also wohl eine tuberkulöse Ätiologie als nicht genügend bewiesen ablehnen müssen, so kann auch die vorhandene Hyperhidrosis für sich allein zum Auftreten der Granulosis nicht genügen. Wir treffen hier wohl ähnliche Verhältnisse wie bei den sog. Dyshidrosen überhaupt, bei denen, wie erwähnt, ja auch die übermäßige Schweißsekretion nur im Sinne einer prädisponierenden

Ursache anzusprechen ist. Wir müssen also noch nach dem Hinzutreten anderer auslösender Faktoren suchen.

Ob dabei die *Qualität des Schweißes* eine Rolle spielt, läßt sich nicht entscheiden. Die Untersuchung der Schweißtropfen ergab wechselnde Verhältnisse — bald sauer, bald alkalisch —, so daß man der Reaktion eine ausschlaggebende Bedeutung nicht beimessen kann, ganz abgesehen davon, daß sich die Reaktion des Schweißes, wie wir vor allem aus den Untersuchungen von J. Mayr wissen, den jeweiligen Bedürfnissen des Körpers anzupassen pflegt.

Anthony und Méne glauben, solche in einer *Akroasphyxie* zu erkennen. Von ähnlichen Gesichtspunkten ausgehend glauben Saalfeld und mit ihm Baeumer in einer *lokalen Erfrierung*, Scomazzoni in einer *lokalen Blutstase* überhaupt schädigende Komponenten zu erblicken. Die Ansicht von Lipschütz, daß eine Gefäßneubildung Ursache sei, dürfte wohl kaum viel Wahrscheinlichkeit für sich haben, wenn man bedenkt, daß der histologische Beweis für diese Annahme sicher für die große Mehrzahl der Fälle nicht zu erbringen ist.

Meines Erachtens nach dürfte auch der Umstand als auslösend in Betracht kommen, daß die lokale vermehrte Schweißabsonderung durch die Verdunstung des Schweißes zu einer lokalen, mehr oder weniger ständigen Wärmeentziehung und damit zu den Erfrierungsprozessen analogen Entzündungsvorgängen Veranlassung gibt.

Jeanselme, Ducrey und Hallopeau sehen die Ursache in einer Störung der *Gefäßinnervation*, und zwar in dem Sinne, daß eine excitierende Reflexwirkung auf die Vasodilatoren der Schweißdrüsen und eine sekundäre Stase in den kleinen Capillaren und Venen die Ursache sei. Marchisio scheint im Gegensatz zu einer tuberkulösen Ätiologie eine Beziehung zu den *Drüsen mit innerer Sekretion* viel wahrscheinlicher, welche ihrerseits mit dem vegetativen Nervensystem in engem Zusammenhang stehen. Während die Hypertonie des Sympathicus im Basedow zum definierten Krankheitsbild ausgeprägt ist, stellt die Vagotonie sich in wechselnden Bildern aus einer Reihe von Symptomen zusammen. Zu diesen gehöre auch die Rötung und Steigerung der Schweißsekretion im Gesicht, speziell an der Nase. Bei seinen Fällen sprachen weitere Symptome für polyglanduläre Insuffizienz und speziell für Hypothyreoidismus. Marchisio spricht dabei letztere als das Primäre an. Das Ganze scheint nach ihm auf einer hereditären Konstitutionsanomalie zu beruhen, ähnlich wie Lymphatismus, Kryptorchismus, Alopecia areata und Vitiligo.

Eine eigene Hypothese, die ergänzungshalber angeführt werden soll, hat sich Macleod zurecht gemacht. Er stellt sich den Wergdegang so vor, daß zwar zunächst eine Hyperhidrosis vorhanden sei, aber daß das ursprünglich und normalerweise sauer reagierende Schweißdrüsensekret unter dem Einfluß einer lange dauernden Hyperfunktion alkalisch wird. Macleod stellt sich dabei vor, daß auf der Oberfläche und in dem mit alkalischer Flüssigkeit durchtränkten Hautgewebe sich ein Medium heranbilde, das einen besonders günstigen Nährboden für die ja immer auf der Haut schmarotzenden Mikroorganismen abgebe. Diese verschiedenen Arten der Strepto- und Staphylokokken finden damit die besten Entwicklungsmöglichkeiten und als Ergebnis ihrer Tätigkeit resultiere als Entzündungserscheinung die Granulosis.

Über einige sicher zufällige Kombinationen liegen noch ein paar kasuistische Beiträge vor. So sah Bettmann eine Granulosis bei einem Patienten mit Epidermolysis bullosa hereditaria, Anthony bei einer Psoriasis vulgaris, Dupont bei einem Fall von Ulyerythema, Berkowitz bei Acne vulgaris des Gesichts, Funfsack bei einer Lues III, Lipschütz bei einem im Affekt zur Ausbildung kommenden Exophthalmus.

Die klinische *Diagnose* der Granulosis ist nicht schwierig. Sie ergibt sich aus der typischen Lokalisation, aus der zwar intensiven, aber unscharf begrenzten

Rötung, die leicht wegdrückbar ist, aus den unregelmäßig angeordneten, nicht konfluierenden Knötchen von dunkelroter Tönung, von Stecknadelspitzengröße, leichter Prominenz und nicht abgeplatteter Oberfläche. Diaskopisch ist keine Eigenfarbe zu bemerken. Der Versuch mit der Sonde einzudringen, mißlingt. Palpatorisch ist keine derbe Infiltration zu fühlen. Die Nase fühlt sich kühl und feucht an. Dazu kommt das jugendliche Alter der Patienten.

*Differentialdiagnostisch* können vielleicht Schwierigkeiten machen die Acne rosacea, die jedoch fast ausschließlich ältere Leute befällt, stärkere Knötchen aufweist und mit Narben ausheilt. Der Lupus vulgaris muß durch Glasdruck ausgeschaltet werden.

Die Prognose des Leidens ist gut. Der Verlauf gestaltet sich derart, daß die Granulosis in der Regel zur Zeit der Pubertät zu verschwinden beginnt.

*Therapeutisch* kann kaum erfolgreich eingegriffen werden. Weder mit Salben noch anderen Medikamenten kann ein Rückgang erzielt werden. Auch die von MÉNE empfohlene Adrenalinbehandlung bleibt wirkungslos, ebenso wie energische Schälkuren. MACLEOD, HALLOPEAU und MALHERBE versuchten mit wechselndem Erfolge lineäre Scarificationen. HASLUND und BEESON sahen in einem Falle mit Kohlensäureschneebehandlung eine Abheilung eintreten. Die besten therapeutischen Erfolge bietet offenbar die Röntgenbestrahlung (DUPONT u. a.). Dabei gehen zuerst die Hyperhidrosis, dann die Rötung und zuletzt die Knötchen zurück. HASHIMOTO sah eine Besserung durch Radiumbehandlung. Eine Prophylaxe ist nicht möglich.

Als Erkrankung oder besser als abnormer Zustand in Zusammenhang mit dem Schweißdrüsenapparat ist noch die *Porokeratosis* MIBELLI zu nennen, bei der es sich um eine Hyperkeratose handelt, die von den Schweißdrüsenausführungsgängen ihren Ausgang nimmt. Sie wird bei den Hyperkeratosen beschrieben werden.

Ferner wird ebenfalls an anderem Orte eine Krankheit erörtert, die zum Schweißdrüsenapparate in Beziehungen steht. Es handelt sich um ein von FOX-FORDYCE beschriebenes *Krankheitsbild*, das nach (nicht bestrittener) Annahme von den sog. großen, d. h. apokrinen, Schweißdrüsen seinen Ausgang nimmt und dadurch in seiner Lokalisation an Achselhöhle, Mammargegend, Umgebung des Nabels und Schambeingegend mit deren Lokalisation übereinstimmt. Der Verlauf ist exquisit chronisch und gekennzeichnet durch eine von stärkstem Juckreiz begleitete Knötcheneruption. Diese Knötchen sind hautfarben oder leicht gerötet, glatt, glänzend, stecknadelkopf- bis kleinerbsengroß, dichtstehend, mit zentralem Punkt oder Pfropf. Das Leiden ist medikamentöser und Lichttherapie so gut wie nicht zugängig.

## Literatur.

### *Hyperhidrosis.*

ALTHOFF: Behandlung der Schweißfüße. Dtsch. med. Wschr. **1914**, Nr 52. — ANDRÉ-THOMAS, CERISE et BARRÉ: Troubles visuels, mydriase, aréflexie pupillaire, troubles, vasomoteurs et sudoraux, syndrome pyramidal léger par intoxication medicamenteuse probable. Rev. d'Otol-etc. **4**, No 3, 168 (1926). — ARTOM, M.: Su l'iperidrosi sistematizzata. Giorn. ital. Dermat. **68**, H. 3, 982 (1927).

BEER, A.: Zur Behandlung der Hyperhidrosis mit Resorcin-Percutol. Dtsch. med. Wschr. **51**, Nr 40 (1925). — BICKELES u. GERSTMANN: (a) Über die vermehrte Schweißadsonderung auf der gelähmten Seite. Neur. Zbl. **35**, 770 (1915). (b) Über Versuche mit schweißtreibenden Mitteln bei einem Fall von kompletter, spastischer Paraplegie infolge Caries des 9. Brustwirbelkörpers. Neur. Zbl. **34**, 773. — BÖWING: Zur Pathologie der vegetativen Funktionen der Haut. Dtsch. Z. Nervenheilk. **7** (1923). — BOIGEY: Sueur et nutrition. Presse méd. **1** (1930). — BORORAD, TH.: Zum Syndrom der einseitigen Hyperhidrosis des Gesichtes. Moskov. med. Ž. **8**, Nr 9—13 (1928). — BRAEUKER: (a) Die Innervation der Schweißdrüsen und die chirurgische Behandlung der Hyperhidrosis. Arch. klin. Chir. **149**, H. 4, 718 (1928). (b) Über die Innervation der Schweißdrüsen und die chirurgische Behandlung der Hyperhidrosis. Klin. Wschr. **1928**, Nr 15, 683. — v. BRUNN: Zur Therapie der Hyperhidrosis. Münch. med. Wschr. **1925**, Nr 16, 569. — BRUSSER: Über Urgon, ein neues Antihidroticum. Dtsch. med. Wschr. **1926**, Nr 4. — BÜLTZINGSLÖWEN: Erfahrungen über ein neues Hautschweißmittel (Resorcinperkutol). Münch. med. Wschr. **1924**, Nr 7, 256. — BURN: The relation of nerv-supley and blood flow to sweating produced by pilocarpine. J. of Physiol. **1922**, Nr 34. — BURN, J. H: The secretion of sweat and vaso-dilatation produced by pilocarpine. J. of Physiol. **60**, H. 5, 365 (1925). BUSCHKE, A. u. W. CURTH: Über therapeutische Versuche mit Thallium, abgesehen von seiner Verwendung bei Pilzerkrankungen der Kopfhaare. Dermat. Z. **53** (1928).

CONOS, B.: Hyperidroses unilatérales localisées de la face, de l'aiselle, de la jambe. Revue neur. **36** (1929).

DERBANDIKER, M. O.: Zur Frage der partiellen Hyperhydrose des Gesichts. Arch. f. Dermat. **161** (1930). — DROBOTWORSKI: Die operative Behandlung der lokalen Gesichtshyperhidrosis. Zbl. Chir. **54**, Nr 30, 1881 (1927). — DUPAS: Contribution à l'étude du mecanisme de l'ephidrose. Ephidrose pseudo-expérimentale. Rev. Méd. vét. **104** (1928).

ERDHEIM, SIGMUND: Ein Beitrag zur Pathologie der Schweißsekretion. Wien. klin. Wschr. **1929 I**.

FERRARI, ALESANDRO: La secrezione del sudore in alcuni stati infiammatori. Giorn. ital. Dermat. **71** (1930). — FILIMONOFF: Zur Lehre über die Verteilung der Störungen der Schweißabsonderung bei organischen Erkrankungen des Nervensystems. Z. Neur. **86**, Nr 1/2. — FINN, N.: Diseases of the sweat glands. S. afric. med. Rec. **24**, Nr 17, 384 (1926). — FREUND, ERNST: Zur Pathologie der Schweißsekretion. Z. physikal. Ther. **34**, H. 2 (1927). — FRÖHLICH, A. u. E. ZAK: Beeinflussung der Schweißsekretion durch Leberverfütterung. Wien. klin. Wschr. **1930 I**, 746.

GENDRON: Epidemie familiaire d'erytheme noueux et de miliaire. Origine commune frequente des deux eruptions. Bull. Soc. méd. Hôp. Paris **1921**, No 32. — GIANULI: La fisiopathologia del talamo e del corpo striato e l'emiperidrosi. Riv. sper. Freniatr. Arch. ital. Mal. nerv. et ment. **45**, H. 1 (1921). — GUILLAUME: Sueurs locales et troubles circulatoires. C. r. Soc. Biol. Paris 87, No 27 (1922). — GUTTMANN, L.: Die nervösen Leitungsbahnen der Schweißsekretion beim Menschen. Dtsch. Z. Nervenheilk. **107** (1928).

HALL: Transient unilateral hyperidrosis localis immediately following the eating of highly acid. food-stuffs. Ir. J. med. Sci. **1923**, Nr 20. — HENRICHSEN: Über „Tendinol". Ein neues Formaldehydpräparat. Westdtsch. Ärzte-Ztg **12**, Nr 16 (1921). — HIGIER: Zum Kapitel der Schweißdrüsenanomalien bei Rückenmarkserkrankungen. Neur. Zbl. **35**, 361 (1916). — HÖLZER: Über eine neuartige Behandlungsmethode der Hyperhidrose. Fortschr. Med. **43**, Nr 8, 121 (1925). — HOFFMANN: Therapeutische Notizen über Resorcin-Perkutol als Antihidroticum. Dermat. Z. **40**. — HOLMGREN: Die Achseldrüsen des Menschen. Anat. Anz. **55**, Nr 24 (1922). — HOLT, EVELYN: Localized sweating replacing carciac pain. Amer. Heart J. **5** (1930).

ISHIKAWA: On the change in sweat glands following X-ray radiation. Acta dermat. (Kioto **5**, H. 1, 9 (1925).

JANET, H. et J. DAYRA: Sur un syndrome caractérisé par de l'insomnie, des sueurs et des troubles vaso-moteurs des extrémités. Bull. Soc. Pédiatr. Paris **24**, No 6/7, 272 (1926). — JOSEPH: Die Behandlung der Hyperhidrosis. Dtsch. med. Wschr. **1923**, Nr 17.

KARLUS: (a) Über Störungen der Schweißsekretion bei Verwundungen des Nervensystems. Wien. klin. Wschr. **1916**, Nr 21. (b) Über Störungen der Schweißsekretion bei Verwundungen im Nervensystem. Jb. Psychiatr. **1917**, 132. — KATZ: Über die Behandlung der Schweiße der Phthysiker und das Antihydroticum „Salvysat-Bürger". Ther. Gegenw. **1922**, H. 2. — KEKALO: Anomalien der Schweißabsonderung nach Schädigung der regio periauricularis et parotidea. Otolaryngolocica slav. **1** (1929). — KIYOSHI, WATANABE: Demonstration von eigenartiger hyperhidrotischer Hyperkeratose. Jap. J. of Dermat. **29**, 22—23 (1929). — KOLLERT, V.: (a) Bei welchen Krankheiten kommt es zu lokalen Störungen der Schweißsekretion? Wien. klin. Wschr. **1932**, Nr 6. (b) Bei welchen Krankheiten kommt es zu allgemeiner Hyperhidrose? Wien. klin. Wschr. **1932**, Nr 7. — KÖNIG: Chromoformschweißpuder, ein neues Antihidroticum. Allg. med. Ztg **1915**, Nr 23. — KÖNIGER: Zur Behandlung der Phthysikerschweiße mit „Salvysat". Ther. Gegenw. **1923**, H. 9/10. — KRUMMACHER: Salvysatum Bürger gegen Nachtschweiße. Z. Tbk. **57**, H. 1. — KUNO, YAS: The significance of sweating in man. J. of orient. Med. **11** (1929). — KUNO, YAS and KOKI IKEUCHI: On the inhibition of sweating by local application of cald, and also the fluctuations of sweating in man. J. orient. Med. **9** (1928).

LAMERQUE: Sur un cas d'hyperhidrose plantaire traitée et guérie par la radiotherapie. Arch. Electr. méd. **1922**, H. 30, No 481. — LANGLEY: The secretion of sweating. J. of Physiol. **56**, Nr 3 (1922). — LANGLEY and BENNETT: Action of pilocarpine, areoline and adrenaline on sweating in the horse. J. of Physiol. **67** (1923). — LEGRAIN: Recherches au sujet del' origine mycosique de la dyshidrose vraie, typique et des eruptions dysidrosiformes. Presse med. **30**, No 52 (1922). — Lengefeld: Die Behandlung der Hyperhidrosis mit Lenicet. Dtsch. med. Wschr. **1905**, Nr 36. — Leszcynski, Roman: Der Einfluß der Diathermie des Rückenmarkes auf die Hyperhidrosis und Dyshidrosis manuum. Polska Gaz. lek. **1929 II**. — Leszczynski, Roman v.: Einfluß der Rückenmarksdurchwärmungen auf die Hyper- und Dyshidrosis manuum. Dermat. Wschr. **1929 II**. — Lubow: „Urgon", ein neues Antihidroticum. Dermat. Wschr. **1926**, Nr 15. Louros: Oligurie und Hyperhidrosis in der Schwangerschaft. Zbl. Gynäk. **50**, Nr 36, 2311 (1926).

Marfan: Il sudore e le eruzioni sudorale nel lattante. Clin. pediatr. **7**, H. 6, 321 (1925). Marsack, M.: Der Einfluß von Staub auf die Schweißabsonderung der Haut. Deutsche Zusammenfassung, Gig. Truda (russ. **1927**, Nr 10. — Menzel, R.: Beitrag zur Kasuistik des Nachtschweißes Tuberkulöser. Med. Klin. **24**, Nr 11, 419 (1928). — Minor: Über erhöhten elektrischen Hautwiderstand bei traumatischen Affektionen des Halssympathicus. Z. Neur. **85**, H. 4 (1923).

Nishiura: Die fuchsinophilen Körnchen in den Schweißdrüsen nach Nervenamputation. Acta dermat. (Kioto) **6**, H. 4, 545 (1925).

Paccini: Vergleichende Untersuchungen über die Alterationen der Nieren und Schweißdrüsen in 2 Fällen von Sublimatvergiftung. Path. ital. **1912**, 85. — Palmer, Robert, Sterling: Localized sweating, a sympathetic reflex phenomen in angina pectoris. Amer. Heart J. **5** (1930). — Peller u. Strisower: Beobachtungen über die Schweißdrüsen des Menschen. Wien. Arch. klin. Med. **3**, H. 1 (1921). — Pohl, R.: Ein Fall von Hyperhidrosis gravidarum. Zbl. Gynäk. **50**, Nr 43, 2767 (1926).

Roscher: Resorcin-Perkutol, ein Antihidroticum. Med. Klin. **1923**, Nr 46.

Saito, Kyuho: (a) On the sweating caused by sensory stimulation, and also on some factors for sweating in cats. J. of orient. Med. **44** (1930). (b) On local sweating on the heated area of the skin in man. J. of orient. Med. **13** (1930). — Schmeidler, H.: Die Heilung der Hyperhidrosis. Dtsch. med. Wschr. **52**, Nr 25, 1047 (1926). — Schumann: Urgon für die Behandlung der Hyperhidrosis und dyshidrotischer Hautaffektionen. Med. Klin. **22**, Nr 25, 964 (1926). — Seifert, E.: Jodtinktur als Antihydroticum. Dtsch. med. Wschr. **52**, Nr 34, 1432 (1926). — Simon, H. u. G. Lewin: Über die gesteigerte Schweißsekretion der Phthisiker. Z. Tbk. **48**, H. 3, 220 (1927).

Taniguchi: Beiträge zur Studie der Hyperhidrosis. Jap. J. med. Sci. Trans. Dermat. **1** (1927). — Tonijan, B.: Die Reaktion und der Bestand des Schweißes bei gesunder und kranker Haut. Russk. Vestn. Dermat. 8 (1930). — Toporkoff: Die lokale Schweißsekretion bei Epilepsie. Z. Neur. **98**, H. 1, 279 (1925). — Trioumphoff, A.: Une forme particulière de l'hyperhidrose locale de la face. Presse méd. **34**, Nr 86, 1350 (1926).

Vaughan, W.: Unilateral hyperhidrosis and erosion of teeth following carotid abscess. J. amer. med. Assoc. **84**, Nr 8, 583 (1925). — Volk, R.: Welche medikamentösen und physikalischen Behandlungsmethoden sind bei der Hyperhidrosis zu empfehlen? Wien. klin. Wschr. **41**, Nr 13, 472 (1928).

Wang, Ging-Hsi and Tze-Wei Lu: On „inhibition" of the secretion of sweat in the cat stimulation of dorsal nerve-roots. Chin. J. Physiol. **4** (1930). — W. Wiechowski: die Bedeutung der schweißtreibenden Tees. Med. Klin. J. **23**, Nr 16, 590 (1927). — Winkler: Die cerebrale Beeinflussung der Schweißdrüsen. Arch. f. Physiol. **125** (1908).

Zierl: Einfluß des vegetativen Nervensystems auf die Haut. L. Müller, Das vegetative Nervensystem. Berlin: Julius Springer 1920. — Zöckler, O.: Salvia officinalis (Salvysatum Bürger) in der Therapie der Nachtschweiße und der Hyperhidrosis verschiedener Ätiologie. Dtsch. Arch. klin. Med. **154**, H. 1, 88 (1926). — Zwerg: Zur Behandlung der Nachtschweiße Tuberkulöser. Dtsch. med. Wschr. **51**, Nr 42, 1742 (1925).

*Entzündliche Erkrankungen auf hyperhidrotischer Basis.*

Crawford: Dyshidrosis infected with staphylococci. Arch. of Dermat. **1921**, 43.

Dowling, G. B.: Dyshidrosis. West Lond. med. J. **31**, Nr 3, 173 (1926). — Dutto: Un caso di miliaria rubra nel decorso del tifo abdominale. Riv. osped. **1920**, No 3.

Fabre, M.: Sur une forme particulière de la dyshydrose: La dyshydrose géante à type de pyodermite extensive et son traitement par la teinture d'iode. C. r. Soc. Biol. Paris **93**, No 22, 176 (1925).

Kosamdis: Behandlung der Dyshidrosis mit heißen lokalen Bädern. Südöstl. Bote Gesdh.pfl. (russ.) **78** (1923). — Krüger: Cheiropompholyx mit bedeutend vermehrtem Blutzucker. Wien. dermat. Ges., 8. Febr. 1923.

Legrain: Recherche au sujet de l'origine mycosique de la dyshidrose et des éruptions dyshidrosiformes. Progrès méd. **49**, No 41 (1923).

Mac Arthur, R. Stewart: Cheiropompholyx. Clin. med. a. surg. **35** (1928). — Marchionini, Alfred: Zur Pathogenese und Differentialdiagnose dyshidrotischer und dyshidrosiformer Bläschenerkrankungen der Hände und Füße. Dermat. Z. **58** (1930). Miescher: Ein unter dem Bilde einer Miliaria rubra verlaufender Fall von ausgedehnter

Oidiomykose (Miliaria rubra oidiomycetica). Dermat. Wschr. **73**, No 49 (1921). — MILIAN: Étiologie de la dyshidrose. Presse méd. J. **30**, No 50 (1922). — MILIAN, G.: Dyshidrose infectieuse. Rev. franç. Dermat. **6** (1930). — MILIAN et PERRIN: Dyshidrose et syph. Bull. Soc. franç. Dermat. **1921**, No 9.

POROSZ: (a) Über die epidemische Ausbreitung der Dyshidrosis. Gyógyászat (ung.) **1921**, Nr 34. (b) Eine für ansteckend gehaltene Hautabschuppung der Hunde (Dyshidrosis sicca lamellosa). Dermat. Wschr. **76**, Nr 10 (1922).

RAJKA: Zur Ätiologie der Dyshidrose. Arch. f. Dermat. **143**, H. 1 (1923).

SCHOCH: Über entzündliche cystische Schweißdrüsenveränderungen bei scharlachähnlicher Erkrankung. Dermat. Wschr. **75**, Nr 48 (1922). — SCHREUSS: Mitigal zur Herstellung feinverteilter Schwefelsalbe. Dermat. Wschr. **37**, Nr 1/2 (1922). — SICOLI: A propos d'un cas de dyshidrose guérie par le traitement antisyph. Bull. Soc. franç. Dermat. **1923**, No 6. — SICOLI, AMEDEO: Contributo clinico ed istologica su un nuovo tipo di eruzioni disidrosiformi. Rinasc. med. **7** (1930).

ZINGALE, MICHELE: È la desquamazione estiva ad aree delle mani una disidrosi secca abortiva. Giorn. ital. Dermat. **71** (1930).

### *Oligohidrosis und Anhidrosis.*

GOEKERMANN: Zit. nach MACKEE u. ANDREW. — GRIESBACH: Über künstliche Erzeugung von akuter, allgemeiner Anhidrosis bzw. Oligohidrosis durch Formaldehyd. Münch. med. Wschr. **1922**, Nr 1.

JANITZKAJA u. RJABOW: Ein ausgebreiteter Ektodermaldefekt (Fehlen der Schweißdrüsen). Z. klin. Med. **1928**, H. 3/4, 281.

KOLLERT, V.: Bei welchen Krankheiten kommt es zu allgemeiner Anhidrosis. Wien. klin. Wschr. **1932**, Nr 2.

LÖWY u. WECHSELMANN: Virchows Arch. **206**, 1911; Wien. med. Wschr. **1911**, Nr 30.

LUTENBACHER: Über einen Fall von Anhidrosis. Ann. de Dermat. **1917**, No 9, 470.

MACKEE u. ANDREW: Arch. f. Dermat. **1924**, H. 6. — MUCK, O.: Beeinträchtigung der Schweißabsonderung an der Nasenspitze der Ozaenakranken (Anhidrosis-Hyphidrosis). Ein Beitrag zum Verständnis des Wesens der Ozaena. Z. Hals-, Nasen- u. Ohrenheilk. **19**, H. 5, 421 (1928).

SIEBERT: Beobachtungen und Untersuchungen am schweißlosen Individuum. Z. klin. Med. **1922**, H. 406. — SPRINZ, O.: Funktionsstörungen des Sympathicus. Arch. f. Dermat. **123**, 894 (1916).

TENDLAU: Virchows Arch. **167** (1902).

### *Störungen qualitativer Art.*

BECHET: Chromhidrosis. Arch. of Dermat. **21** (1930).

DOHI, SHOJI: Familienfälle von Osmihidrosis. Jap. J. of Dermat. **30** (1930).

GREIG, DAVID M.: The analogy of black colostrum to melanhidrosis, with some remarks on coloured milk and coloured sweat. Edinburgh med. J. **1930**, Nr 37.

ISHIKAWA, S. and A. NOHIRA: Osmhidrosis axillaris. Acta dermat (Kioto) 8, H. 6, 776 (1926).

JAMIESON: Bromhidrosis; hyperhidrosis; lividity of the soles. Arch. of Dermat. **21** (1930). — JÜRGENSEN, E.: Der Mechanismus blutig verfärbter Hautabscheidungen. Dtsch. Arch. klin. Med. **161** (1928).

KANTOROWITZ: Ein neues Mittel zur Beseitigung des Schweißgeruchs. Allg. med. Z.ztg **1914**, Nr 2.

LEAKE and CHAUNCEY: The occurence of citric acid in sweat. Amer. J. Physiol. **63**, Nr 3, 540 (1923). — LUCE u. FEIGL: Über latente Indoxylhidrosis. Z. inn. Med. **1918**, 369.

MA, Y. L. u. N. C. WEN: Über einen Fall von Chromhidrosis universalis und sog. Micrococcus haematodes Babes. J. of orient. Med. **14**. — MANGANOTTI: Alterazioni istologiche delle ghiandole sudoripare nelle nefropatine. Sperimentale **80**, H. 1, 125 (1926). — MELCZER, N.: Experimentelle Untersuchungen über die Ausscheidung des Carbamids durch die Schweißdrüsen. Arch. f. Dermat. **150**, H. 2, 235 (1926). — MORIYAMA: An histochemical study osmhidrosis. Jap. J. of Dermat. **26**, Nr 1, 2 (1926).

PIERY: Virulenz und Ansteckungshäufigkeit der Schweißdrüsen bei Tuberkulose. Gaz. méd. Paris **1912**, No 141.

SAKAGAMI: On chromhidrosis. Jap. urol. Assoc. Tokio Jap. J. Dermat. **23**, Nr 5 (1923).

TOUTON: Leprabacillen in den Schweißdrüsen. 2. internat. Leprakonf. Bergen, 17. Aug. 1909.

ULLMANN, K.: Welche funktionellen Hautveränderungen haben gesicherte Beziehungen zur Schweißbildung. Wien. klin. Wschr. **1932**, Nr 2.

VEIEL: Gibt es anatomische Veränderungen an den Schweißdrüsen bei inneren Krankheiten? Arch. klin. Med. **103**, 600 (1911).

Waelsch: Die Veränderungen der Achselschweißdrüsen während der Gravidität. Arch. f. Dermat. **114**, 139 (1913).

*Organische Veränderungen.*

Axhausen, G.: Zur Behandlung der rezidivierenden Schweißdrüsenentzündungen der Achselhöhle. Zbl. Chir. **55**, Nr 4, 212 (1928).

Basch: Die Röntgenbestrahlung der Schweißdrüsenentzündung in der Achselhöhle. Dtsch. med. Wschr. **47**, Nr 31 (1921). — Becher: Über Terpentinölbehandlung mit besonderer Berücksichtigung ihrer Anwendung in der Dermatologie. Dermat. Wschr. **1920**, Nr 27, 439.

Fehrmann: Zur Histologie und Pathogenese der Achselhöhlenabscesse. Arch. f. Dermat. **128**, 326 (1921).

Gans: Zur Pathogenese der Achselhöhlenabscesse. Dermat. Wschr. **76**, Nr 15 (1923).

Hoche, O. u. P. Moritsch: Zur Behandlung der Schweißdrüsenabscesse. Dtsch. Z. Chir. **199**, H. 3, 326 (1926).

Irimescu, Tuchila u. Nadejede: Staphylokokkensepticämie nach Schweißdrüsenabsceß. Rev. san. mil. (rum.) **25**, Nr 6, 233 (1926).

Jadassohn: Über Pyodermien. Slg Abh. Dermat. **1**, H. 2 (1912). — Joseph: Zur Behandlung parasitärer und bakterieller Hauterkrankungen mit Thiosapol, einem neueren Steinölpräparat. Dtsch. med. Wschr. **1923**, Nr 35.

Keinig: Die Schwellenreiztherapie der Staphylokokkenerkrankungen. Münch. med. Wschr. **1922**, Nr 26. — Klingmüller: Über die Einwirkung von Terpentineinspritzungen auf Eiterungen und Entzündungen. Münch. med. Wschr. **1918**, Nr 33. — Klug: Zur Therapie der progredienten Hidroadenitis axillaris. Münch. med. Wschr. **1924**, Nr 22. Klug, W.: Zur Therapie der progredienten Hidradenitis axillaris. Münch. med. Wschr. **71**, Nr 22, 715 (1924). — Krummacher: Zur Kenntnis der Geschwülste und Hypertrophien der Schweißdrüsen. Arch. f. Dermat. **126**, 765 (1919). — Kuhnle: Terpentinöl und Terpichin bei der Behandlung von Schweißdrüsenabscessen. Dtsch. med. Wschr. **1922**, Nr 15.

Lewandowsky: Zur Pathogenese der multiplen Abscesse im Säuglingsalter. Arch. f. Dermat. **80**, H. 2, 179 (1906). — Lozzi, Venanzio: Contributo clinico alla cura delle hidrosoadeniti mediante aspirazione e iniezione di una medicamentosa. Policlinico, sez. prat., **1930 II**.

Müller, W.: Eine einfache und sichere Behandlungsmethode für Schweißdrüsenabscesse der Achselhöhle. Z. ärztl. Fortbildg **24**, Nr 6, 188 (1927).

Oleynick: On parenteral protein therapy in abszesses of the axilla. Med. Tim. **53**, Nr 10, 251 (1925).

Peyer: Zur Röntgenbehandlung der Schweißdrüsenentzündung in der Achselhöhle. Münch. med. Wschr. **1921**, Nr 27.

v. Redwitz: Homöopathische Schwefelbehandlung von Furunkeln, Karbunkeln, Furunkulose und Schweißdrüsenabscessen. Zbl. Chir. **53**, Nr 33, 2090 (1926). — Rosenstein: Über chemotherapeutische Antisepsis (Erfahrungen mit Rivanol Morgenroth). Dtsch. med. Wschr. **1921**, Nr 48. — Rost: Über die sog. Schweißdrüsenabscesse der Achselhöhle. Klin. Wschr. **1922**, Nr 46. — Rütz: Klinisches und Histologisches nach Röntgenbestrahlung von subakuten und chronischen Schweißdrüsenabscessen der Achselhöhle. Med. Klin. **21**, Nr 35, 1299 (1925). — Rütz, A.: Über Schweißdrüsenabscesse der Achselhöhle und ihre Behandlung mit Röntgenstrahlen. Med. Klin. **20**, Nr 20, 672 (1924).

Siebrecht: Unsere bisherigen Erfolge mit Rivanol bei lokalen Infektionen. Z. klin. Med. **94**, H. 4/6 (1922).

Waelsch: Retrograde Lymphangitis bei akuter Hidrosadenitis axillaris. Med. Klin. **1921**, Nr 46. — Weidmann, F.: Metaplasia of sweat ductepithelium in acute suppurations. Arch. of Dermat. **10**, Nr 3, 275 (1924). — Wiedhopf, O.: Die Bedeutung der örtlichen Blutumspritzung nach Läwen zur Behandlung pyogener Prozesse, insbesondere von Schweißdrüsenabszessen. Zbl. Chir. **54**, Nr 45, 2818 (1927).

*Granulosis rubra nasi.*

Anthony: Hyperhidrosis and Granulosis rubra nasi. J. of cutan. Dis., Juni **1907**. Artom: Granulosis rubra nasi. Giorn. ital. Mal. vener. Pelle **64**, H. 6, 1281. — Audry: Granulosis rubra nasi et acne rosacea. J. Mal. cutan. **1903**, No 11.

Bäumer: Ein Beitrag zur Histologie der Granulosis rubra nasi. Dermat. Z. **11**, Nr 9, 646 (1904). — Barber: Proc. roy. Soc. Med., dermat. sect., 20. März **1919**. — Barth: Demonstration eines Falles von Granulosis rubra nasi. Dermat. Wschr. **72**, Nr 9, 187 (1921). — Beeson: (a) Granulosis rubra nasi. Arch. of Dermat. **13**, Nr 2, 257 (1926). (b) Granulosis rubra nasi (Jadassohn). Arch. of Dermat. **14**, Nr 3, 256 (1926). (c) Granulosis rubra nasi. Arch. of Dermat. **15**, Nr 1, 76 (1927). — Berkowitz: Granulosis rubra nasi. Arch. of Dermat. **15**, Nr 4, 520 (1927). — Bräundle: Die Behandlung der Granulosis rubra nasi mit Röntgenstrahlen. Dermat. Z. **18**, Nr 11, 965 (1911). — BROCK: 2 Fälle von Granulosis rubra nasi. Dermat. Wschr. **74**, Nr 14, 334 (1922).

COURE: Granulosis rubra nasi, Tuberculosis cutis. Med. clin. N. Amer. **6**, Nr 5, 1301 (1923).

DARIER: Granulosis rubra nasi. Soc. franç. Dermat., 3. März 1910. — DUBREUILH: Sur une forme érythéme chronique du nez chez les enfants: Granulosis rubra nasi. J. Méd. Bordeaux **1904**, No 6. — DUPONT, A.: Granulosis rubra nasi. Bull. Soc. franç. Dermat. **34**, No 5, 278 (1927). — DUCREY: Granulosis rubra nasi. Giorn. ital. Mal. vener. Pelle **63**, No 2, 636 (1922).

FUNFACK: Granulosis rubra nasi. Zbl. Hautkrkh. **16**, H. 1/2, 22 (1924). — FUHS: Granulosis rubra nasi. Zbl. Hautkrkh. **5**, H. 4, 213.

GORDON: Report of a case of Granuloma rubra nasi. J. Michigan State med. Soc. **21**, Nr 3, 132 (1923). — GOUGEROT: Granulosis rubra nasi et Tuberculosis. Bull. Soc. franç. Dermat., 2. Juli **1914**. Ref. Dermat. Wschr. **62**, Nr 19, 460 (1916).

HALLOPEAU: Contribution à l'étude clinique pathogenique et nosologique de la granulosis rubra nasi. J. Mal. cutan. **4** (1906). — HASHIMOTO, TAKASHI: Ein Fall von Granulosis rubra nasi. Jap. J. of Dermat. **30** (1930). — HASLUND: Granulosis rubra nasi. Scheinbar andauernde Heilung mit Kohlensäureschnee. Dermat. Z. **23**, H. 3, 135 (1916). — HERMANN: Eine eigentümliche mit Hyperhidrose einhergehende entzündliche Dermatose. Arch. f. Dermat. **60**, 77 (1902). — HÜGEL: Ein Fall von Granulosis rubra nasi. Réun. dermat. Strasbourg, 13. Jan. **1924**. Ref. Dermat. Wschr. **79**, Nr 28, 826 (1924).

ISSHI: Über die Granulosis rubra nasi. Jap. J. of Dermat. **30** (1930).

JADASSOHN: (a) Über eine eigenartige Erkrankung der Nasenhaut bei Kindern. Arch. f. Dermat. **58**, 145 (1901). (b) Demonstration von 3 Geschwistern mit Granulosis rubra nasi. 9. Kongr. dtsch. dermat. Ges. **1909**. — JEANSELME: Traitement de la granulosis rubra nasi par la radiotherapie. Bull. Soc. franç. Dermat. **1910**, No 3, 302.

KAUFMANN-WOLF: Kurze Notiz über das Vorkommen cystischer Erweiterungen der Schweißdrüsenacini bei der Granulosis rubra nasi. Dermat. Wschr. **79**, Nr 31, 898 (1920). KRAUS: Granulosis rubra nasi. Dtsch. med. Wschr. **1911**, Nr 27.

LEBET: Contribution à l'étude de la hydrocystome. Ann. de Dermat. **1903**, 282. — LIPPSCHÜTZ: Beziehungen zwischen Granulosis rubra nasi und Blutgefäßneubildung. Dermat. Wschr. **75**, Nr 51, 1246 (1922). — LUITHLEN: Festschrift für KAPOSI, 1900, S. 709.

MACLEOD: (a) Ein Fall von Granulosis rubra nasi. Brit. J. Dermat. **15**, H. 131, 197 (1903). (b) Granulosis rubra nasi (JADASSOHN). Brit. J. Dermat. **10** (1906). — MALHERBE: Granulosis rubra nasi. J. Mal. cutan. **1905**, H. 2. — MARCHISIO, L.: Sulla ezio-patogenesi della granulosis rubra nasi. Giorn. ital. Dermat. **67**, H. 2, 322 (1926). — MÉNEAU: Granulosis rubra nasi. J. Mal. cutan. **1909**, No 12. — MIROLUBOW, ELISABETH: Über Granulosis rubra nasi und über Miliaria crystallina und alba. Dissertation Bern 1906.

NIROLUBOW: Über Granulosis rubra nasi. Dtsch. med. Wschr. **1906**, Nr 63.

OPPENHEIM: Demonstration eines Falles. Wien. dermat. Ges., 15. Jan. 1913. Ref. Dermat. Z. **20**, 237 (1913).

PICK: Über Granulosis rubra nasi. Arch. f. Dermat. **62**, 107 (1902). — PINKUS: Über die Beziehungen des Hydrocystoms zur Granulosis rubra nasi. Dermat. Z. **11**, 642 (1904). PORAS: Demonstration eines Falles von Granulosis rubra nasi. Wien. dermat. Ges., 27. Jan. 1921. Ref. Zbl. Hautkrkh. **1**.

RAUDACK: Ein Fall von Granulosis rubra nasi. Wien. dermat. Ges., 18. Mai 1922. Ref. Dermat. Wschr. **75**, 1161 (1922). — RICARD: Granulosis rubra nasi. Thèse de Toulouse **1903**. — RIEHL: Ein Fall von Granulosis rubra nasi. Wien. dermat. Ges., 4. Dez. 1919. Ref. Dermat. Wschr. **70**, 109 (1920). — RITTER: (a) Zur Ätiologie der Granulosis rubra nasi. Dermat. Wschr. **72**, 365 (1921). (b) 3 Fälle von Granulosis rubra nasi. Dermat. Ges. Altona, 2. Nov. 1924. Ref. Dermat. Wschr. **79**, 1598 (1924).

SAALFELD: Ein Fall von Granulosis rubra nasi. Mh. Dermat. **36**, 78 (1903). — SCHERBER: Ein Fall von Granulosis rubra nasi. Wien. dermat. Ges., 12. Febr. 1912. Ref. Dermat. Z. **20**, 336 (1913). — SCHWAB: Ein Fall von Granulosis rubra nasi. Breslau. dermat. Ver., 27. Juni 1903. Ref. Dermat. Zbl. **1903**, 683. — SCOMAZZONI: Della Granulosis rubra nasi. Oserv. clin. ed istol. Giorn. ital. Mal. vener. Pelle **64**, 1293 (1924). — SPILLMANN, PELTHIER et WATRIN: Un cas de „granulosis rubra nasi". Bull. Soc. franç. Dermat. **1924**, No 7, 27.

THIBIERGE, GEERGES et AIZIÈRE: Un cas de granulosis rubra nasi. Bull. Soc. Pédiatr. Paris **23**, No 8, 649 (1925). — TROST: 4 Fälle von Granulosis rubra nasi. Schles. dermat. Ges. Ref. Zbl. Hautkrkh. **4**, 325.

URBACH: Granulosis rubra nasi und funktionelle Hyperhidrosis der Nase beim Bruder. Dermat. Wschr. **78**, 85 (1924).

# Die Erkrankungen der Talgdrüsen.

Von

**Robert Otto Stein** - Wien.

Mit 39 Abbildungen.

## 1. Seborrhoe.

**Anatomisches und Physiologisches.** Wir unterscheiden beim Menschen, wenn wir von der Milchdrüse absehen, zwei Arten von Hautdrüsen, die gewöhnlich als Schweiß- und Talgdrüsen bezeichnet werden. Das unbestrittene Vorkommen dieser zwei Drüsenarten reicht noch nicht 100 Jahre zurück. Noch 1826 hat Eichhorn das Vorhandensein von Talgdrüsen geleugnet und die Haarbälge für die Absonderung des Hauttalges verantwortlich gemacht, bis sie E. H. Weber 1827 überall mit Ausnahme von Planta und Palma als traubenförmige Bälge nachgewiesen hat. Diese zwei Drüsenarten sind beim Menschen in Form, Lage, Entwicklung, Bau und Sekretionstypus scharf voneinander unterschieden.

Ihrem Bau nach sind die Schweißdrüsen tubulös und werden wegen der knäuelförmigen Aufwindung ihres Schlauches auch als Knäueldrüsen bezeichnet. Die Talgdrüsen wurden *acinöse* genannt, wobei man unter acinus die einzelnen beerenförmigen Aussackungen der Drüsen verstand. Der Ausdruck wurde von Flemming durch *alveolär* ersetzt.

Das wichtigste *Unterscheidungsmerkmal zwischen Schweiß- und Talgdrüsen* ist der *Sekretionstypus.* Ranvier hat 1887 die Schweißdrüsen als merokrine, die Talgdrüsen als holokrine unterschieden, d. h. erstere sondern ihr Sekret so ab, daß die Zellen in ihrem Innern ein Vorsekret ausarbeiten, das sie dann ausstoßen, ohne selbst zugrunde zu gehen; dieser Vorgang kann sich an ein und derselben Zelle öfter wiederholen. Die Talgdrüsen bilden ihr Sekret durch Umwandlung (Verfettung) von Zellen, die dabei zugrunde gehen und abgestoßen werden; daher ist ein fortwährender Nachschub von Zellen nötig, und ihr Drüsenepithel muß naturgemäß ein geschichtetes sein.

Schaffer kommt auf Grund seiner eingehenden Untersuchungen zu dem zwingenden Schluß, daß *die Talgdrüsen phylogenetisch ältere Gebilde darstellen als die Schweißdrüsen*, und begründet seine Ansicht mit folgenden Befunden:

1. Schon bei niederen Wirbeltieren kommen drüsenartige Bildungen vor, die nicht nur im Bau, sondern auch im Sekretionstypus große Ähnlichkeit mit Talgdrüsen haben, also gleichsam phylogenetische Vorläufer derselben darstellen. Sie können wie diese säckchen- oder alveolenartige Gebilde mit geschichtetem Epithel bilden, in denen durch Umwandlung und Ausstoßung ganzer Zellen, also nach holokrinem Typus, ein Sekret nach außen befördert wird. Hierher gehören nach Schaffer die Schleimsäcke der Myxinoiden, dann die sog. Schenkeldrüsen oder Schenkelsporen der Lacertilier, die zur Zeit der

Brunst eine gesteigerte Tätigkeit zeigen und ganze Zellpfröpfe ausstoßen können, die Moschus- und Analdrüsen der Krokodile und mancher Schlangen, die Bürzeldrüse der Vögel.

2. Wenn die Talgdrüsen auch meist mit Haaren vergesellschaftet sind, so sind sie trotzdem in ihrer Entwicklung nicht ausschließlich an diese gebunden. Der beste Beweis hierfür sind die erst sekundär unmittelbar von der Epidermis oder sogar in ihr entstehenden Talgdrüsen, welche von AUDRY (1899), HEUSS (1900), DELBANCO (1905), KYRLE u. a. geschildert worden sind. RIBBERT (1904) konnte eine solche sekundäre Talgdrüsenbildung in der Haut des Kaninchenohres erzeugen.

3. Bei manchen Tierarten gibt es drüsenartige Gebilde, welche gleichsam niedrige Entwicklungsstadien von Talgdrüsen darstellen. Es handelt sich um sehr primitive Bildungen, die wir als in die Tiefe versenkte Oberhautbezirke auffassen müssen, welche durch eine reichlichere Abstoßung und spezifische Umwandlung der Zellen einen sekretorischen Charakter angenommen haben. Die Kehldrüsen einer ausländischen Fledermausart (Molossus nascitus) zeigt in ihren zentralen Partien säckchenförmig eingestülpte und reichgefaltete Epidermiseinsenkungen, deren oberflächliche Zellen aber nicht verhornen, sondern verfetten und als Sekret abgestoßen werden. Ähnliche Verhältnisse zeigt der Präputialsack des Wiesels. Auch hier ist das innere Blatt reich und drüsenartig gefaltet und werden Zellen an der Oberfläche abgestoßen. Diese Einrichtung ersetzt die bei anderen Tieren hier mächtig entwickelten Talgdrüsen.

Nach all diesem müssen wir die Talgdrüsen als die primitiveren Gebilde und ihre Beziehung zu den Haaren als eine sekundäre auffassen.

Die innige Beziehung zu den Haaren teilen die Talgdrüsen mit einer besonderen von SCHIEFFERDECKER entdeckten Form von Schweißdrüsen, die ebenso wie die Talgdrüsen in Haarbälge münden. Diese Art von Schweißdrüsen finden sich in der Achselhöhle, in der Leistenbeuge, rings um den Anus (Circumanaldrüsen), ferner im Augenlid (MOLLsche Drüsen). Diese Drüsen stehen nach der Art ihres Sekretionstypus in der Mitte zwischen den holokrinen Talgdrüsen und den merokrinen Schweißdrüsen. Sie werden als *apokrine* Drüsen beschrieben. Die gewöhnlichen Schweißdrüsen sind stets schlauchförmig und bilden im erwachsenen Zustande dichte, an Zwischengewebe arme Knäuel. Der Ausführungsgang ist unverzweigt und mündet, korkzieherartig gewunden, die Epidermis durchbohrend, stets frei an ihrer Oberfläche. Die Drüsenzellen lassen nur selten eine deutliche Körnung erkennen und besitzen zwischenzellige Sekretröhrchen; der Sekretionsvorgang besteht wahrscheinlich in einer einfachen Ausscheidung von Flüssigkeit und bewirkt an den Zellen keine wesentlichen Kaliberverschiedenheiten. Die apokrinen Drüsen sind fast stets dickere Schläuche, die auch wenig gewunden, sogar gerade sein oder ampullenartig erweiterte Säckchen darstellen, überhaupt in der Form sehr wechseln können. Wenn sie Knäuel bilden, sind diese locker und mit viel Bindegewebe versehen. Der Ausführungsgang ist erheblich enger als der Drüsenteil und mündet in der Regel in einen Haarbalg. Die Entwicklung geht immer vom primären Haarkeim, bzw. dem Haarbalg aus. Die Funktion beginnt meist erst zur Pubertätszeit. Bei der Sekretion bilden die hochprismatischen Zellen, welche ein grobkörniges Protoplasma und ein deutliches GOLGIsches Binnenkanalsystem besitzen, an dessen Stelle HOMMA (1925) eine positive Eisenreaktion nachweisen konnte, zungen- und kuppelförmige Aufsätze an ihrem freien Ende, welche als Sekret abgeschnürt werden. Es findet also nicht eine einfache flüssige Sekretion statt, sondern es wird ein Teil der Zelle abgeschnürt — SCHIEFFERDECKER spricht daher von Stoffdrüsen —, ohne daß diese aber zugrunde geht. Wohl aber kann sie in ihrer Masse derart verringert werden, daß man an Stelle der hochprismatischen Zellen und eines verhältnismäßig engen Lumens ganz flache Zellen einen weiten Schlauch auskleiden sieht.

Eine höchst auffallende Erscheinung ist die Tatsache, daß die apokrinen Hautdrüsen bei den Tieren weit verbreitet, eigentümliche Anhäufungen oder Gruppierungen bilden, die als *Hautdrüsenorgane* bekannt sind. Die physiologische Bedeutung der meisten dieser Hautdrüsenorgane liegt in der Bereitung von spezifisch riechenden Substanzen, *Duftstoffen*; man hat diese Organe daher als Duftdrüsen bezeichnet. Als solche können sie entweder — und zwar besonders bei Herdentieren — zur Erkennung der Artgenossen dienen, also Identifizierungsdrüsen, oder als sog. Brunstdrüsen zur Anlockung der Geschlechter von Bedeutung sein.

Nach SCHAFFER finden sich diese Hautdrüsenorgane bei den einzelnen Säugetiergruppen an verschiedenen Örtlichkeiten. Die Mehrzahl dieser Hautdrüsenorgane besteht aus einer *Vergesellschaftung von apokrinen Schweißdrüsen und Talgdrüsen in sehr verschiedenem und für die Art charakteristischem Mischungsverhältnisse.*

Es ist kein Zweifel, daß sowohl die apokrinen Schweißdrüsen als auch die Talgdrüsen von den *cyclischen Sexualvorgängen* beeinflußt werden und mit dem Geschlechtsleben in Beziehung stehen. Für die apokrinen Drüsen geht dies aus dem schon erwähnten Umstande hervor, daß sie erst um die Pubertätszeit ihre volle Entwicklung erreichen und zu sezernieren scheinen, beim Erlöschen des Geschlechtslebens eine Rückbildung erfahren. LOESCHKE (1925) konnte geradezu ein mit dem Menstrualzyklus gehendes An- und Abschwellen der apokrinen Drüsen der Axilla feststellen, wobei die Höhe der Tätigkeit im prämenstruellen Stadium erreicht wird. Kind und Greisin zeigen nach LOESCHKE nur rudimentäre apokrine Drüsen.

Ähnlich verhält es sich mit den Talgdrüsen. In der zweiten Hälfte des Fetallebens bedeckt sich die Haut mit einer Schichte von Talg und abgestoßenen Epithelien. Dieser fettige Überzug, welcher die Haut des Fetus vor zu intensiver Maceration durch das Fruchtwasser schützt, wird zu Ende der Schwangerschaft so bedeutend, daß die Oberfläche des Fetus ganz schlüpfrig wird, ein Verhalten, das nach der Ansicht vieler Autoren den Durchtritt des Kindes durch die Geburtswege erleichtern soll. Ich glaube die Ursache der *Vernix caseosa*-Entstehung liegt auf einem ganz anderen Gebiete. Schon lange bekannt ist die natale und postfetale Sekretion der kindlichen Milchdrüse, im Volksmunde als Hexenmilch bezeichnet. Das Vorkommen der Hexenmilch beweist, daß eben dieselben Stoffe, die bei der Mutter die Milchdrüse zur Tätigkeit anregen, auch beim Kinde auf dem Wege des Plazentarkreislaufes zur Wirkung gelangen. Ganz analog nun läßt sich auch die Vernix caseosa erklären; die mütterliche Haut und ihre Anhangsgebilde erhalten durch die Schwangerschaft Impulse im Sinne der Hyperplasie und Hypersekretion. Schwangere werden oft bärtig und bekommen ein fettglänzendes Gesicht. Die infolge der Schwangerschaft im Blute kreisenden Substanzen bewirken diese für die Gravidität ganz typischen Veränderungen im Aussehen der Mutter und, da sie selbstverständlich in den Fetus übertreten, sind sie auch für die Haarbälge und Talgdrüsen des Kindes ein mächtiger Anreiz. Nach der Geburt entfällt dieses Stimulans. Die Talgdrüsen bilden sich im frühen Kindesalter scheinbar zurück und kommen erst wieder zur Entfaltung, wenn neuerlich völlig entwickelte Geschlechtsdrüsen solche Hormone zu liefern imstande sind. Die kindliche Haut enthält nur wenig ausgebildete Talgdrüsen und ist durch geringen Fettgehalt ausgezeichnet.

Eine zweite Lebensperiode, die Pubertätszeit, geht immer mit einer gesteigerten Tätigkeit der Talgdrüsen einher. Zugleich mit der geschlechtlichen Entwicklung und dem Auftreten stärkerer Haare an Stellen, wo früher nur

Lanugo zu finden war, vergrößern sich auch die Talgdrüsen und produzieren mehr Sekret als in der Kindheit. Ebenso entwickeln sich zu dieser Zeit isolierte, nicht mit Haaren zusammenhängende Talgdrüsenkomplexe an den kleinen Schamlippen, am Präputium und Scrotum, an den Lippen und mitunter in der Mundhöhle.

Schaffer analogisiert diese an bestimmten Körperstellen zur Pubertätszeit einsetzende Entwicklung umschriebener Talgdrüsengruppen mit den Hautdrüsenorganen vieler Säugetiere. „Daß die Hautdrüsenorgane für die Tiere von größter Bedeutung sind, geht schon aus der weiten Verbreitung und artspezifischen Ausbildung dieser Organe hervor. Die meisten Tiere besitzen an mehreren Körperstellen solche Organe. Beim Menschen lassen sich Reste solcher Organe nachweisen, welche aus denselben Elementen wie bei den Tieren aufgebaut, nur nicht mehr in so scharfer Begrenzung erhalten sind."

Schiefferdecker zählt hierher das aus apokrinen Schweißdrüsen bestehende Achselhöhlen-, Gehörgangs-, Zirkumanal- und Mammaorgan, Schaffer rechnet hiezu noch das Präputialorgan, das Scrotalorgan, das Lippenorgan, die allerdings ausschließlich aus Talgdrüsen sich aufbauen. Diese Restorgane sind alle mehr oder weniger rudimentär, spielen jedoch — worauf schon Schiefferdecker hingewiesen hat — bei der Erzeugung von Individual-, Geschlechts- und Rassengerüchen eine große Rolle. Schiefferdecker konnte bei niederen Rassen eine stärkere Entwicklung dieser Restorgane nachweisen und beobachtete z. B. bei einem Australier in der Haut der Parotidengegend, wo sich bei manchen Tieren ein Juxtaauricularorgan findet, ein rudimentäres Hautorgan, welches aus auffallend großen und dichtstehenden Talgdrüsen, daneben auch aus apokrinen Schweißdrüsen sich zusammensetzt.

Eine dritte Periode stärkerer Funktion wird durch die senile Veränderung der Haut bedingt. Wenn die Papillen aufhören, Haare zu produzieren, wuchern öfters die Talgdrüsen und sezernieren intensiver, gleichsam ein letztes Aufflackern vor der senilen Schrumpfung.

Die holokrinen Talgdrüsen bilden ihr Sekret dadurch, daß die Drüsenzelle als Ganzes gegen das Lumen hin abgestoßen wird. Dieser Vorgang, der mit einer Homogenisierung des Zellprotoplasmas einhergeht, ist bis zu einem gewissen Grade mit dem Verhornungsprozesse in Analogie zu setzen. Die biologische Verwandtschaft, welche zwischen der Verhornung einerseits und der Talgbildung andererseits angenommen werden kann, wird auch daraus ersichtlich, daß bei manchen pathologischen Prozessen, die mit Talgdrüsenneubildung einhergehen — z. B. dem Rhinophyma —, aus Retezapfen hervorsprossende Talgdrüsenknospen durch Kyrle nachgewiesen wurden.

Der *Hauttalg* verläßt unter normalen Bedingungen die Drüse bloß infolge des Wachstumsdruckes, der als vis a tergo die verfetteten Endothelzellen vor sich herschiebt, ebenso wie etwa die verhornte Epidermiszelle allmählich an die Oberfläche gelangt und eliminiert wird. Der Hauttalg überzieht als dünne Fettschichte die gesamte Körperoberfläche. Er hat offensichtlich den Zweck, eine allzu rasche Verdunstung zu verhindern und den Körper vor Wärmeverlust zu schützen. Die bei plötzlicher Kälteeinwirkung an der gesamten Körperoberfläche auftretende *Cutis anserina* ist als Beweis hierfür heranzuziehen auf Grund folgender Überlegung: Die Talgdrüsen liegen in der unteren Hälfte des Coriums und öffnen sich in einer Ebene, die ungefähr das mittlere von dem unteren Drittel des Haarbalges scheidet. Der Muskel des Haares, Musculus arrector pili, beginnt im oberen Corium und verläuft leicht S-förmig gekrümmt derart, daß seine Sehne bulbuswärts von der Talgdrüse an der äußeren Wurzelscheide des Haares inseriert. Wenn sich nun der Muskel verkürzt, wird reichlich Talgdrüsensekret exprimiert; dieses Phänomen versetzt den Organismus in die Lage, durch intensive Durchfettung seiner Oberfläche den Wärmeverlust auf ein Minimum zu reduzieren.

Seit langer Zeit ist es strittig, ob die Talgsekretion dem *Nerveneinflusse* unterliegt. Während die Abhängigkeit der Schweißdrüsensekretion vom sympathischen Nervensystem wohl als gesichert angenommen werden kann, ist die Frage bezüglich der Talgdrüsensekretion noch unentschieden. Die ältere Literatur (Landois, Herrmann) stellt die Beeinflussung der Talgdrüsensekretion durch das Nervensystem in Abrede.

Tigerstedt und Metzner geben die Möglichkeit einer sympathischen Innervation zu, beide in Hinweis auf die experimentellen Untersuchungen Arloings, dem es gelang, durch Tetanisieren des Halssympathicus (beim Esel) Sekretion der Talgdrüsen am Ohre zu erzielen. Nach Joseph, Bab und Buschke handelt es sich bei der Fettbildung in den Talgdrüsen um einen echten vitalen Sekretionsvorgang. Bezüglich des Nerveneinflusses auf die Erzeugung des Hauttalges sei auf eine Beobachtung Marschalkos hingewiesen, der einen Mann behandelte, bei dem nach einem Schlag auf die linke Supraorbitalgegend unter heftigen Neuralgien eine profuse Talgsekretion einsetzte, die ebenso wie die Schmerzen nach Entfernung des verletzten Nervus supraorbitalis aufhörte. Saalfeld betont stärkeres Hervortreten der Fettabsonderung als Folge psychischer Erregung bei Seborrhoea faciei. Ein weiterer Beweis für die Abhängigkeit der Talgsekretion vom Nervensystem ist die exzessive Seborrhoe als Folgeerscheinung der *Encephalitis lethargica.* Die Grippeinfektionen der Jahre 1920—1922 haben mitunter einen Symptomenkomplex hervorgerufen, der von Economo in seiner Einheitlichkeit zusammengefaßt und als Encephalitis lethargica bezeichnet wurde. Zum besseren Verständnisse der als Folgeerscheinung nach Encephalitis lethargica auftretenden exzessiven Seborrhoe möchte ich einige Bemerkungen über die anatomische Lokalisation und über die sonstigen klinischen Symptome dieser Erkrankung vorausschicken.

Bei der Encephalitis lethargica ist das *Zwischenhirn* und die großen grauen Hirnganglien in Mitleidenschaft gezogen. Im akuten Stadium der Krankheit beschränkt sich die kleinzellige, perivasculäre Infiltration auf das zentrale Höhlengrau des Mittelhirns und des Zwischenhirns; in späteren Stadien lokalisiert sich die perivasculäre Entzündung, die gliöse Wucherung und die Entartung des nervösen Gewebes mehr auf die großen Ganglien, vor allem auf den Globus pallidus. Mitunter finden sich auch pathologische Veränderungen am Boden des dritten Ventrikels im sog. Infundibulum.

Aus diesen anatomischen Befunden lassen sich nun die wichtigsten klinischen Symptome ableiten, die sich nach Müller und Greving in folgender Weise gruppieren. Erregungen der hinteren Wandpartien des dritten Ventrikels und des zentralen Graues des Mittelhirns bedingen bei Eintritt der Erkrankung die Schlafsucht. Reizung oder Lähmung des *visceralen Oculomotoriuskernes* im zentralen Grau des Mittelhirns verursachen die Ungleichheit oder Starre der Pupillen. Lähmung oder Reizung der *Oculomotoriuskerne für die quergestreifte Augenmuskulatur* am Boden der Vierhügel sind Ursache der Ptosis, des Strabismus, des Nystagmus. Erregung der visceralen Zentren im Hypothalamus, von denen die Speicheldrüsen angeregt werden, ist verantwortlich zu machen für den Speichelfluß. Erkrankung der Zentren für die Schweißinnervation im Hypothalamus erklärt die Neigung zur Hyperhidrosis. Störungen des Blasenzentrums im Hypothalamus führen zu Anomalien in der Blaseninnervation. Erkrankung des im Tuber cinereum am Boden des dritten Ventrikels gelegenen Stoffwechselzentrums kann allgemeine Fettsucht im Anschlusse an Encephalitis lethargica zur Folge haben. Das Übergreifen des Krankheitsprozesses auf die großen Hirnganglien, in erster Linie auf den *Globus pallidus* findet sein klinisches Äquivalent in einer maskenähnlichen Starre des Gesichtes. Besonders charakteristisch ist der verzögerte Lidschlag und das Verstrichensein der mimischen Gesichtsfalten. In weiterer Folge kommt es zur Rigidität der gesamten quergestreiften Muskulatur des Skeletes, die Kranken werden förmlich zu Marionetten, Arme und Beine versagen den Dienst und verharren in der ihnen aufgenötigten Stellung. Beim Gehen können die Patienten nicht willkürlich stehen bleiben, sondern zeigen deutlich Propulsion. Unfreiwillige Muskelruhe wechselt mit Reizzuständen, die sich in Zuckungen des Gesichtes, in Schlägen der Zunge, in Krämpfen der oberen und unteren Extremitäten manifestieren

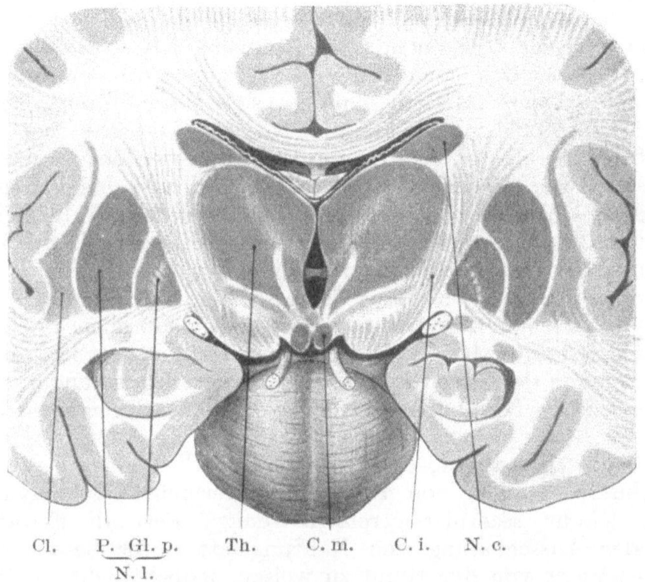


Abb. 1. Frontalschnitt durch die großen Hirnganglien.
Cl. Claustrum; N. l. Nucleus lentiformis; P. Putamen; Gl. p. Globus pallidus; Th. Thalamus opticus C. m. Corpora mamillaria; C. i. Capsula interna; N. c. Nucleus caudatus.

können. Viele dieser Patienten bieten ein weiteres, außerordentlich interessantes Symptom, welches zuerst T. Cohn als *Salbengesicht* beschrieben hat. Dieser höchste Grad von Seborrhoe verleiht den hiervon befallenen Patienten ein ganz charakteristisches Aussehen. Die Stirn, die Wangen, der Nasenrücken und die Nasolabialfalten sind von einer dicken, salbenähnlichen Fettschicht bedeckt, die, mit Benzinbausch entfernt, im Laufe einer halben Stunde sich erneuert. Wichtig ist die geringe Zahl von Comedonen, welche bei der gewöhnlichen juvenilen Seborrhoe in größerer Menge zu finden sind.

Die exzessive Seborrhoe als Folgeerscheinung der Encephalitis lethargica ist mit den übrigen Störungen des vegetativen Nervensystems, welche bei dieser Erkrankung auftreten, in eine Reihe zu stellen. Hierher gehören Speichelfluß, plötzlich einsetzende kongestive Hyperämie, profuse Schweißausbrüche ohne Fieber, Menstruationsanomalien usw. Hinsichtlich der cerebralen Lokalisation des zu vermutenden übergeordneten vegetativen Zentrums, von dem die Talgdrüsensekretion abhängig wäre, neigen von Szabo und Stern auf Grund ihrer Beobachtungen der Ansicht zu, daß *hierfür das Linsenkerngebiet in Frage kommt.* Stiefler bestätigt diese Vermutung auf Grund rein klinischer Erwägungen: Sämtliche bisher mitgeteilten Fälle von Salbengesicht bei Encephalitis lethargica betreffen ausgeprägte *striäre* Symptomenbilder; das Auftreten der Seborrhoea faciei geht parallel mit der Entwicklung der Linsenkernsymptome, die sich nach Abklingen der akuten Krankheitsphase einstellen. Allem Anscheine nach dürfte es sich analog der gesteigerten Speichelabsonderung um eine vermehrte Produktion von Hauttalg im Sinne eines zentral gelegenen funktionellen Reizzustandes handeln. *Das die Talgsekretion regulierende, durch chronische Entzündung affizierte Zentrum wäre in einer dem Globus pallidus zugehörigen Ganglienzellengruppe zu suchen.* Bemerkenswert ist, daß sich stets die Seborrhoe auf Gesicht, Stirn und Kopfhaut beschränkt und daß die anderen seborrhoischen Zentren frei bleiben (Abb. 1).

Die *Färbung des Hautgewebes mit Sudan* (Scharlachrot) ergibt, daß sich zuerst und am intensivsten die Talgdrüsen färben; zugleich und auch später Endothelien, Basalzellen und Schweißdrüsenepithelien. Die basalen Epidermiszellen enthalten regelmäßig Fettkörnchen; auch im Rete Malpighi findet sich spärliches Fett. Die Tröpfchen liegen meist innerhalb der Zellen, bisweilen auch außerhalb. Nach UNNA handelt es sich hierbei um *Phosphatide,* die aus dem Epithelprotoplasma abgespalten werden. Diesen stehen die *Glycerinfette* gegenüber, die als Sekretfette ausgeschieden werden. Dazu gehört das *Talgfett* und nach der Ansicht von UNNA auch ein von den Knäueldrüsen abgesondertes Fett. Andere Forscher bestreiten jedoch, daß die Schweißdrüsen an der Bildung des Hauttalgs beteiligt sind. Das Fett der Talgdrüsen entsteht in den Zellen selbst und wird später durch Zellzerfall frei. Die Fettbildung in den Talgzellen ist ein echter vitaler Sekretionsvorgang (BAB). Die Epithelien der Talgdrüsen sezernieren durch einen aktiven chemischen Prozeß den Talg. Der Zerfall der Zellen erfolgt erst, nachdem sich das Sekret in ihnen angehäuft hat. Der Untergang der Zellen ist im wesentlichen nur sekundärer Natur. Die Zellen werden an der Peripherie stets neu gebildet und gehen im Zentrum zugrunde.

Die *tägliche Fettproduktion* soll durchschnittlich nur 1—2 g betragen. Nach den Untersuchungen von ROSENFELD vermehrt Kohlehydratmast die Talgbildung. Kinder sezernieren relativ weniger Fett als Erwachsene. Die Möglichkeit der Ausscheidung von Nahrungsfett unter besonders günstigen Umständen ist nicht von der Hand zu weisen, jedoch nicht sicher. Im Tierexperiment wurde gefunden, daß das Sekret der Bürzeldrüse von Gänsen, die mehrere Wochen mit Sesamöl gefüttert wurden, Sesamöl, also Nahrungsfett, enthält. Bei Darreichung von Jod und Brom zu therapeutischen Zwecken lassen sich diese Stoffe in den danach häufig entstehenden Acneknötchen nachweisen. Wir müssen annehmen, daß diese durch die Talgdrüsenzellen ausgeschieden werden und hierbei einen Reiz auf die Zellen ausüben.

Der Hauttalg hat eine sehr große Wasseraufnahmsfähigkeit. Er kann etwa das gleiche Gewicht Wasser aufnehmen und dadurch die Cutis vor Austrocknung schützen. Hieraus erhellt die große physiologische Bedeutung dieses Sekretes. Der Fettgehalt der Hautoberfläche ist nicht überall gleich, sondern die zahlreichsten Talgdrüsen liegen in bestimmten Hautbezirken, die symmetrisch vorn und hinten dicht neben der Mittellinie angeordnet sind. Die Haut im Gesicht, am Schädel, über dem Brustbein und zwischen den Schulterblättern ist schon de norma von einer dichten Talgschicht überzogen, wohl deshalb, weil diese Körperregionen nur wenig oder gar kein subcutanes Fett besitzen und auf diese Weise gegen allzu großen Wärmeverlust geschützt werden müssen. Besonders instruktiv sind in dieser Beziehung die Verhältnisse an der Nasenspitze, die als vollständig unbedeckter und frei getragener Anteil des Gesichtes der Kälte ausgesetzt ist. Nirgends finden wir so große Talgdrüsen wie gerade an diesem Abschnitte der Gesichtshaut, ja in höherem Alter bilden sich oft infolge des träger werdenden Kreislaufes tumorartige Talgdrüsenadenome. Diese Rhinophyme finden sich bei solchen Leuten, die ihr Gesicht recht häufig den Unbilden der Witterung aussetzen müssen, wie etwa bei Kutschern, Förstern u. a. Der häufige Alkoholgenuß, der die Zirkulation in den peripheren Gebieten verlangsamt, unterstützt natürlich das Zustandekommen dieser oft verspotteten Trinkernasen. Endlich möchte ich noch darauf hinweisen, daß alle asphyktischen Zustände an den talgdrüsenreichen Partien des Gesichtes eine intensive Sekretion des Hauttalgs hervorrufen. Insbesondere der präagonale, klebrige, talgreiche Schweiß, der als Vorbote beginnender Herzinsuffizienz das

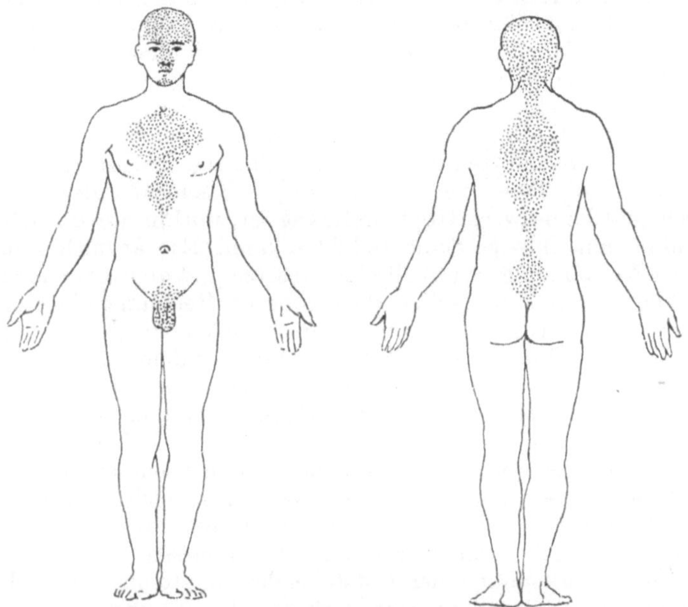

Abb. 2. Verteilung der seborrhoischen Zentren am Stamm und am Kopf. (Nach SABOURAUD.)

Antlitz des Sterbenden überzieht, ist als sicheres Zeichen des herannahenden Todes ein allen Ärzten bekanntes Symptom.

Wir haben die Talgdrüsen einerseits als Bildungsstätten gewisser, von der Geschlechtsentwicklung abhängiger Duftstoffe, andererseits als Fettbildner und Wärmeregulatoren kennen gelernt. Ihre normale Funktion erfolgt kaum merklich und ihr Sekret ist fast unsichtbar. Eine scharfe Grenze zwischen stark ausgeprägter physiologischer Talgsekretion und beginnendem pathologischem Zustande läßt sich ebenso wenig ziehen wie bei Hyperhidrosis.

**Pathologie.** Je nach der Beschaffenheit, in welcher das in übermäßiger Menge produzierte Talgsekret an der Oberfläche sichtbar wird, unterschied die Wiener Schule zwei Formen der Seborrhoe: die **„Seborrhoea oleosa“** sive adiposa zeichnet sich durch übermäßige Absonderung flüssigen Fettes aus, bei der zweiten Form, der **„Seborrhoea sicca“** erscheint das Sekret in Form von Schüppchen oder mäßigen Schuppenlagern, welche immer größere Mengen von Fett enthalten. Nach SIMONS besteht z. B. die Schuppenauflagerung bei der Seborrhoea capillitii zu drei Fünftel aus Fett, während zwei Fünftel durch Epidermiszellen gebildet werden. Beide Seborrhoeformen sind aber ihrem Wesen nach gleichwertig und bezeichnen nur Variationen der klinischen Erscheinungsform. Sie kommen nicht bloß an denselben Stellen und unter gleichen Verhältnissen vor, sondern sind nebeneinander und einander ablösend an derselben Hautstelle zu beobachten.

UNNA und seine Schule widersprechen allerdings der Annahme, daß die ölige Seborrhoe aus den Talgdrüsen stamme. Er begründet seine Meinung mit folgender Überlegung: Ein bei der Körperwärme fester Talg könne niemals auf der Hautoberfläche bei einer um 10—20° C niedrigeren Temperatur ein flüssiges Öl darstellen. Es ist unvereinbar mit den Gesetzen der Physik, wenn man die sonderbare Lehre aufstellt, daß das aus den Talgdrüsen stammende Fett hin und wieder flüssig sei, zuweilen aber auch auf der Oberfläche der Haut fest wäre (bei der sog. Seborrhoea sicca der HEBRAschen Schule), indem das flüssige Fett durch Eintrocknung eine feste Beschaffenheit annähme. Denn ein gegebenes Gemisch aus Olein, Palmitin und Stearin verändert seine Konsistenz nicht, außer durch Temperaturunterschiede, müßte also, wenn wirklich ein solcher Unterschied besteht, stets im Innern der Haut flüssig und auf der Oberfläche der Haut fest sein, nie aber umgekehrt. Nun zeigt aber die histologische Untersuchung von Hautschnitten unzweideutig, daß das Talgdrüsenfett in dem Augenblick, wenn es die Drüse verläßt und sich an das Haar anlegt, noch festweich, plastisch und keineswegs tropfbar flüssig ist, mithin auf der Oberfläche der Haut gewiß nie eine flüssige Schichte bilden kann. Es war mithin nur durch eine gleichzeitige Verkennung physikalischer Gesetze und anatomischer Befunde möglich, bis in die neueste Zeit die ölige Seborrhoe auf Rechnung einer einfachen Hypersekretion der Talgdrüsen zu setzen. Wie eine solche aussieht, das erfahren wir häufig genug, teils auf der Nase und Wange, teils auf dem Scheitel bei Seborrhoikern. Dort kann man durch leichten seitlichen Druck reine, feste Talgpfropfen in Wurmform aus den klaffenden Follikelmündungen herauspressen, hier sieht man, eingelassen in Schuppen oder seborrhoeisch erkrankte Haut feste Talgmassen, welche noch mit zerrissenen Talgdrüsenmembranen durchsetzt sind. Diese Massen sind immer fest oder festweich und werden auf der Oberfläche der Haut nur noch fester, indem sie ihre flüssige Komponente, das Olein, an die umgebenden Haare und Hornmassen abgeben. Wollte man mithin unter Anerkennung der feststehenden anatomischen und physikalischen Tatsachen die ölige Seborrhoe doch aus den Talgdrüsen ableiten, so müßte man sich zu der Hilfshypothese einer *pathologischen Veränderung in der Talgsekretion verstehen*. Man müßte annehmen, daß die Talgdrüsen bei der Seborrhoea oleosa mehr Palmitin und Stearin absondern als normalerweise; man hätte es dann doch nie mit einer einfachen Hypersekretion, sondern mit einer *Parasteatose* der Talgdrüsen zu tun. Eine solche *Parasteatosis oleosa* müßte sich histologisch durch den veränderten Befund im Follikeltrichter nachweisen lassen. Bis dieser Nachweis geliefert ist, hält es UNNA für besser, die ölige Seborrhoe des Gesichts auf eine gleichzeitig vorhandene pathologisch gesteigerte Hyperhidrosis zu beziehen.

Aus der Haut des Seborrhoikers lassen sich durch Fingerdruck fadenförmige Gebilde exprimieren; wir können dieselben in zwei Arten differenzieren:

1. *Wurmförmige,* gelblich gefärbte, *weiche, feine Fädchen,* die in großer Zahl aus den Follikelmündungen emporsteigen.

2. *Harte, bauchig erweiterte Gebilde* mit einem *schwarzen Köpfchen,* die sog. *Comedonen,* in wesentlich geringerer Menge.

Die kleinen Fettzylinder der ersten Art, die bei seitlichem Druck in zahlloser Menge aus den klaffenden Follikelmündungen des Seborrhoikers sich exprimieren lassen, repräsentieren nach SABOURAUD die Primärefflorescenzen der Seborrhoe („Cocons"). Sie variieren in ihrer Länge und ihrem Umfange und hinterlassen, auf Seidenpapier zerdrückt, einen kleinen transparenten Fettfleck, auf welchem vereinzelte Epithelschüppchen haften bleiben. Verreibt man diese Fädchen auf einen Objektträger, so ist der aus kleineren solcher Gebilden dargestellte Ausstrich vollständig in Äther löslich, größere hinterlassen nach Behandlung mit Äther röhrenförmig angeordnete Epithelzellenverbände, die in Form einer beiderseits offenen Hülle die Fettsubstanz umscheiden. Die Comedonen hingegen sind das Produkt einer von der allgemeinen Oberfläche auf den Ausführungsgang des Follikels sich fortsetzenden *Hyperkeratose* und enthalten außer Hornsubstanz normalen Talg, sind also keineswegs bloß Folgezustände einer abnormen Talgsekretion. In die erweiterten Follikelmündungen setzt sich die Hornschichte der Oberfläche erst in loseren, vertikal stehenden Schichten fort, die aber bald in der Mitte eine mehr horizontale Richtung einnehmen (Kopf des Comedo), während sie peripher der Innenfläche des Follikels entlang, also vertikal weiterziehen (Mantel des Comedo). Diese Richtungsänderung in der Achse des Ausführungsganges wird durch den von innen nach außen vordringenden Schub von Talgzellen bewirkt, welcher an dem verschließenden Hornpfropf ein Hindernis erfährt, die von der Seite vertikal sich ablösenden Hornlamellen schräg aufrichtet und schließlich ganz horizontal in die Höhe schiebt. So bildet sich im Fortgang des Prozesses der gemeinsame Ausführungsgang von Talgdrüse und Lanugohaarfollikel in eine zylindrische oder mehr tonnenförmige, teilweise mit Talg gefüllte Horncyste um, die je älter sie wird, desto mehr sich von ihrer hornigen Umgebung als ein festeres, projektilartiges Körperchen, als Comedo absondert. Stets besitzt der fertige Comedo einen stark imprimierten, harten, fast immer mehr oder minder geschwärzten Kopf und eine dichtere Mantelsubstanz. Die für den Comedo geradezu charakteristische Schwärzung seines oberen Teiles ist im allgemeinen proportional seiner Härte, seiner Trockenheit und seinem Alter. Die klinische Beobachtung lehrt, daß die schwarzen Köpfe der Comedonen unterhalb einer ungefärbten Hornschicht entstehen und, noch bedeckt von solcher, durch geeignete Mittel (Reduzentien) sicher erzeugt und durch entgegengesetzte (Säuren, Oxydentien) zum Verschwinden gebracht werden können, daß sie ferner nicht den „schmutzigen“ Menschen eigentümlich sind und nicht durch Seifen allein sich beseitigen lassen. Die Histologie beweist, daß die Schwärze gar nicht der bedeckenden Hornschicht, ja nicht einmal den obersten Lamellen des Comedokopfes, also überhaupt nicht den mit der Atmosphäre in Kontakt stehenden Partien zukommt, sondern erst etwas weiter abwärts da beginnt, wo der Comedokopf stark komprimiert und trocken wird, und daß sie bei längerer Dauer sich weit nach abwärts hinein auf alle Horngebilde fortsetzt, daß ferner die normalen Bestandteile des Schmutzes, wie Splitter von Pflanzenfasern, Federn, Tierhaaren, Papier, Steinen, besonders aber der wichtigste, nämlich schwarze Bestandteil des Schmutzes, die Kohlepartikelchen, im Comedo regelmäßig vermißt werden, während die braune oder schwarze Farbe an ganz bestimmte, wohl charakterisierte Körper gebunden erscheint. Es handelt sich bei dieser Schwärzung wahrscheinlich um ein gefärbtes Reduktionsprodukt des Keratins (Hornschwarz nach UNNA), wofür die ungemeine Resistenz der diffusen gelben und braunen Hornfarbe, ebenso wie die der gelben und braunen Schollen, ihre teilweise Löslichkeit durch Alkalien und schließliche Zerstörung durch starke Säuren und Oxydationsmittel sprechen. Als gelegentlicher Befund, der mit der Bildung des Comedo in keinem ursächlichen Verhältnis steht, findet man den von HENLE entdeckten und später von SIMON wieder aufgefundenen *Demodex folliculorum,* der machmal zu drei bis vier Exemplaren in den großen Comedonen des Gesichts vorkommt. Außer diesen Parasiten sieht man im Comedo kurze, dicke Stäbchen mit abgerundeten Enden, die entweder vereinzelt oder in kurzen Reihen angeordnet sind von 6—7 $\mu$ Länge und kaum 0,3 $\mu$ Dicke (UNNA-HODARAS Acnebacillen).

Die ausführlichste Schilderung des **Acnebacillus** gibt SABOURAUD. Der genannte Autor unterscheidet zwischen Jugendformen und herangewachsenen Individuen. Die Jugendformen erinnern an einen Coccus; sie scheinen bei starker Vergrößerung etwas länger als breit, ovoid mit abgerundeten Enden ähnlich einem Tönnchen. Ihr Durchmesser ist kleiner als 1 $\mu$. Herangewachsen scheinen sie S-förmig gekrümmt und zeigen eine entfernte Ähnlichkeit mit dem Tuberkelbacillus. Oft sind sie zu Mycelfäden vereinigt, welche miteinander zu kleinen Bündeln verflechten und wirre, kompakte Strähne formen (Abb. 3).

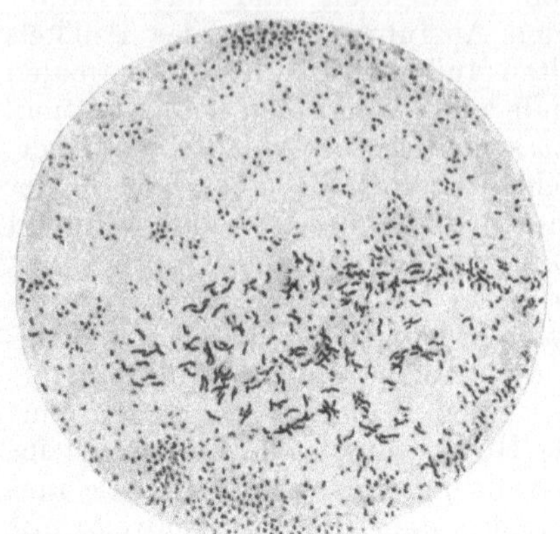
Abb. 3. Abstrichpräparat der Acnebacillen. (Nach SABOURAUD.)

Die Färbung dieses Bacillus gelingt leicht mit basischen Farbstoffen, aber er behält nicht in allen seinen Teilen gleichmäßig den Farbstoff zurück; seine homogene Hülle ist bald vollständig gefärbt, bald wieder farblos. Gentianablau färbt diese Hülle intensiv dunkelblau und läßt daher den Bacillus wesentlich dicker erscheinen als Thionin, welches die Hülle ungefärbt läßt und daher den Umfang des Bacillus scheinbar um ein Drittel verringert. Die beste Methode seiner Darstellung in Deckglasausstrichen ist die von GRAM-WEIGERT mit folgender Carmin-Nachfärbung (Abb. 4 u. 5).

Die *Kultur des Acnebacillus* ist nicht leicht. Die Haut wird vorher mit heißem Wasser und Seife gereinigt und hierauf mit Äther entfettet. Die exprimierten

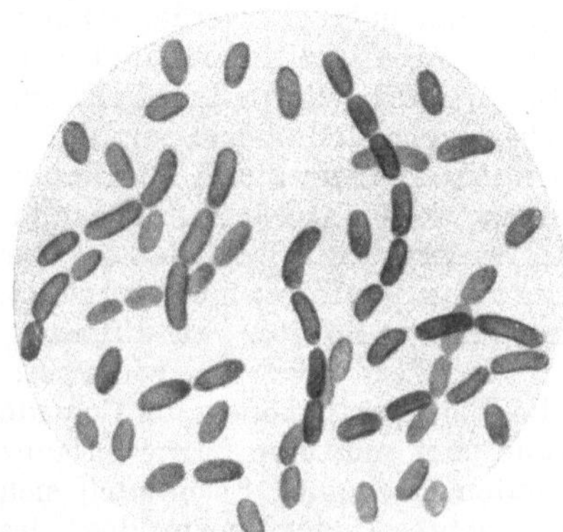
Abb. 4. Abstrichpräparat von Acnebacillen. Stärkste Vergrößerung. (Nach SABOURAUD.)

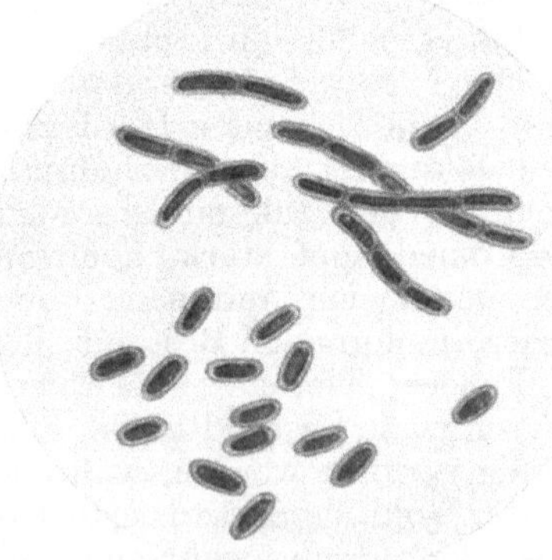
Abb. 5. Abstrichpräparat von Acnebacillen. Kapselfärbung. (Nach SABOURAUD.)

„filaments séborrhéiques“ werden auf einen vorher durch die Bunsenflamme gezogenen Objektträger mit einem sterilisierten Skalpell in kleinste Partikelchen geschnitten. Zur Züchtung eignen sich am besten die mittleren Anteile des Fadens, da die Enden desselben meist durch andere Keime verunreinigt sind. Die einzelnen winzigen Abschnitte werden zur Hälfte in den Nährboden hinein versenkt. Am besten wachsen diese Keime auf einem Schiefagar folgender Zusammensetzung: Agar-Agar 15,0; Pepton granulée Chassaing

(Paris) 20,0; Glycerin. neutr. 20,0; Aqua destill. 1000,0; Acid. acet. crystallis. 5 gtt. Selten wachsen auf diesem Nährboden die Acnebacillen gleich von Anbeginn in Reinkultur; zumeist sind sie durch einen Coccus verunreinigt, der im Brutofen bei 37° bereits nach 2 Tagen erscheint, runde, flache, graue, opake Kolonien bildet und häufig auf der seborrhoischen Haut als Saprophyt gedeiht. Die Kolonien des Acnebacillus sind nach etwa 3 Wochen typisch ausgebildet. Sie ragen 1—3 mm über dem Nährboden empor, haben eine dunkelbraune oder ziegelrote Farbe und sind nach Art eines Knopfes oder eines Kegels geformt. Die Möglichkeit, sie in Reinkultur zu gewinnen, ist trotz ihrer Verunreinigung durch den Coccus gegeben, weil die Kokkenkolonien nach 4 Wochen absterben und nach diesem Zeitraum die vollentwickelten und den Nährboden überragenden Acnebacillenkolonien leicht mit einer Platinnadel abgehoben werden können (Abb. 6).

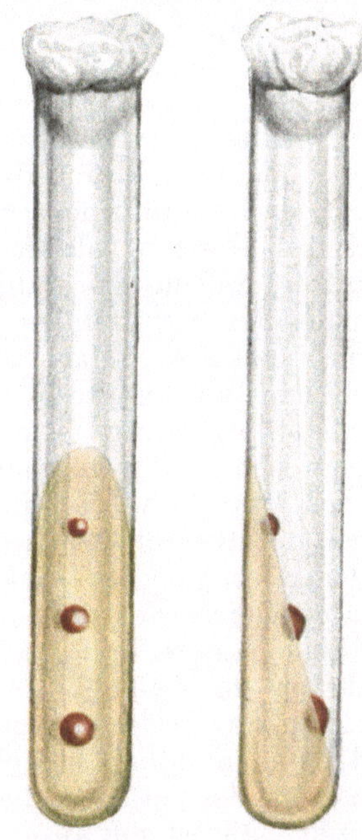
Abb. 6. Acnebacillenkulturen. (Nach SABOURAUD.)

Ein sehr gutes Nährmedium für den Mikrobacillus ist das Eigelb. Das dicke Ende eines rohen und frischen Eies wird durch die Flamme des Bunsenbrenners sterilisiert, die Schale mit einer feinausgezogenen Pipette, welche eine Kulturaufschwemmung des Acnebacillus enthält, angestochen und so das Eigelb infiziert. Die feine Stichöffnung verschließt man mit Siegellack und stellt das infizierte Ei in den Brutofen. Nach 2 Monaten ist das Eigelb an allen jenen Stellen, wo sich Acnebacillen in Massen entwickelten, braunrot verfärbt und in eine solide Masse umgewandelt, welche einen aromatischen Geruch verbreitet. Das Deckglaspräparat solcher Kulturen zeigt alle Entwicklungsstadien des Acnebacillus.

SABOURAUDS Versuche, Acnebacillen durch Einreibung von Kulturmaterial auf die Haut der gewöhnlich verwendeten Laboratoriumstiere zu übertragen, sind sämtlich mißlungen. Die Unmöglichkeit der Übertragung ist in der Tatsache begründet, daß jedes Tier seine artspezifische Hautflora besitzt. Die Saprophyten der Haut des Meerschweinchens, des Hundes, des Kaninchens sind voneinander vollständig different und in strenger Abhängigkeit von der Zusammensetzung der Hautsekrete. Jeder Hautmikrobe hat seine eigenen, der Umgebung genau angepaßten Lebensgewohnheiten und, in ein anderes, ihm nicht zusagendes Milieu verpflanzt, geht er zugrunde. Die Mikrobacillen sind in bezug auf die Auswahl ihres Terrains sehr wählerisch. Auf dem Integument des Kindes wachsen sie nicht so gut wie auf dem des geschlechtsreifen Individuums. Auf der Kopfhaut der Frau sind sie viel spärlicher zu finden als auf dem Capillitium des Mannes. Es ist niemals gelungen, bei Tierversuchen die Bildung von „filaments séborrhéiques" oder von Comedonen zu reproduzieren.

Je nach der Ausbreitung und dem Sitze der Erkrankung unterscheiden wir vom klinischen Standpunkte eine **Seborrhoea universalis** und eine **Seborrhoea localis.** Als universell kommt die Seborrhoe wohl nur beim Neugeborenen vor als pathologische Steigerung und lange Andauer jenes Zustandes, welchen wir als Vernix caseosa kennen gelernt haben. Diese durch mehrere Wochen nach der Geburt bestehende stärkere universelle Fettabsonderung kombiniert sich oft mit Desquamation und schwindet in der Regel spontan. Viel häufiger ist die Seborrhoe in ihren beiden klinischen Erscheinungsformen, als Seborrhoea sicca und oleosa, lokalisiert in den sog. seborrhoischen Zentren.

Die *Haut des Gesichtes*, an welcher physiologisch die stärkste Fettabsonderung stattfindet, wird mit Vorliebe von Seborrhoea oleosa befallen *(Fluxus sebaceus)*. Besonders Stirn, Nase und angrenzende Wangenpartie, sowie das Kinn erkranken am häufigsten und am intensivsten. Diese Stellen zeigen das Bild der Seborrhoea oleosa in typischer Weise. Klaffende Drüsenmündungen verleihen der Haut der Nase das Aussehen, als ob sie mit Nadeln zerstochen wäre. Drückt man die Haut der Nase seitlich zusammen, so steigen aus den Drüsenmündungen Fetttropfen oder weißliche, zylindrisch geformte Sebummassen empor, die sog. „filaments séborrhéiques" von Sabouraud. Meist nimmt der Fettglanz an den seitlichen Partien des Gesichtes allmählich ab, in einzelnen Fällen erstreckt er sich über die Ohren und gegen den Nacken zu oder reicht in die behaarten Teile der Kopfhaut. Die Affektion belästigt ihre Träger nicht nur durch den entstellenden Glanz, sondern auch durch den Umstand, daß staubförmige Körper an der seborrhoischen Haut leicht festhaften, und das Gesicht solcher Kranken meist wie ungewaschen aussehen lassen. Arbeiter, welche in stauberfüllten Räumen sich aufhalten, sammeln große Mengen des betreffenden Staubes (Mehl, Kohle usw.) an ihrer seborrhoischen Gesichtshaut an. Man kann daher an der starken Färbung die an Seborrhoea faciei leidenden Leute in Mühlen, Bäckereien, Gasfabriken usw. leicht von den gesunden Arbeitern unterscheiden. Die reine Seborrhoe des Gesichtes kombiniert sich häufig mit einer leichten Pityriasis faciei. Oft trifft man dieselbe an den Brauen, im Schnurrbart, in der Nasolabialfalte. Die Schüppchen verleihen der Hautoberfläche ein gelbliches Kolorit, verbacken mit dem Hautfette zu einer fettigen Deckschicht, die an ihrer Unterseite in die Drüsenmündungen hinabsteigende Fortsätze trägt.

Eine häufige Lokalisation der Seborrhoe bildet der *Lidrand;* Rötung und Fettglanz der freien Lidränder sind charakteristisch für dieses Leiden, welches bei längerem Bestande stets in Eczema seborrhoicum übergeht, dann Schuppen- und Krustenbildung bedingt und schließlich zum Ausfall der Cilien führt. Die Seborrhoe des Gesichtes betrifft fast immer Erwachsene und beginnt zur Pubertätszeit. Sie ist ein ausgezeichnetes Terrain für die Entwicklung entzündlicher Zustände, die als leichte Rötung beginnen (Seborrhoea congestiva) und im weiteren Verlaufe in echte Dermatitiden wechselnder Intensität (Eczema seborrhoicum) übergehen können. Oft entstehen in seborrhoischer Haut Comedonen und Acneknospen. Der seborrhoische Zustand der Gesichtshaut, welcher zu Beginn der Pubertät sich langsam entwickelt, bleibt jahrelang bestehen und verschwindet spontan oft mit höherem Alter. Er macht fast niemals Beschwerden, bis auf ein geringes Jucken in jenen Fällen, die mit leichten kongestiven Hyperämien einhergehen.

Die *Seborrhoe des behaarten Kopfes* kommt bei Säuglingen und kleinen Kindern als „Gneis" oder als Crusta lactea zur Beobachtung. Die Kopfhaut ist bedeckt von dünnen, fettigen Schuppengrinden oder von bis 1 cm dicken, bräunlich oder grünlich gefärbten, schmutzigen Sebumauflagerungen, die sich mit den Haaren innig verfilzen und deshalb schwer abzuheben sind. Entfernt man die Auflagerungen, so ist die Haut darunter blaß, nicht nässend und bedeckt sich rasch wieder mit Fett. Bei langem Bestand entwickeln sich auf dem Boden der Crusta lactea die bekannten, äußerst hartnäckigen Säuglingsekzeme, die immer und immer wieder rezidivieren und oft erst nach Jahren gänzlich schwinden.

Zwischen dem 5. und 15. Lebensjahre pflegt auch bei seiner Zeit seborrhoischen Kindern ein Stillstand der Seborrhoe des behaarten Kopfes einzutreten und erst im Pubertätsalter kommt diese Konstitutionsanomalie neuerlich zum Durchbruch. Anämische und chlorotische Störungen leisten ihr Vorschub. Die Seborrhoe des behaarten Kopfes lokalisiert sich hauptsächlich in den oberen und mittleren Partien des Capillitiums. Ihre Begrenzungslinie läuft halbmondförmig von einer Schläfe zur anderen derart, daß die abhängigen Partien des Schädels weniger befallen sind als Stirn und Scheitel. Die Seborrhoea oleosa der Kopfhaut verrät sich durch übermäßige Einfettung der Haare. Die Kopfhaut sieht immer aus, als wäre sie reichlich mit Pomade versehen. Alle mit den Haaren in Berührung kommenden Gegenstände wie Hutfutter, Kopfpolster, Haarbänder usw. werden nach kurzem Gebrauch mit Fett imprägniert. Die Haare legen sich glatt an den Kopf und kleben, wenn sie dünn sind, zu Büscheln aneinander, so daß der Haarwuchs dadurch spärlicher aussieht. Ja, es kann, wie dies A. Veiel beschreibt, zu derartiger Verfilzung der Haare kommen, daß ein ähnliches Bild wie bei Plica polonica entsteht. Durch die abundante Fettabsonderung, welche namentlich nach häufigem Baden leicht zur Entwicklung eines eigentümlichen ranzigen Geruches führt, werden die Kranken sehr belästigt. Das eben geschilderte Krankheitsbild der sog. Seborrhoea oleosa kann sich mit einer intensiven Schüppchenbildung vergesellschaften (fälschlich Seborrhoea sicca genannt, besser als *Pityriasis furfuracea* bezeichnet). Der Zustand charakterisiert sich durch das reichliche Abfallen von weißlichen, fettigen Schüppchen beim Kämmen und Bürsten. Untersucht man diese Schüppchen mikroskopisch, so findet man in denselben die sog. *Sporen von Malassez*. Malassez beschrieb diese Gebilde in seiner Publikation vom Jahre 1874 in folgender Weise: Ihre Form ist ovoid, seltener oval. Sie sind sehr klein, 4—5 $\mu$ lang, 2—2,5 $\mu$ breit. Sie wachsen ausschließlich in der verhornten Epidermis und dringen in den Follikel nur bis zum Niveau der einmündenden Talgdrüse ein. M. schrieb diesen Sporen eine pathogene Bedeutung zu, welche ihnen jedoch alle anderen Untersucher absprachen. Unna konnte den Nachweis liefern, daß die von Malassez Sporen benannten Mikroorganismen nichts anderes sind als Jugendformen jener Bacillen, die Unna und seine Schüler als Flaschenbacillen bezeichneten. Die Malassezschen Sporen wachsen nämlich zu länglichen Stäbchen aus, welche an einem Ende kugelförmig oder kegelförmig anschwellen, wodurch dann das Körperchen eine auffallende Ähnlichkeit mit einer Flasche erhält.

Benedek züchtete aus den Schuppen der seborrhoisch erkrankten Kopfhaut einen Spaltpilz, den er *Schizosaccharomyces hominis* nannte und als Erreger des seborrhoischen Ekzems auffaßte. Der Nährboden der Wahl war 8%iger Glucose-Agar (rohe Glucose Merck 80,0, Pepton Merck 10,0 Agar-Agar 20,0, Aqu. destill. 1000,0). Die optimale Züchtungstemperatur betrug 27°. Die linsengroßen Kolonien erschienen nach 24—48 Stunden, waren prall vorgewölbt, halbkugelig, grauweiß, scharf begrenzt, glänzend und typisch fadenziehend. Im mikroskopischen Präparate bestanden sie aus länglichen Zellformen, die an beiden Enden spitz zuliefen und „Nähmaschinenschiffchen“ glichen. Durch spezifische Seroreaktionen (Komplementfixation, Agglutination) und durch Cutireaktion mit Kulturextrakten glaubte Benedek die ätiologische Rolle, welche er dem von ihm gefundenen Erreger beim seborrhoischen Ekzem zusprach, beweisen zu können.

Im Beginn der Pityriasis sind die Schuppen meist noch spärlich, mehlartig und glänzend, späterhin fallen diese Schuppen schon bei Bewegungen auf die Kleider und bedecken Rockkragen und Schultern der jungen Leute. In exzessiven Krankheitsfällen bilden sie mantelähnliche Manschetten um einen Teil des Haarschaftes, sind asbestähnlich oder gleichen Plättchen von Perlmutter und können in dicken Massen das Capillitium bedecken (*Porrigo amiantacea* Alibert). Entfernt man die eben beschriebenen schuppigen Auflagerungen, so ist die Kopfhaut darunter blaß und fettig glänzend. Die mit Schuppenbildung einhergehende Seborrhoe der Kopfhaut kann mitunter viele Jahre bestehen, ohne zum Haarausfall zu führen, jedoch fast immer gibt sie Veranlassung hiezu.

Anfangs bemerken die Patienten, daß sie beim Kämmen und Bürsten reichlich Haare verlieren. In späterer Zeit steigert sich der Haarausfall so sehr, daß beim Durchfahren durch die Haare immer an den Fingern einzelne Haare haften bleiben; es kommen da namentlich die längsten Haare, wie man

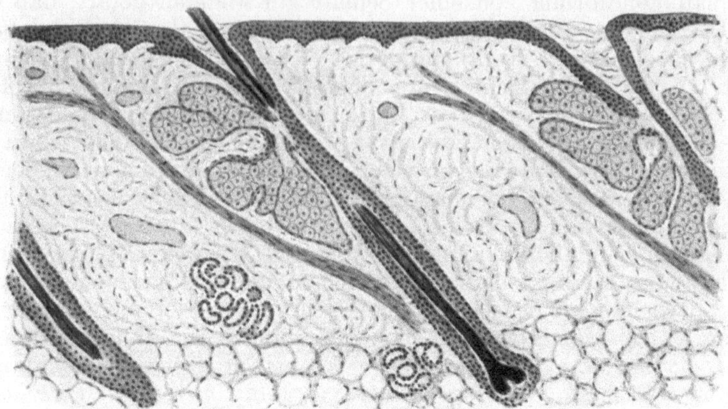

Abb. 7. Mikroskopischer Schnitt durch normale Kopfhaut. (Halbschematisch.)

bei weiblichen Individuen leicht beobachten kann, zum Ausfall; der Haarbestand wird auffallend schütterer. In diesem Zeitpunkt suchen die Patientinnen gewöhnlich erst Hilfe des Arztes auf. In vorgeschrittenen Stadien wird die Behaarung der Kopfhaut immer geringer, sowohl an Zahl als an Stärke der

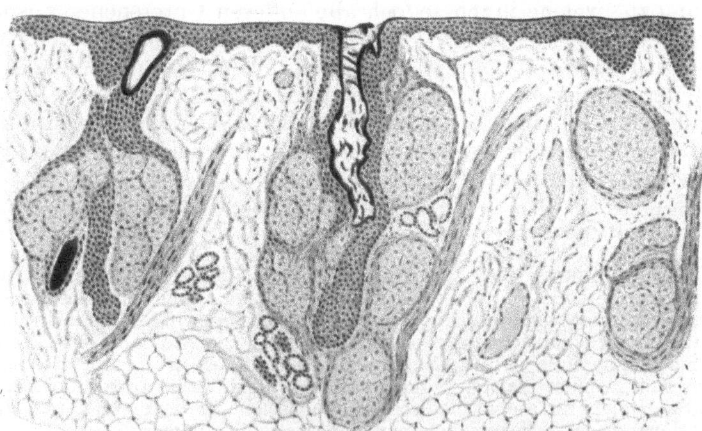

Abb. 8. Mikroskopischer Schnitt durch seborrhoisches Capillitium mit Glatzenbildung. (Halbschematisch.)

einzelnen Haare; es kommt schließlich nach einem Stadium, in welchem die Kopfhaut nur lanugoähnliche Härchen trägt, zu vollständiger Kahlheit, zur Bildung einer *Glatze*. Bei Männern beginnt die Enthaarung gewöhnlich, von der Haargrenze an der Stirne ausgehend, an den Stirnwinkeln beiderseits und in der Gegend des Haarwirbels. Wenn diese kahlen Stellen sich allmählich vergrößern und berühren, bleibt in der Medianlinie über der Stirne eine Haarinsel noch längere Zeit übrig. Bei geschlechtsreifen Frauen kommt es niemals zur Glatzenbildung, sondern nur zu bedeutender Lichtung des Haarbestandes, so daß man durch die Haare überall die Kopfhaut durchschimmern sieht (Abb. 7 und 8).

Die *Kahlheit als Folge der Seborrhoe* ist noch durchaus ungeklärt. Im allgemeinen können wir drei Theorien für das Zustandekommen des Haarausfalles und der Glatzenbildung heranziehen.

1. Die bakterielle Theorie SABOURAUDS. SABOURAUD vertritt die Meinung, daß die Haarpapille beim Seborrhoiker schwer geschädigt wird und allmählich zugrunde geht durch die Toxine der in den Follikelmündungen in reichlicher Menge vorhandenen Acnebacillen. Es wäre also die Glatzenbildung eine Infektionskrankheit des seborrhoischen Terrains. Diese Ansicht kann einer strengen Kritik nicht standhalten, denn erstens ist es niemals gelungen, durch Einreiben von Acnebacillen in behaarte Hautstellen Haarausfall zu erzeugen, und zweitens finden sich Acnebacillen in den Follikeln des ganzen Capillitiums, während der Haarausfall streng phylogenetisch festgelegte Abschnitte des Capillitiums befällt.

2. Die deutsche Schule (HEBRA, KAPOSI, RIEHL u. a.) erklärt das Zustandekommen der Glatzenbildung mit einem durch die Seborrhoe in loco hervorgerufenen Irritationszustand der Haarpapille, welcher zu gesteigertem Haarwechsel führt.

Um diese Ansicht zu verstehen, müssen wir Einiges über die *Physiologie der Haarbildung* vorausschicken. Wie bekannt, zeigen manche Neugeborene einen ziemlich reichlichen, mehrere Zentimeter langen, meist dunkel gefärbten Haarbestand. Es sind dies Primärhaare, welche im Laufe der ersten Lebensmonate sämtlich ausfallen. Aus den Papillen dieser Haare bilden sich in späteren Monaten neue Haare gewöhnlich hellerer Färbung, das sind die bleibenden Haare. Jede Haarpapille produziert nun in mehrfachem Wechsel Haare von verschiedener Länge resp. Wachstumsdauer, und zwar steigt die Maximallänge des von einer Papille produzierten Haares durchschnittlich bis etwa zur Mitte der zwanziger Jahre an. Die auf der Höhe der Produktionsfähigkeit der Papille entstehenden Haare erreichen die grösste Länge und eine Lebensdauer von 2—3 Dezennien. Fällt dieses längste Haar unter physiologischen Verhältnissen aus, so erreicht das aus demselben Haarbalg neu herauswachsende Haar weder die Länge noch die Lebensdauer seines Vorgängers. Fällt auch dieses Haar aus, so wird das nächstproduzierte wieder kürzer und weniger beständig. Je mehr sich die Produktionsfähigkeit der alternden Papille erschöpft, desto kürzer werden die Kopfhaare und desto rascher kommen sie zum Ausfall, schließlich, vor der senilen Schrumpfung, erzeugt die Papille der Kopfhaut nur mehr lanugoähnliche Härchen. Die Haarbildung jeder einzelnen Papille nimmt also bis zur Erreichung der vollen Entwicklung des Menschen stetig zu und bei fortschreitendem Alter der Individuen allmählich ab. Dieser Erschöpfung der physiologischen Produktionsfähigkeit der Papille entspricht die senile Kahlheit. RIEHL weist mit Recht darauf hin, daß ein Individuum, welches z. B. durch Erkrankung an Typhus seine Kopfhaare vollständig verliert, dieselben je nach seiner Altersstufe verschieden regeneriert. Durch die Seborrhoe wird der physiologische Haarwechsel, der sich unter normalen Verhältnissen über die ganze Lebensdauer erstreckt und häufig noch bei hochbetagten Individuen einen dichten Haarwuchs produziert, in abnorm rascher Weise abgewickelt. Die Produktionsfähigkeit der Papille erreicht im Laufe von 1—2 Dezennien ihre Grenze und so werden nach rasch hintereinander erfolgendem Ausfall der neuproduzierten Haare schließlich nur mehr Wollhärchen wachsen, bis endlich die Papille atrophiert.

Diese Meinung kann uns erklären, weswegen das gesamte Capillitium einen dünneren und schütteren Haarwuchs produziert, und trifft für beide Geschlechter zu. *Nicht* erklärt aber ist damit die Tatsache, daß effektive Glatzenbildung doch nur beim Manne vorkommt und in exzessiven Fällen zu einer vollständigen Haarlosigkeit bestimmter, phylogenetisch festgelegter Partien der Kopfhaut führt. Diese Überlegung hat mich veranlaßt,

3. die Glatzenbildung nicht als Krankheitsäußerung aufzufassen, sondern als einen von der Anlage her vorbestimmten Involutionsvorgang, als eine Minusvariante des Haarkleides männlicher Seborrhoiker. Die oben angeführte Auffassung, daß dem seborrischen Komplex ursächliche Bedeutung für das Defluvium zukommt, kann deshalb für die Glatze nicht herangezogen werden, weil die komplette Glatze scharfrandig gegen das übrige Capillitium abschneidet, während die Seborrhoe ja das gesamte Capillitium befällt. Was uns an der Glatze interessieren muß, ist die Tatsache, daß ja nicht nur der Haarausfall allein diesen Zustand charakterisiert, sondern neben dem Haarausfall stellt sich ein atrophisierender Prozeß im Laufe der Jahre ein, der das Epithel und das Bindegewebe befällt.

Genetisch beruht der Haarausfall nicht auf einer primären Schädigung der Haarmatrix oder des Follikelapparates, sondern es liegt hier überstürzte Haarneubildung mit vorzeitiger Erschöpfung der Regenerationsquellen vor. Diese überstürzte Haarneubildung spielt sich unter dem Einfluß bestimmter hormonaler Reize in stürmischem Tempo ab und braucht dabei die dem Epithel von der Anlage her innewohnenden Reparationsenergien in kürzester Zeit auf — Ergebnis dessen Verfall des Follikelapparates in grundsätzlich gleicher Weise wie beim Haarwechsel überhaupt, d. h. Rückbildung der Haarbälge bis auf kurze Stümpfe, Verdickung ihrer Wand und deutliches Hervortreten der Haarstengel (KYRLE). Gewebsveränderungen anderer Art kommen nicht zustande, vor allem werden Talg- und Schweißdrüsen nicht in den Atrophisierungsvorgang einbezogen, und so bin ich denn dazu gekommen, meine Ansicht dahin zu formulieren, daß die Glatzenbildung eine Minusvariante des männlichen Haarkleides darstellt, welche der seborrhoischen Konstitution eigentümlich ist. Unterstützt wird diese Meinung durch folgenden Befund: *1. Fehlen der Glatze bei geschlechtsreifen Frauen, 2. Fehlen der Glatze bei Eunuchen, 3. Fehlen der Glatze bei bestimmten Völkerstämmen trotz vorhandener intensiver Seborrhoe.* So berichtet MONTPELLIER im Juni 1919 über die Häufigkeit der Seborrhoe bei den Muselmanen Algiers und weist andererseits auf die Seltenheit der Glatze hin.

Die Seborrhoe der Kopfhaut ist eine ungemein häufige Krankheit namentlich der jüngeren Leute. Eine Ausnahme bilden jene Fälle, in denen sie nach akuten Krankheiten (Puerperalprozeß, Variola) oder nach erschöpfenden, chronisch verlaufenden Prozessen (bei Phthisikern) entsteht. Fast regelmäßig kann man die Beobachtung machen, daß eine bestehende Seborrhoea capillitii durch die die Allgemeinernährung schwächenden Krankheiten eine Steigerung und rasche Ausbreitung gewinnt.

Die *Seborrhoe des Rumpfes* lokalisiert sich hauptsächlich in der Haut über dem Sternum und an den oberen Partien des Rückens. An diesen Stellen kompliziert sie sich häufig mit Comedonen und Acne. Ich möchte darauf hinweisen, daß am Stamme die Seborrhoe niemals zum Haarverlust führt, im Gegenteil beobachten wir bei männlichen Seborrhoikern eine ganz exzessive Stammbehaarung. *Aus diesem Befunde geht wohl mit Sicherheit hervor, daß die Seborrhoe allein weder Haarwechsel noch Haarausfall verursachen kann.*

Die Seborrhoe des *Nabels* gibt bei Kindern und fettleibigen Erwachsenen Veranlassung zu größerer Ansammlung leicht ranzig werdenden Sebums und dadurch zu artifizieller Dermatitis.

Die Seborrhoe der *TYSONschen Drüsen des Präputialsacks* macht sich durch reichliche Produktion von Smegma bemerkbar, das bei mangelhafter

Reinlichkeit häufig zur Entstehung ekzemähnlicher Hautentzündungen Veranlassung gibt (Balanitis seborrhoica). Ebenso kann die Seborrhoe der weiblichen Genitalien, namentlich der kleinen und großen Labien zur Smegmaansammlung und zur Vulvitis seborrhoica führen.

Die Seborrhoe kompliziert sich häufig mit *anderen Krankheiten*, sie bildet vor allem die Grundlage für die Entstehung der Comedonen und der Acne vulgaris, sie ist ein regelmäßiger Vorläufer dieser Krankheiten. Auch die Acne rosacea und Acne varioliformis kommen häufig auf der Basis von Seborrhoe zur Entstehung, obwohl man sie auch unabhängig davon finden kann. Die seborrhoisch erkrankten Stellen werden durch äußere Reize leicht hyperämisch; so findet man die Seborrhoe der Brauengegend, der Oberlippe und der Nasolabialfalte oft mit chronischer Hyperämie verbunden. Seborrhoische Haut neigt auch sehr zum Auftreten von Ekzemen und diese sind sowohl durch ihr Aussehen, ihren Verlauf als auch durch ihr Verhalten gegen Therapie eigenartig. Diese die Seborrhoe komplizierenden Ekzeme sind zwar schon älteren Beobachtern bekannt gewesen, aber erst von UNNA genauer beschrieben und als **seborrhoische Ekzeme** bezeichnet worden. Folgender Befund rechtfertigt die Sonderstellung des seborrhoischen Ekzems gegenüber anderen akuten Dermatitiden:

1. Die Gesetzmäßigkeit der Ausbreitung über die Körperfläche beim seborrhoischen Ekzem beruht auf einem meist langsamen, aber stetigen Fortschritt der Proruptionen von lange bestehenden Brutstätten aus und, da die Hauptbrutstätte auf dem behaarten Kopfe sich befindet, auf einem Fortschritt vom Scheitel nach abwärts.

2. Die Ausbreitung der Ekzemherde geht von den seborrhoischen Zentren — meist behaarten Regionen — mit abnehmender Intensität vor sich und steht schließlich, ehe die Körpergrenze erreicht ist, still.

3. Halten sich die Proruptionen des seborrhoischen Ekzems an gewisse Prädilektionsrichtungen und Prädilektionsorte: am Kopfe an die Gegend hinter dem Ohre, an die seitliche Wangen- und Halsgegend, am Rumpfe an die hintere und vordere Schweißrinne, im Gesicht an die Augenbrauen und die Nasolabialfalten.

4. Wird das seborrhoische Ekzem durch seine Neigung zu serpiginöser Ausbreitung und zentraler Spontanheilung charakterisiert, insbesondere am Sternum finden sich solche von UNNA als Typus petaloides und Typus circumcisus bezeichnete Formen.

Überblicken wir das eben geschilderte klinische Bild der Seborrhoe und versuchen wir seine **Pathogenese** unserem Verständnisse näher zu bringen, so kommen wir zu dem Schlusse, daß diese ständige Hyperfunktion der Talgdrüsen nur bedingt sein kann durch eine schwere vegetative Störung. Da die Hautfunktionen, Gefäßinnervation, Schweiß- und Talgsekretion durch den Sympathicus reguliert werden, kann letzten Endes nur eine pathologische Veränderung in diesen Nervengebieten als Ursache herangezogen werden. Der Reizzustand des Sympathicus, der neben der Seborrhoe Hyperhidrosis bedingt, läßt sich am besten auffassen als Domestikationsfolge, d. h. als eine Folge der Überernährung und Übererotisierung des modernen Kulturmenschen. Menschenrassen und Bevölkerungsschichten, die reichliche Muskelarbeit leisten und dadurch die vom Darm aus resorbierten hochmolekularen Nahrungsstoffe ausgiebig verbrennen und entgiften, neigen viel weniger zu Seborrhoe als die geistig tätigen, mehr oder weniger überernährten und verfetteten Intelligenzler. Bei Seborrhoikern finden sich nicht nur die Reizzustände des vegetativen Nervensystems an der Haut, sondern sie neigen auch zu anderweitigen Hypersekretionen, wie z. B. zur Hyperacidität. Es ist daher ein müßiges Beginnen, die Seborrhoe bloß durch externe Medikamente bekämpfen zu wollen.

**Therapie.** Eine richtige *Therapie* der Seborrhoe ist gegeben durch die Aufstellung eines Regimes, welches versucht, das Übel an der Wurzel zu fassen. Diese Änderung des Regimes wäre natürlich nur möglich durch eine Gesamtänderung des Milieus, in welchem das seborrhoische Individuum lebt. Was zunächst die *Ernährung* betrifft, so ist bekannt, daß Kohlehydratmast die Seborrhoe fördert. Wir müssen also die Diätvorschriften etwa in folgender Weise festsetzen: Aus der Nahrung des Seborrhoischen wären alle jene Speisen zu streichen, welche Obstipation und Fäulnisdyspepsie veranlassen und welche einen allzu intensiven Fettansatz zur Folge haben. Verboten ist demnach der reichliche Fleischgenuß, ferner Amylaceen (Kartoffeln, Reis in allzu großen Mengen), grobe Gemüse (Kohl, Kraut), gärende Mehlspeisen (Hefespeisen) und als besonders schädlich Kaffee und Tee in konzentrierter Form. Ebenso ist der Nicotinabusus zu untersagen. Da erfahrungsgemäß jeglicher Fettansatz für die Entwicklung der Seborrhoe günstig ist, muß intensive Muskelarbeit befürwortet werden. Es ist kein bloßer Zufall, daß gerade die englische Nation, bei welcher Turnen und Sport eine so wichtige Rolle in der Erziehung der Jugend spielt, relativ die wenigsten Glatzköpfe aufzuweisen hat.

Neben der Änderung des Regimes werden wir auch durch *externe therapeutische Maßnahmen* versuchen, die Seborrhoe und deren Folgen, wenn auch nicht ganz zu beseitigen, doch wenigstens auf ein Mindestmaß zu beschränken. Die wirksamsten Mittel, welche wir gegen die Seborrhoe besitzen, sind *Schwefel, Resorcin, Adstringentien, Alkohol* und *Seifen.* Nach der herrschenden Ansicht soll der Schwefel, in die Haut eingerieben, mit den Alkalien der Gewebsflüssigkeit Schwefelalkalien bilden, die in der Art der Ätzalkalien Hornsubstanz (Keratin) zur Quellung und Lösung bringen (HAUSCHKA, PASCHKIS u. a.); ein anderer Teil des Schwefels soll in den Hautsekreten gelöst mit den Drüsenwandungen in direkte Berührung kommen und auf diese in allerdings noch unbekannter Weise gefäßverengend wirken. Als Stütze dieser Auffassung wird die Tatsache ins Treffen geführt, daß bei Einreibung mit reiner Schwefelsalbe alsbald Geruch nach $H_2S$ auftritt und daß die Wirkung viel intensiver zur Beobachtung kommt, wenn der Schwefel von vornherein mit Alkalien kombiniert angewendet wird.

Sein epidermislösender (keratolytischer), regenerierender und epidermisabstoßender (keratoplastischer) und gefäßverengender Effekt macht Schwefel unentbehrlich bei allen seborrhoischen Hautaffektionen, bei Mitessern (Comedonen) und sonstigen Verhornungen der Epidermis (Lichen pilaris). Seine antiparasitäre Wirkung ist uns besonders zur Abtötung der pathogenen Flora der seborrhoischen Haut willkommen. Die in die Tiefe gehende Schwefelwirkung kommt bei Entfernung parakeratotischer Auflagerungen zur Anwendung. Der keratolytische Effekt wird unterstützt durch Beimengung von Alkalien. Da die Haut des Seborrhoikers reichlich Fett enthält, so applizieren wir den Schwefel in Form von Seifen oder Schüttelmixturen. Die lästige *Seborrhoea oleosa des Gesichtes* z. B., die in der Regel später zu Acne führt, ist zweckmäßig von vornherein konsequent zu behandeln. RIEHL empfiehlt abends Waschungen mit schwefelhaltigen Seifen, bzw. Lösungen folgender Zusammensetzung:

| | | | | | |
|---|---|---|---|---|---|
| | Lactis sulfuris | 20,0 | Oder | Sulfuris citrini | 10,0 |
| | Saponis glycerin. liquid. | 100,0. | | Spirit. saponato-kalin. | |
| | S. Vor dem Gebrauch zu schütteln. | | | Spirit. lavandul. āā | 50,0. |
| Oder | Florum sulfuris | 10,0 | Oder | Sulfuris citrini | 5,0 |
| | Saponis medicinalis | 100,0. | | Saponis viridis | 50,0. |
| | | | Oder | Solution. Vlemingkx | 100,0. |

Die Seife wird auf mit warmem Wasser befeuchteten Flanell aufgetragen oder aufgegossen und die kranke Haut mit diesem energisch abgerieben, bis die Seife schäumt, darauf mit Wasser abgespült und getrocknet. Man läßt die Waschungen in leichten Fällen jeden zweiten bis dritten Abend wiederholen, des Morgens die Gesichtshaut nur mit Alkohol leicht betupfen. In intensiveren Fällen kann der Schaum der Schwefelseife 10 Minuten bis 1 Stunde und darüber auf der Gesichtshaut belassen werden, wodurch man bei Auswahl der oben gegebenen Vorschriften nach Belieben intensiver oder milder einwirken kann. Die Solutio Vlemingkx eignet sich, da sie sehr irritierend ist, nur für wenig empfindliche Gesichtshaut und soll mit Wasser nach Bedarf verdünnt werden. Über Nacht wird nun das Gesicht mit einer Schüttelpinselung derart behandelt, daß dieses Medikament nach kräftigem Umschütteln auf die Gesichtshaut aufgetupft wird. Diese Schüttelpinselungen sollen nebst Schwefel Alkalien enthalten zum Aufquellen der Hornschicht, indifferente Puder und eventuell geruchlose und lösliche Teerpräparate. Man wählt daher am besten folgende Zusammensetzung:

| | | | |
|---|---|---|---|
| | Sulfuris praecipitat. | | 1,0 |
| | Spirit. camphorat. | | |
| | Spirit. lavandul. | āā | 2,0 |
| | Spirit. coloniens. | | 4,0 |
| | Aqua destill. | | 60,0 |
| | (KUMMERFELDsches Waschwasser). | | |
| Oder | Sulfuris praecipitat. | | |
| | Acid. salicyl. | āā | 1,5 |
| | Talci veneti | | |
| | Amyl. oryz. | āā | 10,0 |
| | Terrae silic. | | 5,0 |
| | Spirit. vini (70%) | | 150,0. |
| Oder | Sulfuris praecipitat. | | |
| | Zinci oxyd. | āā | 5,0 |
| | Camphor. tritae | | 1,0 |
| | Tragacanth. | | 1,5 |
| | Aqua calc. | ad | 200,0. |
| Oder | Sulfuris praecipitat. | | 1,0 |
| | Glycerin. pur. | | |
| | Aqu. amygdal. amar. | āā | 5,0 |
| | Aqu. calc. | ad | 100,0 |
| | (HERXHEIMER). | | |
| Oder | Thigenol | | 2,0 |
| | Sulfuris praecipitat. | | 5,0 |
| | Zinci oxyd. | | |
| | Talci venet. | āā | 10,0 |
| | Glycerin. pur. | | 20,0 |
| | Spirit. rectificat. (70%) | ad | 100,0. |

Statt Schüttelpinselungen empfehlen UNNA und seine Schule als Konstituens für die Schwefelapplikation sog. *Alaunpasten*. Der Ursprung dieser Pasten geht auf viele Jahrhunderte zurück. Schon am Hofe Maria von Medici's war ein Mittel im Gebrauch, das aus Alaun und Hühnereiweiß bestand und zum Aufhellen von Gesichtsflecken und zur Pflege der Hände diente. Vermischt man Alaun nach der folgenden Vorschrift UNNAs mit Hühnereiweiß und gibt als Fettgehalt 8% Mandelöl hinzu, so erhält man eine Paste, die auf der Haut zu einem gipsartigen, harten Überzug eintrocknet und sich daher für die Nachtbehandlung besonders eignet. „Pasta albuminis aluminata" wird hergestellt:

| | | |
|---|---|---|
| Lösung I. | Albuminis ovi sicci | 17,0 |
| | Aqu. destill. | 70,0. |
| Lösung II. | Aluminis | 8,0 |
| | Aqu. destill. | 70,0. |

Lösung II wird heiß zur kalten Lösung I gesetzt und das Gemisch auf 87 g eingedampft. Dann fügt man hinzu:

| | | |
|---|---|---|
| Tinct. benzoes | | 3,0 |
| Ol. amygdal. | ad | 100,0. |

Die Wirkung der Paste ist stark hautbleichend und entfettend. Entzündungsherde werden unter ihrem Einflusse rasch zum Verblassen gebracht. Das hauptsächlichste Anwendungsgebiet ist die ölige Seborrhoe des Gesichts. Um die Applikation der an sich etwas harten Paste zu erleichtern, setzt man zweckmäßig Mittel zu, die ebenfalls bleichen und gleichzeitig die Konsistenz der Paste weicher machen, z. B. Acet. aromat. Die bleichende Wirkung der Alaunsalbe ergänzt die Wirkung des Schwefels in ausgezeichneter Weise. Schwefel ist zwar ein gutes Antiseborrhoikum, hat jedoch die unangenehme Eigenschaft, bei häufigem Gebrauch die Schwärzung der Hautfollikel zu begünstigen. Diese wird durch die Alaunpaste verhindert. Wir verschreiben daher:

Past. albuminis aluminat. 20,0
Sulfur. 2,0
adde Acet. aromat. et Eucerini anhydrici āā qu. s. u. f. pasta mollis.

Wurde des Abends eine Schwefelschüttelpinselung oder über Nacht eine Schwefel-Alaunpaste appliziert, so kann man des Morgens das Gesicht mit heißem Wasser waschen, welches zweckmäßig mit pulverisierter Borsäure versetzt wird (ein Kaffeelöffel des Pulvers auf einen Liter Wasser). Diese Waschungen mit heißer Borsäurelösung sollen auch mehrmals während des Tages vorgenommen werden. Tagsüber verwendet man auch gern angesäuerte alkoholische Lösungen folgender Zusammensetzung:

| | | | | |
|---|---|---|---|---|
| Acid. boric. | 3,0 | Oder | Acid. benz. | 3,0 |
| Glycerini | 10,0 | | Borac. | |
| Tinct. benzoes | 2,0 | | Glycerin. | āā 15,0 |
| Spirit. vini | ad 100,0. | | Aqu. destill. | |
| | | | Spirit. rectificat. (70%) | āā 100,0. |

Solange die Fettsekretion an der Haut noch Glanz erzeugt, ist Pudern derselben anzuempfehlen. Als Grundlage medikamentöser Puder zur Behandlung der Seborrhoe eignet sich UNNAS Pulvis cuticolor. Er enthält Boluspulver. Die Bolusarten zeichnen sich durch ihre vielseitige Aufnahmsfähigkeit aus, sie absorbieren mit Vorliebe Fett, aber auch Flüssigkeit und sind daher bei Seborrhoe und der dieselbe so häufig begleitenden Hyperhidrosis des Gesichtes besonders indiziert. Für die Kosmetik ist vornehmlich eine Bolusmischung zu empfehlen, die hautfarben ist. Bekanntlich wird eine Hautfarbe am besten durch Vermischen dreier Farben hervorgerufen: weiß, gelb und rot. Weiß entspricht der Farbe der Lederhaut, Gelb der Farbe der Oberhautzellen und Rot der Farbe des Blutes. Eine schon sehr alte und bewährte Vorschrift benutzt eben hierzu die Vielfarbigkeit der Bolusarten. Die sog. Bolus alba hat bekanntlich einen gelblichen Stich. Bolus rubra ist durch Eisenoxyd rötlich, die weiße Komponente repräsentiert das Zinkoxyd. Wir erhalten daher Pulvis cuticolor durch folgende Mischung:

| | | | |
|---|---|---|---|
| Zinci oxyd. | 2,0 | Magnes. carbon. | 3,0 |
| Bol. rubrae | 3,0 | Amyl. oryz. | 10,0. |
| Bol. albae | 3,0 | | |

Diesem Pulver kann man leicht Schwefel oder Ichthyol in 2%iger Menge zusetzen, ohne seine Hautfarbe zu beeinträchtigen. Der Puder ist immer in geringer Menge mehrmals täglich aufzutragen und mit Watte oder einem feinen Seidentuch leicht wegzuwischen.

Ein gut verwendbares, hautfarbenes Schwefelpuder ist das sogenannte *Sulfodermpuder*, welches trotz seines relativ geringen perzentuellen Gehaltes an Schwefel doch eine intensive Wirkung desselben gestattet. Ein jedes Puderkörnchen ist von einer Hülle kolloidalen Schwefels eingeschlossen.

Die *Seborrhoea capillitii*, eine äußerst häufige Krankheit, erfordert sehr konsequente Behandlung und auch bei dieser sind die Resultate nicht immer befriedigend. Sie kombiniert sich, wie oben erwähnt, beim männlichen Geschlecht mit der Disposition zur Glatzenbildung, wobei es noch dahin gestellt bleiben muß, ob die Behandlung und Beseitigung der Seborrhoe auch tatsächlich die Glatzenbildung verhindert, welche ja der Seborrhoe nach meiner Ansicht nicht subordiniert, sondern koordiniert ist. Das souveräne Mittel zur Beseitigung der Kopfseborrhoe ist wieder der Schwefel in den verschiedensten Formen, teils als Pomade, teils als Öl, teils als Puder. Schwefelpomaden, z. B.

| | | | |
|---|---|---|---|
| Lactis sulfur. | 1,0 | Ol. amygdal. dulc. | 5,0 |
| Axungiae porci | 25,0 | Ol. rosar. gtt. 2 | |

werden am besten mittels Borstenpinsel nach Abteilen der Haare in die Haut eingerieben. VON ZUMBUSCH empfiehlt, bei stark durchfetteter Kopfhaut statt Schwefel in Salbenform lieber Schwefel als Streupulver zu verwenden, und zwar alle 4 Tage Einstauben des Kopfes mit

| | |
|---|---|
| Sulfur. praecipitat. | 40,0 |
| Amyl. oryz. | 50,0 |
| Pulv. radic. ir. | 10,0. |

Am nächsten Morgen Entfernung des Puders mit einer weichen Bürste und mit einem Spiritus, der 1% Salicylsäure oder Resorcin enthält.

Eines der besten Schwefelpräparate, welches sich besonders zur Verwendung auf dem behaarten Kopf eignet, ist das *Sulfoform*. Dieses von KAUFMANN synthetisch dargestellte Präparat wird von JOSEPH empfohlen. Es ist Triphenylstibinsulfid und stellt vollkommen geruchlose Krystallnadeln dar. Während es bei trockener Aufbewahrung vollkommen beständig ist, besitzt es in gelöstem Zustande die Fähigkeit, den an seinem Aufbau beteiligten Schwefel in statu nascendi, also in besonders wirksamer Form, abzugeben. Das Präparat löst sich leicht bis zu 10% in Ölen, z. B. in Olivenöl, und wird in dieser Form und auch in Verbindung mit anderen Vehikeln verwendet. Über gute Erfolge berichten neben JOSEPH noch ESCHBAUM, ROCK u. a. Der von SABOURAUD empfohlene Schwefelkohlenstoff als Antiseborrhoikum hat wegen seines üblen Geruchs in die Therapie der Kopfseborrhoe nur wenig Eingang gefunden. Der des Abends auf die Kopfhaut eingeriebene Schwefel wird des Morgens am besten mit schäumenden Seifenlösungen oder alkoholischen Kopfwässern entfernt. Bei intensiver Seborrhoe der Kopfhaut empfiehlt RIEHL folgendes Verfahren: Eine Schwefelschüttelpinselung folgender Zusammensetzung

| | | | |
|---|---|---|---|
| Flor. sulfur. | 15,0 | Spirit. vini rectif. (70%) | 100,0 |
| Glycerini gtt. | 5,0 | Spirit. lavandul. | 10,0 |

wird vorsichtig dekantiert und der feuchte Bodensatz am besten mittels eines flachen, halbweichen Borstenpinsels in dünner Schicht vorsichtig auf die Kopfhaut eingepinselt, indem man einen Scheitel neben dem anderen zieht, und, ohne die Haare zu benetzen, das Medikament in die Kopfhaut einreibt. Nach Verdampfen des Alkohols wird das Schwefelpulver durch das Glycerin an die Kopfhaut fixiert und bedeckt dieselbe in gleichmäßig dünner Schicht. Der Schwefelbelag wird solange auf der Kopfhaut belassen, bis er sich durch Desquamation spontan abstößt. Nach der Beendigung dieser Prozedur sieht die Kopfhaut in der Regel glatt und trocken aus. Diese Therapie ergibt in ganz kurzer Zeit fast immer eine ganz wesentliche Besserung der Seborrhoe. Die Unannehmlichkeiten derselben, namentlich die Entstellung durch das gelbe Schwefelpulver, lassen sich bei sorgfältiger Ausführung auf ein Minimum reduzieren.

## 2. Die entzündlichen Erkrankungen der Talgdrüsen.

Die entzündlichen Erkrankungen der Talgdrüsen erscheinen gewöhnlich unter dem Bilde jener Hautaffektion, die wir klinisch als **Acne** bezeichnen. Dieser Ausdruck ist höchstwahrscheinlich auf eine Verstümmelung des Wortes Akme (die Spitze) zurückzuführen. Allen Acneerkrankungen gemeinsam ist die Bildung konischer, entzündlicher Knötchen von Hirsekorn- bis Erbsengröße, bei welchen entweder an der Spitze oder im Innern des Infiltrats Eiterbildung oder Zerfall auftritt, die aber sonst in ihrem Verlaufe und ihrer Ätiologie verschieden sind. Die Talgdrüsen entstehen bekanntlich aus Ausstülpungen eines Teiles der Haarbalganlage, sie sind mit den Haaren genetisch und morphologisch zusammenhängend; bei den starken Haaren (am Kopf und im Barte) sind sie ein relativ unscheinbares Anhängsel, bei den Lanugohaaren (im Gesicht, am Rücken, an der Brust) übertreffen sie an Masse bei weitem die letzteren. Haare und Talgdrüsen bilden ein biologisch zusammenhängendes Ganze und werden von einem Capillargefäßnetz umsponnen, welches den subpapillaren Arterien entstammt. In vielen Fällen ist daher eine strenge anatomische Scheidung zwischen Entzündung der Talgdrüsen (Acne) und Entzündung des Haarbalges (Folliculitis) nicht recht möglich. So geht z. B. eine Folliculitis des Bartes mit primärem Befallensein der Haarbälge stets sekundär auf die Talgdrüsen über und umgekehrt breiten sich Entzündungen der großen Talgdrüsen (bei Acne) stets auf den benachbarten Lanugobalg aus. Die ältere dermatologische Schule hat von diesen komplizierten anatomischen Verhältnissen bei der Benennung von Hautaffektionen als Acne nur wenig Notiz genommen. Man hat sich an das klinische Bild des zuerst entzündlichen, dann rasch vereiternden Knötchens gehalten und mit dem Namen Acne ganz heterogene Erkrankungen zusammengefaßt. Es scheiden daher von vornherein aus der Besprechung in diesem Kapitel folgende, fälschlich Acne benannten Affektionen aus.

1. Die *Acne teleangiectodes* (KAPOSI), welche nichts anderes ist als ein Lupus follicularis.
2. Die *Acne urticata,* welche eine kleinpapulöse Urticariaform darstellt.
3. Die *Acne cachecticorum,* die in den allermeisten Fällen identisch ist mit den acneiformen Tuberkuliden.

Es verbleiben daher zur weiteren Besprechung die Acne juvenilis und die toxischen Acneformen (Chlor-, Brom-, Jod-, Teeracne), ferner die als Acne bezeichnete Rosacea-Krankheit und die Acne varioliformis. Im anatomischen Sinne ist wohl nur die Acne vulgaris eine primär entzündliche Erkrankung der Talgdrüsen. Die durch Halogene und durch Teer erzeugten Acneformen und die sog. Acne varioliformis sind *primäre Follikulitiden.* Die Rosacea-Krankheit nimmt ihren Ausgang von den Gefäßen, und ihre Subsumierung in das Kapitel Acne erfolgte zu Unrecht, ist aber wegen der allgemein üblichen Bezeichnung als „Acne“ nirgends anders möglich.

## A. Acne vulgaris.

Die Acne vulgaris ist eine Hauterkrankung geschlechtsreifer Menschen. Sie wird niemals im Kindesalter beobachtet und ist jenseits des 40. Lebensjahres selten. Sie kommt am häufigsten im Gesicht vor und befällt von diesem am intensivsten die mittleren Anteile der Stirn, die Nase, die Wangen und das Kinn. Sie erstreckt sich in schweren Fällen über das ganze Gesicht und die Ohren bis an den Hals herunter. Am Stamm folgt sie in ihrer Ausbreitung den seborrhoischen Zentren, lokalisiert sich daher vorne an der Brustregion, über dem Sternum bis zum Rippenbogen, hinten zwischen den beiden Schulterblättern bis gegen das Kreuz. In exzessiven Fällen breitet sie sich in die Gegend der Oberarme aus. Die Acne vulgaris ist der Typus einer chronischen Erkrankung mit akut entzündlichen Efflorescenzen. Die einzelnen Eruptionen erfolgen in Schüben und sind charakterisiert durch das Aufschießen kleinster, bis stecknadelkopfgroßer, hellroter Infiltrate, die anfangs das Hautniveau nur wenig überragen und im weiteren Verlaufe sich zuspitzen und so ein Knötchen bilden, welches bis zu Erbsengröße heranwachsen kann und kugelig oder konisch geformt ist. An der Kuppe des Acneknötchens ist öfters ein kleines schwarzes

Pünktchen zu sehen. Dieses ist der im Ausführungsgang der Talgdrüse steckende Comedo, welcher fast immer für die Entstehung des Knötchens verantwortlich ist. Das entzündliche Infiltrat ist teigig-weich und sehr schmerzhaft. Nach einigen Tagen erweicht es und wandelt sich in eine Pustel um, die entweder spontan oder auf Einstich mit einem Instrument ihren Inhalt entleert und dann verkrustet. Die eitrige Einschmelzung betrifft meist nicht nur die Talgdrüse, sondern auch den anhängenden Haarbalg und erstreckt sich oft in das perifollikuläre Bindegewebe. Die Acneefflorescenz ist also, wie RIEHL betont, „nicht als einfache Pustel aufzufassen, sondern als Absceß mit sekundärer Pustelbildung". Das entzündliche Infiltrat bildet sich nach Eliminierung des Eiters außerordentlich rasch zurück, oft schon in wenigen Stunden und kann entweder restlos verschwinden oder es hinterläßt einen braunroten, später gelbbraunen Fleck, mitunter eine kleine deprimierte Narbe. Die Größe der Narbe ist proportional der Vereiterung, nach einer gewöhnlichen Acnepustel stecknadelkopf- bis hanfkorngroß. Nicht alle Acneknötchen zeigen den eben geschilderten typischen Verlauf, welcher vom ersten Auftreten der Entzündung bis zum Abheilen etwa 8 bis 10 Tage beansprucht, sondern sie können sich teils noch vor der Eiterung zurückbilden oder sie können durch verschiedene äußere und innere Momente im klinischen Bilde variieren. Diese Varianten werden mit eigenen Namen belegt, um sie entsprechend zu charakterisieren.

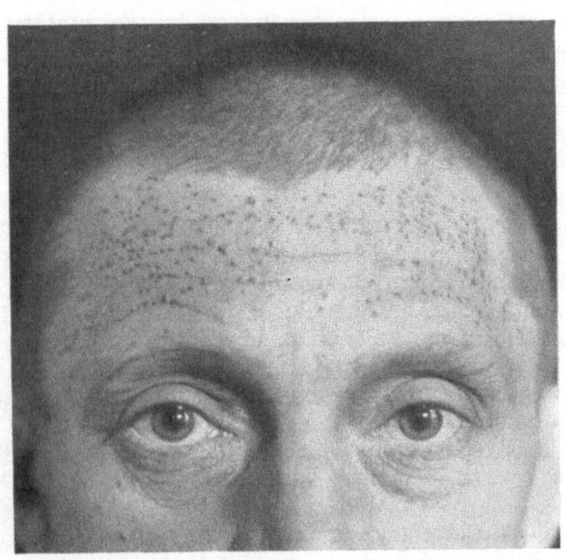

Abb. 9. Comedonenacne. (Nach ROST: Hautkrankheiten.)

## a) Acne punctata (Comedonenacne).

Typisch für jeden Acnekranken ist die Neigung zur Seborrhoe. Die Seborrhoe ist die Ursache der Acne und meist schon längere Zeit vor deren Auftreten deutlich entwickelt. Das Gesicht des Patienten zeigt die für die seborhoischen Individuen typisch erweiterten Talgdrüsenöffnungen, und ihr Gesicht sieht aus wie mit feinen Nadeln zerstochen. In den erweiterten Poren sitzen die filaments séborrhéiques (SABOURAUD) und die bereits oben geschilderten halbweichen, gelblichweißen oder schwarzen Comedonen. Sehr häufig ist unterhalb eines solchen Comedo der Drüsenbalg strotzend mit Sekret gefüllt und schimmert als weißliches Knötchen durch die Hautoberfläche. Im Zentrum desselben sitzt das schwarze Pünktchen des „Mitessers". Jugendliche Seborrhoiker zeigen oft konstant ein solches punktiertes Aussehen ihres Gesichtes und klagen über die schwere kosmetische Entstellung. Aus verschiedenen Anlässen entstehen in den Retentionscystchen der Comedonenacne Entzündungen, welche bald hie und dort zu typischen Acneknötchen ausreifen (Abb. 9).

### b) Acne indurata.

Die einzelnen Acneknötchen werden teils durch Drücken und Quetschen, teils spontan abnorm groß. Die Infiltrate konfluieren miteinander. Die Entzündung nimmt rasch zu, die Eiterung geht von dem perifollikulären Gewebe in die Cutis und Subcutis über. Insbesondere anämische und lymphatische Individuen sind zu dieser Form der Acne disponiert, welche im Gesicht, an der Brust und am Rücken oft ganz bedeutende, blauviolette, lange persistente Tumoren hervorruft, die sich hart anfühlen (Abb. 10).

### c) Acne aggregata.

Die miteinander konfluierenden Acneinfiltrate zeigen in einzelnen Fällen eine ganz besondere Tendenz zur Vereiterung. Die einzelnen Absceßherde greifen auf das cutane und subcutane Gewebe über, bringen es zur Einschmelzung und formen größere und kleinere, buchtige Absceßhöhlen, welche das Gewebe bis weit in die Umgebung unterminieren können und von livid verfärbter, schwappender Haut bedeckt sind (Abb. 11 und 12).

### d) Acne keloidea.

Bei manchen Individuen reagiert das Hautorgan auf narbenbildende Prozesse in außerordentlich intensiver Weise. Die im allgemeinen fast unsichtbaren und nur bei größeren konfluierenden Acneherden kosmetisch störenden Acnenarben wandeln sich in derbe, fibröse Geschwülste um, welche brückenartig über die grubigen Vertiefungen der Hautoberfläche hinwegziehen und durch Verästeln und gegenseitiges Anastomosieren an Residuen nach Scrophulodermen erinnern.

Es gibt kaum eine Hauterkrankung, welche ein derartig variables Bild zeigt als die Acne. Leichte Acneausbrüche verschwinden oft spurlos und belästigen den Patienten nur wenig, schwerere Formen verleihen den Prädilektionsstellen der Erkrankung (Gesicht, Hals, Brust und Rücken) ein buntscheckiges Aussehen. Entzündliche Knötchen, Pusteln, Krusten wechseln im Durcheinander mit Närbchen, Pigmentflecken, Comedonen, größeren und kleineren, blauvioletten Knoten und Cystenbildungen in den Talgdrüsen. Es resultiert auf diese Weise eine schwere Entstellung, die durch die Chronizität des Leidens bei Männern Berufsstörungen zur Folge haben, bei weiblichen Individuen schwere Gemütsdepressionen auslösen kann.

Interessant ist die Tatsache, daß trotz der ausgedehnten Eiterungsprozesse, die sich bei manchen Acneformen finden, doch nur sehr selten Phlegmonen, Lymphangitiden und Lymphdrüsenschwellungen zur Beobachtung kommen. Auch metastatische Eiterungen in den inneren Organen oder Nierenreizungen sind bei Acnenachschüben so gut wie unbekannt. Eine recht bedeutungsvolle Komplikation der Acne vulgaris beschreibt SCHMELZING, welcher an seinem klinischen Material feststellte, daß Acneausbrüche mitunter eine ätiologische Rolle bei dem Entstehen von Iritis spielen. Es scheint eine gewisse Beziehung zwischen Acne und dem gelegentlichen Zustandekommen bacillärer Iridocyclitiden in Frage zu kommen.

Die **anatomische Grundlage** der Acneefflorescenz ist gegeben in der Vereiterung der durch den Comedo verstopften Talgdrüse. Der Mitesser steckt in ihrem Ausführungsgang so wie ein Pfropf in einer Flasche und es staut sich hinter demselben das Sekret. Zum Zustandekommen einer Acneefflorescenz gehören also zwei Momente: 1. die Comedonenbildung und 2. die Infektion der Talgcyste. Wir sehen die Comedobildung, können die Umwandlung in ein Infiltrat und in eine Pustel deutlich verfolgen und doch sind die Ursachen des

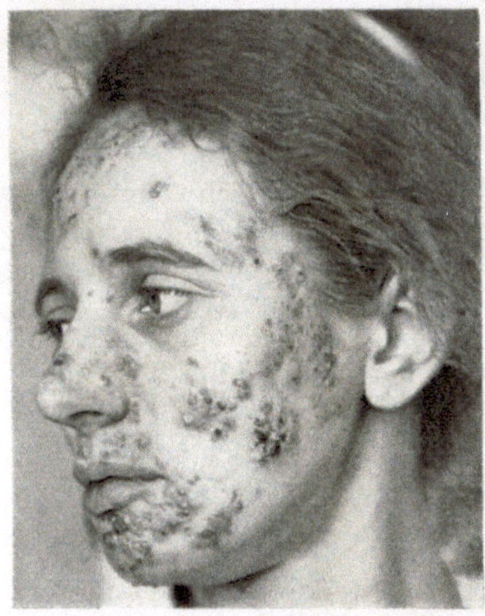

Abb. 10. Acne indurata faciei.

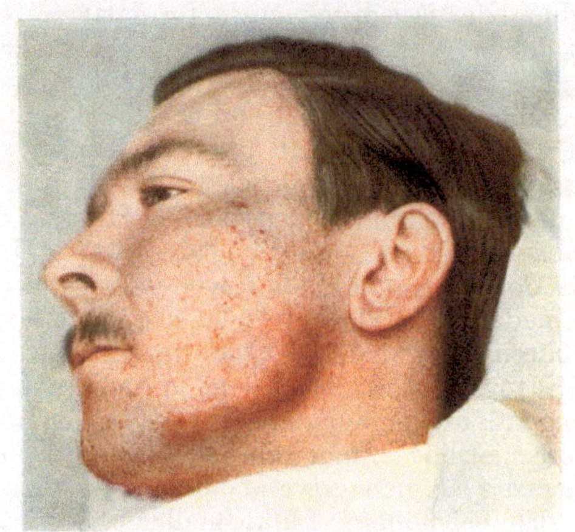

Abb. 11. Acne aggregata faciei.

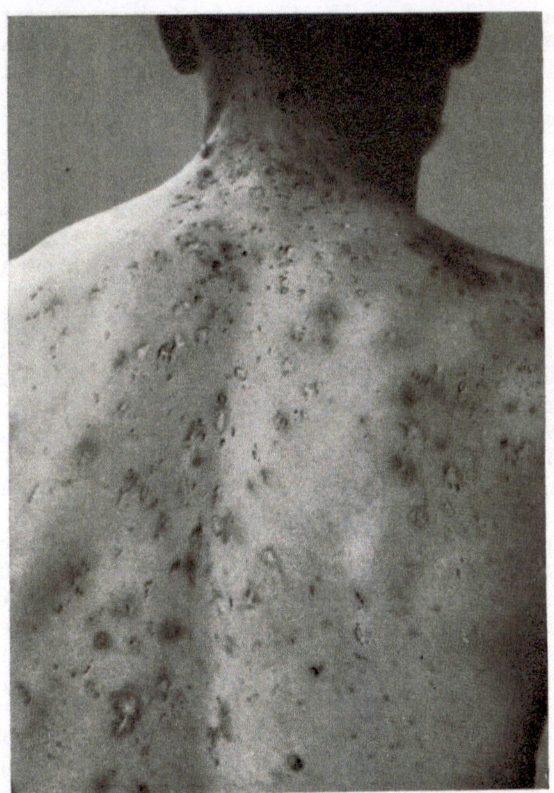

Abb. 12. Acne gravis tergi. (Nach Rost: Hautkrankheiten.)

pathologischen Geschehens noch nicht ganz klar. Die Formation des Comedo führt Sabouraud auf die Anwesenheit der Acnebacillen im Ausführungsgang der Talgdrüse zurück und definiert den Mitesser als ein Reaktionsprodukt der

Epithelzellen auf die Toxine des Acnebacillus. Nach KYRLE ist die Comedonenbildung der Ausdruck eines formativen Reizes, der die Epidermiszelle trifft, mit der Seborrhoe in eine Linie gesetzt werden muß und das anatomische Substrat ist für die zur Zeit der Pubertät im ganzen Epidermisbereich einsetzende, besonders den follikulären Abschnitt betreffende Hyperfunktion der Haut. Zur Zeit der Reife wird der Organismus von Substanzen überschwemmt, die besonders auf die Haut wachstumsfördernd wirken. Es sei hier nur erinnert an das Auftreten des terminalen Haares, des Bartes, an die Entwicklung der apokrinen Drüsen und der Talgdrüsen. Und hierzu gehört nun offenbar auch die Comedonenbildung insoweit wenigstens, als die im Follikelostium sich abspielenden hyperkeratotischen Vorgänge doch wahrscheinlich mit der im ganzen erhöhten Tätigkeit des Epidermisgewebes zusammenhängen.

Natürlich stellt sich zugleich die Frage ein, warum es denn nicht bei jedem jungen Menschen zur Acneerkrankung kommt, da doch die Wachstumsereignisse ceteris paribus immer dieselben sind. KYRLE vertritt folgenden Standpunkt: Einerseits können gewisse Minderwertigkeiten in der Follikelanlage bestehen, die sich bei höherer funktioneller Inanspruchnahme geltend machen, andererseits kann die Epidermis normal gebaut, der Zustrom von Reizstoffen aber so mächtig sein, daß sich hieraus ein abnormer Verhornungsprozeß ergeben muß. Vielleicht sind auch noch andere Umstände maßgebend, jedenfalls sehen wir immer wieder intensive Comedobildung vergesellschaftet mit intensiver Seborrhoe und nichts liegt näher, als beide Ereignisse auf gemeinsame Grundlage zu setzen, d. h. das eine als Ausdruck hyperfunktioneller Vorgänge im Follikelepithel, das andere im Talgdrüsenbereich anzusehen. Seborrhoe und Comedobildung wären daher bei- und nicht untergeordnete Prozesse und, wo es zur Bildung von Acneefflorescenzen kommt, muß noch ein weiterer Faktor hinzutreten — die lokale bakterielle Infektion; sie erst verwandelt die Epithelerkrankung in eine entzündliche und erzeugt damit das charakteristische Bild der Dermatose. Nebenstehende Schnitte, welche aus dem KYRLEschen Lehrbuche reproduziert sind, mögen diese Verhältnisse näher illustrieren. Abb. 13 zeigt ein Präparat, in welchem eine Follikelmündung getroffen ist, die sich offensichtlich im Zustand der Hypertrophie befindet und einen Comedo trägt. Die Entzündungsreaktion im Umkreis des Follikels ist im ganzen gering, nur rechtsseitig im Präparat findet sich eine umfänglichere Ansammlung von Rundzellen — die Anfänge der Folliculitis. Das zweite Präparat (Abb. 14) läßt die Follikelbegrenzung nicht mehr erkennen, ein Absceß hat den Balg ersetzt. Die Entzündung erstreckt sich nach rechts und links in das angrenzende Gewebe, es entspricht dies dem entzündlichen Hof, der jede Acnepustel umschließt. Nach außen ist der Absceß gedeckt durch eine dünne Hornschicht bzw. in der Mitte durch nekrotische Massen. Vom Comedo ist nichts mehr zu sehen, er ist im Absceß aufgegangen. Nicht alle mit Comedonen besetzten Follikel müssen sich in Acneefflorescenzen umwandeln. Wovon es abhängt, daß einzelne verschont bleiben, wissen wir nicht. Recht häufig stösst man im Bereiche einer Comedonenhaut auf Follikel mit übergroßen Pfropfen (Riesencomedonen), oder, wenn letztere bereits ausgestoßen wurden, auf Stellen, wo die Follikel als tiefe, weite Einsenkungen imponieren. Histologisch ist unter solchen Verhältnissen Hypertrophie und Atrophie nebeneinander (Abb. 15), d. h. der Follikelraum ist gegenüber der Norm vergrößert, seine Wandbekleidung aber atrophisch. Nirgends finden sich Zeichen einer Epithelwucherung, im Gegenteil, der mit Hornelementen und ähnlichem Material erfüllte Hautsack ist überall nur von einer schmalen Epithelschicht begrenzt. Wahrscheinlich spielt der auf dem Epithel ständig lastende und, je mehr Horn- und Fettsubstanz angehäuft wird, um so stärker sich fühlbar machende Druck des Follikelinhaltes beim Atrophisierungsvorgang die

Hauptrolle, ebenso natürlich auch bei der cystischen Erweiterung des Follikels. In der Regel werden bei Verschluß der Haarbalgmündung auch die zum Follikel gehörigen Talgdrüsen allmählich in den Atrophisierungsprozeß einbezogen. Es können dadurch recht umfängliche Höhlungen entstehen, die

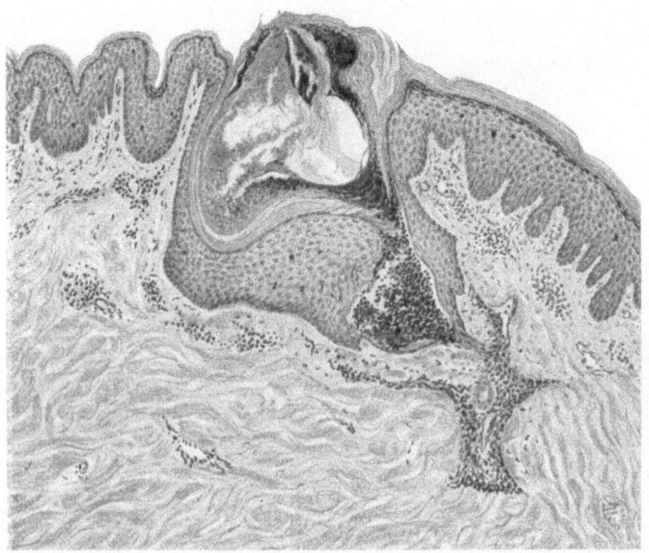

Abb. 13. Comedo in Umwandlung zur Acneefflorescenz. Rückenhaut. Vergrößerung 60. Gewucherter Follikel, im erweiterten Ostium Comedo; in der Umgebung (besonders rechte Seite des Präparates) entzündliche Reaktion, Einbruch von Rundzellen in den Follikel. (Aus KYRLE: Histobiologie I.)

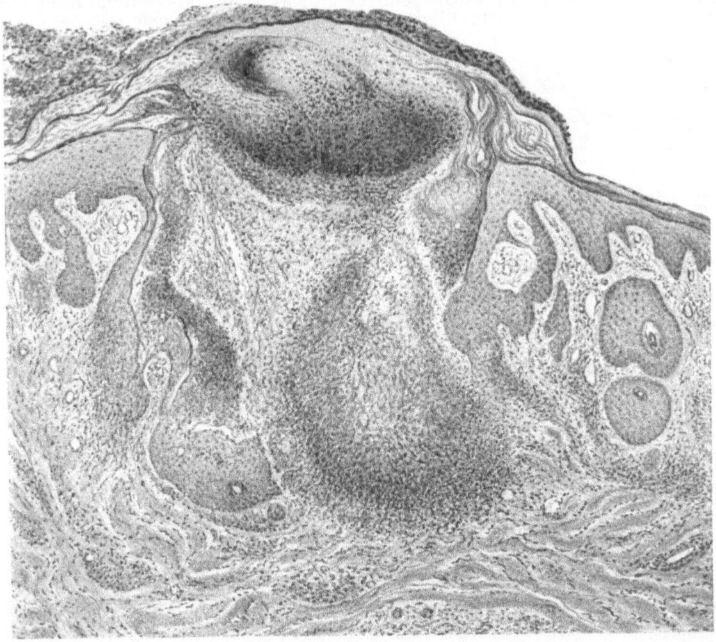

Abb. 14. Schnitt durch eine Acnepustel. Vergrößerung 60. Follikel zerstört, an seiner Stelle akut entzündliche Masse, zum Teil in Vereiterung, nach außen vorgewölbt und durch eine dünne Hornschicht gedeckt. (Aus KYRLE: Histobiologie I.)

nur eine schmale Verbindungsbrücke mit dem obliterierten Follikelostium zusammenhalten. Schließlich geht auch diese verloren und damit kommt der abgeschnürte Hohlraum als selbständige Bildung in die Cutis zu liegen. Wir sprechen jetzt von Follikel- oder Talgdrüsencysten (Abb. 16).

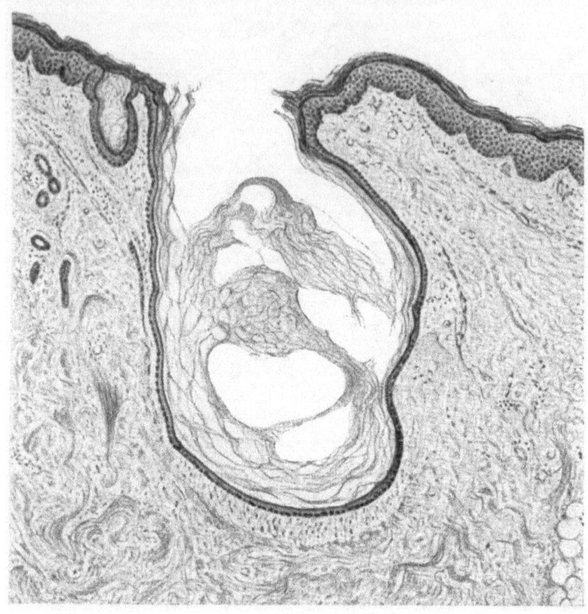

Abb. 15. Erweiterter Follikel mit Riesencomedo. Vergrößerung 42. Vorstadium der Cystenbildung. Follikelwand atrophisch. (Aus KYRLE: Histobiologie I.)

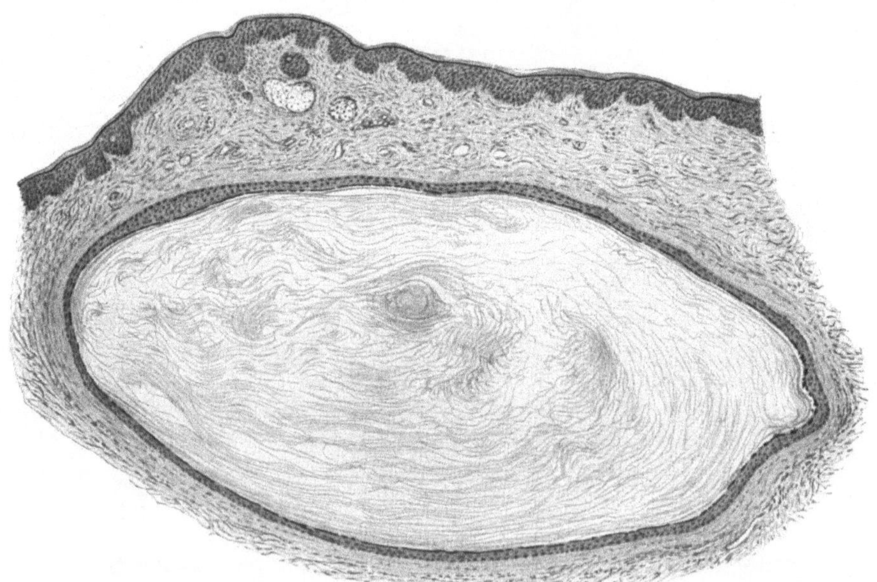

Abb. 16. Follikelcyste. Vergrößerung 18. Keinerlei Entzündungsreaktion im Umkreise der Hohlbildung. (Aus KYRLE: Histobiologie I.)

Histologisch liegen die Verhältnisse hiebei ungemein einfach. Der Cystenraum ist erfüllt von mehr oder weniger vollständig verhornten Epidermiszellen, denen Fettsubstanz beigemengt ist. Die Wand wird von einem schmalen Epithel gebildet, das nirgends einem Papillarkörper aufsitzt. Gewöhnlich liegen diese Cysten im obersten Anteil der Cutis. Wenn sich die Talgdrüsen an der Cystenbildung beteiligen, kann man Bildern begegnen, die durch das folgende Präparat vergegenwärtigt sein sollen (Abb. 17). Man sieht die Talgdrüsenzellen in die Cystenwand übergehen, bzw. die atrophischen Talgdrüsen dienen an umschriebenen Stellen als direkte Begrenzung des Hohlraumes. Sehr häufig finden

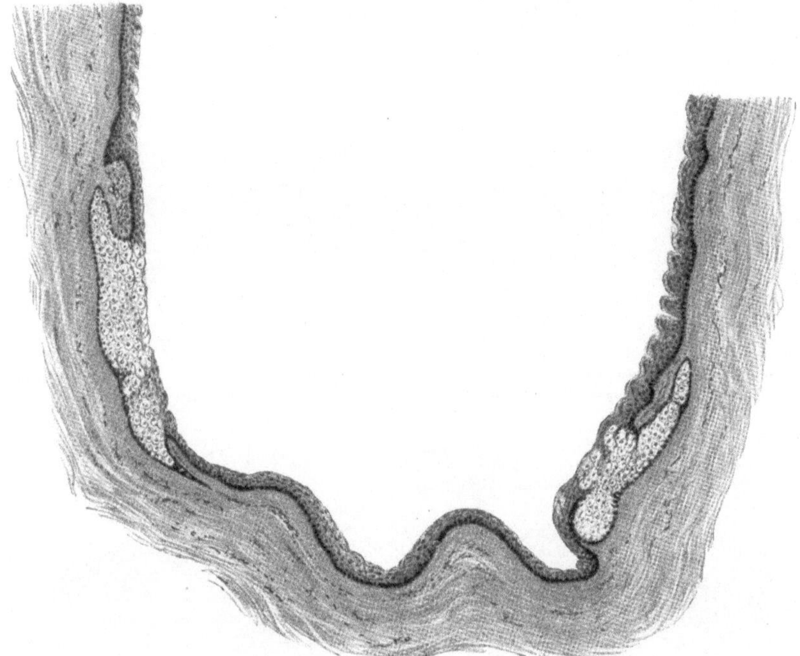

Abb. 17. Schnitt durch eine Follikel-Talgdrüsencyste. Vergrößerung 42. Atrophisches Talgdrüsengewebe, dient teilweise als Wandbekleidung. (Aus Kyrle: Histobiologie I.)

wir an der Acnehaut das sog. *Milium* (Hautgrieß). Es lokalisiert sich als primäre Bildung mit Vorliebe an die Augenlider und in die Schläfengegend, als sekundäre im Anschluß an narbige Vorgänge an verschiedene Stellen der Haut. Das primäre *Milium* (Abb. 18) ist eine mit atrophischem Epithel bekleidete Horncyste. Trotz der weitgehenden histologischen Übereinstimmung müssen Follikelcyste und primäres Milium auseinandergehalten werden. Das primäre Milium ist in gewissem Sinne als angeborene Mißbildung aufzufassen, d. h. die Hautstelle, in deren Bereich es zur Entwicklung gelangt, befindet sich jedenfalls schon von der Anlage her in einem abnorm funktionellen Zustand. Daß sich dies nicht schon bei der Geburt geltend macht, sondern erst lange Zeit nachher, ist nicht als Argument gegen eine solche Vorstellung zu verwerten, da wir ja das Verdecktbleiben solcher Anlagefehler kennen und es gerade bei den Naevusbildungen vorkommt. Das primäre Milium entstammt einem versprengten Nest von Epidermiszellen.

Die sekundären Milien (Abb. 19) stehen mit den Follikelcysten auf einer Stufe.

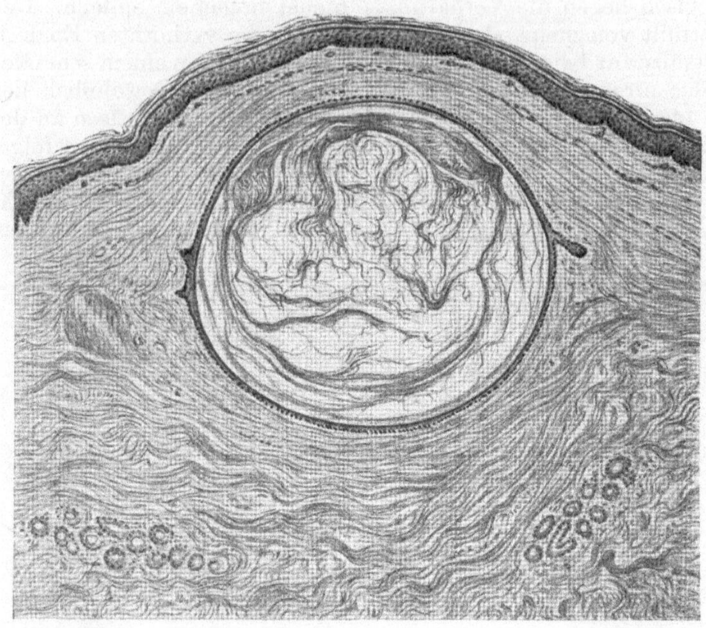

Abb. 18. Primäres Milium aus der Schläfengegend. Vergrößerung 75. Das den Hohlsaum bekleidende Epithel völlig atrophisch. (Aus KYRLE: Histobiologie I.)

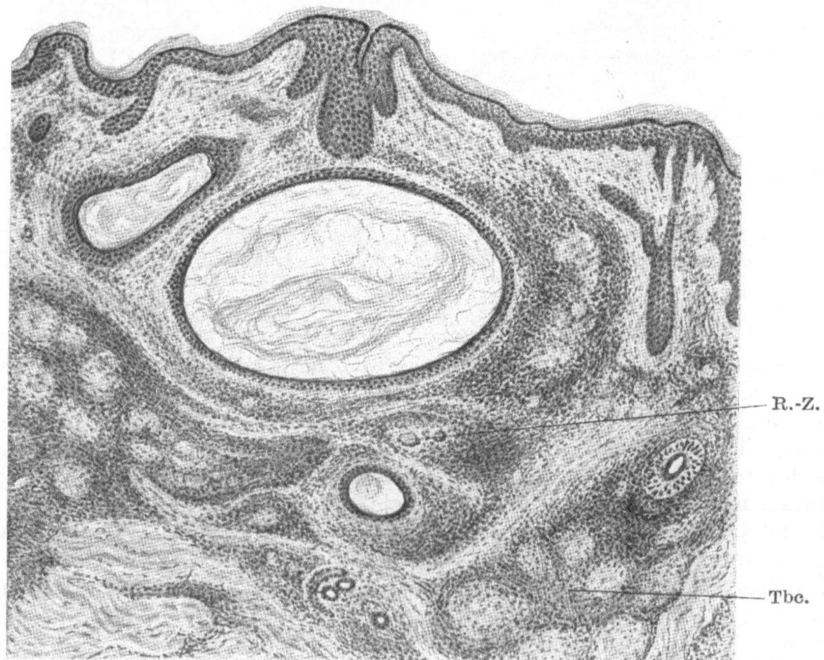


Abb. 19. Schnitt durch ein sekundäres Milium im Bereich eines Lupusherdes. Vergrößerung 60. Neben der Hauptcyste noch zwei kleinere Retentionscysten. Im Bindegewebe tuberkulöse Einlagerungen, Tuberkelbildungen (Tbc.), zum Teil mit Riesenzellen (R.-Z.). (Aus KYRLE: Histobiologie I.)

Ganz verschieden im anatomischen Bau sind die *Atherome*. Während Milien und Follikularcysten histologisch von einer außerordentlich dünnen Lage atrophischer Epidermis begrenzt sind, zeigt das Atherom als Wandbekleidung durchwegs vollentwickelte Epidermis. Meist fehlt keine der Schichten, wie sie de norma an der Oberfläche gegeben sind. Diese wohlentwickelten und leistungsfähigen Epidermiszellen sitzen nun häufig einem Papillarkörper auf,

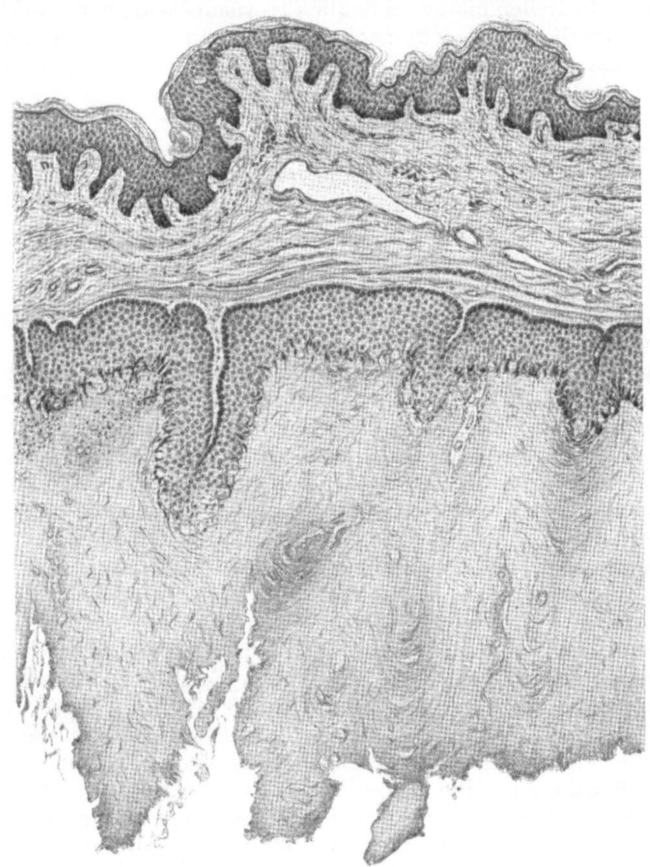

Abb. 20. Atheroma cutis mit papillärer Wucherung seines Epithels. Vergrößerung 42. Begrenzung der Cyste durch voll funktionierende Epidermis, die stellenweise einem Papillarkörper aufsitzt. (Aus KYRLE: Histobiologie I.)

woraus im besonderen Übereinstimmung mit der normalen Oberflächenepidermis resultiert. Die Verhornungsvorgänge im Atherombereich weichen vielfach ein wenig von der Norm ab, darauf ist der breiartige Charakter des Inhalts solcher cystischer Tumoren zu beziehen; würde die Verhornung der Norm entsprechend verlaufen, so müßten sich im Hohlraum Hornkugeln finden. Vielfach erfahren die Zellen eine eigenartige Quellung und Verfettung. Allem Anscheine nach geht die Epithelverlagerung doch mit einer gewissen abnorm funktionellen Einstellung der Zellen einher, was eben in den pathologischen Verhornungsvorgängen sichtbar wird. Als Ausdruck der hohen Vitalität, die der Epithelmasse innerhalb von Atheromen eigen ist, muß die Tatsache des gelegentlichen Entstehens von Papillomen und Carcinomen gewertet werden. Das Präparat (Abb. 20) zeigt die dichte Hornmasse an der Wandschicht des Atheroms, welche gegen die Mitte zu in einen grützeartigen Brei übergeht.

Das Atherom müssen wir definieren als eine angeborene Mißbildung; in die Cutis während der fetalen Entwicklungsperiode verlagerte Epidermiskeime geraten wiederum oft erst geraume Zeit nach der Geburt in Proliferation, und zwar nach genau demselben Typus wie das Oberflächenepithel und mit demselben Endeffekt, d. h. die Zellen bilden schließlich Hornsubstanz, bzw. eine hornähnliche Masse. Da dieses Produkt nicht nach außen geführt werden kann, muß dafür im Gewebe selbst Platz geschaffen werden und dies geschieht nun auf dem Wege allmählicher Ausdehnung des Epithellagers und Schaffung eines Hohlraumes im Zentrum desselben. Sekretstauung, wenn wir es so nennen wollen, spielt also bei Bildung und Größenzunahme des Atheroms eine Rolle, eine ebensolche aber gewiß auch die hohe Vitalität der verlagerten Epithelzellen, was schon daraus hervorgeht, daß das Epithel trotz des auf ihm lagernden Drucks nicht atrophisch wird.

Die Acne ist zwar eine follikuläre Entzündung der Haut von spezifischem Charakter, jedoch muß in ihrer **Pathogenese** der Hauptnachdruck auf den Begriff der Prädisposition gelegt werden. Nicht alle Individuen erkranken an Acne, und die Krankheit selbst besitzt ganz offensichtlich einen tieferen Zusammenhang mit der Vita sexualis zur Zeit der Pubertät. Schon die älteren Ärzte wiesen auf den eigentümlichen durch neuere Untersuchungen bestätigten Consensus zwischen dem Gesicht und den Geschlechtsorganen hin. So sagt Brender: „Ich will nur auf die allgemeine Verbindung der Nerven untereinander, besonders auf die unmittelbarste Begleitung und Verwebung der feinsten Gesichtsnerven mit den Arterien aufmerksam machen, wodurch bei sexueller Erregung Reiz und Andrängen des Blutes im Gesicht zustande kommen und zu verschiedenen Ausschlägen den Grund legen kann". Die moderne wissenschaftliche Anschauung erklärt diese Beziehung zwischen Gesicht und Geschlechtsorganen aus einer Art von chemischer Alteration, wie sie durch die neueren Theorien der Autointoxikation und der Toxine verständlich werden.

Wir müssen uns vorstellen, daß die großen Talgdrüsen, welche sich an den zur Acnekrankheit disponierten Hautpartien finden, Ausscheidungsorgane eigener Art darstellen, durch welche Stoffwechselprodukte der Keimdrüsen und durch die Verdauung nicht genügend entgiftete Nahrungs- und Fäulnisbestandteile eliminiert werden. Diese Ansicht wird wesentlich gestützt durch die Anschauung von Blaschko, der die durch offenbar chemische Alterationen hervorgerufenen Erscheinungen der Bromfollikulitis als Beweis dafür heranzieht, daß auch bei der klinisch ähnlichen Acne pustulosa im Blute gewisse toxische Substanzen zirkulieren, die die Acne erzeugen oder wenigstens die Prädisposition für die Invasion der spezifischen Acneorganismen schaffen. Die Acnekrankheit wäre daher nichts anderes als eine *fakultative Pyodermie,* deren schubweises Auftreten bedingt ist durch die *Variationen in der Zusammensetzung des die Kokken schon de norma beherbergenden Terrains.* Wir wollen nun versuchen, die Art dieser Stoffe näher zu definieren. Jastrowitz und Marcuse sprechen die Vermutung aus, daß die Sexualtoxine der Acne zusammenhängen mit sexueller Abstinenz. Da aber diese Abstinenz durchaus nicht immer nachzuweisen ist, so ist es viel wahrscheinlicher, daß wir allgemeiner von Störungen des sexuellen Chemismus in der Periode der Pubertät sprechen. Diese Annahme wird gestützt durch die Untersuchungen von Starling und Krehl über die Rolle dieser Sexualtoxine bei verschiedenen Krankheitszuständen und physiologischen Umwälzungen im Körperbetrieb. Anders wäre z. B. die bei Frauen so häufig beobachtete Menstruationsacne nicht zu erklären. W. Pick weist darauf hin, daß bei erwachsenen Acnekranken drei Symptome mit einer gewissen

Häufigkeit resp. Regelmäßigkeit beobachtet werden, die auf eine Störung der Keimdrüsenfunktion hindeuten: 1. Beginn der Erkrankung in der Pubertät, 2. ein geringes sexuelles Bedürfnis, 3. ein Typus der Behaarung, der an die Art der Behaarung bei Störung und Wegfall der Pubertätsdrüsenfunktion erinnert (infantiler Habitus). PICK nimmt nicht an, daß es sich bei den Acnekranken um rein quantitative Störungen handelt, weil die sonstigen Symptome fehlen, die für den Wegfall der Pubertätsdrüsenfunktion typisch sind. Ihm scheint vielmehr die Annahme einer Dysfunktion näher zu liegen. Auf Grund derartiger Erwägungen stellte PICK Behandlungsversuche mit Keimdrüsensubstanzen (Horminum masc. et fem., Thelygan und Testogan), teils in Tablettenform, teils mit subcutanen Injektionen an. Auch SCHAMBERGS Ausführungen gipfeln in der Annahme, daß die ätiologische Rolle der Sekretion der Keimdrüsen für die Acne unverkennbar sei. Er fügt PICKS Beobachtung hinzu, daß bei jungen weiblichen Patienten, besonders in der Menstruationszeit neue Schübe auftreten und man nach der Menopause praktisch ein Vorkommen der Acne vulgaris nicht kennt. Offenbar üben nach SCHAMBERG die Hormone der Ovarien und Hoden und die Hormone der von ihnen beeinflußten Drüsen einen Reiz auf die Talgsekretion aus. HOLLANDER erklärt sich das Zustandekommen der Acne in folgender Weise: Eine Störung des Gleichgewichts im Körperhaushalt, welche an das endokrine System und das vegetative Nervensystem gebunden ist, tritt mit dem Beginn der Pubertät dadurch auf, daß die Keimdrüsen zu wirken beginnen. Ist die Wirkung der puberalen Keimdrüsentätigkeit zu rapid, so kann die Ausscheidung der Talgdrüsenprodukte mit der Produktion des Sekretes nicht Schritt halten, vielmehr treten Stauungserscheinungen an den Drüsen auf. Unterstützt werden die Folgen der Sekretion des Talgdrüsensekretes durch herabgesetzte Oxydationsfähigkeit der Gewebe und die dadurch verursachten kongestiven Prozesse, welche der Bakterienentwicklung Vorschub leisten. Aber die letztere ist ein lediglich sekundärer Vorgang. Geregelte Geschlechtstätigkeit führt oft zum Ausheilen der Acne, weil dann auch der Boden für die Sekundärinfektion nicht mehr vorbereitet ist. HOLLANDER unterscheidet zwei Typen von Acnekranken. Der erste Typus betrifft magere anämische Patienten mit dem Syndrom der Thyreoidintoxikose. Diese Fälle, deren Widerstandsfähigkeit gegen Infektionen und Intoxikationen herabgesetzt ist, fordern neben lokalen Maßnahmen Darreichung von Nebennierensubstanz. Der zweite Typus betrifft stark durchblutete, überernährte Patienten mit trägen Stoffwechselvorgängen. Es besteht eine verringerte Tätigkeit der Schilddrüse. Bei diesen Patienten ist die Behandlung mit Schilddrüsensubstanz indiziert.

BLOCH untersuchte 2136 Mädchen zwischen 6 und 18 Jahren und 2055 Knaben zwischen 6 und 19 Jahren, im ganzen 4191 Kinder in bezug auf das Vorkommen von Comedonen und Acne. Er fand, daß jedes 12. Mädchen und jeder 5. Knabe (durchschnittlich jedes 7. Kind) leichte Grade von Acne zeigen (in erster Linie Comedonenbildung). Die Mitesser können schon sehr früh, mitunter bereits im 6. und 7. Lebensjahre erscheinen, allerdings in spärlicher Anzahl. Das Maximum der Mitesserbildung ist bei Mädchen im 17. Lebensjahre (80% aller untersuchten Fälle), bei Knaben im 13. Lebensjahre (71%). Die schweren Fälle von Comedonenacne beginnen bei Mädchen im 11. Jahre, erreichen ihr erstes Maximum im 15. Jahre, dann nehmen sie ein wenig ab und erreichen ein zweites Maximum im 18. Jahre. Bei Knaben beginnen sie im 10. Jahre und erreichen ihr Maximum im 18. Jahre. Schwere Acnefälle sind häufiger unter Knaben als unter Mädchen, mit 19 Jahren ist jedes 5. Mädchen und jeder 2. Knabe acnekrank. Es besteht ein Zusammenhang zwischen Beginn und Verlauf der Acne einerseits und der Pubertät andererseits, sofern sie charakterisiert ist durch das Wachsen der Scham- und Achselhöhlenhaare und die Menstruation. Dieser Zusammenhang ist nicht nur chronologisch, sondern auch innersekretorisch, er ist gebunden an die Funktion der Gonaden und in diesem Sinne ist die Acne eine Hauterkrankung, die in Beziehung zu setzen ist zu den endokrinen Drüsen. Ganz leichte Acneerkrankung zur Zeit der Pubertät ist fast physiologisch. Eine Analogie besteht in der Hautpigmentierung bei Schwangeren, welche in geringem Ausmaße fast immer auftritt, in ausgebildeten Fällen von Chloasma jedoch eine der Rückbildung nicht mehr fähige Hauterkrankung darstellt.

Biochemische Studien bei 38 Fällen leichter und schwerer Acne wurden von LEWIN und KAHN angestellt; sie zeigten bei 15 normalen Gesamt- und Reststickstoffwert des Blutes. Der Calciumgehalt des Serums ist nicht erhöht (7,4—12 mg%); Hyperglykämie oder hoher Blutzuckergehalt in 50% von 34 Fällen. Eine leichte Azidosis fand sich in 30%. Der Grundumsatz scheint bei Acne vulgaris ein wenig gesteigert zu sein. Die bestehende Hyperglykämie und der gesteigerte Grundumsatz scheinen auf die Thyreoidea als Ursache hinzuweisen.

Wenn auch zuzugeben ist, daß in der Pathogenese der Acne der Sexualstoffwechsel und die endokrinen Drüsen eine große Rolle spielen, so darf man doch andererseits nicht vergessen, daß auch Ernährungsstörungen und Nahrungsmittel das Terrain für Acneeruptionen vorbereiten können. Neue Forschungen auf dem Gebiete der Verdauungspathologie haben immerhin einige greifbare Resultate ergeben.

Daß zwischen Dermatosen und Störungen des Verdauungstraktes Beziehungen bestehen, wird schon seit längerer Zeit vermutet. Als erste haben vor mehr als 30 Jahren BOUCHARD, BARTHÉLEMY, COMBY u. a. diesen Gedanken ausgesprochen. Viele deutsche Autoren pflichteten ihnen bei (BLASCHKO, SINGER, E. FREUND u. a.). Auch in der Volksmedizin sind seit alters her Nahrungsmittel als Ursache für Acneeruptionen beschuldigt worden. Es sei hier nur auf die Tatsache hingewiesen, daß z. B. harter Käse, Hefespeisen, grobe Gemüse bei vielen zu Acne disponierten Leuten Nachschübe hervorrufen. Es ist keine Frage, daß die Zusammensetzung der Ingesta in Beziehung steht zum chemischen Aufbau der Hautsekrete im allgemeinen und der Talgdrüsen im besonderen. Wir müssen uns vorstellen, daß Nahrungsmittel der genannten Art bei Normalmenschen durch die Verdauungssäfte vollständig abgebaut und entgiftet werden. Bei Acnekranken aber scheint eine gewisse Insuffizienz der Verdauungsdrüsen zu bestehen, welche zu einer Resorption ungenügend entgifteter Produkte bestimmter Nahrungsmittel führt. Diese toxischen Substanzen verändern den Hauttalg derart, daß er für das Bakterienwachstum empfänglich wird.

Neuere Forschungen haben erwiesen, daß *toxische Substanzen* nicht bloß durch schädliche Ingesta in den Kreislauf gelangen, sondern daß derartige Stoffe auch *autochthon im Darm selbst gebildet werden können als Folge der chronischen Obstipation*. Und gerade dieses Leiden ist ja so häufig bei Acnekranken — insbesondere bei jungen Mädchen — zu finden. Als Örtlichkeit, an welcher bei chronisch Obstipierten die Acne provozierende Materia peccans entsteht, ist höchstwahrscheinlich das Colon und das Coecum anzunehmen. O. PORGES nennt Typhlitis den Katarrh des Coecum und der angrenzenden Darmteile. Die Ätiologie ist vielfach Kotstauung im Coecum infolge Obstipation oder Belastung des Coecum mit vermehrten Nahrungsschlacken infolge ungenügender Verdauung im Magen und Dünndarm. Untersucht man in diesen Fällen den Urin auf Fäulnisprodukte, so findet man eine starke Indikanprobe und MILLONsche Reaktion besonders dann, wenn der Stuhlgang angehalten ist. Mit Recht bezeichnet VON NOORDEN starke Indikanurie als einen zweifellos pathologischen

Befund. Das Substrat der Fäulnis ist nach A. SCHMIDT in erster Linie vermehrt gebildeter Schleim, vermehrt abgeschiedenes Darmsekret. Nicht nur die Obstipation allein ist also schuld an der Resorption putrider Substanzen, sondern auch die im Coecum infolge der Obstipation faulenden autochthon gebildeten Absonderungen.

AUGUSTE BACH untersuchte seinerzeit an der JADASSOHNschen Klinik 190 Studentinnen im Alter von 18—32 Jahren und fand bei 128 Erscheinungen von Acne. Dieses Material wurde durch die zahlreichen Fälle der Privatpraxis JADASSOHNS ergänzt und aus zahlenmäßigen Feststellungen der Wahrscheinlichkeitsbeweis erbracht, daß in der Tat Verdauungsanomalien und speziell chronische Obstipation eine gewisse Prädisposition zur Acne abgeben.

Einige weitere Beispiele mögen den Zusammenhang zwischen Verdauung und Acneeruption erläutern. FRANCIS macht darauf aufmerksam, daß der Genuß von Eiern, auch gekochter, oft Ausbrüche von Acnepusteln und Furunkeln verursacht; mitunter genügt 14tägige Enthaltung von Eiern, um Acne- und Furunkelschübe zu sistieren. HUEBSCHMANN sah einen 18jährigen Arbeiter, dessen Acne jeder Behandlung trotzte und sich auffallend besserte, als nach Feststellung der Magenanazidität 8—10 Tropfen Salzsäure täglich verabreicht wurden. KETRON untersuchte 30 Acnefälle mit Probemahlzeiten und nachfolgender Röntgenisierung. Er fand keinen dieser Fälle absolut normal und in 60% bestanden Veränderungen solcher Ausdehnung, daß Stauungen im Magen-Darmkanal und toxische Resorption die Folge sein konnten. MEŠKA weist auf die Erfolge mit Hefepräparaten bei Acne vulgaris hin und glaubt ihre Wirkung damit erklären zu können, daß Acnekranke einer besonderen vitaminreichen Kost bedürfen. Die bei der Acne vorkommende Dysfunktion der Geschlechtsdrüsen stellt keinen primären Zustand vor, sondern wird durch Mangel an Vitaminen bedingt. Die Acne erscheint zur Zeit des Höchstbedarfes an Vitaminen und schwindet, wenn mit dem Nachlassen des Wachstums der Keimzellen der Bedarf geringer wird.

Das durch pathologische Ausscheidungsprodukte der endokrinen Drüsen und durch aus dem Darm stammende Stoffwechselschlacken entsprechend vorbereitete Terrain wird nun ein außerordentlich günstiger Nährboden für Pyodermien, welche das anatomische Substrat der Acneeruption bilden. Die zahlreichen *bakteriologischen* Untersuchungen der Comedonen, des Talgdrüseninhalts und des Pusteleiters haben erwiesen, daß es einen einheitlichen Acneerreger nicht gibt. SABOURAUD hat angenommen, daß der von ihm entdeckte und rein gezüchtete Acnebacillus in ätiologischem Zusammenhang mit den Acneeruptionen steht. Englische und amerikanische Autoren vertreten noch heute diesen Standpunkt, der sich jedoch durch nichts beweisen läßt. Der Acnebacillus ist im Tierexperiment kein Eitererreger und es gelingt auch bei Einreiben von Acnekulturen in menschliche Haut niemals, Acneeruptionen zu provozieren. Viel wahrscheinlicher ist die Annahme, daß der Acnebacillus ein reiner Saprophyt der seborrhoischen Haut ist und daß die Eiterung in der Acneefflorescenz bedingt ist durch die stets nachweisbaren Staphylokokken. Die ersten kulturellen Untersuchungen über die Acnestaphylokokken wurden von HODARA an Comedonen vorgenommen. Er stellte Wachstum weißlicher, erhabener Kolonien und Fehlen der Gelatineverflüssigung fest. Eine ätiologische Bedeutung schrieb er damals den Kokken nicht zu. Später aber hat UNNA die Staphylokokken für die Erreger sämtlicher entzündlicher Erscheinungen bei Acne erklärt. LOMRY isolierte aus Comedonen und Pusteln einen blaßgelben, Gelatine wenig verflüssigenden Coccus, den er durch Tierpassage in echten Staphylococcus pyogenes aureus überführte. GILCHRIST fand in 99 Fällen von Acneeiterungen 54 mal den Agar steril, 34 mal waren weiße

Staphylokokken gewachsen und 11mal (auf Glycerine-Agar) Acnebacillen. Später fand er in 145 derartigen Läsionen 21mal weiße Staphylokokken, 52mal Acnebacillen, 44mal ein Gemisch beider Bakterienarten und 28mal keine Keime.

W. N. GOLDSCHMIDT berichtet aus der JADASSOHNschen Klinik über kulturelle Prüfung des Eiters von 19 mit Acne behafteten Personen, bei denen immer Comedonen und Hautoberfläche (Wange) und in 15 Fällen zugleich Pustelinhalt verarbeitet wurde, ferner untersuchte er die Haut von neun im acnefähigen Alter stehenden, aber acnefreien Personen und von fünf abgeheilten Fällen. Er bediente sich bei seiner Arbeit der modernsten Differenzierungsmethoden der Staphylokokken und studierte das Wachstum auf Schrägagar, in Bouillon, im Gelatinestich, auf LÖFFLER-Serum, die Reduktion von Nitraten, Hämolysebildung, Lipasebildung, die Collargolausstrichmethoden nach MICHAEL, die Agglutination und Mäusepathogenität bei Subcutanimpfung. Im ganzen wurden 91 Stämme von Staphylokokken der Haut untersucht, die ganz verschieden gefärbt waren (weiß, zitrongelb, braun, goldgelb und rot). Zwischen der Staphylokokkenflora und Acneeiter, Comedonen, Acnehaut und normaler Haut ergaben sich keine sicheren Unterschiede. Diese Flora besteht zum überwiegenden Teil aus weißen, zum geringen Teil aus farbigen Stämmen. Keiner dieser farbigen Stämme hat sich als echter Staphylococcus pyogenes aureus oder citreus erwiesen. GOLDSCHMIDT fand auf der Wangenhaut von 14 Personen ohne und von 19 Personen mit Acne vulgaris, sowie in den Acneeflorescenzen von letzteren niemals Pyogenes aureus oder citreus. Ob unter den weißen Stämmen einzelne zum Staphylococcus pyogenes albus gehören, ist nicht mit Sicherheit zu entscheiden. Nach der üblichen Definition des Staphylococcus pyogenes albus ist das nicht der Fall. Von einer Gruppierung der von ihm isolierten Stämme hat GOLDSCHMIDT auf Grund ihrer Veränderlichkeit und der Divergenz in den Ergebnissen der einzelnen Differenzierungsmethoden Abstand genommen.

BENIANS prüfte die Symbiose von Acnestaphylokokken und Acnebacillen in der Kultur. Werden Staphylokokken und Acnebacillen unter aeroben Bedingungen in Bouillon gebracht, so sterben die Acnebacillen, ohne Staphylokokken dagegen wachsen sie gut. Wenn aber die Bouillon, in der Acnebacillen und Staphylokokken zusammengebracht wurden, mit einer kompletten Schichte Olivenöl bedeckt wird, so stirbt der Staphylococcus binnen 3—4 Wochen, ohne Acnebacillen lebt er unter diesen Bedingungen 7—8 Wochen.

Interessant sind die Versuche, den ätiologischen Zusammenhang zwischen Acneeiterung und den aus dem Eiter isolierten Erregern durch biologische Reaktionen zu erweisen. SÖLLNER erhielt bei Agglutinationsversuchen von Acnekokken mit einem Immunserum, das gegen pyogene Staphylokokken hergestellt worden war, negative Resultate und zog daraus den Schluß, daß die Eiterung bei der Acne nicht durch Kokken bedingt sein könnte, welcher Annahme WHITFIELD widerspricht. HAASE stellte mit dem Serum von Acnepatienten Komplementbindungsversuche an gegen Antigen von milchweißen Kokken, Acnebacillen und einem durch VARNEY und CLARK aus acneähnlichen Efflorescenzen gezüchteten, weiß wachsenden Diplococcus. Neben zahlreichen negativen fanden sie auch positive Resultate, und zwar bei drei Patienten mit Staphylokokken, bei sechs mit Acnebacillen und bei einem mit dem CLARKschen Diplococcus.

STRICKLER, KOLMER und SCHAMBERG berichten ebenfalls über derartige Komplementbindungsversuche. Sie erhielten gegen weiße Kokken 64 % positive Resultate und ähnliche auch gegen den Staphylococcus pyogenes aureus. Sie ziehen daraus den Schluß, den Acnestaphylokokken keine besondere Varietät unter der Gruppe der pyogenen Staphylokokken einzuräumen.

Goldschmidt ging einen neuen Weg, um den Zusammenhang zwischen Acneeiterung und Acnestaphylokokken zu erweisen. Er stellte sich eine Mischvaccine aus den genannten Keimen her und versuchte Intradermoreaktionen mit derselben zu erzielen. Er fand keinen sicheren Unterschied in der Empfindlichkeit von Acnekranken und Acnefreien.

Die **Prognose** der Acne vulgaris ist im allgemeinen eine günstige, trotzdem das häufige Rezidivieren eine endgültige Heilung des Zustandes oft illusorisch macht. Manche Fälle reagieren auf unsere Therapie in prompter Weise, während bei anderen der Einfluß ein nur geringer ist. Acnefälle mit mächtiger Eruption, mit der Tendenz, große Knoten und tiefe Abscesse zu bilden, sind von vornherein ungünstig zu beurteilen. Gegen die Rezidive, resp. neue Eruptionen sind wir leider nur wenig imstande, Entsprechendes vorzukehren, da ja die disponierenden Verhältnisse uns häufig unbekannt und nur schwer beeinflußbar sind.

Die **Therapie** der Acne vulgaris stellt die größten Anforderungen an unsere Heilkunst. Wir müssen trachten, das Übel mit internen und externen Behandlungsmethoden zu bekämpfen. Diätvorschriften bestehen im allgemeinen darin, die als Acne provozierend bekannten Nahrungsmittel (z. B. harten Käse usw.) zu untersagen. Ferner meidet man am besten stark gewürzte, übermäßig gesalzene, schwer verdauliche, fette Speisen, verbietet alkoholhaltige und heiße Getränke, die Kongestionen herbeiführen. Die Fleischkost muß eingeschränkt, dagegen reichlich genossen werden: Obst, Gemüse, Kompott und Schrotbrot. Manche Patienten reagieren auch sehr gut auf eine vollständige Änderung der Ernährungsweise (vegetarische Kost oder Milchtage). Der Regulierung des Stuhlganges ist die größte Aufmerksamkeit zu widmen. Man gibt Karlsbader Salz, Bitterwasser und nach Neisser Schwefelpräparate, z. B. Pulvis radicis rhei, Sulf. praecip., Magnes. carbon. āā 10,0 (messerspitzen- bis teelöffelweise). Manche Autoren empfehlen ausgiebige Dickdarmspülungen im Verein mit Vollbädern (Enterocleaner-System nach Brosch), um die Fäulnisstoffe aus dem Colon zu entfernen. Die Darmtätigkeit kann auch mächtig angeregt werden durch systematische Bauchmassage und vernünftige sportliche Arbeit. Um die Zersetzungsprozesse im Darm zu verhindern, werden Hefepräparate verordnet, z. B. Laevurinose 2—3mal täglich einen Teelöffel in Wasser, Bier oder dergleichen, oder Cerolinpillen fünf Stück à 0,1 vor der Mahlzeit, endlich auch Ichthyol in Form von Ichthyoltabletten 3—4mal täglich à 0,1 oder Ichthalbin, ein Ichthyol-Eiweißpräparat als Schachtelpulver, dreimal täglich eine Messerspitze. Gegeben werden ferner Yoghurtpräparate, sei es in Form der leicht abführenden Yoghurt-Tabletten, sei es in Form der gewohnten Yoghurt-Milch.

Schwefelpräparate wurden bei Acne nicht nur per os verabreicht. Pautrier empfiehlt zu intramuskulären Injektionen ein Schwefelöl von folgender Zusammensetzung: Sulfur. praecip. 8,0, Cholesterinöl 80,0, Eucalyptol 20,0, das er 1—2mal wöchentlich 1—2 ccm verabfolgt. Die Injektionen sind fast schmerzlos und ohne Nebenerscheinungen, sie haben sich als ein wertvolles Unterstützungsmittel in der Acnebehandlung erwiesen. Sicilia verwendet statt des Schwefelöls 5—10%ige Lösungen von Natriumhyposulfit, von denen er 1 ccm täglich intravenös injiziert, und die er bei Acne und Seborrhoe mit gutem Erfolge anwendet. Smith schlägt vor, bei Acne kolloidales Mangan zur intramuskulären Injektion (je 1 ccm einer 0,25%igen Lösung, im ganzen 10—12 Einspritzungen) zu verwenden. Crha lobt besonders zur Bekämpfung der Sekundärinfektionen das durch Gregoire und Fronin in die Therapie der Staphylodermien eingeführte Präparat Stannoxyl (kolloidales Zinn). Vielfach verwendet werden besonders bei anämischen Patientinnen, die unter ständigen Acneeruptionen leiden, Arsenpräparate, sei es per os in Form von Tropfen (Solutio arsenic.

Fowleri, Tinct. nuc. vomic., Aqua foenicul. āā 25,0), sei es als intramuskuläre Injektion in Form von Solarson, Kakodyl oder dergleichen. KLINGMÜLLER hebt bei Acne vulgaris die günstigen Erfolge durch Terpentineinspritzungen hervor. Die Terpentininjektionen sind, tief auf die Beckenschaufel injiziert, fast schmerzlos. Er gibt kleine Dosen, im allgemeinen $^1/_4$ ccm der 20%igen Lösung. In letzter Zeit benützt er das von ihm angegebene Präparat Olobinthin. Die gute Wirkung dieses Präparates ist entweder eine rein chemische oder beruht auf der Anregung des Körpers zur Bildung von Gegengiften oder opsoninähnlichen Substanzen (Entzündungsantikörper).

Es ist selbstverständlich, daß auch die unspezifische Proteinkörpertherapie zur Behandlung der Acne herangezogen wurde. STOETER teilt mit, daß Acne vulgaris durch Caseosan sich wesentlich bessert, und gibt dieses Mittel in Abständen von zwei Tagen in der Menge von $^1/_2$—1 ccm. DUBARD empfiehlt unter anderem bei Acne die subcutane Injektion eines Gemisches von Peptonen und Albumosen, Mindestdosis 0,5 Pepton und 0,5 Albumose in je 5 ccm sterilem Wasser, nicht mehr als 0,01—0,02 des Gemisches pro kg Körpergewicht des Patienten. 4—6 Injektionen in Pausen von 1—2 Tagen. Nach LUITHLEN bewährt sich bei Acne vulgaris die Kombination von Aderlaß und Eigenseruminjektionen, und zwar ganz besonders bei solchen Fällen, die der äußerlichen Behandlung trotzen und auch auf die gebräuchliche innere Therapie nicht reagieren.

Über die Indikationen der Darreichung von Organpräparaten bei Acne vulgaris existieren eigentlich nur tastende Versuche. MORRIS gab Thymusdrüse, Nebenniere und Hypophyse in Tabletten. Einwandfreie Erfolge sah er nicht. JOSEPH empfiehlt Nebennierentabletten. Es wird selbstverständlich erst zukünftigen Untersuchungen vorbehalten sein müssen, diese Fragen zu lösen. Wir werden mit Substitutionstherapie nur dann etwas erreichen können, wenn wir jeden Fall streng individualisieren. Es fehlen auch noch die geeigneten Untersuchungsmethoden, um den Ausfall bestimmter endokriner Drüsensekrete mit Sicherheit zu diagnostizieren. LUITHLEN hat versucht, in seinem Buche über die Vorlesungen der Pharmakologie der Haut einiges Licht in dieses dunkle Gebiet zu bringen.

Die Mitteilungen über die Erfolge der Vaccinebehandlung bei Acne vulgaris lauten recht widersprechend. Wir können die Autoren in zwei Gruppen teilen: solche, die Acnebacillenvaccine verwenden, und solche, die ausschließlich mit Staphylokokkenvaccine behandeln. ALLAN, ENGELMANN u. A. haben gute Heilresultate mit Acnebacillenvaccine bei gewissen Formen von zystischer Acne, obwohl die Krankheitsherde relativ tief sitzen. Eine Wirkung dieser Behandlung bei den oberflächlichen Typen der Acne simplex und Acne pustulosa blieb ganz aus. Da sich der Bacillus schwer züchten läßt, ist die Herstellung von Autovaccine unpraktisch. Stammvaccinen sind ebenso wirksam. Die Acnebacillenvaccinen werden eigentlich nur von französischen und englischen Autoren verwendet, die meisten deutschen lehnen sie ab und bevorzugen Injektionen von *Acnestaphylokokken*. Man verwendet teils *Stammvaccinen,* die sicher weniger wirksam sind, teils aus dem Pusteleiter isolierte *Autovaccinen*. Die Ergebnisse der Behandlung mit Autovaccinen scheinen besser zu sein als die mit Stammvaccinen.

Die Autovaccinetherapie der Acne gestaltet sich folgendermaßen: Die aus dem Eiter gezüchteten Staphylokokken werden vom Nährboden mit Carbol-Kochsalzlösung abgeschwemmt und eine Vaccine hergestellt, die pro Kubikzentimeter enthält: 50, 100, 200, 300, 500, 700, 900 Millionen, resp. 1, 2, 3 Milliarden Keime. Diejenigen Verdünnungen, welche weniger als eine Milliarde Keime enthalten, werden zweimal wöchentlich verabreicht, die Konzentrationen über eine Milliarde einmal wöchentlich. Man steigt bis zwei Milliarden pro Kubikzentimeter und Einzeldosis.

Es ist ganz unmöglich, die Arbeiten über Vaccinetherapie der Acne der Reihe nach anzuführen, auf die wichtigsten derselben ist im Literaturverzeichnis hingewiesen.

Der Beginn jeder lokalen Therapie bei Acne vulgaris ist die Entfernung der konstanten Vorläufer und Begleiter derselben der Comedonen. Es kommt zunächst darauf an, die Comedonenpfröpfe aus den Ausführungsgängen der Talgfollikel zu entfernen und die Anstauung des Sekrets zu verhindern. Wir besitzen verschiedene Wege, um Talgdrüsenmündungen freizulegen. Das älteste und volkstümlichste Instrument hierzu ist von HEBRA angegeben worden und besteht aus einem an einem Stiel befestigten Kreisring. Der HEBRAsche Comedonenquetscher wird auf die Haut senkrecht so aufgesetzt, so daß der Comedo in das Zentrum des Lumens fällt und nun durch langsam steigenden Druck des Instrumentes auf die Haut ausgepreßt wird. Schwierig ist die zentrale Einstellung des Comedo und es kann durch den ausgeübten Druck die Drüse gequetscht, der Comedo aber nicht entfernt werden. Ein entsprechendes Instrumentchen aus Glas erleichtert die zentrale Einstellung des Mitessers. Ein guter Behelf zum Entfernen der Comedonen ist ein gewöhnlicher scharfer Löffel, dessen Platte von einem 2—3 mm breiten Loch durchbohrt ist. Man setzt den Löffel mit der konvexen Seite auf die Haut bei zentral in die Öffnung fallendem Comedo, übt einen langsam steigenden Druck aus und kann unter Kontrolle des Auges den Comedo entfernen. Der durchbohrte Löffel besitzt den Vorzug, daß der Druck auf eine größere Fläche der Haut ausgeübt wird und daher diese mechanisch wenig irritiert wird. KROMAYER hat zur Elimination der Comedonen folgendes Verfahren angegeben: An einen zahnärztlichen Handgriff wird ein ganz feiner Stahlbohrer (Beutelrockbohrer) montiert, wie er zum Entfernen der Pulpa aus dem Wurzelkanal benutzt wird. Nach der Reinigung der Haut mit Benzin und Alkohol wird der Bohrer an den Kopf des Comedo gedrückt, in rotierende Bewegung versetzt und dringt nun in den Mitesser ein wie ein Korkzieher in den Stöpsel. Es gelingt auf diese Weise leicht, den Mitesser herauszuheben. An der Bohrstelle entwickelt sich mitunter ein kleines Pustelchen, bedingt durch den traumatischen Insult und die in der Talgdrüse angesammelten Bakterien, eine Erscheinung, auf welche KREN aufmerksam gemacht hat. Nach RIEHL gelingt es, in manchen Fällen ganze Reihen von nicht zu fest sitzenden Comedonen gleichzeitig dadurch zu entfernen, daß man eine Schicht Kollodium oder Celloidin aufstreicht und dort eintrocknen läßt. Wird die erstarrte Membran mit einer Pinzette abgehoben, so haften an ihrer unteren Fläche mehr minder viele Comedonen. Sitzen die Comedonen so fest in der Haut, daß es nicht möglich ist, sie zu exprimieren, so muß man zunächst versuchen, durch heiße Waschungen, z. B. mit 3 $^0/_0$iger wässeriger Borsäurelösung oder durch Seifenwaschungen sie zu lockern. UNNA empfiehlt eine Schwefelmarmorseife (Rp. Sulfur. praecipit. 2,0, Marmor. pulv. grossi, Sapon. medicat. pulv. āā 9,0). Er und seine Schüler behandeln die Comedonenacne mit Pepsinsalzsäure. Diese wirkt gerade auf diejenige Erscheinung, welche bei der Acnebehandlung die hartnäckigste ist, das ist die unausgesetzte Neubildung der Mitesser, und beseitigt sie auf einfache und rationelle Weise. Diese Mitesserbildung ist ja eine Teilerscheinung der bei der Acnebehandlung bestehenden Hyperkeratose der Oberhaut des Gesichtes und des Rückens. Indem der nächtliche Pepsindunstumschlag den Inhalt der Hornzellen verdaut, erweicht er die Horndecke der Mitesser, die sich schon nach einigen Tagen sehr leicht ausdrücken und abschaben lassen. Die Pepsindunstumschläge werden in Form von Prießnitz-Umschlägen des

Nachts angelegt (Rp. Pepsini Germ. 0,5, Acid. hydrochlor. dilut. 0,5, Glycerini 50,0, Aqua destill. 500,0). Hand in Hand damit geht eine stärkere Durchblutung der Gesichtshaut und ein Zarterwerden der Oberhaut. Die Patienten empfinden die Behandlung äußerst angenehm und das Aussehen der Haut bessert sich von Tag zu Tag. Durch den Pepsindunstumschlag wird der größte Teil der mechanischen Behandlung überflüssig und die Behandlungsdauer wesentlich abgekürzt.

Die Therapie leichter Acneformen deckt sich so ziemlich mit der Behandlung der Seborrhoe des Gesichtes überhaupt. Wir verordnen des Nachts Schüttelpinselungen, welche Thigenol oder Schwefel enthalten, z. B. Thigenol., Sulfur. praecip. āā 5,0, Zinc. oxyd., Talc. venet. āā 10,0, Glycerin. pur., Spirit. rectific. āā ad 100,0. HERXHEIMER empfiehlt eine Schwefelpinselung (Sulfur. praecip., Glycerin. pur., Aquae amygdal. amar. āā 5,0, Aquae calc. 10,0). Hieher gehört auch das so häufig verwendete KUMMERFELDsche Waschwasser, welches ich oben bereits erwähnt habe. VON ZUMBUSCH empfiehlt eine Kombination von Schwefel, Perubalsam und Resorcin (Flor. sulfur., Talc. ven. āā 10,0, Balsam. peruv., Resorcini āā 1,5, Spirit. sapon. kalin. 20,0, Spirit. vini gallici 100,0, S. Bodensatz einpinseln; oder Rp. Flor. sulfur., Kalii carbon., Spirit. sapon. kalin., Glycerini āā 15,0; Ol. rosar. gtt. 2. S. Aufschütteln und Einpinseln). Als angenehm im Gebrauch erweisen sich die von KLOPFER (Dresden) hergestellten *Schwefeldiasporal*-Präparate, wie z. B. die *Tinctura antiseborrhoica* und eine analog dem KUMMERFELDschen Waschwasser zusammengesetzte *Schwefeldiasporal-Lösung*, ferner der von KAUFMANN (Berlin) angegebene *Sulfoformspiritus*, eine alkoholische Lösung von Triphenylstibinsulfid.

Diese Schüttelmixturen sind im Gebrauche wesentlich angenehmer als Salben, da sie einen trockenen, nicht fettenden Überzug bilden. Bei manchen Acnefällen ist jedoch die Haut derart irritabel, daß die an sich angenehmere Behandlung mit Schüttelpinselungen substituiert werden muß durch eine Salbentherapie. Von den Salben bewähren sich erfahrungsgemäß am besten Pasten mit reduzierenden Medikamenten, vor allem Resorcin, Schwefel, Ichthyolpräparaten, besonders Thigenol, Quecksilberverbindungen mit Zusatz von Salicylsäure. SCHÄFFER betont die Wichtigkeit der für die meisten Acnefälle geltenden Regel, zur Anfangsbehandlung milde Medikamente zu wählen, da sich sonst leicht einmal starke Reizung einstellt. Auch der so viel verwendete Schwefel reizt manchmal im Anfang. Im weiteren Verlauf wird aber das Prinzip des allmählichen Steigerns ganz ähnlich wie beim Ekzem und anderen Dermatosen notwendig. Bei frischen Acnefällen empfiehlt SCHÄFFER, mit ganz milden Salben zu beginnen. Zur Anfangsbehandlung eignet sich eine weiche Resorcinpaste (Resorcin. albi 0,2—0,6, Zinc. oxyd., Amyl. āā 4,0, Vaselin. flav. ad 20,0; allmähliche Verstärkung der Konzentration bis 5 %). An Stelle dieser Paste kann als Grundlage auch die weiche und reizlose NEISSERsche Zink-Wismut-Salbe genommen werden (Resorcin. albi 0,1, Zinci oxyd., Bismut. subnitric. āā 2,0, Unguent. lenient., Unguent. simpl. āā ad 20,0). Ein weiteres, in Salbenform zu applizierendes Acnemittel ist der Schwefel. Man setzt ihn den oben erwähnten Salben zunächst in schwacher Konzentration (2%) zu, um dann allmählich auf 5—10 % zu steigen. In chronisch verlaufenden Fällen wechselt man gerne die Schwefel-Resorcinsalben mit Quecksilberpräparaten. Hiezu eignet sich Hydrarg. praecip. albi, Bismut. subnitric. āā 2,0, Thigenol 0,5, Vaselin. flavi ad 20,0 oder Hydrarg. bichlorat. 0,05—0,1, Resorcin. albi 0,4, Pasta zinci ad 20,0. Manchmal erzielt man gute Resultate mit einer Zinnober-Schwefelsalbe. Ihr roter Farbenton ist etwas störend, so daß man, um die Polster nicht zu beschmutzen, ein Leinen unterbreiten muß. Die Verschreibung ist: Cinnabaris 0,2, Sulfur. praecip. 2,0—4,0, Unguent. lenient.,

Unguent. simpl. āā ad 20,0. Salben oder Schüttelpinselungen bleiben über Nacht auf der Haut und werden des Morgens durch heiße Waschungen entfernt. Tagsüber werden spirituöse Lösungen verwendet. Man läßt am Tage das Gesicht mehrmals abreiben oder bei Empfindlichkeit abtupfen mit einer der folgenden spirituösen Lösungen: Thymol $^1/_4$—$^1/_2$ %, Carbolsäure 1 %, Salicylsäure $^1/_4$—1 %. Zweckmäßig sind noch Zusätze von Chloroform, Benzin oder Äther. Sollten alkoholische Lösungen nicht vertragen werden, so muß man sich mit verdünnter essigsaurer Tonerde (1 : 8), ganz dünnem Essig oder abgekochtem Wasser mit Zusatz von Borsäure, Borax, Natrium biboracicum usw. zu helfen wissen. Als solche Waschwässer werden von BULKLEY-UNNA empfohlen: Hydrarg. bichlorat. 0,1, Mucil. gummi arab., Glycerin. āā 5,0, Aqua amygdalar. amar. 10,0, Spirit. vini (70 %) 25,0 und Aqua destill. 100,0. JOSEPH verordnet mit Vorliebe, das von A. PHILIPPSON verwendete Waschwasser: Acid. acet., Tinct. benzoes, Spirit. camphorat. āā 6,0 und Spirit. vini ad 100,0.

Bei Acnefällen schwerer Art versagt die milde externe Therapie. Wir sind genötigt, die vorhandenen Abscesse auf chirurgischem Wege zu entleeren, bevor andere Maßnahmen eingeleitet werden. Da es sich um perifollikuläre Abscesse handelt, so werden dieselben nach vorheriger Desinfektion der Haut am besten durch einen Schnitt eröffnet, der den Acneknoten in toto spaltet. Bloßes Einstechen mit einer Nadel in die Kuppe des Knotens erzielt gewöhnlich nicht die Entleerung des perifollikulären Abscesses, sondern bloß der Pustel. Wird dann, weil kein Eiter zum Vorschein kommt, der inzidierte Knoten komprimiert, so erfolgt häufig eine Verschleppung des Eiters in die Gewebsspalten und gegen das subcutane Gewebe zu und dadurch Ausbreitung der Entzündung. Häufig bluten die inzidierten Acneefflorescenzen ziemlich stark, die Blutung ist aber jedesmal durch Kompression zu stillen. Es empfiehlt sich, hierzu ein Wattebäuschchen mit dem oben erwähnten PHILIPPSONschen Waschwasser zu benetzen und auf die eröffnete Pustel einige Minuten hindurch zu pressen. Manche Autoren bevorzugen namentlich bei Behandlung der Acne indurata heiße Umschläge. Durch diese wird die Eiterung befördert und der spontane Durchbruch der Abscesse nach außen begünstigt, wodurch meist die Knoten abflachen und sich involvieren. Abscesse des subcutanen Gewebes müssen auf chirurgischem Wege eröffnet werden. Die nach der Incision zurückbleibenden Narben sind meist ganz unbedeutend und nach einiger Zeit unsichtbar. In Fällen, in welchen weitere Ausbreitungen des schlappen entzündlichen Infiltrats in der Cutis und namentlich in der Subcutis, äußerlich nur an der Vorwölbung und durch den Tastsinn erkennbar, in größerer Ausdehnung vorliegen, empfiehlt es sich, die Infiltrate nach der Incision mit dem scharfen Löffel zu entfernen. Diese Form der Acne führt bei spontanem Verlauf zu unregelmäßigen, oft wulstigen Narben, im Vergleich zu welchen die nach chirurgischer Auskratzung zurückbleibenden relativ unbedeutend sind. Erst wenn alle größeren Eiterherde auf diese Weise entfernt sind, kann wieder zur medikamentösen Therapie zurückgegangen werden. Für solche sehr hartnäckige Formen mit rezidivierenden Pusteln und Infiltraten kommt besonders die Schälkur in Betracht. Sie wird jetzt viel seltener als früher angewendet, da sie durch die moderne Strahlentherapie verdrängt wird, vor allem durch die Quarzlampe, die eine Schälung in weniger störender Weise hervorruft. Am meisten benützt wird die LASSARsche Naphthol-Schälsalbe ($\beta$ Naphthol. 10,0, Sulfur. praecipit. 40,0, Sapon. virid., Vaselin. flav. āā 25,0). Wichtig ist die richtige Anwendungsweise (nach SCHÄFFER): Mehrere Tage hintereinander eine halbe bis eine Stunde und länger, bis sich Brennen einstellt, die Salbe messerrückendick aufstreichen, dann vorsichtig entfernen, z. B. mit

Cold-Cream, und eine indifferente Nachbehandlung. Häufig werden starke Reaktionserscheinungen, Schwellung und Rötung beobachtet, so daß die Patienten das Zimmer hüten müssen. In anderen Fällen wieder gewöhnt sich die Haut so schnell an die Schälsalbe, daß sie den ganzen Tag über vertragen wird. Unna empfiehlt folgendes Schälmittel: Past. zinci, Resorcin. āā 40,0, Ichthyol., Vaselin. āā 10,0. Selbstverständlich ist bei allen angeführten Schälmethoden der Gebrauch von Wasser und Seife verboten, weil schon eine einfache Waschung mit Wasser im Stadium der Schälung genügen würde, um ein artifizielles Ekzem an der betreffenden Stelle hervorzurufen.

Oft finden sich bei Acne faciei analoge Herde auf Brust und Rücken, deren Behandlung etwas energischer gestaltet werden kann als im Gesicht. Schäffer empfiehlt Resorcin-Schälsalben (Resorcin. albi 1,5, Sulfur. praecipit. 3,0, Sapon. virid. 5,0, Past. zinci 10,0, Vaselin. flavi. ad 30,0). Für besonders zweckmäßig hält er die Verwendung von Schüttelmixturen, etwa eine Zinnober-Schwefelpinselung [Cinnabaris (Hydrarg. sulfur. rubri) 1,0, Sulfur. praecipit. 10,0, Zinci oxyd., Talci venet. āā 15,0, Glycerin. puri, Spirit. rectificat. (50 %), Spirit. sapon. kalini āā 50,0]. Zur Unterstützung der Salbenbehandlung eignen sich Schwefelbäder zweimal wöchentlich. Man verordnet Solutio Vlemingkx 250,0 auf ein lauwarmes Vollbad.

*Physikalische Behandlungsmethoden* werden zur Heilung der Acne in ausgedehntem Maße herangezogen. Sehr beliebt sind zunächst heiße Gesichtsdampfbäder und Massage. Es gibt besondere Apparate, um das Gesicht dem Einflusse heißer Dämpfe auszusetzen. Am besten eignet sich hierzu ein elektrisch heizbarer Dampfkessel, dessen Strahl in eine dem Umfange des Gesichts angepaßte Glasglocke derart eingeleitet wird, daß eine Verbrühung ausgeschlossen ist. Verschiedene Autoren haben solche Apparate angegeben (Saalfeld u. a.). Zweckmäßig ist es, dem Gesichtsdampfbad eine Gesichtsmassage folgen zu lassen. Jourdanet rühmt dieselbe als besonders erfolgreich. O. Rosenthal führt ihre günstige Wirkung auf eine Anregung der Blutzirkulation, Erhöhung des Gefäßtonus und Steigerung der Elastizität des Hautgewebes zurück. Am besten eignet sich zur Ausführung die Hand des Arztes. Eine Beurteilung der Stärke des Druckes gelingt mit den Fingern leichter als mit einem Apparat. Schäffer empfiehlt, die Massage mit schwach antiseptischen Salben (Neissers Zink-Bismutsalbe) und nicht mit den üblichen Hautcremen vorzunehmen, um eine Verschleppung der Hautbakterien nach Möglichkeit zu vermeiden. Auf die Technik der Gesichtsmassage genau einzugehen, ist wegen Raummangels unmöglich. Wir unterscheiden im wesentlichen zweierlei Formen derselben: *die Streichung* und *die Knetung*. Die Streichung wird an jenen Orten des Gesichtes vorgenommen, wo die Haut nur wenig mit Fett unterpolstert ist und dem Knochen straff aufliegt. Die Knetung beschränkt sich auf die mit Fett reichlich versehenen Wangen und das Kinn. Die Gesichtsmassage bei Acne wird am besten abends nach einer warmen Waschung oder nach Heißdampfbehandlung vorgenommen; *selbstverständlich ist sie kontraindiziert bei Pustelbildung und bei größeren entzündlichen Infiltraten.* Knowsley ersetzt die Massage durch Saugbehandlung nach Bier. Passende Glasglocken werden 2—5mal fünf Minuten hindurch mit je drei Minuten Pause, in manchen Fällen noch länger auf die einzelnen Acneinfiltrate gesetzt. Eine sehr interessante Form mechanischer Acnebehandlung ist die von französischen Autoren (Desaux, Noël, Veyrières und Ferreyrolles) eingeführte sog. *Douche filiforme.* Sie arbeiten mit einer Strahlstärke von $^1/_2$—1 mm, einer Wassertemperatur von 38—40° und einem Druck von 5—7 Atmosphären. Durch diese Behandlungsart werden die Pusteln eröffnet und die tiefen Infiltrationen zerstört. Komplikationen werden bei diesem Verfahren niemals beobachtet, da die eröffneten Granulome sich rasch mit einer Lymphborke bedecken, unter welcher sie, ohne Narbe zu hinterlassen, abheilen.

Die *Aktinotherapie* der Acne vulgaris kann mit Kohlenbogenlicht, mit Quecksilberdampflampe, mit Röntgenstrahlen und mit Radium vorgenommen werden. Kissmeyer berichtet über Erfolge mit Finsenlampe (20 Ampère, 50 Volt, 20 cm Hautdistanz, Bestrahlungszeit 7—20 Minuten, im ganzen 40—50 Sitzungen). Nach Messerli eignet sich die Simpsonsche Lampe (Bogenlampe mit Wolfram-Elektroden) wegen ihres weißen und an ultravioletten Strahlen reichen Lichtes ganz besonders für schwere Acneformen. Den Kohlenbogenlampen, welche wegen ihres großen Stromkonsums und der langen Belichtungszeiten sehr kostspielig im Gebrauch sind, werden von fast allen Autoren die Quecksilberdampflampen vorgezogen. Für große, mit oberflächlichen Acneefflorescenzen bedeckte Hautflächen eignet sich die sog. künstliche Höhensonne, für kleine infiltrierte Krankheitsherde die mit Kompression applizierbare Kromayerlampe. Zu Beginn der Behandlung sind schwache Bestrahlungen bis zur leichten Hyperämie indiziert, später stärkere Belichtung, zumal die Haut sich schnell an die ultravioletten Strahlen gewöhnt (durchschnittlich zwei Bestrahlungen in der Woche). Nach starker Belichtung bisweilen am nächsten Tage sichtbare Desquamation; etwa auftretende Pigmentierung geht von selbst zurück. Der therapeutische Effekt wird durchschnittlich in 10—15 Sitzungen erzielt. Die nach der Bestrahlung auftretende Rötung, bzw. Bräunung des Gesichts verleiht dem Patienten ein frisches und gesundes Aussehen. Die Infiltrate resorbieren sich rasch und eventuell vorhandene Acnenärbchen verschwinden bald nach der Bestrahlung.

Sehr viele Anhänger hat die Röntgenbehandlung der Acne vulgaris im Laufe der letzten Jahre erworben. Besonders zahlreiche deutsche und amerikanische Arbeiten sind sich darin einig, daß wir mittels der Röntgenstrahlen nicht bloß die einzelnen Fälle schneller zu einer Abheilung bringen, sondern daß auch die Rezidive geringfügiger und seltener auftreten als bei der früher üblichen Therapie. Der Streit, ob bei Acne vulgaris gefilterte oder ungefilterte Strahlen zu verwenden seien (H. E. Schmidt hatte sich vor einigen Jahren gegenüber E. Hoffmann für ungefilterte Strahlen ausgesprochen), scheint sich zugunsten derjenigen Autoren zu lösen, die für eine Filterbehandlung der Acne eingetreten sind. Die Filterung der von allen Autoren verwendeten mittelharten Strahlung ist je nach der Form der zu behandelnden Acneeruption verschieden. Bei den leichten oberflächlichen Formen der Acne vulgaris wird die Röntgenbehandlung von Habermann und Schreus mit geringer Filterung und geringen Mengen in dosi refracta angewendet: Bei drei- bis vierstelliger Gesichtsbestrahlung pro Feld ein Drittel Erythemdosis bei 0,5 mm Aluminiumfilter in 8—10 tägigen Pausen mit dreimaliger Wiederholung. Viel wichtigere und bessere Dienste als bei den oberflächlichen Formen leistet uns die Röntgentherapie zur Beseitigung der tieferen und mächtigeren Infiltrate bei Acne indurata, conglobata und phlegmonosa. In der Mehrheit der Fälle wird dabei das Gesicht in drei Feldern (von vorn, von links und von rechts) bestrahlt. Man appliziert bei mittelharter Strahlung in einer Fokushautdistanz von 30 cm eine halbe Erythemdosis durch 2 mm Aluminiumfilter und wiederholt diese Bestrahlungsserie in 14tägigen Intervallen dreimal hintereinander. Besonders tief sitzende und besonders derb infiltrierte Herde konfluierender Acne können mit größeren Einzeldosen (bis zur Erythemdosis) und mit dickeren Filtern (bis 3 mm Aluminium) bestrahlt werden. Nicht zu empfehlen sind die ganz kleinen verzettelten Dosen amerikanischer Autoren, die 10—16 Sitzungen in ganz kurzen Intervallen verabreichen und winzige Strahlenmengen (ein Fünftel Erythemdosis pro Sitzung) applizieren. Bei der Rücken- und Brustacne werden die Dosen im allgemeinen etwas höher genommen als bei der Acne vulgaris des Gesichts. Das recht große Krankenmaterial, welches in den zahlreichen Arbeiten der letzten Jahre mit befriedigendem Erfolge einer Röntgenbehandlung unterworfen wurde, gestattet den Schluß, daß die Röntgenbehandlung der Acne vulgaris eine sichere und bleibende Errungenschaft unserer Therapie darstellt. Natürlich darf nicht vergessen werden, daß die Anwendung der Röntgenstrahlen vor allem im Gesicht große Verantwortlichkeit für den Röntgenologen in sich schließt, insbesondere ist sorgfältiges Abdecken der Augenbrauen unbedingt notwendig. Genauere Details der Bestrahlungstechnik sind in den einschlägigen Monographien von Schreus, Arzt und Fuhs über Röntgentherapie der Hautkrankheiten nachzulesen (vgl. auch dieses Handbuch Bd. V/2).

G. W. Lewi appliziert auf Acneefflorescenzen mit bestem Erfolge Hochfrequenzströme. Er besprüht die einzelnen Herde mittels Vakuumelektrode und erzielt hierdurch eine stundenlang anhaltende Hyperämie der betreffenden Region. Über gleiche Erfolge mit Hochfrequenz berichten Toussey und Waddington.

Schließlich wäre noch das Indikationsgebiet der Radiumbehandlung bei Acne zu erwähnen. Die Bestrahlungen werden entweder als oberflächliche mit schwachen Filtern und kurzen Belichtungen ($\alpha$- und $\beta$-Strahlen) oder als lang dauernde mit starker Filterung und langer Belichtung ($\beta$- und $\gamma$-Strahlen) ausgeführt. Gann z. B. sah schöne Erfolge mit 10 mg starken Trägern durch Filzfilter 15—30 Minuten hindurch aufgelegt. Die in verschiedenen Intervallen verabreichte Gesamtdosis betrug 30—50 mg-Stunden. Diese kleinen Dosen heilen wohl nur ganz oberflächliche und zellreiche Infiltrationen. Bei hypertrophischen Narben, wie sie der Acne indurata und keloidea zukommen, ist es entschieden angezeigt, durch 1 mm Messing zu filtern und pro Sitzung 40 bis 60 mg-Stunden zu geben.

## B. Die Rosacea-Krankheit.

Das hervorstechendste Symptom einer beginnenden Rosacea ist zwar eine rote Nase, aber nichts wäre falscher, als jede rote Nase für eine beginnende Rosacea zu erklären. Rötung und Schwellung der äußeren Nase bestehen oft bei chronischer Rhinitis als Folge von Stauungsvorgängen, welche durch den Druck der intumeszierten Schleimhaut und der Schwellkörper hervorgerufen werden und den normalen Rückfluß des Blutes verhindern. Das gleiche ist auch bei anderen intranasalen Erkrankungen, wie den Nasennebenhöhleneiterungen der Fall. Nasenröte als selbständige Angioneurose kann aus verschiedenster Ursache auftreten, ohne in eine Rosacea überzugehen. Wir finden z. B. rote Nase bei akroasphyktisch veranlagten, an Chlorose und Menstruationsstörungen leidenden jungen Mädchen. Ferner sehen wir Nasenröte auf Grund von Gefäßparesen durch Alkohol. Es gibt Autoren, welche diese Trinkernasen schon klinisch nach ihrer Entstehung differenzieren wollen: Die lebhaft roten der Weintrinker, die cyanotischen der Biertrinker, die dunkelblauvioletten der Branntweintrinker. Von manchen Seiten wird auch der Mißbrauch von Kaffee, Tee und Tabak für die Genese der Gefäßerweiterungen verantwortlich gemacht. Eine weitere Form der roten Nase, die mit Rosacea gar nichts zu tun hat, ist die *Granulosis rubra nasi* (Luithlen, Jadassohn). Wenn wir letzteres Krankheitsbild zusammenfassen, so handelt es sich bei diesem um Nasen mit unscharf begrenzter und leicht wegdrückbarer Rötung, kombiniert mit Hyperhidrosis des knorpeligen Teiles und kleinen entzündlichen Papeln um die Öffnung der Schweißdrüsen. Die Erkrankung beginnt im frühen Kindesalter und hält nahezu unbeeinflußt durch irgend eine Behandlung bis zur Pubertät an, zu welcher Zeit sie häufig allmählich verschwindet. Die Ätiologie wird von den meisten

Autoren als unklar angegeben, einwandfrei fest steht nur die familiäre Disposition und ihr häufiges Auftreten bei Geschwistern. HALLOPEAU spricht von einer sekretorischen und angiomotorischen Neurose auf hereditärer Grundlage. SAALFELD und BÄUMER sahen das ursächliche Moment in einer in der Kindheit überstandenen Erfrierung.

Die richtigste Definition der Rosacea-Krankheit hat wohl UNNA gegeben. Sie ist nach UNNA die Resultante zweier auf der Mittelzone des Gesichtes in Schmetterlingsform sich treffender Reize, und zwar erstens einer das Gesicht überhaupt, vor allem aber Nase und Wange betreffenden *arteriellen Gefäßlähmung,* die mit periodischen Wallungen zum Kopf allgemeiner Natur zusammenhängt, und zweitens einer *Infektion derselben mittleren Gesichtszone von anderen Herden des seborrhoischen Ekzems aus.*

Die Gefäßerweiterung der Rosacea erklärt MILLER in folgender Weise: Nach STRICKER, MORAT und BAYLISS führt die Reizung sensibler Rückenmarksnerven zu Gefäßerweiterung, wobei die sensiblen Nerven den vasodilatatorischen Reiz peripher „gegenläufig" leiten. Solche Vorstellungen, wie sie für die Spinalnerven gelten, scheinen zufolge MILLERs Ausführungen auch für den Trigeminus richtig zu sein, der mit den Spinalnerven viele Charaktere gemeinsam hat: Beide besitzen sensible und motorische Wurzeln. Die Fasern der sensiblen Wurzeln nehmen ihren Ursprung vom Ganglion Gasseri, welches in jeder Beziehung den Ganglien der hinteren spinalen Nervenwurzeln ähnelt. Die zuführenden Fasern des Trigeminus spalten sich beim Eintritt in die Brücke wie die zuführenden Spinalfasern in auf- und absteigende Äste. Die sensible Portion des Trigeminus hat eine ähnliche Beziehung zum parasympathischen Nervensystem wie die Spinalnerven zum sympathischen. Giftige Stoffe im weitesten Sinne des Wortes dürften nun imstande sein, durch Reizung der zentralen Trigeminuskerne zunächst vorübergehende Gesichtsrötungen, vergleichbar dem Auftreten der hektischen Röte bei Lungenkrankheiten, zu erzeugen, die bei längerem Bestande der erfolgenden Reizung in das Bild der typisch ausgesprochenen Rosacea-Hyperämie übergehen. Im weiteren Verfolge dieser Zusammenhänge ist es auch möglich, daß psychische Vorgänge Rosacea-Hyperämie verursachen können durch Übertragung psychischer Reize, wie Verlegenheit und Scham, von den psychischen Zentren durch intercerebrale Nervenfasern auf die sensiblen Kerne des Trigeminus und Überspringen des Reizes, also vasodilatatorischer Effekt auf die vom Trigeminus versorgten Hautgebiete. Wir können uns vorstellen, daß bei allen diesen Reizen eine Bahnung der Wege stattfindet, so daß das anfangs vorübergehende Rot schließlich einer bleibenden Rötung Platz macht. Die Rosacea-Hyperämie ist also eine echte Angioneurose und es wird weiterer Forschung vorbehalten bleiben müssen, die „Giftstoffe" kennen zu lernen, welche für die Reizung der Trigeminuszentren verantwortlich zu machen sind. Eine allgemeine Vorstellung über diese Giftstoffe besitzen wir allerdings schon jetzt. Als Ursprungsort betrachten wir einerseits den pathologisch veränderten Magendarmtrakt (Rosacea-Krankheit der Leberleidenden, der Obstipierten) und andererseits die ausfallende Ovarialfunktion (Rosacea-Krankheit der Frauen in oder nach dem Klimakterium).

Auf dem durch ständige passive Hyperämie zur Rosacea-Krankheit disponierten Terrain entwickeln sich nun in bestimmter Reihenfolge die Symptome dieser Affektion (UNNA): 1. Die Vergilbung der Haut in der Umgebung von Nase und Mund, 2. die Pityriasis alba faciei, welche sich in linsen- bis markstückgroßen, mattweißen oder grauen Flecken an Wangen, Kinn, Nase und Stirn äußert, 3. ölige Seborrhoe, insbesondere bei älteren Personen an den Prädilektionsstellen des Leidens, 4. Teleangiektasien, 5. Papelbildung, 6. Pustelbildung. Letztere zeichnet sich der Acne gegenüber aus: a) durch den Mangel an

Comedonen, b) durch den oberflächlichen Sitz, c) durch den häufigen und raschen Wechsel, d) durch die relative Schmerzlosigkeit.

Die Rosacea entwickelt sich gewöhnlich aus unter dem Einfluß der Gefäßlähmung stark geröteten Flecken der Pityriasis alba faciei, die zunächst den

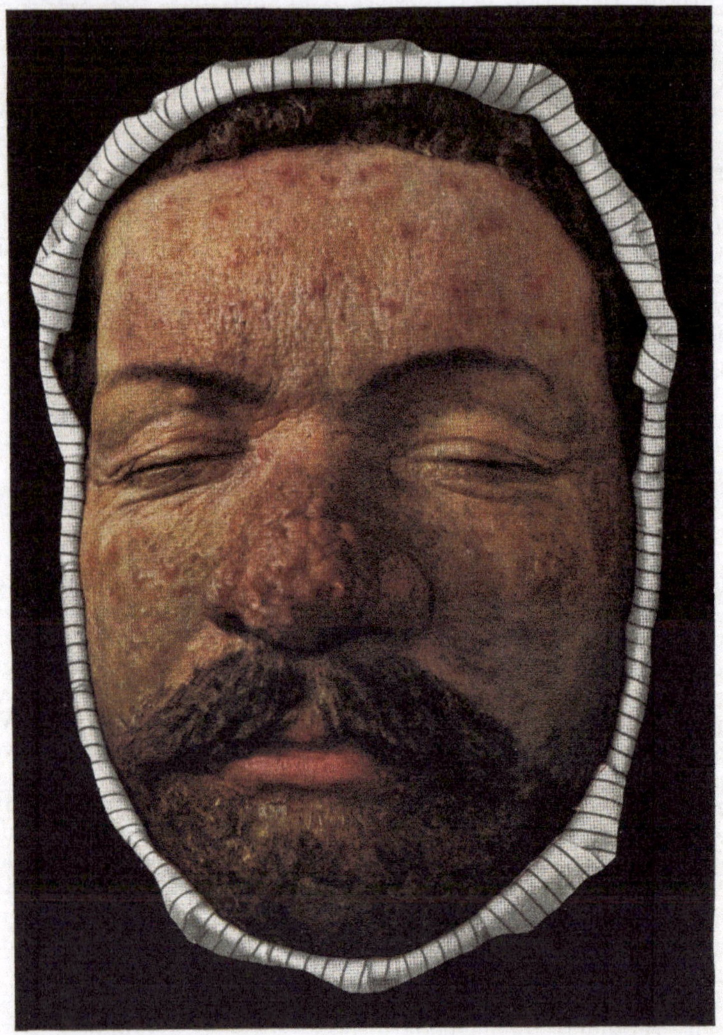

Abb. 21. Rosacea pustulosa faciei. (Originalmoulage der Klinik FINGER, angefertigt von HENNING.)

Charakter eines mehr diffusen Eczema erythemato-pityrodes annehmen. Von ihnen geht dann eine allgemeine capillare Rötung aus, die über die einzelnen Efflorescenzen hinaus eine regionäre Ausbreitung in der vorgezeichneten Schmetterlingsform gewinnt. Innerhalb der zuerst capillaren Hyperämie treten alsbald venöse, gewöhnlich sternförmig ausstrahlende, an der Nasalfurche radiär und senkrecht zu dieser angeordnete Angiektasien hervor, welche der Hautoberfläche ein buntscheckiges Aussehen verleihen, unter dem die primären Ekzemflecke verschwinden und höchstens an einer leichten Abschuppung kenntlich sind. Später erweitern sich die tiefen Hautgefäße ebenfalls und der Farbenton geht aus einem hellen in ein Bläulichrot über. Bei längerem Bestande der Rosacea gesellen sich zwei schwere Folgezustände hinzu: eine pustulöse Affektion und eine fibromatöse. Wegen der ersteren hat man die Rosacea

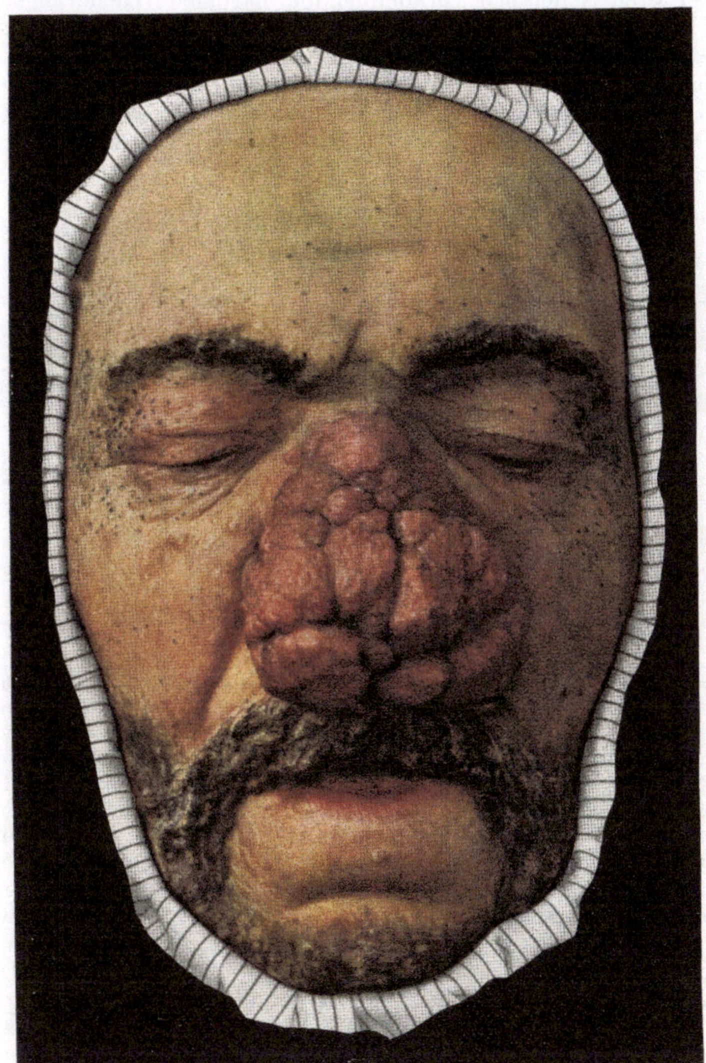

Abb. 22. Rhinophyma. (Originalmoulage der Klinik FINGER, angefertigt von HENNING.)

von alters her völlig unpassend Acne rosacea genannt und dadurch in einen ungerechtfertigten Zusammenhang mit der juvenilen Comedonenacne (der echten Acne) gebracht. Die Pusteln bei der Rosacea enthalten keine Horncysten wie die Comedonen bei der juvenilen Acne und sind Komplikationen durch spezielle Eitererreger der Rosacea. Im Gegensatz zur juvenilen Acne pustulosa ist die meist klimakterische Rosacea pustulosa eine schwierig zu beseitigende Komplikation (Abb. 21). Bei längerem Bestande führt die Rosacea-

Krankheit zu einer Fibromatose, welche gewöhnlich als Rhinophyma bezeichnet wird. Sie verursacht höchst auffällige, unschön gelappte Tumoren der Nase, die je mehr sie sich mit Talgdrüsenhypertrophie kombinieren, ein desto durchscheinenderes, gelbes, an Orangenschalen erinnerndes Aussehen erhalten (Abb. 22). Die Fibromatose der Rosacea unterscheidet sich hierdurch von den auch bei alten Acnefällen vorkommenden narbigen Wucherungen, welch letztere nur kleine, perifollikuläre, höckerige, über die ganze Wangen- und Nasenhaut zerstreute Verhärtungen der Haut hervorrufen.

Die Rosacea-Krankheit des Gesichtes ist mitunter differentialdiagnostisch vom *Lupus follicularis disseminatus faciei*, welcher sich in dieselbe Zone der

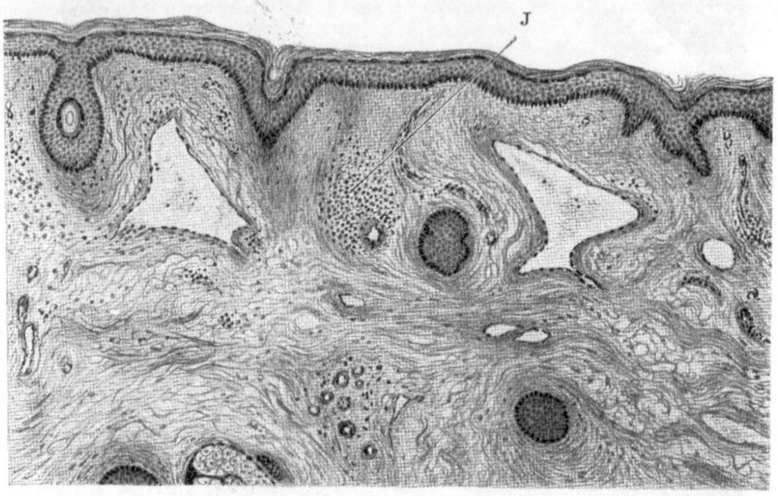


Abb. 23. Acne rosacea. Vergrößerung 85. Im obersten Cutisanteil zwei lakunenartig erweiterte Capillaren getroffen. Bei J geringgradige celluläre Infiltration. (Aus Kyrle, Histobiologie I.)

Gesichtshaut lokalisiert, nicht leicht zu trennen. Die Knötchen des letzteren lassen jedoch bei Glasdruck deutlich die gelbliche Eigenfarbe erkennen und haben keine Neigung zu vereitern.

*Histologisch* finden wir im Anfangsstadium der Rosacea als greifbares Substrat des Prozesses vielfach recht hochgradige Capillarektasien, mitunter von Rundzelleninfiltrationen begleitet. Regelmäßig ist ein eigenartiges Ödem, durch welches die normale Struktur der Cutis mehr oder weniger gestört wird (Abb. 23). Quellungsvorgänge im elastischen und kollagenen System, die zu einem Umbau der obersten Cutispartien führen, sind die Regel. Dieselben lassen sich am besten nach der Weigertschen Methode zur Darstellung bringen und zeigen die bekannten Degenerationen des Bindegewebes und der elastischen Fasern (Abb. 24). Abschnittweise sind auch entzündliche Erscheinungen an den Follikeln und in deren unmittelbarer Umgebung zu konstatieren. Hier spielt sich dann derselbe Prozeß ab wie bei der gewöhnlichen Acne nur ohne Comedonen. Wesentlich ist nun, daß es auf dem Boden dieser chronischen Zirkulationsstörungen zu hypertrophischen Wachstumsereignissen im Bindegewebe kommen kann, welche Kyrle als „autochthone Hyperplasie“ auffaßt, weil sie ohne vorhergehende Entzündung entsteht. Ähnliche hyperplastische Vorgänge spielen sich auch im Follikelapparat ab und verleihen dieser Erkrankung ihr besonderes klinisches Gepräge. Von der Intensität der Follikel-, bzw. Talgdrüsenhyperplasie hängt die jeweilige Form des Rhinophyms ab. Es lassen sich diesbezüglich zwei Typen unterscheiden: die sog. *hypertrophische Rosacea,* wie sie VIDAL und LELOIR genannt haben, und *das fibröse angiektatische Rhino-*

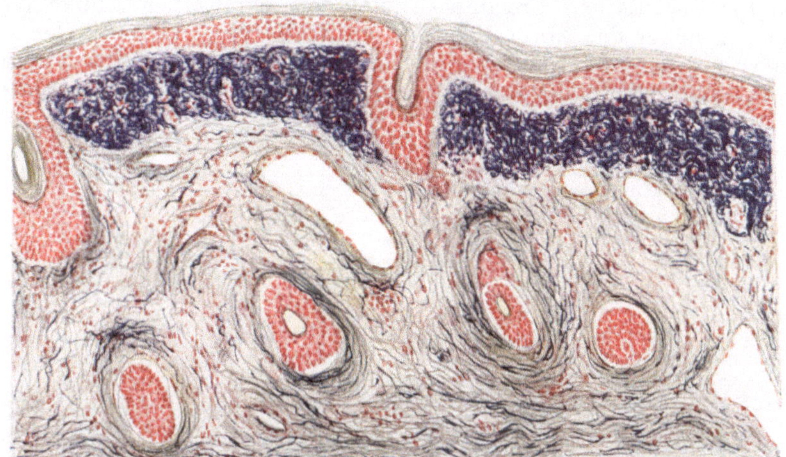

Abb. 24. Acne rosacea. Lithion-Carmin-Weigerts-Elastica-Färbung. Stratum papillare und ein Teil des reticulare sind zu einer mit Resorcin sich intensiv färbenden Masse verwandelt. (Aus KYRLE, Histobiologie I.)

*phym.* Bei der ersten steht die Talgdrüsenwucherung im Vordergrund, die Haut ist verdickt, oft knollig aufgetrieben, in der Hauptsache von normaler Farbe

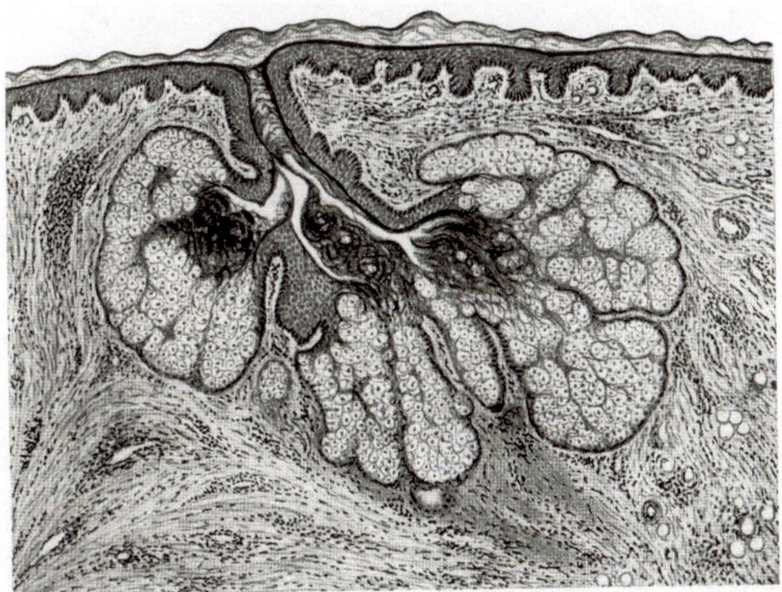

Abb. 25. Schnitt durch ein Rhinophym. Vergrößerung 42. Mächtig hypertrophierte Talgdrüse in fibrösem Bindegewebe eingelagert. (Aus KYRLE, Histobiologie I.)

und mächtig gewucherten Talgdrüsen durchsetzt (Abb. 25). Überall öffnen sich dieselben mit weiten, trichterförmigen Mündungen. Ohne daß entzündliche Erscheinungen stärker betont sind, finden sich dieselben mit Vorliebe an die

Follikel geheftet. Folliculitis und Perifolliculitis mit anschließender Absceßbildung gehören zum gewöhnlichen Bilde und bedingen das eigenartige Wechselspiel in der Symptomatologie des Prozesses zwischen den akut entzündlichen und den hyperplastischen Ereignissen. Bei dem ektatischen Rhinophym ist die Haut gegenüber der Norm ebenfalls um Vieles verdickt, entweder gleichmäßig oder mit tumorartigen Vorsprüngen, aber blaurot verfärbt, von einem Venennetz durchzogen und vor allem derb in der Konsistenz. Beim Entfernen

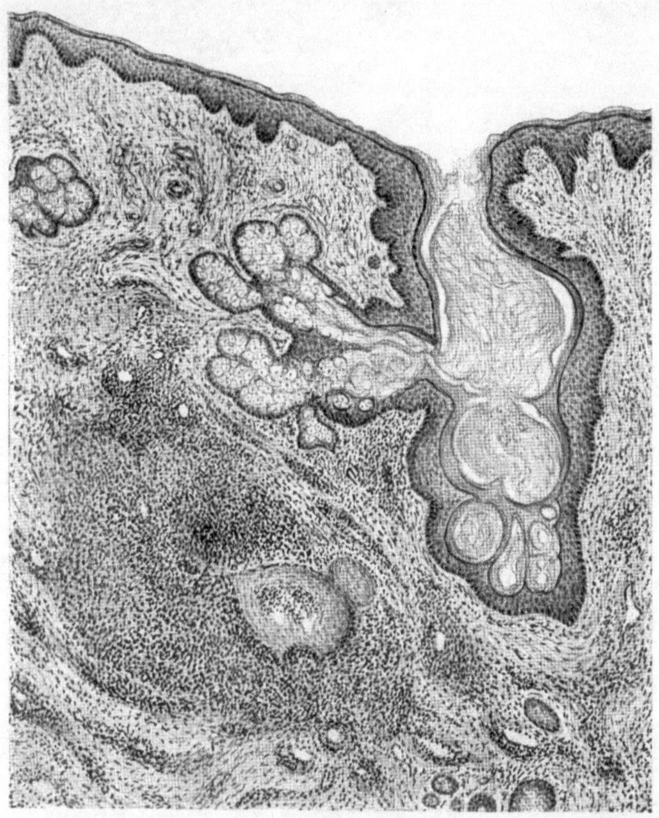

Abb. 26. Rhinophyma. (Acne hypertrophica.) Vergrößerung 42. Follikel- und Talgdrüsenhyperplasie neben akut entzündlicher Infiltration. (Aus KYRLE, Histobiologie I.)

eines solchen Knotens hat man oft Mühe, mit dem Messer durchzukommen. Anatomisch handelt es sich hier um gewuchertes fibröses Bindegewebe, das reichlich erweiterte Blut- und Lymphgefäße enthält. Die Struktur des Gewebes unterscheidet sich durchaus vom Physiologischen. Elastische Fasern fehlen, die Epidermis ist leicht atrophisch. Talgdrüsen sind stellenweise nicht vorhanden, stellenweise auch bei diesem Typ oft reichlich und in hypertrophischer Form entwickelt (Abb. 26). Eine scharfe Trennung zwischen Rosacea hypertrophica und Rosacea angiectatica ist daher auf Grund des Verhaltens der Talgdrüsen nicht möglich. Übergänge zwischen beiden sind immer wieder festzustellen. Kennzeichnend ist für den zweiten Typus die weitaus geringere Neigung zu Absceßbildung. Der Prozeß verläuft hier von Anbeginn an mehr unter dem Bilde der Bindegewebswucherung als proliferierende Folliculitis und Perifolliculitis. Über die Ursachen des Wachstumsexcesses, die zum Rhinophym führen, sind wir ebensowenig orientiert wie über die veranlassenden Vorgänge bei jeder Fibrombildung. Anzunehmen ist, daß aus der ständig erhöhten Durchblutung des Gewebes eine gewisse Überernährung desselben resultiert und daß Stoffe ins Gewebe übertreten, die de norma dort fehlen oder rasch beseitigt werden. Aber das ist auch alles, was wir sagen können; warum es zur Zirkulationsstörung und Gefäßektasie kommt und trotz allem in vielen Fällen nicht zur Gewebswucherung, ist ungeklärt. Eine gewisse Debilität der Capillaren, von der Anlage her bestimmt, wird beim Zustandekommen des Prozesses wohl mit von Bedeutung sein (Abb. 27).

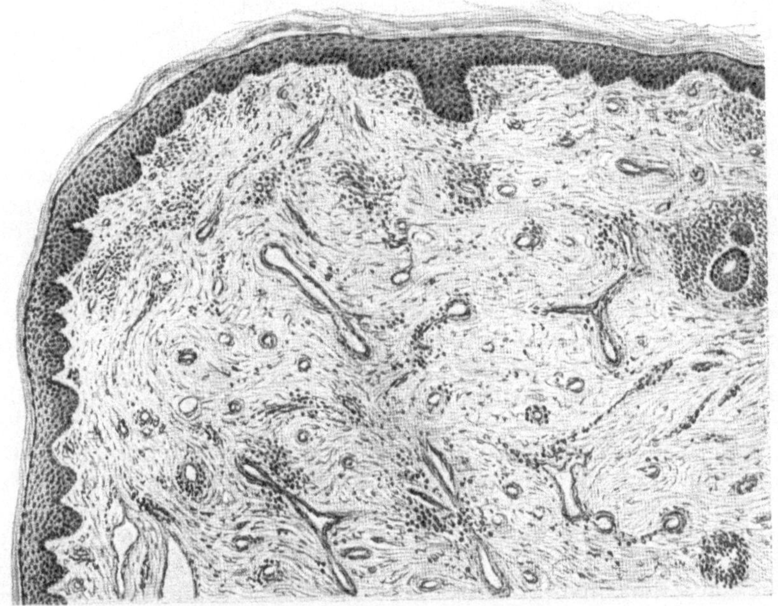

Abb. 27. Schnitt durch ein fibröses angiektatisches Rhinophym. Vergrößerung 42. (Aus KYRLE, Histobiologie I.)

Von großem Interesse sind die Beziehungen der Rosacea der Haut zu der *Rosacea der Augen*. Die Arbeiten TRIEBENSTEINs bringen neben einer eingehenden Zusammenstellung alles dessen, was auf diesem Gebiete bisher veröffentlicht wurde, auch viele neue klinische Beobachtungen. An der Rostocker Augenklinik, der TRIEBENSTEINs Arbeit entstammt, scheint allerdings die Rosacea-Krankheit des Auges viel häufiger zu sein als anderwärts. Aus dem großen Krankenmaterial von TRIEBENSTEIN geht hervor, daß bei der Rosacea des Auges das weibliche Geschlecht die überwiegende Zahl der Krankheitsfälle stellt, ein Unterschied, der bezüglich der Hautrosacea bisher nirgends hervorgehoben wurde. TRIEBENSTEIN nimmt nach seinen Beobachtungen übrigens an, daß beim weiblichen Geschlecht jede Form der Rosacea-Krankheit häufiger vorkommt. Der Schwerpunkt der Arbeit TRIEBENSTEINs liegt in der sorgfältigen Durcharbeitung der augenklinischen Seite der Frage, auf die wir natürlich nur mit einigen Worten eingehen. Wir haben zu unterscheiden: 1. Die *Rosacea-Blepharitis,* deren Efflorescenzen rittlings am Lidrand sitzen; gleichzeitig sind fast stets leicht abwaschbare gelbliche Schüppchen vorhanden; 2. die Rosacea-Conjunctivitis; in der Mehrzahl der Fälle findet sich die nur flächenhafte Erkrankung mit Bildung von Gefäßknäueln, selten die knötchenförmige episkleritische

Form. 3. Die Rosacea-Keratitis, welche in drei Varianten auftritt: als Randkeratitis, als schweres subepitheliales Infiltrat und als die schwerste Form, die progrediente, Ulcus serpens-ähnliche Entzündung der Hornhaut. Nach den Feststellungen TRIEBENSTEINS sind viele rätselhafte Fälle von Ulcus corneae nichts anderes als falsch diagnostizierte Rosacea. Merkwürdigerweise fand TRIEBENSTEIN am häufigsten bei seinen Rosacea-Kranken mit Augenkomplikationen Keratitis (unter 274 Fällen 243mal), viel seltener ist die Rosacea-Blepharitis und Conjunctivitis (30), ganz selten scheint die reine Rosacea-Conjunctivitis und Episkleritis zu sein, von der nur ein Fall zur Beobachtung kam. Entsprechend den Erfahrungen der Dermatologen häufen sich die Erkrankungen im vierten und fünften Lebensjahrzehnt.

Die **Behandlung** der Rosacea erfordert Maßnahmen allgemeiner und lokaler Art. Genaue Beobachtung verlangen vor allem nachweisbare Magen-Darmstörungen. Daß dieselben nicht gar so selten sind, beweisen Untersuchungen von RYLE und BARBER. Die genannten Autoren beobachteten bei Rosacea-Kranken oft eine blasse, am Rande gekerbte Zunge, wie sie Patienten mit Salzsäuremangel aufweisen. Kleine, intern verabreichte Dosen von verdünnter Salzsäure zeitigten auch bei schwersten Rosacea-Fällen sehr gute Erfolge. Die daraufhin systematisch vorgenommenen Magensaftuntersuchungen größerer Reihen von Rosacea-Patienten ergaben in der Tat ein Überwiegen der Achylie, bzw. Hypochlorhydrie; besonders deutlich war dies bei einem Dutzend weiblicher Rosacea-Fälle. Zur Menstruationszeit und in der Schwangerschaft besteht oft ein Salzsäuremangel, was mit obigen Ergebnissen gut übereinstimmt.

Auch die bereits erwähnte Form der chronischen Typhlitis, welche in der Pathogenese der Acne eine so wichtige Rolle spielt, dürfte für die entzündlichen, schubweise erfolgenden, pustulösen Eruptionen bei Rosacea verantwortlich zu machen sein. Die Schädlichkeit gewisser Speisen und Getränke im Einzelfalle variiert, und UNNA rät daher, den Patienten selbst zu fragen, nach welcher Diät er eine Verschlimmerung seines Leidens bemerkt habe, um diese dann vermeiden zu lassen. Meist wissen die Patienten sehr genau, was ihnen in dieser Hinsicht schadet. Alle stark blähenden und abnorme Gärung erzeugenden Speisen (Kohl, Kraut, Schwarzbrot, harter Käse) sind in dieser Hinsicht schädlich. Allgemein bekannt ist auch der provozierende Einfluß von Kaffee, Tee und alkoholischen Getränken. Für die Rosacea-Kranken ist aber von Wichtigkeit nicht nur, was sie essen, sondern auch, wie sie essen. Französische Autoren (JACQUET und seine Schule) haben darauf hingewiesen, daß Wallungshyperämie das Zustandekommen der Rosacea-Krankheit begünstigt und die bestehende wesentlich verschlechtert. Rasches Verschlucken schlecht gekauter und schwer verdaulicher Speisen, die lange im Magen liegen bleiben, gieriges Trinken heißer, insbesondere alkoholischer Getränke lösen reflektorisch Blutüberfüllung im Gesicht aus und bahnen den Weg für die Stabilisierung der Angioneurose. Wir müssen daher auf langsames Essen und Trinken, auf gutes Kauen der eingeführten Speisen dringen und durch häufig genommene, aber nur in geringer Menge genossene Speisen der Überfüllung des Magens vorbeugen. Die Rosacea-Zone des Gesichtes steht beim weiblichen Geschlecht unter dem Einflusse der Genitalsphäre. Während der Menstruation neigt die geschlechtsreife Frau zu Rosacea-Schüben, die mit dem Eintreten der Menopause sich stabilisieren können. Der Versuch ist daher folgerichtig, die postklimakterische Rosacea, deren Genese auf die gestörte Ovarialfunktion wohl mit Sicherheit zurückzuführen ist, durch Darreichung von Ovarialpräparaten zu behandeln und die Wallungshyperämie des Klimakteriums zu bekämpfen. Hiezu eignen sich insbesondere Theobromin-Calciumpräparate (Klimasan), wie sie HALBAN empfohlen hat.

Interessant ist ein Vorschlag ASSMANNs, die Rosacea mit Auswaschungen des Organismus zu behandeln, um die supponierten Giftstoffe zu entfernen. Er empfiehlt, nach einem Aderlaß von 150—200 ccm einen Liter körperwarmer Normosallösung in 25—30 Minuten intravenös zu infundieren. Normosal ist eine Salzlösung, entsprechend der Ionenanalyse des menschlichen Serums zusammengesetzt, und enthält Chlornatrium, Kalium, Calcium, Natrium bicarbonicum und saures Natriumphosphat. ASSMANN verabreicht vier Injektionen in Abständen von 5—6 Wochen.

Die *Lokaltherapie* der Rosacea richtet sich nach dem Stadium der Erkrankung. Leichten Fällen verschreibt man bei Nacht eine Schwefelschüttelpinselung etwa folgender Zusammensetzung: Acid. salicyl. 1,5, Sulfur. praecipit. 1,5, Talci venet. 10,0, Amyl. oryc. 10,0, Terrae silic. 5,0, Spirit. vini dilut. (70%) 150,0. Statt der Schwefelschüttelpinselung können wir auch des Nachts Fanghi di Sclafani einreiben lassen. Fanghi di Sclafani ist eine in Sizilien vorkommende vulkanische Erde mit hohem Gehalt an Schwefel in außerordentlich feinem Aggregatzustand. Die Anwendungsweise ist nach FLEISCHL folgendermaßen: „In ein Porzellanschälchen, wie solche zum Anreiben von chinesischer Tusche gebraucht werden, gibt man eine kleine Messerspitze voll von der Schwefelerde, gießt einen Teelöffel Wasser hinzu, verreibt die Erde mit dem Finger in Wasser und trägt diese milchig-trübe Flüssigkeit mit der Fingerspitze tropfenweise abends auf die roten Hautpartien auf. Über Nacht verdunstet das Wasser und morgens ist die Haut dann wie mit Puder bestreut. Diese trockene Erde wird morgens mit Wasser abgewaschen, die befallenen Partien durch Abtupfen, nicht durch Abreiben getrocknet. Am Abend wird die Prozedur des vorigen Tages wiederholt, des Morgens wieder abgewaschen.“ Während des Tages appliziert man ein Puder mit Schwefel- oder Ichthyolzusatz. Als Puder eignet sich UNNAs Pulvis cuticolor (siehe bei Seborrhoe, S. 68). Man verordnet z. B. Pulvis cuticolor 8,0, Sulfur. praecipit. 1,0, Ichthyol. 1,0. Will man des Nachts eine intensivere Wirkung erzielen, so gibt man UNNAs Zink-Schwefelpaste (Zinc. oxydat. 14,0, Sulfur. praecipit. 10,0, Terrae silic. 4,0, Oleum benzoinat. 12,0, Adipis benzoinat. 60,0). Die Schälwirkung derselben läßt sich steigern durch Zusatz von Unguentum resorcini compos. (Resorcin., Ichthyol. āā 5,0, Acid. salicyl. 2,0, Vaselin. flav. 88,0). Man verfährt am besten derart, daß man zunächst zwei Drittel Zink-Schwefelpaste und ein Drittel Unguentum resorcini compositum mischen läßt und dann allmählich bis zwei Drittel Unguentum resorcini compositum und ein Drittel Zink-Schwefelpaste ansteigt. Der Erfahrene wird auch leichtere Fälle mit größter Vorsicht lokal behandeln, da es kaum eine irritablere Dermatitis gibt als die Rosacea-Krankheit. Man erlebt in dieser Beziehung oft die größten Überraschungen. Eine tags zuvor scheinbar reaktionslose und blasse Rosacea kann nachts plötzlich exazerbieren. Stirne, Nase, Wangen und Kinn können eine intensive Schwellung und Rötung zeigen und von zahllosen stecknadelkopfgroßen Pusteln übersät sein. Man muß dann sofort zur mildesten Therapie zurückkehren und mit 3%igen Borsäure- oder 1%igen Resorcinumschlägen die Akuität des Prozesses zur Ruhe bringen. Bei schwereren Fällen, die nicht zu akuten Nachschüben neigen, lassen sich sehr gute Erfolge mit der UNNAschen Schälkur erzielen, die aber ein Verweilen im Hause oder in einer Heilanstalt notwendig macht. Mit einer Schälpaste (Past. zinci 20,0, Resorcini subtil. pulv. 20,0, Ichthyol. 5,0, Vaselin. 5,0) wird die erkrankte Gesichtshaut durch 3 Tage morgens und abends eingestrichen, wobei zu beachten ist, daß an der Stirnhaargrenze, den Augenlidern und Schleimhauteingängen kein dicker Pastenrand entsteht. Die Paste muß an diesen Stellen in das gesunde Hautniveau übergehen, was man durch Streichen mit dem trockenen Finger sehr leicht erreichen kann. Bei empfindlichen Patienten setzt UNNA der Paste 2—5% Anästhesin zu, nach 3 Tagen hat sich eine papierdicke, bräunliche Hornschwarte gebildet, die sich nun ablösen muß. Diesen Ablösungsprozeß läßt man am besten unter einer Schutzdecke vor sich gehen, die man vom 4.—7. Tag durch Einwirkung mit Zink-Ichthyolsalbenmull oder Einpinselung von Zink-Ichthyolleim herstellt. Keinesfalls darf die Hornschwarte stückweise abgerissen oder sonstwie entfernt werden. Am 7. Tage ist diese mit ihren letzten Resten von selbst abgefallen. Die Gesichtshaut präsentiert sich dann rein und glatt. Eine solche Schälkur dauert eine Woche. Durchschnittlich muß sie viermal, in schwereren Fällen sechsmal wiederholt werden. Besteht aber eine Idiosynkrasie gegen Resorcin, die sich gleich am 1. Tage durch Schwellung und Blasenbildung äußert, so kann die Schälkur nicht durchgeführt werden, die Schälpaste ist dann sofort abzuwaschen, das Gesicht einzupudern und einzubinden, bis die Erscheinungen verschwunden sind. Solche Fälle können dann nur mit ganz milden Schälmitteln behandelt werden.

Zur Unterstützung der externen medikamentösen Methoden werden bei Rosacea noch andere Verfahren herangezogen. Die Teleangiektasien zerstört man z. B. mit dem UNNAschen Mikrobrenner. Bei schwach glühendem Platinbolzen drückt man die nicht glühende, aber heiße, zu einem Ring gekrümmte Spitze des Brenners sofort an die erweiterten Venen an und folgt genauestens ihrem Verlauf. Sie verschwinden unter dem heißen Drucke sofort, indem sie durch das anschwellende kollagene Gewebe komprimiert werden; statt ihrer erscheinen weißliche Streifen derselben Form, die aus verbrannter Hornschicht bestehen. Die Nachbehandlung besteht im Auftragen von Puder unter Vermeidung von Reiben. Nach 8 Tagen sind die Gefäße narbenlos verödet. Statt des UNNAschen Mikrobrenners ist von WIRZ ein sehr praktischer Galvanokauteransatz angegeben worden, der gestattet, die Hitzewirkung auf eine Nadelspitze zu konzentrieren. Ich bevorzuge zur Verödung teleangiektatischer Gefäße bei Rosacea die *Elektrokoagulation* mittels der im NAGELSCHMIDTschen Besteck für Kaltkaustik enthaltenen Nadeln. Allerdings bedarf man hierzu eines relativ komplizierten und kostspieligen Diathermie-Instrumentariums. Eine vielfach beliebte Methode zur Beseitigung der Rosacea-Infiltrate und Gefäßerweiterungen ist die *Scarification*. Mit einem Scarificator nach VIDAL, dessen Schneide halbmondförmig gekrümmt ist und gestattet, kurze, aber gleichmäßig tiefe Schnittchen auszuführen, scarifiziert man die Rosaceahaut in mehreren Sitzungen. Man kann täglich etwa 30—40 Schnittchen dicht nebeneinander in der Länge von etwa 1 cm ausführen und durch diese Incisionen unsichtbare Närbchen im Papillarkörper erzeugen, welche die Infiltrate zur Resorption und die Gefäße zur Verengerung bringen. Dieses Verfahren gibt, geschickt ausgeführt, sehr gute Resultate und ist wegen seiner Einfachheit bestens anzuraten.

Bei oberflächlichen, nicht irritablen Rosacea-Formen ist *Quarzbelichtung* indiziert, nur muß man bis zur starken Reaktion mit ordentlicher Schälung bestrahlen. Durchschnittlich verabreicht man zwei Sitzungen in der Woche. Bei infiltrierenden Formen verwende ich statt der künstlichen Höhensonne die Kromayerlampe mit Kompressionsansätzen. Bei Kompressionsbestrahlung mit Kromayerlampe erhält man als Bestrahlungseffekt eine dem Umfange des Kompressors entsprechende kreisförmige Rötung, die kosmetisch sehr stört. Aus diesem Grunde empfiehlt es sich, das Kompressorium allmählich über die ganze Fläche der Nase zu verschieben, um scharf abgegrenzte Reaktionsfelder zu vermeiden. Die *Kohlensäureschneemethode* wurde von vielen Autoren auch zur Behandlung der infiltrierenden Rosacea empfohlen. Die kosmetischen Resultate waren nicht sehr zufriedenstellende, weil eine genaue Dosierung des Drucks nicht leicht möglich ist, und die mit Kohlensäureschnee erfrorenen Stellen durch ihre weiße Farbe von der roten Umgebung sich unschön abheben.

Sehr bewährt hat sich jedoch eine Kohlensäureschneebehandlung der Rosacea in folgender Weise: Bereiten einer Masse aus Kohlensäureschnee und Aceton, welche die Konsistenz einer Salbe besitzt; dieselbe wird in einer Uhrschale aus einem kirschengroßen Stück Kohlensäureschnee und etwa 10 Tropfen Aceton durch Umrühren mit einem Holzspatel hergestellt und auf einen Wattebausch gestrichen. Mit diesem betupft man die rote Nase und ihre Umgebung, wobei man darauf achtet, daß die Berührung der einzelnen Hautfelder nicht länger als 2—3 Sekunden dauert. Es darf nicht zu einem Erfrierungsschorf kommen, sondern bloß zu einer ganz oberflächlichen Schälung. Die vergilbte Haut stößt sich in kleinen Lamellen ab. Das Verfahren darf höchstens einmal wöchentlich wiederholt werden.

Die *Röntgentherapie* ist wegen der großen Irritabilität der Rosacea nur mit entsprechender Vorsicht anzuwenden. SCHREUS empfiehlt 0,3—0,4 der Erythemdosis durch 0,5 mm Aluminiumfilter alle 10 Tage 3—4 mal und wartet dann 3 Wochen vor Beginn eines neuen Turnus. Öfters sind 2—3 Serien erforderlich. In der Zwischenzeit kann die sonst übliche Therapie eingehalten werden. Bei eingetretener Irritation Puder- und Pastenbehandlung, sowie Verlängerung der Zwischenräume zwischen den Bestrahlungen. Nach ARZT und FUHS schwinden ausgeprägtere Entwicklungsstadien der Rosacea mit Bildung multipler größerer Knötchen durch 2—3 malige, in Intervallen von 4—6 Wochen verabreichte Applikation einer durch 2 mm Aluminium gefilterten Erythemdosis. Die Bestrahlungen sind infolge des Gefäßreichtums der Efflorescenzen von mehr oder minder lebhaften Frühreaktionen gefolgt.

Das *Rhinophym* erfordert bei starker Ausbreitung operativen Eingriff in Narkose. Die von UNNA mit ausgezeichnetem Erfolg verwendete Methode ist die folgende. Ehe man an die Beseitigung der Neubildung geht, unterrichtet man sich über die frühere Gestalt der Nase und den Sitz der Knorpel durch eingehende Betastung, am besten unter Kontrolle von Photographien aus früherer Zeit. Dann trägt man, von der Nasenwurzel anfangend, durch flache Schnitte alle Lappen des Tumors ab und achtet darauf, daß oberhalb des Knorpels noch eine etwa $1^1/_2$—2 mm dicke Hautschicht erhalten bleibt, um sicher zu sein, daß sofort nach der Operation überall proliferationsfähiges Epithel reichlich vorhanden ist. Würde man mit den Schnitten tiefer gehen, nahe oder ganz bis zum Perichondrium, also alle Talgdrüsenfundi mit abtragen, so wäre das der größte Fehler, den man begehen könnte. Es würde dann an diesen Stellen eine Granulationswucherung des Perichondriums mit einer Überhornung von der Seite statt von der Tiefe her stattfinden, wobei eine nachträgliche Schrumpfung des Bindegewebes unvermeidliche Folge wäre. UNNA bedient sich prinzipiell bei den flachen Abtragungen des Rasiermessers statt des Skalpells, weil damit die beiden Bedingungen — flaches und gleichmäßiges Abtragen — leichter zu erfüllen sind. Die Blutstillung ist durch Kompression zu erreichen, doch verwendet man zweckmäßig auch das alte Blutstillungspulver (Acid. tannic., Aluminis, Colophonii, Gummi arab. āā 10,0). Es wirkt zugleich antiseptisch, sicher blutstillend und beschränkt die Granulationen, ohne dieselben zu schädigen, so daß man direkt nach Abnahme des ersten Verbandes die Behandlung mit leicht reduzierenden Mitteln (Zink-Schwefelpaste, Zink-Ichthyolpaste) beginnen kann. Sollte versehentlich bei den Operationen etwas Tumorgewebe stehen geblieben sein und eine zweite Abkappung nicht gewünscht werden, so kann man direkt an die Heilung eine Resorcinschälkur anschließen, um das Resultat zu verbessern. In schwach ausgebildeten Fällen von Rhinophym, beim Vorhandensein von wenigen einzelnen Lappen und Buckeln kann man auf die Chloroformnarkose verzichten und sich der Anästhesie durch Vereisung mittels Äthylchlorid bedienen. Das Tumorgewebe wird dann sogar noch besser schneidbar. Auch bei diesen partiellen Abtragungen gilt als Grundsatz, daß etwa $1^1/_2$—2 mm der hypertrophischen Cutis über dem Knorpel zurückgelassen werden. Nach allen partiellen Abtragungen sind eine oder mehrere Abschälungen der Nase mittels der Resorcinpaste empfehlenswert, um eine einheitliche natürliche Glätte der Nasenoberfläche zu erzielen. In jüngster Zeit benütze ich zum Abtragen der Rosacea-Tumoren nicht das Rasiermesser, sondern die sogenannte *schneidende Diathermieschlinge*, bei welcher die Blutstillung durch oberflächliche Verschorfung der Schnittfläche sofort eintritt. KROMAYER empfiehlt seine Stanzmethode für das Ausschneiden der fibrösen Tumoren bei jener Variante der Rosacea, welche fibröses angiektatisches Rhinophym genannt wird. Unter Stanzen versteht KROMAYER das Ausschneiden eines scheibenförmigen, runden Stückes aus der Haut mittels eines Zylindermessers von verschiedenem Umfang. Dieses, durch eine Bohrmaschine mit elektrischem Antrieb in rasche Rotation versetzt, schneidet bei senkrechtem Aufdrücken eine runde Scheibe aus der Haut von der Dicke oder Tiefe, bis zu welcher das Messer in die Haut geführt wird. Der ausgestanzte Hautzylinder, der gewöhnlich noch lose an einigen Bindegewebsfasern hängt, wird mittels Pinzette aus dem Stichkanal entfernt. In wenigen Minuten lassen sich viele derartige Stanzungen ausführen und die losen, in den Stanzkanälen liegenden Hautzylinder mit der Pinzette entfernen.

Die lokale Behandlung der *Augenrosacea* ist nach TRIEBENSTEIN in folgender Weise vorzunehmen: Bei Lidrandknötchen wird ebenso wie bei der Rosacea-Conjunctivitis täglich oder jeden zweiten Tag ein wenig Zink-Ichthyolsalbe in den Bindehautsack eingestrichen und sofort wieder durch Massage entfernt. Vielfache Erfahrung hat gelehrt, daß diese Behandlung weit mehr leistet als Kalomel, gelbe Salbe und andere Präparate, die bei der Rosacea lediglich deshalb angewendet wurden, weil sie äußerliche Ähnlichkeit mit der phlyktänulären Ophthalmie hat, wo Quecksilber gute Dienste leisten mag. Während der Salbenbehandlung verkleinern sich die Rosacea-Knötchen der Bindehaut, um schließlich vollkommen zu verschwinden, und die Teleangiektasien gehen zurück. Wie bei der Bindehauterkrankung wird auch bei der Hornhautaffektion die Zink-Ichthyolsalbe angewendet. Sind die Infiltrate nicht zu tiefgreifend und bestehen noch keine Nekrosen, so genügt die Salbe, um den Prozeß zum Verschwinden zu bringen. Häufig wird jedoch während der ersten Krankheitstage die Salbe nicht recht vertragen, es tritt vermehrtes Brennen und Tränenträufeln auf, auch kann der Lidkrampf zunehmen. In solchen Fällen wird man zweckmäßig einige Tage lang ein Mydriaticum geben und Umschläge mit warmem Wasser machen lassen, um ein paar Tage später mit der Salbenbehandlung zu beginnen, die dann meist von ausgesprochenem Erfolge ist. Wollen auf mehrtägige Salbenmassage die Infiltrate sich nicht verkleinern oder epithelisieren oder sind Nekrosen vorhanden, so muß zum scharfen Löffel gegriffen werden. Die nekrotischen Gewebsstücke lassen sich leicht entfernen. Bei tiefen Infiltrationen darf man nicht versuchen wollen, allzu energisch das ganze infiltrierte Gebiet auszukratzen, sondern nur so weit gehen, als mit mildem Druck sich entfernen läßt. Es bleibt dann öfters noch ein Rest von Infiltration bestehen, der sich leicht knirschend anfühlt, aber entweder spontan zurückgeht oder der Massage mit Zink-Ichthyolsalbe weicht. Die Zusammensetzung der von TRIEBENSTEIN empfohlenen Zink-Ichthyolsalbe ist: Ammonium. ichthyol. 0,15, Zinci oxydat. 5,0, Vaselin. alb. ad 15,0.

*Rosacea-Infiltrate der Hornhaut* reagieren nach den Erfahrungen von KRASSÓ sehr günstig auf BUCKYsche Grenzstrahlen.

## C. Acneiforme Toxikodermien exogenen Ursprungs.

In diese Krankheitsgruppe möchte ich eine Reihe von acneähnlichen Follikulitiden zählen, welche durch Einwirkung äußerer Ursachen auf die Lanugohaarbälge und ihre Drüsen entstehen. Es handelt sich in diesen Fällen meist um Eindringen einer Materia peccans von außen her in den Haartrichter, um rein mechanisch oder chemisch bedingte stärkere Verhornung der Talgdrüsenausführungsgänge. Am häufigsten sieht man diese Form bei ausschließlicher Anwendung gewisser Medikamente oder in Industriebetrieben. Die biologische Erklärung für diese acneiforme Reaktion gegen verschiedene äußere Schädlichkeiten sieht KYRLE in der Vorliebe des Follikelepithels, besonders in seinem oberen Abschnitte, dem Ostium folliculare, an den pathologischen Ereignissen der Epidermis teilzunehmen. DARIER hat die Haarbalgtrichter als die schwachen Stellen des Epidermispanzers bezeichnet; alle Schädigungen, die die Haut treffen, finden in ihrem Mündungsbereich besonders günstige Angriffsverhältnisse und verursachen als weitere Folge Retentionserscheinungen im Follikelinnern mit Cystenbildung und reaktiver Entzündung. Die Mehrzahl der Follikelmündungen erscheint mit schwarzen Punkten besetzt, den Köpfen der Mitesser, die sich genau so leicht ausdrücken lassen wie bei der juvenilen Acne. Gelegentlich können sie recht umfänglich sein und weite Einsenkungen in der Epidermis hinterlassen. Im histologischen Schnitte zeigen sich die Follikelmündungen erweitert, vielfach von verdicktem Epithel umschlossen und erfüllt mit lamellösen Massen — Hornelementen, die durch Sebum zusammengeballt und mit Fremdkörpersubstanzen vermischt sind. Allerorts sieht man diese Pfröpfe die Follikelmündungen verschließen. Im Bindegewebe hat sich Entzündung etabliert, allerdings nur mäßigen Grades, nirgends sind umfänglichere perifollikuläre Infiltrate zu sehen und vor allem nirgends Absceßbildungen. Es handelt sich um das Anfangsstadium (Abb. 28). Im weiteren Verlaufe entstehen klinisch um die Comedonen ziemlich große, derbe Knötchen, die von einem entzündlichen, roten Hof umgeben sind und bei intensiver Einwirkung der Noxe mitunter an ihrer Kuppe Nekrose zeigen. Histologisch findet sich hochgradige Follikelhypertrophie, bedingt durch Wucherung des Epithels. Die allseits stark verbreiterte Epidermis ist abschnittsweise im Zustande intensiver Hyperkeratose. Der erweiterte Innenraum des Follikels ist mit Horn- und Fremdkörpermassen erfüllt, zwischen ihm und der Mündungsstelle, in der wieder ein Comedo steckt, findet sich eine Einschnürung (Abb. 29). Derartige Follikularcysten können nach Ausstoßung ihres Inhalts oft zu einer narbigen Atrophie des Follikels Veranlassung geben. Das Zustandekommen der Epithelhypertrophie durch Teer, Öle, Vaselin usw. ist zweifellos auf Reizwirkung von außen her zu beziehen und gerade in dem Umstande, daß chemische Substanzen Derartiges hervorrufen können, liegt ein biologisch höchst bedeutsames Moment. Es ist damit der Beweis erbracht, daß die Epithelzelle durch bestimmte, chemische Einflüsse aus ihren biologischen Bahnen gedrängt zu werden vermag. In letzter Zeit hat diese Erkenntnis, wie bekannt, mannigfache Früchte gezeitigt — die Frage der experimentellen Erzeugung von Hautkrebsen ist dadurch neu belebt und gefördert worden, und es kann darüber kein Zweifel bestehen, daß die bei der Maus durch Teerpinselung zu erzielenden Epithelwucherungen einschließlich ihrer malignen Variante in gewisser Hinsicht biologisch auf eine Stufe zu stellen sind mit den hier gegebenen Erscheinungsformen. Daß sich die Epithelwucherung hier in gewissen Grenzen hält, hängt vielleicht nur mit dem Umstand zusammen, daß der Reiz auf die Zellen nicht lange genug einwirkt. Schließlich kennen wir Ereignisse, wo bei andauernder Irritation ähnlicher Art schrankenloses Epithelwachstum in Erscheinung tritt (Schornsteinfeger-

und Paraffinkrebs). Von solchen allgemein biologischen Gesichtspunkten aus muß die acneiforme Toxikodermie mit ihrem follikulären Symptomenkomplex betrachtet werden, wenn man ihrer Bedeutung gerecht werden will.

Die geschilderten acneiformen Toxikodermien werden durch *Medikamente* oder durch in verschiedenen industriellen Betrieben verwendete *differente Stoffe* hervorgerufen. Acne artificialis provozierende Heilmittel sind zuweilen das

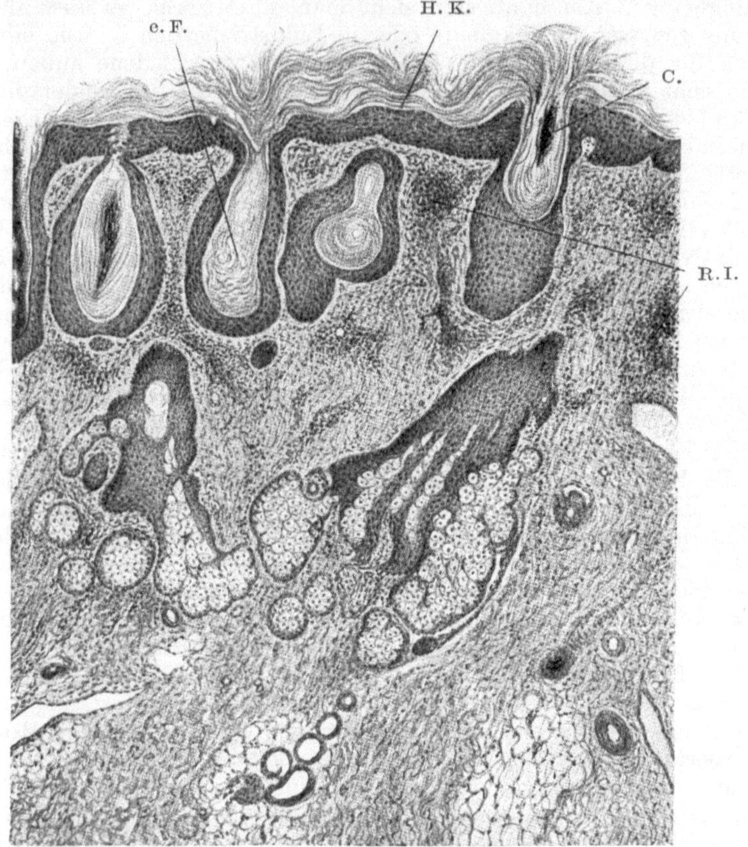


Abb. 28. Schnitt durch eine Ölhaut (Gesicht). Vergrößerung 42. e. F. erweiterte Follikel mit Comedobildung (C.). Auch abseits von den Follikeln befindet sich die Epidermis im Zustand der Hyperkeratose (H.K.). In der Cutis entzündliche Reaktion (R.I.).
(Aus KYRLE, Histobiologie der menschlichen Haut und ihrer Erkrankungen I.)

Chrysarobin und die Pyrogallussäure. Chrysarobin verschuldet, namentlich bei stärker behaarten Psoriatikern, eine Acneeruption, die sich durch einen ziemlich stürmischen Verlauf auszeichnet, der in wenigen Tagen zur Entstehung der Knötchen und zu eitrigem Zerfall derselben führt, wobei eine ausgedehnte entzündliche Rötung den follikulären Herd umgibt. Nicht selten bilden sich größere Knoten von dem Typus eines Furunkels. Die Pyrogallusacne zeigt meist einen dunkelbraun verfärbten Pfropf an der Kuppe. Des öfteren wird die ganze Oberfläche des Knötchens in Form einer matschen Blase abgehoben, nach deren Platzen ein Teil des Infiltrates exulceriert. Comedonenbildung und Acne haben wir im Kriege sehr häufig dadurch zustande kommen gesehen, daß die therapeutisch verwendeten Salbengrundlagen ungenügend gereinigtes

Vaselin enthielten und die verordneten Ölsorten zersetzt waren. Vom kosmetischen Standpunkt wichtig ist die Möglichkeit der Entstehung einer Acne artificialis durch Applikation von ranzigen Haarölen und -pomaden, welche an der Stirnhaargrenze zahllose, typisch lokalisierte Comedonen zur Folge haben. In industriellen Betrieben sind die Ursachen acneiformer Dermatitiden Rohöl, Paraffin, Steinkohlenteer und Chlorverbindungen. Diese Erkrankungen sind im wesentlichen Gewerbedermatosen und werden in einem eigenen Abschnitt dieses Handbuches von O. SACHS eingehend besprochen. Der acneiforme Typ

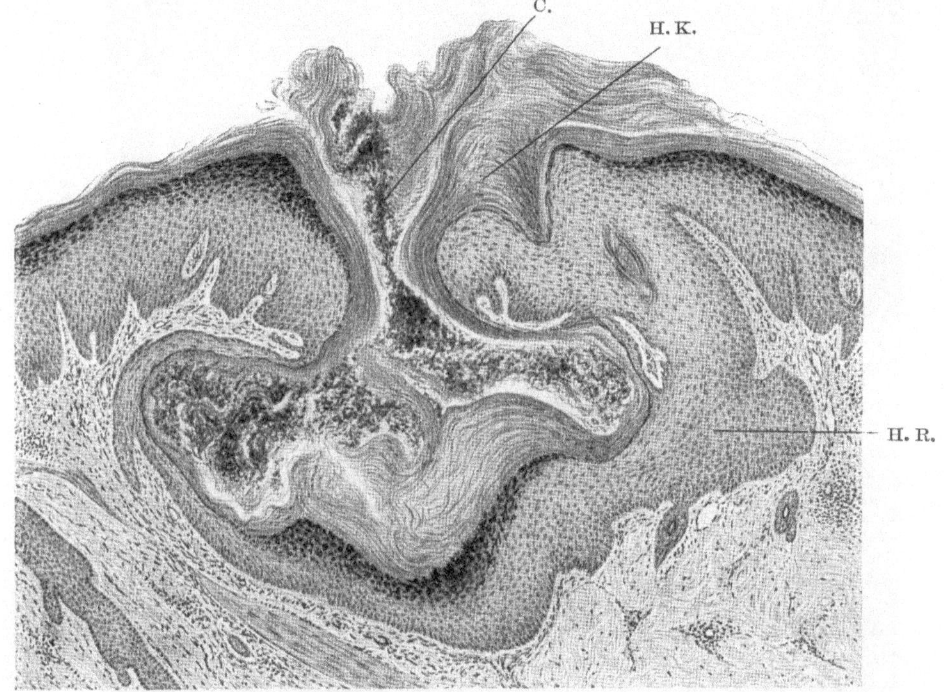


Abb. 29. Schnitt durch einen mächtig gewucherten Follikel mit Comedobildung. Vergrößerung 30. Bei H. K. intensive Hyperkeratose, die sich an der Comedobildung (C.) beteiligt. Follikelepithel bei H. R. beträchtlich verbreitert. (Aus KYRLE, Histobiologie I.)

ist nur eine der Erscheinungsarten dieser Affektionen, welche sich durch eine besondere Variationsfähigkeit auszeichnen. Allen gemeinsam aber ist ihr erstes Auftreten an den freigetragenen Körperstellen, im Gesicht und an den Händen und erst bei längerer Einwirkung der schädigenden Substanz die Ausbreitung auf den übrigen Körper. Die Veränderungen der Haut durch Schmieröle und durch Vaselin können nach OPPENHEIM bestehen: 1. in Hyperpigmentation, 2. in Hyperkeratose und 3. in entzündlichen Veränderungen. Letztere zerfallen wieder in zwei Gruppen: Entzündungen akuter Natur (dazu gehören Dermatitis und Impetigo) und chronischer Form (Acne olei). Alle diese verschiedenen Wirkungen scheinen an verschiedene Bestandteile der Vaseline und Schmieröle gebunden zu sein. Die hyperkeratotische Wirkung kann auf das krystalloide Paraffin bezogen werden. Dermatitis finden wir bei stark braun gefärbtem und nach Petroleum riechendem Vaselin, also bei den unreinen Sorten. Die eitrigen Eruptionen entstehen durch den chemischen Reiz der im Comedo enthaltenen Substanz oder durch Infektion der Retentionscyste mit Kokken. Der Reiz wird durch teils gasförmigen, teils benzinartigen, fettlösenden, öligen Kohlenwasserstoff bedingt, welcher in die Ausführungsöffnungen eindringt. Alle diese papulösen, follikulären, pustulösen Varianten werden gewöhnlich als Petroleum-

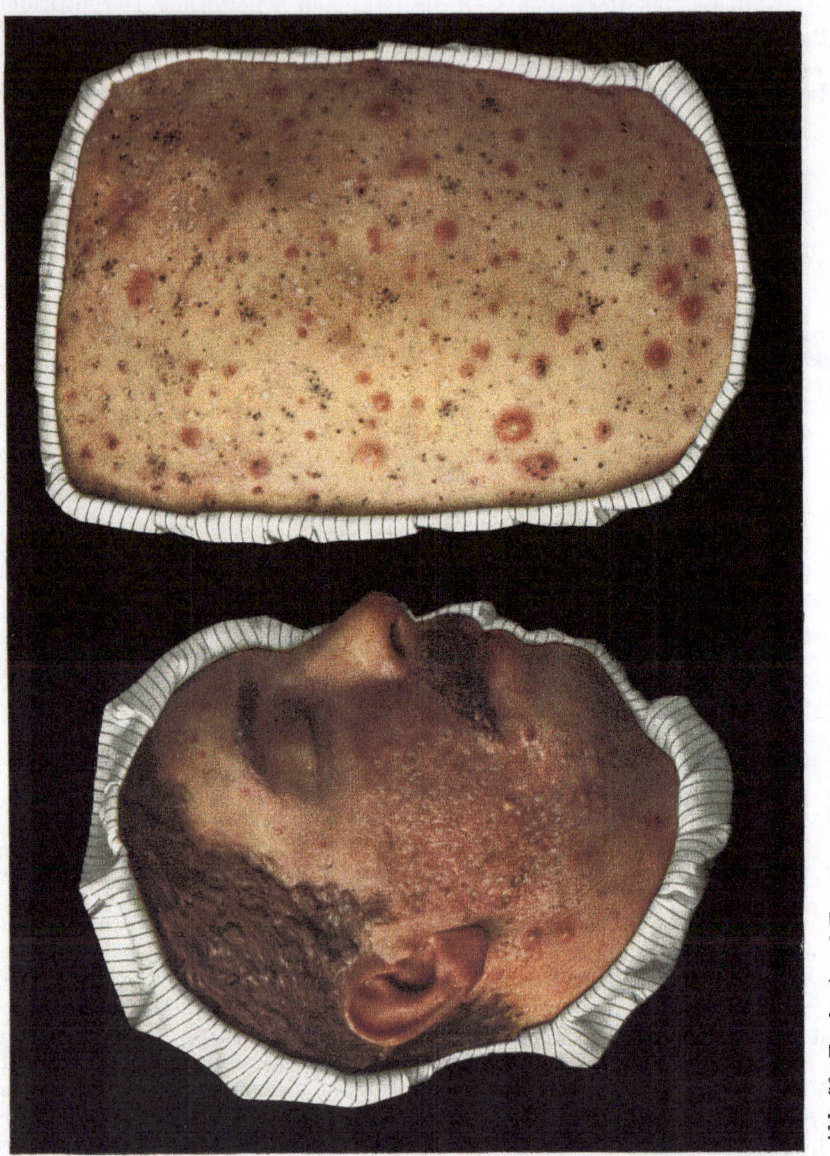

Abb. 30. Teerhaut und Teeracne. (Originalmoulage der Klinik Finger, Sammlung Oppenheim, angefertigt von Henning.)

oder Paraffinkrätze bezeichnet. Blaschko hat für die bei der Schmieröldermatitis und Teerhaut so häufigen Talgdrüsenveränderungen den Namen Acne cornea vorgeschlagen (Abb. 30).

Als **Chloracne** haben Bettmann 1897 und Herxheimer 1899 eine Hautaffektion bezeichnet, welche in industriellen Betrieben, in denen Chlor erzeugt wird, zur Beobachtung kommt. Diese Akneform besteht in leichter oder schwererer Erkrankung der Hauttalgdrüsen, führt zu ausgebreiteter Comedonenbildung und Hypertrophie der Drüsen, auch zu Follikularcysten, die vereitern und aufbrechen und die verschiedensten Grade der Entzündung zeigen, von der einfachen Acnepustel bis zum wirklichen Furunkel.

Beginnend meist im Gesicht, zeigt sich bei diesen Arbeitern Verstopfung der Haarfollikel oft sehr dicht beieinander stehend, so daß die betroffene Partie aussieht, wie wenn aus der Nähe eine Pulverladung auf sie abgefeuert worden wäre. Die umgebende Haut erscheint schmutziggelb verfärbt. Prädilektionsstelle für diese charakteristischen Comedonen sind die seitlichen Partien des Gesichts und der Ohren, namentlich in den Falten der Haut, die Gegend hinter den Ohren und der Nacken. Die Affektion bleibt aber keineswegs auf

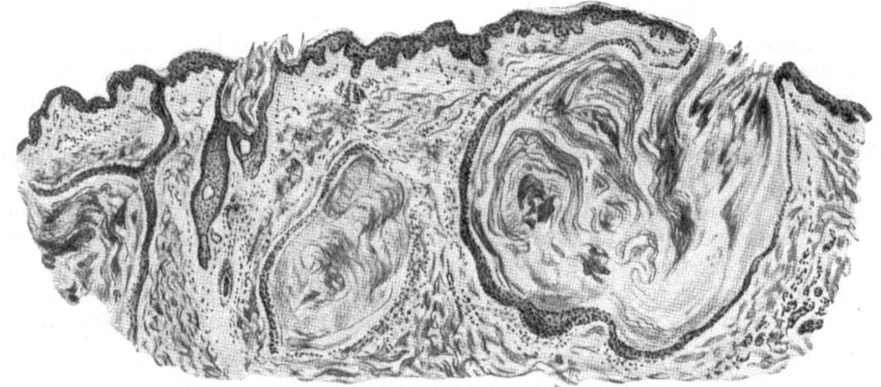

Abb. 31. Chloracne. (Hals, ♂, 30jähr.) Haarbalgcysten mit Haarresten und Hornmassen gefüllt; leichte Akanthose; geringe Zellinfiltration, besonders um die Cysten. (Aus GANS, Histologie I.)

diese Gebiete beschränkt, sondern dehnt sich über den ganzen Körper, Unterarme, Rücken, Gesäß, namentlich auch Scrotum und Penis aus. Der schwarze Kopf der Mitesser besteht aus teerhaltigem Schmutz, wodurch der Ausführungsgang der Talgdrüsen verstopft wird. Die Verstopfungssubstanz wirkt durch den chemisch reizenden Stoff entzündlich auf die Epithelauskleidung, es kommt zur Exsudation und Eiterung in den Follikeln und im perifollikulären Gewebe. Diese Abscesse, die oft chirurgische Eröffnung erfordern, treten in fortgeschrittenen Fällen sehr zahlreich auf und können zu Schädigungen des Gesamtorganismus führen. Die histologische Untersuchung deckt als Grundlage der Veränderung eine ausgedehnte Cystenbildung in der Lederhaut auf. Es handelt sich dabei einmal um äußerst zahlreiche Haarbalgcysten, bei denen der Sitz der Cystenbildung stets jener der Einmündung der Talgdrüsen entsprechende Abschnitt des Haarbalgs ist, und zum anderen um Talgdrüsencysten, die durch cystische Erweiterung, Veränderung des Ausführungsganges nach Verlegung desselben entstehen (GANS, LEHMANN). Die Cysten vergrößern sich oft durch Hornmassenproduktion, und zwar die Haarbalgcysten in erheblich bedeutenderem Grade als die Talgdrüsencysten. Bei ersteren wird die starke Vergrößerung außerdem noch durch die Stauung zurückgehaltener Haare, dann auch durch die langdauernde Absonderung von seiten der anhängenden Talgdrüsen bewirkt. Es handelt sich also hier lediglich um durch Retention gebildete Cysten in physiologischen Hautanhangsgebilden im Gegensatz zu den aus embryonaler Abschnürung entstandenen Dermoid- und Atheromcysten. In der Umgebung finden sich wechselnd stark ausgedehnte Rundzelleninfiltrate, besonders zahlreich in der Nähe von Gefäßen und um die drüsigen Anhangsgebilde. In den späteren Stadien der Erkrankung durchsetzt die Infiltration vielfach die Cystenwand, dadurch werden manche Cysten schließlich völlig zerstört und verschwinden oft spurlos. In der Epidermis entwickelt sich eine verschieden starke Hyperkeratose, der eine reichliche Akanthose parallelgeht. In den späteren Stadien der Erkrankung tritt fleckförmige Pigmentierung auf. Von der hyperkeratotischen Hornschicht läßt sich der Verhornungsprozeß vielfach auf seinem Wege in die Haarbalgcysten hinab verfolgen. Dabei finden sich gelegentlich einmal Epitheldegenerationen nach Art der von der DARIERschen Dermatose her bekannten corps ronds und grains, ohne daß diesen Veränderungen irgendeine besondere Bedeutung zukäme. Gegenüber der Acne vulgaris ist die im Verhältnis zu den ausgedehnten Veränderungen äußerst geringfügige entzündliche Reaktion der Cutis ein gutes Unterscheidungsmittel (Abb. 31).

Die *Pathogenese* der Chloracne ist noch nicht restlos geklärt. Eine Gruppe von Autoren zählt sie zu den acneiformen Toxikodermien exogenen Ursprungs und sieht die Ursache der Erkrankung in der mechanisch verstopfenden und chemisch reizenden, teerigen Schlammasse, welche beim elektrolytischen Darstellungsverfahren des Chlors an der Kohlenanode und deren Bindemitteln sich bildet. Besonders beim Öffnen, Zerlegen und Reinigen der DEACONschen Türme kommen die Arbeiter mit diesen Substanzen in innige Berührung. Andere Autoren, in erster Linie HERXHEIMER, sind von der exogenen Genese der Affektion nicht so überzeugt und glauben, daß Inhalation der Chlordämpfe an sich auf hämatogenem Wege schuld sei. Die Chloracne würde nach dieser Auffassung den Übergang zu den acneiformen Toxikodermien endogenen Ursprungs bilden. (Vgl. dieses Handbuch XIV/1 S. 238.)

## D. Acneiforme Toxikodermien endogenen Ursprungs.

Zu diesen zählen wir die *Jodacne* und die *Bromacne*. Die **Jodacne** entsteht nach innerlicher Verabreichung von Jodsalzen: Jodkalium, -natrium, -lithium, -ammonium und Jodoform, und zwar bei manchen Patienten schon nach Gebrauch geringer Dosen, bei anderen erst nach längerer Jodmedikation. Die Eruption der Jodacne kann gleichzeitig mit anderen Erscheinungen des Jodismus erfolgen oder unabhängig von diesem und ist individuellen Schwankungen unterworfen. Die einzelnen Efflorescenzen bestehen in lebhaft roten, häufig konischen, hanfkorn- bis erbsengroßen Knötchen, welche auf der Gesichtshaut, aber auch an anderen Teilen des Körpers, meist in akuten Schüben in großer Menge gleichzeitig aufzutauchen pflegen. Ihre Weiterentwicklung ist bei mäßig schweren Fällen der gewöhnlichen Acne sehr ähnlich. An der Kuppe des Knotens entsteht eine Pustel, der zentrale Teil des Knotens vereitert; unter Schwund des Knotens in 3—4 Wochen bleibt meist eine kleine Narbe zurück. Gegenüber der gewöhnlichen Acne wird nach RIEHL die Jodacne dadurch auffallen, daß ihre Efflorescenzen ähnlich wie akute Exantheme zum größten Teile gleichaltrig sind und daß ihre Verteilung nicht auf das Gebiet der großen Talgdrüsen der Haut beschränkt ist, sondern über den ganzen Körper sich erstrecken kann. Wird die weitere Verabreichung von Jod sistiert, dann entstehen keine neuen Eruptionen und der ganze Prozeß läuft ab, eine Art des Verlaufs, die wir durch die rasche Ausscheidung des Jods, namentlich durch die Harnwege begreiflich finden. Auch größere Jodgaben, bis zu 20 g sind nach 3 Tagen aus dem Körper fast völlig geschwunden. Wir finden Jodacne als unerwünschte Nebenerscheinung bei der Jodbehandlung der Syphilis, des Rheumatismus usw. auftreten und pflegen die mäßigen Eruptionen dieser Hautaffektion als belanglos zu betrachten. Bei manchen besonders disponierten Individuen kommt es mitunter zur Eruption von Tumoren, welche durch ihre Größe und ihre Prominenz sich auszeichnen. Der hier abgebildete Fall ist ein exzessives, *pustulöses Jodexanthem,* welches von NEUMANN im Jahre 1898 beobachtet wurde (Abb. 32).

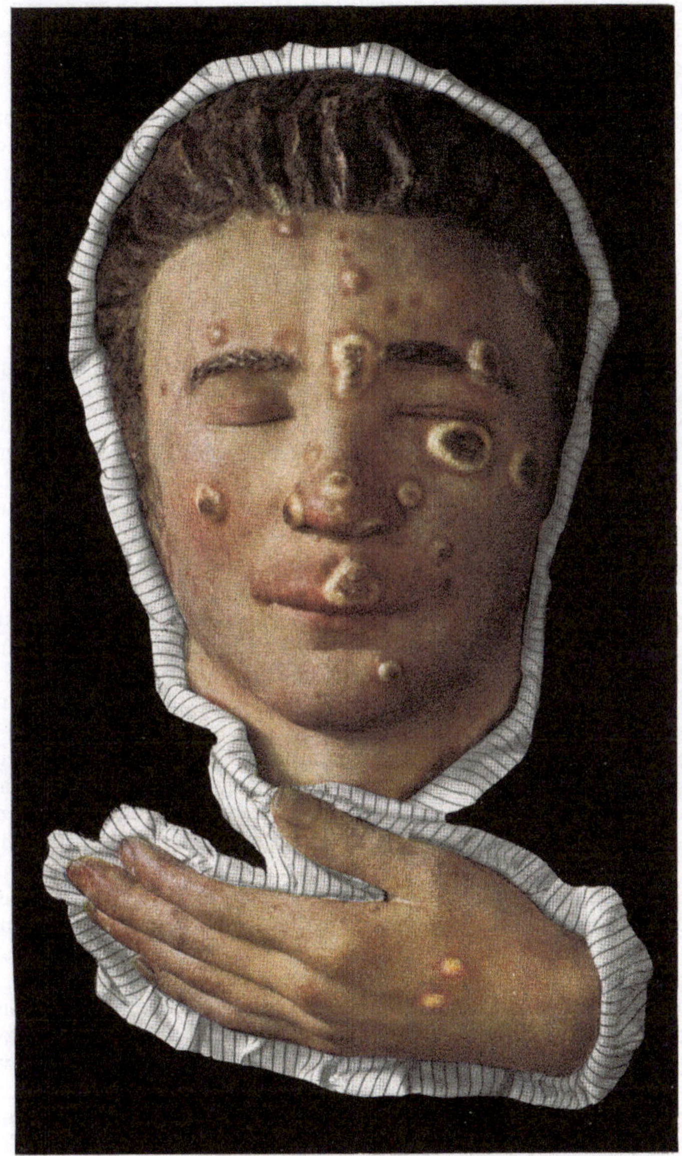

Abb. 32. Exzessive Jodacne. (Originalmoulage der Klinik FINGER, angefertigt von HENNING. Fall beobachtet 1898 von I. NEUMANN.)

In erster Linie waren Gesicht, Hände und Füße befallen. Im Gesicht fanden sich erbsen- bis talergroße, elevierte Pusteln mit macerierter, weißlichgrauer Epidermis, zum Teil mit eitrigen Borken bedeckt. Nach Entfernung derselben zeigten sich weiche, schmutziggraubraune oder dunkelgefärbte Granulationen, der periphere, blasenartige Wall von einem hellroten Hof begrenzt. Die kleinsten und jüngsten Efflorescenzen von Hanfkorngröße zeigten zentral einen stecknadelkopfgroßen Eiterpunkt. Der chemisch untersuchte Harn ergab das Vorhandensein von Jod, welches Patient in Form von Jodkalium wegen einer Hemiplegie einige Tage hindurch in den üblichen Dosen (2 g pro die) erhalten hatte. Dieser Fall ist deshalb bemerkenswert, weil die Sektion dieses an seiner Apoplexie verstorbenen Patienten ganz analoge Veränderungen wie an der Hautoberfläche auch an der Magenschleimhaut aufdeckte.

GIOVANNINI weist darauf hin, daß höchstwahrscheinlich die von der Jodacne ergriffenen Haarbälge vorher bereits krankhaft verändert sind. Er fand sie nämlich, soweit sie untersucht wurden, bald stenotisch, bald athretisch, im Stadium einer mehr oder weniger fortgeschrittenen Atrophie. Bei einer größeren Anzahl von ihnen fehlten ferner die Talgdrüsen ganz oder sie waren atrophisch, der Haarschaft war oft bereits im Follikelinnern gekrümmt und häufig noch als Fremdkörper ins umgebende Bindegewebe eingedrungen. Man darf daher die geweblichen Veränderungen der Jodacne nur unter Berücksichtigung dieser Tatsachen betrachten. Entsprechend den Knötchen und pustelartigen Veränderungen beschreibt GANS im *mikroskopischen* Schnitt zwei verschiedene Bilder, die allerdings häufig durch Übergänge verbunden sind. Am stärksten sind die Haarbälge verändert. Man findet hier Absceßbildungen, die sich im wesentlichen auf die oberen Abschnitte beschränken, vielfach unter Übergreifen auf das umliegende Bindegewebe. Unterhalb der Eiterherde ist der Haarbalg meist nicht verändert, nur selten sind die Zellen der äußeren Wurzelscheide schlecht gefärbt und im Zerfall begriffen. Bei den Pusteln ist im Beginn die Eiteransammlung auf den trichterförmigen Teil des Haarbalges beschränkt. Die Epidermiszellen sind größtenteils erhalten und nur an den Seitenwänden des Follikeltrichters mehr oder weniger stark zusammengepreßt. Findet sich Pustel- und Papelbildung zusammen, so ist der befallene Follikel in seinem oberen Abschnitte von dem hauptsächlich aus polynukleären Leukocyten und nur wenigen Lymphocyten bestehenden Eitersack ausgefüllt. Diesem schließt sich nach unten eine kegelförmige Absceßhöhle unmittelbar an, welche vielfach in die Nachbarfollikel einbricht. Durch die Eiteransammlung kommt es zu Störungen im Haarwachstum, sowie im Aufbau des Follikeltrichters und der Talgdrüsen. Sehr häufig ist der untere Follikelabschnitt atrophisch und es fehlt die Haarpapille. Die Talgdrüsen, soweit sie nicht schon vorher atrophisch waren, nehmen an Umfang erheblich ab, und zwar durch Schrumpfung ihrer Drüsenzellen sowohl wie ihrer bindegewebigen Wandung. Die Gefäße in der Umgebung der erkrankten Follikel sind stark erweitert und meist von einem wechselnd breiten leukocytären Infiltrat mantelförmig umgeben, doch beschränkt sich diese Veränderung im großen ganzen auf das oberflächliche Gefäßnetz. Bei der Heilung finden sich die Eiterherde in Form flacher, wechselnd stark eingetrockneter Krusten und Eröffnung des Haarbalgtrichters. Die polynukleären Leukocyten sind dann aus der Umgebung des Follikels und der Gefäßwand verschwunden; lediglich kleine Herde von Lymphocyten, hier und da unregelmäßig im perifollikulären Gewebe verteilt, manchmal auch von vereinzelten Fremdkörperriesenzellen durchsetzt, erinnern an die überstandene Entzündung. Ähnliche Veränderungen trifft man auch noch längere Zeit in dem die Talgdrüsen umgebenden Bindegewebe.

Bei der Jodacne handelt es sich um eine akut eitrige Follikulitis und Perifollikulitis, wobei als für die Pathogenese bedeutsam auf die vorzugsweise Ansiedlung in bereits veränderten Haarbälgen hingewiesen sei (GANS, GIOVANNINI). Eine Steigerung dieser Erscheinungen und ein Zusammentreten mehrerer primär erkrankter Herde führt zu starker Infiltration des erkrankten Gebietes, welches als Knoten die Haut überragt. Wir finden dann im Papillarkörper und im Corium ein sehr dichtes, aus polynukleären Leukocyten zusammengesetztes Infiltrat, welches auch zahlreiche rote Blutkörperchen aufweist. Das Gewebe ist stark serös durchtränkt, die Oberfläche erscheint vielfach drusig uneben, weil an einzelnen Stellen eitrige Erweichung eintritt, während die nächste Nachbarschaft noch hart infiltriert ist (s. Abb. **33**).

Auch das **Brom** und seine Salze, namentlich Bromkalium, rufen eine acneähnliche Affektion an der Haut hervor, und zwar viel häufiger als die

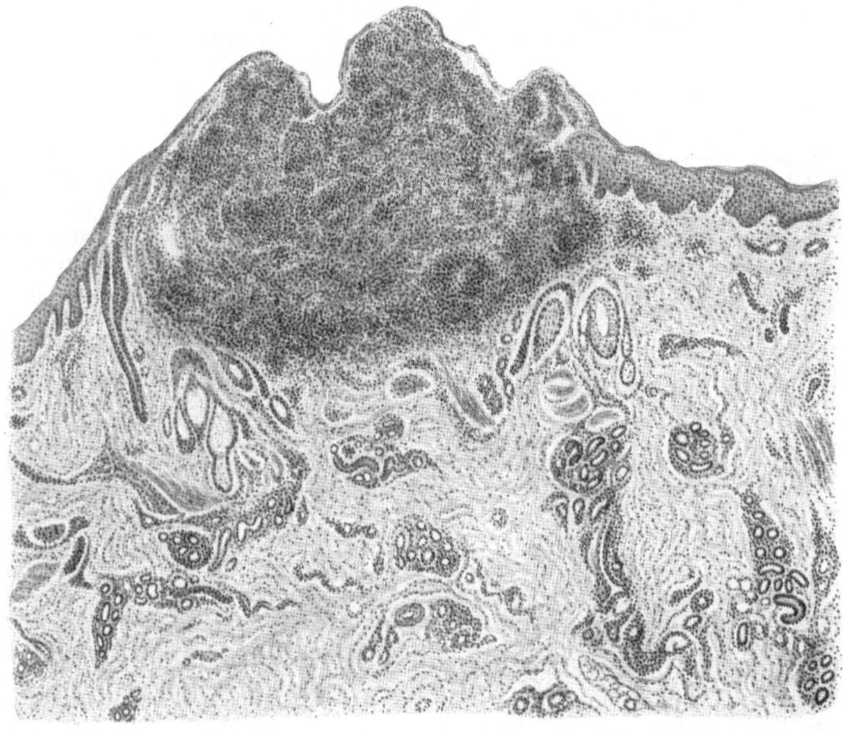

Abb. 33. Jodacne. Mikroskopische Zeichnung. (Angefertigt nach einem Schnitt von I. NEUMANN, Abb. 32.)

Jodsalze. Nach der Berechnung einzelner Autoren entsteht Bromacne bei 75% aller mit Brom behandelten Fälle. Meist sind größere, länger fortgesetzte Dosen dieses Medikamentes nötig, um die Erscheinungen an der Haut hervorzurufen. Nur selten tritt bei einmaligen und geringen Gaben von Bromsalzen die Eruption von Bromacne sofort ein. Das Krankheitsbild der Bromacne erinnert nach RIEHL durch seine erbsen- bis haselnußgroßen, lebhaft roten Knoten sehr an tuberöses Syphilid, so daß die Differentialdiagnose auf große Schwierigkeiten stößt (Abb. **34**). Die Bromacne ist das häufigste Arzneiexanthem nach Bromgenuß und ist charakterisiert durch Knötchen, die anfangs disseminiert, später gruppiert aufzutreten pflegen und Plaques von unregelmäßiger Größe formieren, welche über das Niveau der Haut emporragen. Im Zentrum der Plaques sind die Knötchen blasser, am Rand frischer, entzündlich gerötet. Die Knötchen wandeln sich langsam in Ulcera um, indem ihr oberflächlicher Anteil zerfällt; meist geht der Ulceration eine Pustelbildung voraus. Nach Abheilung des Knotens bleibt eine braun pigmentierte Narbe zurück. Jüngere

Plaques von Bromacne zeigen eine unregelmäßig höckerige Oberfläche, an der man die Zusammensetzung aus einzelnen Knoten noch deutlich erkennen kann. Später erscheinen sie mit Pusteln dicht besetzt oder die Epidermis wird in toto zu einer eitergefüllten Blase abgehoben. Nach Platzen der Blase erscheint das diffusentzündliche Infiltrat von vielfachen, grubigen Ulcerationen durchsetzt, hat wabenförmiges Aussehen und erinnert stark an Sycosis parasitaria oder Kerion Celsi. In manchen Fällen wird das Infiltrat besonders mächtig, bildet förmliche Geschwülste mit Krusten und Ulcerationen an der Oberfläche. Im Beginn der Bromacne treten Efflorescenzen am behaarten Kopf, am Gesicht und am Stamme auf, später an den Extremitäten, und dort entstehen besonders häufig die größeren Plaques. An den unteren Extremitäten wird das Bild durch kleinere Hämorrhagien, die in das Gewebe und nach außen erfolgen, kompliziert. Manchmal sieht man warzige, papilläre Excrescenzen aus dem älteren Teile der Plaques vorwuchern, so daß dieselben an ein bösartiges Neugebilde erinnern. Auch eine gewisse Ähnlichkeit mit serpiginösen, ulcerösen Syphiliden entsteht nicht selten durch zentrales Abheilen und peripheres Fortschreiten der Plaques (RIEHL). Unter solchen Verhältnissen stößt die Differentialdiagnose mitunter auf Schwierigkeiten. Zu beachten ist dabei die weiche Konsistenz der frischen Eruptionen am Rande der Plaques und das Fehlen eines braunen Infiltrates unter dem Fingerdruck (Abb. 35).

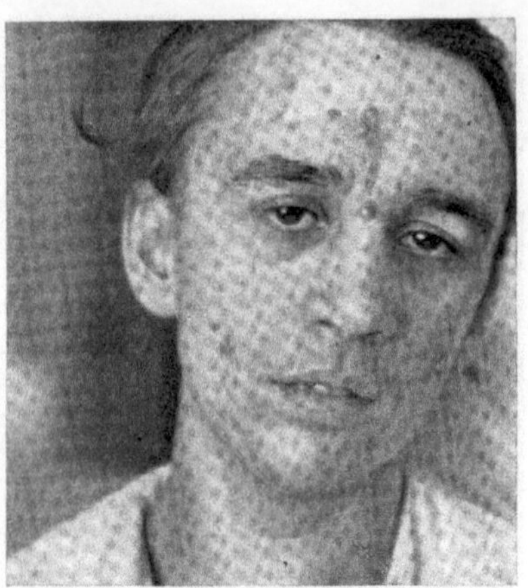

Abb. 34. Bromacne.

Die *mikroskopischen* Veränderungen der Bromacne entsprechen im großen und ganzen denjenigen der Jodacne. Hier wie dort finden sich die Störungen in erster Linie als ampullenförmige Erweiterungen der Haarfollikel, sowie, wenn auch in seltenen Fällen, der Schweißdrüsenausführungsgänge (PANICHI). Diese sind von abgestorbenen Hornmassen, Eiterkörperchen, Talgresten und zerfallenden Epithelresten erfüllt. Das perifollikuläre Gewebe ist ebenso infiltriert wie bei der Jodacne, die Blutgefäße in seiner Nachbarschaft erweitert und mit Leukocyten erfüllt, die Talgdrüsen vielfach atrophisch. Durch Konfluenz der acneiformen Bromeruptionen entstehen analog wie bei der Jodacne verruköse Epidermiswucherungen, verbunden mit papulösen Bindegewebsproliferationen. Als Besonderheiten treten bei den Bromefflorescenzen in den Vordergrund die Hyperplasie des Epithels und die eitrige Einschmelzung, bzw. Proliferation des Bindegewebes. Die Epidermiswucherungen werden durch tiefgehende Spalt- und mehr oder weniger große Hohlräume unterbrochen, die zum Teil als Absceßhöhlen mit eingedicktem Eiter erfüllt, zum Teil von jungem Bindegewebe durchsetzt werden. Die eigentliche Infiltratbildung in der Cutis, bzw. im Papillarkörper entspricht im großen Ganzen der beim Jododerm beschriebenen, ebenso das Verhalten der Umgebung, insbesondere der Gefäße, des elastischen und kollagenen Gewebes, sowie der Anhangsgebilde der Haut (s. Abb. 36). Von BASSINI wurden an den Bindegewebszellen eigentümliche Veränderungen nachgewiesen, durch welche diese das Aussehen der UNNAschen „Schaumzellen“ annehmen. Da er in ihrem Innern häufig mehrere Leukocyten vorfand, nannte er diese nach seiner Ansicht für das Bromoderm kennzeichnenden Zellen „Schaumphagocyten“, eine Annahme, die noch weiterer

Bestätigung bedarf. Besonders kennzeichnend sind nach GANS die epithelialen und Bindegewebswucherungen, die oft zu ganz eigenartigen Bildern führen. Die Epidermis-Papillarkörpergrenze wird durch sie vollständig verwischt. Abgesprengte Epithelherde finden sich bisweilen ganz in der Tiefe des Papillarkörpers und auch umgekehrt mitten im Epithelgewebsrest, zweifellos bindegewebiger Abkunft. Selbst in den scheinbar krustösen Auflagerungen, die

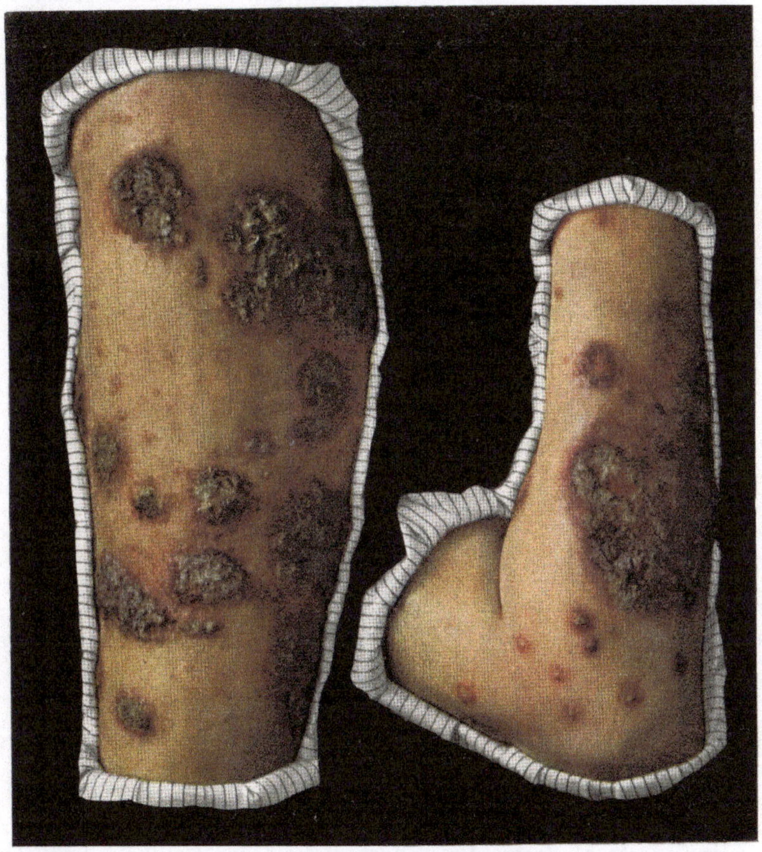

Abb. 35. Vegetierende konfluierende Bromacne an den Extremitäten. (Originalmoulage der Klinik FINGER, angefertigt von HENNING.)

einen Zusammenhang mit den tieferen Gewebsschichten gar nicht vermuten lassen, fand SCHÄFFER noch elastische Fasern, bisweilen sogar noch deutliche Gefäßreste und bindegewebige Zellmassen. Diese eigentümlichen Verlagerungen kommen dadurch zustande, daß stellenweise die Epidermis von entzündlich infiltrierten, vorwuchernden Massen des Papillarkörpers getroffen wird. Andererseits werden oft fingerförmig ausgezogene, papilläre Wucherungen durch andrängende Epithelmassen abgeschnürt. Im Vergleich mit dem Jododerm sind die umschriebenen Eiterherde in der Epidermis viel zahlreicher.

Die *Pathogenese* der Brom- und Jodacne ist noch nicht ganz geklärt. Zahlreiche Anhänger hat die Hypothese, welche die beobachteten Ausschläge als eine Irritationswirkung erklärt, hervorgerufen durch freies Jod oder Brom, welches das saure Sekret der Talg- und Schweißdrüsen in Verbindung mit

Nitriten oder das in den gleichen Sekreten vorkommende Wasserstoffsuperoxyd von den zirkulierenden Natriumsalzen abspalten sollte. Auch KYRLE vertritt diese *Abspaltungstheorie*. Seiner Ansicht nach ist der Follikelapparat der Platz, wo die Noxe zunächst hinkommt, und die Entzündung wahrscheinlich nicht das erste Ereignis, sondern Antwort auf Gewebsstörungen, die in regelwidriger Abscheidung oder Umformung des Halogens ihren Grund haben. Allem Anscheine nach versagt jener Gewebsanteil, der de norma Elimination oder Umbau des Broms bzw. Jods zu besorgen hat — wahrscheinlich ist dies das Epithel. In ähnlicher Weise, wie wir bei der Salvarsanintoxikation oder

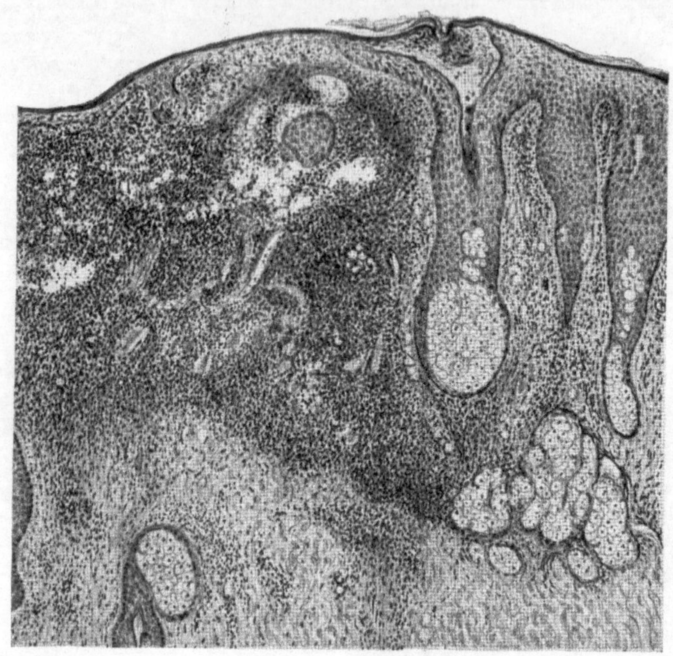

Abb. 36. Schnitt durch einen Bromoderm-Knoten. Vergrößerung 42. Mächtige Infiltration mit Neigung zu Zerfall. Epidermiswucherung. (Aus KYRLE, Histobiologie der Haut II.)

bei Ekzemen anzunehmen gezwungen sind, daß die Oberhautzellen unfähig wären, die Materia peccans in richtiger Weise zu paralysieren, müssen wir auch hier eine verminderte abwegige Leistungsfähigkeit des Follikel-, bzw. Drüsenepithels in Rechnung stellen. Sie ist offenbar Voraussetzung dafür, daß es zur Entzündungsreaktion kommt. So lange das Epithel der Regel entsprechend funktioniert, wird der Giftstoff ohne Hilfeleistung des Bindegewebes unschädlich gemacht — Entzündung bleibt aus. Worauf die Leistungsunfähigkeit im einzelnen Falle beruht, ist nicht zu entscheiden. Wahrscheinlich gibt es Menschen, deren Oberhaut ab ovo unfähig ist, Halogen in richtigem Maße zu binden. Werden bei solcher Voraussetzung dem Körper diese Stoffe zugeführt, so treten als Ausdruck der Insuffizienz Entzündungserscheinungen auf, und zwar manifestieren sie sich entweder in akuter Form (Acne) oder in subakuter (geschwulstartige Bildungen). Jede der beiden Typen hängt offenbar von Besonderheiten der Gewebssituation ab. Wo es zur Acne kommt, scheint das Follikelepithel vollständig zu versagen, deshalb akute Entzündung mit Nekrose und Eiterbildung. Bei der knotigen Form ist der Ablauf des Geschehens in der stürmischen Gewebswucherung zu suchen, die gegenüber dem Gewebszerfall übergewichtig ist, und an ihr beteiligt sich vor allem auch das Epithel selbst; Follikel beginnen zu proliferieren, von seiten der Oberhaut treten akanthotische Erscheinungen hervor, kurz die Noxe bedingt neben Epithelzerstörung Epithelwucherung mit dem Effekt, daß warzige, tumorartige Excrescenzen zum Vorschein kommen. Ablauf und Charakter des Entzündungsvorganges ist also in beiden Fällen verschieden, zugleich für den Einzeltyp spezifisch, was daraus erschlossen werden muß, daß durchaus nicht jede Jod- oder Bromacne zur vegetierenden Form wird, sondern oft das bleibt, als was sie begonnen hat.

Die Abspaltungshypothese ist jedoch nicht ganz unwidersprochen geblieben. HAXTHAUSEN führt drei wichtige Gegengründe an: 1. Wird abgespaltenes Jod und Brom augenblicklich an die vorhandenen fremden Stoffe gebunden (besonders an Proteine, Lecithine und gesättigtes Fett) und die dadurch gebildeten Verbindungen sind lokal nicht irritierend. 2. Gibt die experimentelle Freimachung von Jod in der Haut, wie sie z. B. bei Elektrolysebehandlung des Lupus stattfindet, keinen Anlaß zu Phänomenen, die an Jodacne erinnern. 3. Konnte UNNA zeigen, daß die Elemente der Jod- und Bromacne bei weitem nicht immer ihre Entwicklung um die Talg- und Schweißdrüsen nehmen, dagegen oft unabhängig von diesen an Stellen in der Haut auftreten, wo eine Abspaltung von freiem Halogen sich schwer vorstellen läßt. HAXTHAUSEN vertritt auf Grund seiner gründlichen und interessanten Untersuchungen die Meinung, daß die Jodide und Bromide an sich wachstumsfördernd und wirkungssteigernd auf jene Bakterien wirken, welche schon de norma im Follikeltrichter sich finden. Es ist nämlich eine bekannte Tatsache, daß eine bestehende Infektion der Haut einen unzweifelhaften Einfluß auf das Auftreten der Jod- und Bromacne ausübt. Seborrhoische Individuen, die von vornherein zur Acnebildung neigen, werden viel leichter als Gesunde ergriffen, und die Acnepusteln, die bereits bestehen, verschlimmern sich durch Jodide und Bromide. Hierzu kommt, daß die Lokalisation der Jod- und Bromacne oft die gleich typische wie bei der Acne vulgaris ist und daß die Bakterienbefunde übereinstimmen. Es scheint daher, als ob das Verhältnis zwischen Organismus (Haut) und gewissen Bakterien unter Umständen durch Jod- und Bromsalze auf eine solche Weise verschoben werden kann, daß *der Entzündungsprozeß leichter entsteht und schwerer verläuft.* Für das Verhältnis der Haut und gewisser Bakterienprodukte gilt etwas Ähnliches, wie BORBERG in seiner Arbeit über die Luetinreaktion und Jodwirkung gezeigt hat. BORBERG fand, daß der Organismus durch eine Dosis Jod- und in geringem Grade Bromsalz auf eine intracutane Einspritzung von Luetin mit einer im Verhältnis zum Normalen stark vergrößerten Entzündungsreaktion antwortet. Und eine entsprechende, wenn auch weniger ausgesprochene Wirkung findet man bei einer anderen Form von toxischer Hautentzündung, nämlich der, die durch Tuberkulin bei der Pirquetreaktion hervorgerufen wird. Alle diese Phänomene sprechen für eine Umstimmung der Haut, bewirkt durch zirkulierende Brom- und Jodsalze, für eine Steigerung ihrer Entzündungsbereitschaft. HAXTHAUSEN konnte nun zeigen, daß die hämolytische Wirkung der Staphylokokken auf Blutagar, sowie die Wirkung des proteolytischen Staphylokokkenfermentes in $10^0/_0$iger Gelatine bei der Anwesenheit von Jodnatrium und Bromnatrium bedeutend zunimmt. Es handelt sich hier nicht um eine quantitative Vermehrung dieser beiden Bakterienprodukte, sondern um eine Zunahme ihrer Diffusionskraft in dem durch diese beiden Salze kolloid veränderten Milieu. Auf Grund dieses sehr instruktiven und eingehenden Experimentes zieht der Verfasser Analogieschlüsse über die Wirkung dieser beiden Jod- und Bromsalze in vitro auf die sich in vivo abspielenden Hautentzündungsprozesse bei der Jod- und Bromacne. Gegen die bakterielle Hypothese HAXTHAUSENs wäre nur der eine Einwand möglich, daß nach den

Untersuchungen von WILE, WRIGHT und SMITH die kleinsten Pusteln der Jod- und Bromacne im Beginne bakterienfrei sind. Die primäre, Entzündung erregende Substanz scheint daher doch chemischen Ursprungs zu sein und die von Jod und Brom erzeugten Hautentzündungen stellen sich als biochemische Reaktionen dar. Bald nach der Darreichung erscheint Jod und Brom im Harn, Schweiß und Blutserum. Die genannten Halogene gehen bei stillenden Müttern mit der Muttermilch auf das Kind über und können bei diesem Acneeruptionen provozieren. Dieses Exanthem charakterisiert sich nach TOBIAS und ENGMAN durch besonders starke entzündliche Reaktion. Bromübertragung kann auch durch den Placentarkreislauf stattfinden. COSTELLO, DEMBO und TOOMEY berichten über Säuglinge, die papulo-pustulöse, nur als Bromexanthem zu deutende Ausschläge bekamen, weil deren Mütter während der Schwangerschaft lange Zeit hindurch hohe Bromdosen eingenommen hatten.

Die beste **Therapie** der Jodacne ist das Aussetzen der Joddarreichung.

Die Behandlung der Bromacne ist insofern mit Schwierigkeiten verbunden, als bei den meisten Patienten das Brom durch andere Medikamente nur schwer ersetzt werden kann. In manchen Fällen erweist es sich als vorteilhaft, neben Brom kleine Dosen von Arsen zu verabreichen und den Einfluß des Brom auf die Haut durch diese Maßnahme zu mildern. In neuerer Zeit erzielten GUY und JACOB günstige Erfolge mit intravenöser Injektion physiologischer Kochsalzlösung bei medikamentösem Bromexanthem. Auch CRAWFORD weist auf die auffallende Besserung von Bromacne nach einer einzigen Kochsalzinfusion hin. WILE erbrachte den Nachweis, daß eingeführtes Brom im Blutserum sofort die Chloride ersetzt und erst nach reichlicher Kochsalzinfusion im Harn ausgeschwemmt wird (Bromnachweis im Harn: zu 10 ccm 24stündigen Urin werden einige Kaliumpermanganatkrystalle zugesetzt, darauf 0,5 Acidum sulfuricum, nach Umschütteln charakteristischer Geruch und zarter Bromdampf). HÜBSCHMANN behandelt Bromacnepatienten mit Calcium chloratum cristallisat. puriss. Merck (dreimal täglich ein Eßlöffel einer 20%igen Lösung). Die Acne schwindet trotz fortgesetzter Brommedikation. Es hat den Anschein, als ob sich die Hauterscheinungen schneller involvierten, wenn man Umschläge mit 5—10%igem Calcium chloratum lokal appliziert. Außerdem gibt HÜBSCHMANN zur lokalen Therapie des Bromoderms folgende Salbe an: Calcium chlorat. cristallis. puriss. Merck 10,0 g, solve in aque qu. s. Eucerini anhydrici ad 100,0 adde Aqu. calcis qu. s. u. f. Unguentum molle. Die theoretische Grundlage für diese Therapie sieht Verfasser in der Verarmung des Blutes an Calcium bei Patienten mit Bromacne. Er arbeitete nach der Methode CLARKs, wie sie bei PINKUSSEN eingeführt ist, wobei selbstverständlich zahlreiche Kontrollversuche angestellt wurden. Die gefundenen Werte bewegten sich zwischen 6,66 mg% bis 7,77 mg% gegenüber den Werten bei Kontrollfällen (11,11 mg%).

Große Plaques konfluierender Bromacne werden rascher zur Heilung gebracht durch Auskratzung des matschen Infiltrates mit dem scharfen Löffel und nachfolgendes Anlegen eines Kompressionsverbandes, welcher die Infiltrate ziemlich rasch zur Resorption bringt. Nach RIEHL empfiehlt es sich, diesen Kompressionsverband mit einer Applikation von grauer Salbe zu verbinden.

## E. Acne (Follikulitis) varioliformis sive necroticans.

Schon HEBRA hob dieses Krankheitsbild als selbständige Einheit aus den übrigen Acneformen heraus. Als die wichtigsten Charakteristica dieser Affektion erkannte er 1. die typische Lokalisation an der Stirnhaargrenze und an der Scheitel- und Schläferegion des Capillitium, 2. die Primärefflorescenz, welche bald als flaches, hanfkorngroßes Knötchen, bald als kleine Pustel auftritt, im

Innern keinen Comedo beherbergt, an der Spitze ein flaches, scheibenförmiges Krüstchen bekommt, welches den untergelagerten Teilen fest adhäriert und später unter das Niveau des übrigen Knötchens gelangt, so zwar daß das Randinfiltrat des letzteren das zentrale, scheibenförmige Börkchen allenthalben in Gestalt eines erhabenen Limbus umgibt oder überragt. Fällt die Borke später ab, so erscheint ihrer Größe und Form entsprechend eine Narbe, die ebenfalls gegen die Umgebung vertieft ist. Wegen der Ähnlichkeit dieser Narbe mit der nach Blatternefflorescenzen nennt BAZIN diese Acne „varioliformis". Nach EHRMANN ist für das klinische Bild der Acne varioliformis jenes Stadium, welches der Borkenbildung vorausgeht, außerordentlich wichtig. Das kleine, lebhaft rote, flache, außen allmählich in die normale Haut übergehende, hanfkorn- bis linsengroße Knötchen zeigt nämlich nach wenigen Tagen seines Bestandes in der Mitte eine flache, nicht elevierte, manchmal als Pustel imponierende, gelbliche Verfärbung, die rasch zu einer Kruste vertrocknet. Dabei greift aber unter der Kruste, zuweilen aber auch in deren Umgebung der Zerfall weiter, infolgedessen die Kruste immer tiefer einsinkt, während die Umgebung wallartig erhaben ist; endlich hört der Zerfall auf, die ganze zerfallene Partie vertrocknet und, wenn sich die Kruste ablöst, ist an ihrer Stelle eine deprimierte, bereits überhäutete Narbe sichtbar. Mit dem bloßen Auge kann der Zerfall mehr erschlossen als gesehen werden, da in demselben Maße, wie eine Schicht zerfällt, diese sofort mit der Kruste sich vereinigt und zusammenbackt, mumifiziert und, wenn der Zerfall aufhört, die Kruste sich abgehoben hat, so hat sich unter derselben die Epidermis bereits neugebildet. Von Wichtigkeit ist hierbei die Tatsache, daß der Zerfall weniger der Fläche nach fortschreitet als in die Tiefe, und daß das Knötchen der Acne varioliformis auch abortiv zurückgehen kann, ohne daß eitriger oder nekrotischer Zerfall und Narbenbildung eintritt.

Die Störungen, welche die Acne nekroticans hervorruft, sind bis auf die Narbenbildung unbedeutend. Subjektiv wird bloß vermehrtes Wärmegefühl und hier und da ein leichtes Jucken empfunden, das bald verschwindet. Von größerer Bedeutung ist der kosmetische Nachteil dieser Erkrankung, der um so schwerer wiegt, als die Erkrankung jahrelang dauern kann, ja selbst durch ein Jahrzehnt Rezidive vorkommen (EHRMANN). Ihr Sitz sind gerade die sichtbaren Körperstellen, die Stirn, namentlich in der Umgebung der behaarten Kopfhaut selbst, der Nacken und manchmal die Brust. KUMER hat auf eine Eigenart der Acne varioliformis aufmerksam gemacht, welche dem Beschauer leicht entgeht und auf die in der Literatur nirgends hingewiesen ist. Es ist dies die Lokalisation in der Bartgegend bei Männern, die den Bart rasieren. Fast bei allen derartigen Patienten sieht man bald einzelne, bald zahlreiche Efflorescenzen am Hals, am Kinn und in der Wangengegend. Sie imponieren als entzündliche Knötchen, die alle Farben von Gelblichweiß bis Lividrot aufweisen können und an ihrer Spitze eine winzig kleine, honiggelbe, transparente, kreisrunde Kruste tragen, durch die der rote Untergrund noch durchschimmert. Das Zentrum dieser Efflorescenzen wird stets von einem Haar gebildet, das die Kruste durchbohrt. Schon DUBREUILH hat festgestellt, daß die Narbenbildung bei Acne varioliformis nur die oberflächlichen Schichten des Papillarkörpers befällt und fast niemals bis in die Tiefe der Haarwurzeln reicht. Auch der abgebildete Fall von exzessiver Acne varioliformis des Capillitiums zeigte keine Alopecie, sondern die zahllosen deprimierten Närbchen waren von dichtstehenden Haaren besetzt (Abb. 37).

SABOURAUD hebt ausdrücklich hervor, daß Acne varioliformis niemals vor dem Pubertätsalter auftritt. Ferner befällt sie das männliche Geschlecht viel häufiger als das weibliche (KUMER sah unter 50 Fällen 35 Männer und 15

Frauen). Das Alter nach oben spielt bezüglich Erkrankung an Acne varioliformis keine Rolle. Eine relativ große Zahl der von KUMER beobachteten Patienten hatte das 50. Lebensjahr bereits überschritten, ja es befand sich unter ihnen ein Mann, der 71 Jahre zählte. In den frühesten Stadien der Acne varioliformis, in denen sich in der Epidermis bzw. in den Ausführungsgängen des Haarfollikels ein kleines, seröses Bläschen oder auch eine mit wenigen Leukocyten gefüllte Pustel vorfindet, trifft man in den darunterliegenden Epithelien sowohl wie auch in der Cutis ausgedehnte Veränderungen, die jedoch auch hier stets oberflächlich bleiben (GANS).

In der Epidermis liegt unterhalb der Bläschen ein seröses Exsudat in Gestalt einer Linse, das sich als intercelluläres Ödem auch zwischen die gesunden Epithelien fortpflanzt und diese auseinander drängt. Diese Frühform wird jedoch nur sehr selten beobachtet. Meist ist im Bereiche der Exsudation die Epidermis mitsamt der darunterliegenden Cutis zu einem festen Schorf vereinigt, der kegelförmig in das entzündlich infiltrierte Gebiet hinabreicht und dessen Mitte häufig einen gequollenen Haarfollikel enthält. Innerhalb der so veränderten Zone, die jedoch nie die Einmündungsstelle der Talgdrüse überschreitet, sind die Epithelien der Epidermis sowohl wie auch des Haarfollikels anfangs von polynukleären Leukocyten durchsetzt, später samt und sonders nekrotisch und ebenso das Bindegewebe. Auffallenderweise bleiben darin die elastischen Fasern nach Form und Färbbarkeit jetzt noch kurze Zeit erhalten, ein Befund, den man geneigt ist, auf die schnelle Entwicklung der Nekrose zurückzuführen, so daß eine Umwandlung der Elastica noch nicht möglich gewesen wäre. Als weitere wesentliche Veränderung zeigen die Gefäße, und zwar vor allem die den erkrankten Haarfollikel zunächst umgebenden, teilweise eine völlige Thrombose neben einer ausgedehnten perivasculären Zellinfiltration. Dieses Infiltrat setzt sich auch noch in die nähere Umgebung des nekrotischen Bezirkes fort und besteht im wesentlichen aus wuchernden Bindegewebszellen, polynukleären Leukocyten und Mastzellen in wechselnder, meist nur mäßiger Zahl. Plasmazellen trifft man nur vereinzelt, und zwar in den Randabschnitten zum Gesunden hin. Das elastische und kollagene Gewebe im Bereiche der Infiltration ist zerstört, daher kann eine Abheilung nur mit Narbenbildung erfolgen (Abb. 38).

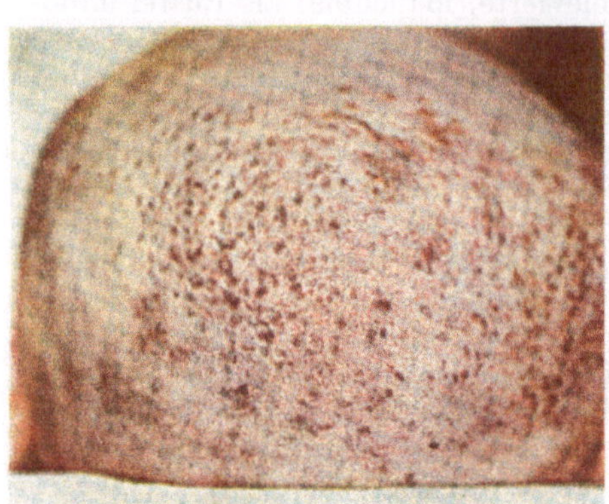

Abb. 37. Exzessive Acne varioliformis des Capillitium. (Kopfhaut rasiert.)

Nicht immer jedoch ist die Erkrankung mit der oben erwähnten Narbenbildung verbunden. In manchen Fällen bleibt nämlich die Nekrose auf den epithelialen Anteil des Follikelostium und die Epidermis beschränkt. Kommt die Erkrankung zu diesem Zeitpunkte zur Ausheilung, so drängt sich von der gesunden Umgebung her eine schmale, wuchernde Epithellamelle zwischen Nekrose und infiltrierte Cutis. Die linsenförmige Kruste, die aus einer amorphen Masse besteht, in welcher Reste von Epidermisepithelien und Leukocyten eingelagert sind, wird abgehoben und der entstandene Epitheldefekt durch die nachdringenden Zellen ausgefüllt. Untersucht man zu diesem Zeitpunkte, so ist daher der nekrotische Bezirk allseitig von einer Lage abgeflachter Epithelien, bzw. Hornzellen umgrenzt. Reicht die Nekrose jedoch ins Bindegewebe hinein, kommt es zu der oben geschilderten Zerstörung des kollagenen und elastischen Gewebes, so findet man in der auf die gleiche Weise durch die proliferierenden

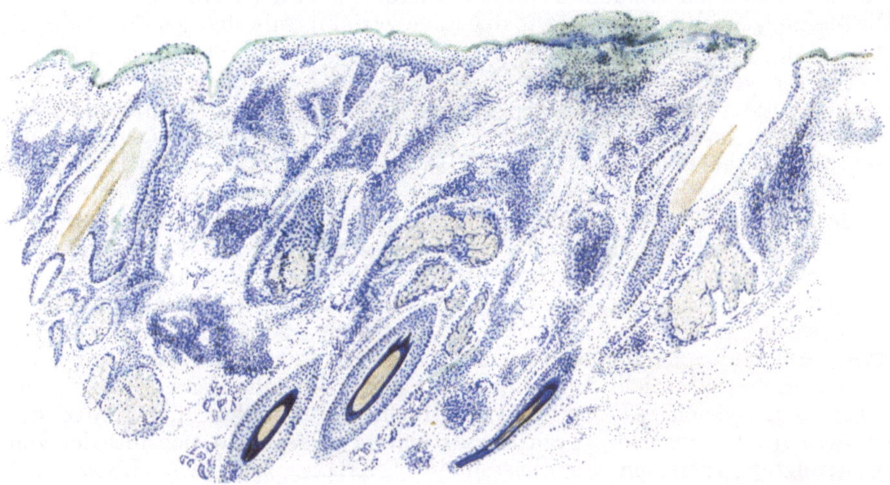

Abb. 38. Folliculitis necroticans capitis. (♂, 43jähr. Stirn-Haargrenze.) Übersichtsbild. Links und rechts perifollikuläre, oberflächliche Nekrosen (grün); ausgedehnte perivasculäre Infiltrate, die bis zu den Talgdrüsen hinabreichen bzw. diese umschließen. Polychromes Methylenblau. (Aus GANS, Histologie I.)

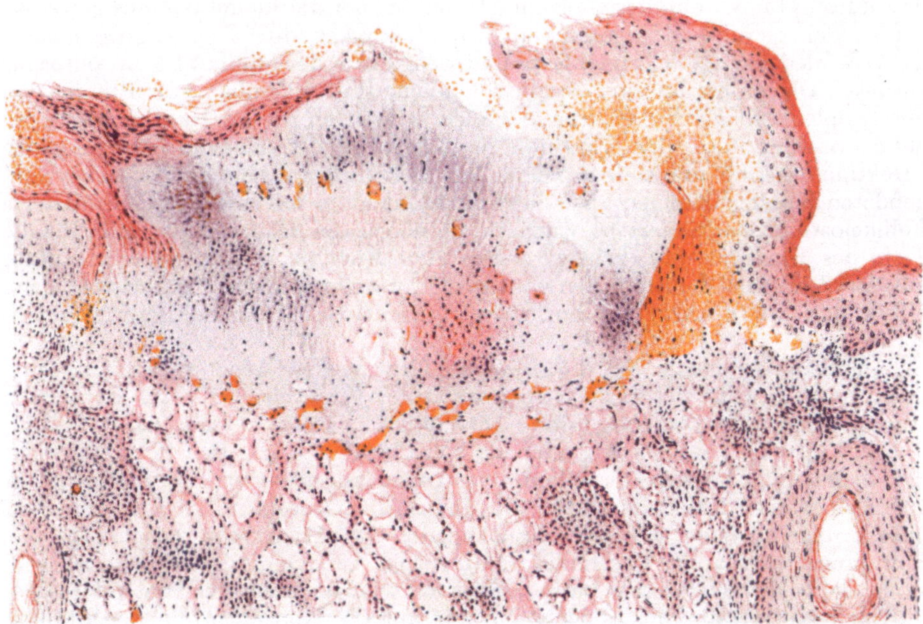

Abb. 39. Schnitt durch eine Acne varioliformis-Efflorescenz. Hämalaun-Eosin-Färbung. Vergrößerung 85. Herdförmige, auf den obersten Cutisanteil beschränkte Bindegewebsnekrose, in der Umgebung banale Entzündung. (Aus KYRLE, Histobiologie II.)

Epithelien abgehobenen Kruste außerdem noch Reste des elastischen und kollagenen Gewebes, ja gelegentlich sogar Reste des mit geronnenem Blut gefüllten, abgestorbenen Gefäßbaumes (BOECK). In solchen Fällen wandelt sich das unterhalb der Nekrose vorhandene Granulationsgewebe in ein zunächst zellreicheres, dann zellärmeres Narbengewebe um, das von einer schmalen Schicht neugebildeten Epidermisepithels überdeckt wird (s. Abb. 39).

Die Meinungen über die *Ätiologie* der Acne varioliformis sind geteilt. Immerhin lassen sich die Ansichten über ihre Ätiologie in zwei Fragen zusammenfassen: Ist die Acne varioliformis eine toxische Auswirkung innerer Schädigungen oder eine durch Mikroorganismen verursachte äußerliche Erkrankung? Als innere Ursachen beschuldigt Neumann Magen- und Genitalstörungen, Leloir und Vidal lymphatische Konstitution, Bazin und Besnier arthritische Diathese, Crocker Lues, Weinbrenner Tabak, Hartmann Neurodermitis. Alle diese Theorien sind durch nichts bewiesen. Wenn z. B. Weinbrenner auf Grund von sieben beobachteten Fällen den Tabakgenuß als Ursache heranzieht, wobei die genossene Menge keine Rolle spielt, so ist diese Annahme wenig überzeugend. Auch Hartmanns Behauptung, daß eine Erkrankung der peripheren Nerven die Eruption der Acne varioliformis bedingt, ist durch nichts erhärtet. Am wahrscheinlichsten ist wohl Unnas und Sabourauds Ansicht, daß eine exogene bakterielle Infektion des Haarfollikels der Acne varioliformis zugrunde liegt. Auch Kumer vertritt diesen Standpunkt. „Der Sitz der Efflorescenz in und um den oberen Ansatz eines Follikels läßt sich mit der von außen erfolgten Infektion am besten in Einklang bringen.“ Unna und Sabouraud fanden im Anfangsstadium besonders innerhalb der aufgetriebenen Follikelostien Haufen eines kleinen Bacillus, der dem der Acne sehr ähnlich war. Überall dort, wo die Erkrankung in die Tiefe gedrungen war, erschienen außerdem Staphylokokken vom Typus des Staphylococcus aureus. Unna und Sabouraud führen auf diese Mischinfektion, bei der der kleine Bacillus gewissermaßen den gewebseinschmelzenden Staphylokokken den Weg streitig macht, die verschiedenartige oberflächliche und tiefe Form der Follikulitis varioliformis zurück. Die Infektion mit Staphylokokken gibt scheinbar zur Elimination der Bacillen Anlaß. Bei leichteren Fällen schwinden die im Haarbalg angesiedelten Bacillen unter dem Einflusse der vordringenden Kokken und die ganze Affektion erlischt unter dem Bilde der bloßen Exfoliation einer tiefen eingefalzten Kruste. Können aber die Kokken nicht in das von Bacillen infizierte Follikelostium eindringen, so wuchern sie neben der Haarwurzelscheide in die Tiefe des Bindegewebes, bringen dieses zum Absterben und der dann später ausgestoßene Schorf enthält den ganzen nekrotischen Follikel. So entsteht nach Unna die zweite schwerere Form der Excoriation bei der Follikulitis varioliformis.

Am beweisendsten für die infekiöse Natur der Acne varioliformis ist nach Kumer wohl der Erfolg antiparasitärer *Therapie*. Die am häufigsten angewendeten Medikamente sind Antiseptika, besonders Quecksilberverbindungen, sei es in Salbenform oder als spirituöse Lösung. Das Schwergewicht der Behandlung liegt in der schon von Hebra angegebenen Applikation einer 10%igen weißen Präcipitatsalbe. Schäffer, Jadassohn u. a. berichten über gute Erfolge mit einer Schwefel-Zinnobersalbe (Rp. Hydrargyr. sulfur. rubr. 0,5, Sulf. praec. 5,0, Lanol., Vaselin. āā 25,0), welche bei eventuell vorhandener Idiosynkrasie gegen Quecksilber besser vertragen wird als die weiße Präcipitatsalbe.

Nach Kumer kommt es nicht so sehr auf die Konzentration der Präcipitatsalbe an wie auf die Entfernung der Krusten. Ist diese einmal bewerkstelligt, so heilen die oberflächlichen Ulcerationen oft unter einem indifferenten Salbenverband. Kumer pflegt durch 3—4 Tage die Efflorescenz ganz mit Wilkinsonscher Salbe einzupinseln. Es hat das den Vorteil, daß bestehende impetiginöse Veränderungen günstig beeinflußt werden und die Krusten exfoliieren. Die Entfernung der Schorfe unterstützt man durch Herausheben derselben aus der Epidermis mit einer Nadel oder einer Meißelsonde. Die Epithelisierung der kleinen Substanzverluste erfolgt rasch unter Verbänden mit Unguentum diachyloni *Hebrae*. Keine dieser lokalen Behandlungsmethoden kann leider die Rezidive dieser oft recht hartnäckigen und entstellenden Affektion verhindern. Deshalb empfiehlt MENAHEM HODARA Arsen, andere Autoren Staphylokokkenvaccine, LUITHLEN Meersalzbäder. Auch mit Röntgenstrahlen wurden Versuche gemacht, deren günstigen Einfluß ich jedoch aus eigener Beobachtung nicht bestätigen kann. FUHS und KONRAD konnten durch BUCKYsche Grenzstrahlentherapie den Rezidiven der Acne varioliformis erfolgreich vorbeugen.

## Literatur.

AHLSWEDE, E. H.: Further indications for pepsin-hydrochloric. acid treatment. Arch. of Dermat. **3**, 648 (1921). — AIKINS, W. H. B.: The treatment of acne vulgaris, acne-keloid, acne rosacea. Canada Lancet, Jan. **1911**. — ALLEN, R. W.: Acne, ihre Ursache und Behandlung. Arch. of Dermat. **1912**, 21. — ALLERT, I.: Beitrag zur Therapie der Seborrhoe. Wien. ärztl. Ztg **1911**. — ALLWORTHY, S. W.: Acneiforme Eruption (Ölacne). Verh. Roy. Soc. Med., sect. dermat., 17. Febr. **1917**. Ref. Arch. f. Dermat. **125**, 769 (1920). — ANDRY: Über eine Veränderung der Lippen- und Mundschleimhaut, bestehend in der Entwicklung atrophischer Talgdrüsen. Mschr. Dermat. **29**, 101 (1899). — ARULLANI: Ätiologie und Pathogenese der Rosacea. Riforma med. **1917**, Nr 12. — ARZT: Acne conglobata. Wien. dermat. Ges., Sitzg 26. Jan. 1922. Ref. Zbl. Hautkrkh. **4**, 421 (1922). — ARZT u. FUHS: Röntgentherapie. Wien u. Berlin: Julius Springer 1925. — ASSMANN, G.: Über Blutwaschungen mit Normosal. Münch. med. Wschr. **68**, Nr 46, 148 (1921). — AXMANN: Conjunctivitis und Rosacea. Münch. med. Wschr. **1911**, Nr 52.

BACH, AUGUSTE: Über die Beziehungen der Acne vulgaris zu Allgemeinerkrankungen. Klin. Wschr. **1907**, Nr 35—37. — BAILLIART u. BLUTEL: Über Erkrankung der Cornea bei Rosacea. Arch. d'Ophtalm. **1913**, No 8. — BARCAT, J.: Die Radiumtherapie in der Dermatologie. Strahlenther. **4**, 370 (1914). — BARTHÉLEMY: Zit. nach O. PORGES. — BASS, A.: Essais de vaccinothérapie par la voie cutanée. C. r. Soc. Biol. Paris **89**, 9 (1923). — BAYLISS: Zit. nach MILLER. — BAZIN: Zit. nach EHRMANN. — BAZIN u. BESNIER: Zit. nach KUMER. — BENEDEK: Arch. f. Dermat. **1928**, **1929**; Acta dermato-vener. **1928**. Dermat. Wschr. **1928**, **1930**. — BENIANS, T. H. C.: (a) Eine praktische Methode zur Kultur des Acnebacillus aus dem Comedo für die Präparation von Vaccinen. Lancet **1913**, 1801. (b) Brit. J. Dermat. **1915**. — BERING: Acne aggregata oder conglobata. Herbsttagg rhein.-westfäl. Dermat.-Ver. Düsseldorf, 17. Okt. 1920. Ref. Dermat. Z. **32**, 248 (1921). — BETTMANN: Zit. nach HOLZMANN. — BIZARD u. RABUT: (a) Les traitements modernes de l'acné. Monde méd., 15. Nov. **1921**. (b) Moderne Behandlung der Acne. Rev. españ. Urol. **24**, 254 (1922). — BLASCHKO, A.: (a) Acne cornea. Berl. dermat. Ges., 13. März 1917. Ref. Arch. f. Dermat. **125**, 330 (1920). (b) Zit. nach BLOCH und ULLMANN. — BLOCH: (a) Teeracne. Schweiz. dermat. Ges. Zürich, 10.—11. Juli 1920. Ref. Schweiz. med. Wschr. **51**, 116 (1921). (b) Metabolism, endocrine glands and skin-diseases, with special reference to acne vulgaris and xanthoma. Brit. J. Dermat. **43**, 61 (Febr. 1931). — BOECK: Zit. nach GANS. — BORBERG: Bibl. Laeg. (dän.) **1917**, 132. — BORDIER, M. H.: (a) Traitements photo- et radiothérapiques de l'acné et des affections acnéiformes. Presse méd. **18**, No 3, 18 (1910). (b) Le traitement électrique du rhinophyma (acné hypertrophique). Presse méd. **2**, 575 (1913). — BOUCHARD: Zit. nach O. PORGES. — BRENDER: Zit. nach BLOCH. — BROCQ, L.: Torpide Furunkel und Acneknoten. Bull. méd. **1911**, 441. — BUCKE: Treatment of acne vulgaris. Amer. J. Dermat. **15**, 510 (1911). — BUTLER, J.: Ultraviolet ray therapy in dermatology. Arch. of Dermat. **9**, 51 (1924).

CATTANI, P.: Neuere Behandlungsmethoden der Acne. Praxis **12**, 3 (1923). — CHEINISSE, L.: La vaccinothérapie et l'opothérapie dans le traitement de l'acné. Presse méd. **29**, 466 (1921). — CHIPMAN, D. E.: (a) The treatment of acne. J. amer. med. Assoc., Febr. **1913**. (b) Die Ätiologie und Behandlung der Acne. J. amer. med. Assoc. **1913**, 582. — CLARK: (a) Acne necrotica, treated with tuberculin. N. Y. Acad. Med., sect. dermat., 1. März 1921. Ref. Arch. of Dermat. **3**, 872 (1921). (b) Zit. nach HÜBSCHMANN. — COHN, T.: Encephalitis während der Grippe-Epidemie. Neur. Zbl. **1920**, 216. — COMBY: Zit. nach O. PORGES. — COOKE, A. D. u. H. DOLD: Ist der Acnebacillus die Ursache der Seborrhoe der Kopfhaut? Practitioner, April **1910**. — COSTELLO, J.: Bromausschlag durch plazentare Übertragung. Arch. of Dermat. **7**, Nr 6, 806 (1923). — CRAWFORD: Zit. nach GUY und JACOB. — CRHA, JINDRICH: Zur Acnebehandlung. Česká Dermat. **3**, 184 (1922). — CROCKER: Zit. nach KUMER. — CUMSTON, CH. GR.: Seborrhoea of the scalp. N. Y. med. J. **113**, 156 (1921). — CUNNINGHAM, W. P.: Acne vulgaris. Urologic Rev. **17**, 125 (1913).

DEGRAIS, P.: Utilité et utilisation des rayons-β du radium-β-thérapie. Presse méd. **31**, 145 (1923). — DELBANCO: Über die Entwicklung von Talgdrüsen in der Schleimhaut des Mundes. Mschr. prakt. Dermat. **29**, 104, 353 (1899). — DEMBO, LEON, H. u. JOHN A. TOOMEY: Kongenitale medikamentöse Bromdermatitis. Arch. of Pediatr. **40**, Nr 11, 789 (1923). — DESAUX et NOEL: La douche filiforme en dermatologie. (Exposé succinet de la technique, des indications et des résultats.) Ann. de Dermat. **2**, 218 (1921). — DINER, I.: Vaccine therapy in the treatment of acne. Urologic Rev. **22**, 325 (1918). — DITTRICH, E. W.: Die Behandlung der Acne, im speziellen mittels BIERS Hyperämie. Post. graduate, März **1910**. — DÖSSEKKER: Die Röntgenstrahlenbehandlung der Acne vulgaris. Ther. Mh. **29**, 440 (1915). — DOHI u. MINE: Die Quarzlampe (KROMAYER) in der Dermatologie. Jap. J. of Dermat. **12**, 284 (1912). — DRESSLER, W.: Über eine Kombination von Acne conglobata und acneiformen Tuberkuliden, zugleich ein Beitrag zur Pathogenese der Tuberkulide. Arch. f. Dermat. **140**, 189 (1922). — DUBARD, M.: Sur quelques applications de la protéosothérapie technique, choix des matériaux, doses usw. Le Scalpel **76**, 29 (1923). — DÜMICHEN, E.: Die Veränderungen des Magenchemismus bei Rosacea cum Acne und Acne varioloiformis. Slg Arb. Dermat. **1920**, H. 57.

EHRMANN: (a) Funktionsanomalien der Talgdrüsen, Erkrankungen derselben und ihrer Umgebung. Handbuch der Hautkrankheiten, herausgeg. von MRAČEK. Wien: Alfred Hölder **1902**. (b) Über die Häufigkeit der artifiziellen Acne in der Kriegszeit und ihre Verwechslung mit acneiformem Tuberkulid. Wien. med. Wschr. **67**, 726 (1917). — ELLER: X-ray and combined treatment of acne vulgaris. N. Y. med. J. a. med. Rec. Ref. Urologic Rev. **27**, 730 (1923). — ENGMAN, M. F.: (a) Bacteriotherapy in certain diseases of the skin. Amer. dermat. 8. Congr. amer. Physiol. **1910**. J. of cutan. Dis. **28**, 553 (1910). (b) Die Behandlung der Acne vulgaris mit Acnebacillensuspensionen. Interstat. med. J. **17**, Nr 12. (c) Biologic therapy. IX. Acne vaccine therapy. J. amer. med. Assoc. **76**, 176 (1921). — ERDMANN, P.: Über die Beziehungen zwischen der Rosacea und den äußeren Augenerkrankungen. Arch. Augenheilk. **1910**, H. 4. — ESCHBAUM: Beitrag zur Sulfoformbehandlung der Seborrhoea capitis. Dermat. Z. **17**, 10 (1913/14).

FAVERA, D.: Sulla cura di alcune dermatosi con la neve di anidride carbonica. Giorn. ital. Mal. vener. Pelle **1911**, H. 2. — FINGER: (a) Acne cachecticorum und Acne conglobata. Arch. f. Dermat. **135**, 152 (1921). (b) Acne conglobata (LANG). Wien. dermat. Ges., 11. Nov. 1920. Ref. Arch. f. Dermat. **137**, 103 (1921). — FISCHL: Acne conglobata des behaarten Kopfes. Wien. dermat. Ges., 9. Juni 1921. Ref. Zbl. Hautkrkh. **2**, 6 (1921). — FISHER, M. K.: Röntgentherapie bei Acne vulgaris. N. Y. med. J., Juli **1912**. — FLEISCHL: Zit. nach JOSEPH. — FLEMING, A.: (a) Die kulturellen Charakteristica des Mikrobacillus der Acne. Brit. med. J. **1910**, 1382. (b) Bacteriums in Acne. Ref. Urologic Rev. **17**, 276 (1913). (c) Die neuesten Forschungen auf dem Gebiete der Vaccinetherapie. Practitioner, März **1913**. — FONTANA, A.: (a) Die Hochfrequenz- und Hochspannungsströme bei der Behandlung einiger Hautkrankheiten. Dermat. Wschr. **1912**, Nr 18/19. (b) Die Hochfrequenz- und Hochspannungsströme bei der Behandlung einiger Hautkrankheiten. Dermat. Wschr. **54**, 517 (1921). — FOX, H.: (a) Vaccinetherapie und andere Behandlungen bei Acne vulgaris und Furunkulose. J. amer. med. Assoc. **66**, 2064 (1916). (b) The roentgen ray versus vaccines in the treatment of acne. J. amer. med. Assoc. **81**, 1417 (1923). (c) The roentgen-ray in the treatment of skin diseases. Arch. of Dermat. **9**, 13 (1924). — FRANCIS, T. E.: Diät als Ursache von Acne und Furunkeln. Brit. med. J. **1912**, 402. — FREUND, E.: Wien. klin. Wschr. **1894**, Nr 39, 7.

GANN, D.: Radium, its use in medicin. Urologic Rev. **25**, 1 (1921). — GANS: Histopathologie der Hautkrankheiten, S. 218. Berlin: Julius Springer 1925. — GILCHRIST: (a) Vaccinetherapie bei Hautkrankheiten. J. of cutan. Dis. **28**, 568 (1910). (b) Vaccine therapy as applied to skin diseases. Trans. Congr. amer. Physiol. a. Surg. Washington, Mai **1910**. (c) Zit. nach W. N. GOLDSCHMIDT. — GIOVANNINI: Zur Histologie der Jodacne. Arch. f. Dermat. **45**, 3 (1898). — GOLAY, J.: Sur le rôle du système sympathique dans la pathogénie d'un grand nombre des dermatoses. 6. Congr. Soc. Suisse Dermat. Genève, 5. u. 6. Juli 1922. Ref. Schweiz. med. Wschr. **53**, 650 (1923). Ann. de Dermat. **3**, 566 (1922). GOLDSCHMIDT, W. N.: Die Staphylokokken bei Acne vulgaris. Arch. f. Dermat. **149** (1925). — GUNSETT, A.: Die physikalische Therapie der Acne. Verh. dtsch. dermat. Ges., 19. Sept. 1913. Ref. Arch. f. Dermat. **119**, 382 (1914). — GUY u. JACOB: Bromausschlag. Arch. of Dermat. **9**, Nr 3, 395 (1924).

HAASE, M.: (a) Die bakterielle Ätiologie der Acne vulgaris. J. amer. med. Assoc. **1912**, 504. (b) Ein Versuch, die bakterielle Ätiologie der Acne durch die Komplementablenkung festzustellen. J. of cutan. Dis. **31**, 1015 (1913). — HAHN: Die Acne und ihre Behandlung. Fortschr. Med. **29**, 337 (1911). — HARTMANN: (a) Ref. Dermat. Z. **24**, 239 (1917). (b) Dermat. Z. **27**, 31 (1919). — HARTWELL, H. F. u. E. C. STRUTER: Der Acnebacillus. Publ. Massachusetts gen. Hosp. **3**, Nr 2 (1910). — HASLUND, P.: Über die Behandlung von Hautkrankheiten mit Kohlensäureschnee. Arch. f. Dermat. **118**. — HAUSCHKA: Zit. nach TRUTTWIN. — HAXTHAUSEN: Untersuchungen über die Pathogenese der Jod- und Bromacne.

Dermat. Z. **35**, H. 1/2, 54 (1921). — Hazen, H. H.: Die Röntgenstrahlenbehandlung der Acne vulgaris. J. amer. med. Assoc. **69**, Nr 12 (1917). — Hecht, H.: Kombination von Heilmitteln bei Haut- und Geschlechtskrankheiten. Dermat. Wschr. **75**, 800 (1922). — Herrmann: Zit. nach Stiefler. — Herzfeld, A.: Die Behandlung der Acne vulgaris mit hohen Frequenzströmen (Oudin). Dermat. Zbl. **15**, 165 (1912). — Herxheimer: Zit. nach Holzmann und Schäffer. — Heuck: Strahlenbehandlung in der Dermatologie. Münch. ärztl. Ver., 20. Juni 1917. Ref. Dermat. Zbl. **21**, 62 (1918). — Heuss: Über postembryonale Entwicklung von Talgdrüsen der Mundschleimhaut der menschlichen Mundhöhle. Mschr. Dermat. **31**, 501 (1900). — Higman, W. J.: The modern treatment of acne. N. Y. med. J. **113**, 137 (1921). — Highman, W. J. u. R. H. Rulison: Expectancy in Roentgen ray treatment of skin lesions from the pathologic standpoint. Arch. of Dermat. **6**, 413 (1922). — Hilbert, R.: Über Augenerkrankung bei Acne rosacea. Münch. med. Wschr. **1911**, Nr 29, 1561. — Hindenberg: Einige Erfahrungen mit der Bachschen Quecksilberdampflampe „Künstliche Höhensonne". Allg. med. Ztg **1914**, Nr 28 u. 29. — Hodara, Menahem: (a) Acne rosacea-Behandlung. Ref. Dermat. Wschr. **55**, 1329 (1912). (b) Zit. nach W. N. Goldschmidt. — Hoffmann, E.: (a) Über Solarsin, Staphylokokkenvaccine und Röntgenbehandlung der Acne vulgaris. Dtsch. med. Wschr. **1917**, 393. (b) Die Entwicklung der Röntgenbehandlung in der Dermatologie. Berl. klin. Wschr. **1921**, 179. — Hoffmann, H.: Acne conglobata (Folliculitis capitis abscedens et suffodiens). Schles. dermat. Ges., 8. Juli 1922. Ref. Zbl. Hautkrkh. **6**, 229 (1923). — Hollander, L.: The role of the endocrine glands in the etiology and treatment of acne. Preliminary report. Arch. of Dermat. **3**, 593 (1921). — Holzmann: Die Halogene. Die Schädigungen der Haut durch Beruf und gewerbliche Arbeit, Bd. 2, S. 97. (Ausführliche Literatur.) — Homma: Über positiven Eisenbefund in den Epithelien der apokrinen Drüsen menschlicher Axillarhaut. Arch. f. Dermat. **148**, 463 (1925). — Hübschmann, K.: (a) Zwei ätiologisch seltenere Fälle der Acne vulgaris. Česká Dermat. **1**, 128 (1919/20). (b) Befund bei Bromoderm. Česká Dermat. **3**, H. 10, 280 (1922). — Huerre: Darstellung und Anwendbarkeit der geschwefelten Öle. J. Méd. Paris **1912**, No 24.

Jackson, G. Th. u. Ch. W. McMurtey: Seborrhoea capitis. J. of cutan. Dis. **30**, 608 (1912). — Jacoby, R.: The roentgen ray treatment of acne vulgaris. Boston. med. J. **187**, 793 (1922). — Jacquet, L.: Über familiäre hereditäre Seborrhoe. Arch. f. Dermat. **113**, 473 (1912). — Jastrowitz u. Marcuse: Zit. nach Bloch. — Jaubert, A.: Intradermo-vaccinothérapie de l'acné polymorphe infectée. C. r. Soc. Biol. Paris 88, 1034 (1923). — Joachim, G.: Zur Behandlung der Seborrhoe des Gesichtes und der Kopfhaut. Allg. med. Ztg **1912**, Nr 45. — Joseph: Handbuch der Kosmetik. Leipzig: Veit u. Co. 1912. — Joseph, M.: (a) Zur Sulfoformbehandlung der Alopecia seborrhoica. Dermat. Wschr. **56**, 255 (1913). (b) Dermatologische Ratschläge für den Praktiker. Dtsch. med. Wschr. **1920**, 187. — Jourdanet, M.: (a) Traitement de l'acné faciale par la méthode biokinétique de Jacquet. Soc. Sci. méd. Lyon, 12. Nov. 1913. Ref. Presse méd. **1914**, 83. (b) Un cas d'acné traité par le massage et la gymnastique faciale. Lyon méd. **130**, 129 (1921). — Juliusberg, F.: Acne vulgaris und Rosacea. Zbl. Hautkrkh. **9**, H. 1/2, 1. (Ausführliche Literatur.)

Keining, E.: Die Schwellenreizvaccinetherapie der Staphylokokkenerkrankungen. Münch. med. Wschr. **1922**, 960. — Kerl: Acne scleroticans nuchae. Wien. dermat. Ges., 18. Dez. 1919. Arch. f. Dermat. **137**, 30 (1921). — Ketron, L. W.: Magen-Darmstörungen bei Acne vulgaris auf Grund röntgenologischer Befunde. Dermat. Wschr. **65**, 1048 (1917). — Kissmeyer, A.: (a) Gruppierte Comedonen mit „pseudolupösen" Infiltraten der Stirn bei Kindern. Arch. f. Dermat. **40**, 150 (1922). (b) L'acné traité par la lumière non concentrée de l'arc de charbon. Acta dermato-vener. (Stockh.) **3**, 618 (1922). — Klingmüller, V.: Über die Wirkung von Terpentineinspritzungen auf Eiterungen und Entzündungen. Münch. med. Wschr. **1918**, 896. — Knowsley, S. W.: Biersche Stauung bei Dermatosen. Amer. J. Dermat. **1911**, 238. — Kren: (a) Acne conglobata artificialis. Wien. dermat. Ges., 7. März 1918. Ref. Arch. f. Dermat. **125**, 355 (1920). (b) Diskussion zu Rusch. Wien. dermat. Ges., 14. Sept. 1920. Ref. Arch. f. Dermat. **37**, 89 (1921). — Kristalowicz, Fr. v.: Erfahrungen mit Radiumbehandlung. Dermat. Wschr. **67**, 751 (1918). — Kromayer: Ärztliche Kosmetik der Haut. Dtsch. med. Wschr. **1913**, Nr 36, 1714. — Kumer, L.: Einige Bemerkungen über Acne varioliformis. Acta dermato-vener. (Stockh.) **6**, H. 1, 87 (1925). (Ausführliche Literatur.) — Kuznitzky, E.: Experimentelle und klinische Beiträge zur Frage der Hauttalgsekretion. Arch. f. Dermat. **114**, 691 (1913). — Kyrle, J. Histobiologie der Haut, Bd. I und II. Wien: Julius Springer 1925 und 1927.

Langer, J.: Bromoderma congenitum. Jb. Kinderheilk. **96 III. F. 46**, H. 1/2, 59 (1921). Lassueur, A.: (a) Le traitement de l'acne pustuleuse par les vaccins. Ann. de Dermat. **1**, 377 (1910). (b) Röntgentherapie der Acne. Arch. Electr. méd. 1911, No 285. — Lawrence, W. S.: The rational of X-ray treatment of certain intractable skin diseases. Urologic Rev. **26**, 31 (1922). — Lehmann, W.: Über Chloracne. Arch. f. Dermat. **77**, 265 (1905). — Leloir u. Vidal: Zit. nach Kumer. — Lenk: Röntgentherapeutisches Hilfsbuch. Berlin:

Julius Springer 1922. — LEUGERKE, E.: Ein Beitrag zur Strahlenbehandlung der Acne vulgaris und rosacea. Inaug.-Diss. Bonn, Nov. 1916. — LEVIN, O. L. u. M. KAHN: (a) Studies on the chemistry of the body in diseases of the skin. Amer. J. med. Sci. **162**, 698 (1921). (b) Biochemical studies in diseases of the skin. II. Acne vulgaris. Amer. J. med. Sci. **164**, 379 (1922). — LEWI, G. W.: High frequence electricity in the treatment of acne vulgaris. Amer. J. Dermat. a. genito-urin. Dis. **15**, Nr 11, 584 (1911). — LOESCHKE: Über cyclische Vorgänge in den Drüsen des Achselhöhlenorgans und ihre Abhängigkeit vom Sexualzyklus des Weibes. Virchows Arch. **255**, 283 (1925). — LOVEJOY, E. D.: Die Behandlung der Acne mit autogenen Vaccinen und mit solchen, die aus Stammkulturen des Acnebacillus hergestellt sind. Amer. J. med. Sci., Mai **1912**. — LOVEJOY, E. D. u. T. W. HASTINGS: Isolierung und Wachstum des Acnebacillus. J. of cutan. Dis., Febr. **1911**. — LOW, R. CRAUSTON: Etiology of seborrhoea. Brit. med. Assoc., sect. dermat., Glasgow, 26. Juli 1922. Lancet **203**, 570 (1922). — LOXTON, ARTUR: Rosacea. Birmingham med. Rev., Febr. **1910**. — LUITHLEN: (a) Wien. klin. Wschr. **1900**, Nr 31. (b) Über Kombination von Kolloid- und Organtherapie, insbesondere in der Kosmetik. Arch. f. Dermat. **131**, 148 (1921). (c) Die Beeinflussung der inneren Sekretion als ätiologische Therapie bei Dermatosen der Pubertät und des Klimakteriums. Med. Klin. **1921**, 221.

MAGNENOT, CH.: De l'emploi des autovaccines dans le traitement de l'acne recidivante. J. de Prat. **1922**, 838. — MALASSEZ: Notes sur le champignon du pityriasis simple. Arch. de Physiol. **1874**, 451. — MALCOLM: The internal secretions in relation to dermatology. Brit. med. J. **1913**, 1037. — MALCOLM, M. u. E. DORE: The treatment of acne by vaccines. Brit. J. Dermat. **23**, 311 (1911). — MANTLE, A.: Die erfolgreiche Behandlung von Ekzem, Psoriasis, Urticaria, Acne und Pruritus durch Irrigation des Colons. Lancet, Juli **1910**. — MARCHBANKS, ST. S.: X-ray in dermatology. Urologic Rev. **28**, 299 (1924). — MARSH, E. H.: Treatment of acne. Ref. Urologic Rev. **21**, 318 (1917). — MASOTTI: Behandlung von Hautkrankheiten mit Radium. Paris: Baillière et fils 1910. — MAYR, J.: Die Verwendungsmöglichkeiten des Yatrens in der Dermatologie. Münch. dermat. Ges., 25. Juni 1923. Ref. Zbl. Hautkrkh. **9**, 440 (1923). — MERZ, H.: (a) Fortschritte in der Behandlung der Seborrhoea capillitii. Korresp.bl. Schweiz. Ärzte **1919**, 266. (b) Nachtrag zu „Fortschritte in der Behandlung der Seborrhoea capillitii". Schweiz. med. Wschr. **1920**, 891. — MÈSKA, A.: Acne und Avitaminose. Česká Dermat. **1923**, 131. — MESSERLI, F. M.: Die SIMPSON-Strahlen. (Durch die SIMPSONsche Bogenlampe erzeugte Strahlen.) Korresp.bl. Schweiz. Ärzte **1916**, 1487. — MILLER: Etiology of acne rosacea through a viscero-neurological mechanism. Amer. J. med. Sci. **161**, Nr 1, 120 (1921). — MOLESWORTH, E. H.: The cultural characteristics of the microbacillus of acne. Brit. med. J. **1910**, 1227. — MONTGOMERY, D. W.: Die Beziehungen der Diät zur Seborrhoe. J. of cutan. Dis., Dez. **1916**. — MONTPELLIER: Seborrhoe. Verh. Soc. franç. Dermat., 12. Juni **1919**. Ref. Arch. f. Dermat. **125**, 874 (1920). — MORRIS: Die internen Sekretionen und deren Bedeutung für die Dermatologie. Brit. med. J., 17. Mai **1913**. — MÜLLER u. GREVING: Über den Aufbau und die Leistungen des Zwischenhirns und über seine Erkrankungen. Med. Klin. **1925**, Nr 16, 571; Nr 17, 615.

NAKAGAWA, K.: On the relation between the internal secretion of the genital glands and the skin diseases. Jap. Z. Dermat. **22**, 65 (1922). — NEMENOW: Die Röntgentherapie in der Dermatologie. Wratsch. Gaz. **1913**, Nr 47/48. — NEUMANN: Über eine eigentümliche Form von Jodexanthem an der Haut und an der Schleimhaut des Magens. Arch. f. Dermat. **48**, 324 (1899). — NOBL: Acne conglobata. Wien. dermat. Ges., 6. Juni 1918. Ref. Arch. f. Dermat. **125**, 606 (1920). — NOORDEN, v.: Handbuch der Pathologie des Stoffwechsels, Bd. 2, S. 257. 1907.

ODSTRCIL, J.: Über die Behandlung der Sycosis barbae coccogenes, Furunculosis und Acne vulgaris mit Opsonogen. Wien. med. Wschr. **1912**, 908. — OPPENHEIM: (a) Ein Beitrag zur Behandlung der Pityriasis versicolor, des Erythrasma, der Scabies, der Psoriasis vulgaris und Acne vulgaris. Zbl. Ther. **30**, H. 9. (b) Acne conglobata et indurata mit späteren Erscheinungen einer tuberkulösen Hauterkrankung. Wien. dermat. Ges., 3. Nov. 1921. Ref. Zbl. Hautkrkh. **3**, 426 (1922). (c) Die Schädigungen der Haut durch Beruf und gewerbliche Arbeit. Leipzig: Voß 1926.

PANICHI: Contribution alla casistica dell' acne bromica. Giorn. ital. Mal. vener. Pelle **32**, H. 5, 575 (1897). — PASCHKIS: Zit. nach TRUTTWIN. — PASINI: Sur la pathogenie des eruptions bromiques. Ann. de Dermat. **1906**. — PAUTRIER: L'huile soufrée en dermatologie (psoriasis-pelade-acnés). Presse méd. **29**, No 41, 401 (1921). — PERNET, G.: Acne agminata RADCLIFFE-CROCKER. Verh. Roy. Soc. Med., sect. dermat., 19. Juli 1917. Ref. Arch. f. Dermat. **125**, 775 (1920). — PFORRINGER: 18 Jahre Röntgentherapie. Fortschr. Röntgenstr. **30**, 536 (1923). — PICK, E.: Über säurefeste Bacillen bei Acne conglobata. Dermat. Wschr. **74**, 345 (1922). — PICK, L.: Zur Behandlung der Keratitis ex acne rosacea. Ther. Mh. **1914**, Nr 8. — PICK, W.: Acne und innere Sekretion. Arch. f. Dermat. **131**, 350 (1921). — PIEKO, E.: Quarzlicht bei Hautkrankheiten; erfolgreiche Erfahrungen damit. N. Y. med. J., Sept. **1916**. — PINKUSSEN: Zit. nach HÜBSCHMANN. — PITCHER, H. F.: Phototherapy in benign diseases of the skin. Amer. J. Electrother. **39**, 143 (1921). — POLLAND, K.: Behandlung von Hautleiden mit der künstlichen Höhensonne. Mitt. Ver. Ärzte Steiermark **1916**, Nr 6. — POOLE, K. WORSLEY: Olive oil soft soap as a shampoo in pityriasis capitis. Brit. med. J. **1921**, Nr 3147, 601. — PORGES, O.: Über den Zusammenhang zwischen Verdauungsstörungen und Dermatosen und dessen Bedeutung für die Behandlung gewisser Hautkrankheiten. Wien. klin. Wschr. **1926**, Nr 20, 566. — PORIAS: Acne conglobata. Wien. dermatol. Ges., 27. Jan. 1921. Ref. Zbl. Hautkrkh. **1**, 20 (1921). — POTTER: Die Behandlung der Acne vulgaris mit Autovaccine. Long Island med. J., Okt. **1912**.

RIEHL: (a) Acne. Deutsche Klinik am Eingang des 20. Jahrhunderts, Bd. 10. 2. Abt., S. 393. (b) Seborrhoe. Deutsche Klinik am Eingang des 20. Jahrhunderts, Bd. 10, 2. Abt., S. 99. Wien-Leipzig: Urban u. Schwarzenberg 1905. — ROCK, H.: Das Sulfoform in der dermatologischen Praxis. Dermat. Zbl. **23**, 162 (1920). — ROSENFELD: Zit. nach O. SPRINZ: Physiologie der Haut. Handbuch der kosmetischen Chemie. Herausgeg. von TRUTTWIN. Leipzig: Joh. Ambr. Barth 1920. — ROSENTHAL, O.: (a) Die Massage der Hautkrankheiten. Med. Klin. **1912**, 1101. (b) Über lokalisierte Hypersekretion der Talgdrüsen. Arch. f. Dermat. **131**, 534 (1921). — ROSS, A.: Die Erfolge der Vaccinebehandlung in über 400 Fällen akuter und chronischer Infektionskrankheiten. Practitioner, Juli **1913**. — ROST, E.: Die Seifen in der Therapie. Med. Klin. **1921**, 628. — RUGG-GUNN, A.: Zur Behandlung der Acne vulgaris und des Pruritus hiemalis. Practitioner, Nov. **1911**. — RUSCH: Fall zur Diagnose: Acne conglobata. Wien. dermat. Ges., 14. Sept. 1920. Ref. Arch. f. Dermat. **137**, 88 (1921). — RYLE, J. A. u. H. W. BARBER: Gastric analysis in acne rosacea. Lancet **2**, 1195 (1920).

SAALFELD: (a) Fortschritte auf dem Gebiete der Kosmetik. Zbl. Hautkrkh. **3**, H. 5, 273 (1922). (b) Zur Opsoninbehandlung bei Hautkrankheiten. Med. Klin. **1912**, 735. — SABOURAUD: (a) Maladies du cuir chevelu, Tome 1. Paris: Masson u. Co. 1902. (b) Acne und Seborrhoe, ihre Ursache und Behandlung. Brit. med. Assoc., sect. dermat., 19.—26. Juli 1912. Ref. Arch. f. Dermat. **115**, 293 (1913). (c) Die brotfreie Behandlung in der Dermatologie. Presse méd. **1917**, No 10. (d) Du traitement de la séborrhoe spécialement par le sulfure de carbone soufré. Presse méd. **1921**, 381. (e) Endocrines features in skin diseases. Presse méd. **30**, 465 (1922). (f) Le soufre dans la thérapeutique dermatologique externe. Presse méd. **1922**, 1094. — SAKAHUCHI, Y.: Histology of acne. Jap. Z. Dermat., Sept. **1916**. — SAVILL, A. F.: Die Vaccinebehandlung der Seborrhoe des Kopfes. Practitioner, März **1911**. — SCHÄFFER: (a) Exanthema vegetans ex uso bromi. Ikonogr. dermat. (Kioto) **1909**, H. 4. (b) Therapie der Haut- und venerischen Krankheiten, 6. Aufl. Berlin u. Wien: Urban u. Schwarzenberg 1922. — SCHAFFER: Über die Hautdrüsen. Wien. klin. Wschr. **1926**, Nr 1. — SCHAMBERG: Research problems in dermatology. Arch. of Dermat. **4**, Nr 3, 293 (1921). — SCHERBER, G.: Die therapeutische Anwendung der Höhensonne in der Dermatologie. Arch. f. Dermat. **123**, 843 (1916). — SCHIEFFERDECKER: Über Gefäßbündel an den Haaren des Backenbartes bei einem Australier. Arch. f. Dermat. **121** (1921). — SCHILLER, A. E.: The treatment of skin diseases with ultraviolet light. Urologic Rev. **25**, 265 (1921). — SCHMELZING: Über Erkrankungen des vorderen Uvealtractus bei Acne vulgaris. Arch. Augenheilk. 88, H. 1/2, 75 (1920). — SCHMIDT, H. E.: Zur Röntgenbehandlung der Acne. Dtsch. med. Wschr. **1917**, 592. — SCHREUS: Röntgenbehandlung in der Dermatologie, 2. Aufl. Bonn: Friedrich Cohen 1923. — SCHUHMACHER: Acne conglobata. Münch. dermat. Ges., 4. März 1921. Ref. Zbl. Hautkrkh. **1**, 463 (1921). — SCHWENTER-TRACHSLER, W.: Ein Beitrag zur Acneätiologie. UNNAS dermatologische Studien, Bd. 20, S. 311. — SELLEI, J.: Seborrhoe. Budapesti Orv. Ujsag **10** (1919). — SICILIA: (a) Verschiedene Grade und Behandlung der Acne punctata (Comedonen). Arch. dermo-sifiliogr. **1921**, 14. (b) Intravenöse Acnebehandlung mit Natriumhyposulfit. Rev. méd. Sevilla **41**, 6 (1922). — SIERRA, L. R. F.: (a) Behandlung der Acne vulgaris, des Rhinophyma und der senilen Warzen durch die physikalische Therapie und die kleine dermatologische Chirurgie. Rev. españ. Dermat. **1912**. (b) Behandlung der Acne rosacea mit Radium. Rev. españ. Dermat. **1913**. — SIMON: Zit. nach EHRMANN: Funktionsanomalien der Talgdrüsen. — SINGER, G.: Über die endogene Natur mancher Hautkrankheiten. Wien. klin. Wschr. **1925**, Nr 46, 1229. — SKILLERN: Treatment of acne pustulosa with especial reference to the bacterins. Med. Rec. Ref. Urologic Rev. **17**, 617 (1913). — SLUCZEWSKI, A.: Thorium X-Doramadbehandlung bei Dermatosen. Dermat. Z. **28**, 211 (1919). — SMILEY, O.: Über die Behandlung der Acne vulgaris mit autogenen Vaccinen. J. amer. med. Assoc. **1912**, 1274. — SMITH, W. G.: Principles of colloid therapeutics. Ir. J. med. Sci., V. s. **1922**, 293. — SOKOLOW, P.: Erfahrungen über die Behandlung mit Quarzlicht („künstliche Höhensonne"). Korresp.bl. Schweizer Ärzte **1**, 673 (1917). — STANGENBERG, O.: Ein Beitrag zur Behandlung staphylogener Dermatosen mit Leukogen. Inaug.-Diss. Bonn, Aug. **1919**. — STANTON, E. N.: Die Isolierung und die kulturellen Charakteristica des Acnebacillus. Zbl. Bakter. **66**, 386 (1912). STARLING u. KREHL: Zit. nach BLOCH. — STERNTHAL, A.: Therapeutische Versuche mit Sulfoform (Triphenylstibinsulfid). Dermat. Wschr. **56**, 162 (1913). — STEWART, D. H.: Acne vulgaris obstinata. Amer. J. Dermat. a. genito-urin. Dis. **16**, Nr 3. — STIEFLER: Die Seborrhoe als ein Symptom der Encephalitis lethargica. Z. Neur. **73**, 455 (1921). —

STOETER, CHR.: Zur Caseosanbehandlung von Haut- und Geschlechtskrankheiten. Dtsch. med. Wschr. **1921**, Nr 18, 502. — STRICKER u. MORAT: Zit. nach MILLER. — STRICKLER, A.: (a) Vaccines in skin diseases. Ref. Urologic Rev. **19**, 574 (1915). (b) Relation of diet to diseases of the skin. N. Y. med. J., Sept. **1916**. Ref. Urologic Rev. **20**, 640 (1916). (c) Etiology of acne vulgaris. Amer. J. med. Sci., Okt. **1917**. — STRICKLER, A., I. A. KOLLMER u. I. F. SCHAMBERG: Komplementbindung bei Acne vulgaris. J. of cutan. Dis. **34**, 166. — STÜMPKE, G.: (a) Über therapeutische Erfolge mit der Quarzlampe. Münch. med. Wschr. **1915**, Nr 47. (b) Über „Sulfobadin", ein neues Schwefelpräparat zur Herstellung von Bädern. Dtsch. med. Wschr. **1922**, 804. — SZABO u. STERN: Ref. Neur. Zbl. **1920**, Nr 15.

TAYLOR, M.: Bromacne, behandelt mit Vaccine. Brit. med. J. **1913**, 939. — THEDERING: Über die Strahlenbehandlung der Rosacea. Strahlenther. **7**, 448 (1916). — TOBIAS, N.: A case of bromoderma. Arch. of Dermat. **8**, Nr 2, 253 (1923). — TOUSEY, S.: Elektrische Heilmethoden bei Dermatosen. Amer. J. Dermat. **1911**, 522. — TOWLE, H. P.: Äußere Vaccinetherapie. J. of cutan. Dis. Ref. Dermat. Wschr. **61**, 651 (1915). — TOWLE, H. P. u. G. P. LINGENFELTER: Vaccinetherapie bei der Behandlung von Hautkrankheiten am allgemeinen Massachusettskrankenhaus. J. of cutan. Dis., Nov. **1910**. — TRIEBENSTEIN: Die Rosaceaerkrankungen des Auges. Klin. Mbl. Augenheilk. **68**, 3 (1922, Jan./Febr.). (Ausführliche Literatur.) — TRUTTWIN, H.: Handbuch der kosmetischen Chemie. Leipzig: Joh. Ambr. Barth 1920.

ULLMANN, K.: Rohöl, Paraffin und CH-Gruppe des Kohlenteers. Schädigungen der Haut durch Beruf und gewerbliche Arbeit, Bd. 2, S. 226. (Ausführliche Literatur.) — UNNA: (a) Zit. nach J. BLOCH: Praxis der Hautkrankheiten. Wien-Leipzig: Urban u. Schwarzenberg 1908. (b) Fortschritte in der Rosaceabehandlung. Dermat. Wschr. **62**, 23. (c) Rosaceatherapie. Dermat. Zbl. **1914**, 221. (d) Mediofaciale Seborrhoe mit eigentümlichen Komplikationen. Verh. dtsch. dermat. Ges. 12. Kongr. Hamburg, 17.—21. Mai **1921**. Arch. f. Dermat. **138**, 467 (1922).

VEIL: Zit. nach RIEHL. — VEYRIÈRES et FERREYROLLES: (a) La douche filiforme en dermatologie. Ann. de Dermat. **2**, 156 (1921). (b) Traitement externe simple et efficace de quelques dermatoses courantes. Gaz. Hôp. **1921**, 633. — VIDAL u. LELOIR: Zit. nach KYRLE. — VIDEBECH, P.: Elektrolytische Scarification bei Acne rosacea der Nase. Hosp.tid. (dän.), 16. Juni **1909**. — VOLK: Diskussion zu EHRMANN: Acne conglobata. Wien. dermat. Ges., 28. Okt. 1920. Ref. Arch. f. Dermat. **137**, 91 (1921).

WADDINGTON, J. E. G.: The high-frequency current. Its scope and technic. Nat. eclect. med. Assoc. Quart. **14**, 237 (1923). — WATTERS, W. H.: The use of vaccines. New England med. Gaz., März **1916**. — WECHSELMANN: Acne rosacea. Dermat. Wschr. **62**, Nr 22 (1916). — WEIDLER, W. B.: Keratitis infolge von Rosacea. Med. Rec., 4. Juni 1911. — WEINBRENNER, F.: Acne necrotica und Tabakgenuß. Münch. med. Wschr. **1916**, **1372**. — WENTGENS, M.: Über die „WRIGHTsche Vaccinetherapie" mit besonderer Berücksichtigung der spezifischen Behandlung von Staphylomykosen der Haut. Inaug.-Diss. Würzburg 1910. — WERTHEIM, L.: Über die Behandlung der Acne artificialis mit künstlicher Höhensonne. Dermat. Wschr. **73**, 1005 (1921). — WESTERN, G. T.: The vaccine treatment of acne vulgaris. Brit. J. Dermat. **22**, 6 (1910). — WEYLS: Handbuch der Hygiene. Herausgeg. von A. GAERTNER, 36. Lief., 7. Bd., 7. Abt.: Hygiene der chemischen Großindustrie. 3. Teil: Organische Betriebe. Bearb. von R. FISCHER, 2. Aufl. Leipzig: Joh. Ambr. Barth 1921. — WHITE, CHARLES: Alopecie und Seborrhoe. J. amer. med. Assoc. **1910**, 1074. — WHITFIELD, A.: Acne und Seborrhoe, ihre Ursache und Behandlung. Brit. med. Assoc., sect. dermat., 19.—26. Juli **1912**. Ref. Arch. f. Dermat. **115**, 292 (1913). — WILE, UDO J.: Weiterer Beitrag über das klinische Aussehen von Jod- und Bromausschlägen. Arch. of Dermat. **8**, Nr 3, 407 (1923). — WILE, UDO J., CARROLL S. WRIGHT u. NED R. SMITH: Jod- und Bromexanthem. Arch. of Dermat. **6**, Nr 5, 529 (1922). — WILLIAMS, I. G.: X-ray treatment of diseases of the skin. Urologic Rev. **28**, 308 (1924). — WISE, F.: Ultraviolet light in skin diseases. N. Y. med. J., Febr. **1917**. Ref. Urologic Rev. **21**, 157 (1917). — WITHERBEE, W. D. u. J. REINER: X-ray treatment of acne vulgaris. Med. Rec. **99**, 482 (1921).

ZUMBUSCH: (a) Therapie der Hautkrankheiten. Wien: Franz Deuticke 1908. (b) Die Behandlung der Seborrhoe und des Haarausfalles mit Streupulver. Münch. med. Wschr. **1917**, 414.

# Erkrankungen der Haare und des Haarbodens.

Von

**Eugen Galewsky**-Dresden.

Mit 107 Abbildungen.

## Bibliographie.

Alibert: Description des maladies de la peau, 2. Ausg., 1806. — Allbut, T. C.: System of Medecine: Diseases of the Skin, Vol. 8. London 1899. — Auspitz: Allgemeine Pathologie und Therapie der Haut. Ziemssens Handbuch der Hautkrankheiten. Leipzig: F. C. W. Vogel 1884.

Bateman: Declinations of cutan. Dis. **1817**. — Baumgarten: Lehrbuch der Pathologie. Mykologie, Deutschland 1890. — Bazin: Les affections génér. de la peau, Tome 2, p. 330. — Beigel: Das menschliche Haar. Seine Struktur, Wachstum und seine Krankheiten und ihre Behandlung, S. 152. Ondon 1869. — Berkeley, W. N.: The principles and practice of Endocrine Medicine. Philadelphia: Lea & Febiger 1926. — Besnier: A Pictorial Atlas of Skin Diseases and Syphilitic Affections, annotated b. S. Pringle 2nd ed. New York 1904. — Besnier, Brocq et Jacquet: La pratique dermatologique. Paris 1900. — Blaine: Med. bull. **1895**. — Brocq, L.: Traitement des maladies de la peau et les metissages et les infections secondaires dans le lupus vulgaire. J. Méd. et Chir. prac. **95**, 77 (1924). — Brunn, v.: Bardelebens Handbuch der Anatomie des Menschen. Jena 1897.

Cazenave: (a) Pathologie générale de la peau. (b) Traités des maladies du cuir chevelu, 1880. — Chincholle: Paris 1874. — Colwell and Ross: Radium X-rays and the living cell. London: Bell and sons. — Cottle, E. W.: The hair in health a. disease. London 1877.— Crocker, H. R.: Diseases of the skin. 3rd ed. Philadelphia: P. Blakistons Son. & Co. 1903.

Darier: Précude Dermatologie. — Denby, D. C.: Delineations of the diseases peculiar to the scalp. With the safest and most efficient methods of treatment. London 1854. — Devergie: Traité prat. des maladies de la peau, 1817. — Duhring, L. A.: Cutaneous diseases, 1 u. 2. Philadelphia: 1895.

Eble: Die Lehre von den Haaren. Bd. 1 u. 2. Wien 1831. — Eichler, L.: Customs of Mankind. Garden City N. Y. Doubleday Page and Co.

Finkelstein, Galewsky u. Halberstädter: Hautkrankheiten im Säuglings- und Kindesalter. 1. u. 2. Aufl. Berlin: Julius Springer 1924. — Fordyce, J. A.: Syphilis. — Fournier, A.: Traitement et prophylaxe de la syphilis. — Fox, G. H.: Diseases of the skin. New York. — Fox, T.: Skin diseases. London 1873. — Franck, J. P.: Trad. de med. Freund, L.: Radiotherapie. New York: Reman Co. Ltd.

Galewsky: Die Hautkrankheiten der Kinder. Handbuch der Kinderkrankheiten von Pfaundler u. Schlossmann, 1. u. 2. Aufl. Leipzig: F. C. W. Vogel. — Genner: La pelade. Paris: Le Francois 1929. — Godfrey, B.: Diseases of the hair, p. 283. Philadelphia: P. Blakistons Son & Co. 1872.

Hallopeau et Leredde: Traité pratique de dermatologie. Paris 1900. — Hardaway, W. A.: Manual of skin diseases. Philadelphia: Lea & Febiger. — Hardy: Leçons sur les affections cutanées, 1862. — Hare, H. A.: A system of practical therapeutics, by American and foreign authors. — Hartzell, M. B.: Dermatology, 2. Ausgabe. Philadelphia: J. B. Lippincott Co. Ltd. — Hazen, H. H.: Diseases of the skin. — Hebra, F.: Hautkrankheiten, 1866. — Hubbard: Treatice on diseases of the hair and scalp. London 1928. — Hunt, T.: A guide to the treatement of the diseases of the skin with suggestions for their prevention. London 1862. — Hyde and Montgomery: Diseases of the skinn. Philadelphia: Lea & Febiger.

JACKSON, G. D.: (a) A practical treatise on the diseases of the hair and scalp. New York: E. B. Treat 1884. (b) Diseases of the hair. Philadelphia: Lea & Febiger. (c) Loss of the hair. New York: Printing u. Co. 1900. — JACKSON and McMURTRY: Diseases of the hair. Philadelphia: Lea & Febiger 1912. — JACKSON and CH. WOOD, McMURTRY: A treatise on diseases of the skin. London 1913. — JADASSOHN: Die Erkrankungen der Haare. Handbuch der pr. Medizin von EBSTEIN u. SCHWALBE **3**, Teil 1. — JAMIESON: Diseases of the skin. Edinburgh 1888. — JOSEPH, MAX: (a) Lehrbuch der Kosmetik. Berlin. (b) Lehrbuch der Haarkrankheiten, 1. Aufl., 1910; 2. Aufl., 1921. (c) Die Prophylaxe der Haarkrankheiten, Abt. 2 des Handbuches der Prophylaxe von NOBILING. — JULIUSBERG: Leitfaden der Kosmetik für Ärzte. Wien u. Berlin: Urban & Schwarzenberg 1922.

KAPOSI: Pathologie und Therapie der Hautkrankheiten. — KÖLLIKER: Handbuch der Gewebelehre des Menschen, 1894.

LESSER: Haut- und Geschlechtskrankheiten. 1. Aufl. Berlin: Julius Springer 1914. LIFTWICH, R. W.: The preservation of the hair, p. 134. London: Simpkin 1910. — LORAND: Haarausfall, Glatze usw. D. W. Klin. Leipzig 1922. — LORY: De morbis cutaneis, 1777, p. 458.

McKEE, G. E.: X-ray therapeutics X-rays and Radium treatment of the dis. of the skin. Philadelphia: Lea & Febiger 1927. — McKENNA: Diseases of the skin. London: Baillière 1923. — McLEOD, G. S.: Baldness, its cause and prevention, 1918, p. 127. — McLEOD, J. M. H.: Handbook of the pathology of the skin, p. 408. London: K. H. Lewis 1902. — MORROW, P. A.: System of genito unrinary dis. New York 1895.

NAGELSCHMIDT: Haarverlust, Kahlheit, Ausfallen der Haare, Calviets praematura und Seborrhöe und ihre erfolgreiche Behandlung mit Quarzlicht, 1916. S. 171. — NEISSER: Krankheiten der Haut **3**, 2, Handbuch der pr. Medizin. Stuttgart: Ferdinand Enke 1901.

O'DONNOVAN: The hair. London 1930. — OHMAN-DUMESNIL: Proper care of the hair and scalp. St. Louis University. Med. Press **1917**, 136. — OSLER, W.: Principles and practise of medecine. London 1898.

PANAGIOTIS, R. et PHOTINOS: La pseudo pelade de BROCQ. Paris 1930. — PASCHKIS, H.: Kosmetik, 1891. — PERRY, B. C.: The human hair and the cutaneous dis. which affect it, p. 402. New York: I. Miller 1866. — PIFFAR, H. G.: A practical treatise of dis. of the skin. — PINKUS: Berl. klin. Wschr. **6**, Nr 32/33. — PINKUS, FELIX: (a) Der Ausfall der Kopfhaare und seine Behandlung. (b) Die Einwirkung von Krankheiten auf die Kopfhaut, 2. Aufl. München 1928. — PLANCK, J.: Doctrina de morbis cut. 2. Ausg., 1776. — PRINGLE, J. J.: Pictorial Atlas of skin diseases and syphilitic affections. London. — PUSEY, W. A.: (a) The principles and practice of dermatology. New York 1907. (b) Care of the skin and hair, p. 182. New York 1912.

RIECKE: Hygiene der Haut, Haare und Nägel. Stuttgart: E. H. Moritz 1914. — ROBINSON, T.: On Baldness and Grayness. London: Kimpton 1883.

SABOURAUD, R.: (a) Les trichophyties humaines. Paris 1894. (b) Séborrhées, Acnés, calvitie. Paris: Masson & Co 1902. (c) Pityriasis et alopécies pelliculaires. Paris: Masson u. Co. 1904. (d) Entretiens dermatologiques. Paris: Masson & Co. 1924. (e) Pelade et alopécies en aires. Paris: Masson & Co. 1929. (f) Affections du cuir chevelu. Paris: Masson & Co. 1932. — SACK, A.: Haarkrankheiten. MRAČEKS Handbuch der Hautkrankheiten. Leipzig: Alfred Hölder 1909. — SCHAMBERG: (a) J. of cutan. genito-urin. Dis. **1902**. (b) Acute contagious diseases. Philadelphia: Lea & Febiger 1905. — STELWAGON: Diseases of the skin. London: W. B. Saunders & Co. — STILLWELL, J. S.: The humain hair its care and preservation, p. 234. New York: Maple Co. 1900. — SUTTON, R. L.: Diseases of the skin. 1. bis 4. Aufl. 4th ed. Mosby Co St. Louis.

UNNA, P. G.: Histopathologie der Hautkrankheiten. Edinburg 1896. — URUEÑA: Le traitement des teignes par l'acétate de Thallium. Paris 1928.

THEDERING: Haartracht und Glatze. Oldenburg: Gerh. Stalling 1922.

VIRCHOW, R.: Die krankhaften Geschwülste. Berlin 1863.

WALSH, D.: The hair and its diseases. London: Baillière, Tindall & Cox 1908. — WHITFIELD, E.: A handbook of skin diseases and their treatment. New York: Longmans, Green & Co. — WHITFIELD, J. M.: Diseases of the skin. Brooklyn, N. Y. — WILLAN: Description and treatment of cutan. Dis. London 1798. — WILSON, E.: (a) Ekzema. London: John Churchill & Son. (b) Diseases of the hair. London 1892. — WINTER, FR.: Haarfarben und Haarfärben. Wien 1931.

ZIEMSSENS Handbuch: Handbuch der speziellen Pathologie, Bd. 14. Leipzig: F. C. W. Vogel 1884.

# I. Allgemeine Physiologie und Pathologie des Haarkleides.

Wie auf allen Gebieten der Medizin ist auch für die Erkrankungen der Haare und des Haarbodens ein Einblick in ihre Physiologie und Pathologie nötig. Wer die Pathologie des Haarausfalls beurteilen will, muß auch die

*Physiologie* desselben kennen. Für uns kommt nur ein kurzer Überblick über diese Materie in Frage, da die Anatomie und Physiologie der Haare an anderer Stelle eingehendst behandelt wurde. Wir wissen, daß die fetale Lanugo, das erste Haarkleid des Menschen, ungefähr bis zum 8. und 9. Schwangerschaftsmonat wächst. Dann lösen sich die Haare los und werden ersetzt durch ein neues Haar, welches aus derselben Papille entsteht. Je nachdem dieser Haarwechsel schneller oder langsamer vor sich geht, ist der Haarausfall bereits vor der Geburt vollendet oder nicht. Bis $^1/_2$ Jahr nach der Geburt können diese Schwankungen bestehen. Wir wissen ferner, daß das neue Haarkleid, das zweite, das Flaumhaar, die Lanugo, die bis zur Pubertät auf der Haut sich findet, zu Beginn der Pubertät einem frischen Haarkleid Platz macht. Im Gegensatz zur Lanugo besteht dieses aus etwa 1 cm langen, selten längeren weichen, glänzenden, leicht gekrümmten, der Richtung des Haarstriches entsprechenden Haaren. Die Haare liegen neben- und hintereinander, ohne einander zu berühren. Dieses gleichmäßige Haarkleid des Menschen verliert seine Gleichmäßigkeit mit der Entwicklung des längeren Körperhaares. Das normale Zwischenhaarkleid bildet sich allmählich, namentlich stellenweise zum richtigen, dem letzten Körperhaar oder Terminalhaar aus. Die Terminalhaarentwicklung beim Mann beginnt oft schon in den zwanziger Jahren und nimmt immer mehr zu. Sie ist bei der Frau viel geringer; sie kann beim Manne bis zur tierähnlichen Behaarung anwachsen, während Frauen mehr an einzelnen Stellen und lange nicht so stark wie Männer behaart sind. Sie betrifft bei der Frau mehr die unteren Partien des Körpers und die Extremitäten. Die Stärke des Terminalhaares ist verschieden je nach der Stärke der Haare und der Lokalisation. Eine ganz besondere Rolle spielt selbstverständlich auch hier die familiäre Anlage (die Familien mit sehr starkem und bis zum späten Alter bleibenden Haarwuchs und als Gegensatz die Familien mit frühzeitigem Haarausfall) und vor allem die Rasse. Wir brauchen ja nur an die Farbenverschiedenheiten in den Rassehaaren, an die verschiedene Stärke, Dicke, Wachstumsart vom schlichten bis zum gekräuselten (Neger-)Haar zu denken. Auch spielen klimatische Verhältnisse eine besondere Rolle. Außerdem ist das Haar in seinem Bestande physiologischen und pathologischen Schwankungen unterworfen, die namentlich bei der Frau zu starker Entwicklung im Gesicht und zum Bart führen können.

Wie es auf der einen Seite vorkommen kann, daß die fetale Lanugo ausfällt, aber nicht ersetzt wird, oder daß die fetale Lanugo das ganze Leben lang besteht, so kann andererseits auch das Terminalhaar, wie oben erwähnt, physiologischen und pathologischen Schwankungen unterworfen sein. Die Terminalhaare sind gleichzeitig oft einer Art Mauserung unterworfen. Der physiologische Haarausfall ist ein nur in mäßigen Grenzen sich haltender Haarersatz. Er tritt gelegentlich zu verschiedenen Jahreszeiten ein. Oft kommen Patienten und geben an, daß jedes Frühjahr bei ihnen die Haare ausgehen. LEDERMANN erwähnt ein zwanzigjähriges Mädchen, bei dem in jedem Winter die Haare sich mauserten, so daß das Mädchen fast kahl war, während im Sommer die Haare wieder wuchsen und 10—12 cm lang wurden. Der Anatom LEEUWENHOOK gibt an, daß bei ihm jedes Jahr eine Mauserung des Kopfhaares eintrete. Ich selbst habe eine ganze Reihe von Patientinnen gesehen, bei denen jedes Frühjahr ein starker Haarausfall eintrat, der ganz spontan wieder aufhörte. JOSEPH hat diese Mauserung als Alopecia intermittens bezeichnet.

Auch die Farbe der Haare scheint beim Haarausfall eine Rolle zu spielen. So sollen die roten Haare weniger leicht ausfallen als hellere und dunklere, entsprechend der Tatsache, daß rote Haare dicker sind und viel weniger Haare dazu genügen, denselben Raum zu bedecken, als blonde oder braune.

Der *pathologische Haarausfall* kann die verschiedensten Ursachen haben. In erster Reihe wissen wir, daß durch Ernährungsstörungen, schlechten Allgemeinzustand usw. Haarausfall entstehen kann. So konnte ABELIN durch unvollständige Zwiebackernährung bei Ratten anscheinend die Schilddrüsensekretion ganz oder teilweise zerstören. Infolgedessen gelang es einen ausgedehnten Haarausfall wahrscheinlich durch endokrine speziell thyreogene Störungen zu erzielen, der wieder durch kleine Mengen getrockneter Schilddrüsensubstanz zum Verschwinden gebracht wurde. Im Gegensatz dazu konnte das Haarwachstum durch Zufuhr von geeignetem Aufbaumaterial verbessert werden. Cystin in Gaben von 50 und 75 mg pro Tag vermochte das Haarkleid der Ratten wieder zu vermehren. Auch durch beliebige äußere Reize konnten K. LINSER u. KÄHLER in Haarkeimzentren der Kaninchen, und zwar durch Teer, Thorium-X-Salben, Kohlensäureschnee und schon allein durch leichtes Kratzen mit dem scharfen Löffel zum Haarwachstum anregen. Außerdem wissen wir, daß innersekretorische Vorgänge oder äußere Einwirkungen und nervöse Einflüsse in ähnlicher Weise wirken können. Namentlich die Sexualdrüsen haben hier eine ganz besondere Bedeutung. Hodenstörungen oder Kastration bewirken oft eine glatte, weibische Haarlosigkeit. Bart, Achsel- und Schambehaarung zeigen derartige innersekretorische Störungen an. Auch bei der Frau wirken die Menopause oder die Entfernung der Eierstöcke durch innersekretorische Störungen auf den Haarwuchs.

Ferner können aber auch seelische Erregungen, chronische Krankheiten, geistige Anstrengungen, die Schwangerschaft, das Stillen, Nahrungsänderung usw. neben fieberhaften Erkrankungen einen Haarausfall hervorrufen, der zwar vorübergehender Natur ist, aber nicht einen physiologischen, sondern einen pathologischen darstellt. Auch die Erkrankungen des Haarbodens werden selbstverständlich das Haarwachstum, die Haarstruktur usw. beeinflussen. In letzter Linie sind natürlich Erkrankungen des Haares selbst sehr wichtig. Sie können die Struktur, Färbung, das Wachstum des Haares beeinflussen und durch das Eindringen von Pilzen in die Haare und viele andere Ursachen, die wir eingehend in den nächsten Kapiteln besprechen werden, Veränderungen des Haares bedingen. Ganz besonders wirkt aber natürlich das Alter auf das Terminalhaar ein, bringt es allmählich zum Verschwinden und zeigt durch Farbenänderung, durch das Ergrauen und Weißwerden die Abnahme der Körperfunktionen an.

Neben dem physiologischen und pathologischen Haarausfall gibt es natürlich auch ein Stärkerwerden und eine Zunahme der Haare, teils auf physiologischem, teils auf pathologischem Wege. Am bekanntesten ist die allgemeine Ansicht der Menschen, daß man durch Rasieren und Haarschneiden ein schnelleres Wachstum der Haare hervorrufen könne. Beweise für diese Ansicht hat es niemals gegeben. In der letzten Zeit hat aber BISCHOFF nachgewiesen, daß durch Rasieren keine Beförderung des Haarwuchses eintritt, eine Ansicht, der sich auch PINKUS anschließt. Daß man durch mangelhafte Ernährung bei Tieren Haarausfall erzeugen kann (siehe auch Winterschlaf), ist experimentell nachgewiesen, und ebenso, daß man dann durch besondere Fütterung Haarwachstum wieder hervorrufen kann. K. LINSER und KÄHLER konnten an Kaninchen durch äußere Reize die Haartätigkeit anregen. Schwache Reize förderten die Geschwindigkeit des Haarwuchses durch schnelles Überführen des Papillenstadiums in das Kolbenstadium, regen gleichzeitig die Bildung neuer Papillenhaare an, während starke Reize das Papillenstadium schädigen. Deshalb sind auch schwache Röntgenreize im Gegensatz zu stärkeren Dosen für das Haarwachstum fördernd. Vor allem aber kann man durch Wärme unter bestimmten Verhältnissen anregend auf das Haarwachstum wirken und nach den Versuchen von SAUDEK auch durch die Kälte. Auch Sonnenwirkung wird von vielen zur Beförderung des Haarwachstums herangezogen.

Aber im allgemeinen ist das terminale Haarkleid des Menschen rudimentär und im Gegensatz zu dem der Tierreihen dem Absterben geweiht wie alle in Rückbildung begriffenen Organe.

## Literatur.

ABEL: Über den Nachweis von Arsen auf biologischem Wege. Münch. med. Wschr. **1899**, 682. — AUBURTIN: Über physiologische und pathologische Verschiedenheiten des Haarbodens. Inaug.-Diss. Berlin 1895.

BERTHOLD: Beobachtungen über das quantitative Verhalten der Nägel und Haarbilder beim Menschen. Arch. Anat. u. Physiol. **1850**, 156. — BISCHOFF: Histologische Untersuchungen über den Einfluß des Schneidens der Haare auf ihr Wachstum. — BODIN: Maladies des poils. La prat. dermatologique, Tome 4. Paris: Masson & Co. 1904.

EBLE: Die Lehre von den Haaren. Wien 1831. — ENGEL: Über das Wachsen abgeschnittener Haare. — EXNER: Die Funktion der menschlichen Haare. Wien. klin. Wschr. **1896**, Nr 14.

FREUND, D.: Atypische Entwicklung der Haare. Arch. f. Dermat. **56**, 249 (1931).

GASTOU: Les maladies du cuir chevelu. Paris: Baillière & Fils 1902. — GIOVANNINI: Eigentümliche, leichte Ausziehbarkeit der Papillenhaare und ihrer Wurzelscheiden. Dermat. Z. **9**, H. 6 (1902).

HAAKE: Lange Krallen und Haare als Erzeugnis der Rückbildung durch Nichtgebrauch. Biol. Zbl. **15**, Nr 6. Ref. Mh. Dermat. **22** (1896). — HEINICKE: Geisteskrankheiten und Haar. Arch. f. Dermat. **69**, 246 (1931). — HELLER: Vergleichende Pathologie der Alopecien. Berl. dermat. Ges., 28. Jan. 1908. — HODARA, R.: Wachstum der Haare auf Favusnarben nach Scarificationen und Einpflanzung von Teilen des Haarschaftes. Arch. f. Dermat. **53**, 424. — HUTCHINSON: Die Verteilung der Behaarung am menschlichen Körper. Arch. Surg. **5**, 323 (1894).

JACKSON, G. E.: Hygiene des Haares. Lancet, Detroit **1886**. — JACKSON, R.: Haarpflege. Arch. f. Dermat. **53**, 424 (1931). — JACQUET: L'hygiène de la peau et de la chevelure. Soc. internat. Hôp. Paris, 28. Dez. 1905. — JESSNER: Ursachen und Behandlung des Haarschwundes. Arch. f. Dermat. **52**, 474 (1931). — JOSEPH, MAX: Die Prophylaxe bei Haut- und Geschlechtskrankheiten. NOBILING-JANCKAUS Handbuch der Prophylaxe, Teil II, S. 143.

KLINGMÜLLER: Haarverlust an der Haargrenze der behaarten Kopfhaut. Arch. f. Dermat. **64**, 429 (1931). — KOTELMANN: Gesundheitspflege im Mittelalter. Hamburg: Leopold Voss 1890.

LEDERMANN: (a) Ein Fall von periodischem Haarwechsel. Berl. dermat. Ges., 1. Mai 1900. (b) Mauserungsartiger Haarausfall. Arch. f. Dermat. **53**, 380 (1931).

MATSURA: (a) Die Dickenschwankungen des Kopfhaares des gesunden und des kranken Menschen. Arch. f. Dermat. **62**, H. 2/3 (1902). (b) Dickenschwankungen der Haare bei gesunden und kranken Menschen. Arch. f. Dermat. **62**, 273 (1931). — MAYER: Einige Versuche und Beobachtungen am Haar. Z. Heilk. **19** (1898). — MICHELSON: Anomalien des Haarwachstums und der Haarfärbung. ZIEMSSENS Handbuch, Bd. 2, S. 153. — MOLESCHOTT: Atti reale academia delle science de Torino.

OESTERLEN, O.: Das menschliche Haar und seine gerichtsärztliche Bedeutung. Tübingen 1874. — OKAMURA, R.: Wachstumsrichtung der Haare in der ersten Anlage. Arch. f. Dermat. **53**, 123 (1931).

PFAFF: Das menschliche Haar. Leipzig: Otto Wigans 1866. — PINCUS, J.: The hair, its treatment in health, weakness and disease. London 1892. — PINKUS: Das Haarsystem des Menschen. Arch. f. Dermat. **64**, 413 (1931). — PINKUS, F.: Über den Haarausfall nach fieberhaften Krankheiten. Med. Klin. **1906**, 37. — POHL, A.: Vom menschlichen Haarkleid und seiner Funktion. Pest. med.-chir. Presse **1904**, 13. — POHL, J.: Das Haar, 5. Aufl. Stuttgart 1903. — POHL-PINCUS: Das polarisierte Licht als Erkennungsmittel für die Erregungszustände der Nerven der Kopfhaut. Berlin 1886.

RIECKE: Hygiene der Haut, Haare und Nägel in gesundem und krankem Zustande. Stuttgart: E. H. Moritz 1905. — RIEHL: Schweißsekretion und Haarausfall. Arch. f. Dermat. **67**, 285 (1931). — ROBBINS: The hair and its anomalies. J. amer. med. Assoc. 12. Mai 1900.

SAALFELD: Ein Beitrag zur Lehre von der Bewegung und der Innervation der Haare. Arch. Anat. u. Physiol. **1901**. — SACK, ARNOLD: Haarkrankheiten. MRAČEKS Handbuch, Bd. 4, S. 366. — SCHEIN: (a) Über das Wachstum der Haut und der Haare des Menschen. Arch. f. Dermat. **1892**, H. 3. (b) Über die Ursachen der Entwicklung des Bartes. Pest. med.-chir. Presse **1897**. (c) Fälle von Stillstand und relativem Zurückbleiben des Flächenwachstums der Haut. Pest. med.-chir. Presse **1907**, Nr 1/2. (d) Das Wachstum der grauen

Haare im Vergleich zum Wachstum der pigmentierten Haare. Pest. med.-chir. Presse **1908**, Nr 17. (e) Vergleichende Untersuchungen an pigmentierten und pigmentlosen Kopfhaaren. Pest. med.-chir. Presse **1908**, Nr 32. (f) Der Pigmentschwund in Haut und Haaren. Pest. med.-chir. Presse **1908**, Nr 43/44. (g) Wachstum der Haare in der Achselhöhle und der angeborene Defekt der Brustmuskeln. Arch. f. Dermat. **68**, 323 (1931). — SCHEIN, O.: Wachstum der Haare und der Haut bei Säugetieren und beim Menschen. Festschrift für KAPOSI, S. 305. — SCHIELE, W.: Haare und Haarschwund. Petersburg. med. Wschr. **1908**, 15—16. — SCHMIDT, H. E.: Einfluß des Lichtes auf das Wachstum der Haare. Arch. f. Dermat. **62**, 329 (1931). — SEEGER, L.: Studie über vorzeitige Kahlheit. Wien. Klin., Dez. **1892**. — SHOEMAKER: Die Toilette des Haares. Med. Bull. **14**, Nr 3/4.

TIÈCHE: Ein Beitrag zur Kenntnis der Mikroorganismen der Kopfhaut. Arch. f. Dermat. **93** (1908).

VENEZIANI, R.: Haarwechsel. Arch. f. Dermat. **66**, 465 (1931).

WALDEYER u. GRIMM: Atlas der menschlichen und tierischen Haare, sowie der ähnlichen Fasergebilde. Schauenburg: Lahr 1884.

# II. Anomalien der Haarstruktur.

Anomalien der Haarstruktur können angeboren sein oder im Laufe der Jahre sich entwickeln. Die angeborenen Erkrankungen des Haares, die in der Kinderzeit oft bereits wenige Wochen nach der Geburt beginnen, werden an anderer Stelle besprochen werden. Zu den später und allmählich entstehenden rechnen wir die Trichoptilosis, das Auffasern der Spitzen, die Trichonodosis, eine Knoten- und Schleifenbildung in den Haaren, die Trichorrhexis, eine Knotenbildung in den Haaren, die zur Auffaserung der Haare an dieser Stelle führt, und eine Gruppe anderer Anomalien der Haare, die in einem besonderen Kapitel besprochen werden. Auch die von PINKUS beschriebenen Bajonetthaare gehören hierher.

## 1. Trichoptilosis (DEVERGIE).

(Fragilitas crinium [WILSON], Scissurae crinium, Trichoxerosis.)

DEVERGIE beschrieb im Jahre 1872 zuerst die Anomalie, die in einer Auffaserung und Längsspaltung der Haare besteht, so daß oft mehrere Spitzen vorhanden sind und die Haare wie gefiedert aussehen (ϑϱιϰ = Haar und πτίλον = Flaumfeder). An den Haaren selbst sieht man, abgesehen von der Splitterung, oft nur eine unebene Konturierung des Haares. Schon 1849 hatte WILSON auf die eigentümliche Haarspaltung aufmerksam gemacht und sie als Fragilitas der Haare beschrieben.

Die Erkrankung kommt erstens in den Kopfhaaren vor und zweitens auch im Bart. Wir unterscheiden dabei zwei Formen, die eigentliche idiopathische und die zweite symptomatische Form. Bei der ersten, der idiopathischen Form, tritt ohne jede Veranlassung, ohne irgendeine Störung in der Konstitution, das Trockenwerden der Haare auf. Sie werden brüchig und splittern. Diese Splitterung kann nur in der Spitze sein, sich aber auch den Schaft entlang bis zum Bulbus erstrecken. Wenn sie am freien Ende beginnt, splittert sie allmählich den Schaft auf weite Strecken auf. Beginnt sie am Follikel, so setzt sie sich von dort aus ebenfalls auf größere Strecken fort, manchmal auch bis zum Ende des Haarschaftes. Oft brechen die Spitzen auseinander, gehen die Splitterungen vom Follikel aus, so ist dies nicht der Fall. Gewöhnlich beginnt die Erkrankung auf dem behaarten Kopf, und zwar bei Frauen im langen Haar. Beim Mann kann sie aber auch in die Barthaare übergehen, oder nur in den Barthaaren sich vorfinden. So sah DUHRING in einem Falle nur den Bart ergriffen. Die Splitterung begann bereits im Bulbus, und die Reizung durch diese Splitterung war so groß, daß dieselbe gefolgt war von Follikulitis, Papeln und Pusteln. Die Haare wurden bald kurz, bald lang, auch in den Dickenverhältnissen verschieden. Oft kamen sie bei Zug aus dem Follikel sofort hervor, oft fielen sie von selbst aus. Oder sie saßen fest und brachen bei der Epilation ab. Ähnliche Fälle sahen HYDE und PARKER.

Die zweite Form, die symptomatische, findet sich als Folgekrankheit mancher Erkrankungen des Kopfhaares, zumal der Trichophytie, aber auch beim Ekzem, bei der Seborrhöe des Kopfes usw. (BODIN), bei Frauen bei Chlorose und Anämie, als Zeichen eineallgemein schlechten Körperzustandes bei Kachexien, Fieber, Lungenleiden usw. Auch die Gicht wird hierfür verantwortlich gemacht, sie ist dann kombiniert mit Brüchigkeit der Nägel.

1912 beschrieb C. F. HOFFMANN einen Fall von Trichoptilosis, also Längsspaltung der Haare bei einer Dame.

FAMBACH beobachtete bei 4 Frauen derselben Familie eine Trichoptilosis und Trichorrhexis-Epidemie. Er fand Schimmelpilze und Mycelien auf den Haaren.

WESTPHALEN untersuchte 200 Mädchen und 50 Männer und fand die Trichorrhexis in 95% mit Trichoptilosis vergesellschaftet, die sich im allgemeinen nur auf die Haarenden beschränkte. Er konstatierte bei seinen Untersuchungen stets Trockenheit der Haare und Trockenheit des Haarbodens.

SABOURAUD faßt die Gruppen des Haarsplitterns zusammen (Trichoklasie, Trichorrhexis und Trichoptilosis). Er glaubt, daß diese Erkrankungen auftreten und vergehen ohne therapeutischen Eingriff und daß sie hauptsächlich bei der Frau vorkommen.

Die *mikroskopische Untersuchung* der erkrankten Haare ergab nach JACKSON und MCMURTRY, was auch meine Untersuchungen bestätigen, ab und zu unregelmäßige Konturen des Schaftes und die bekannte Splitterung des Endes. Der Bulbus war entweder normal oder atrophisch, ohne daß sich bestimmtes feststellen ließ. Die Rindensubstanz war trocken und brüchig, die Marksubstanz war nirgends normal, aber fand sich hier und da in den gebrochenen Teilen. Die von DUHRING beschriebene Atrophie des Bulbus haben ich und die anderen nicht bestätigen können.

Über die *Ursache* dieser Erkrankung wissen wir noch sehr wenig. KAPOSI glaubte, daß, je länger das Haar werde, desto trockener es werde und deshalb infolge der Ernährungsstörung abbrechen müsse. Auch BROCQ und DARIER sehen als Ursache die starke Austrocknung der Haare an, die durch die Schädigungen bestätigt wird, die das Haar oft durch Anwendung zu heißer Luft beim künstlichen Trocknen (Fön) erfährt.

GAMBERINI hält auch mangelhafte Pflege des Haares für eine Ursache.

SPIEGLER beschrieb im Jahre 1897 Parasiten als Ursache der Trichoptilosis. Er fand bewegliche, Sporen tragende Bacillen von 3 $\mu$ Länge, die die Gelatine verflüssigten. Es gelang ihm, Kulturen anzulegen und mit den aus diesen Kulturen gezüchteten Bacillen auf gesunden Haaren wieder Trichoptilosis zu erzeugen. Die SPIEGLERschen Resultate sind nicht nachgeprüft worden, bedürfen also noch der Bestätigung.

Seine Bacillen stimmen nicht mit den von ihm außerdem bei der Trichorrhexis gefundenen Mikroorganismen zusammen. Es sind

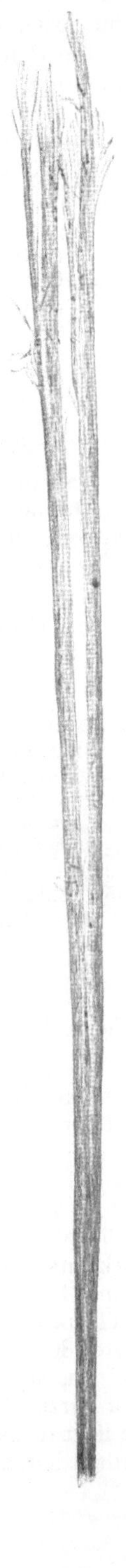

Abb. 1. Trichoptilosis. (Sammlung GALEWSKY.)

also nach seiner Ansicht zwei verschiedene Bakteriensorten, die Trichorrhexis und Trichoptilosis verursachen.

Die Behandlung besteht in dem Zuführen von Fett zu den Haaren zur Verhinderung der Schädlichkeiten, die die Haare austrocknen und rissig machen. Wir werden also das starke Bürsten mit harten Bürsten verbieten und nur leicht durchkämmen lassen und weiche Bürsten nur soweit anwenden, als dies nötig ist. Das Waschen mit Seife wird möglichst eingeschränkt werden, dafür muß den Haaren öfter Brillantine zugeführt werden, z. B.

| | | | | | | |
|---|---|---|---|---|---|---|
| | Ol. amygdal. | 27,0 | | oder | Acid. salicyl. | 1,0 |
| | Ol. Bergamott. | 3,0 | (JOSEPH) | | Anthrasol | 0,5 |
| oder | Ol. ricini | 50,0 | | | Thigenol | 0,5 |
| | Spir. dil. | 10,0 | | | Ol. ricini | 10,0 |
| | Ol. rosar. gtt. | I—II | (JOSEPH) | | Ol. amygdal. ad | 50,0 (GALEWSKY) |
| oder | Acid. salicyl. | 1,0 | | | | |
| | Sulfoform | 2,0 | | | | |
| | Ol. ricini | 10,0 | | | | |
| | Ol. amygdal. ad | 50,0 | | | | |
| | Ol. resedae gtt. | I—X | (GALEWSKY) | | | |

Daß dabei die allgemeine Ernährung und fieberhafte Erkrankungen besonders berücksichtigt werden müssen, wenn es sich um die symptomatische Form handelt, ist selbstverständlich. Hier werden Arsenpräparate und andere Roborantien in Frage kommen.

Von Lichtbehandlung, insbesondere Höhensonne und Quarzlampe, habe ich keine Erfolge gesehen.

### Literatur.

*Trichoptilosis (DEVERGIE).*

BILLI: Acad. de science de Florence. Imparziale med. **1872/73**, No 11.

DEVERGIE: Ann. de Dermat. **1870/71**. — DUHRING: Amer. med. Sci. **1878**, 88.

FRAMBACH: Beitrag zur Kenntnis der Trichorrhexis nodosa und Trichoptilosis. Z. Inf.krkh. Haustiere **28**, H. 1, 523 (1925).

PARKER: Brit. med. J. **2**, 1335 (1888).

ROESER: Ann. de Dermat. **1877/78**, X.

SABOURAUD: Trichoklasie, Trichorrhexis et Trichoptilosis. Ann. de Dermat. **2**, No 11, 445 (1929). — SPIEGLER: Internat. Dermat.-Kongr. Paris 1900.

WESTPHALEN, V.: Über einige Haarerkrankungen. Arch. f. Dermat. **148**, H. 1, 19 (1929).

## 2. Trichorrhexis nodosa.

(Clastothrix, Trichoklasia, Nodositas crinium. Haarbrechen, Maladie de la Perle.)

Im Jahre 1852 sah S. WILKS die Erkrankung zuerst und beschrieb sie 1857 ausführlicher. Bereits 1849 hatte aber ERASMUS WILSON in seinem Buche „Healthy skin“ das Brechen der Haare ebenfalls geschildert und unter dem Namen Fragilitas crinium und später unter dem Namen Clastothrix beschrieben. In Wien hat BEIGEL im Jahre 1855 die Erkrankung zuerst ausführlich unter dem Titel „Auftreibung und Bersten der Haare“ geschildert. 1858 sah EICHHORST einen Fall, 1872 schilderten DEVERGIE und BILLY die Erkrankung als Trichoptilosis ohne Kenntnis der BEIGELschen Arbeit. Im Jahre 1876 stellte KAPOSI an der Hand von 15 Fällen ausführlich das Krankheitsbild unter dem Namen „Trichorrhexis nodosa“ fest. Obwohl BULKLEY sie unter 8000 Fällen nur viermal gesehen haben will, ist die Erkrankung wenigstens bei uns und auch nach den Schilderungen anderer viel häufiger. Wenn auch vor kurzem WESTPHALEN die Trichorrhexis als eine seltene Erkrankung beschreibt, so liegt das sicherlich nur an seinem Krankenmaterial. Ich selbst sehe sie außerordentlich häufig und auch andere Autoren, S. COHN, PETERSEN usw. geben an, daß diese Krankheit sehr häufig sei. HODARA sah sie endemisch bei den Haremsfrauen in Konstantinopel. RAYMOND fand sie unter 100 Frauen in 40—60 Fällen an den Schamhaaren. Aus allem diesem scheint hervorzugehen, daß die Erkrankung je nach den Ländern verschieden häufig und verschieden lokalisiert vorkommt.

Die Erkrankung befällt bei intaktem Haarboden das Haupthaar, aber auch den Bart des Mannes, die Genital-, Achselhaare und die Augenbrauen (in seltenen Fällen). RAYMOND fand, wie oben erwähnt, in $40^0/_0$ der Frauen, die er untersuchte, diese Erkrankung an den Schamhaaren der Labia maiora oft bei fetten Frauen mit Intertrigo. Am häufigsten ist das Frauenhaar und die Schamhaare befallen. Gewöhnlich am distalen Ende des Haares, fast immer im letzten Drittel bemerkt man feine, weiße oder graue Pünktchen, die, wenn man genauer hinsieht, Knötchen darstellen. Früher sind sie oft mit Nissen verwechselt worden. Je nach der Art der Erkrankung findet man ein oder mehrere Knötchen im Haar; bei einer bestimmten Form der fleckförmigen Trichorrhexis habe ich an einem langen Frauenhaar 20—30 solche Knoten gefunden. Am dunklen Haar sieht das Knötchen weiß und grau aus, am roten oft schwärzlich. Zieht man an dem Haar, so reißt es in den Knötchen auseinander. Die auseinandergerissenen Enden zeigen unter dem Mikroskop eine bürstenartige Aufsplitterung. Diese Aufsplitterung, die in einer Auffaserung des ganzen Haarschaftes besteht, ähnelt einem trocken gewordenen Borstenpinsel. Oft sieht man den Beginn der Erkrankung in der Absplitterung des Randes, während das Innere des Haarschaftes noch erhalten ist. Im allgemeinen bricht das Haar transversal, nur selten longitudinal, obwohl der Prozeß gewöhnlich mit einer longitudinalen Splitterung beginnt unter anfänglicher Markverbreiterung; allmählich schwindet das Mark bis auf einige Restschollen, im Haar selbst findet man Staubteilchen und zahlreiche Fetttropfen. Daß man in den abgebrochenen Enden auch Mikroorganismen fand, ist wohl selbstverständlich. Mikroskopisch fällt besonders das Platzen der Cuticula innerhalb des Knotens und darüber hinaus auf. Zwischen den Knoten ist das Haar anscheinend normal, nur die Marksubstanz fehlt, wie bereits oben erwähnt. Ich selbst sehe, wie erwähnt, die Trichorrhexis verhältnismäßig häufig. Unter 117 Frauen, die mich wegen Haarausfall konsultierten, fand ich in 27 Fällen Trichorrhexis. Und zwar entweder vereinzelt, zusammen mit Trichoptilosis und auch Trichonodosis oder als eigentliche Krankheit an hunderten von Haaren. In schweren Fällen war bei Frauen fast jedes Haar aufgefasert und gebrochen, so daß schon früher, als die Mode der langen Haare noch herrschte, Frauen mit ganz kurzen Haaren zu mir kamen, weil fast alle Haare brachen. Diese letzte Form, wie POHL-PINKUS sagt, ist eine für das Haar der Frauen mörderische Erkrankung, die früher die Frauen oftmals zwang, sich einen Tituskopf oder eine Lockenfrisur beizulegen, weil sie eine richtige Frisur nicht mehr herstellen konnten. Die Erkrankung beginnt allmählich. Eine Zeitlang merkt der Kranke nichts davon. Erst wenn die Haare immer mehr abbrechen, wenn die Frauen merken, daß immer mehr kurze, abgebrochene Haare auf den Kleidern liegen, wenn der Zopf immer kürzer wurde und wie ein Rattenschwanz aussah, kamen die Patientinnen in die Sprechstunde. Die Erkrankung entwickelt sich

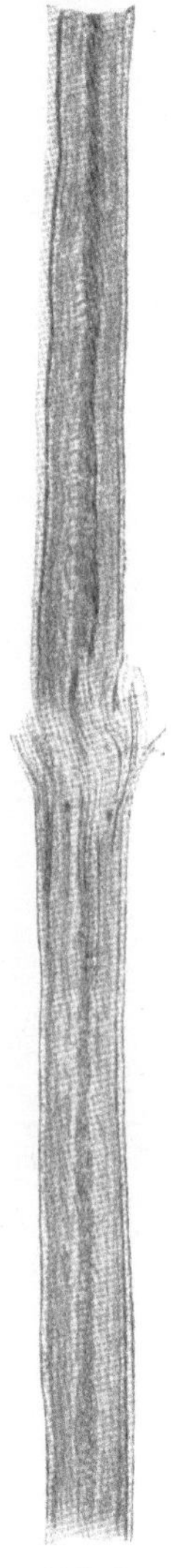

Abb. 2. Trichorrhexis nodosa. (Sammlung GALEWSKY.)

langsam und heilt noch schwerer ab. Wir finden sie bei Kranken in jedem Lebensalter. Meine älteste Patientin war 50 Jahre alt, eine von POHL-PINKUS 60 Jahre alt. Auch bei Klassenuntersuchungen in Schulen kann man schon bei neunjährigen Mädchen die Trichorrhexis konstatieren. Es handelt sich dabei fast immer um Mädchen, die ihre Haare gut pflegen, sehr oft auch um zu sehr gepflegte und gebürstete Köpfe. Bei Frauen ist am meisten verkürzt das Haar des Hinterkopfes, der Zopf, aber auch an Stirn, Scheitel und Schläfenbein finden wir das Haarbrechen. HEIDINGSFELD versuchte zuerst diese Erkrankung nach der Entstehung in zwei verschiedene Formen einzuteilen, in eine sogenannte echte, die man verhältnismäßig selten sieht, und die gewöhnliche Pseudotrichorrhexis, die dann eintritt, wenn das Haar ungewöhnlich lang wird, die Haare nicht geschnitten werden und infolgedessen abbrechen. Neben dieser universellen Erkrankung (*Trichorrhexis universalis*) gibt es noch zwei umschriebene Formen, wie ich sie 1925 auf der Bonner Naturforscherversammlung beschrieben habe. POHL hat als erster eine umschriebene Trichorrhexis, dreimarkstück- bis handtellergroß, von annähernd ovalem Umriß gesehen. Die Stelle fand sich nach seinen Angaben einseitig oder auch in der Mitte. Ich selbst habe die umschriebene Form in zwei Abarten beobachtet, in der umschriebenen, ovalen Form (*Trichorrhexis circumscripta*) in den Stirnhaaren, in dem einen Falle sah das braunschwärzliche Haar der Patientin wie gepudert aus. Perlschnurartig saßen an jedem Haar 20—30 Knötchen, so daß man an eine infektiöse Ursache glauben mußte. Die Erkrankung bei der Frau wurde durch die Behandlung wesentlich gebessert, kam aber später wieder. In einem anderen Falle fand sich eine dritte, mehr der Alopecia areata ähnelnde Form vor (*Trichorrhexis areata*). Die Patientin hatte 3 ein- bis zweimarkstückgroße Flecken, ebenfalls mit perlschnurartig angereihten Knötchen. Bei dieser Dame, die rötliches Haar hatte, erschienen die Knoten, wie es bereits JACKSON erwähnt hatte, dunkel. In ersterem Falle heilte die Affektion teils unter Behandlung, teils spontan allmählich ab, um aber zu rezidivieren. Auch die zweite Erkrankte ist sehr lange in meiner Behandlung gewesen, weil nicht nur die ersten Herde leicht rezidivierten, sondern auch ein neuer auftrat, der verhältnismäßig schnell entstand.

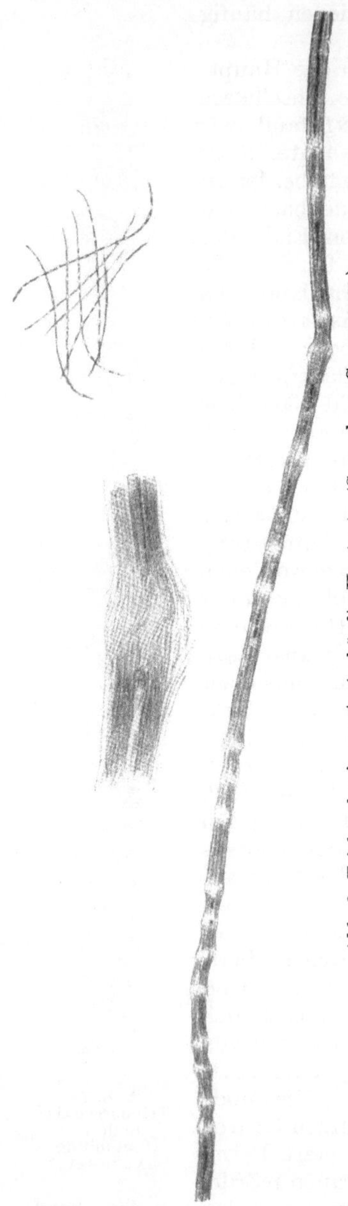

Abb. 3. Trichorrhexis areata (gehäufte Knoten). (Sammlung GALEWSKY.)

In der letzten Zeit hat SABOURAUD 3 Formen von Trichorrhexis (Trichoklasia) unterschieden: 1. die einfache Trichoklasie (die quere Fraktur des Haares ohne Veränderung), 2. die umschriebene fleckartige Form und 3. eine idiopathische oder spontane Trichoklasie, ein fleckförmiges Abbrechen der Haare in gleicher Höhe über der Haut, spontan, ohne therapeutischen Eingriff heilend. Er fand sie hauptsächlich bei Frauen bei juckender und lichenoid verdickter Haut. MARCOGLOU und ANGELOS schließen sich dieser Ansicht von SABOURAUD an und berichten ebenfalls über einen Fall von idiopathischer Trichoklasie. Es handelte sich bei ihnen um einen Patienten, der auf kleinem, scharf begrenzten Fleck eine rezidivierende Trichorrhexis hatte. Die Haut war rosarot, trocken, rauh und infiltriert. Die Follikel waren deutlich erweitert. MARCOGLOU glaubt

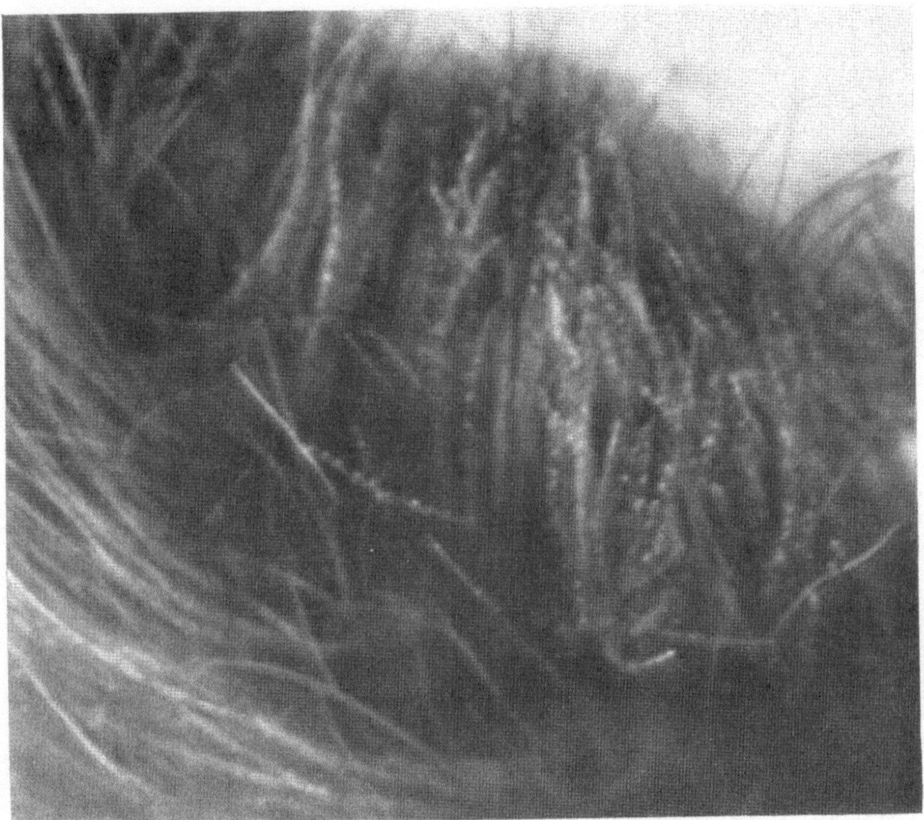

Abb. 4. Trichorrhexis circumscripta. (Sammlung GALEWSKY.)

deshalb, daß es außer den gewöhnlichen Formen von Trichorrhexis (allgemeine und circumscripte) Fälle von rezidivierender Trichorrhexis gibt auf erkranktem Haarboden, deren Ursache uns nicht bekannt ist. Ich habe derartige Fälle noch nicht gesehen.

1923 haben dann noch JEANSELME und MARCEL BLOCH, wie ich später bei der Trichoklasie erwähnen werde, bei zwei Mädchen innerhalb eines etwa handtellergroßen Bezirkes in der Frontoparietalgegend ein Abbrechen der Haare wenige Millimeter oberhalb ihrer Austrittsstelle bemerkt. Die Stümpfe sind durchaus normal, nicht wie bei der Alopecia areata ausrufungszeichenartig und schwer ausziehbar. Die Abbruchstelle ist gradflächig, nicht aufgesplittert, wie bei der Trichorrhexis. Diese Erkrankung würde also zu den von SABOURAUD beschriebenen Fällen gehören, bei denen es aber fraglich ist, ob wir sie zur Trichoklasie oder Trichorrhexis rechnen müssen.

Wenn wir fragen, welches die **Ursachen** der Trichorrhexis sind, so kommen 4 in Frage:

1. Ernährungsstörungen,
2. mechanische Mißhandlungen,
3. Heredität,
4. Parasiten.

Michelson nahm bei seiner ersten Beschreibung in Volkmanns klinischen Vorträgen trophoneurotische Störungen in der Ernährung und Säftezufuhr als Ursache an. Auch R. Richter (1896) war derselben Ansicht. Wilks und Wilson glaubten an eine Ernährungsschwäche als Ursache der Ausbreitung dieser Krankheit. Unter den späteren Forschern stehen die meisten wie Cohn, Pinkus, Schwimmer, Startin, Wolfberg auf demselben Standpunkt. Pye-Smith glaubt an ein allmähliches Austrocknen der Rindensubstanz, die infolgedessen ihren Zusammenhang verliert, Cohn an die Atrophie der Rinde usw. Pohl-Pinkus sieht die Ernährungsstörung in der fehlenden Tätigkeit der Talgdrüsen.

Im Gegensatz dazu stellen wieder andere Autoren mehr die mechanischen Schädigungen, denen das Haar ausgesetzt ist, in den Vordergrund. Als erster hatte Raymond an die Reibung und das Kratzen als Ursache gedacht, von der Ansicht ausgehend, daß das Vorkommen der Erkrankung an den Genitalien, wo die meisten Reibungs- und Kratzmöglichkeiten bestehen, dafür spreche. Auf demselben Standpunkt stand auch Barlow, ebenso Wolfberg und Panichi. Panichi sah im Anschluß an eine energische Haarkur das Auftreten der Trichorrhexis, das nach Aussetzen der Behandlung wieder verschwand. Ebenso beschuldigt Wolfberg allzu häufiges Waschen und Bürsten als Ursache. In der letzten Zeit haben sich die Mitteilungen über diese Ursache der Trichorrhexis vermehrt. Namentlich zu häufiges Waschen und Bürsten bei gleichzeitiger Anwendung scharfer und ungeeigneter Waschmittel wird von verschiedenen Autoren als Ursache angesehen. Addison veröffentlichte einen Fall von Trichorrhexis nach häufigem Waschen mit Borax, Brinitzer einen nach langer Anwendung starker Sodalösung. Sabouraud erzielte an seinem Schnurrbart selbst das Auftreten von Trichorrhexis nach mehrmaligem starkem täglichen Waschen mit Seife. Nach Aussetzen dieser Mißhandlung wurden die Haare wieder gesund. Hübner und Walter berichteten über das eigenartige Vorkommen einer Schulepidemie in Steinbach-Hallenberg, bei der unter 1000 Kindern 300 Mädchen an Trichorrhexis erkrankten. Die beiden Autoren machen auf die auffallende Tatsache aufmerksam, daß nur die Mädchen erkrankten und schieben die Ursache ebenfalls auf zu starkes Waschen. Auch das Einreiben mit Desinfizienzien (Whitfield) scheint zuweilen Trichorrhexis zu verursachen, eine Behauptung, die auch Joseph unterstützt, der ähnliche Fälle an den Genitalien nach dem Einreiben von grauer Salbe gesehen hat.

In der letzten Zeit ist auch mehrfach Heredität festgestellt worden. Tanago sah Trichorrhexis nodosa bei Mutter und Tochter, McCall Anderson bei Eltern und Kindern; auch ich in einer Familie bei Mutter und zwei Töchtern.

Neben der Heredität mußte man aber auch an Infektion als Entstehungsursache denken. Und so hat in der letzten Zeit die kontagiöse Ätiologie eine große Rolle gespielt. Bayet in Brüssel glaubte in einem Fall die Übertragung nachweisen zu können. Wilks, Markusfeld, Desenne (1878), Ciarrochi waren die ersten, die an die Erkrankung durch Mikroorganismen glaubten. Letzterer züchtete aus den Barthaaren eines 40jährigen Patienten einen größere Sporen bildenden Pilz auf gewöhnlichem Nährboden, welcher aber ungeeignet war, bei Inokulationen die Erkrankung wieder zu erzeugen. 1891 kultivierte Raymond bei Frauen aus Trichorrhexishaaren an den Genitalien einen Diplococcus, der sich auch an gesunden Haaren fand und nicht übertragen werden konnte. Im Jahre 1894 konnte MENAHEM HODARA aus den Kopfhaaren von Frauen in Konstantinopel, bei denen die Erkrankung, wie oben erwähnt, endemisch im Harem vorkam, einen vielgestalteten Bacillus züchten, der in der Form von Pseudokokken, Stäbchen, Hohlkügelchen und Pseudohefen auftrat und den er Bacillus multiformis trichorrhexidis nannte. Es gelang ihm, mit diesem Bacillus auf gesunden Haarböden die Erkrankung hervorzurufen. Nach ihm hat 1895 v. ESSEN in Petersburg aus erkrankten Barthaaren einen Bacillus gezüchtet, den er wohl auf gesunde Barthaare übertragen konnte, aus denen aber eine Wiederzüchtung des Bacillus nicht möglich war. Der Bacillus ähnelte nicht dem von HODARA. Im Jahre 1897 veröffentlichte SPIEGLER in Wien eine größere Mitteilung. Es gelang ihm, ebenfalls aus erkrankten Haaren ein Bacterium zu züchten, welches er in Form von Kokkenhäufchen oder in Gestalt von Stäbchen im Haar, in den Follikelwandzellen und in der Subepidermis nachweisen konnte. Mit diesen auf gewöhnlichen Nährböden gezüchteten Mikroorganismen, die er in gesunden Haaren nicht fand, konnte er Übertragung auf gesunde Haare erreichen. Sein Bacillus ähnelte außerordentlich dem von HODARA. SPIEGLER selbst hielt ihn für identisch mit ihm. Ebenfalls im Jahre 1897 gelang es MARKUSFELD in 14 Fällen ein und denselben Bacillus zu züchten, der sich ebenfalls im gesunden Haar nicht fand. Übertragung auf gesunde, abgeschnittene Haare ergab ein positives Resultat. MARKUSFELD identifizierte seinen Bacillus mit dem von SPIEGLER, unterschied ihn aber wiederum von dem von HODARA und von v. ESSEN. C. BECK hat deshalb vielleicht recht, wenn er glaubt, daß, wenn man schon an eine parasitäre Ursache glaube, verschiedene Bakterien die Ursache sein können, und daß bis jetzt ein spezifischer Erreger noch nicht nachgewiesen sei. Auch BRUHNS glaubt nicht an die parasitäre Theorie.

Für die Kultur ihrer Pilze geben HODARA und SPIEGLER folgendes Verfahren an:

Nach Entfettung der Haare in Äther oder Alkoholäther werden diese in eine gewöhnliche Wasserstoffsuperoxydlösung gebracht und bis zu ihrer völligen Entfärbung, welche je nach der Pigmentierung verschieden lange Zeit beansprucht, in ersterer belassen. Nach Auswaschen der Haare in sterilem Wasser kommen diese auf 20—30 Sekunden in eine frisch bereitete Lösung von Anilinwasser-Gentianaviolett, werden nachher in Wasser ausgewaschen und in LUGOLscher Lösung fixiert. Statt der letzteren kann man die Haare auch in eine $H_2O_2$-Lösung legen, in welche man einige JK-Krystalle fügt, wodurch J frei wird. Hierauf folgt abermaliges Auswaschen in Wasser, Trocknen mit Filtrierpapier, dann Einlegen in Anilinöl, und zwar so oft wiederholt, bis das Haar, welches den Farbstoff sehr lange, manchmal oft mehrere Tage behält, beinahe farblos ist. Die den Knoten entsprechenden Stellen behalten den Farbstoff besonders zähe. Zum Schlusse kommt das Haar in Xylol oder Bergamottöl und dann in Canadabalsam.

Die Züchtung der Bacillen nach der HODARAschen Methode, welcher sich auch SPIEGLER bediente, ist folgende:

Kleine Stückchen der erkrankten Haare mit makroskopisch sichtbaren weißen Pünktchen werden zunächst 5—6 Tage lang in absoluten Alkohol getan und dann nach dem gewöhnlichen Verfahren unmittelbar in Agar gebracht. Legt man die Haarstückchen ohne Vorbehandlung direkt auf Agar, so entstehen Kulturen, welche mit Kokken verunreinigt sind. Diese hindern das Wachstum der Bacillen und müssen zuerst getötet werden. Dies geschieht durch den absoluten Alkohol. Am dritten Tage ist der ganze Agar bis auf den Grund des Reagensgläschens trübe; das Haar umgibt ein die Aussaat umschließender, bis zu $^1/_2$ mm dicker, weißer Saum, welcher auch in der Folgezeit unverändert bleibt. Von den gewachsenen Keimen wird nunmehr auf Agar und Gelatine eine zweite — Strich-, Stich- — Kultur angelegt.

Die Agarstrichkultur ist nach 2—3 Tagen trübe. Die Bacillen machen den Agar in seiner ganzen Breite und Tiefe wolkig. Ihre Kolonien bestehen aus runden, weißgrauen, schmutzigweißen oder wachsfarbenen Punkten, die entweder getrennt bleiben oder häufiger zusammenfließen.

Bei der Stichkultur auf Gelatine entwickelt sich um den Stichpunkt herum ein kleiner Haufen glänzend weißer Pünktchen, wie ein Kranz von Perlen. „Die weißen Pünktchen erstrecken sich der Länge nach durch den ganzen Strich bis zum Boden des Röhrchens, sind aneinandergereiht, zum Teil zusammenfließend, zum Teil getrennt bleibend.“

Nach 2 Tagen gehen von jedem weißen Pünktchen fächer- oder kegelförmig gekrümmte Linien aus. Am 4. Tag gleicht das Aussehen der Kolonie einem leidlich regelmäßigen Kegel, der mit seiner Basis an der Oberfläche der Gelatine und mit seiner Spitze auf dem Boden des Glases steht. Das Zentrum dieses Kegels ist von der Basis bis zur Spitze von einer Linie durchsetzt, die aus glänzenden, weißen, perlenartig aneinandergereihten Pünktchen besteht; die Mitte des Kegels setzt sich aus den wolkigen strahligen Massen zusammen, die horizontal liegende Schichten bilden und allmählich zusammenfließen. An seiner Peripherie ist der Kegel wieder von einem einförmigen Mantel kleiner, weißer Pünktchen umgeben, wie die sind, die in der Mittellinie verlaufen.

Dies ist das letzte Stadium des Wachstums der Kultur; sie verändert sich nun auch innerhalb eines ganzen Vierteljahres nicht weiter, nur zeigt die Gelatine nach etwa 4 Wochen eine Spur von Verflüssigung.

Im Jahre 1931 hat CHARLES CASCEY in 3 Fällen auf SABOURAUDschen Nährböden Fadenpilze züchten können. Erzeugung der Krankheit mit den gezüchteten Pilzen glückte nicht. Nach der Einteilung CASTELLANIS gehören die Pilze in die Ordnung Mikrosiphonales Familie Nocardiaciae genus Nocardia. CASCEY glaubt, daß die Pilze irgendwie in den Schaft des Haares eindringen und durch Zerstörung des Haargefüges an der Bildung des Knotens schuld sind.

1901 wiesen SABOURAUD und verschiedene andere nach, daß man in den Haaren alter Rasierpinsel Knoten ähnlich der Trichorrhexis nachweisen könne. Auch DARIER in seinem Lehrbuch war dieser Ansicht und betrachtete infolgedessen künstliche Entstehung der Trichorrhexis als einen Beweis für die mechanische Theorie. Auch JOSEPH schreibt, daß man an einem Rasierpinsel, der zwar abgetrocknet, aber noch nicht trocken ist und an der Luft austrocknet, künstlich Trichorrhexis erzeugen kann. Nach BARLOW findet man Trichorrhexisknoten nie an noch nicht gebrauchten neuen Bürsten, sondern nur an gebrauchten. Diese Theorie wird von LASSUEUR und SABOURAUD unterstützt, dem es gelang, durch öftere täglich und wochenlang fortgesetzte Seifenwaschungen der Schnurrbarthaare künstlich Trichorrhexis zu erzeugen. Dieser Ansicht schließt sich auch BROCQ an, der glaubt, daß die Trichorrhexis verursacht ist durch außerordentliche Trockenheit der Haare und durch zu häufiges Waschen mit Seife und Bürsten der Haare. Ich selbst möchte mich der Ansicht von BROCQ nur zum Teil anschließen. Denn wenn ich auch oft die Ursache in dem zu häufigen Anwenden scharfer Bürsten sehe, die namentlich das weiche Frauenhaar leicht zum Zerreißen und Brechen bringen, ein Haar, das sehr oft noch vom Friseur durch die Anwendung schädlicher Haarwässer sowieso schon geschädigt ist, wenn ich auch immer vor der Anwendung von Metallbürsten, ganz scharfen Borstenbürsten und der Anwendung vor Wasserstoffsuperoxyd und ähnlichen Mitteln gewarnt habe, so stimmen doch zu dieser Theorie der mechanischen Reizung absolut nicht die Fälle von PINKUS, SABOURAUD und mir, die sich auf circumscripte, rundliche oder ovale Herde beschränken und einen absolut parasitären Eindruck hinterlassen. Es ist kaum denkbar, daß derartige isolierte, scharf umschriebene Herde durch Malträtieren der Haare entstehen können. Sie sprechen natürlich viel eher für eine Infektion.

Was die *Prognose* anbelangt, so ist dieselbe günstig quoad restitutionem, nur dauert die Heilung außerordentlich lange. Ich habe jeder meiner Kranken immer gesagt, daß die Behandlung mindestens $^{3}/_{4}$ Jahr dauert und unter dieser Zeit wird man auch kaum eine halbwegs ausgebreitete Trichorrhexis heilen können. Gerade weil diese Behandlung außerordentlich viel Zeit verlangt, große Anforderungen an die Geduld der Patienten stellt und das Einfetten der Haare für Frauen mit großen Unzuträglichkeiten verbunden ist, werden sehr viele vorzeitig aufhören, ehe die Heilung perfekt ist. Am schwierigsten ist die Behandlung und Heilung der fleckförmigen Trichorrhexisfälle, wie sie POHL-PINCUS, SABOURAUD und ich geschildert haben.

Was die *Behandlung* dieser hartnäckigen Erkrankung anbelangt, so muß man jedem Kranken ganz besonders Geduld empfehlen und eine monatelange Pflege unter Fernhaltung aller Schädlichkeiten. Wir verordnen daher die regelmäßige Anwendung von Haarölen und Haarfetten, verbieten das häufige Waschen der erkrankten Stellen mit Seife, lassen die Haare nur durchkämmen und verbieten vor allem die Anwendung scharfer Bürsten. Das einfachste und bequemste Haaröl ist Mandelöl, das man mit einem wohlriechenden Öl parfümieren kann, z. B.

| | | | | |
|---|---|---|---|---|
| Ol. amygdal. | 30,0 | oder | Ol. ricini | 50,0 |
| Ol. Resedae gtt. | XX | | Spirit. dil. | 10,0 |
| | | | Ol. resed. gtt. | XX (JOSEPH). |

Ich selbst empfehle mindestens zweimal die Woche einfetten mit einem Haaröl nach folgender Formel:

| | |
|---|---|
| Acid. salicyl. | 2,0 |
| Sulfoform. | 2,0 |
| Thigenol. | 0,5 |
| Ol. Ric. | 10,0 |
| Ol. amygdal. ad | 50,0 |

JOSEPH wendet an:

| | |
|---|---|
| Ol. amygd. | 27,0 |
| Ol. bergamott. | 3,0 |

oder auch folgende Brillantine:

| | |
|---|---|
| Resorcin. | 0,6 |
| Ol. ric. | 1,8 |
| Bals. peruv. | 0,1 |
| Spirit. dil. ad | 30,0 (JOSEPH). |

LANG empfiehlt eine Tinktur aus

| | |
|---|---|
| Ol. rusci. | |
| Spirit. aether. | |
| Alcohol āā | 16,0, |

die man aber heute mit farblosem Teer viel angenehmer machen kann.

Eine gute Ölgrundlage gibt auch die Mixtura oleosa balsamica, die man mit Salicyl, Ichthyol usw. noch verstärken kann. Auch Teerpräparate sind zweifellos von Nutzen. Für diese Fälle empfiehlt sich Einfetten mit mildem Anthrasolöl und Mitigal, z. B. Mitigal Anthrasol acid. salicyl. āā 2,0, Ol. ricini 10,0, Ol. amygdal. ad 50,0 oder Einfettungen mit dem ziemlich farblosen Präparat Cadogel. Auch ac. carbol. wird oft zur Erhöhung der antiparasitären Wirkung derartiger Öle zugesetzt. Die Behandlung, die früher bei den langen Frauenhaaren durch zu häufige Anwendung von Öl erschwert war, ist natürlich seit dem Aufkommen des Bubikopfes wesentlich erleichtert. Es ist jetzt ohne weiteres möglich, die Haarenden 2—3mal die Woche leicht einzufetten, um sie vor dem

Austrocknen zu bewahren. Wenn ich bei langen Haaren Trichorrhexis finde, rate ich immer zum Kurzschneiden der Haare. Bei dem Vorkommen von Trichorrhexis in Barthaaren wird ein tägliches Einfetten kaum auf Schwierigkeiten stoßen.

Dagegen habe ich von der Anwendung spirituöser Waschungen und Einreibungen, wie sie z. B. Sabouraud, Lang und andere empfehlen, keine Besserung, im Gegenteil Verschlimmerung gesehen. In diesem Sinne haben Stadler und Joseph recht, wenn sie vor zu energischer Behandlung, vor allen Dingen vor der Anwendung austrocknender Applikationen warnen.

Die größten Schwierigkeiten bilden die fleckförmigen Fälle, die ich oben erwähnt habe. Hier wird man unter Umständen zu starken Medikamenten (weichen Pyrogallussalben, starken Teerölen, Anthrasol z. B.) greifen müssen; unter Umständen kommt bei diesen isolierten Stellen auch die Epilation in Frage. Von der Anwendung von Höhensonne habe ich nur in dem einen Falle von circumscripter Trichorrhexie anscheinend einen Erfolg gesehen. Auch bei Anwendung der Röntgenstrahlen habe ich nie Heilung gesehen, Schley sah nach einer Epilations-Dosis auch bei den neuen Haaren Trichorrhexis.

## Literatur.

*Trichorrhexis nodosa.*

Abramowitsch: Russk. Med. **1888**. Ref. Arch. f. Dermat. **1889**, 106. — Adamson: A mote on the etiology of Trichorrhexis nodosa. Brit. J. Dermat., März **1907**, 99. — Addison, M.: Fall von Trichorrhexis. Dermat. Wschr. **70**, 245. — Anderson: Lancet **2**.

Barlow: Münch. med. Wschr. **1896**, 26. — Beck: Mschr. Dermat., 15. Ok. **1900**. — Behrend: Virchows Arch. **103**; Dtsch. med. Wschr. **1885**. — Beigel: Denkschr. Wien. Akad. Wiss. **1855**. — Billi: Giorn. ital. Mal. vener. **1872**. — Brinitzer: Trichorrhexis. Dermat. Wschr. **69**, 36. — Bruhns: Arch. f. Dermat. **38** (1897). — Bunch, J. L.: Trichorrhexis nodosa. Proc. roy. Soc. Med. **16**, 74.

Cascey, Charles R.: Trichorrhexis nodosa, a clinical problem. Report of cases. Zbl. Hautkrkh. **39**, H. 1/2, 68. — Cheatle and Malcolm Morris: Lancet **1879**.

De Keyser: (a) Arch. f. Dermat. **21**, 250 (1897). (b) J. méd. Brux. **1901**; Internat. Dermat.-Kongr. Berlin 1904. — Devergie: Arch. de Dermat. **1870/71**. — Dubuche: Thèse de Lille **1904**.

Eichhorst: Z. klin. Med. **1884**. — Essen, v.: Arch. f. Dermat. **32** (1895).

Fambach und Kutny: Beitrag zur Kenntnis der Trichorrhexis nodosa. — Fuse Shijo: Trichorrhexis nodosa. Jap. J. of Dermat. **6**, 281 (1928).

Galewsky, Gaucher et Lacapère: Soc. franc. Dermat., Sitzg 4. Juli 1901.

Hallopau: Réunion clin. Méd. Hôp. St. Louis, 7. Febr. 1889. — Heidingsfeld: J. of cutan. Dis. **23**, 246 (1905). — Herxheimer: Haarbruch. Mh. Dermat. **57** (1913). — Hodara: Mh. Dermat. **19** (1894). — Hübner u. Walter: Über Trichorrhexis. Dermat. Wschr. **55**, 1453.

Jamieson: Med. press and circ. London 1888. — Jeanselme et Marc. Bloch: Trichoclasie idiopathique. Bull. Soc. franç. Dermat. **1923**, No 2, 79. — Joseph: Lehrbuch der Haarkrankheiten, 1. Aufl., S. 80.

Kalapesi: Trans. Grant College med., sect. Bombay, Jan. **1898**. — Kohn: Vjschr. Dermat. **1891**.

Lassueur: Ann. de Dermat. **1906**. — Lindsay-Steven: Glasgow med. J. **1889**.

Marcoglou, Angelis: Idiopathic trichoclasia of Jackson-Sabouraud. — Markusfeld: Zbl. Bakter. **1897**. — Michelson: Slg klin. Vortr. Nr 120; Ziemssens Handbuch, Bd. 14. — Millard: Brit. med. J. **1899**. — Morris, M.: Trans. path. Soc. Lond. **1879**.

Newton: Med. Rec. **1889**.

Oulman: J. of cutan. Dis. **1906**.

Panichi: La Settimana medica delle Sperimentale, 1897. — Patterson: Brit. J. Dermat. **1890**. — Pernet: Brit. J. Dermat. **1900/01**. — Pye-Smith: Trans. path. Soc. Lond. **1879**.

Ravenel: Med. News, 29. Okt. **1892**. — Raymond: J. Méd. Paris **1900**; Ann. de Dermat. **1891**. — Richter: Münch. med. Wschr. **1897**.

Sabouraud: (a) Soc. franç. Dermat., Sitzg 4. Dez. 1902. (b) Ann. de Dermat. **2**, No **11**, 445 (1921). (c) Bericht über Trichorrhexis. Ann. de Dermat. **11** (1921); Dermat. Wschr. **74**, 612. — Schwimmer: Vjschr. Dermat. **1878**. — Su-Tsan-Eu: China med. J. **1930**, Nr 44, 430. — Spiegler: Arch. f. Dermat. **1897**. — Stadler: Münch. med. Wschr. **1897**. — Starin: Lancet **11**, 66 (1878).

TANAGO: Rev. Clin. **1885**.
WESTPHALEN: Über einige Haarkrankheiten. Arch. f. Dermat. **148**, H. 1, 19 (1929). — WHITFIELD: Brit. J. Dermat., Febr. **1907**. — WILKS: (a) Lection pathological anatomy, 1857. (b) Lancet **1878 II**, **347**. — WILSON: J. of cutan. Med. **1869 III**, **309**. — WOLFBERG: Dtsch. med. Wschr. **1884**.

## 3. Trichoclasia idiopathica (SABOURAUD. JACKSON).

Unter dem Namen idiopathische oder spontane Trichoclasia beschreibt SABOURAUD im Jahre 1921 das Abbrechen der Haare in gleicher Höhe über dem Hautniveau auf unveränderter behaarter Haut. Von dieser außerordentlich seltenen Erkrankung, die dieser Autor im ganzen nur 4- oder 5mal gesehen hat, über die auch nur noch 3 andere Publikationen vorliegen, sagt SABOURAUD, daß die idiopathische Trichoklasie trotz der Einheit ihrer Symptome mit der Trichorrhexis ein ganz anderes Krankheitsbild darstellt. Das Abbrechen der Haare erfolgt fleckförmig und findet sich hauptsächlich beim weiblichen Geschlecht. Im Bereiche der kreisförmigen Plaques juckt die Haut und ist lichenoid verdickt. Es handelt sich bei der Trichoklasie um eine quere Fraktur des Haares ohne vorausgehende Veränderung an der Bruchstelle im Gegensatz zur eigentlichen Trichorrhexis und der Trichoptilosis. Die Trichoklasie findet sich nach SABOURAUD in jedem Alter, aber mehr in den mittleren Jahren, bei Mann und Frau, ohne daß man eine Ursache dafür angeben kann. In zwei Fällen hat SABOURAUD diese Erkrankung rezidivieren sehen. Ich selbst habe keinen derartigen Fall beobachtet, aber ähnliche, die nach meiner Überzeugung zur Trichorrhexis gehören. JEANSELME und MARCEL BLOCH berichteten ebenfalls über diese Erkrankung bei zwei Mädchen von 21/22 Jahren, bei denen die Haare wenige Millimeter über dem Haaraustritt aus der Haut abbrachen. Die Stümpfe waren normal, nicht ausziehbar. Die Herde fanden sich in der Fronto-Parietalgegend. Die Haut war anscheinend normal, die Erkrankungsfläche handtellergroß. Im Jahre 1928 veröffentlichte ANGELOS MARCOGLOU eine eingehendere Arbeit über die JACKSON-SABOURAUDsche Trichoklasie. Er hält die Trichoklasie im allgemeinen Sinne für ein späteres Stadium der Trichorrhexis; er unterscheidet aber dabei drei Formen einer besonderen Trichoklasie: diejenige, die auf den Schnurrbart beschränkt und selten ist, eine zweite Form mit scharfbegrenzten, runden Herden auf der Kopfhaut und eine dritte Form, der zweiten ähnlich, die eigentliche SABOURAUDsche idiopathische Trichoklasie, bei welcher sichtbare Veränderungen der Kopfhaut, Trockenheit, Rauhigkeit und Infiltrationen bestehen. SABOURAUD hielt diesen Typ für eine Art Neurodermitis. MARCOGLOU beschreibt eine derartige Erkrankung bei einem 26jährigen türkischen Studenten. Die Haut war rosarot, trocken, rauh und infiltriert und zeigte deutliche Erweiterungen der Follikel. Der scharf abgegrenzte Fleck trug nur eine kurze Behaarung. An den kurzen Haaren waren 2—3 kleine Knötchen zu sehen. Die Histologie ergab keine wesentlichen verwertbaren Aufschlüsse; unter Röntgentherapie heilte die Erkrankung ab. HALLORAN beschreibt 1932 einen Fall von fleckförmiger Trichoklasie bei normaler Haut, der also wahrscheinlich zur fleckförmigen Trichorrhexis gehört. Die verschiedenen Theorien für die Entstehung der Trichorrhexis und der Trichoklasie genügen MARCOGLOU nicht, um einen besonderen Typus von idiopathischer Trichoklasie zu erklären. Er glaubt aber, daß es neben den gewöhnlichen Formen von Trichorrhexis nodosa und Trichoclasia seltene Fälle von rezidivierender Trichoclasia gibt, deren Ursache uns noch nicht bekannt ist. Ich selbst glaube, daß diese Fälle, sobald man die Knötchen der Trichorrhexis findet, in die Gruppe der Trichorrhexis gehören, mit Ausnahme der Fälle, bei denen sichtbare Veränderungen der Kopfhaut (Trockenheit, Infiltrate usw.) bestehen.

Literatur.

*Trichoclasia idiopathica.*

Angelos Morcoglou: Idiopathie, Trichoclasia of Jackson-Sabouraud. Dep. of dermatol. and syph. Vanderbildt clin. Columbia University New York.

Halloran: Idiopathie trichoclasia Arch. of Dermat. **25**, 317 (1932).

Jeanselme, Marc. Bloch: Trichoclasie idiopathique. Bull. Soc. franç. Dermat. **1922**, No 3, 79.

Sabouraud: Trichoclasia, Trichorrhexis et Trichoptilosis. Ann. de Dermat. **2**, No 11, 495.

## 4. Trichonodosis (Galewsky).

(Noduli laqueati [Michelson], Trichonodosis laqueata [Sack]. Spontaneous knotting of the hair. Haarknotenkrankheit.)

Im Jahre 1884 beschrieb Michelson unter dem Namen Noduli laqueati Verschlängelungen, Schleifenbildungen und Knoten bei trockenen und krausen Haupthaaren, entweder allein oder in Gemeinschaft mit Trichorrhexis. Bereits 1881 hatte Duncan Bulkley solche Schleifenbildungen in den Schamhaaren beobachtet und sie mit Morpioneneiern verwechselt. Diese gelegentlichen Bemerkungen waren vollständig vergessen worden und in keinem Lehrbuch

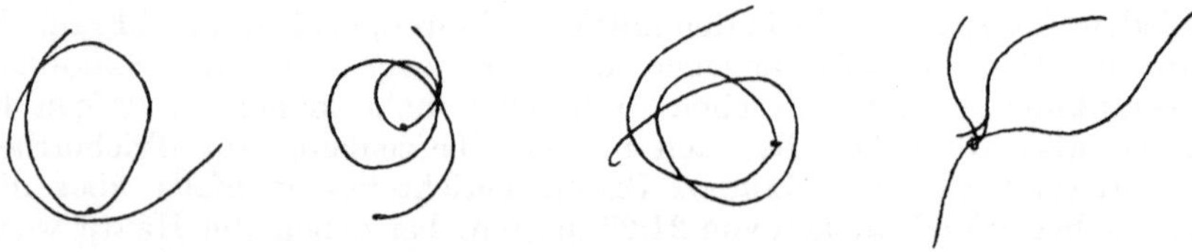

Abb. 5. Trichonodosis (Sammlung Galewsky).

mehr vorzufinden, als ich im Jahre 1905 die ersten derartigen Fälle sah. Auch alle Fachkollegen auf der Naturforscherversammlung in Meran, denen ich die Haare zeigte, kannten die Affektion nicht, und ich habe sie daher im Jahre 1906 ohne Kenntnis der Michelsonschen Bemerkungen unter dem Namen Trichonodosis (Haarknotenkrankheit) beschrieben. Mein erster derartiger Kranker 1905 suchte mich wegen Haarausfall auf. Er gab an, daß seine Haare ausfielen und nicht länger würden, weil sie an einer bestimmten Stelle abbrächen. Auch sein Vater habe an derselben Krankheit gelitten, er könne aber nichts Genaueres angeben. Bei der Untersuchung des Kranken fand ich eine Alopecia praematura, aber außerdem an Kopf- und Barthaaren, an den Haaren des Oberschenkels, des Körpers und an den Schamhaaren kleine, knotenartige Bildungen, die sich makroskopisch von Knoten nicht unterschieden. Ich sah bald einen bald mehrere Knoten, die ich damals als Schlingen bzw. Doppelschlingen bezeichnete. An einzelnen dieser Haare sah man auch bereits die Auffaserung und das Abbrechen derselben. Gelegentlich fand man auch einen trichorrhexisartigen Stumpf. Die Knoten treten im allgemeinen gegen das Ende oder die Mitte des Haares auf, nicht gegen die Spitze. Seit dieser Zeit habe ich an einer Reihe von Fällen an den Haaren des Kopfes, des Bartes, der Schamgegend, aber auch an einzelnen Stellen des Körpers derartige Haare feststellen können, an denen sich Schlingen, Doppelschlingen und Knoten gebildet hatten. In den Knoten oder Schleifen brechen die Haare ab und es bleibt ein trichorrhexisähnlicher Stumpf zurück. Die Erkrankung ist nicht zu verwechseln mit der eigentlichen Trichorrhexis, die außerdem bestehen kann, denn ich habe in verschiedenen Fällen den Trichorrhexisknoten, an demselben Haar wird weiter unten und oben einen Trichonodosisknoten mit der abbrechenden Schlinge gesehen. Die Knoten saßen in einzelnen Fällen nur vereinzelt; in anderen waren sie so gehäuft und so über den ganzen Körper verteilt, daß sie als eine wirkliche pathologische Erscheinung anzusprechen waren. Seit meiner Mitteilung im Jahre 1905 auf der Naturforscherversammlung und meiner ersten Veröffentlichung im Archiv für Dermatologie im Jahre 1906 sind nur 5 Mitteilungen erschienen, die sich mit dieser eigenartigen Affektion beschäftigen. SAALFELD publizierte im Anschluß an meine erste Veröffentlichung 2 Fälle, wies als erster auf die MICHELSONschen Mitteilungen hin, auf die ihn PINKUS aufmerksam gemacht hatte und glaubte, daß es sich um eine Knotenbildung handle, die durch Wühlen und Zerren der Haare mit den Fingern im Sinne von MICHELSON entstünde. Es handelte sich bei seinen Kranken um Trichonodosis an den Pubeshaaren. 1907 veröffentlichte MACLEOD

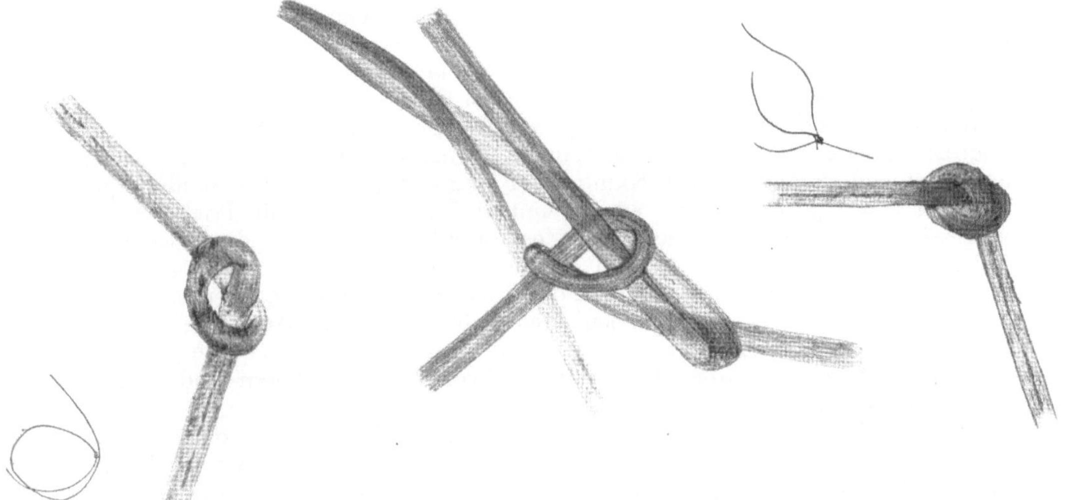

Abb. 6a—e. Trichonodosis. (Sammlung GALEWSKY.)

einen Fall von Trichonodosis bei einer 13jährigen Singhalesin, bei der sich zahlreiche wirkliche Knoten teils fest, teils lose zusammengezogen, im Haupthaare fanden. MCLEOD sah als mechanische Gründe häufiges Bürsten und Kämmen an im Zusammenhang mit der Neigung zur Lockenbildung. Ähnliche Fälle sind von VEIEL in Cannstatt, EDUARD SCHIFF in Wien und anderen Kollegen gesehen worden. A. SACK schildert schließlich einen Fall von Trichonodosis bei einer Dame von 28 Jahren mit zahlreichen echten, brezelartig verschlungenen Nodulis. Er hat nur echte, wahre Verschlingungen oder Knoten gesehen, im Gegensatz zu meiner ersten Veröffentlichung, in der ich von einer oder zwei falschen Doppelschlingen sprach. Er glaubte, ebenso wie ich, an mechanische Insulte und ungleichmäßiges Wachstum der Haare. 1907 hat dann noch KREN (Wien) aus der Klinik von RIEHL eingehend 35 Fälle dieser Erkrankung geschildert. Er fand unter 64 Patienten die Affektion in 35 Fällen, hält also das Vorkommen der Trichonodosis für ein vulgäres und die Häufigkeit der Erkrankung für eine sehr große. KREN sieht die Trichonodosis im Hinblick auf ihre Abhängigkeit von physikalischen und mechanischen Einflüssen und mit Rücksicht auf ihr häufiges Vorkommen bei sonst gesunden Individuen als eine Veränderung an, welcher der Charakter einer Krankheit vollständig fehlt. Ich selbst habe 1908 meine Ansichten noch einmal ausführlich zusammengefaßt und mitgeteilt, daß ich bis dahin im ganzen 17 Fälle dieser Erkrankung gesehen habe. Darunter war in 15 Fällen das Kopfhaar von Frauen befallen, in einem waren Kopf-, Bart-, Schamhaare, Haare des Ober- und Unterschenkels erkrankt, in einem Falle bei einem Herrn nur die Schamhaare. Ich habe damals meine erste Mitteilung berichtigt und betont, daß ich nicht nur Schlingen, sondern noch mehr echte Knoten gesehen habe. Die Schlingen ließen sich leicht entrollen, während die wahren Knoten durch Zug nicht löslich waren. Tatsächlich erscheinen die wahren Knoten häufiger als die Schlingen. Ich habe ferner unter 117 Frauen, die mich wegen Haarausfall konsultierten, in 11 Fällen Trichonodosis, in 27 Fällen Trichorrhexis konstatiert, komme also zu ganz anderen Zahlen als sie KREN angeführt hat. Jedenfalls scheint je nach dem Krankenmaterial, je nach der Pflege des Kopfhaares, je nach der Rasse die Zahl der Fälle von Trichonodosis verschieden zu sein.

In der letzten Zeit hat WESTPHALEN über diese Krankheit berichtet. Er fand unter 250 Fällen 63mal Trichonodosis, darunter bei 3 Männern und 60 Frauen. Er sah sonst nichts Charakteristisches an den Haaren, weder in der Beschaffenheit noch in der Struktur, nur bei gekräuseltem Haar mit trockenem Haarboden waren ungleich mehr verschlängelte Haare gefunden worden. Er hält die Trichonodosis für eine Affektion, die auf rein mechanische Momente zurückzuführen ist, insbesondere auf starkes Kämmen, Bürsten und Wühlen besonders bei krausem Haar. Dagegen fand er nur einmal Trichonodosis mit Trichorrhexis vergesellschaftet. Im allgemeinen ist es auffallend, daß nur diese wenigen Publikationen erschienen sind und so wenig auf diese Affektionen geachtet worden ist, die vielleicht ihre Ursache darin hat, daß sehr wenige Dermatologen eine ausgedehnte Haarpraxis haben. Ich selbst habe seit 1908 mehr als 15 derartige Kranke gesehen, im ganzen weit über 30 Fälle, die alle in zwei Gruppen einzureihen waren: Patienten mit vereinzelten Knoten und andere mit gehäuften.

Was die **Ursache** der Trichonodosis anbelangt, so hat, wie ich oben bereits erwähnt habe, MICHELSON ungeschicktes Kämmen oder Durchwühlen der Haare mit den Fingern als Ursache angesehen, glaubt also die Erkrankung auf rein mechanischem Wege entstanden. SAALFELD fand bei seinen Kranken infolge Pruritus ein sehr starkes Jucken und meint, daß das Kratzen und Durchwühlen der Haare dadurch bedingt ist. SACK denkt an mechanische Insulte und Ungleichmäßigkeit des Wachstums dieser Haare an den betreffenden Stellen, wie ich es zuerst angenommen habe. KREN fand die Erkrankung hauptsächlich bei trockenen, gekräuselten Haaren. Bei mikroskopischer Untersuchung des Haares sah er häufig eine Veränderung in der Struktur des Haarschaftes, eine Abplattung des Querschnittes, Defekte der Cuticula, Spaltungen in der Haarrinde, Absplitterungen und Abfaserungen derselben. KREN glaubt, daß diese Schädigungen in Zusammenhang stehen mit der Entstehung der Trichonodosis und, daß äußere Schädigungen (Haarbrennen, Schnelltrocknen, Austrocknen usw.) das Haar schädigen und damit zur Knotenbildung veranlassen. Was meine Ansicht anbelangt, so glaube ich, daß zu der Erkrankung eine gewisse Disposition der Haare gehört, daß irgendeine Ungleichmäßigkeit des Wachstums der Haare oder eine besondere Veränderung der Struktur diese veranlaßt, sich zu rollen und eine Knotenbildung einzugehen. Diese Ansicht findet ihre Stütze darin, daß es meiner Überzeugung nach, wie oben erwähnt, 2 Formen dieser Erkrankung gibt: erstens Fälle, bei denen man vereinzelte Knoten oder Schleifen an den Haaren findet und zweitens solche, bei denen außerordentlich viele (100—200, s. die Beobachtungen von McLEOD, GALEWSKY u. a.) sich vorfinden und bei denen die Knoten nicht nur an den Kopf-, sondern auch an den Scham- und Körperhaaren (Oberschenkel) sich finden. Gerade das letztere Vorkommen spricht absolut gegen die mechanische Ursache allein (Bürsten, Kratzen, Wühlen usw.) und zwingt mich, an einer besonderen Disposition der Haare für diese Erkrankung festzuhalten. Ich glaube ganz wie in meiner zweiten Veröffentlichung immer noch an eine Ungleichmäßigkeit im Wachstum der Haare oder an eine besondere Veränderung der Struktur, die dem Haare die Möglichkeit zur Knotenbildung gibt, während bei anderen Personen, die sich fortwährend kratzen, jucken und bürsten, niemals diese Knoten auftreten. Auch das Vorkommen derartiger gehäufter Knotenbildungen spricht für eine „Krankheit", genau wie wir es bei der Trichorrhexis gesehen haben. Außer dem einen Fall von Heredität, über den ich berichtet habe, ist keine weitere Beobachtung erfolgt. Eins steht fest: Diese Bildung von echten Knoten und Schleifen an den Kopfhaaren und den Haaren des Körpers ist häufiger, als wir es im Anfang gedacht haben.

Von einer besonderen **Therapie** kann natürlich hier nicht die Rede sein, man wird alle konstanten mechanischen Ursachen zu vermeiden und durch Einfetten der Haare die Neigung zum Kräuseln und zur Schlingenbildung zu beseitigen versuchen müssen.

### Literatur.

*Trichonodosis (Galewsky).*

Galewsky: (a) Über eine noch nicht beschriebene Haarerkrankung. (Trichonodosis.) Arch. f. Dermat. **81**, 190. (b) Über Trichonodosis. Arch. f. Dermat. **91**.

Kren: Wien. klin. Wschr. **1907**.

McLeod: Brit. J. Dermat. **1907**. — Michelson: Handbuch der Hautkrankheiten, Bd. 19, 1884.

O'Donovan: The hair. London, p. 52.

Saalfeld: (a) Zu der Arbeit: Über eine noch nicht beschriebene Haarerkrankung. Arch. f. Dermat. **82**, H. 2. (b) Über sog. Knotenbildung in den Haaren. Med. Klin. **1907**, Nr 5. — Sack: Ein Fall von Trichonodosis. Münch. med. Wschr. **9** (1902).

Westphalen, v.: Über einige Haarerkrankungen. Arch. f. Dermat. **198**, H. 1, 19 (1929).

## 5. Andere Anomalien der Haarstruktur.

Wenn man die Literatur der Haaranomalien durchsieht, findet man zerstreut erschienene Mitteilungen über einzelne Störungen der Struktur des Haares, die in keine der bisher beschriebenen Unterabteilungen hineinpassen und die vorläufig unter dieser Rubrik beschrieben werden müssen, bis noch genauere Erfahrungen über die einzelnen Fälle vorliegen. Manche von diesen Erkrankungen stammen aus tropischen und nördlichen Ländern, sind teils die Folge des Lebens in diesen Gegenden, teils bedingt durch die unhygienischen Verhältnisse.

Ferber berichtet über 2 Fälle, in welchen innerhalb weniger Stunden die Haare bei nervösen Individuen aus weichen und gekräuselten gerade und borstig wurden. In dem einen Falle sollen die Haare im Anschluß an nächtliche Pollutionen sich geändert haben, in dem anderen sollen sie die Folge weichlicher, nervöser Konstitution gewesen sein, nach einiger Zeit seien die Haare wieder normal geworden. Diese erste Beobachtung von Ferber (1866) stimmt mit denen überein, daß Haare unter dem Einfluß von Regen, abnormer Trockenheit oder Nebel ihre Form ändern können. Darüber klagen oft Damen, die bei bestimmten Feuchtigkeits- oder Trockenheitsverhältnissen mit ihrer Frisur nicht zu Rande kamen. Giovannini schildert 3 Fälle aus derselben Familie bei zwei Brüdern und einer Schwester, bei denen das Haar ohne jede Ursache einige Jahre lang leichter ausziehbar war ohne Schmerz oder Empfindung. Die Erkrankung betraf hauptsächlich die Mitte des Kopfes.

ROBINSON schildert einen Fall, der 1831 in BÄUERLES Magazin veröffentlicht war, in welchem bei einem Knaben federartige Haare am Kopf auftraten. Dieser einzige Fall — wenn er nicht ein Beobachtungsfehler ist — ist unter dem Namen *Phagmesis* beschrieben.

HUBBARD beobachtete ein blondes, blauäugiges Mädchen, das auf dem Vorderkopf lange, grobe, schwarze Haare hatte (vom Indianertyp), während sie auf dem Hinterkopf dunkle, weiche wie infantile Haare hatte.

JACKSON berichtet über 2 Männer, bei welchen auf dem Haarboden mehrere scharf umschriebene Flecke erschienen, in denen die Haare kurz abgebrochen waren und wie Negerhaare gekräuselt waren. Sie bildeten sich sehr schnell. Da Trichorrhexis gleichzeitig bestand, ist es nicht unmöglich, daß es sich um eine fleckförmige Form der Trichorrhexis handelte, wie POHL, ich und SABOURAUD sie beschrieben haben. Auf der anderen Seite spricht die schnelle Heilung dieser Fälle unter Sublimatwaschung dagegen.

Literatur.

*Andere Anomalien der Haarstruktur.*

FERBER: Virchows Arch. **36**, 598 (1866).
GIOVANNINI: Dermat. Z. **1902**, 809.
JACKSON: J. of cutan. Dis. **21**, 473 (1903).
ROBINSON in Baldness a. grayness. London 1883.

## 6. Bajonetthaare (FELIX PINKUS).

Unter diesem Namen beschrieb FELIX PINKUS in Berlin im Jahre 1910 zuerst eine Haarform, die bis dahin noch nicht bekannt war. Es handelt sich um Spindelbildungen an den Haaren, die fast auf jeder menschlichen Kopfhaut vorkommen und die wie PINKUS sagt, zum regelmäßigen Haarbestand fast aller Menschen gehören. Das Charakteristische der Haare ist, daß auf eine dünne fadenförmige Spitze eine spindelförmige Verdickung folgt, dann folgt noch einmal ein längerer Hals und darauf erst der normale Haarschaft. In selteneren Fällen können auch zwei Spindeln hintereinander folgen, bis das Haar wieder normal wird. Die Haare ähneln den Pferdehaaren, wie sie bei diesem Tier nach BONETS Beschreibung beim Herbsthaarwechsel vorkommen. Die dünne, meist farblose Spitze ist nach PINKUS von verschiedener Länge. In vielen Fällen ist das fadenförmige Ende verhältnismäßig lang. Das Haar ist im allgemeinen mehrfach gebogen und oft ein- oder mehrmals teils rechtwinkelig, teils stumpfwinkelig geknickt. Deshalb hat PINKUS diesen Haaren den Namen Bajonetthaare gegeben. Unmittelbar an die fadenförmige Spitze schließen sich die Spindeln, die stark pigmenthaltig sind, und bei denen der Vorderhals heller als der Schaft ist, an. Sie sind je nachdem 2—3 mm lang, erscheinen dunkler als das übrige Haar und sind beim Durchziehen des Haares durch die Finger als Knoten fühlbar. Die dunkle Farbe der Spindeln zeigt sich dem bloßen Auge in roßhaarähnlichem Glanz. Unter dem Mikroskop sind starke Klumpen von Pigment sichtbar, die wellig zusammengeknäult liegen. Nicht selten bietet die Färbung eine eigentümlich gefiederte Zeichnung, in der rhombische Pigmenthaufen durch helle Streifen getrennt in großer Anzahl nebeneinander liegen. Die Cuticula ist dicker als sonst im Haar. Der Übergang vom normalen Rest des Haares ist je nach der Form der Spindeln (Dicke und Abknickung) stärker oder schwächer ausgebildet. Bei stark ausgebildeter Spindel liegt zwischen ihr und dem Haarschaft ein deutlich unterschiedener, meist hellerer Übergangsteil. Die Länge der Haare ist verschieden, im allgemeinen geringer, als die der gewöhnlichen Haare, was wahrscheinlich durch das Kürzen der Haare bedingt ist, weil beim Schneiden der Haare die längeren Haare ihre Spindeln verlieren. Was die Menge der Bajonetthaare anbelangt, so schätzt PINKUS dieselben auf $2^{0}/_{0}$ des Gesamtausfalls und noch höher. PINKUS fand in 41 Tagen Haarausfall unter 1285 Haaren 22 = $1{,}7^{0}/_{0}$ Bajonetthaare. Die Zahl derselben Haare schwankte bei PINKUS selbst zwischen 1,6 und $1{,}95^{0}/_{0}$. Bei den Frauen waren die Bajonetthaare hauptsächlich unter den mittellangen. Der Hauptsitz der Bajonetthaare ist der behaarte Kopf. Nur selten treten sie am übrigen Körper auf. Im allgemeinen ist das Bajonetthaar das Zeichen eines abgeschwächten Haarwuchses. Nach PINKUS scheint diese Haarabnormität in einer gewissen Schwäche oder Verhärtung der Kopfhaut zu liegen. Sie wird vor allem bei Ichthyosis und ähnlichen Hautveränderungen gefunden, aber auch bei leichteren Graden des gewöhnlichen seborrhoischen Haarausfalls. Das Bajonetthaar ist nach PINKUS nicht

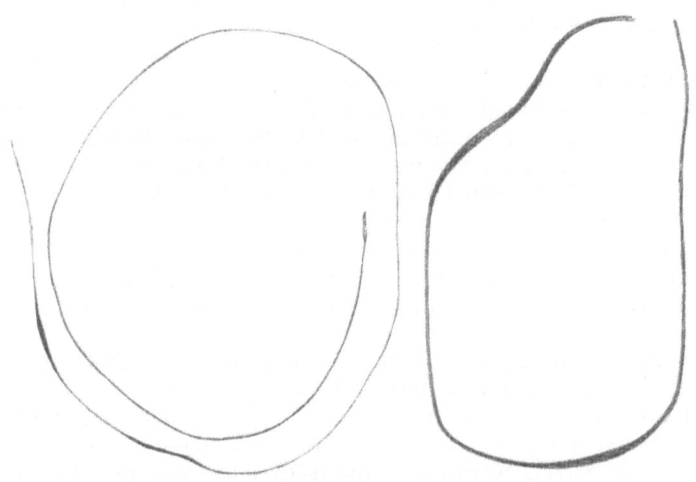

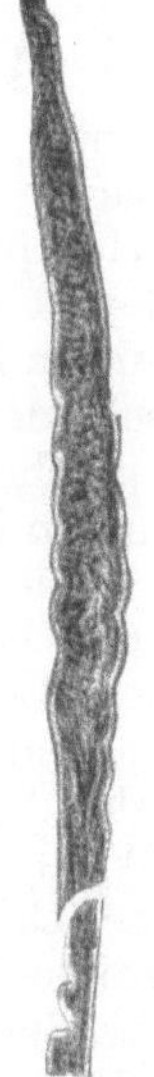

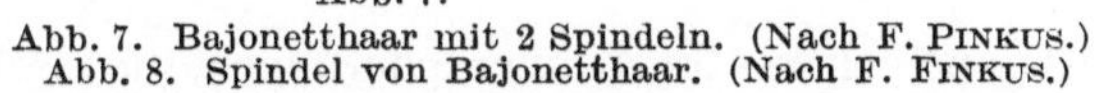

Abb. 7. Abb. 8.

Abb. 7. Bajonetthaar mit 2 Spindeln. (Nach F. PINKUS.)
Abb. 8. Spindel von Bajonetthaar. (Nach F. FINKUS.)

ohne weiteres mit normalen ähnlichen Bildungen vergleichbar. Es kommt in sehr ausgebreiteter Weise in ähnlicher Form im Tierreich vor. Wirkliche Bajonetthaare sind in den Schnurrhaaren der Nager, z. B. bei der weißen Ratte häufig. PINKUS fand diese Haare auch in Verbindung mit eigenartigen Haarausfällen, für die er nur eine mangelhafte Entwicklung des Haarkleides haftbar machen konnte. Es handelt sich bei diesen Fällen um eine von PINKUS noch nicht eingehender beschriebene Form, eine Abart der Hypertrichosis, die PINKUS in 2—3 Fällen gesehen hat. Bei diesen Fällen, die bei der Hypertrichosis noch erwähnt werden, handelt es sich um Fälle mit nicht so ausgesprochenen Veränderungen, wie das bei der gewöhnlichen Hypertrichosis der Fall ist. Die Haare stehen so dicht wie beim gewöhnlichen Menschen, aber das Einzelhaar ist dünn und erreicht nicht die normale Länge. Diese leichten Fälle von Hypertrichosis hat PINKUS vorzugsweise bei Frauen gefunden. In dem einen Fall sah PINKUS unter 1149 Haaren in 3 Tagen 24 Bajonetthaare, also $6{,}4^{0}/_{0}$.

## Literatur.

*Bajonetthaare (FELIX PINKUS).*

PINKUS, F.: (a) Über eine noch nicht beschriebene Art menschlicher Kopfhaare, Bajonetthaare. Dermat. Z. 18, 253. (b) Die Einwirkung von Krankheiten auf das Kopfhaar des Menschen. Berlin: S. Karger II. Aufl. 1928.

## III. Anomalien der Haarfarbe.

Unter Anomalien der Haarfarbe versteht man das Weißwerden der Haare, das entweder angeboren oder erworben sein kann, nur zum Teil bestehen oder die ganzen Haare ergreifen kann, und Farbenveränderungen der Haare, die als Folge bestimmter Erkrankungen und Lebensbedingungen entstehen können, oder solche, die ererbt sind oder auf familiärer Anlage beruhen.

Zu dieser Gruppe gehören noch die sogenannten Pili annulati (Ringelhaare), eine Erkrankungsform der Haare, die auch als intermittierendes Ergrauen bezeichnet wird.

### 1. Angeborene, familiäre und vererbbare Heterochromie.

Unter Heterochromie der Haare verstehen wir die wohl allen bekannte Tatsache, daß die Haare jedes Menschen an verschiedenen Stellen oft anders gefärbt sind. Wir wissen, daß Kopf- und Barthaare selten von derselben Farbe sind und daß ganz besonders Scham- und Achselhaare einen anderen Farbton haben als Kopfhaare. Interessant sind vor allem die Fälle, wo z. B. auf dem Kopfe verschiedene Farben oder Farbtöne wechseln, so daß die davon Befallenen oft wie gescheckt oder leicht getigert aussehen. So berichtet DENGLER von einem 8jährigen Knaben, der seit seiner Geburt kastanienbraunes Haar hatte, das aber mit kleinen Flecken blauschwarzer Haare untermischt war. Hierher gehört auch der Fall von BURNEVILLE, der eine 23jährige Frau betrifft, bei der ebenfalls bis zum 6. Lebensjahr neben im allgemeinen schwarzem Haar die das linke Auge umgebenden Haare blond waren. (Der Fall wird an anderer Stelle nochmals erwähnt.)

WITH beschreibt eine blondhaarige Frau, bei welcher seit Kindheit ein über Scheitel und Nacken ziehender, fast schwarzer Schopf von solcher Dichtigkeit sich befand, daß nach Verabreichung von Kohlenbogenlicht wegen Lupus der Kopfhaut der Haarboden an dieser Stelle weiß blieb im Gegensatz zur übrigen, stark pigmentierten Kopfhaut, soweit dieselbe von den blonden Haaren besetzt war.

Nicht in diese Gruppe gehören Farbenveränderungen, die infolge von Krankheiten oder durch äußere Einflüsse, Licht, Chemikalien usw. entstehen. Auf sie, ebenso wie auf die von SCHRIDDE publizierten Krebshaare wird an anderer Stelle hingewiesen werden. Hier sollen nur diejenigen Fälle erwähnt werden, die angeboren oder vererbbar sind und die seltenen Fälle von familiärer Häufung von Heterochromie. Allgemein bekannt sind die weißen Haarbüschel, die sich oft im dunklen Haar beim Menschen finden und die in Generationen vererbbar sind. Es sind sehr viele Familien bekannt, in denen sich diese weiße Haarlocke oft von der Stirnhaargrenze bis weit in den Scheitel hinein als ein dominant vererbtes Merkmal nachweisen läßt. Weniger bekannt sind Farbenveränderungen der Haare in Form teils heller, teils dunkler Haarbüschel, familiär vererbt in sonst normalem Kopfhaar. SIEMENS hat zuerst bei einem 10jährigen Knaben am Haarwirbel dunkler pigmentierte Haare als auf dem übrigen Kopf festgestellt. Dieselbe Erkrankung fand er bei dem Zwillingsbruder des Knaben. Vor kurzem hat BRAUER ebenso bei zwei Zwillingen von 18 Jahren im gleichgefärbten dunkelblonden schlichten Haar an der Stirn-, Schläfen- und Haargrenze feinste Haarbüschel von hellblonder Farbe gefunden. Die stärkste blonde Haarsträhne bei beiden Mädchen war an der linken Schläfe etwa 1 cm dick. Es handelte sich um eineiige Zwillinge, die also eine symmetrische, fast identische Heterochromie des Kopfhaares hatten. Bei beiden Zwillingen fanden sich außerdem eine nicht völlig identische Anonychie und eine nahezu identische Naevusaussaat.

Brauer glaubt deshalb, daß diese essentielle Heterochromie idiotypisch bedingt ist und zu den Naevis zu rechnen ist, weshalb er den Namen Naevus heterochromicus pilorum vorschlägt.

Literatur.

*Angeborene, familiäre und vererbbare Heterochromie.*

Brauer: Über Heterochromie der Haare. Dermat. Z. **60**, H. 6. — Burneville: Progrès méd. **14** (1896).

Dengler: Heterochromia pilorum. Philad. dermat. Soc. Arch. Dermat. **3**, Nr 2, 206 (1921).

Mayr, Julius Karl: Münch. med. Wschr. **1924**, Nr 18. — Meirowsky: Arch. Rassenbiol. **18**, H. 3 (1926).

Schridde: Münch. med. Wschr. **1924**, Nr 18. — Siemens: Die Zwillingspathologie. Berlin: Julius Springer 1924.

With, Carl: Dunkelgefärbter Haarschopf am Scheitel einer 53jährigen Frau. Bedeutende Besserung eines Lupus durch Behandlung mit universellem Lichtbad. Dän. dermat. Ges. Kopenhagen, Sitzg 1. Dez. 1920. Hosp.tid. (dän.) **64**, Nr 31, 33 (1921).

## 2. Änderung der Farbe des Haares.

(Tricolorosis, Trichonosis oder Trichosis decolor.)

Änderungen der Haarfarbe sind möglich unter den verschiedensten Bedingungen. Veränderungen in der Gesundheit, Haarkrankheiten selbst und äußere Einflüsse können sie bedingen. Wir werden in der Regel äußere und innere Ursachen unterscheiden. Im allgemeinen sind in der Jugend die Haare hell und werden allmählich dunkler. Die blonden Haare der ersten Kinderzeit werden sehr oft dunkelblond und bräunlich, bräunliche Haare dunkeln nach und werden dunkelbräunlich mit einem Stich ins Schwarze. Außer diesen physiologischen Änderungen der Haarfarbe kommen für uns vor allem diejenigen Fälle in Betracht, in denen die Kranken eine andere Haarfarbe unter irgendeinem krankhaften Einfluß bekommen.

So sind eine ganze Reihe von Beobachtungen bekannt, in denen Patienten die Haare verlieren und in denen dieselben in anderer Farbe wiederkommen. Alibert berichtet z. B. über zwei derartige Fälle. Im ersten bekam ein junges Mädchen im Anschluß an eine ernsthafte und lange Erkrankung anstatt ihres blonden Haares dunkles, schwarzes Haar. Im zweiten verlor ein Mann während der Krankheit sein braunes Haar, und es wuchs an dessen Stelle rotes Haar. Er berichtet dann über einen dritten sehr interessanten Fall, in dem bei einer jungen Frau im Fieberanfall anstatt blonden Haares rotes auftrat, welches die Fieberzeit hindurch die Farbe behielt, um später wieder blond zu werden. Auch Beigel veröffentlicht einen Fall, in dem eine Frau anstatt blonden Haares im Anschluß an Typhus einen kohlschwarzen Haarersatz erhielt. Theodor Mayer sah einen Knaben mit hellblonden Haaren, der an der Nackengrenze eine zwei Finger breite Zone von dunkelrötlichem Haar zeigte, die aber schnell wieder hellblond wurde. Voerner beobachtete einen 8jährigen Knaben nach Scharlach, dessen Kopfhaar im allgemeinen schwarz war, auf dessen linker Kopfseite sich aber verschiedene kreisrunde Stellen mit in Gruppen angeordneten rötlichen Haaren fanden. Auch in diesem Falle bestanden die Farbenveränderungen nur kurze Zeit. Ebenso hat Burneville eine 23jährige Frau beobachtet, deren Augenbrauen und Cilien am rechten Auge schwarz waren, während am linken Auge die äußere Hälfte der Augenbrauen auch schwarz, dagegen die innere, sowie die Cilien beiderseits blond waren. Nach den Angaben der Frau war bis zum 6. Lebensjahre das das linke Auge umgebende Haar vollständig blond. Auf der vorderen Kopfhälfte waren die Haare schwarz, die rechte hintere Hälfte war blond mit schwarzen Inseln, die linke hintere Hälfte halb schwarz und halb blond. Die Körperhaare waren sämtlich schwarz. Auch ich kenne einen hochblonden Mann, der im Alter von 20 Jahren an Typhus erkrankte, seine Haare verlor und später dunkle Haare wiederbekam. Derselbe behielt im Gegensatz zum vorigen Falle das dunkle Haar, bis die Haare weiß wurden. Smyly sah bei einem Kinde, welches an einer Eitererkrankung litt, an der linken Schläfe das Haar rötlichgelb werden. Die linke Seite war der Sitz der Eiterung, aber auch die rechte Seite war an dem Farbenwechsel des Haares beteiligt, ebenso die rechten Augenbrauen. Reinhard berichtete über einen Fall von periodischem Haarwechsel. Es handelt sich um einen jungen Mann aus Hamburg, der an Epilepsie litt, an den Beinen gelähmt war und einen idiotischen Typus repräsentierte, mit wechselnden Phasen von Erregung und Debilität. Er wechselte von rotblond zu gelbblond innerhalb 48—60 Stunden. Erst wurden die Haare an der Spitze hell, dann wurde das ganze Haar ergriffen. Nach 7 oder 8 Tagen kehrte die normale Farbe wieder. Die mikroskopische Untersuchung ergab das Eindringen von Luft in die Haare, und zwar in die Cortical- und Markschicht. Die Haare waren trocken und neigten zum Splittern. Prentiss berichtete über einen Fall von Farbenänderungen von blond in nußbraun bei einem Patienten, der wegen Pyelonephritis mit Anurie Pilocarpin in Dosen von 0,01—0,02 g unter die Haut gespritzt erhielt. Am 12. Tag begann das Haar dunkler zu werden, 4 Wochen später war es nußbraun, 4 Monate später war es rein schwarz, obgleich das Pilocarpin Ende Februar ausgesetzt wurde. Es handelte sich hier nicht nur um eine Verfärbung der Kopfhaare, sondern auch um eine der Achselhaare. Das Haar erschien somit völlig normal. Die Farbenveränderung war wahrscheinlich erfolgt durch das Hineinwachsen von Pigment. Gleichzeitig mit dieser Farbenveränderung der Haare veränderte sich die Augenfarbe von hellblau zu dunkelblau. Prentiss berichtet weiter über einen zweiten Fall, in dem ein Patient, der an Schrumpfniere litt, im Anschluß an das Einnehmen von einem Fluid-Extrakt von Jaborandi ebenfalls viel dunkleres Haar bekam. Auch Jackson und McMurtry sahen bei einem Kranken, im Anschluß an eine Haareinreibung mit Pilocarpin eine Dunkelfärbung der Haarenden. Falkenheim berichtete über einen 33jährigen Kaufmann mit Canities praematura. Der nervöse und blutarme Patient hatte weiße und dunkelgefärbte Haare; der untere Teil der Haare war dunkelbraun, der obere weiß. Es handelt sich also in allen diesen Fällen um einen Wechsel des Farbstoffes in den Haaren, teils in einem Teil derselben, wie im letzten Falle, teils im ganzen Haare, wie in den übrigen Fällen. Fast immer sind es Krankheiten, oder wie in den Fällen mit Pilocarpin Medikamente, die diese Farbstoffveränderung hervorrufen.

Interessant sind auch die Fälle von Raymonds und Weinberg. Im ersteren Falle traten bei einem Patienten innerhalb weniger Stunden nach einem neuralgischen Schmerzanfall erst Verfärbung der Haare von schwarz in rot ein, nach zwei Tagen wurden die Haare weiß, dann fielen sie aus. In dem Fall von Weinberg verlor eine Dame mit schwarzem Haar infolge luetischen Haarausfalls ihr schwarzes Haar, die jungen Haare waren dunkelblond. Der Gatte dieser Frau, ebenfalls mit luetischem Haarausfall bekam anstatt hellblonder Haare dunkle, mehr ins Graue gehende. In einem 3. Fall von Weinberg wuchsen bei einem hellblonden jungen Manne ebenfalls infolge luetischen Haarausfalles weiße Haare nach. Letztere Tatsache ist allgemein bekannt bei der Alopecia areata, bei der ja fast stets der junge Nachwuchs aus weißen Haaren besteht.

Im Jahre 1922 veröffentlichte Schridde eine aufsehenerregende Mitteilung, daß bei *Krebskranken* die Haare bestimmte Veränderungen zeigen. Überall dort, wo das Haarkleid dem Tageslicht besonders ausgesetzt sei (Kopf und Gesicht), hätten die Haare vielfach eine tiefschwarze Farbe, seien matter, straffer und dicker. Diese Veränderung finde sich sowohl bei älteren als auch bei jungen, krebskranken Individuen. Je größer der Krebs und die Zahl der Tochtergeschwülste, desto ausgesprochener die Schwarzfärbung der Haare. In Analogie mit dieser Haarverfärbung fand er auch eine entsprechende krankhafte Pigmentierung der Haut. Diese Veröffentlichung SCHRIDDEs wurde von FRIEDRICH nachgeprüft, der in jedem Falle von Krebs die SCHRIDDEschen Angaben bestätigt fand. Er glaubt, dieses Phänomen auf einen abnormen Eiweißstoffwechsel zurückführen zu müssen. Ebenso untersuchte ZÖLLNER bei 200 über 50 Jahre alten Krebskranken Haarfarbe und Haarwachstum und fand an allen dem Licht ausgesetzten Körperstellen ein Nachdunkeln. Besonders charakteristisch war der Verlust des normalen Haarglanzes. Auch er sah in diesen Krebshaaren ein diagnostisches Merkmal bei Krebserkrankungen. Dagegen wies HEINE nach, daß diese Unterscheidung von krebskranken- und krebsfreien Fällen durch pigmentierte Haare nicht möglich sei. Er fand z. B. auch tiefschwarze Haare an Stellen, die nicht dem Sonnenlicht ausgesetzt waren und dieselben schwarzen Haare auch bei ganz gesunden älteren Menschen. Dagegen fiel ihm wieder auf, daß krebskranke Menschen über 50 Jahre noch tiefschwarzes Kopfhaar besitzen, und in den Barthaaren die schwarze Haarfarbe die vorherrschende ist. Er glaubt, daß das Spätergrauen der Krebskranken eine Stoffwechselanomalie darstelle. SIMONS und CEC. JALLER betonen noch viel mehr, daß die SCHRIDDEschen Haare sich bei Krebskranken nicht regelmäßig finden, daß sie dagegen auch bei anderen malignen Prozessen sowie bei klinisch gesunden älteren Personen vorkommen. Sie können daher nicht als charakteristisch für den Krebs angesehen werden. Das Auftreten dieser schwarzen Haare ist nach meinen Erfahrungen auch nicht an Erkrankung gebunden, sondern tritt in ganz auffallender Weise oft bei älteren Leuten hervor, auch bei Menschen, die früher blond waren und nie schwarze Haare gehabt haben. Ich kenne aus meiner Praxis eine ganze Reihe von Kranken, die mich wegen dieser eigenartigen schwarzen Haare um Rat gefragt haben, oder die sich ihren grauen Bart rasieren ließen, weil in diesem früher blonden, allmählich ergrauenden Bart immer mehr schwarze Haare auftraten. Worauf diese Schwarzfärbung beruht, wissen wir zur Zeit noch nicht.

Ebenso glaubt BENJAMIN, daß nach STEINACH-Operation in $20^0/_0$ der Fälle Beeinflussung des Haarwachstums, Besserung der Qualität und damit zusammenhängend auch Farbenänderungen vorkommen.

Bei der Benutzung der Haarfarbe zur Identifizierung von *Leichen* müssen wir daran denken, daß bei Haaren nach dem Tode Farbenveränderungen vorkommen können. Nach GIESELER dürften diese postmortalen Farbenveränderungen daran zu erkennen sein, daß sie nie gleichmäßig alle Haare ergreifen. In der Literatur ist sonst nur ein Fall von HAUPTMANN bekannt, der berichtete, daß bei einer Leiche, die 20 Jahre nach dem Tode exhumiert wurde, anstatt schwarzer Haare rötliche gefunden wurden.

Auch die *Sonne* und das Licht können in einzelnen Fällen eine Änderung der Haarfarbe hervorrufen. So sah LEONHARD bei einem Manne das braune Kopfhaar unter der starken Einwirkung von Sonne nach mehrjährigem Aufenthalt in Sumatra rot werden.

Bei *Röntgenbestrahlungen*, die zu einer Epilation geführt haben, kann man oft sehen, daß die nachwachsenden Haare eine etwas andere Farbe angenommen haben, wie die vorhergehenden. Ich habe sowohl dunklere als auch hellere beobachtet. Einen ganz eigenartigen Eindruck machen auch die bei Vitiligo eintretenden frühzeitigen Entfärbungen der Haare, wenn Vitiligo die Kopfhaut befällt. Man sieht dann neben weißen Flecken mit weißen, pigmentlosen Haaren die Umgebung mit vermehrtem Pigment, ohne daß die Haare, die auf den umgebenden hyperpigmentierten Stellen wachsen, ebenfalls mehr Pigment als die übrigen Haare hätten.

Unter den *äußeren Mitteln,* die die Haarfarbe verändern, sind eine ganze Reihe bekannt, die die Haarfarbe ins Grüne, Blaue, Braune, Gelbe und Schwarze verändern. Diese Verfärbung tritt infolge der Eigenschaft des Haares, metallische und pflanzliche Farbstoffe eine gewisse Zeit festzuhalten, auf, eine Eigenschaft, die ja auch für die künstliche Haarfärbung von entscheidender Bedeutung ist. Am meisten bekannt ist die Verfärbung ins Grüne, die bei Kupferarbeitern oft beobachtet wird. Bei dem Fall von Petri handelte es sich um einen alten Kupferarbeiter von 78 Jahren, der bei vollem Wohlbefinden glänzendes grünes Haar hatte. Sowohl Kopfhaar als Bart waren grün, die grüne Farbe am intensivsten und dunkelsten an der Spitze und ungefähr 3 cm weiter. Zwischen 3 und 10 cm der Haarlänge wurde sie immer geringer und verschwand schließlich. Von 10 cm Haarlänge ab waren die Haare grau. Die mikroskopische Untersuchung ergab die Einlagerung von kleinen, verschiedenfarbigen, bläulich-grünlichen Krystallen mit durchsichtigen Ecken. Die Haare ergaben bei Zusatz von Ammoniak die typische Kupferreaktion. Die Farbe konnte aus dem Haar ausgewaschen werden, war also mit Sicherheit verursacht durch Kupferpartikelchen, die durch die Luft in das Haar eindrangen und in den oberflächlichen Schichten des Haares deponiert wurden. Ebenso veröffentlicht Billi einen Fall von grünem Haar bei einem Patienten, der wegen Trichophytie behandelt wurde. Er erhielt Sublimat und eine Salbe von gelbem Quecksilberoxyd. Der Erfolg war ein wundervolles Grün, das sich über den ganzen Kopf erstreckte. Unter dem Mikroskop sah man, daß das ganze Haar grün gefärbt war.

Auf der anderen Seite sind aber Fälle bekannt, in denen es bisher nicht möglich war, das Eindringen von Kupfer nachzuweisen. So berichtet Orsi über einen Fall bei einem Eisenbahnangestellten von 49 Jahren, dessen graues Haar plötzlich grün wurde. Das Kopfhaar allein war erkrankt, die grünen Haare waren untermischt mit grauen und weißen. Waschen vermochte hier nicht die Haarfarbe zu entfernen. Wenn das Haar wieder nachwuchs, war es grau. Es ist also klar, daß irgendein äußerer unbekannter Einfluß auf die Haare eingewirkt haben muß.

Ich selbst habe in verschiedenen Fällen eine grünliche Verfärbung weißer Haare durch Haarwässer gesehen. Es wäre möglich, daß auch in diesem Falle irgendeine ähnliche Ursache mitgespielt hat.

Blaue Haare sieht man bei Arbeitern in Kobalt-Minen und in Indigo-Werken. Die blaue Farbe geht beim Waschen wieder heraus. Beigel fand in seinem Falle nicht das ganze Haar gleichmäßig gefärbt; der Indigofarbstoff lag unregelmäßig auf der Cuticula des Haares. Die blaue Farbe drang nicht in die Tiefe des Haares ein. Gelbe oder vielmehr gelbliche Haare bei Kranken, die an Gelbsucht leiden, hat jeder Arzt beobachtet. Schwarze Haare finden wir bei Kohlenarbeitern, hier handelt es sich um das Eindringen von Kohle in die Haare, die sich leicht wieder entfernen läßt. Rotbraune Haare sieht man bei Arbeitern, die mit rohem Anilin arbeiten.

Von *Medikamenten,* die wir Ärzte oft anwenden, macht Resorcin manchmal die Haare gelblicher oder rötlichgelber. Auch Naphthol verfärbt weiße Haare in Strohgelb, Pyrogallus macht das Haar mehr rotbraun. Aber auch Haarwässer aus vegetabilischen Extrakten können weißen Haaren eine unangenehme grünliche oder bräunliche Farbe geben. Chlorpräparate bleichen die Haare. Kamillenabkochungen bleichen ebenfalls und rufen ein blasses Blond hervor, namentlich in Verbindung mit $H_2O_2$, werden die Kamillen oft zum Hervorrufen künstlicher blonder Haare angewendet (goldblond). Chrysarobin verfärbt, wie allen

Dermatologen bekannt ist, sehr oft unerwünschterweise die Haare ins mahagonirotbraune, auch Cignolin ruft in geringerem Maße eine bräunliche Färbung hervor.

Auf die Färbemethoden, die vom Friseur angewendet werden, um beliebige Modefarben hervorzurufen, kommen wir noch später zurück. Auch hier habe ich gar nicht so selten bei falscher Anwendung der Farben unerwünschte schwarze. braune, in einem Falle sogar grüne Haare gesehen (siehe Haarfärbemethoden).

## Literatur.

*Änderung der Farbe des Haares.*

ALIBERT: Med. Press a. Circ. **35**, 184 (1883).

BEIG: Virchows Jber. **2**, 523 (1871). — BEIGEL: Virchows Arch. **38**, 324 (1867). — BENJAMIN, H.: Changes in hair following vasoligation. N. Y. J. Med. **28**, 862. — BILLI: Ann. de Dermat. **4**, 138 (1872). — BURNEVILLE: Progrès méd. **1896**, No 14.

FRIEDRICH, H.: Über die SCHRIDDEschen Krebshaare. Münch. med. Wschr. **70**, Nr 43, 1321—1322 (1923).

GIESELER: Über die Beziehungen zwischen der Farbe der Kopfhaare und der langen Körperhaare in ihrer Bedeutung für die gerichtliche Medizin.

HAUPTMANN: Virchows Arch. **46**, 502 (1869). — HEINE, J.: Zur Frage der Krebshaare. Münch. med. Wschr. **70**, Nr 44, 1342—1343.

MAYER: Dermat. Z. **4**, 314 (1897).

ORSI: Das menschliche Haar, 1874.

PETRI: Berl. klin. Wschr. **18**, 762 (1881). — PRENTISS: (a) Philad. Med. Tim. **11**, 609 (1881). (b) Trans. 10. internat. med. Congr. **4**, 24 (1891).

REINHARD, KARL: Virchows Arch. **95**, 337 (1884)

SIMONS, ALBERT u. CECILIE JALLER: Über „Krebshaare". Z. Krebsforschg **21**, H. 1, 98—99 (1923). — SQUIRE: Lancet **1881 II**, 74.

VINTELY: Z. Dermat. **1888**. — VOERNER: Lancet **12**, 501 (1905). Dermat. Z. **12**, H. 8.

ZÖLLNER, ERICH LUDWIG: Haarfarbe und Haarwuchs, ein diagnostisches Merkmal bei Krebserkrankungen. Zbl. Chir. **50**, Nr 38, 1442—1443 (1923).

## 3. Canities.

(Ergrauen und Weißwerden der Haare, Whiteness of the hair, Blanching of the hair, Canitie, Trichonosis cana, Trichonosis discolor, Trichonosis poliosis, Poliothrix poliosis, spilosis poliosis.)

Unter Canities verstehen wir das Ergrauen und Weißwerden der Haare. Nachdem diese ihre definitive Farbe angenommen haben, bleiben sie in diesem Zustande, bis früher oder später (physiologisch oder pathologisch) das Ergrauen und Weißwerden derselben eintritt. Diese Veränderung kann entweder angeboren oder erworben sein. Wenn sie im hohen Alter eintritt, ist es ein normaler physiologischer Zustand, wenn sie zu früh eintritt, ein abnormer oder pathologischer.

Das Ergrauen resp. Weißwerden der Haare besteht darin, daß ein Pigmentmangel eintritt, der schließlich zum völligen Fehlen des Pigments führt. Wir sprechen von *Canities,* wenn das ganze Haar erkrankt ist, von *Poliosis,* wenn nur einzelne Stellen weiß sind, wenn also auf circumscripten Stellen das Haar fleckweise oder büschelförmig weiß wird. Diese weiße Farbe kann dauernd sein, sie kann wechselnd sein, verschwinden oder wiederkehren. Die angeborene Pigmentarmut des Haares findet sich als Teilerscheinung bei der unter dem Namen *Albinismus* (allgemeiner Pigmentmangel) bekannten angeborenen und hereditären Erscheinung. Dieser allgemeine Farbstoffmangel (derartige Menschen nennt man Albinos, Dondos oder Kakerlaken) führt dazu, daß die Haare entweder ganz weiß oder weißgelb sind, dabei sehr fein und von einem eigenartigen Glanz, und daß gewöhnlich gleichzeitig die ganze Haut, die Nägel, die Iris, die Chorioidea ergriffen sind. Bei den Negern und Südseeinsulanern ist im allgemeinen die Haut der davon ergriffenen Individuen heller und ähnelt dadurch der Haut der Europäer oder der Mischlinge. Doch hat auch RANKE ebenso wie FINSCH wirkliche Albinos bei den Südseeinsulanern beobachtet. Woher dieser Farbstoffmangel kommt, ist unbekannt. Wir finden Albinos als Kinder normaler Eltern, während auf der anderen Seite unsere Kenntnisse darüber noch sehr mangelhaft sind, ob Albinos wieder Kinder mit farbigen Haaren erzeugen können. Doch konnte MUSSER in der letzten Zeit einen Stammbaum von Albinismus durch drei Generationen bei Negern feststellen. Auffallend war in diesem Falle neben den bekannten Symptomen die kurze Lebensdauer der einzelnen Familienmitglieder. Bei der partiellen, fleckweisen, büschelförmigen Poliosis handelt es sich auf der anderen Seite um eine sehr oft in Familien durch viele Generationen nachweisbare Vererbung. So veröffentlichte DENGLER im Jahre 1922 einen Fall von weißen Haarbüscheln in Stirn- und Kopfhaar eines 3jährigen Knaben. Es handelte sich dabei um eine erblich dominante Erscheinung. Vater, Großvater, Großtante und deren Kinder, sowie andere väterliche Verwandte zeigten dieselbe Erkrankung. Wir finden diese weißen Haarbüschel entweder mit oder ohne Vitiligo. Einen solchen Fall veröffentlichte SANDOMIR. Es handelte sich um Vitiligo unter gleichzeitig eintretendem Ergrauen der Haare. Ganz besonders auffallend war dabei das Ergrauen der Wimpern. GASTEIGER hat über dieses frühe Ergrauen der Cilien Untersuchungen angestellt und ist der Ansicht, daß für deren frühzeitiges Ergrauen in Frage kommen: sympathische Ophthalmie, endogene Iridocyclitis, Trachom, Keratitis interstitialis usw. Die Ursache liegt teils im Fehlen von diffusem und körnigem Pigment, teils in der Ansammlung luftähnlicher Körper in den peripheren Schichten des Haares, was GASTEIGER in einem Falle plötzlichen Ergrauens histologisch feststellen konnte. Er glaubt, daß der Pigmentschwund bei allmählichem Ergrauen eintritt, daß Eindringen von Luft plötzliches Ergrauen verursacht. Wie diese beiden Momente zustande kommen, konnte er jedoch nicht feststellen. Entsprechend dieser Erscheinung konnte auch PAPE in einem Fall von frühzeitigem Ergrauen der Cilien berichten. Ferner sah GOLDEE ein 6 Jahre altes Mädchen, das weiße Büschel auf weißem Flecke hatte. Die Kindesmutter hatte einen ähnlichen Fleck; an demselben Pigmentmangel litten 2 Schwestern der Mutter, ein Bruder, ihr Vater und väterlicher Großvater. Eine Schwester der Mutter hatte 4 Kinder, alle mit derselben Affektion. REZZOLI sah ebenso wie STRICKER eine weiße Haarlocke in 6 Generationen, SEELIGSOHN bei 4 Geschwistern. Bekannt ist die Familie der Herzöge von Rohan, die ebenfalls an Poliosis litten. Der Albinismus fällt, wenn er partiell vorkommt, am meisten natürlich bei dunkelfarbigen Menschen auf. Entsprechend dem Analogon der gescheckten Tiere haben wir scheckige Neger (Elsterneger, piedros negros, negros pies, nègres mouchetés), also gefleckte Neger, bei denen selbstverständlich auf den weißen Flecken auch weiße Haare wachsen. In seltenen Fälle erstreckt sich der Albinismus nur auf die Haare. Bekannt ist in der Literatur die Polin Sascha mit weißem, silberfarbenen Haar, das 8jährige Mädchen Labova aus Ithaka, welches ebenfalls weißhaarig war ohne sonstige Zeichen von Albinismus (ORNSTEIN).

Die *erworbene Form* der Canities (Canities acquisita) kommt, wie bereits oben erwähnt, bei älteren und alten Leuten (physiologisch) vor oder frühzeitig pathologisch (Canities praematura oder praesenilis). Normalerweise beginnt das Haar im 4. oder 5. Lebensjahrzehnt ganz leicht zu ergrauen. An den Schläfen und in der Wirbelgegend sieht man die ersten grauen Haare. Auch die Barthaare beim Mann werden oft zuerst ergriffen, zuletzt werden die Schamhaare und die Achselhaare grau bzw. weiß. Das weiße Haar ist oft trockener und kürzer als das normale, Farbstoff enthaltende. Im hohen Alter werden die Haare im allgemeinen, namentlich beim Mann, trockener, borstiger, entsprechend der Kürze und splittern leichter. Auffallend ist, daß bei diesem Ergrauen sehr oft einzelne ganz dunkle oder schwarze Haare auch bei den Blonden nachwachsen, die solche nie gehabt haben. Man sieht dann oft, z. B. in den Augenbrauen, vereinzelte dunkelborstige Haare z. B. bei Männern, die früher rein hellblond waren.

Diese Veränderung der Haare steht aber nicht im Zusammenhang mit der dem Alter oft eigentümlichen Glatze, wenn auch vielleicht für beide Störungen Herabsetzung der Ernährung der Haut mitverantwortlich ist. Auffallend ist bei dem Ergrauen der alten Leute die familiäre Disposition und das verschiedene Auftreten bei den Geschlechtern. Wir sehen oft in einer Familie die Frauen bis ins hohe Alter hinein ohne Pigmentverlust der Haare, während sämtliche männlichen Mitglieder weiß werden. Was die Art des Ergrauens im Alter anbelangt, so können entweder zuerst nur die Spitzen ergrauen und dann erst das andere Haar, oder der ganze Haarschaft wird allmählich weiß.

Woher die oft mehr gelbliche Farbe des Haares rührt, läßt sich schwer nachweisen. Wahrscheinlich sind auch hier die Fettverhältnisse, die Absonderung des Kopfes, die mehr oder weniger starke Trockenheit, die Verschiedenheit der Farbnuancen von Einfluß. Die abnorme Canities praematura kann bereits sehr früh auftreten. In der Literatur sind Fälle bekannt, in der die Haare bereits im Alter von 5—6 Jahren weiß wurden. Ich selbst habe eine sehr gesunde, blühende Amerikanerin mit 16 Jahren ergrauen gesehen, ohne daß sich dafür irgendeine Veranlassung vorfand, als das familiäre Frühweißwerden. Gerade Männer von ganz gesundem Aussehen, denen gesundheitlich nichts fehlt, werden oft bereits mit 30 Jahren weiß, und ich selbst kenne eine ganze Reihe von Familien, in denen diese vererbbare Anlage vorhanden ist, oder sich in verschiedenen Generationen mehr bei den männlichen als bei den weiblichen Mitgliedern zeigt. Von verschiedenen Seiten wird behauptet, daß das frühzeitige Ergrauen sich sehr oft bei Leuten findet, die ganz besonders langlebig sind. FÉRÉ hat eine derartige Familie von langlebigen Menschen beschrieben, in der die Frauen nicht, während die männlichen Mitglieder der Familie schon im Alter von 5—6 Jahren ergrauten. Ob die Ansicht von JACQUET, BESNIER und BROCQ richtig ist, daß die Kinder von Eltern, die zur Zeugungszeit bereits grau waren, schneller ergrauen, läßt sich nicht nachweisen.

Außer den Fällen von frühzeitigem Ergrauen, bei denen wir keine Ursache für diesen pathologischen Zustand finden können, außer der familiären, sind in zweiter Linie für das frühzeitige Ergrauen schwere Erkrankungen, insbesondere Geisteskrankheiten, Epilepsie und andere Leiden als Ursachen anzusehen.

Ein ganz besonderes Interesse haben aber immer besonders die Fälle von plötzlichem Ergrauen erregt, weil sie teils lebhaft bestritten, teils fest geglaubt wurden. Seit ältester Zeit werden immer wieder Beobachtungen berichtet von plötzlichem Ergrauen der Haare. Es sind eine große Anzahl Fälle gemeldet, aber nur sehr wenige halten wissenschaftlicher Prüfung stand. So konstatierte LANDOIS in einem Falle von Säuferwahnsinn bei einem Manne, daß dieser in einer Nacht ergraute. Bei mikroskopischer Untersuchung zeigte sich, daß das Haar erhalten war, aber im ganzen Mark und auch in der Rindensubstanz fanden sich reichliche Luftbläschen vor, die dem Haare den grauen Schein verliehen. Historisch sind eine ganze Reihe solcher Fälle bekannt (Zusammenstellung von BODIN). Marie Antoinette soll einen Tag vor ihrer Hinrichtung weiß geworden sein. GUERRAZZI berichtet, daß der Seigneur Dandelot auf die Kunde vom Todesurteil gegen seinen Vater weiß wurde. Ludovicus Sforza soll in der Nacht nach seiner Verhaftung plötzlich ergraut sein, Guarini nach dem Verlust eines kostbaren griechischen Manuskriptes. RAYMOND berichtet von einer Frau, die nach großen Geldverlusten schwer nervös wurde, unter

Kopfschmerzen litt, am 31. Januar auf die Nachricht vom Verlust ihres Geldes weiß wurde. 15 Tage nach diesem Ereignis verlor sie fast alle Haare, die am 30. März desselben Jahres noch nicht wieder gekommen waren. PARRY sah einen gefangenen Soldaten, der aus Angst innerhalb $^1/_2$ Stunde grau wurde. Ähnliche Fälle sind von BICHAT, HANNEMANN, PECHLIN, RAYER und SCHENK u. a. mitgeteilt worden. JOSEPH berichtet über einen Fall, von MORITZ SCHMIDT veröffentlicht, bei welchem sich infolge der Angst, von einer Eisenbahn überfahren zu werden, am anderen Morgen 2 weiße Stellen zeigten. Im Jahre 1930 publizierte KLAUDER den Fall eines Schiffsbauingenieurs, der wegen Konstruktionsfehlern, die er begangen hatte, in schwerer Depression lebte. In der der gerichtlichen Verhandlung vorangehenden Nacht wurden seine Haare weiß.

Während also auf der einen Seite derartige Beispiele existieren, hat namentlich die österreichische Schule, vertreten durch HEBRA und KAPOSI, sich diesen Mitteilungen gegenüber sehr skeptisch verhalten. Wie ich bereits oben erwähnte, fehlt für die meisten der angeführten Fälle von plötzlichem Ergrauen der wissenschaftliche Nachweis, die genaue Beobachtung, und nur in dem Fall von LANDOIS ist mikroskopisch untersucht worden. Ich selbst habe niemals einen echten Fall von plötzlichem Weißwerden gesehen. Ich habe nur einen einzigen Fall erlebt, in dem mir berichtet wurde, daß der Patient plötzlich infolge schwerer Krankheit ergraut sei. Hier lag aber ein Beobachtungsfehler vor. Der Kranke hatte sich stets seine Haare sehr gut färben lassen und nur ich als Arzt und der Friseur wußten, daß dieses in seiner schweren Erkrankung nicht möglich war. Ähnliche Vermutungen lassen sich natürlich an verschiedene derartige Fälle auch knüpfen. Auffallend ist jedenfalls eins: Man hätte erwarten müssen, daß im letzten Weltkrieg, in dem das Grauen und der Schreck an Millionen von Männern und Frauen teils plötzlich, teils fortwährend herangetreten ist, viele Fälle aus dem Felde gemeldet worden wären, die über plötzliches Ergrauen berichten, doch war dies nicht der Fall. In dieser Zeit hätten sicherlich auch Grauen und Angst vor dem plötzlichen Tode auch bei der Zivilbevölkerung (Fliegerbomben usw.) zum plötzlichen Ergrauen führen müssen. In der ganzen Literatur habe ich aber nur 4 derartige Fälle feststellen können, die anscheinend wissenschaftlicher Kritik standhalten. Der eine Fall stammt von BEHRING, der bei einem Soldaten im Kriege infolge Schreck eine fleckweise Depigmentierung der Kopf- und Schamhaare feststellen konnte. Den 2. Fall von GASTEIGER mit plötzlichem Ergrauen der Cilien habe ich bereits oben erwähnt, der 3. Fall ist von SCHÖNHOFF veröffentlicht, der von einem 36jährigen Lokomotivführer berichtet, daß er 36—48 Stunden nach Überfahren des Haltesignals weiß wurde. Im 4. Fall berichtet FRITSCH von dem plötzlichen Ergrauen eines Ballonoffiziers.

Neben diesem plötzlichen Ergrauen spielt, wie gesagt, das *allmähliche Ergrauen* als Folge von Erkrankungen, Sorgen usw. eine Rolle. Auch schwere Allgemeinerkrankungen, wie Malaria, langdauernde typhöse Leiden, schwere Influenza, Typhus, Rose usw. führen zum Ergrauen der Haare, manchmal zum vorübergehenden, oft aber zum dauernden. Innersekretorische schwere Störungen, früher Verlust der Menstruation, können bei Frauen eine frühzeitige Canities herbeiführen. Ich selbst sah einen Fall, bei dem nach schwerer Rose die Haare ausfielen, um grau wiederzukommen und später wieder dunkel zu werden. Langjähriger Aufenthalt in den Tropen kann zu allmählichem Ergrauen führen. RINDFLEISCH sah bei einem 5jährigen Mädchen im Anschluß an allgemeine Körperschwäche nach katarrhalischer Pneumonie am linken Auge die Wimpern weiß werden.

Auch schwere Störungen des Nervensystems können entweder partielles oder allgemeines Ergrauen hervorrufen; so ist partielle Canities bei Trigeminusneuralgien (Eulenburg, McMurray, Seeligmüller), bei traumatischer Ophthalmie mit Neuritis optica von Hutchinson, Jacobsohn und Schenkel berichtet worden. Nach Hemikranie sah Paget ebenfalls partielles Ergrauen. Satke schilderte ebenfalls einen 71jährigen Mann mit Meningomyelitis luetica, der eine eigentümliche Hemicanities zeigte. Die linke Hälfte der Pubes war weiß, die rechte dunkelbraun, eine Erscheinung, die Satke als trophoneurotische Störung ansieht. Im allgemeinen sind aber diese Fälle von Hemiplegie mit halbseitiger Weißfärbung sehr selten. Bei Tabes konstatierten Barthélemy, Bulkley u. a., bei Geisteskrankheiten und Epilepsie Beigel, Morselli und Leloir Entfärbung der Haare. Bourneville und Poirier sahen als Folge eines Cerebraltumors schnell eintretende Canities auftreten. Heineke berichtete über eine in Perioden wiederkehrende Entfärbung der Haare auf einem bestimmten Kopfabschnitt bei einer an Dementia praecox leidenden Frau. Hier trat die Weißfärbung vor dem Anfall auf und verschwand manchmal wenige Stunden nach dem Aufhören desselben; die Verfärbung blieb bei einem Anfalle 4 Tage lang, dann stellte sich 3 Tage lang die normale Haarfarbe ein, um sich dann wieder zu verlieren. Erst nach Aufhören der seelischen Krise trat die normale Farbe auf. Hierher gehört auch der schon obenerwähnte Fall von Landois, bei dem unter dem Einfluß des Delirium tremens das Weißwerden der Haare auftrat. Man kann also im allgemeinen sagen, daß alle schweren Erkrankungen und Störungen des Allgemeinbefindens unter Umständen imstande sind, ein frühzeitiges dauerndes oder vorübergehendes Weißwerden der Haare herbeizuführen. Es muß aber doch eine bestimmte (oft vererbbare) Disposition vorhanden sein, sonst müßte diese frühzeitige Canities öfter zur Beobachtung kommen, als dies in Wirklichkeit der Fall ist.

Interessant und merkwürdig sind aber außerdem auch die Fälle, in welchen das frühzeitige Weißwerden nicht standhält, sondern nur eine vorübergehende Erscheinung ist. So berichtet Istell, daß sein Vater, der 1861 in dem Alter von 62 Jahren Kopf- und Barthaar grau hatte, im Jahre 1882, im Alter von 83 Jahren, wieder schwarze Haar hatte, mit Ausnahme einiger grauer Haare an den Schläfen. Griffiths beschreibt einen Fall von Weißwerden der Haare während dreier Jahre. Der Kranke, ein Feuermann, wurde wieder schwarz, als er sich längere Zeit einer außerordentlichen Kälte aussetzte. Jedenfalls sind derartige Fälle, in denen das Grauwerden anscheinend nur für eine Anzahl von Jahren erfolgt, sehr selten. Auch ein Wechsel von weiß-schwarz und wieder weiß ist von Jackson und Warner berichtet worden. Ein Mann wurde allmählich weiß und im Laufe von 30 Jahren 3mal wieder schwarz. Der Wechsel von Schwarz zu Weiß ging sehr schnell vor sich, während umgekehrt das Zurückkehren der schwarzen Haare 5 Jahre in Anspruch nahm. Mehrere Jahre blieben dann die Haare normal, dann wurden sie wieder weiß. In diesen 30 Jahren, während der Kranke beobachtet wurde, war er sonst völlig normal. Im allgemeinen aber ist das Grauwerden der Haare selbstverständlich progressiv und dauernd sowohl bei der prämaturen wie senilen Form.

Über die *Ursachen* des physiologischen oder pathologischen Vorganges der Haarbleichung sind alle möglichen Theorien aufgestellt worden. Viele Forscher wie Jackson und McMurthry u. a. glauben, daß das Weißwerden der Haare verursacht ist durch einen noch unbekannten Störungsvorgang der Papille, und daß von hier aus das Haar allmählich ergriffen wird. Michelson auf der anderen Seite meinte, daß das Pigment nach der Haarpapille wieder zurückströmt, um sich dort den Säften des Körpers wieder beizugesellen und im Körper verteilt zu werden. Er vergleicht diesen Vorgang mit der fortschreitenden Pigmentierung der Altershaut, die er auch auf Rückströmungen und Verteilungen zurückführt. Ehrmann wieder ist der Ansicht, daß das Pigment der Haare in der Papille gebildet wird, und daß bestimmte Zellen, die sogenannten Melanoblasten, fehlen oder mit der Pigmentbildung aufhören. Anfang dieses Jahrhunderts hat Metschnikow versucht, die Lehre von den Phagocyten für den Verlust des Haarfarbstoffes zu verwerten. Er fand bei Beginn des Altersergrauens zwischen den Corticalzellen in der Rindenschicht des Haares bestimmte Zellen, welche er Chromophagen nannte. Er hält diese Zellen, die nach seinen Angaben mit Fortsätzen versehen sind, und diese nach verschiedenen Richtungen intercellular bewegen, für fähig, Pigment aufzusaugen. Nachdem sich diese Chromophagen oder Pigmentophagen mit Pigment gesättigt haben, wandern sie nach der Haarwurzel und der Papille, um dort als Pigmentzellen zu bleiben. Diese Pigment aufsaugenden Zellen finden sich im Haar nur zu Beginn der Entfärbung; nach dem Verlust des Pigmentes sind diese Wanderzellen nicht mehr aufzufinden. So erklärt auch Metschnikow das plötzliche Ergrauen, indem diese Pigmentzellen unter dem Einfluß eines Shocks in lebhafte Tätigkeit geraten, das Pigment aufsaugen und zur plötzlichen Entfärbung der Haare führen. Metschnikow hat solche Phagocyten-Wanderzellen auch im Markkanal zu finden geglaubt, und zwar nach Behandlung des Haares mit Natrium carbonicum. Er glaubt also, daß diese Chromophagen oder Pigmentophagen auch aus der Marksubstanz in die Rindensubstanz wandern können. Bodin, auf Metschnikows Untersuchungen fußend, ist der Ansicht, daß die senile Entfärbung analog den üblichen Rückbildungsprozessen im Alter toxischen, nervösen oder seelischen Faktoren die Entstehung verdankt, die eine intensive und starke Aktion der Phagocyten entwickeln. Er schließt sich also darin der Metschnikowschen Ansicht über das Entstehen des plötzlichen Weißwerdens an. Im Jahre 1908 hat Schein eine neue Theorie aufgestellt, durch die er das plötzliche Ergrauen zu erklären versucht. Er glaubt, daß es um so schneller zum Pigmentschwund kommt, je schneller die früheren Haargenerationen gewachsen sind, je mehr sie Pigment enthalten haben und je länger die Haare gewesen sind. Es wird durch das schnelle Wachstum nicht nur mehr Pigment hervorgerufen, sondern auch verbraucht. Das plötzliche Ergrauen der Haare habe seine Ursache darin, daß, wenn die Pigmentbildung in den Haarpapillen den Höhepunkt erreicht, ein neuer Reiz jetzt anstatt zur neuen Pigmentbildung zur Pigmentatrophie führe.

1923 hat dann Schein sich noch einmal zur Frage des Ergrauens der Haare geäußert. Er konnte an einem Manne mit ergrauendem Barte nachweisen, daß das Ergrauen nicht auf den Pigmentverlust pigmentierter Haare, sondern auf Ersatz pigmentierter Haare durch pigmentlose beruht, daß ferner die erste Generation grauer Haare sich durch rasches Wachstum und besondere Länge ihren pigmentierten Nachbarn gegenüber auszeichnete. Er schließt daher, daß der Pigmentverlust der Haare auf Erschöpfung durch Pigmentverlust beruht.

Sehr interessant sind aber vor allem die Untersuchungen Blochs, der über das Erlöschen der Pigmentbildung im ergrauenden Haare Untersuchungen vermittels der Dopamethode angestellt hat. Er kommt dabei zu folgenden Schlüssen: ,,Im Alter bei dem Ergrauen der Haare wird die Intensität der Dopareaktion schwächer, um schließlich im Bulbus der ganz weißen Haare vollständig zu erlöschen. Bei diesem Vorgange kann in einzelnen Zellen des Bulbus Pigment noch eine Zeitlang persistieren, während die Reaktion bereits ganz schwach oder negativ ist, oder aber es geben Matrixzellen, die kein natives Pigment mehr enthalten, noch eine schwache Reaktion.

Im postfetalen Leben finden sich, im Gegensatz zum Embryo viel häufiger mesodermale, pigmenthaltige Zellen in der Cutis und in der Haarpapille, deren Pigment sich in Farbe und Form von dem epithelialen Pigment deutlich unterscheidet. Ganz besonders reichlich treffen wir diese Pigmentzellen beim Ergrauen des Haares, so daß sie hier unter Umständen die ganze Papille ausfüllen. Diese mesodermalen Zellen geben nie eine positive Reaktion.

Die Färbung des normalen Haares wird verursacht durch die Funktion, der in den Haarmatrixzellen vorhandenen pigmentbildenden Dopaoxydase. Das physiologische Ergrauen (Canities) der Kopf- und Barthaare beruht auf dem im Alter eintretenden Schwund dieser Dopaoxydase. Es wird also nicht das früher pigmentierte Haar sekundär im Alter pigmentlos, sondern das pigmentierte Haar wird durch ein weißes ersetzt, wobei möglicherweise auch das Abströmen von Pigment aus dem Bulbus in die Chromatophoren der Papille eine Rolle spielen könnte."

Die **Behandlung** der Canities ist sowohl in den physiologischen wie in den pathologischen Fällen kaum möglich. Da wir ihre Ursachen nicht kennen, wird auch die Behandlung kaum Erfolg haben. Man hat früher geglaubt, durch innere Gaben von Eisen und Arsen, von Phosphor und Schwefel die physiologische oder pathologische zu geringe Bildung von Farbstoff wieder heben zu können. Diese Behandlung hat aber nie Erfolge gehabt. Einzelne Fälle sind berichtet, in denen das Haar nach jahrelanger Anwendung von Pilocarpin oder anderen Präparaten der Jaborandiwurzel wieder dunkler geworden ist. Auch nach Essigsäure soll eine stärkere Pigmentierung eintreten. Nur in wenigen Fällen, in denen das Weißwerden der Haare Neuralgien oder anderen schweren, vorübergehenden Erscheinungen gefolgt war, konnte nach Aufhören der Erkrankung über eine Wiederherstellung der Farbe berichtet werden. In derartigen Fällen kann also innere Behandlung durch Hebung des Allgemeinbefindens oder Beseitigung des nervösen Leidens evtl. Erfolg versprechen. Hier kämen natürlich Tonika, Antineuralgica usw. in Frage. Auch äußerliche Behandlung durch Einreiben der Haare mit in Öl aufgelöstem Eigelb, Anwendung von Eisen- und Schwefelsalben haben niemals Erfolg gehabt. Ich selbst habe beobachtet, daß leicht ergrautes Haar, das z. B. durch langes Baden im Meereswasser ausgetrocknet wird, auf dem feine Salzkrystalle sitzen und das infolgedessen weißer erscheint, durch Einfetten mit Öl wieder eine leichtere blonde oder bräunlichere Nuance erhält. Diese Erscheinung beruht aber nur darauf, daß man dem ausgetrockneten Haar wieder etwas mehr Fett und Glanz gibt.

In der letzten Zeit sind ab und zu Mitteilungen in die Literatur gekommen, daß es durch Steinachoperationen und ähnliche Prozeduren zur Verjüngung und Hinausschiebung des Greisenalters gelungen ist, auch das Haarwachstum zu beeinflussen, das Ergrauen zu verhindern und sogar wieder dunklere Haare nachwachsen zu lassen. Diese Versuche bedürfen selbstverständlich der Nachprüfung.

Da also jede ätiologische und kausale Behandlung versagt, sind wir, falls eine Wiederherstellung der früheren Haarfarbe gewünscht wird, auf das Haarfärben angewiesen, auf die Eigenschaften des Haares, bestimmte chemische und pflanzliche Farbstoffe festzuhalten und dadurch eine andere Farbe anzunehmen. Hierüber und über die Technik soll im nächsten Kapitel eingehender gesprochen werden.

## Literatur.

### *Canities.*

BEIGEL, H.: Virchows Arch. **38**, 324 (1867). — BERGER: Arch. of Ophthalm., Juli **1909**. — BERING: Canities der Kopfhaare nach Trauma. Zbl. Hautkrkh. **16**, 641. — BICHAT: Anat. gén. **4**, 815. — BLOCH: Über die Entwicklung der Haut- und Haarpigmente bei Embryonen und über das Erlöschen der Pigmentbildung in ergrautem Haar. Arch. f. Dermat. **135**, 57 (1921). — BODIN: La Prat. dermat. **4**, 4. Paris: Masson & Co. 1904. — BOHAC, CARL: Prag. med. Wschr. **1905**, Nr 28. — BOISSIER: Progrès méd. **1899**, No 24. — BOURNEVILLE: Progrès méd. **1896**, No 14. — BROERS, J.: Mh. Dermat., 1. Nov. **1899**, Nr 9. — BROWN-SÉQUARD: Arch. de Physiol. **2**, 442 (1896).

CABANÉS: Indiscrétions de l'histoire. Les teintures. Paris: Albin & Michel 1906. — CATHELINEAU: Soc. franç. Dermat., Sitzg 10. Jan. 1895 u. 13. Jan. 1898. — CHARCOT:

A propos d'un cas de canitie survenu très rapidement. Gaz. Sci. méd. Bordeaux **1861**, 445. — Cheatle: Ergrauen der Haare und Innervation. Brit. med. J. **1908**, Nr 2479.

Dubreuilh: Canitie. Philad. dermat. Soc., 10. April 1921. Arch. of Dermat. **6**, Nr 2, 23 (1922).

Eble: Lehre von den Haaren, Bd. 2, S. 313. Wien 1831. — Ehrmann, S.: (a) Über das Ergrauen der Haare und verwandte Prozesse. Allg. Wien. med. Z. **1884**, Nr 29. (b) Artikel: Pigmentanomalien. Dieses Handbuch, Bd. 2, S. 750.

Falkenheim: Zur Lehre von den Anomalien der Haarfärbung. Anat. Anz. **1888**. — Felletar: Gyógyászat (ung.) **32** (1906). Ref. Pest. med.-chir. Presse **1906**. — Féré: Note sur un cas de canitie rapide. Progrès méd. **1897**, 49. — Flatau: Berl. klin. Wschr. **1894**, Nr 8.

Gasteiger: Über frühzeitiges Ergrauen der Cilien. Arch. Augenheilk. **95**, H. 3/4, 261 (1925). — Gaucher: Dtsch. Ärzteztg **1904**, **323**. — Gebb: Dtsch. med. Wschr. **1908**. — Griffiths, G. W.: J. of cutan. genito-urin. Dis., Sept. **1895**, 376. — Guth: Arch. f. Dermat. **1901**, Nr 56, 145.

Harrington and Douglas: J. amer. med. Assoc. **1908**, 14. — Heller, J.: Canities congenita in der persischen Heldensage. Dtsch. med. Wschr., 26. Sept. **1908**. — Heinicke, W.: Neur. Zbl. **1904**, Nr 4.

Isdell: Med. Tim. a. Gaz., 15. Nov. **1885**.

Jarisch-Blaschko: Pigmentdiskussion. Internat. med. Kongr. Berlin. Mh. Dermat. **11**, 274. — Jones, R.: Lancet, 1. März **1902**.

Karsch: De capillitii humani coloribus. Diss. Greifswald 1846. — Klauder, Josef: Sudden whitening of the hair after mental strokes. Arch. of Neur. **24**, 415—416 (1930).

Labbé, H.: Presse méd., 15. April 1899. — Laborde et Meillère: Soc. de Biol., Tome 53, 8, p. 213. — Landois: Virchows Arch. **35**, 575 (1866); **45**, 113 (1869). — Ledermann: Dermat. Ver. Berlin, Bd. 1, S. 15. 1895. — Leloir, H.: Recherches sur les affections cutanées d'origine nerveuse. Paris 1881. — Leloir, H. et Vidal: Canities. France méd. **1890**.

Mayer, L.: Haarfarbe oder Haarfärben, Pudern und Schminken. Med. Klin. **1930 II**, 1619. Zbl. **36**, 577. — Metschnikow, E.: Etudes biologiques sur la vieillesse Sur le blanchiment des poiles. Ann. Inst. Pasteur **1901**, 865. — Mewborn: J. amer. med. Assoc., 18. Mai **1901**, 1389. — Musser: Albinismus in Negro. Med. Clin. N. Amer. **8**, Nr 35, 781.

Ornstein, B.: Brief an Berl. Ges. Anthrop., Ethnol. u. Urgeschichte, Sitzg 21. März 1891.

Pape: Über frühzeitiges Ergrauen der Cilien. Zbl. Hautkrkh. **29**, 659. — Parry: Dublin med. Press. **1861**, **332**. — Pearce, S.: St. Louis med. J., März, Juli **1902**. — Peki: Berl. klin. Wschr. **1881**, Nr 51. — Pincus: (a) Über Canities senilis et praematura. Virchows Arch. **45**, 181 (1869). (b) Der Einfluß des Haarpigments und des Markkanals auf die Färbung des Haares. Arch. f. Dermat. **4** (1872). — Pohl: Über die Einwirkung seelischer Erregungen auf das Haar. Nova acta Leopold-Carol. Akad. Naturforsch. **1894**, 64.

Rayer: Traité des maladies de la peau, Tome 3, p. 733. — Raymond: Rev. Méd. **1882**, No 9, 770. — Reinhard: Ein Fall von periodischem Wechsel der Haarfarbe. Virchows Arch. **1844**. — Reisinger, E.: St. Louis med. J., Juni **1902**. — Richard-Ellis: Lancet, 12. Nov. 1861. — Richelot: Ann. Mal. Peau (Cazenave) **2**, 224 (1845). Ref. Prag. Vjschr. **1885**. — Richter, P.: Dermat. Z. **4**; Klin. ther. Woche **45** (1902). — Rindfleisch: Klin. Mbl. Augenheilk., Juli **1902**. — Rizzoli: Boll. Sci. Med. Bologna, V. s. **1877**, 23. — Rossolymno: Arch. f. Psychiatr. **15**, H. 3. — Rousseau: Thèse de Bordeaux **1900**.

Sandomir, Fr.: Fall von vorzeitigem Ergrauen der Wimpern. Sibir. Arch. **1922**, Nr 2. — Sattke: Über das Ergrauen des menschlichen Kopfhaares. Zbl. Hautkrkh. **15**, 646–650 (1930). — Schein, M.: Pest. med.-chir. Presse **1908**, Nr 32, 43; **1909**, Nr 4. — Schenkl, A.: Arch. f. Dermat. **5**, 137 (1873). — Schmitz, Moritz: Virchows Arch. **156**, H. 1. — Schneller, E.: Rev. scient., 4. April **1908**. — Schönhof: Canities praematura acuta. Zbl. Hautkrkh. **10**, 641. — Schrader: Haarfarbe. Dtsch. med. Wschr. **1929 II**, 1267. — Schütz, Jos.: Ärztl. Sachverst.ztg **1902**, Nr 6. — Schwalbe, G.: Morphol. Arb. **2**, 483 bis 606. — Schwimmer: Neuropathische Dermatonosen, 1883. S. 211. — Simon, Th.: Albinismus partialis bei Farbigen und Europäern. Dtsch. Klin. **1861**. — Sticker: Fälle plötzlichen Ergrauens nach Unfall. Freiburg i. Br. — Stricker: Virchows Arch. **73**, 623.

Tissot, G.: Thèse de Paris **1898**. — Tomasczewski, E. u. E. Erdmann: Münch. med. Wschr. **1906**, Nr 8.

Voerner: Dermat. Z. **12**, H. 8. — Vogt, Alfr.: Klin. Mh. Augenheilk. **1906**. — Vollmer: Dermat. Z. **1895**.

Wallenberg: Vjschr. Dermat. **1876**, 63. — Weinberg, W. G.: Münch. med. Wschr. **1902**, Nr 14. — Wertheim: Der Bau des Haarbalges. Sitzgsber. Akad. Wiss. Wien **1864**, 50. Weyner: Orv. Laja **1901**. — Wilson: Diseases of the skin, 1867. p. 732. — Wolters, M.: Dermat. Z., Okt. **1902**.

## 4. Haarfärbe-Methoden.

Der Wunsch, weißem Haar wieder seine frühere Farbe zu geben und den Anschein des Altwerdens zu vermeiden, ist uralt. Vor allem waren es immer die Frauen, die es zu vermeiden suchten, älter zu erscheinen, als sie in Wirklichkeit sind, oder wünschten jünger zu erscheinen als es der Fall ist. Außerdem haben immer Menschen mit unansehnlicher und häßlicher Haarfarbe oder Menschen, die anfingen grau zu werden oder graumeliertes Haar bekamen, versucht, dieser oft zu früh auftretenden Erscheinung abzuhelfen. So finden wir schon im Altertum bei TIBULL Nußschalen als Färbemittel angegeben, bei PLINIUS essigsaures Blei, bei MARTIAL Spuma nativa; im Orient sind seit uralten Zeiten die Hennapräparate als Färbemittel bekannt. Ganz besonders Mode wurde bei den Römern das Blondfärben der Haare, als die ersten blonden Germanen und Germaninnen als Gefangene nach Rom kamen. So ließ CALIGULA den gefangenen Galliern die Haare rot färben, weil sie im Triumphzug Germanen vorstellen sollten. Die Alemannen und Bataver selbst färbten sich vor der Schlacht die Haare rot als Zeichen eines Rachegelübdes. Auch dunkelhaarige Germanen färbten sich die Haare blond. In dieser Zeit hatte sich bereits eine ganz besondere Technik der Rot- und Blondfärbung der Haare entwickelt. Zu diesem Zwecke wurden scharfe Seifen und besonders starke Haarfärbemittel angewendet. Auch blondgefärbte Perücken wurden getragen. Als aber die Halbwelt die blonden Haare bevorzugte, kamen sie wieder aus der Mode. Aber selbst bei wilden Völkerstämmen finden wir Färben der Haare, indem sich Negerstämme mit einem Teig aus gedörrtem Kuhmist und Wasser die Haare rötlich färben. Die Haare werden durch die Lauge weicher, und diese rote Perücke gilt als schön.

In der neueren Zeit hat nicht nur das Färben weißer Haare, sondern auch unter dem Einfluß der Mode das Umfärben normaler Haare eine große Bedeutung gewonnen, da ja oft die Mode die Haarfarbe vorschreibt, die für Frauen als die gegebene, der sie sklavisch nachzukommen haben, bestimmt wird.

Das Färben des menschlichen Haares ist nicht so einfach, wie es dem Laien ohne weiteres erscheint und nicht so harmlos, wie er es sich vorstellt. Nicht alle Haare sind gleich gut färbbar. Es ist z. B. ein Unterschied zwischen dem Bart- und Kopfhaar desselben Mannes. Weiche Haare, also vor allen Dingen Frauenhaare, sind schwerer färbbar als dicke. Je nach dem Härtegrad der Hornhülle wird die Farbe leichter eindringen und bei der keratinarmen Hülle besser halten als bei der keratinreichen. Deshalb wird auch das nachwachsende Haar, welches sehr fettreich und keratinarm ist, oft beim Nachfärben eine andere Nuance geben, als das bereits gefärbte. Auch die chemische Zusammensetzung des zu färbenden Haares kann von Bedeutung sein; namentlich der Schwefelgehalt scheint hier besonderen Einfluß zu haben. Auch nervöse Erkrankungen, Zirkulationsstörungen im Körper, Migräneanfälle scheinen die Aufnahmefähigkeit des Haares für Farbstoffe zu verändern. Man behauptet, daß leichte Störungen im Wohlbefinden, die wechselnde Blutfülle, Einfluß auf die Färbbarkeit des Haares haben. Namentlich während der Menstruationszeit soll dies zu bemerken sein. Das eine Haar färbt sich schlecht mit Silberfarben, während es sich mit Henna gut färbt und umgekehrt. Schlecht entfettete Haare oder fette nehmen oft die Farben nicht so an, wie gewünscht; selbst grüne Farbtöne, die das Entsetzen der Gefärbten bilden, kommen infolgedessen gelegentlich vor (Fall von SVEND LOMHOLT). Auch ich habe eine derartige grüne Mißfärbung mit wochenlangem, unfreiwilligen Stubenarrest gesehen. Zu häufige Färbung setzt auf der anderen Seite die Empfänglichkeit des Haares für Farbstoffe herab und kann ebenfalls in wenig haltbarer oder schlechter Farbe ihren Ausdruck finden. Schlechte Vorfärbungen wirken ungünstig auf die richtige

Nachfärbung. Auch die obenerwähnte Nachfärbung des Haarnachwuchses ist nicht so leicht. Diese sogenannte Wurzelfärbung wird dadurch erschwert, daß das Haar um so fettreicher ist, je näher es dem Haarboden und der Wurzel ist, und dann, daß der Keratingehalt des nachgewachsenen Haares nur schwach entwickelt ist, wodurch die Lackbildung beim Färben verhindert wird. Auf der anderen Seite wirken Säuren und Alkalien schädlich auf die Haare. Mittel, welche zu stark das Fett entziehen (Äther, Benzin, Tetrachlorkohlenstoff), können das Haar zu sehr austrocknen. Überall bekannt ist die Schädigung des Haares durch Wasserstoffsuperoxyd, namentlich in ammoniakalischer Zusammensetzung, wie es als Bleich- und Blondierungsmittel oft gebraucht wird. Dagegen werden sehr verdünnte Lösungen (z. B. von Citronensäure, Citronensaft, Essigsäure) das Haar weicher und glänzender machen. Was die Nützlichkeit oder Schädlichkeit des Haarfärbens selbst anbelangt, so ist es gar keine Frage, daß ein günstiger Einfluß überhaupt nicht vorhanden ist, man wird aber doch von einem leichten schädigenden Einfluß sprechen, wenn das Haar regelmäßig jahrelang entfettet und nachgefärbt, dadurch brüchig wird und seine Geschmeidigkeit verliert. Sachgemäße Anwendung der Haarfarbe wird schwere Schädigungen verhindern. Am unschädlichsten für das Haar ist und bleibt die reine Hennafärbung und die Henna-Renkfärbung.

Wie ich schon oben gesagt habe, ist eine Entfettung des Haares unbedingt nötig, um eine dauernde Färbung zu erreichen und um häßliche Färbungen zu verhindern. Dazu genügt das gründliche Waschen mit neutraler, guter Seife, in sehr fettreichen Fällen Anwendung sehr verdünnter Alkalien, die dann aber wieder aus dem Haar herausgespült werden müssen. Aber auch die Vorbehandlung der Haare mit Wasserstoffsuperoxyd wird in vielen Fällen nötig sein, um die richtige Farbe zu erzielen. In Frage kommen die verschiedensten Farben: blond und aschblond, goldblond, rotblond, hellbraun, kastanienbraun, hell und dunkel, dunkelbraun, rotbraun, schwarzbraun, braunschwarz und tiefschwarz. Daraus ersehen wir schon, welche Mannigfaltigkeiten und Möglichkeiten bestehen. Die Hauptsache beim Haarfärben ist, daß das Haar lebend aussieht und nicht tot, und daß es zur Hautfarbe und zum Pigment im richtigen Verhältnis steht.

Die Färbung des Haares geht nun vor sich entweder durch direkte Farbenbindung (Lackbindung) oder durch indirekte. Zur ersteren Form gehören die vegetabilischen Haarfarben, die den Glanz des Haares nicht verringern, zur zweiten diejenigen Farben, die als Metallsalzniederschläge auf das Haar gebracht werden. Wir wenden deshalb vor allem die vegetabilischen Haarfärbemittel, insbesondere das alte Haarfärbemittel Henna, an, welches aus den Blättern des in Afrika und Asien vorkommenden Strauches Lawsonia Inermis hergestellt wird. Es ist, wie oben erwähnt, das unschädlichste Haarfärbemittel, welches den Haaren auch einen besonderen Glanz verleiht. Sehr oft wird es kombiniert mit dem sogenannten Renk angewendet, d. h. mit den gepulverten Blättern des Indigostrauches, die außerordentlich stark färbend sind. Die blaue Farbe des Indigos neutralisiert die rote Farbe der Henna und gestattet je nach der Zusammensetzung und nach der Dauer der Einwirkung die Haare von hellblond bis tiefschwarz zu färben.

Auch Orseille (Persio oder Cud bear), grüne Nußschalen, Kamillenblüten, Rhabarberwurzeln, Galläpfel, gehören zu diesen vegetabilischen Stoffen.

Die chemischen Haarfärbemittel zerfallen in Haarfarben aus Metallsalzen, Haarfarben kombiniert aus Vegetabilien und Chemikalien und Anilin-Haarfarben. Unter den ersteren spielen die Schwefelpräparate, die Pyrogallussäure, das Tannin, das Hämatin eine gewisse Rolle. Ganz besonders sind aber die Silberfarben, vor allem der Höllenstein (das Silbernitrat) noch immer in Anwendung. Auch Kupferfarben, Wismut- und Eisenfarben kommen in Frage.

Ebenso können Metallsalzkombinationen verwendet werden. Allgemein bekannt ist es, daß die Bleihaarfarben schädlich und deshalb in einer ganzen Reihe von Kulturländern verboten sind. Man wird deshalb nur noch sehr selten von Hautentzündungen und Vergiftungen durch Haartinkturen, die Blei enthalten, lesen. Die letzte derartige Veröffentlichung ist von VALDIGUE und PLANQUE, die nach Bleiacetat eine Toxikodermie beobachten konnten.

Unter den in zweiter Linie erwähnten Haarfarben auf vegetabilischer Grundlage kombiniert mit Chemikalien spielen nur die Henna-Rastikfarben eine Rolle. Also z. B. Hennapulver mit Eisenpulver, Rhabarberwurzel, Borax und Chlorammonium. Hier ergeben sich durch entsprechende Mischung mit Henna und den verschiedensten Mineralien die Möglichkeiten, alle Farben hervorzurufen.

Nach außerordentlich langen Versuchen mit Anilinfarben war man auf die Paraphenylendiaminfarbstoffe als die besten Haarfärbemittel zurückgekommen. Nach ganz kurzer Zeit wurden aber, entsprechend den Schädigungen durch gefärbte Pelze, eine ganze Reihe von Fällen veröffentlicht, in denen nach Anwendung von Paraphenylendiamin schwere Dermatitiden entstanden waren. Namentlich durch das in Frankreich sehr bekannte und auch bei uns oft angewendete Juvenia-Haarfärbemittel sind sehr viele schwere Hautentzündungen entstanden. So sind Fälle von BOURQUELOT, BROCQ, CASATI, CATHELINEAU, EUDITZ, FEULARD, FOURNIER, FISCHER, LABORDE, MEILLÈRES, REESE, SCHRADER und VIZIUM veröffentlicht worden. Aber nicht nur Entzündungen der Kopfhaut, sondern auch allgemeine schwere Vergiftungserscheinungen sind von CATHELINEAU beobachtet worden. BERGER sah eine Neuritis optica mit zentralem Skotom und Verschlechterung des Sehvermögens. Sehr ernste Erscheinungen in Form von epileptiformen Anfällen, Erbrechen und Urticaria sah GAUGER. Über einen Todesfall berichtet MARLOW aus Genua, der 1928 dort nach Anwendung von Paradiaminobenzol beobachtet wurde. Von der ganzen Reihe von Paraphenylendiaminen sind nur wenige übrig geblieben, meist nur substandivierende Paraphenylendiamine, die entweder gar nicht oder sehr selten reizen. Es sind dies bei uns in Deutschland nur drei: das ERDMANNsche Aureol, das Eugatol und das Primal. Aber auch diese Mittel sind, wie ich bereits erwähnt habe, nicht immer ganz unschädlich. LASSAR sah nach Aureol ein toxisches Erythem, JOSEPH eine starke Dermatitis des ganzen Gesichts und RICHTER ebenfalls eine Reihe von Hautschädigungen. Das von TOMACZEWSKI angegebene und unter dem Namen Eugatol in den Handel gebrachte Haarfärbemittel der Aktiengesellschaft für Anilinfabrikation soll nicht Schädigungen hervorrufen, mir sind von ihm keine bekannt. Auch das von der Agfa hergestellte Primal scheint unschädlich zu sein, auch von ihm ist mir nur eine Schädigung bekannt geworden, von der ich annehme, daß sie durch Überempfindlichkeit der Dame verursacht ist. In der Literatur habe ich keine Schädigungen durch Primal gefunden. Nur seltene Rötung der Haut ist mir bekannt geworden. Dieses von MAX JOSEPH und COLMAN empfohlene Primal scheint wirklich das unschädlichste unter den entgifteten Paraphenylendiamin-Präparaten zu sein.

Auch vor der Anwendung von Mineralfarben hat McKENNA in der letzten Zeit gewarnt, vor allen Dingen vor Eau de Javelle, Cyankali und Oxalsäurelösungen. SCHRADER widerrät dringend dem Gebrauch von Kupferverbindungen, um rotes und rotbraunes Haar zu erzielen, da diese beiden Verbindungen namentlich im Gesicht bei Augenbrauenfärbungen Ekzeme und Geschwüre hervorrufen können. Derselbe Autor macht ganz besonders noch aufmerksam auf Schädigungen, die beim Gebrauch des Föns entstehen können, dadurch, daß Funken überspringen und z. B. Wasserstoffsuperoxydlösungen chemisch zersetzen.

Aber auch selbst von der als ganz harmlos geschilderten Henna sind Schädigungen bekannt geworden. So hat FUNFACK solche durch das Hennapräparat Gora gesehen, und ich selbst habe nach Färbung der Augenbrauen aucb von diesem Präparat eine Hautentzündung des Gesichtes konstatieren können. Auch Hennaseifen können die Haut reizen. SABOURAUD macht deshalb für alle derartigen Präparate darauf aufmerksam, daß man, um nicht bei Überempfindlichkeit die Haut zu schädigen, bei allen Haarfärbungen immer erst eine Vorfärbung an einer kleinen Stelle machen sollte, ehe man den ganzen Kopf mit dem Mittel einreibe. Die Zahl der Fälle von überempfindlicher Haut, die durch Haarfärben geschädigt worden ist, ist zwar im Verhältnis zur Zahl der gefärbten Frauen eine unverhältnismäßig kleine gewesen; aber die Gefahr der Überempfindlichkeit besteht doch und man muß mit ihr rechnen, COLMANN ist derselben Ansicht, auch ich selbst habe stets dazu geraten.

In der letzten Zeit hat STRAUSS-Barmen ein gemischtes Pyrogallol-Schwefel-Cholestearin-Präparat für Haarfärbung, Haarpflege und Haarwachstum empfohlen. Das Mittel, welches zum Braunfärben der Haare angewendet wird, wird mit der Zahnbürste in die vorher mit Seifenwasser gewaschenen Haare eingerieben. STRAUSS empfiehlt das Präparat wegen seiner Unschädlichkeit und der kräftigen Wirkung auf den Haarboden.

Ich habe in dieser kurzen Übersicht nur die Prinzipien der Haarfärbung angeben können und habe absichtlich auf Rezepte und Vorschriften verzichtet, da dies meiner Ansicht nach nur zu schlechten Resultaten führt. Zum Färben des Haares und zur Kenntnis der Färbtechnik gehört ein guter, vorsichtiger Friseur, der nur die besten Präparate auf Lager hat.

Wohl nur selten wird Jemand an uns herantreten, der sich seine grauen Haare weiß färben lassen will. Nach MAX JOSEPH werden die Haare mit einer Lösung von übermangansaurem Kali gründlich gewaschen, getrocknet und alsdann mit einer konzentrierten Oxalsäure durchtränkt.

Im allgemeinen haben wir Ärzte die Pflicht, jeder Patientin, die uns fragt, vom Haarfärben abzuraten. Da die Haarfarbe im allgemeinen nur Wochen hält, bei Metallfarben und Hennafärbungen nur Monate unverändert bleibt, muß das Haar natürlich immer wieder nachgefärbt werden. Außerdem kommt nach 3 Wochen stets das Nachfärben des Nachwuchses, die Wurzelfärbung, in Frage. Wir müssen also den Patienten sagen, daß durch das regelmäßige Nachfärben doch die Haare allmählich leiden werden, und daß das fortdauernde Entfetten zweifellos das Keratin der Haarhülle angreift, austrocknet und zum Brechen und Splittern veranlaßt.

Wir müssen außerdem noch die Patienten daran erinnern, daß eine wenn auch seltene Überempfindlichkeit gegen chemische Mittel bestehen kann, und daß die Heilung des ekzematös gewordenen Kopfes unter Umständen wochenlang dauert.

## Literatur.

### *Färbemethoden.*

ATTILO: Tödlich verlaufene Vergiftung durch Haarfärbemittel. Gazz. Osp. **1928 II**, 1207; Zbl. Dermat. **30**, 45 (1929).

BERDE: Ausgebreitete Kopfhautgangrän nach Entfärbung der Haare mit Wasserstoffsuperoxyd. Dermat. Wschr. **82**, 8 (1926). — BLASCHKO: Hauterkrankungen durch Pelzhaarfärbemittel. Dermat. Wschr. **59**, 1098 (1914). — BÖDTKER: Sublimior. Dermat. Wschr. **55**, 1082 (1912). — BROCQ, L.: Les éruptions causées par la teinture à base de chlorhydrate de paraphenylendiamin et de amidophenol. Trib. méd. **1920 II**, 1115.

CATHELINEAU: Soc. franç. de Dermat., Sitzg 10. Jan. 1895 u. 13. Jan. 1898. — CASATI, EMANUELE: Un caso di Ulcera corneale bilaterale e iridociclite de tinture per capello. Atti Accad. Sci. med. e natur. Ferrara **3**, 4 (1928). — COLMAN: Entgiftung von Pelzhaarfarben. Dermat. Wschr. **57**, 1459 (1914).

DAMIANOS: Chronische Vergiftung mit einem Paraphenylendiamin-Haarfärbemittel. Dermat. Wschr. **54**, 150 (1912).

ERDMANN: Z. angew. Chem. **1895**, 424.

FASAL: Chemische Grundlagen der Haarfarben. Dermat. Wschr. **63**, 712 (1916). — FUNFACK: Henna-Dermatitis. Zbl. Dermat. **22**, 472 (1927).

GENON: Dermatitis des Gesichts durch ein Haarfärbemittel. Dermat. Wschr. **59**, 1089 (1914). — GILBERT PARKER: Lehrbuch der Schönheitspflege, S. 63—83.

JOSEPH, MAX: Lehrbuch der Kosmetik, Berlin. — JULIUSBERG: Leitfaden der Kosmetik für Ärzte. Wien u. Berlin: Urban & Schwarzenberg 1922.

KREN, O.: Kosmetische Winke. Wien: Julius Springer 1930.

LABORDE et MEILLÈRE: Trib. méd., 26. Febr. u. 6. März **1901**.

MCCAFFERTY: Hair dyes and their toxic effects. Arch. of Dermat. **14**, Nr 2, 136 (1926). — MCKENNA: Warnung vor Haarbleichmitteln. Mod. cosmetic preparat. Brit. med. J. **1930**, Nr 3619, 899; Zbl. Hautkrkh. **35**, 81. — MEYER, R. L.: Pudern, Schminken, Haarfärben. Med. Klin. **1930 II**, 1619.

OTA: Dermat. Wschr. **59**, 1009 (1914).

PASCHKIS: Kosmetik. Wien 1890. — PINKUS: Über Canities senilis et praematura. Virchows Arch. **45**, 183 (1869).

REDGROVE et FOAN: Blonde or brunette. The art of hairdying. London: William Heinemann, medic. books Ltd.

SAALFELD, E.: Kosmetik. Berlin: Julius Springer 1922. — SCHNELLER: Les teintures pour cheveux. Paris: Librairie G. Ficker. — SCHRADER: Gesundheitsschädigungen durch Haarfärbemethoden. Zbl. Dermat. **34**, 589. — SCHYGOWITSCH, O.: Kosmetische Mittel. Wien: Julius Springer 1929. — STRAUSS-Barmen: Pyrogallol, Schwefel-Choleämie-Präparat für Haarfärbung. Dermat. Wschr. **1931**, Nr 5, 174.

TOMACZEWSKI u. ERDMANN: Münch. med. Wschr. **1906**.

VALDIGUIE et PLANQUE: Sur un cas de toxicodermie mortel par teinture capill. (plomb). Arch. de Dermat. **1**, 1026 (1930).

WINTER: (a) Haarfarben und Haarfärbung. Berlin: Julius Springer 1930. (b) Handbuch der gesamten Parfümerie und Kosmetik, S. 636—675. Berlin: Julius Springer 1927.

## 5. Pili annulati (Ringelhaare).

(Trichonosis versicolor. Leukotrichia annularis. Intermittierendes Ergrauen. Ringed hair. Canitie annelée.)

Unter Ringelhaaren verstehen wir ein streckenweises Auftreten von Luft in der Marksubstanz. Die befallenen Strecken sind in Ringform in den Haaren angeordnet, ein Ring ist von normaler Farbe, der andere weiß. Das Haar hat einen gleichmäßig dicken Durchmesser; die lufthaltigen Stellen sind nur scheinbar dicker als die luftleeren. Die Patienten selbst zeigen im allgemeinen keinerlei Störungen ihres Allgemeinbefindens; nur in einzelnen Fällen sind Ausnahmen hiervon beobachtet worden.

Der erste Fall wurde 1846 in einer Dissertation von KARSCH veröffentlicht. Dann folgte G. SIMON 1851, SPIESS 1859, ERASMUS WILSON 1867, LANDOIS 1866, PINKUS 1872, LESSER 1885. Spätere Veröffentlichungen sind von CROCKER, BRAYTON und GALLOWAY in den 90er Jahren. In Virchows Archiv Band 35 beschrieb LANDOIS diese Affektion unter dem Namen intermittierendes Ergrauen. Er sah die Ringe in Abständen von 1 mm und das Haar alternierend hell und dunkel geringelt. Die hellen Stellen rührten nach seiner Untersuchung von der Anwesenheit kleiner Luftbläschen im Markkanal und der umgebenden Rindensubstanz her. Der Farbstoff war dabei erhalten. ERASMUS WILSON hatte die Ansicht aufgestellt, daß die weißen Ringel bei Tage wüchsen, die dunklen bei Nacht. Im Gegensatz dazu glaubte LANDOIS die Entstehung dieser Ringbildung durch intermittierende Erregung trophischer und vasomotorischer Nerven erklären zu können. Allgemein wissen wir über die Ätiologie dieser Erkrankung nichts. Die Zahl der Fälle ist auch noch so gering und die einzelnen Fälle sind so verschieden, daß es nötig ist, daß ich einzelne markante Fälle besonders erwähne. So sah KIWULL Pili annulati bei einer 17 jährigen Patientin, die nach dem plötzlichen Tode ihres Vaters eine universelle Alopecie bekam. Bei der mikroskopischen Untersuchung einzelner Haare fand sich Auftreten von Luft in der Marksubstanz, die bei durchfallendem Lichte weiß, bei auffallendem schwarz erschien. COLCOT FOX teilte eine ähnliche Beobachtung mit. Auch hier zeigten sich nach einem diffusen universellen Haarausfall die in den einzelnen Haarinseln übrig gebliebenen dunklen Haare gesprenkelt, die Haare bestanden aus dunklen und hellen Partien. CROCKER sah einen Fall im Schnurrbart kombiniert mit Trichorrhexis nodosa. Er berichtet dann über einen zweiten Fall bei einem 7 Jahre alten Mädchen, bei dem die Erkrankung nach einer Influenza begann; in 5 Jahren waren sämtliche Haare ergriffen. Die Haare wuchsen nicht länger als 24 cm, in allen Haaren waren weiße und dunkle Stellen abwechselnd vorhanden. MEACHEN sah die Anomalie bei einem Kinde von 3 Monaten, die weißen Abschnitte waren durchschnittlich $^1/_5$ mm lang, die dunklen $^3/_{10}$ mm, der Haarschaft war gleichmäßig dick. Auch F. PINKUS sah 2 Fälle. In beiden waren die Haare ziemlich gleichmäßig dick und gleichmäßig pigmentiert. Es bestanden keine spindelförmigen Auftreibungen wie bei moniliformen Haaren, keine Dickenschwankungen. Im Gegensatz zu den bisher veröffentlichten Fällen, in denen die hellen und dunklen Stellen gleichmäßig auftraten, ließ ein Fall von UNNA diese regelmäßige Anordnung nicht erkennen. Der Fall ist auch deshalb interessant, weil die Erkrankung gleichzeitig mit einer Leukonychie auftrat. Die Haare waren abnorm trocken und glanzlos und zeigten unregelmäßig angeordnete weiße Bänder von verschiedener Breite, die von den normalen Abschnitten nicht scharf abgegrenzt waren. In den weißen Stellen fand UNNA eine stark poröse von Luft erfüllte Haarsubstanz. UNNA glaubt, daß es sich hier also um das primäre Auftreten von Hohlräumen handle, in die erst später die Luft als Ersatz eintrete. Die Hohlräume bilden sich nach seiner Ansicht durch übermäßiges Schrumpfen zu weicher Haarstellen. In den letzten Jahrzehnten sind noch Fälle von HAXTHAUSEN, BUSCHKE, CADI, HOFFMANN, RIECHE, GILSE VON WEST und HÖPKE beobachtet worden. Während HAXTHAUSEN bei dem 18jährigen Mädchen die Stellen perlschnurartig angeordnet fand bei gleichmäßig dickem Haar, glaubt HÖPKE, ebenso wie BUSCHKE, daß die Entwicklung der Erkrankung von der Haarspitze nach den Wurzeln zu vor sich geht und daß die Erkrankung durch endokrine Störungen oder Nerveneinflüsse entstanden sei. RIECHE denkt an einen stark erhöhten Tonus im vegetativen Nervensystem und endokrine Störungen (wie HÖPKE). GILSE VON WEST sah Ringelhaar bei einem 12jährigen Mädchen, bei welchem die Zahnanlage und bleibenden Zähne ganz fehlten.

Da wir über die Ursache der Erkrankung nichts wissen, ist es natürlich auch um die Therapie schlecht bestellt. Eine Heilung durch ärztliche Behandlung wurde bisher nicht beobachtet.

## Literatur.

*Ringelhaare.*

BRAYTON: Indiana med. J. **16**, 10 (1897). — BUSCHKE: (a) Dermat. Wschr. **72**, 421. (b) Mädchen mit Ringelhaaren. Zbl. Hautkrkh. **1**, 399.

CADY LEED and MILDRED TROTTER: A study of ringed hair. Arch. of Dermat. **6**, Nr 3, 301 (1922). — CROCKER: Brit. J. Dermat. **5**, 175.

FOX, COLCOTT: A case of ringed hairs (Trichonosis versicolor, Leucotrichia annularis, Canitie annelée) associated with diffuse alopecia). Brit. J. Dermat., Sept. **1906**, 321.

GALLOWAY: Ringed hairs. Brit. J. Dermat. **8**, 437. — GILSE VON WEST: Anodontie mit Haaranomalie. Nederl. Tijdschr. Geneesk. 1929. Zbl. Hautkrkh. **31**, 199.

HAXTHAUSEN: Dermat. Wschr. **65**, 1045. — HÖPKE, HERMANN: Über Veränderungen des Pigment- und Luftgehaltes in Ringelhaar. Z. Anat. **61**, Nr 5/6, 522 (1923). — HOFFMANN: Dermat. Wschr. **59**, 1017.

KARSCH: De capillitii humani coloribus quaedam. Diss. inaug. Greifswald 1846. — KIWULL, E.: Defluvium capillorum universale. Pili annulati. Arch. f. Dermat. **32**, 173 (1895).

LANDOIS: Virchows Arch. **35**. — LESSER: Mh. Dermat. **1885**.

MEACHEN: Case of leucotrichia annularis associated with development and other pigmentary disorders. Brit. J. Dermat. **14**, 86 (1902).
PINKUS, F.: Berl. dermat. Ges., 9. Juli 1907.
RIECKE: Dermat. Wschr. **75**, 1093.
UNNA: Internationaler Atlas seltener Hautkrankheiten, 19, S. 2.
WILSON, ERASMUS: Proc. roy. Soc. Lond. **1867**, 406; Diseases of the skin, 1867, p. 752.

# IV. Anomalien des Haarwachstums.

Die angeborenen Anomalien des Haarkleides können entweder in mangelhafter oder verspäteter Entwicklung des Haarapparates (Alopecia congenita, Hypotrichosis) oder in einem gesteigerten teils universellen, teils örtlichen Haarwachstum bestehen. Hierher gehören außerdem noch die Alopecia triangularis congenita, die als Monilethrix bekannte seltene Haarkrankheit, die unter dem Namen Spindelhaare erst in den letzten 15 Jahren bekannter geworden ist und die Pili torti (Trichokinesis). Einen Übergang zum nächsten Kapitel bildet die sogenannte Agenesia pilorum, die als eine Brücke zwischen den angeborenen und erworbenen Anomalien des Haarkleides bildet. Auch seltene Haarmißbildungen und die Trichiasis und Districhiasis gehören hierher.

## 1. Hypertrichosis.

(Hirsuties. Polytrichia. Trichosis hirsuties. Trichostasis. Hypertrophia pilorum. Polytrichia. Trichauxis. Dasyma. Dasytes. Homines pilosi. Superfluous hair. hairiness [Engl.]. Poils accidentels [Fr.]. Haarmenschen, Hundemenschen [Deutschl.].

Die gesteigerte Haartätigkeit (Hypertrichosis) ist in erster Linie entwicklungsgeschichtlich zu verstehen. Der Urmensch war viel mehr behaart als der jetzige. Die Anordnung der Haare des Menschen entspricht heute noch trotz ihrer geringen Ausbildung und der Feinheit der Lanugohaare vollständig der der Tiere. Wenn nach RANKE der Mensch ursprünglich ein Haartier gewesen ist, so müssen wir den jetzigen Zustand als den der Rückbildung ansehen und uns vorstellen, daß das Haarkleid zum allmählichen Verschwinden bestimmt ist und daß vielleicht in weiter Ferne der Zustand der Haarnacktheit (état glabre) einmal kommt, ähnlich wie wir bei Hunden auch schon eine haarlose australische Rasse haben. Wir sehen ja auch das fetale Haarkleid als Erbteil sich ausbilden und dann allmählich verschwinden, während es in der Urzeit wahrscheinlich in viel stärkerem Maße vorhanden war und sich allmählich umgewandelt hat. Diese Ähnlichkeit mit dem Urzustand und mit den Tieren sehen wir noch heute hauptsächlich bei den Haarmenschen, wie sie als Raritäten gezeigt werden und wie sie stets wegen ihrer tierähnlichen abnorm starken Behaarung nicht nur das Interesse des Volkes, sondern auch der Wissenschaft geweckt haben.

Die Hypertrichosis kann

1. entweder als anormales Haarwachstum an Stellen auftreten, wo sonst nur normale Lanugohaare wachsen,
2. kann sie in Form abnorm langer Haare an bestimmten Körperstellen auftreten, wo sonst nur kürzere Haare wachsen (Schnurrbart, Vollbart usw.),
3. kann ein anormales gehäuftes Wachstum, also abnorm viele Haare, an Stellen auftreten, wo sonst nur wenig Haare vorhanden sind,
4. finden wir verhältnismäßig oft ein außergewöhnlich starkes Wachstum der Haare bei Frauen im Gesicht und an einzelnen Stellen des Körpers, und
5. tritt dieses exzessive Wachstum ganz besonders bei den sog. Haarmenschen, den Hundemenschen, den Homines pilosi, fast universell auf.

Die Hypertrichosis kann also entweder allgemein oder an einzelnen Stellen vorhanden sein. Sie kann angeboren und auch erworben, sie kann dauernd sein und vorübergehend erscheinen. Michelson unterschied bei der Hypertrichosis folgende Formen:

1. *Hypertrichosis indoles hereditaria:*
   A. Hypertrichosis universalis:
      a) die exzessive Behaarung der Haarmenschen,
      b) die allgemeine starke Behaarung des männlichen Körpers,
   B. Hypertrichosis localis:
      a) Hypertrichosis simplex, die zu starke Behaarung einer Stelle bei unveränderter Haut,
      b) Hypertrichosis hypertrophica, die exzessive Behaarung der sog. Naevi auf überpigmentierter und pathologisch veränderter Haut.
2. *Hypertrichosis acquisata transitoria* (Klebs) als im extrauterinen Leben erworben:
   a) Hypertrichosis neurotica, infolge neurotischer Ursachen,
   b) Hypertrichosis irritativa, als Folge von Hautreizungen.

Ganz anders sah Virchow die Sache an, er unterschied nur 3 Gruppen:

1. die exzessive Haarbildung bei Frauen,
2. die eigentliche behaarte Naevusform,
3. die sog. Edentatenform,

die Virchow für eine entwicklungsgeschichtliche Anomalie hielt, als eine hereditäre Erkrankung, bei der neben dem exzessiven Haarwachstum noch der Zahnmangel auffällt, wie ihn eine Reihe der sog. Haarmenschen gezeigt haben, und der Virchow zu der Bezeichnung Edentatenform veranlaßt hat.

Wieder anders hat Barthels die Hypertrichosis beurteilt. Er unterscheidet:

1. die sog. Heterogenie, die Form, die mit abnormer, den Frauen nicht zukommender Behaarung einhergeht,

2. die Heterochromie, eine vorzeitige Entwicklung normaler Behaarung, die sonst erst nach der Pubertät auftritt, und

3. die Heterotopie, die exzessive Behaarung an Orten, wo sich Haare sonst nicht finden.

Die angeborene Hypertrichosis kann also, wie oben bereits gesagt, entweder universell vorkommen oder auf einzelne Teile beschränkt sein oder sich nur an bestimmten umschriebenen Stellen finden.

Im Anfang habe ich schon darauf hingewiesen, daß unser jetziges Haarkleid als Reste der Haarbekleidung der ersten Menschen anzusehen ist und daß bei der Menschheit ein allmählicher Rückgang bis zum haarlosen Menschen eintreten wird. In diesem Sinne glaubt Geyl, daß das fetale Haarkleid als Erbteil der früheren Haarbekleidung, während es beim normalen Menschen ausfällt, bei der Hypertrichosis als solches entweder bleibt, oder daß es zu einer Weiterentwicklung des gesamten oder eines Teils des ganzen fetalen Haarkleides kommt. Wenn wir von einer universellen Hypertrichosis sprechen, dürfen wir nicht vergessen, daß bei dieser Entwicklung des Haarkleides sich Teile desselben stark, andere nur schwach, dritte gar nicht entwickeln können. Und so sehen wir auch bei Tiermenschen ganze Teile von Haaren frei, in bald größerer, bald kleinerer Ausdehnung. Es gibt also eigentlich keine universelle Hypertrichosis. Fast stets bleiben, selbst bei den stärkstbehaarten Haarmenschen, ganze Hautgegenden frei. Nie sind die Palmarflächen der Hände, die Dorsalflächen der letzten Finger und Fußphalangen, die Innenseiten der Labia majora, des Praeputium und die Glans penis mit Haaren bedeckt.

Im Gegensatz zu Geyl sieht Waldeyer die Hypertrichosis als Wiederauftreten der ausgefallenen fetalen Haarkleidung an. Kaposi dagegen glaubt, daß die Hypertrichosis von nicht ausgefallener, sondern im Gegenteil von normal bleibender und dann sich zu stark entwickelnder Anlage des fetalen Haarkleides herrührt. Im Gegensatz dazu meint BRANDT die Hypertrichosis auf die Ursäuger, auf die Promammalien zurückführen zu sollen und hat deshalb auch für diese Erkrankungsform den Namen Embryonalis promammalica vorgeschlagen.

REDLICH endlich gibt im Jahre 1926 einen weiteren Beitrag zur Kenntnis der Behaarungstypen beim Menschen. Er unterscheidet 3 Typen, die bei beiden Geschlechtern dieselben Anordnungen zeigen, beim stärker behaarten Manne stärker, bei der Frau schwächer, und zwar einen oberen, einen unteren und einen ventralen Hypertrichosistypus. Der obere zeigt starke Behaarung der gesamten Vorderfläche des Rumpfes, der Schultern, des Rückens, weniger der Extremitäten, der untere starke Haarentwicklung am Gesäß, Pubes, Beinen und Dorsum der Vorderarme; Knöchelgegend, obere äußere Fläche der Oberschenkel und Kniekehlen sind meist frei. Wenig Haare finden sich auf Brust, Nacken, am Innenrand des Schulterblattes und am Kreuz. Der ventrale Typus ist vorn am Rumpf weit stärker behaart als am Rücken. Der letzte Typ ist der häufigste und findet sich auch oft in Kombination mit dem ersten und zweiten. Nach REDLICH sind kleine und große kräftige Menschen seltener mit Hypertrichosis behaftet, als mittelgroße, nicht besonders kräftige. Er hält die Hypertrichosis für erblich mit evtl. Einwirkung innersekretorischer Organe.

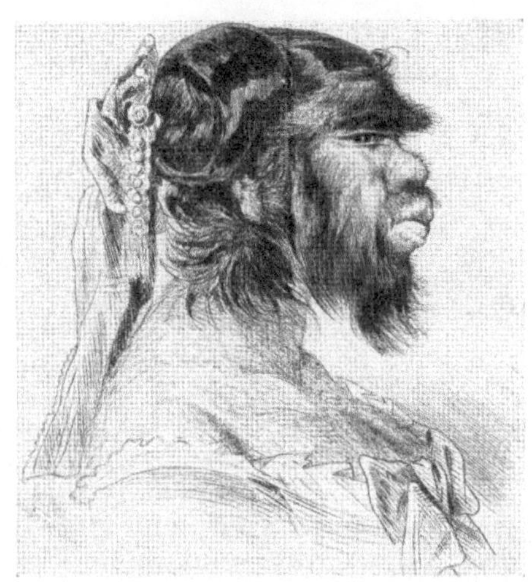

Abb. 9. Hypertrichosis. (Aus Sammlung F. PINKUS.)

Alle Menschen mit angeborener Hypertrichosis zeigen bei der Geburt ein mehr oder weniger weiches, dickes Haar, das bald heller, bald dunkler ist, das nicht ausfällt, sondern immer länger und dunkler wird bis zur vollen Haarentwicklung. Es stellt also weiter nichts dar als ein außerordentlich stark entwickeltes Lanugohaar, dessen Wachstum von bestimmten Zentren ausgeht und den Richtungslinien der Haarströme des fetalen Haarkleides entspricht. Auffallend ist, daß — siehe VIRCHOWs Einteilung — entsprechend diesem anormalen Haarwachstum sehr oft mit der Entwicklung dieser Haarmenschen Zahndefekte und die sog. Spina bifida occulta verbunden ist. Worauf diese Zahndefekte beruhen, wissen wir nicht. Jedenfalls finden wir namentlich im Oberkiefer entweder Zähne fehlend, oder sie sind schlecht entwickelt. So sah MICHELSON z. B. in einer sehr behaarten Familie bei einzelnen Mitgliedern das vollständige Fehlen aller 5 Backzähne. Die Fälle von Hypertrichosis mit Spina bifida occulta (sacrale Hypertrichosis) sind in der Literatur sehr häufig beschrieben, so von VIRCHOW und vielen anderen. Bisweilen sind diese Mißbildungen mit schwanzartigen Fortsätzen kombiniert. Auch bei der lokalen abnormen Behaarung kommt Spaltbildung der Wirbelsäule vor. JOACHIMSTHAL hat ein Kind mit kongenitaler Hüftgelenkluxation und abnormer Behaarung der Leistenpartie beschrieben, das eine deutliche Spina bifida zeigte.

Die Zahl der in der Literatur niedergelegten Beobachtungen von allgemeiner Hypertrichosis, der sog. Haar- oder Hundemenschen, ist nicht sehr groß. Ein Fall von dieser Hirsuties universalis ist der im Jahre 1873 in ganz Deutschland überall gezeigte russische Haarmensch Adrian Jewtichew und sein Sohn, die Virchow in der Berliner Medizinischen Gesellschaft vorstellte. Leider weiß man weder über die väterliche noch über die mütterliche Veranlagung etwas. Interessant ist, daß der Vater bis zu seinem 17. Jahre keine Zähne hatte und dann nur 4 untere und einen oberen. Der Sohn soll nur 4 Schneidezähne gehabt haben. Vater und Sohn waren außerordentlich stark behaart und boten vollständig das Bild eines Hundemenschen.

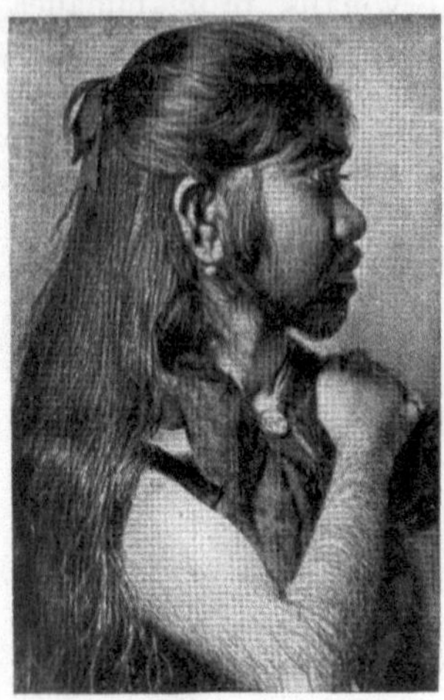

Abb. 10. Hypertrichosis. (Sammlung F. Pinkus.)

Weiterhin sind bekannt Crao, ein Mädchen aus Laos, das Barthels beschrieben hat. Joseph bringt die Photographie eines 19 Jahre alten galizischen Mädchens, das 1891 gezeigt wurde. Bei ihm war weder Heredität bekannt, noch waren Zahndefekte nachweisbar. Merkwürdig ist, daß bei ihm später die Körperhaare ausfielen und nur noch die Gesichtshaare übrig blieben. Veröffentlicht wurde ferner auch die Haarmenschenfamilie Schwe-Maong. Stricker teilte den Fall der Barbara Ursler mit, die im 17. Jahrhundert gelebt hat. Sie war blond, mit weichem Haar und hatte einen dicken Vollbart bis zum Gürtel. In einem Buche, welches im Jahre 1642 veröffentlicht wurde, und den Titel „Aldrovandi monstrorum Historia" führte, handelt es sich um eine vierköpfige Familie von den kanarischen Inseln, die vollständig behaart war. 1852 berichtete Howne über eine 20jährige Schweizer Frau, die fast den ganzen Körper mit Haaren bedeckt zeigte. Kurz sei noch die Tänzerin Julia Pastrana erwähnt.

Außer diesen Fällen, die ich hier anführen wollte, ist noch eine ganze Reihe bis in die letzten Jahre hinein gezeigt worden und wird immer noch auf Jahrmärkten usw. gezeigt.

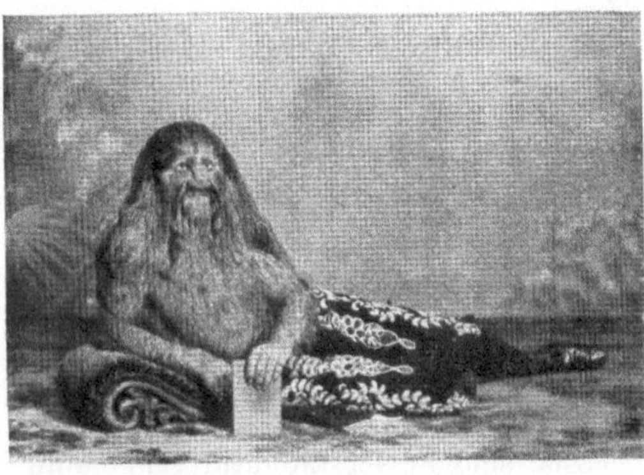

Abb. 11. Hypertrichosis. (Sammlung F. Pinkus.)

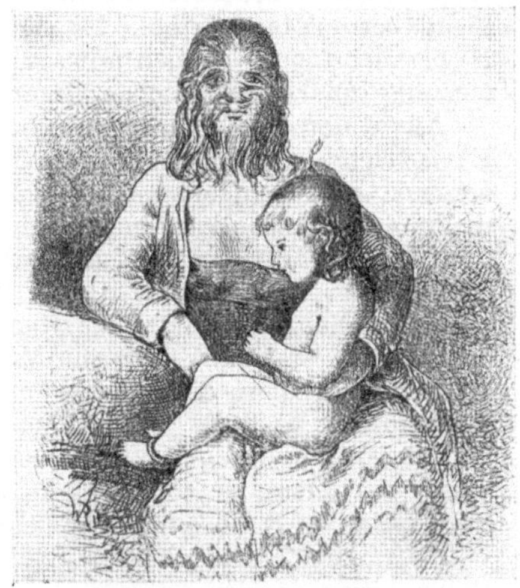

Abb. 12. Hypertrichosis. (Sammlung F. Pinkus.)

Häufiger als die universelle Form ist die *örtliche oder partielle.* Hier gibt es eine außerordentlich große Anzahl von Fällen, die veröffentlicht sind. Zum Teil handelt es sich dabei hier um Naevi, die hier nicht beschrieben werden sollen, da es sich beim Naevus um eine örtlich veränderte Haut mit gleichzeitiger Hypertrichosis handelt, zum Teil aber um wirkliche, rein örtliche Hypertrichosen, bei denen nur die übermäßige Behaarung das Pathologische ist. Die örtliche Hypertrichosis findet sich entweder an Stellen vor, wo sonst normales Haar ist, oder an Stellen, die mit Lanugohaar bedeckt waren. In anderen Fällen gibt es eine familiäre Anlage mit abnormem Haarwuchs, entweder auf den Schulterblättern oder auf der Brust, oder am Oberschenkel und Arm. Oft finden sich diese Behaarungsanomalien gleichzeitig an den verschiedenen Stellen vor. Dabei kommen auch Übergänge von der universellen Hypertrichosis zur örtlichen vor. So berichtet CUMMINS über eine Frau mit außerordentlich schönem Gesicht, deren Körper aber von der Brust bis zum Knie mit dichtem schwarzen Haar bedeckt war. WALDEYER sah ein 9jähriges Mädchen, das eine Haarlocke vom 1.—4. Lumbalwirbel hatte und eine kleinere vom 3. bis 4. Halswirbel. Diese örtliche Hypertrichosis schließt sich an die sog. Hypertrichosis der Sacralgegend, die sehr häufig ist, und, wie ich schon oben erwähnte (Fall JOACHIMSTHAL), mit Spina bifida kombiniert ist, an. Oft ist das Haar dort in einem Dreieck angeordnet. ORNSTEIN berichtet über 2 derartige Fälle bei griechischen Soldaten und glaubt, daß sie in Griechenland häufiger sind. PARY sah bei zwei Schwestern in der Lendengegend das büschelweise Auftreten von 15—20 cm langen weichen Haaren, ebenfalls in der Form eines Dreiecks. Ähnliche Fälle dieser sacralen Hypertrichosis, auf deren Zusammenhang mit der Spina bifida bekanntlich VIRCHOW zuerst hingewiesen hat, sind noch von vielen anderen (BRUNNER, FERÉ, GROSS, KELLNER, LAUDON, zuletzt von LAIGNEL-LAVASTINE) veröffentlicht worden. Gelegentlich sieht man auch diese lokale Anomalie bei jungen Mädchen an den Geschlechtsteilen. So beschreibt BEIGEL ein 6jähriges Kind, das an den Schamteilen eine Haarbekleidung hatte, wie ein 20jähriges Mädchen.

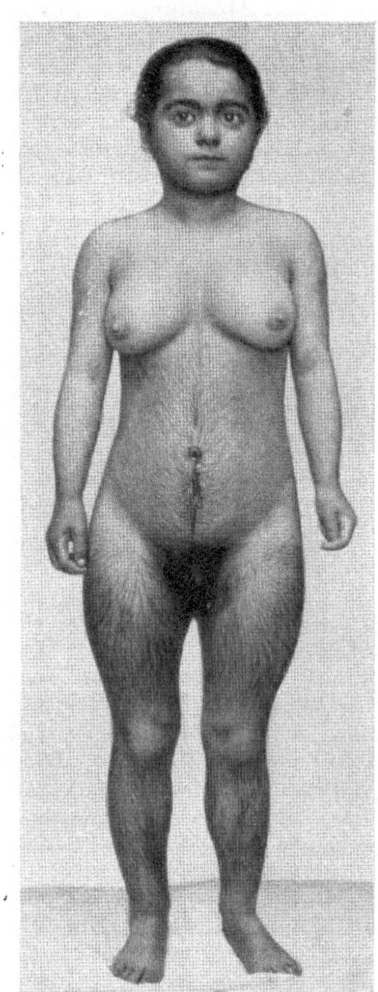

Abb. 13. Partielle Hypertrichosis. (Sammlung F. PINKUS.)

Bei Männern tritt die örtliche Hypertrichosis ganz besonders im Bart auf. Im allgemeinen sind diese Männer etwas mehr behaart als andere, aber diese etwas gesteigerte Behaarung geht nur wenig über das Normale hinaus. Dagegen ist der Bart bei denselben außerordentlich entwickelt. Diese Formen gehören natürlich ebenfalls zu den angeborenen oder vielmehr durch eine angeborene Anlage bedingten, wenn sich das Haar natürlich auch erst später entwickelte. So veröffentlicht VIRCHOW einen 42jährigen Mann, dessen Bart 1,7 m lang war und bis auf die Erde reichte. Ich selbst sah einen Kutscher, der seinen bis an den Nabel gehenden Vollbart in die Weste eingeknöpft trug. KAPOSI schilderte einen Bergmann, der auch den Bart zusammengefaltet im Brustlatz trug. LEONARD erwähnt einen Mann mit über 2 m langem Bart und ebenso ALLWORTHY einen, dessen Bart über 3 m lang war. Auch der Zimmermann aus Eidam, der gewöhnt war, seinen 3 m langen Bart in der Tasche zu tragen und der Bürgermeister von Braunau, dessen Bart bis auf die Erde reichte, sind bekannt. Namentlich bei den Fakiren in Indien kennt man derartige Fälle von außerordentlich starkem Bartwachstum seit langem; man sieht sie noch heute auf indischen Abbildungen. Ähnlich dieser Hypertrichosis des Bartes beim Manne sehen wir bei der Frau eine überaus lange Entwicklung des Kopfhaares, während beim Manne dies selten der Fall ist. KAPOSI wurde von einer mittelgroßen Blondine konsultiert, deren Haar bis zum Boden reichte. BARTHELS sah eine solche mit Haaren bis zum Knie. BARTULINUS fand bei der Frau eines dänischen Soldaten eine exzessive Entwicklung der Schamhaare, die so weit reichten, daß sie sie auf dem Rücken flechten konnte. Wie ich schon erwähnte,

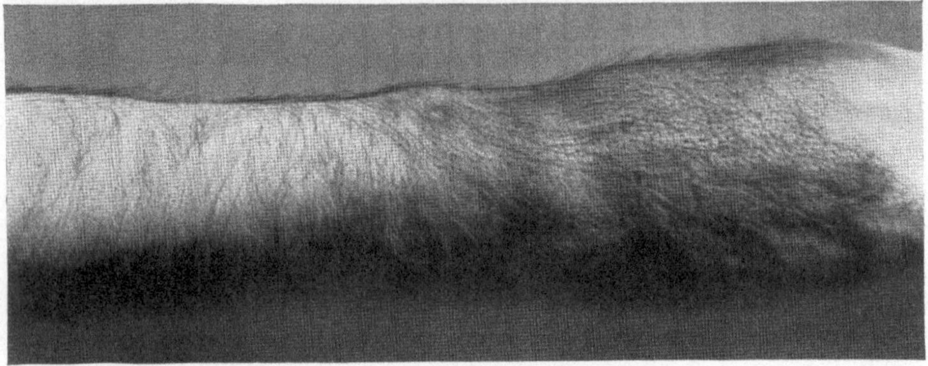

Abb. 14. Hypertrichosis am Arm eines Mannes.
(Sammlung der Breslauer Hautklinik.)

kommt außerdem abnorme Haarentwicklung an verschiedenen Teilen des Körpers, namentlich auf dem Rücken, den Schulterblättern usw vor. Hier findet man zwar eine stärkere Entwicklung, aber nie eine so starke wie beim Männerbart oder beim Kopfhaar. Im allgemeinen sehen wir, wenn wir eine große Reihe von unbekleideten Männern untersuchen, stets eine große Anzahl, deren überstarke Haarentwicklung an die Grenze der Hypertrichosis heranreicht. Zu stark behaarte Männer sehen wir namentlich bei Slaven, Südeuropäern, bei der jüdischen Rasse usw. häufig.

Unter den ererbten, aber spät auftretenden Formen nimmt der *Frauenbart* eine ganz besondere Stellung ein. Er gehört zu denjenigen Formen, die BARTHELS als Heterogenie bezeichnet hat. JACKSON und MCMURTRY sahen unter 350 Fällen ihrer Privatpraxis in 41% weibliche Überbehaarung. In 8,5% kam väterliche und mütterliche, in 13,8% nur die väterliche Seite in Frage, in 42,8% war eine Vererbung nicht nachzuweisen. Hauptsächlich ist bei den Frauen das Gesicht ergriffen, seltener der Busen und verhältnismäßig selten das Genitale. HERSCHAN unterscheidet bei Frauen eine partielle Hypertrichosis, die Arme und Bauch befällt, mit einem leichten Frauenbart einhergeht und sich oft bei konstitutionell ganz gesunden Frauen findet, sowie eine stärkere pathologische Form, bei welcher sich eine männliche Schambehaarung zeigt, die Lippen und das Kinn behaart sind und auch am Warzenhof und After sich Haare finden. Diese Form kommt nach HERSCHAN bei Konstitutionsanomalien, Störungen der Sexualfunktion, bei infantilen Frauen, Intersexen und Asthenischen vor. GALANT fand in 50% bei Frauen leichte Hypertrichose. Diese unbedeutenden Formen erkennt auch SOLOWIEFF an und bezeichnet sie als normalen hypertrichotischen Frauentypus (GALANT). Außerdem macht GALANT noch auf eine eigenartige Form der semifemininen Pubesbehaarung aufmerksam, bei der die obere Haargrenze am Mons veneris als büschelförmige Hypertrichosis in die Linea alba übergeht. SOLOWIEFF fand bei der semifemininen Behaarung auch eine mehr oder weniger starke Behaarung der Unterarme und Unterschenkel. In einigen Fällen wurde er — ebenso wie ich — wegen vereinzelter, sehr starker und langer Haare (20—30 an der Zahl) zwischen den Brüsten von jungen Frauen konsultiert, die infolgedessen nicht ausgeschnitten gehen konnten und Elektrolyse wünschten. Ob die Ansicht von BRANDT, der den Bart nicht zu den von jeher bestehenden Geschlechtsmerkmalen des Mannes rechnet, sondern glaubt, daß er erst viel später entstanden ist, richtig ist, möchte ich stark bezweifeln. BRANDT weist darauf hin, daß es eine ganze Reihe von Völkern gibt, bei denen es überhaupt keinen Bartwuchs bei Männern gibt. Dagegen glaubt er, daß allmählich das weibliche Geschlecht sich den Männern nähern wird, indem es auch Bartwuchs bekommt. Er weist darauf hin, daß dieser bei den Frauen im Zunehmen begriffen ist gegen früher, eine Ansicht, die ich nach allem, was ich in meiner Klientel und in der Literatur gefunden habe, nicht als richtig ansehe.

Der Bartwuchs der Frauen kann in den verschiedensten Formen auftreten. Gewöhnlich beginnt er bei ihnen zwischen dem 16. und 20. Jahre als dünner, lanugoartiger Bart, in sehr seltenen Fällen ist schon seit der Kindheit auf den Lippen ein ganz dünner Flaum zu sehen. In wenigen Fällen fängt das Haarwachstum vom 12. Jahre an. Es sind dies Slavinnen oder Südländerinnen, bei denen dies gelegentlich bemerkt wird. Wir Ärzte werden sehr selten von Frauen in jugendlichem Alter konsultiert, gewöhnlich kommen sie erst zwischen dem 20. und 40. Jahr, wenn der Bart sie zu stören anfängt und die Eitelkeit zunimmt. Stärker wird er zwischen den 40er und 50er Jahren, namentlich nach der Menopause sieht man besonders starkes Wachstum der Haare. Im allgemeinen besteht lange das leichte Schnurrbärtchen (le duvet), dann entstehen stärkere, namentlich dunklere, bei Brünetten sehr auffallende Haare auf der Oberlippe und vereinzelte, mehr oder weniger dicht stehende Haare auf beiden Seiten des Kinns, oder am ganzen Kinn, oder es finden sich lange, weiche, den Kopfhaaren ähnliche Haare an den Wangen vor den Ohren. Am schlimmsten leiden natürlich unter dieser Erkrankung die Brünetten, bei denen die einzelnen dunklen, starken Haare außerordentlich auffallen. JACKSON und MCMURTRY fanden die Hauptentwicklung in 75% zwischen dem 20. und 40. Jahr. In 34% sahen sie bei dem Frauenbart allgemeines Haarwachstum, in 38,5% waren Lippen und Kinn ergriffen, in 12% Lippen oder Kinn allein. Fängt der Bart erst in der Menopause zu wachsen an, so tritt im allgemeinen nicht mehr der feine, lanugohaarige Bartwuchs auf, sondern die dicke, borstenähnliche Form der Haare fällt auf. Die Haare, die sich zwischen den Brüsten und auf den Warzenhöfen entwickeln, sind meist nur in geringer Anzahl vorhanden, dann aber stark und lang. In der Scapulagegend sieht man nur ganz selten vereinzelte längere Haare. Die Behaarung des Unterleibes bei Frauen, die allmählich in die des Mons veneris übergeht, ist verhältnismäßig selten und gehört ebenfalls zu der heterogenen Form, wie sie BARTHELS beschrieben hat. SACK sah bei einem jungen Mädchen von 15 Jahren außer dieser Behaarung des Unterleibes entlang der Linea alba auch eine sehr starke Behaarung der großen Labien bis zum Perineum und der Innenseite der Oberschenkel sich ausbreiten.

Im allgemeinen kommen die Frauen mit der abnormen Behaarung sehr selten frühzeitig zum Arzt. Gewöhnlich beginnen sie mit Depilatorien auf Rat einer Freundin, eines Friseurs, eines Schönheitsinstitutes, und erst, wenn unter dieser fortwährenden Enthaarung der Bart immer stärker geworden ist, suchen sie den Arzt auf, um Hilfe zu verlangen. Sehr häufig leidet unter dieser übermäßigen Behaarung die Psyche der Frauen außerordentlich, namentlich Lehrerinnen und andere Frauen, die im öffentlichen Leben stehen und mit dem Publikum zu tun haben, wünschen die Beseitigung dieser Anomalie.

Unter den *erworbenen* Hypertrichosen, die nicht angeboren sind und gewöhnlich vorübergehen, finden wir fast nur *lokalisierte*. Sie treten als Folge von Störungen im Nervensystem oder im Verlauf starker Hautreize auf und gehören zu den BARTHELSschen Heterotopien. Er unterscheidet unter den neurotischen Hypertrichosen solche durch Reizung bestimmter Nerven und andere durch lokale Nervenprozesse hervorgerufene. Außer diesen beiden Formen kommen noch verhältnismäßig selten Hypertrichosen im Anschluß an akute Krankheiten vor. Insbesondere können im Anschluß an schwere Allgemeinerkrankungen Kopfhaare, die vorher ausgegangen sind, in abnormer Länge wieder nachwachsen, was allerdings außerordentlich selten ist. Nach ECKELS sollen bei 1000 Fällen von Frauenkrankheiten in 33 Fällen überstarke Behaarungen aufgetreten sein. Unter den vielen Beobachtungen, die sich in der Literatur finden, gibt es Fälle von vorübergehender oder dauernder Hypertrichosis. So sah WILSON einen Fall von starker Behaarung bei einem Mädchen mit verspätetem Auftreten der Menses. Nach Eintreten derselben fielen die Haare allmählich wieder aus. GOTTHEIL und THIN berichteten über Fälle von Hypertrichosis, die nach der Empfängnis wieder verschwanden. In einem Falle von JACKSON hörten nach der Geburt zweier Kinder die Menses auf. Daraufhin trat sehr starker Bartwuchs ein, der nach Wiederkehren der Menses mehrere Jahre später wieder verschwand. Auch HYDE sah einen ähnlichen Fall. Unter den Fällen von dauernder Hypertrichosis berichtet ZABORIN über eine 38jährige, früher normal behaarte Frau. Nach der Geburt des zweiten Kindes mit nachfolgenden starken Unterleibsbeschwerden trat am ganzen Körper ein rapider Haarwuchs auf, es bildete sich sogar ein starker Vollbart. Auch WILSONS Patientin, eine 33jährige, unverheiratete Dame zeigte seit der Geburt Hypertrichosis, sie litt an Amenorrhöe. Vielleicht gehört auch der Fall von LESSER hierher, obwohl dieser selbst Erblichkeit annimmt, eine Ansicht, der ich mich anschließen möchte. Es handelt sich um eine 6jährige Patientin, bei der im zweiten Lebensjahre die Brüste wuchsen, im 3. trat Menstruation ein, die nach $1^1/_2$ Jahren wieder aufhörte und mit starkem Haarwuchs einherging. In allen diesen Fällen sehen wir einen Zusammenhang zwischen Hypertrichosis und weiblichen Keimdrüsen. Entsprechend dieser Tatsache konnte auch FUHS nach Röntgenmenopause bei Untersuchung der Ausfallserscheinungen feststellen, daß unter 69 Frauen in 49 Fällen Hypertrichosis eingetreten war. Hierher gehört auch der Fall von HEGAR von abnormer Behaarung bei Uterus duplex. Für den Zusammenhang zwischen den Keimdrüsen und den Haaren spricht auch die Tatsache, daß bei kastrierten Männern kein Bart wächst und daß Männer, die in späteren Jahren, z. B. infolge Tuberkulose sich der beiderseitigen Kastration unterziehen mußten, den Bart langsam aber sicher verloren, wie ich in einem Fall selbst konstatieren konnte.

Nächst dem Uterus und seinen Anhängen spielen auch noch andere *innersekretorische* Vorgänge eine Rolle bei der Entstehung der Hypertrichosis. SCHLESINGER fand Hypertrichosis bei einem Tumor in der Gegend der Hypophyse. FEBEREY berichtet über einen Fall, bei dem es sich anscheinend um Störungen des endokrinen oder sympathischen Systems handelte, BERTLINGER und REITER machen ganz besonders auf die Funktion der Nebenniere und die der Nebennierenrinde für die Hypertrichosis aufmerksam.

Was die *neurotische* Form anbelangt, so ist auch hier eine Reihe von Fällen bekannt. ERB, JOLLY und SCHIEFERDECKER berichten über abnorme Hypertrichosis im Gefolge von spinalen Lähmungen. Auch nach Verletzungen peripherer Nerven tritt oft übermäßiges Haarwachstum auf (FISCHER und SCHIEFERDECKER). CRAMPTON konstatierte bei einer Dame, deren Nervus muscularis cutaneus verletzt war, später dichte Haare auf dem Arme. Auf der anderen Seite finden wir, wie oben erwähnt, bei allgemeinen Erkrankungen des Nervensystems gelegentlich abnormes Haarwachstum, namentlich soll bei geisteskranken Frauen häufiger als bei gesunden ein Bart entstehen. FÉRÉ sah bei einem Epileptiker abnormes Haarwachstum an den unteren Extremitäten. Dem entspricht eine statistische Angabe bei DUPREY und DUFLOS, die bei normalen Frauen in 218 Fällen, bei geistig anormalen in 497 Fällen Hypertrichosis fanden. Im Gegensatz dazu betonen TROTTER und DANFORTH, die bei 3 Gruppen (Studentinnen, klinischen Patientinnen und Geisteskranken) Untersuchungen anstellten, daß sie bei allen 3 Frauenkategorien die gleiche Häufigkeit von 27—28°/₀ Hypertrichosis gefunden hätten, daß dieselbe also bei den geisteskranken Frauen ihrer Statistik nicht vermehrt sei.

Außerdem werden meistens vorübergehende, oder auch dauernde Hypertrichosen nach starken Hautreizen beobachtet. Derartig abnormes Haarwachstum sahen nach dem Gebrauch von grauer Salbe GÜTERBOCK, KAPOSI, OSIANDER und andere, JESSIG nach Jodpinselungen und feuchtem Verband. Interessant sind die Fälle, die in Amerika beobachtet worden sind, in denen sich im Anschluß an Morphoea Hypertrichosis fand, eine Tatsache, die bei uns in Europa, wie JADASSOHN hervorhob, nicht beobachtet worden ist. In der letzten Zeit hat eine Ärztin, Dr. MÜLLER, gefunden, daß unter 46 Frauen mit kurzem Haarschnitt (Bubikopf) 11mal eine starke Hypertrichosis am Körper eingetreten war, was mit meinen Beobachtungen nicht übereinstimmt und noch der Nachprüfung bedarf. Nach lange dauernden Verbänden, teils mit Watte, teils mit Schienenverbänden, sehen wir nicht selten lokales, übermäßiges Haarwachstum. BATTISTA beobachtete nach Verbrennungen in der Umgebung der Narben dasselbe, CAPISCO nach Wärmeanwendung Vermehrung der Haare. Er ließ 12 Menschen einen Monat lang täglich eine Hand heiß baden. Diese Hände zeigten dann deutlich eine stärkere Behaarung als die anderen. Hierher gehört auch das zwar nicht häufige, aber doch ab und zu auftretende übermäßige Wachstum der Haare nach schwachen Röntgenbestrahlungen, was den Erfolgen bei Alopecia areata nach schwachen Röntgendosen (Röntgenreizung) entspricht. Auch die Tatsache, daß in der Umgebung des Krankheitsherdes nach lange bestehenden chronischen örtlichen Erkrankungen eine lokale Hypertrichose auftritt, konnte nach Untersuchung an 266 meist chronischen Erkrankten bestätigt werden. WERTHER sah im Anschluß an eine lange behandelte gonorrhoische Kniegelenkentzündung eine Hypertrichose auftreten. Auch LINSER demonstrierte im Jahre 1925 einen 30jährigen Patienten mit Hypertrichosis im Anschluß an eine Ponndorfimpfung am rechten Oberarm. Bemerkenswert bei dem Patienten war, daß er auch an der Ausschußstelle einer Schußwunde eine Hypertrichosis zeigte. Dem entspricht eine Beobachtung von DAHLMANN, der über einem Knochengumma auf der Haut eine stärkere Behaarung auftreten sah. Auch LOUSTE und LÉVY FRANCKEL fanden am Bein einen linearen Streifen von Hypertrichosis über der verödeten Vene nach Varicenbehandlung. Hierher gehören auch die Beobachtungen von CSILLAG, der bei Sackträgern entsprechend den Stellen, wo der Sack auf Rücken und Schultern aufliegt, ein stärkeres Haarwachstum feststellen konnte. SHAW sah sogar bei lange bestehender erhöhter Temperatur des Kopfes die Haare zunehmen, eine Tatsache, die vielleicht auch für unsere Prinzipien bei der Behandlung des Haarausfalls (Förderung der Hyperämie usw.) von Bedeutung sein könnte. Daß auch innersekretorische Störungen schnell eine Hypertrichosis hervorrufen können, zeigt der bisher einzige Fall von ORMSBY, in dem bei einer Frau mit um 20% erhöhtem Grundumsatz über Nacht Hals und Gesicht eine stärkere Behaarung zeigten.

Wenn wir noch einmal die Ursachen für die Hypertrichosis zusammenfassen, so kommt als wichtigste die Heredität in Frage. In vielen anderen Fällen kommt bei der erworbenen Hypertrichosis der Zusammenhang mit Uterus und Eierstöcken in Betracht, in anderen der mit geistigen Störungen. Auch vasomotorische und andere Störungen der Nerven, der Einfluß der Reizung durch Licht und Sonne (Seeleute usw.) bewirken abnormes Haarwachstum auf den Armen. In einer ganzen Reihe von Fällen fanden wir aber bisher noch keine nachweisbare Ursache für die Entstehung der Hypertrichosis.

Einen besonderen Weg für das Zustandekommen der Hypertrichosis sucht SCHEIN. Er ist der Ansicht, daß das Haarwachstum dem Flächenwachstum der Haut umgekehrt proportional ist. Er führt daher die Fälle abnormen Haarwachstums auf relatives Zurückbleiben, auf Rückgang oder Stillstand des Hautwachstums zurück und meint, „daß die im Flächenwachstum zurückbleibende Hautstelle, besser ernährt, mit mehr Blut versorgt wird, als ihre schneller wachsende Umgebung und daß der Überschuß an Blut und Nährmaterial, der nicht zum Wachstum der Haut verwendet wird, zum Wachstum der Haare dient. Das im Flächenwachstum zurückbleibende Hautfeld und die im Flächenwachstum rascher fortschreitende Umgebung haben gemeinsame Blut- und Lymphgefäße. Es wird ihnen gleich viel Blut und Lymphe zugeführt. An der schneller wachsenden Haut dient das Nährmaterial zum Wachstum der Haut, an der im Wachstum zurückbleibenden Stelle zum Wachstum der Haare". SCHEIN hat derartige Fälle veröffentlicht, in denen er teils Stillstand des Haarwachstums auf Grund krankhafter Erscheinungen feststellen konnte, auf der anderen Seite büschelförmige Behaarungen an Stellen, an denen die Haut im Vergleich zu anderen Stellen weniger zunahm, wo also das Zurückbleiben des Hautwachstums der Zunahme des Haarwachstums entspricht. Jedenfalls sehen wir, daß auch hier noch, abgesehen von der zweifellos nachweisbaren Heredität, den Fällen von Hypertrichosis acquisata durch Reizung, Erkrankung usw. noch sehr viele Fälle übrig sind, bei denen wir eine Erklärung nicht finden können.

Die Therapie der **Hypertrichosis** kann sich natürlich nur mit der lokalen, erworbenen beschäftigen. Bei der diffusen, universellen ist jede Behandlung machtlos.

Hauptsächlich werden wir, was erklärlich ist, wegen des übermäßigen Bartwuchses im Gesicht von Frauen um Rat gefragt, aber auch homosexuelle Männer haben deshalb meinen Rat eingeholt. Auch der Haarwuchs zwischen den Brüsten, an den Mamillen, über der Scapulargegend, an den Ober- und Unterarmen bei Frauen, Ober- und Unterschenkeln bei Frauen veranlaßt diese oft, den Arzt aufzusuchen. Namentlich der übermäßige Haarwuchs im Gesicht bei brünetten und Frauen mit schwarzen Haaren wirkt häufig so auf die Psyche der Kranken, daß sie auf alle Fälle eine Hilfe wollen. Oft schwinden, wenn man den Frauen die Möglichkeit teils vorübergehender, teils dauernder Beseitigung vor Augen stellt, die seelischen und neurasthenischen Beschwerden, unter denen die Kranken leiden. Im allgemeinen müssen wir sagen, daß nur die leichten Grade der Hypertrichosis bei Frauen Besserung bzw. Heilung versprechen, daß dagegen die starken universellen Frauenbärte der Brünetten eine so außerordentliche Geduld von den Patientinnen verlangen, daß sie nur selten bis zur völligen Heilung aushalten. Zur wirklichen radikalen Entfernung kommt nur Elektrolyse oder Elektrokoagulation in Frage, evtl. auch Röntgenbehandlung. Über diese drei Methoden werden wir ausführlich sprechen. Zur palliativen Behandlung, die nur für die leichteren Fälle Bedeutung hat, gehört in erster Linie das Herausreißen der Haare mit der Cilienpinzette. Es ist die einfachste und leichteste

Methode, die von den Patientinnen selbst ausgeübt werden kann, nur ist zu befürchten, daß durch den fortwährenden Reiz die Papillen hypertrophieren und die Haare immer stärker werden. Ähnlich wirkt das Rasieren; auch dieses scheint den Haarwuchs zu fördern, eine Erfahrung, die sich ja die jungen Männer früher zunutze machten, wenn sie einen stärkeren Bartwuchs haben wollten; doch hat MAYER nachgewiesen, daß beim Rasieren die Haare nicht zunahmen. UNNA hat zum Zwecke der Enthaarung Harzstifte empfohlen, welche aus Kolophonium und Wachs bestehen und unter dem Namen Stili resinosi bekannt sind. Sie werden auf die Haut aufgesetzt, nachdem man das Ende derselben in der Flamme stark erwärmt hat. Wenn der Stift festsitzt, zieht man ihn mit kurzem Ruck in der Haarrichtung ab. Für einzelne Haare am Körper hat BUDET eine Lösung empfohlen, die als Kollodiumschicht 3—4 Tage auf die Haut aufgepinselt und dann wieder abgenommen wird. Bei Abnahme derselben sitzen die Haare ähnlich wie am Harzstift fest.

| | | |
|---|---|---|
| Tinct. jodi | 3,0 | |
| Ol. terebinth. | 6,0 | |
| Ol. ricini | 8,0 | |
| Spirit. | 48,0 | |
| Collodii | 100,0 | (BUDET). |

Die häufige Anwendung von starken Wasserstoffsuperoxydlösungen bleicht die Haare und macht sie brüchig. Wenn man dann gleichzeitig noch mit einem Bimsstein jeden Tag die betreffenden Stellen leicht massiert, so werden diese brüchigen Haare leicht entfernt. Nur darf man selbstverständlich mit dem Bimsstein nicht zu stark reiben, um die Haut nicht zu sehr zu reizen. Die Behandlung mit Bimsstein ist interessanterweise sehr alt, denn auf sie haben schon Plinius 23—79 p. Chr. und der persische Arzt Abu Mansur Muwaffak 970 p. Chr. (RICHTER) und der Talmud (MERIAN) aufmerksam gemacht. FRIEDMANN, dem wir obige Mitteilungen verdanken, erwähnt dann noch OVID und MARTIAL. Der Bimsstein wurde im Altertum z. B. von Julius Cäsar angewendet, auch für perverse Enthaarungsbedürfnisse. Die Bimssteinmassage ist vor einiger Zeit wieder von STELWAGON und Frau SCHWENDTER-TRACHSLER in Bern empfohlen worden. LEDERMANN wendet zum Bleichen der Haare 20%iges $H_2O_2$-Eumattan an und empfiehlt Nachbehandlung mit Pernatrolseife bei der SCHWENDTER-TRACHSLERschen Methode. KARL UNNA reibt die Stellen zweimal täglich mit 10%igem Pernatrolstift oder bei zarter Gesichtshaut mit $1^1/_2$%iger Pernatrolseife ein. Wenn dies gut vertragen wird, steigert man diese Einreibung bis zu 5 Minuten. Es darf nur leichte Rötung und Brennen bestehen. Nach dem Seifen wird die Haut mit lauwarmem Wasser abgewaschen, abgetrocknet und eingefettet. Bei Reizung setzt man die Seifenbehandlung aus, bis diese vorbei ist. UNNA empfiehlt diese Methode nicht für Frauen mit starkem schwarzen Haarwuchs. GOODMAN wendet für leichten, kaum sichtbaren Flaum ein nach seinen Angaben unschädliches Verfahren an, obgleich er im allgemeinen davor warnt. Er läßt gründlich mit Wasser und Seife abwaschen, leicht mit schwachem Ammoniumwasser anfeuchten, dann nicht abtrocknen und mit frischer Wasserstoffsuperoxydlösung befeuchten. Durch diese Methode sollen bei dauernder Anwendung die Haare gebleicht und im Wachstum geschädigt werden. SABOURAUD hat außerdem die Anwendung einer Salbe empfohlen, die bis 1% Thallium enthält und jeden Abend angewendet werden soll. Er empfiehlt tägliche Einreibungen von zweibohnengroßen Mengen auf einer Fläche von 1 qcm.

| | | |
|---|---|---|
| Thalliumacetat | 0,3 | |
| Zinc. oxydat. | 2,5 | |
| Vaselin | 20,0 | |
| Lanolin, Aquae rosar. | āā 5,0 | (SABOURAUD). |

Ich selbst habe diese Salbe sehr oft anwenden lassen, aber nicht oft wesentliche Erfolge erzielt. Einen stärkeren Erfolg als mit gewöhnlichen Thalliumsalben haben LOUSTE und JUSTER mit der Anwendung von ionisiertem Thallium erreicht. Sie haben 2%ige Thalliumlösungen benutzt, 5—10 mA und 10 bis 20 Minuten lang. Nach der 8. Sitzung waren die Haare leicht herauszuziehen. Sie wuchsen aber 6 Monate nach der Behandlung wieder nach. Auf der anderen Seite haben SAINZ DE AJA und ZULOAGA mit 10%igen Salben und 15 Minuten langem täglichen Einreiben eines Fleckes in 20—25 Tagen eine vollständige Entfernung der Haare erzielt ohne Störungen zu sehen. In der letzten Zeit hat aber doch SABOURAUD über die Gefahr der Thalliumvergiftung nach Anwendung von Thalliumsalben berichtet. Er ist der Überzeugung, daß 1%ige Thalliumsalben niemals giftig wirken können, er warnt aber vor stärkeren Konzentrationen.

Die innere Anwendung des Thalliums selbst bei der Hypertrichosis kommt natürlich nicht in Frage, da man ja nicht nur die örtliche Hypertrichosis, sondern alle Haare damit treffen würde, und die erforderlichen Dosen für Erwachsene zu schweren Vergiftungen führen würden. Außer dem Thallium werden noch Chemikalien, die wir unter dem Namen *Depilatorien* kennen, angewendet. Sie treffen natürlich nicht die Haarwurzel, sondern nur die in der Epidermis befindlichen Teile. Am meisten werden Barium-Sulfit, Natrium-Sulfhydrat, Calcium oder Mischungen derselben angewendet. Die Bereitung der Depilatorien, die am besten stets frisch im Hause angefertigt werden, besteht darin, daß man das verschriebene Pulver mit warmem Wasser zu einer Paste anrührt und dann messerrückendick aufstreicht. Die Paste bleibt 5—10 Minuten lang auf der Haut liegen, je nach der Empfindlichkeit der Patienten. Man wird also am besten erst mit einer kurzen Zeit anfangen, allmählich die Paste längere Zeit auf der Haut lassen, bis die für die Haut geeignete Zeit gefunden ist, denn die Haut darf durch die Prozedur nicht gerötet werden. Das Depilatorium wird nach Anwendung mit warmem Wasser abgewaschen und die Haut über Nacht mit einer milden Creme eingefettet. Die bekanntesten derartigen Pasten sind folgende:

Rec. 18. Baryum sulfhydrat 6,0
Zinci oxydat. 24,0
Carmin. 0,6
(McCALL ANDERSEN).

Baryum sulfur. 10,0
Zinc. oxydat }
Amyli } āā 20,0
(UNNA).

Rec. 19. Strontii sulfur. 8,0
Zinci oxydati
Amyli ana 12,0

Rec. 20. Natrii sulfhydrati 3,0
Calc. viv.
Amyli ana 10,0
M. f. pasta
S. nach 3—4 Minuten abwaschen
(BÖTTGER).

Rec. 31. Calc. hydr. sulf. in aqua 20,0
Ess. citri 1,0
Ungt. Glycerini
Amyli ana 10,0
S. 1—2 mm dick auftragen und nach 10 bis 30 Minuten abwaschen.

Rec. 24. Auripigment 1,0—2,0
Calc. viv. pulv. 8,0
(RUSMA TUCKORUM).

Auch das BEIERSDORFsche Depilatorium ist bei exakter Anwendung zu empfehlen.

Die Behandlung mit den Depilatorien ist seit Jahrhunderten im Orient angewendet worden. Sie ist dort die Methode der Wahl. Die Salben werden z. B. bei den strenggläubigen Juden mit einem Holzspatel eingerieben und mit demselben später wieder entfernt.

Unter den radikalen Methoden ist zweifellos die *Röntgenbehandlung* die energischste und zuverlässigste. In genügender Stärke angewendet, gelingt es, die Haare mit Sicherheit zu beseitigen. Die Entfernung der Haare mit Röntgenstrahlen, die zuerst von FREUND in Wien empfohlen wurde, und die im Anfang von außerordentlich vielen Dermatologen angewendet wurde, ist in den letzten

Jahren doch wieder verlassen worden und wird nur noch von verhältnismäßig wenigen Radiologen ausgeführt, während andere, z. B. HALBERSTÄDTER, sie streng ablehnen, eine Ansicht, der ich mich voll und ganz anschließe. Trotz aller neueren Verbesserungen, trotz der besten Instrumente zur Messung der Röntgendosis ist eine Vermeidung von Röntgenschädigungen bei den immerhin starken Dosen nicht mit Sicherheit auszuschließen. Es kann sich allmählich eine Röntgendermatitis (Pigmentierungen, Atrophien und Teleangiektasien) ausbilden, und diese Röntgenhaut stört noch viel mehr als die behaarte. Das Auftreten der Röntgenhaut noch nach Jahren, die Spätschädigungen, die nach 10—18 Jahren eintreten können, sind für mich stets eine Warnung gewesen, die Röntgenepilation vorzunehmen. Dazu kommt, daß ich eine große Anzahl Röntgenschädigungen nach Entfernung des Frauenbartes in meiner Praxis gesehen habe, die von absolut sachverständiger Seite, von den hervorragendsten Radiologen verursacht worden waren. Wenn auch die Mehrzahl der Fälle aus der ersten Zeit der Anwendung der Methode stammt, so habe ich doch auch in letzter Zeit eine ganz besonders schwere Röntgenschädigung nach Bestrahlungen durch einen unserer ersten Radiologen gesehen, die zur allergrößten Vorsicht mahnt. Auf der anderen Seite gibt es selbst bei dieser sichersten Behandlung gelegentlich stellenweise Rezidive. Das Auftreten eines stärkeren Haarwuchses, von dem JOSEPH berichtet, habe ich nicht gesehen. Auch die von den Röntgenologen empfohlene Technik ist nicht einheitlich. Man wendet im allgemeinen harte Strahlen an, mit der dieser Filterung entsprechenden Hauteinheitsdosis, wiederholt diese durchschnittlich nach 3 Monaten und geht am besten mit der Dosis etwas herab. In der Regel sind zahlreiche Bestrahlungen erforderlich, um eine vollständige Epilation zu erzielen. Am besten wird eingestellt: Oberlippen, Kinn, rechter und linker Kiefernwinkel, auch die Zunge und Parotis muß durch Einrahmung von Bleiplatten gesichert werden. Wenn man häufig so behandelt, ist eine dauernde Schädigung des Follikels ohne Hauterythem unmöglich. Bei einem mehrfach gesetzten Erythem aber kann es stets zur Hautatrophie kommen, deshalb bin ich ebenso wie die Mehrzahl der Dermatologen gegen die Röntgenbehandlung (BLUMENTHAL, FOX, HALBERSTÄDTER, JADASSOHN, HOEDE, PUSEY, RITTER, SUTTON, SCHREUS, WIRZ).

Unter denen, die eine mittlere Linie einnehmen, stand HOLZKNECHT in erster Linie. Er verlangte Einschränkung in der Auswahl der Fälle nach dem Grade, der Lokalisation, dem Alter, der Hautbeschaffenheit und dem Behandlungsumfang, lehnte deshalb Flaumhaare und sporadische starke Haare ab, ebenso die Oberlippenhaare und die Haare der Parotisgegend und machte auch darauf aufmerksam, daß Präpubertätshypertrichose spontan vergehen kann, daß asthenische Dünnhaut am ungünstigsten, dicke und grobporige Haut am günstigsten hinsichtlich einer Spätatrophie ist. Er verlangte schließlich Pausen von vielen Monaten zwischen den einzelnen Epilationen. Gelegentliche Haarreste müssen bleiben. Er stand aber doch auf dem Standpunkte, daß die Röntgenbehandlung von Fall zu Fall in Frage kommt. Genauere Einzelheiten müssen in dem Handbuch der Hautkrankheiten, Bd. V, II. Teil, S. 465 (bearbeitet von HALBERSTÄDTER) nachgeschlagen werden.

Dagegen ist die *Elektrolyse* bzw. *Elektrokoagulation* sicherer und die einzige radikale Methode, die anzuwenden übrig bleibt. Aber auch hier ist das Geschick des Spezialisten und eine gewisse Routine erforderlich, um 1. einen Erfolg zu erzielen, und 2. Schädigungen, d. h. kleine Narben (atrophische Grübchen) zu vermeiden. Auch hier habe ich von ungewandten Kollegen und Schönheitsinstituten Schädigungen, glücklicherweise leichterer Natur, anrichten sehen, so daß ich der Ansicht bin, auch diese Behandlungsmethode gehöre nur in gewandte Hände. Auch eine gewisse Antisepsis ist nötig, um nicht eine

Eiterung der Follikel hervorzurufen. Eine weitere Schwierigkeit der Methode besteht darin, daß man in jeder Sitzung nur eine bestimmte Anzahl Haare herausziehen kann, um Reizungen zu vermeiden, daß diese Methode also viel Zeit in Anspruch nimmt, infolgedessen sehr viel Geld kostet und nicht nur an die Geduld des Patienten, sondern auch an die des Arztes große Anforderungen stellt.

Die Elektrolyse wurde zuerst 1875 von dem Augenarzt MICHEL in St. Louis angewendet, der fand, daß man Augenwimpern auf diese Weise entfernen könne. Nach ihm haben namentlich amerikanische Dermatologen, 1882 HARDAWAY, dann FOX, STELWAGON, in Frankreich BROCQ, in Deutschland insbesondere MICHELSON und UNNA sie angewendet und ausgebaut. Da die Methode darin besteht, daß durch den Strom die Papille und der untere Teil des Follikels zerstört werden, so kommt es darauf an, die Nadel so vorsichtig wie möglich einzuführen, damit sie sicher die Papille trifft, und den Strom schwach und gleichmäßig einzuschalten. Wir brauchen dazu einen Strom von 1—3 mA, einen Rheostaten zur Regulierung desselben, einen harten Nadelhalter mit Nadeln aus Stahl oder Iridium und bevorzugen eine weiche Schwammelektrode.

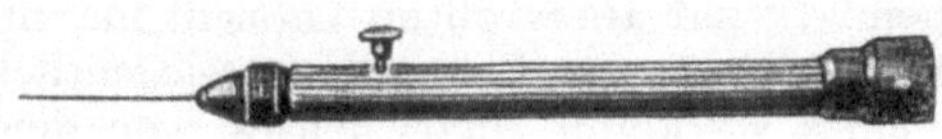
Abb. 15. Halter für Elektrolyse.

Der Nadelhalter ist am besten etwas gerieft, darf nicht zu schwer sein und muß leicht in der Hand des Operateurs liegen. Er ist mit einem Kontaktunterbrecher in Form eines federnden Knopfes versehen. Die Nadeln, welche bei sorgfältiger Behandlung nicht rosten dürfen und sehr fein sein müssen, werden im Nadelhalter befestigt und unter Anwendung einer Lupe eingeführt. Der Nadelhalter ist an die Kathode angeschlossen, die Schwammelektrode (Anode) mit kochsalzhaltigem Wasser getränkt, wird von der Hand des Patienten umschlossen. Der Arzt hält in der linken Hand die Lupe, in der rechten den Nadelhalter. Die Einführung der Nadel in den Follikel erfolgt ganz leicht und vorsichtig bis zum Ende des Sacks. Dann erst wird der Strom geschlossen, und die Nadel bleibt entweder 10—20 Sekunden in dem Follikel oder man läßt sie liegen, bis nach einiger Zeit ein weißer Schaum aus der Follikelmündung erscheint, der aus Wasserstoffgas, Fett usw. besteht und oft leicht knistert. Ich bin im allgemeinen mit 10—20 Sekunden ausgekommen. Andere gehen bis zu 40 Sekunden. Nach dem Herausnehmen der Nadel kann man versuchen mit leichtem Zug das Haar herauszuziehen. Folgt es nicht, so ist es gewöhnlich nicht gut getroffen, dann muß die Reaktion abgewartet werden. Erst nach mehreren Tagen kann man dasselbe Haar wieder vornehmen. Die Hauptsache ist bei dem Einführen: ganz leicht dem Haar zu folgen, nicht zu bohren, um nicht aus dem Haarkanal herauszukommen. In jeder Sitzung kann man 25 bis 50 Haare entfernen. Ich selbst habe nie mehr als 20 Haare als die richtige Dosis empfunden, da sonst sowohl Patient wie Arzt ermüden. Oft klagen die Patienten, wenn man statt in den Follikel in das Hautgewebe eindringt, über einen leichten Schmerz und man sieht das Auftreten einer anämischen Quaddel an der Einstichstelle. Die Rötung um den Follikel, die durch die Wirkung des Stromes entsteht, evtl. der anämische Hof schwinden nach kurzer Zeit, 1 bis 2 Stunden und hinterlassen einen feinsten Schorf, der nach einigen Tagen abheilt. Bei richtiger Dosierung tritt keine Narbenbildung ein. Die Hauptsache ist der schwache Strom, die feine Nadel und das Verbleiben im Haarkanal. Bei genügender Übung des Operateurs kommen nicht mehr als 10—20% Rezidive, bei ungeübten natürlich viel mehr. Hat der Patient im Gesicht eitrige Acneknoten oder pyodermieartige Prozesse, so wird man natürlich die Prozedur nicht vornehmen. Auch sehr sensible und überempfindliche Patienten müssen im Anfang erst durch kurze Sitzungen an die Methode gewöhnt werden. Was diese Behandlung bedeutet, wird ja ohne weiteres klar, wenn man bedenkt, daß manchmal viele tausende von Haaren in Frage kommen, die entfernt werden sollen. Im allgemeinen möchte ich empfehlen, nie Lanugohaare zu entfernen, sondern jeder Patientin so lange als möglich davon abzureden, auch sie darauf aufmerksam zu machen, daß bei jugendlichen Individuen die Elektrolyse einen Reiz ausüben kann, daß evtl. noch mehr Haare durch den Reiz hervorgerufen werden können, und daß am besten die Haare entfernt werden, wenn das Haarwachstum nicht mehr so stark ist, also nach der Menopause. Am dankbarsten sind natürlich die Fälle von einzelnen borstigen Haaren, am unangenehmsten die weicheren, dicht stehenden, feineren, dünneren Haare.

Ein dankbares Gebiet ist also auch die Elektrolyse nicht. Die Mehrzahl der Patienten hat in schweren Fällen nicht die nötige Geduld, nur die leichteren Fälle werden Patienten und Arzt Freude machen.

Neben der Elektrolyse sind noch die Kauterisationen der Haarfollikel mit dem UNNAschen Mikrobrenner und das Stanzverfahren KROMAYERS angewendet worden. Beide sind aber nach meiner Überzeugung nie in die allgemeine Praxis übergegangen, weil sie beide sehr radikal sind. Mit dem Mikrobrenner hinterläßt man fast stets kleinste Narben, die Anwendung desselben ist schmerzhaft. Das KROMAYERsche Stanzverfahren ist ohne besonderes Instrumentarium nicht denkbar, erfordert ganz besondere technische Fertigkeit und hat sich infolgedessen ebenfalls nicht durchgesetzt.

Dagegen hat in der letzten Zeit die *Elektrokoagulation* große Fortschritte gemacht. Sie arbeitet schnell, ist wenig schmerzhaft, erfordert natürlich auch eine ganze Reihe von Sitzungen. Auch hier sind Rezidive, 10—15%, zu erwarten. Die Elektrokoagulation hat den Vorzug vor der Elektrolyse, daß die Gerinnungswirkung auf die Nadelspitze beschränkt ist, daß also Narben bei guter Technik kaum vorkommen. Man benützt gleichfalls besonders feine Nadeln, die parallel zum Haar in den Haarfollikel eingeführt werden. Erst dann darf der Strom eingeschaltet werden, der nur so stark sein darf, daß er genügt, die Haarwurzel zu zerstören, ohne auf die Haut einzuwirken. PUTTE empfiehlt, für diese Zwecke den Nadelführer aus Ebonit zu wählen, da sonst Gummihandschuhe benützt werden müssen, er wendet eine Stromstärke von 40 bis 50 mA an, und zwar 1 Sekunde lang, führt die Nadel $1^1/_2$—2 mm tief ein und stößt nach Schließung der Stromkontakte noch einmal 3 mm tief nach. PUTTE wählt zu diesem Zweck Uhrmachernadeln von Stahl von 0,1—0,2 mm Dicke, die er bajonettförmig umbiegt. Die Diathermie ist in der letzten Zeit von einer ganzen Reihe Kollegen empfohlen worden (GRÜNBAUM, LOEB, WESSER, BRUSSILOWSKAJA, STEIN und EISNER). SELLEI hat in Budapest unter Einspruch von BERGER die Fulguration empfohlen, SCHÖNSTEIN Hochfrequenz. Eine ganze Reihe von Autoren, wie ich, wenden Elektrolyse und Elektrokoagulation an. Für mich stellt also, abgesehen von den leichten Fällen, die nach SABOURAUD mit Thalliumsalbe oder mit dem UNNAschen Harzstift oder mit Bleichen, oder nach Frau SCHWENDTER-TRACHSLER mit Bimsstein behandelt werden, für den starken Frauenbart die Elektrolyse oder die Elektrokoagulation die Methode der Wahl dar. Ich lehne auch weiter die Röntgenepilation wegen ihrer Gefahren, wie ich es bisher getan habe, ab, bis nicht eine viel größere Unschädlichkeit dieser Methode erreicht ist.

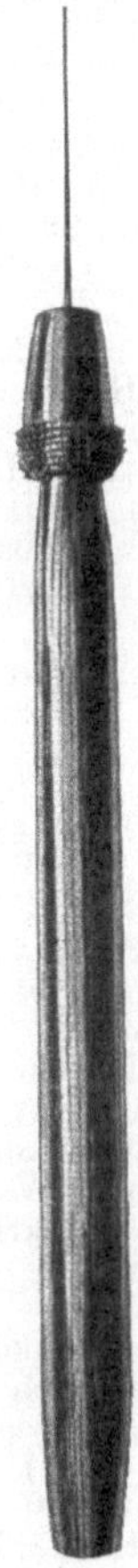

Abb. 16. Halter für Kaltkaustik.

## Literatur.

*Hypertrichosis.*

ALLWORTHY: Brit. J. Dermat. **21**, 132 (1909). — ASCHNER, B.: Die Komplexion als Hauptkriterium der Konstitution. Arch. Frauenkrkh. **11**, H. 9, 536. Zbl. Hautkrkh. **27**, 20.

BATTISTE: Ipertricosi consecutive ă scotto sura. Zbl. Hautkrkh. **37**, 758. — BAUER, LOUIS: Zahnmangel und Hypertrichosis. Rev. neuro-psychopath. **19**, No 5, 27 (1922). — BAUM: Ätiologie und Therapie der Hypertrichosis. Dermat. Wschr. **55**, 1782 (1912); Mh. Dermat. **55**, 1782. — BECHET: Ätiologie der Hypertrichosis. Mh. Dermat. **58**, 331. — BERGLUND: 6 Fälle von Hypertrichose in einer Familie. Hereditas (Lund) **5**, H. 1, 44 (1924). — BERNARDEAU: Hypertrichosis in der Sakrolumbalgegend. Dermat. Wschr. **55**, 1781 (1912); Mh. Dermat. **55**, 1181. — BRAND: Hypertrichosis. Mh. Dermat. **57**, 1194. — BRAVO: Ein Fall von Hypertrichosis durch den Gebrauch von Humagsolan. Rev. españ. Dermat. **28**, No 20, 28 (1926). — BRUSSILOWSKAJA-TERTIZKA: Die Hypertrichosis und ihre Behandlung durch Diathermie. Russk. Vestn. Dermat. **4**, Nr 5, 402 (1926). Ref. Zbl. Hautkrkh. **21**.

CAPIESCO CONSTATIN POMARU: Sur l'étiologie de la pathogénie de l'hypertrophie du système pileux. Bull. Acad. Méd. **94**, No 30, 846 (1920). — CAPPELLI: Hypertrichosis mit Hydroc. vac. Mh. Dermat. **59**, 311. — CHILAIDITI: Röntgenstrahlen bei Hypertrichosis. Dermat. Wschr. **60**, 431 (1915). — CHOWNE: A case of unormal hirsuties. Lancet **1852 I**, 421; **1852 II**, 51. — CLAIBORNE: Hypertrichosis bei Frauen. Dermat. Wschr. **431** (1915). — CSILLAG: Hypertrichosis. Dermat. Wschr. **72**, 603 (1921). — CSILLAG, J.: Über Berufshypertrichose. Arch. f. Dermat. **134**, 147 (1927).

DAHLMANN, FRITZ: Ein Fall erworbener Hypertrichosis bei einem Knaben. Dermat. Wschr. **81**, Nr 36, 1290 (1925). — DANFORTH: Studies on hair with special reference to hypertrichosis. Arch. of Dermat. **11**, Nr 4, 499; Nr 5, 637; Nr 6, 804; **12**, Nr 1, 76. Ref. Zbl. Hautkrkh. **18** (1926).

EITNER: Die Behandlung der Hypertrichosis. Dermat. Wschr. **72**, 271 (1921). — EITNER, C.: Hypertrichosisbehandlung mittels Elektrokoagulation. Wien. klin. Wschr. **90**, Nr 14, 460 (1922); Zbl. Hautkrkh. **29**, 596. — ESDRA: Radiumtherapie der Hypertrichosis. Dermat. Wschr. **59**, 1308 (1914). — EYCKMANS: Spina bifida occulta con hypertrichosis. Le Scalpel **80**, No 16, 370 (1927).

FEBERAY: Constitution è l'étude de l hypertrichose géneralisée acquise. Diss. Strasbourg. Zbl. Hautkrkh. **26**, 155. — FOX: Röntgendermatitis und Spina bifida. Zbl. Hautkrkh. **32**, 702. — FUHS, H.: Die Ausfallserscheinungen nach der Röntgenmenopause. Strahlenther. **212**, 742 (1921).

GALANT, JOHANN: Untersuchungen über die Hypertrichosis bei Frauen. Arch. Frauenkunde u. Konstit.forschg **11**, Nr 42, 134 (1925). — GEYER: Die Behandlung der Hypertrichosis. Dermat. Wschr. **54**, 70 (1915). — GJESSING: Hypertrichosis am Unterarm nach Jodpinseln. Zbl. Hautkrkh. **30**, 570. — GOTTEIL: Trans. 9. internat. med. Kongr. **1887 IV**, 180. — GRÜNBAUM: Die Beseitigung der Hypertrichosis. Biogiögydszat 8, 109 (1922). Zbl. Hautkrkh. **24**, 777. — GRÜNBAUM, ERNI: (a) Hautschädigung durch elektrolytische Epilation an den Oberschenkeln. Zbl. Hautkrkh. **34**, 22. (b) Über Hypertrichose und die Methoden der endgültigen Epilation. Zbl. Hautkrkh. **34**, 321. — GUNSETT: (a) Oberflächentherapie mit hohen Dosen hochgefilterter Röntgenstrahlen bei Hypertrichosis. Dermat. Wschr. **61**, 840 (1915). (b) Hochgefilterte Röntgenstrahlen bei Hypertrichosis. Dermat. Wschr. **70**, 207 (1920).

HALLA, H.: Hypertrichosis. Wien. med. Wschr. **1928 I**, 1265. — HAMILTON: Med. Rev. **19**, 281 (1881). — HAXTHAUSEN: Fall von starkem Haarwuchs in Vaccinationsnarben. Zbl. Hautkrkh. **20**, 160. — HERSCHAU, OTTO: Hypertrichosis beim weiblichen Geschlecht und ihre Beziehungen zu den Konstitutionsanomalien. Z. Sexualwiss. **14**, Nr 5, 161 (1927).

IWANOW: (a) Spätatrophie der Haut nach X-Strahlen bei Hypertrichosis. Dermat. Wschr. **67**, 778 (1918). (b) Ein Fall von Spätatrophie nach Behandlung mit Röntgenstrahlen bei Hypertrichosis. Mh. Dermat. **67**, 778. (c) Oberflächentherapie und hohe Dosen hochgefilterter Röntgenstrahlen bei Hypertrichosis. Mh. Dermat. **61**, 890.

JACOBSEN: Hereditary dystrophie of the hair and nails. J. amer. med. Assoc. **90**, Nr 9, 686 (1918). — JADASSOHN: Erkrankungen der Haare. Handbuch der praktischen Medizin von EBSTEIN und SCHWALBE, Bd. 3, 2. Stuttgart: 1901.

KRAFT, L.: Über einen Fall von Atrichia congenita. Dermat. Z. **48**, H. 5/6, 267 (1926).

LAIGNEL-LAVASTINE et G. PAPILLANT: 2 Cas de chevelure sacro lumbain. Revue neur. **36 I**, 762 (1929). — LANDAUER, W.: Vererbung von Haar- und Hautanomalien. Zbl. Hautkrkh. **32**, 422 (1920). — LANZI: Röntgenstrahlen bei Hypertrichosis. Dermat. Wschr. **64**, 73 (1917). — LEVINGER: Über Entwicklung von Hypertrichosis bei erblicher multipler Sklerose. Z. Neuropath. **122**, 499 (1929). — LOUSTE et LÉVY-FRANCKEL: Hypertrichosis en bande linéaire sur un trajet veineux consécutive. Bull. franç. Dermat. **36** (1929). — LUSKA: Hypertrichosis. Čas. lékarno česk. **62**, Nr 10, 260 (1920).

MAIBOM: Hypertrichosis bei Frauen. Mh. Dermat. **60**, 431. — MARQUEZ: Lokalisierte Hypertrichophridia. Zbl. Hautkrkh. **30**, 66. — MENSE: Hypertrichosis lanuginensis. Dermat. Wschr. **74**, 364 (1922). — MENSE, CURT: Über Hypertrichosis lanuginensis. Anatomie und allgemeine Pathologie, Bd. 68, S. 486. 1921. — MICHELSON: Veröff. physik. Ges. Königsberg **20**. — MÜLLER, ILSE: Hypertrichosis als Folge von Haarschnitt. Münch. med. Wschr. **1929 I**.

ORMSBY: (a) Hypertrichosis am Körper. Arch. of Dermat. **21**, 662/30; Zbl. Hautkrkh. **35**, 500. (b) Hypertrichosis. Arch. of Dermat. **21**, 663/70; Zbl. Hautkrkh. **32**, 101.

PARTHNI, H.: Ein Fall von sekundärer Hypertrichosis. Münch. med. Wschr. **1926**, Nr 34, 1399. — PRENTISS: Philad. med. Tim. **11**, 609 (1881). — PULAY: Biologie und Therapie des Haarausfalls und der Hypertrichosis. Med. Welt Nr 9 (1932). — PUTTE: Über die dauernde Entfernung von Haaren bei Hypertrichosisfällen durch Diathermie. Nederl. Tijdschr. Geneesk. **71 I**, Nr 8, 929. Zbl. Hautkrkh. **24**, 477.

RAYMOND, L.: Silisme pilare méd. **1929**, 821; Zbl. Hautkrkh. **32**, 79. — RAYNER: Röntgenstrahlen bei Hypertrichosis. Dermat. Wschr. **55**, 1782 (1912). — REDLICH, EMIL: Über physiologische Hypertrichosis. Z. path. Anat. II **12**, H. 6, 740. Zbl. Hautkrkh. **24**, 591. — REITTER: Abnormes Längenwachstum der Wimpern bei Überfunktion der Nebennieren. Zbl. Hautkrkh. **22**, 517. — RITTER: Röntgenstrahlen bei Hypertrichosis. Dermat. Wschr. **74**, 219 (1922). — RITTER, HANS: Zur Behandlung der Hypertrichosis mit Röntgenstrahlen. Arch. f. Dermat. **131**, 511 (1921).

SABOURAUD: Sur le danger des pomades à l'acétate de thallium. Bull. Soc. franç. Dermat. **36** (1924). — SAINZ DE AJA u. ZULOAGA: Enthaarung durch Thalliumsalben. Acta dermat. (Kioto) **13**, Nr 2, 47 (1921). — SHAMBUROW: Hypertrichosis und Hautpigmentation bei Affektion peripherer Nerven. Arch. of Dermat. **90**, 545. — SAUDEK: Oberflächentherapie mit Röntgenstrahlen bei Hypertrichosis. Mh. Dermat. **62**, 778. — SAVILL: Röntgenstrahlen bei Hypertrichosis. Dermat. Wschr. **55**, 1782 (1912). — SCHERL-LUTITI: Hypertrichosis circumscripta der Wirbelsäule ohne Spina bifida. Mh. Dermat. **61**, 871. — SCHÜLLER: (a) Hypertrichosis bei Ischiaslähmungen. Mh. Dermat. **68**, 221; Dermat. Wschr. **68**, 221 (1919). — SEQUEIRA: Kongenitale Hypertrichosis. Dermat. Wschr. **74**, 65 (1922). — SHAW: St. Bartholomeus'. Hosp. Rep. **1884 II**, 169. — SOLOFOJEW: Zur Frage der Hypertrichosis bei Frauen. Arch. Frauenkrkh. **13**, H. 1/2, 155 (1927). Zbl. Hautkrkh. **29**, 372. — SPÉDER: Röntgenstrahlen bei Hypertrichosis. Dermat. Wschr. **58**, 332 (1913). — STEIN, R. O.: Welches sind die besten Behandlungsmethoden der Hypertrichosis? Wien. klin. Wschr. **90**, 570. Zbl. Hautkrkh. **29**, 972. — STERN: Röntgenstrahlen bei Hypertrichosis: Dermat. Wschr. **55**, 925 (1912).

TARCHINI: Hypertrichosis mit Spina bifida. Dermat. Wschr. **75**, 1124 (1922).

UNNA, MARIA: Über Hypertrichosis congenita. Dermat. Wschr. **81**, Nr 32, 1167.

VIGNOLO LUTATI: Histologische Mechanik der definitiven Loslösung der Haare bei der Radiumbehandlung der Hypertrichosis. Mh. Dermat. **64**, 73.

WEPPER: Epilationsmethode bei Hypertrichose. Zbl. Hautkrkh. **30**, 596. — WERTHER: Hypertrichosis der gonorrhoisch erkrankten Kniegelenke. Zbl. Hautkrkh. **27**, 583.

## 2. Hypotrichosis.

(Alopecia adnata, Alopecia congenita, Atrichia, Oligotrichosis, angeborene Kahlheit, congenital baldness, congenital alopecie, alopécie congénitale.)

Unter der kongenitalen Alopecie verstehen wir eine angeborene entweder vollständige oder teilweise Kahlheit des Kopfes bzw. des Körpers, ohne daß sichtbare Erkrankungserscheinungen der Haut zu sehen sind. Es kann sich dabei 1. um eine fehlende (JONES und ATKINS), 2. um eine mangelhafte Haaranlage handeln (SCHEDE, ZIEGLER und andere), oder 3. um eine verspätete und ungenügende Entwicklung der Haarbildung, also entweder um eine Atrichie oder um eine Oligotrichie (Hypotrichie). JAMES NEVENS HYDE (1908) unterschied drei verschiedene Formen dieser Erkrankung: 1. eine intrauterine Atrichie, d. h. die vollständige Abwesenheit jedes Haares am Körper, von der Geburt an, ohne daß später Haare nachwachsen, 2. eine universelle Hypertrichosis, bei welcher das Kind mit Lanugo geboren wird, diese Haare fallen später aus und werden nur ersetzt durch einen spärlichen Nachwuchs von neuen Lanugohaaren, die bis ans Lebensende bleiben, oder das Kind behält seine ersten Lanugohaare dauernd; 3. von der Geburt an teilweises oder vollständiges Fehlen der Haare in umschriebenen Gegenden, z. B. auf dem Kopfe und an den Augenbrauen. In der

Pubertätszeit wachsen die Haare nicht; bei dieser Form bleiben haarige Bezirke und unbehaarte ähnlich wie bei einem Naevus pilosus, oder man findet kahle Flecken in der Gegend der Nähte des Schädels, entsprechend der Verbreiterung des Gehirngewölbes bei Hydrocephalus.

In demselben Jahre (1908) unterschieden DUBREUILH und PETTGES vier Formen angeborener Kahlheit. Bei der ersten Form, einer Naevusart, zeigen sich unregelmäßige, rundliche und ovale Flecke, leicht erhaben, wie Chagrinleder aussehend,

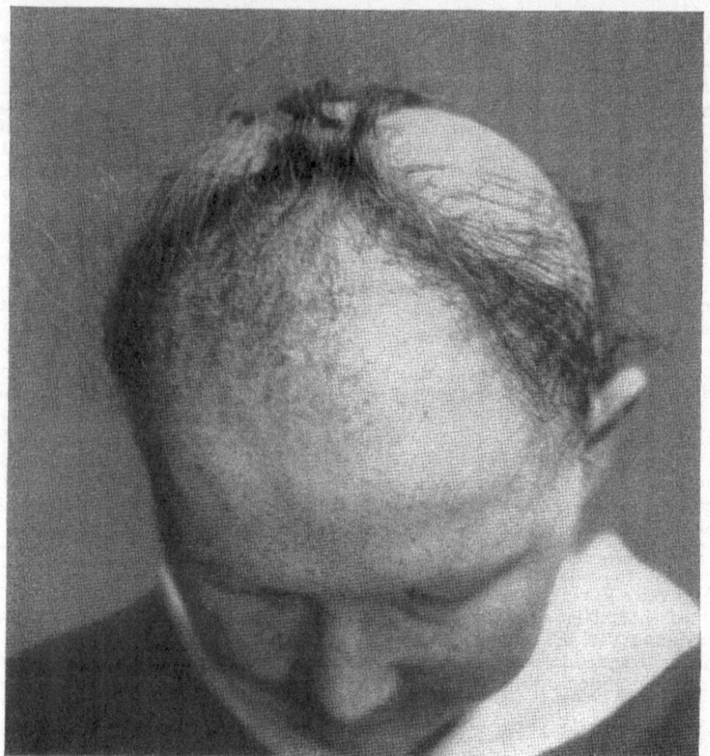

Abb. 17. Hypotrichosis congenita bei 23jähr. Mädchen. (Sammlung GALEWSKY und LINSER.)

mehr oder weniger braun, bedeckt von Lanugohaaren. Bei diesen Kindern finden sich auch am Körper andere Naevushaare; 2. eine Form, charakterisiert durch fast absolute Kahlheit. Reste von Haaren finden sich nur an den Flecken in der Nähe der hinteren Fontanelle oder der Mediallinie; 3. eine Form mit unregelmäßigen breiten Flecken in der Parietalgegend oder Fronto-Parietalgegend, die Haut an diesen Flecken ist dünn und vollständig kahl; 4. eine Form, bei der die Flecken in der Nähe der Suturen sitzen. Man findet auf ihnen nur wenige normale Haare (Erkrankungsform bei Hydrocephalus). BROCQ unterscheidet eine Alopecia congenita essentialis primitiva und eine Alopecia congenita secundaria. Die erstere Form zerfällt wieder nach BESNIER in eine wahre, angeborene Alopecie, mit Fehlen der Haarfollikelentwicklung und in eine Form, bei der es sich um eine Verzögerung in der Entwicklung der Haare handelt.

Im Gegensatz dazu unterscheidet BETTMANN (1902) folgende Formen:

a) Die Störung betrifft den Fetus vor Anlage der Haarkeime. Mögliche Folgen:

1. Völliges Unterbleiben der Haaranlagen,
2. Verspätung der Haaranlagen.

b) Die Störung wirkt auf den Fetus während der Ausbildung der Primärhaare. Mögliche Folgen:

1. Verzögerte Ausbildung,
2. definitive Unterbrechung der Ausbildung mit konsekutiver Rückbildung,
3. Dysplasie der Haarkeime (Beziehung zu Naevusbildungen).

c) Die Störung betrifft den fetalen Haarwechsel. Mögliche Folgen:

1. Der Haarwechsel unterbleibt

α) mit Erhaltenbleiben des Primärhaares, evtl. mit Weiterwachsen desselben (gewisse Formen der Hypertrichose),

β) mit Untergang des Primärhaares;

2. der Haarwechsel verzögert sich, d. h. das Lanugohaar fällt zur normalen Zeit oder später aus, und das Sekundärhaar entwickelt sich abnorm spät.

Felix Pinkus macht eine Trennung zwischen der Hypotrichosis, bei welcher der Haarwechsel und der Qualitätswechsel des Haares um die Zeit der Geburt herum fast wie normalerweise vorhanden ist und der eigentlichen Trichostasis, bei welcher Haarwechsel und Qualitätswechsel fehlen. Priesel glaubt, daß im 3. und 4. Fetalmonat die Störung der ersten Haaranlage vor sich geht, oder daß eine Störung beim fetalen Haarwechsel eintritt. Holländer fand in einem Falle ähnlich wie Schede ein kongenitales Fehlen der Haarfollikel.

Im allgemeinen kann man die *Atrichie* als eine Hemmungsmißbildung im Ektoderm bezeichnen, die nur die Haare ergreift, in anderen Fällen kann sie auch mit rudimentären oder vollständig fehlenden Zehen- und Fingernägeln einhergehen. Neben den Defekten an Nägeln und Fingern sind in einer Reihe von Fällen Zahndefekte gefunden, auch fehlende Augenbrauen und Wimpern (nebst Atrophie sämtlicher Fingernägel) sind von Tilley beschrieben worden. Die epidermidalen Mißbildungen, die ja im allgemeinen nicht einzelne Organe, sondern oft eine ganze Reihe ergreifen, können in einzelnen Fällen sogar auch den Drüsenapparat der Schweißdrüsen mit befallen. Die Atrichie kann universell sein, fast das ganze Haarkleid betreffend oder herdförmig. Erstere Form ist die häufigere und oft bei Mitgliedern derselben Familie anzutreffen. Die circumscripte Form ist seltener und findet sich meist in symmetrischen, haarlosen Stellen. Die verspätete Entwicklung des Haarapparates, die Hypotrichosis, kann bereits einige Monate nach der Geburt auftreten. Hier können alle Möglichkeiten des rudimentären, d. h. nicht zur Norm oder des normal ausgebildeten, aber nicht in genügender Menge ausgebildeten Haarkleides vorhanden sein. Das Wachsen des ersten Flaumhaares kann entweder in einzelnen Absätzen oder aber auch herdweise erfolgen, so daß man nur vereinzelte Lanugohaargruppen, die ungleichmäßig entwickelt sind, sieht. Erst ganz allmählich wird der Haarwuchs wieder stärker, insbesondere auf dem Kopf, auch die Scham- und Achselhaare wachsen nach, während sehr oft die Augenbrauen und Wimpern und die Haare an den Extremitäten entweder gar nicht oder nur wenig nachkommen. So hat Abraham einen Fall beschrieben, in dem die Haare erst im 18. Jahre nachwuchsen, was er in diesem Falle örtlicher und innerer Behandlung zuschreibt. Diejenigen Fälle von Oligotrichosis, die mit früher Kahlheit beginnen und bei denen man später die Diagnose Monilethrix stellt, gehören nicht hierher und werden bei dem Kapitel Monilethrix besprochen werden.

Wir haben es also hier mit einer ganzen Reihe von Zuständen zu tun, die eigentlich gar nicht in *ein* Kapitel gehören. Später werden sicher die Kapitel Atrichia und Hypotrichosis einmal getrennt werden, sowie wir mehr und Genaueres über diese kongenitalen Störungen der Haarentwicklung wissen. Was die *Ursachen* dieser Anomalien anbelangt, so wissen wir auch heute noch nicht viel darüber. Wenn auch die BETTMANNsche Anschauung und Einteilung, sein Schema außerordentlich klar sind, so können wir doch diese Gruppe auch wieder in diejenigen Fälle trennen, bei denen eine *hereditäre* unbekannte *Ursache* besteht und in die anderen, bei denen wir dies nicht finden. So berichtet AUDRY über einen Knaben, der $4^1/_2$ Jahre alt und vollständig haarlos geboren war. Mit $2^1/_2$ Jahren wuchsen Augenbrauen und Wimpern, Lanugo entwickelte sich auf den Vorderarmen und auf dem Kopfe (keine hereditäre Belastung). BETTMANN sah ebenfalls einen Mann mit vollem Bart und absoluter Kahlheit auf dem Kopfe, der stets kahl gewesen war. Auch WALLACH beschrieb einen Mann von 45 Jahren, der seit Geburt kahl war und der mit 55 Jahren nur einen ganz dünnen Haarwuchs zeigte. In seiner Familie fand sich keine Vererbungsanlage, seine Kinder hatten volles Haar. Auf der anderen Seite gibt es auch wieder äußere Ursachen, die unter Umständen bei der Geburt die Haarbildung verhindern. So schildern FOURNIER und BRINDEAU (um Fälle mit äußerer Ursache zu erwähnen) ein Kind, welches seit der Geburt an beiden Schläfen eine angeborene Kahlheit zeigte, die vielleicht bei der Geburt durch die Zange oder durch lang andauernden Druck der Beckenknochen hervorgerufen wurde. SABOURAUD beschreibt einen weiteren Fall; ein Kind kam mit einem Haarausfall zur Welt. An dieser Stelle war der Kopf so stark gegen die Symphyse gedrückt worden, daß die Symphyseotomie gemacht werden mußte. Später wuchsen an der Stelle die Haare nach. Man kann sich also vorstellen, daß bei noch stärkerem und noch länger andauerndem Druck die Haarwurzeln vollständig zugrunde gehen können. Deratige Fälle, die nicht hierher gehören, werden bei der Alopecia gradus beschrieben werden.

Wesentlich häufiger sind die Fälle, bei denen eine *hereditäre Anlage* als Ursache der mangelnden Haarentwicklung angesehen werden kann. So veröffentlichte SCHULTZ 1893 einen Fall bei einem 35jährigen gesunden Manne, der seit der Geburt ebenso wie seine zwei Schwestern vollständig haarlos war. SCHEDE berichtet 1872 ebenfalls über vollständigen Haarmangel bei Bruder und Schwester. HUTCHINSON beobachtete einen Knaben von $3^1/_2$ Jahren, dessen Mutter seit dem 6. Jahre kahl war. PHINEAS ABRAHAM sah ebenfalls zwei Schwestern, die vollständig haarlos waren. Die Mutter dieser beiden Mädchen war mit Lanugohaar geboren, das später ausging. Mit 18 Jahren wuchs eine geringe Menge Haar auf dem Kopf, an den Pubes und in der Achselhöhle. BÄHR hatte Gelegenheit vier Fälle, Brüder und Schwestern, deren Eltern Vettern waren zu behandeln. Auch JOSEPH sah einen ähnlichen Fall von Hypertrichosis bei einem Mädchen. FELIX PIHKUS ein 8 Jahre altes Kind, das fast vollständig kahl war und dessen Vater kaum ein Haar auf dem Körper hatte. Weitere erbliche Belastung war nicht nachzuweisen, aber es bestand Blutsverwandtschaft der Eltern. C. J. WHITE schilderte eine Familie, in welcher der Urgroßvater sehr wenig Haare hatte und unter Nageldefekten litt. Seine Enkeltochter hatte wenig Haare, auch ihre Nägel waren deformiert. Die Enkelsöhne wieder hatten normale Haare, aber schlechte Nägel. Auch die Tochter hatte ein Kind, welches an Nageldefekten und schlechtem Haarwuchs litt. KINGSBURY beobachtete ähnlich eine französische Familie, in der 3 Kinder dürftiges Haar und deformierte Nägel hatten. Der mütterliche Großvater hatte abnorme Haare und Nägel. In der letzten Zeit hat BERGLUND 6 Fälle von Hypotrichosis in einer Familie mit hereditärer Veranlagung beschrieben. BAUER sah Hypotrichosis mit erblichem Zahnmangel verbunden, JACOBSEN fand bei 64 Mitgliedern einer Familie 22 an hereditärer Dystrophie der Haare und Nägel erkrankt. Es bestand dominante Erblichkeit, ein Typus, der bisher nur viermal beschrieben ist. Auch in Japan hat HATAJIMA 5 Mitglieder einer Familie mit angeborener Alopecie gefunden. SOBAYIMA beobachtete 29 Fälle, stellte recessive Vererbung fest, und zwar vom Vater auf die Tochter, von der Mutter auf Söhne und Töchter, in gleicher Zahl. PRÉNEL und PRIEUR sahen in einer Familie die Erkrankung, in der sie seit Generationen erblich war. Auch JEANSELME und RIMET berichten über eine Frau, die als 14. in der Familie erkrankt war (der Fall wird von SABOURAUD als Agenesia pilaris angesehen). Ebenso fand GRUNDBERG diese Atrophie in einer norwegischen Familie hereditär. Zuletzt hat noch MARIA UNNA bei 27 Mitgliedern derselben Familie in 7 Generationen Haarausfall beobachtet, der im 1. Jahre auftrat, das Wollhaar folgte erst im 3. Jahre, blieb dann im Pubertätsalter entweder erhalten, oder es fiel mit 20 Jahren aus. Die Schambehaarung verlor sich im 40. Jahre.

Wir sehen also bei diesen Fällen von ererbter Anlage alle Möglichkeiten, entweder eine dominante und recessive Vererbung und vor allem mit Störungen in der Entwicklung der Nägel und Zähne zusammenfallend. Hierher gehören die Alopecien als Folge einer angeborenen Ichthyosis und die Alopecie bei Ulerythema ophryogenes, welches insbesondere die Augenbrauen befällt, und von dem ich auch einen Fall mit hereditärer Veranlagung beschrieben habe. Der Haarausfall ist hier Folge einer angeborenen Hauterkrankung und gehört nicht zur wirklichen, angeborenen Alopecie.

Auch die *pathologische Anatomie* gibt uns leider keine sicheren Resultate, da verschiedene Untersuchungsbefunde vorliegen. Besonders kommen hier in Frage die Arbeiten von SCHEDE, HATAGINS, ZIEGLER, BETTMANN, CH. AUDRY, KRAUS usw. SCHEDE fand nur epitheliale Schläuche und Cysten, die als rudimentäre Haarbalganlagen anzusehen sind. ZIEGLER glaubte an eine lokale Erkrankung des unteren Teils der Haarwurzelscheide, durch die es nicht zur Bildung von Haaren kommt. BETTMANN fand ebenfalls cystische Erweiterungen, die er aber als regressive Mißbildungen auffaßt, wie sie im extrauterinen Leben bei verschiedenen Hautkrankheiten vorkommen können im Sinne einer Entwicklungshemmung. Dieser Befund ist zum Teil der Grund zu seiner Ansicht, daß die kongenitale Alopecie nicht eine angeborene Hautkrankheit, sondern eine angeborene Hemmungsbildung der Haaranlage ist. AUDRY konstatierte eine ungenügende Entwicklung der Haarzwiebeln, die die Bildung normaler Haare verhindert. Und KRAUS endlich hält die Alopecie für eine fetale Haarwechselstörung. Nach dem Ausfall der ersten Lanugohaare tritt nach seiner Ansicht ein regressiver Prozeß ein, der die Bildung normaler gesunder Haare verhindert. JACKSON faßt den histologischen Befund in folgender Formel zusammen:

1. Die Schweißdrüsen sind normal. Die Talgdrüsen sind entweder normal oder vergrößert. In jedem Fall aber öffnen sie sich auf der Hautoberfläche. Statt der Follikel kommt es zu einer Entwicklung von Epithelzylindern, bestehend aus 5 oder 6 Zellreihen mit einem zentralen Hohlraum, aber ohne Haar und Papille. Das sind die Scheiden von Follikeln, deren Entwicklung stehen geblieben ist.

2. Die Epidermis ist normal. Nur JONES und ATKINS fanden sie atrophisch und die Cutis ersetzt durch alveolares Gewebe mit dazwischen befindlichen Fettzellen.

HATAJIMA konstatierte 1922 bei einem 8jährigen Mädchen, welches als sechste in der Familie erkrankt war, mikroskopisch eine Bildung von undeutlichen Papillen, spärliche Haarbälge mit fehlenden oder stark atrophischen Haaren.

Wenn wir diese ganzen Untersuchungen zusammenfassen, so ergibt sich als Resultat der rudimentäre Bau der Follikel, die unfähig sind normale Haare zu produzieren. Einzelne Autoren, wie BROCQ, haben völlige Abwesenheit von Follikeln beobachtet. Auf Grund dieser histologischen Ergebnisse halten BETTMANN, JOSEPH, KRAUS und F. PINKUS die kongenitale Alopecie nicht für eine eigentliche Erkrankung der Haut, sondern für eine ungenügende Entwicklung oder ein Fehlen der Follikel. Aber wir wissen natürlich nicht, warum diese Erkrankung auftritt bei den Fällen, bei denen wir von Heredität, von familiärem Befallensein usw. nichts finden. Wahrscheinlich wird sich aber auch hier in manchen Fällen, wenn es möglich sein wird, genaue Anamnesen aufzunehmen, die ererbte Anlage feststellen lassen. Selbstverständlich hat man auch versucht, endokrine Störungen als Ursache der Alopecia congenita heranzuziehen; es ist aber bisher nicht möglich gewesen, einen Anhalt dafür zu finden oder eine Reihe von Fällen zu beobachten, die dieser Theorie als Stütze dienen könnten. Nur wenige Autoren wie Ludy, Josefson, halten an diesem Standpunkte fest. Auch über den Zusammenhang mit anderen angeborenen Erkrankungen, z. B. der Keratosis pilaris, wie in dem Fall von Gilbert, wissen wir nichts.

Die **Prognose** der kongenital atrophischen und dystrophischen Haarmißbildung wird verschieden sein, je nachdem ob es sich um ein vollständiges Fehlen *oder* um eine mangelhafte Anlage mit verspätet auftretendem oder kümmerlichem Haar handelt. Im ersten Falle wird man wohl kaum an eine Besserung denken können, aber auch bei der Hypo- bzw. Oligotrichosis wird die Prognose sehr vorsichtig gestellt werden müssen, da ein bleibender Nachwuchs kaum beobachtet worden ist, die Haare im allgemeinen schlecht entwickelt, dürftig und spröde sind, sehr oft wieder ausgehen, wieder einmal nachwachsen und nach Jahren wieder ganz ausgehen können, ohne daß jemals ein fester, gesunder Haarwuchs entsteht. Aber es gibt doch auch Fälle, in welchen die Haare wiederkommen und die Prognose daher günstiger ist. So berichtet O'Donovan über ein Mädchen, das mit 9 Monaten wieder normales Haar hatte. Jackson hält die Prognose im allgemeinen für ungünstig, die circumscripte Form ist nach seiner Ansicht prognostisch günstiger als die allgemeine.

Die **Behandlung** wird in allen Fällen versuchen müssen, durch Reizmittel medikamentöser Art oder durch Licht und Röntgenreizung etwas zu erreichen, wenn auch die Aussichten natürlich sehr gering sind. In der Mehrzahl der Fälle wird man nur zum Verdecken der Verunstaltung, d. h. zum Tragen einer Perücke, wenn die Personen herangewachsen sind, raten können.

## Literatur.

### *Hypotrichosis.*

Abraham, Phileas: Arch. f. Dermat. **7**, 162 (1895). — Audry: Varieté singulière d'alop. congénitale, alopécie suturale. J. Mal. cutan. et Syph. **1898** u. **1902**.

Baer, Th.: Arch. f. Dermat. **84** (1907). — Baudouin: Alopécie congénitale. Soc. franç. Dermat., 3. Juli 1902. — Bauer, Erwin: Zahnmangel und Hypotrichose. Revue neur. **19**, 137 (1920). — Berglund: 6 Fälle von Hypotrichosis in einer Familie. Zbl. Hautkrankh. **15**. — Bettmann: Über angeborenen Haarmangel. Arch. f. Dermat. **60**. — Bonnet: Über Hypertrichosis congenita universalis. Anat. H. 1.

Clark: Congenital alopecia. Arch. of Dermat. **8**, Nr 3, 439 (1923).

Danlos: Dysgénésie congénitale des cheveux. Presse méd. **15**, 5 (1901). — Delabaude: Thèse de Bordeaux **1895**. — Dubreuilh et Petges: Des alopécies congénitales circonscriptes. Ann. de Dermat., Mai 1908.

Elliot: The anatomic factor in the production of baldness. J. amer. med. Assoc., 29. März **1902**.

Fournier, Edmond: Pelade ou plutôt agénésie pilaire générale, hereditaire, congénitale et permanente sur 5 membres de 3 générations. Onyxis concomitant des ongles de mains. Soc. de Dermat., 5. Juli 1907. — Fournier et Brindeau: Soc. franç. Dermat., 7. Febr. 1901. — Fox, C.: Dermat. Ges. London, 8. Dez. 1897. — Fox, H.: Congenital defincy of hair. Arch. of Dermat. **13**, Nr 4, 559 (1926).

Goldmann: Arch. of Dermat. **21**, 705. — Grindon: A peculier affection of the hair follicle. J. cutan. a. genito-urin. Dis., Juni **1897**. — Guldberg: Hypertrichosis congenita.

Norsk Mag. Laegevidensk. **9**, 1256. — GUY and JACOB: A case of congenital alopecia. Arch. of Dermat. **12**, Nr 5, 763 (1925).

HALLOPEAU et DUVAL: Sur 2 cas fraternels d'alopécie congénitale de nature indéterminée. Soc. franç. Dermat., 5. Juni 1902. — HATAJIMA: Über Alopecia congenitalis. Jap. Z. Dermat. **22**, Nr 9, 817 (1922). — HAUSHALTER: Trois cas de dystrophie pilaire congénitale. Rev. méd. Est. **1904**. — HELLMANN: Alopecia congenita. Zbl. Hautkrkh. **70**, 270 (1920). — HEUSS: Qualitative Hypotrichosis. Korresp.bl. Schweiz. Ärzte **1904**. — HOLLANDER: Kongenitale Alopecie. Arch. of Dermat. **18**, 721 (1928). — HUTCHINSON: Congenital absence of hair with atrophic condition of the skin and its appendages, in a boy whose mother has been almost wholly bald from alopecia areata, from the age of 6. Proc. roy. med. a. chir. Soc. Lond., März/Juni **1886**. — HYDE: Congenital alopecia as an expression of atavism. J. of cutan. Dis., Jan. 1909.

JACOBSEN: Heredit. Dystrophy of the hais and nails. J. amer. med. Assoc. **90** (1928). Zbl. Hautkrkh. **27**, 638. — JEANSELME et RIMÉ: Un cas d'alopécie congénitale fam. Bull. Soc. franç. Dermat. **1924**, No 2, 79. — JONES and ATKINS: Microscopical appearences in a case of congenital alopecia. Dublin. J. med. Sci. **1875**. — JOSEFSOHN: Alopecia congenita und innere Sekretion. Zbl. Hautkrkh. **63**, 1143 (1916).

KINGSBURY: J. of cutan. Dis. **419** (1906). — KRAUS, ALFR.: Arch. f. Dermat. **66** (1903).

LUDY: Congenital alopecia. Arch. of Dermat. 8, Nr 3, 446 (1923).

MAYER, R. L.: Erbliche kongenitale Alopecie mit Nagelveränderungen, Bd. 27, S. 289. — MOLÈNES: Ann. de Dermat. **1890**.

NIPPE: 1 Fall totaler Atrichie. Z. Psychiatr. **50**, H. 1/2 (1929).

O'DONOVAN: Ektodermal defects. Proc. roy. Soc. Med. **23**, 163 (1929). — OLLIVER, E. and N. C. GILBERT: Congenital alopecia. Arch. of Dermat. **13**, Nr 3, 359 (1926). — OHOR: Congenital atrophy of the hairs. Arch. of Dermat. **10**, Nr 3, 434 (1924). — OHOR and FINNERUD: Congenital alopecia. Arch. of Dermat. **16**, Nr 9, 510 (1927). — OLIVER and FINNERUD: Congenital alopecia (complete). Arch. of Dermat. **16**, Nr 4, 510. — ORMSBY and MITCHELL: Atrophia pil. Arch. of Dermat. **12**, Nr 3, 823. — OSSIPOW: Ein Fall von angeborenem partiellem Haarmangel in Beziehung zur Haarempfindlichkeit. Neur. Zbl. **1901**.

PAPASTATIGAKIS: Un nouveau sympt. dystr. phigue. Paris méd. J. No 12, 475. — PRÉNEL et PRIEUR: Alopécie congénitale fam. héréditaire avec cataracte précoce. C. B. **57**, 460. — PINCUS, F.: Ein Fall von Hypertrichosis (Alop. cong.) Arch. f. Dermat. **50**, H. 3. — PRIESEL, RICH.: Alopecia congenita mit Hyperkeratose. Mitt. Ges. inn. Med. Wien **23**, Nr 3, 153 (1924).

RACLOT: Thèse de Paris **1903**.

SCHEDE, M.: Ein Fall von totaler angeborener Alopecie. Arch. klin. Chir. **14**. — SCHULTZ: Atrichia adnata. Verh. Riga. Ges. dtsch. Ärzte **1891**, 709. Ref. Mh. Dermat. **16**, 242 (1893). — SOBAJIMA: Studien über die Vererbung von Alopecia congenita. Jap. J. of Dermat. **27**, Nr 2 (1926). (b) Study of alopecia congenita. Tukukoka 1921. — STRYKER: Congenital alopecia, totale with unilateral. Kerat. palmaris and oph. of the nails. Arch. of Dermat. **22**, 995.

TAKAKAKI: Fall von Hypotrichosis congenita. Jap. J. of Dermat. **30**, 23 (1929). — TILLEY: Über einen Fall von kongenitaler Atrophie der Augenbrauen und Lider nebst Atrophie sämtlicher Fingernägel. J. amer. med. Assoc., 12. Januar **1889**.

UNNA, MARIE: Über Hypotrichosis congenita tarda. Dermat. Wschr. **31**, Nr 32 (1925).

VALK: Einige Fälle von Alopecia hereditaria. Zbl. Hautkrkh. **10**, 48. — VELASCO, TAJARES: Haarlosigkeit und zu geringe Behaarung. Zbl. Hautkrkh. **11**, 476.

WALLACH: Arch. f. Dermat. **110**, 343 (1902).

ZIEGLER: Über Alopecia congenita. Arch. f. Dermat. **39** (1897).

## 3. Alopecia triangularis congenitalis (SABOURAUD).

Unter diesem Namen hat SABOURAUD eine seltene angeborene Alopecie beschrieben, die er nur in 5 oder 6 Fällen gesehen hat. Es handelt sich um einen dreieckigen angeborenen Haarverlust von 3 oder 4 cm, der sich in der Schläfengegend befindet und sich von der Stirn aus nach dem Kopf erstreckt. SABOURAUD hat bei dieser Affektion niemals Haare gesehen oder einen Naevus, sondern immer eine normale Haut. Ich selbst habe von dieser Affektion nur einen Fall bei einem Mädchen beobachtet, das auf beiden Seiten der Stirn nach der Schläfe zu den dreieckigen winkeligen Haarausfall hatte, während in die Mitte der Stirn hineinzu, ein vorspringendes Haardreieck reichte. Auch in diesem Falle handelte es sich um eine angeborene Affektion. Die Angehörigen des Kindes kümmern sich meist nicht um diese Erkrankung. Sie wird nur gelegentlich beobachtet, wenn die Eltern mit dem Kinde oder später der Erwachsene selbst wegen einer anderen Erkrankung den Arzt aufsuchen. SABOURAUD beschreibt die einseitige Alopecie und schreibt nichts darüber, ob er sie auch beiderseitig gesehen hat, wie ich es in dem einen Falle beobachten konnte.

Eine Therapie ist natürlich zwecklos.

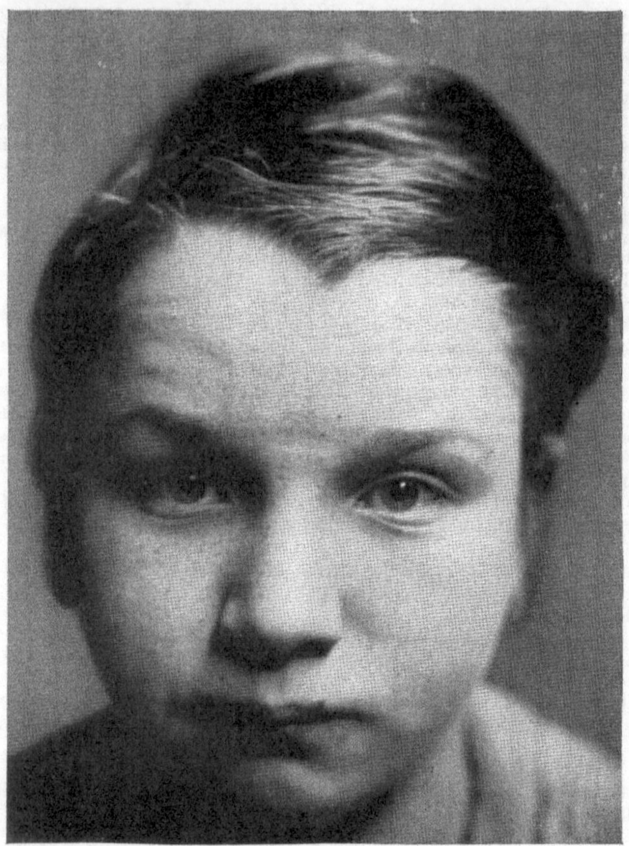

Abb. 18. Alopecia triangularis congenita bilateralis. (Sammlung GALEWSKY und LINSER).

## Literatur.

*Alopecia triangularis congenitalis (SABOURAUD).*

SABOURAUD: (a) Pelades et alopécies en aires S. 78. (b) Diagnostic et traitement du cuir chevelu S. 22.

## 4. Agenesia pilaris (JACQUET).

Agenesia pilaris (JACQUET) nennt SABOURAUD den Körperzustand, insbesondere den Zustand des Haarsystems, in welchem die Haare sehr fein, nicht dicht und lanugoartig wachsen und niemals den normalen Zustand erreichen. Auch die Pubertät bleibt ohne Einfluß auf diesen Zustand. Oft ist diese Unterentwicklung der Haare von der Aplasia moniliformis begleitet, einer Erkrankung, die sich ja deutlich von der gewöhnlichen Kahlheit unterscheidet. Im Jahre 1900 hat JACQUET in seiner Arbeit über die Natur und die Behandlung der Pelade sich zuerst eingehend mit der Agenesia pilaris befaßt, als einem Zustand, der das Entstehen der Pelade begünstigt. Unter dem Namen Agenesie versteht JACQUET den mehr oder weniger vollständigen Stillstand der Umbildung des Haarsystems vor oder nach der Entwicklung. Es handelt sich um eine Reihe von Entwicklungsstörungen und Formveränderungen der Haare, die sonst in keine Erkrankung hineinpassen. JACQUET unterscheidet 2 Formen, die Agénésie puberienne und die Agénésie postpuberienne. Die erste befällt im frühen Lebensalter vorwiegend die Augenbrauen und den behaarten Kopf. Die Haare an diesen Stellen sind schlecht entwickelt, und zwar ist diese schlechte bzw. fehlende Entwicklung symmetrisch am äußeren Teil des Augenbrauenbogens zu sehen. Auf dem behaarten Kopfe ist die Störung hauptsächlich in der Nuchalgegend zu finden; hier schneidet die untere Haargrenze in einer scharfen Linie ab. Die von der Agenesie Befallenen machen den Eindruck, als wenn sie eine Perücke trügen und sind befallen von einer Art dauernder Ophiasis embryonalen Ursprungs. Diese Form ist die häufigste der Agenesie des behaarten Kopfes.

Die zweite Form, welche während und nach der Pubertät auftritt, befällt vor allen Dingen diejenigen Haare, die sich erst während und nach dieser Zeit entwickeln (Schnurrbart-, Bart-, Achsel- und Schamhaare). Der Schnurrbart ist entweder gar nicht oder nur als kleiner Flaum sichtbar oder er zeigt Lücken, entweder am Filtrum oder in der Gegend des Eckzahnes. Der Backenbart ist nur kümmerlich entwickelt oder fehlt vollständig. Im ersteren Falle sieht man nur spärliche Büschel, während andere Gegenden der Bartregion haarlos sind. Manchmal ist auch die Wange von einem runden Fleck ergriffen, fast kahl, ein- oder beiderseitig. Dies ist im allgemeinen das Krankheitsbild der Agenesia pilaris. Ihre Beziehungen zur Pelade sind noch nicht geklärt. Aber sie ist sehr häufig bei den Menschen, die an Agenesie leiden. JACQUET hält infolge des auffallenden Fehlens der Haare an denjenigen Stellen, an denen auch bei der Alopecia areata die Haare fehlen, diese Erkrankung für einen Übergang zwischen der Hypotrichie und der Alopecia areata.

### Literatur.

*Agenesia pilaris (JACQUET).*

JACQUET: Nature et traitement de la pelade. Ann. de Dermat. **1900**, 924.
PIGNOT: Agénésie pilaire du cuir chevelu. Bull. Soc. franç. Dermat. **1930**, No 37, 7.
SABOURAUD: Séborrhée, acnés, calvities, p. 269.

## 5. Monilethrix (CROCKER).

(Aplasia pilorum intermittens [VIRCHOW], Cheveux monileformes — nodosités des poils — Spindelhaare, Nodose or beaded hair [W. G. SMITH].)

Unter Monilethrix verstehen wir eine gewöhnlich hereditäre Erkrankung der Haare, bei der die Haare abwechselnd hellere und dunklere Stellen zeigen, die hervorgerufen werden durch rosenkranzartig angeordnete, spindelförmige Anschwellungen und Einschnürungen der Haare. Dadurch, daß die Haare in den Einschnürungen brechen, werden sie allmählich immer kürzer, der Kopf erscheint kahl. Seit der ersten Publikation, die im Jahre 1879 von LUCE in Frankreich und in demselben Jahre von W. G. SMITH in Dublin erfolgte, sind weit über 100 Veröffentlichungen über diese im allgemeinen noch immer sehr seltene Erkrankung erfolgt. Die ersten grundlegenden Arbeiten stammen von BULKLEY, BURY (1883), LESSER (1885/86), GILCHRIST (1885), ANDERSON (1885), N. ARTON (1889), PRINCE MORROW (1899), BEHREND und ARCHAMBAULT.

Die Anomalie, die als eine ernste anzusehen ist und die nicht nur die Haare ergreift sondern durch eine Erkrankung der Haarfollikel bedingt ist, kommt in erster Linie bei Kindern zur Beobachtung und führt zu einer mehr oder weniger starken Kahlheit des ganzen Kopfes. Im allgemeinen ist stets der

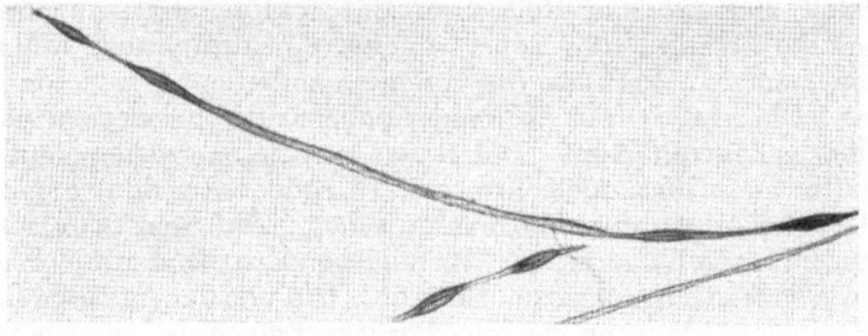

Abb. 19. Monilethrixhaar. (Nach SABOURAUD.)

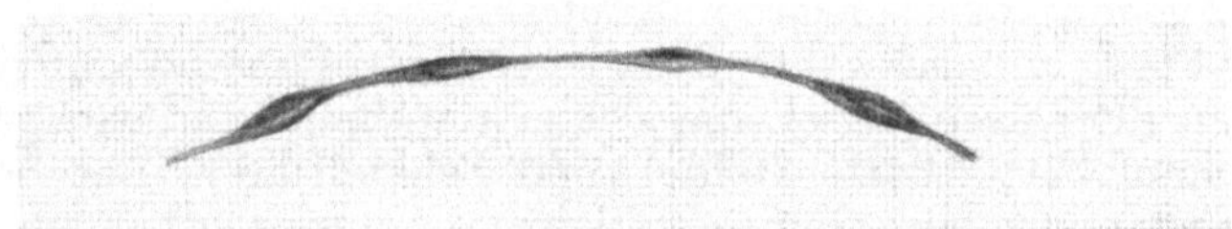

Abb. 20. Monilethrixhaar. (Nach SABOURAUD.)

behaarte Kopf ergriffen. Das Kind wird gewöhnlich mit normalem Haar geboren. Im Verlauf weniger Wochen oder Monate brechen entweder auf dem ganzen Kopfe oder fleckenweise die Haare ab, oder die ersten Haare fallen aus und werden ersetzt durch spärlichen, kurzen Haarwuchs. Im allgemeinen sieht man auf dem Kopfe eine leichte Keratosis pilaris mit weißen Schüppchen, Knötchen, Hornkegeln und kurzen, abgebrochenen Haaren. In einzelnen Fällen fehlt aber diese Keratosis. Der Kopf sieht aus, als wenn die Haare angesengt wären. Oft erscheinen sie nur wie schwarze Punkte, manchmal sind sie auch ganz kurz und erscheinen kraus wie kurzes Negerhaar. Selten sind außer dem Capillitium auch die Augenbrauen mit ergriffen; entweder fehlen diese ganz oder man sieht nur ganz wenige, kurz abgebrochene Haare. In einzelnen Fällen, wie denen von RUGGLES, fand sich die Erkrankung auch an den Oberschenkeln. GILCHRIST sah die Affektion bei einem 17jährigen jungen Mann in kahlen symmetrischen Flecken auf beiden Schienenbeinen; daneben bestand leichte Keratosis pilaris; die Flecken waren scharf abgegrenzt und oval. Auch BEHRING beobachtete die Erkrankung an den unteren Extremitäten, SMITH am Mons Veneris, und HALLOPEAU fand den ganzen Körper ergriffen. Die Beteiligung der Augenbrauen

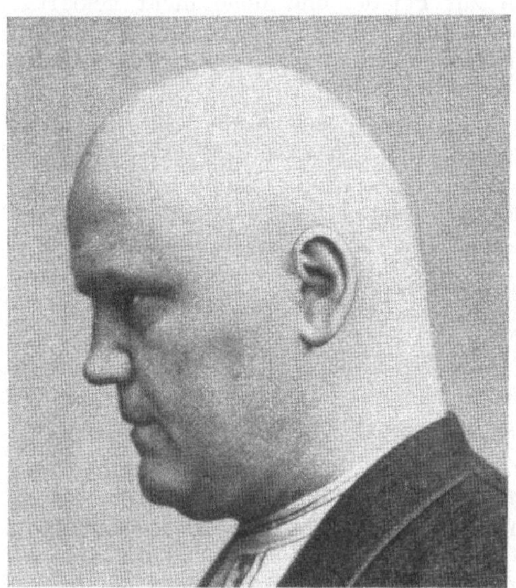

Abb. 21. Monilethrix bei einem Patienten. (Nach LESSER.) Siehe auch die Abb. 22 u. 23.

haben auch noch andere Forscher (HALLOPEAU, ARNDT und PAYNE) beschrieben. Der Kopf selbst sieht bei oberflächlicher Untersuchung wie eine Alopecia

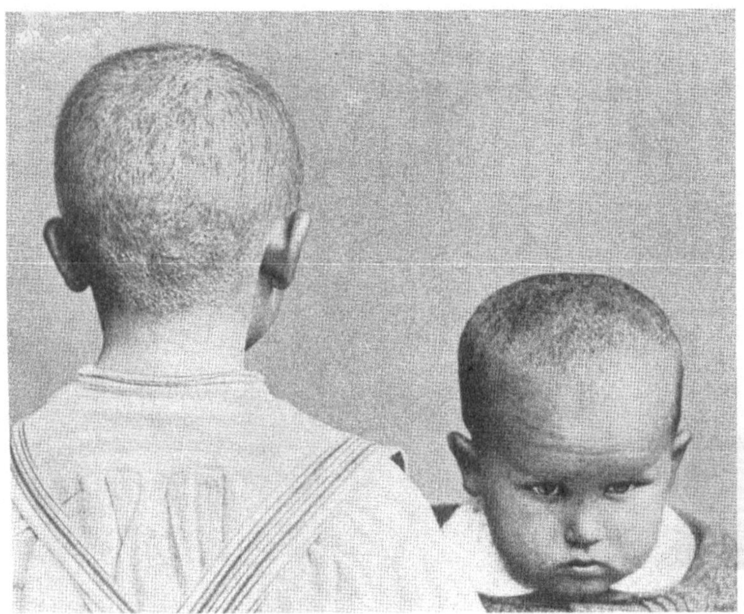

Abb. 22. Monilethrix bei den Söhnen desselben. (Nach LESSER.)

areata aus, erst bei genauerem Zusehen findet man nicht nur die Kahlheit, sondern die Erkrankung der Haare und der Follikel, wie sie oben beschrieben wurde. Manchmal sieht die Haut auch ichthyosisähnlich aus. Beobachtet man mit der Lupe die Haare genauer, so erkennt man, daß die Haarstümpfe aus kranken Haaren bestehen, daß knotige und dickere, die dunkler sind, abwechseln mit helleren und dünneren Stellen, und daß das ganze Haar von Anfang bis Ende erkrankt ist. Bei dunklem Haar fällt sofort auf, daß die hellen Abschnitte den regelmäßig sich wiederholenden Einschnürungen, die dunkleren dagegen den Anschwellungen entsprechen. Diese rosenkranzartigen Anschwellungen sind in Abständen von 0,5—1,0 mm über das ganze Haar angeordnet. Im Gegensatz zu ihnen enthalten die verjüngten Einschnürungen weder Mark noch Pigment. Dies fällt am meisten bei den dunkleren Haaren auf, die infolgedessen hellere Ringe zeigen. Umgekehrt sind beim pigmentarmen Haar der Blonden die Anschwellungen hell und die eingeschnürten Stellen dunkel, da die in den Spindeln befindlichen Luftblasen eine stärkere Durchsichtigkeit der Anschwellungen

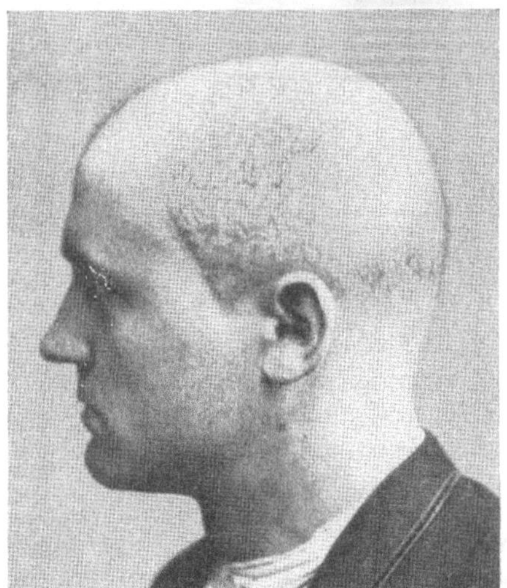

Abb. 23. Monilethrix bei dessen Bruder. (Nach LESSER.)

bewirken. In diesen zusammengeschnürten Teilen brechen die Haare ab, im allgemeinen ist die dickere Partie ein Drittel länger und doppelt so dick wie die enge.

Gewöhnlich brechen die Haare infolgedessen schon unmittelbar über dem Follikelhals ab, ohne wie bei der Trichorrhexis aufgefasert zu sein, obwohl die Monilethrix auch mit Trichorrhexis zusammen vorkommen kann. Im Anfang der Erkrankung zeigen sich leicht schuppige Hornkegelchen, die bei

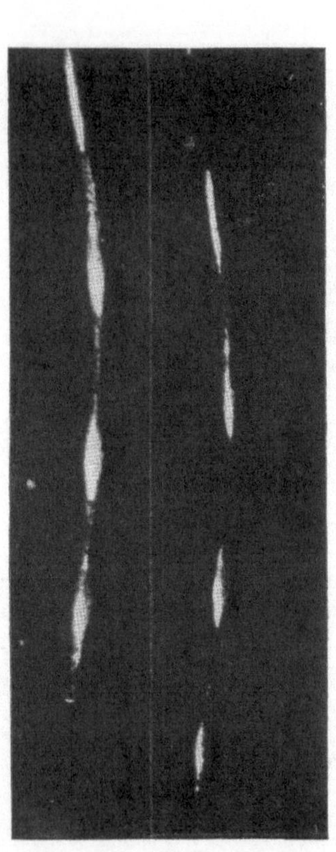

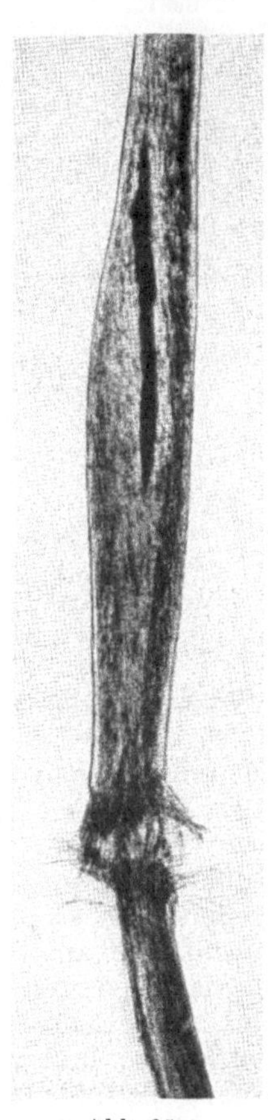

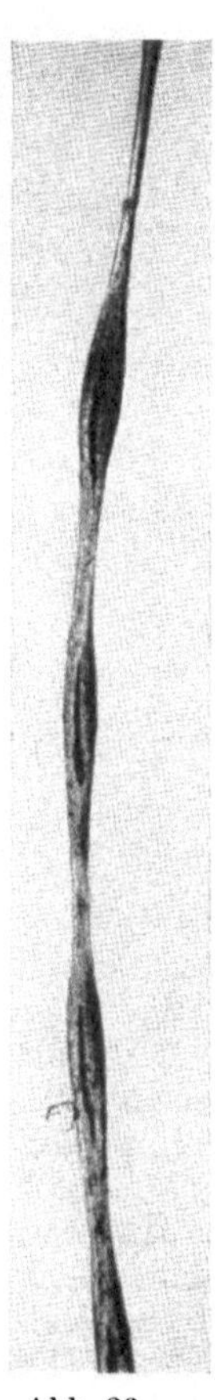

Abb. 24. Abb. 25. Abb. 26.

Abb. 24. Ringelhaare bei auffallendem Licht. (Nach Lesser.)
Abb. 25. Trichorrhexis bei Ringelhaar. (Nach Lesser.)
Abb. 26. Ringelhaar. (Nach Lesser.)

mikroskopischer Untersuchung die Follikelhälse darstellen, die von Hornschuppen erfüllt und außerordentlich stark erweitert, Teile des erkrankten Haares nach Art eines Leporelloalbums (Lesser) zusammengeklappt und aneinandergedrängt enthalten. Dadurch, daß diese Teile veröden und schließlich zur Atrophie der behaarten Haut führen, wird der Kopf glatt und glänzend, und diese Atrophie, die im Anfang nur einzelne Teile des Haarbodens ergriffen hat, breitet sich immer weiter aus, bis sie den ganzen Kopf befallen hat. Die Kahlheit tritt unverhältnismäßig schnell auf und kann bereits im ersten Jahre den ganzen Kopf betreffen. Oft findet man dann auch auf ihm Pusteln. Gewöhnlich sind aber die ganzen Haarfollikel erkrankt und man sieht mehr oder weniger feine Punkte über den Kopf verbreitet. Gelegentlich kommen auch Haare wieder, aber nur an einzelnen Stellen.

Über die **Ursache der Erkrankung** sind wir im allgemeinen noch nicht unterrichtet. Nur eins steht fest, daß die Erkrankung nicht ansteckend ist, daß es sich um eine Wachstumsanomalie handelt, die im Follikel ihren Sitz hat, und daß in einer außerordentlich großen Anzahl von Fällen *Heredität und familiäre Anlage* nachgewiesen werden kann. So fand LESSER die Erkrankung bei einem Mann und seinen zwei Söhnen. Acht Fälle in zwei Generationen kamen in derselben Familie vor; die Erkrankung betraf stets die männlichen Mitglieder. SABOURAUD fand die Erkrankung bei einem Großvater und 17 Mitgliedern einer Familie (siehe Abbildungen). MCCALL ANDERSON in 14 Fällen einer Familie, HUDELO ebenfalls bei mehreren Fällen, TENNESSON bei 3 weiblichen Individuen einer Familie von 5 Personen, in welcher der Vater sowohl als sein Bruder und seine Schwester ebenfalls die Erkrankung hatten. PAYNE behandelte zwei Brüder mit derselben Affektion. TOBIAS konnte über 7 Fälle in einer Familie berichten, bei denen die Vererbung von väterlicher Seite erfolgte. LEEUWEN konnte in vier Generationen unter 42 Personen 14 Monilethrixfälle verschiedener Ausdehnung feststellen. Zu der Frage der dominanten Erblichkeit äußert sich LEEUWEN nicht definitiv. TOYAMO und OKO konnten 5 Fälle feststellen, in vier waren die Eltern Geschwisterkinder. In der letzten Zeit finden wir derartige familiäre Erkrankungen bei BERKOWITZ, RACHMANOW, LÉPINAY, SEEMANN, MURRAY u. a. beschrieben. HEUCK kommt in seiner eingehenden statistischen Arbeit zu folgenden Ergebnissen: Die Moniletrichosis kann als dominante Erbkrankheit auftreten. Die Dominanz ist unregelmäßig. Das Verhältnis der Kranken zu den Gesunden in den Geschwisterschaften beträgt 47 : 46. Das Verhältnis von kranken Männern zu kranken Frauen beträgt 47 : 43, doch können diese Zahlen auch durch Zufälligkeiten bedingt sein.

Unregelmäßige Dominanz kommt sicherlich für alle Fälle in Frage; unter 44 Fällen sind nur 16 familiär, 28 solitär und in 15 Fällen sind die Eltern der Behafteten nachweislich gesund.

Starke Atypien bezüglich der Lokalisation des Leidens und bezüglich der Zeit des Beginns sind bisher ausschließlich bei *nicht familiären Fällen* beobachtet worden. In 13 von 45 Fällen bestand zwischen Moniletrichosis und Keratosis follicularis Zusammenhang. Dieser Komplex ist über familiäre und solitäre Fälle gleichmäßig verteilt. HEUCK kommt zu dem Schluß, daß das Krankheitsbild der Moniletrichosis aus verschiedenen Ursachen entstehen kann. ROSENTHAL und E. SPREUREGEN konstatierten unter 204 beobachteten Fällen bei 58,3% Männern nnd 41,7% Frauen die Monilethrixerkrankung, die in einzelnen Fällen bist zu 5 Generationen verfolgt wurde. Die Erblichkeit kann bisweilen einige Generationen überspringen. Fälle, in denen sie sich nicht nachweisen ließ, sind außerordentlich selten. Ein Teil derselben, so die von RIHOVA und ORMSBY gehören nicht hierher und werden daher später unter dem Namen Pili torti (Trichokinesis) beschrieben.

SABOURAUD hat im Jahre 1892 bei Blutsverwandten das von ihm *Monilethrix-syndrom* genannte Zusammenfallen von Monilethrix und *Frühstar* beschrieben. In dem letzten von ihm erwähnten Falle wurde in 7 Generationen bei 23 Mitgliedern die Monilethrix konstatiert, außerdem bei einer Anzahl derselben Frühstar. SABOURAUD glaubt wegen dieses Syndroms, daß eine primäre Erkrankung nervöser Zentren vorliege.

Dagegen ist die örtliche Zusammengehörigkeit von *Monilethrix und Keratosis* pilaris in den meisten Fällen sicher. In der Literatur sind sehr zahlreiche Beobachtungen dieser Kombination vorhanden.

Nachdem schon früher in erster Linie SCHÜTZ die Monilethrix wegen der Hyperkeratose zur Ichthyosis gerechnet und ebenso wie BESNIER „die Affektion und Spindelbildung der Haare als ein fakultatives Symptom einer lokalen Ichthyosis pilaris" angesehen hatte, haben in der letzten Zeit ARNDT, ANDREW, MCMURRAY, JACKSON, BROCQ, DORÉ, HEUCK, HAXTHAUSEN, HÜBNER, LEEUWEN, LEHNER, LUTZ, PARKES, ROSENTHAL, SPREUREGEN, SEEMANN, STRANDBERG, TENNYSON, TOYAMA-OHNO, WEBER über Fälle von Monilethrix und Keratosis pilaris berichtet. Wieder andere (AYSAWA, AZUA, BRÄNDLE DAMER, FERNET-RABREAU, GUSZMANN, HALLOPEAU, HERXHEIMER, HÜBNER, LANGER, LAPOWSKY, POLLAND, SEEMANN, SAVARTHARD, SIBLEY, TOBIAS) haben darauf hingewiesen, daß die Kopfhaut bei Monilethrix der bei Lichen pilaris ähnle. Auch das Vorkommen an den Augenbrauen und Wimpern, in seltenen Fällen an den Axillae und am Mons Veneris (RACHMANOFF, SEEMANN) und sogar am ganzen Körper (HALLOPEAU) ist geschildert worden. Außerdem fand SWEITZER die Monilethrix gemeinschaftlich mit Ringelhaaren und ARTOM mit Keratosis pilaris und spinulosa.

Etwas näher kommen wir der Pathogenese, wenn wir die **mikroskopischen Untersuchungen** der Haare berücksichtigen. Während noch UNNA ebenso wie andere vor ihm die verdünnten Stellen des Haares als die erkrankten ansahen und eine unter äußerem Druck stattfindende Haarproduktion, also eine mechanische Ursache für die Entstehung der Spindelhaare annahmen, haben die letzten Untersuchungen erwiesen, daß die Erkrankung schon in der Tiefe des Follikels, im Bulbus beginnt. Im Gegensatz zu BONNET und UNNA, die den gesteigerten Druck am Follikelhals auf das darin eingeschlossene Haar zu Erklärung der Wachstumsstörung verwerten, und mit der Periodizität des verschiedenen Drucks die Wachstumsstörung erklären, scheint es nunmehr, daß die Wachstumsstörung im Follikel selbst zu suchen ist. Dieser Ansicht haben sich ganz besonders BONNET, DORÉ, FUKAY, DANFORTH, GUSZMANN, VAN LEEUWEN, RACHMANOFF, TOYAMA-OHNO usw. angeschlossen. GUSZMANN kommt dabei zu folgenden Beobachtungen:

„Im allergrößten Teile der Follikel, in welchen Spindelhaare zu finden sind, haben die inneren Konturen der äußeren Wurzelscheide nicht den gleichmäßigen Verlauf der äußeren, sondern einen leicht welligen. Die äußere Wurzelscheide bildet hierdurch eine bald schmälere, bald breitere Schicht, je nachdem mit welchem Teile des im Inneren des Follikels befindlichen Spindelhaares sie in ein Niveau fällt. Dementsprechend fallen die schmäleren Stellen der äußeren Wurzelscheide ständig mit der Intumeszenz des Spindelhaares zusammen, die dickeren Teile aber mit den Internodien. Die Haarfäden haben in ihrem ganzen Verlauf Spindelcharakter. Die äußere Wurzelscheide zeigt daher den negativen Abdruck der Haare doch nicht ganz getreu, denn die einzelnen dicken Differenzen der Wurzelscheide erweisen sich nicht als zu hochgradig, wie dies die Dimensionen der einzelnen Spindelhaare verlangen würden. Die hierdurch zustande kommende innere Differenz gleicht die Wurzelscheide aus, deren Veränderungen sehr eigentümlicher Art sind. Die am meisten auffallende Erscheinung in dieser Schicht ist, daß sie eine vollkommen homogene, verhornte, mit Pikrin sich gelblich färbende Masse bildet. Die HENLE- und HUXLEY-Schicht, ebenso die Cuticula sowie die inneren Teile der Wurzelscheide sind vollkommen unkenntlich ineinander verschmolzen." GUSZMANN fand weiter, daß die innere Wurzelscheide unverhältnismäßig dick ist, dicker als unter normalen Verhältnissen, nicht aber gleichmäßig in derer ganzen Länge. Ganz besonders ist dies der Fall in jenen Teilen, welche mit den Internodien in Verbindung stehen. GUSZMANN konstatierte fernerhin, daß in den Haarfollikelgruppen die Follikel nicht nur gegen die Oberfläche der Haut konvergieren, sondern zu einem gemeinschaftlichen Follikel verschmelzen können. Er ist infolgedessen kein Anhänger der BONNET- und UNNAschen Ansicht. Wenn er auch die mechanischen Verhältnisse nicht leugnet, so glaubt er doch nicht, daß sie die Ursache der Spindelbildung sind. Er charakterisiert die Erkrankung durch die Keratosis pilaris, durch die partiell und intermittierend oder total auftretende Aplasie und durch die beginnende Verschmelzung der Haarfollikelgruppen. Von sonstigen Untersuchern fand Gilchrist die Haut zwischen den Follikeln dünner als normal, nach Ruggles war die Mündung des Follikel durch eine komedoartige Masse verschlossen, in der manchmal ein Haar sich befand. Einzelne Untersucher sahen Leukocytenanhäufungen um die Gefäße. Fukai hat als erster gefunden, daß die Haarrinde früher als die Haarscheiden nahe über der Haarpapille verhornt ist, und daß die Verhornungszone des Spindelhaares kürzer ist als normal. Bei der verschiedenen Verhornungshöhe von Haar und Haarscheide glaubt der Autor, daß die Haarscheide einen Druck auf das Haar von außen und oben ausübt. Durch diesen Druck kann eine Spindel gebildet werden. Die Haarscheide ist an den Spindelstellen erheblich dicker. Wahrscheinlich veranlaßt frühzeitige Verhornung der Rinde und dadurch hervorgerufene Abnahme des intrafollikulären Druckes die lebensfähigen Zellen der Huxleyschen Schicht zu immer stärkerer Hypotrophie, so daß ein immer stärkerer Druck von oben und außen auf das Haar ausgeübt wird. Daraus folgt Stagnation der Haarzellen. Zugleich wirkt der Wachstumsdruck von unten her; das Haar verdickt sich zu einer Spindel unter der Verhornungsgrenze. Allmählich tritt die Spindel nach oben, worauf der nächste Teil des Haarschaftes dünn bleibt und in der Tiefe bereits verhornt. Nach der Ansicht des Verfassers beruht Spindelhaarbildung auf einer angeborenen Anlage, wie bei der Keratosis pilaris, die stets damit verbunden ist.

Fukey hat noch einmal im Jahre 1927 genaue Untersuchungen bei einem 5jährigen Mädchen angestellt. Er kommt zu dem Schluß, daß die Monilethrix auf kongenitaler follikulärer Anlage beruht, bei der die Entwicklung der Haarrinde und der Cuticula miteinander nicht parallel gehen, sondern hintereinander oszillatorisch hypertrophieren und atrophieren. Jedenfalls legt der Verfasser ebenso wie Danforth der oszillatorischen Verdickung der Cuticula eine größere Bedeutung bei. Die Verdickung der Huxleyschen Schicht an den Internodien ist ebenso wie die der äußeren Wurzelscheide und der Cuticula nur als ein einzig sich der äußeren Form des Haares anpassender, rein passiver Vorgang aufzufassen.

Danforth findet die Cuticula der Internodien viel stärker als die der Knoten. Die Spindelhaare müssen nach seiner Ansicht im Follikel gebildet sein, und er führt die Erkrankung auf einen direkten oder indirekten Einfluß des vegatativen Nervensystems zurück. Toyama und Ohno finden bei ihren histologischen Untersuchungen, daß die Haarrinde auffallend nahe über der Haarpapille verhornt, früher als die Haarscheiden, und daß die Verhornungszone des Spindelhaares kürzer ist als normal (0,22—0,31 mm). Bei den moniliformen Haaren beginnt die Rindenverhornung bei 0,33—0,68—0,72 mm. Die Huxleysche Schicht verhornt bei 0,77—0,99 mm über dem Grunde des Haarbalges. Bei der verschiedenen Verhornungshöhe von Haar und Haarscheide glauben Toyama und Ohno, daß die Haarscheide einen Druck auf das Haar von außenobenher ausübt (daher Falten in der tieferen noch weichen Haarsubstanz quer oder schief zur Achse 2,5—5 mm unter der Verhornungshöhe der Haarsubstanz); dort war die Haarscheide besonders dick, ihre Zellen stagnierend. Durch diesen Druck kann eine Spindel gebildet werden. Die Haarscheide ist an den Stellen der Spindel erheblich dicker. Wahrscheinlich veranlaßt frühzeitige Verhornung der Rinde und dadurch hervorgerufene Abnahme des intrafollikulären Druckes die lebensfähigen, protoplasmatischen Zellen der Huxleyschen Schicht zu immer stärkerer Hypertrophie, so daß ein allmählich zunehmender Druck auf das Haar von oben und außen her ausgeübt wird. Daraus folgt Stagnation der

Haarzellen. Unter dieser Stelle der tiefen Verhornung sind die Zellen der Rindensubstanz stark vergrößert. Zugleich wirkt der Wachstumsdruck von unten her, das Haar verdickt sich zu einer Spindel unter der Verhornungsgrenze. Allmählich überwindet der dicke, gestaute Haarteil den Druck, den die starke innere Wurzelscheide von obenher ausübt und die Spindel tritt nach oben, worauf der nächste Teil des Haarschafts wieder dünn bleibt und in der Tiefe bereits verhornt. Je höher der Verhornungsprozeß des Haars im Follikel beginnt, desto länger wird die Spindel. Erfolgt die Verhornung nicht rund um das Haar, sondern etwa an zwei gegenüberliegenden Stellen, dann wird das Haar platt, erfolgt die Verhornung nur an einer Seite, so erhält das Haar Nierenform; durch unregelmäßige Verhornung kann Drehung entstehen. Die Papille ist oft sehr schmal; es mag also auch oft eine Zirkulationsstörung zu der Abnormität beitragen. Manchmal mag die Rindenbildung ganz aussetzen. Das Haar besteht an diesen Stellen nur aus der Cuticula. Die Spindelhaarbildung liegt in einer angeborenen Anlage, geradeso wie die Keratosis pilaris, die stets damit verbunden ist.

GOLAY hat die Untersuchung von CIAROCHI vom täglichen Rhythmus der Spindelbildung nachuntersucht. Während CIAROCHI fand, daß eine Spindel im Laufe von 24 Stunden gebildet würde, daß 2 Tage nach dem Rasieren der Kopfhaut 2 Spindeln, nach 7 Tagen 7 Spindeln vorhanden seien, meint GOLAY, daß diese Ergebnisse nicht ganz konstant sind. Nach seiner Untersuchung bildet sich die Spindel im Laufe des Tages, der dünne Zwischenraum in der Nacht. Lichteinwirkung konnte als Ursache des rhythmischen Wachstums ausgeschaltet werden, denn unter lichtsicherer Bedeckung erfolgte das Wachstum ebenso wie bei Tageslicht.

Es handelt sich also bei der Monilethrix fast immer um familiäre Anlage oder ererbte Erkrankung des Haarbodens, vor allem der Follikel (die Zahl der Fälle, in denen beides nicht nachweisbar ist, ist sehr gering, zum Teil sind sie in der Diagnose unsicher), die zur Atrophie der Haare führt. Über die Ursachen dieser Erkrankung und innersekretorische Einflüsse, die dazu führen könnten, sind die Ansichten natürlich auch heute noch unklar. So glaubt GOLAY an solche, wofür die Trockenheit der gesamten Haut, die Keratosis pilaris und gewisse Degenerationserscheinungen bei den Kindern sprechen sollen. Auch SHIROFUSE denkt an eine endokrine Ursache, während MASZANTI familiäre Degeneration oder intrauterine Fehler in Erwägung zieht. ROSENTHAL und SPREUREGEN halten die Krankheit für zur Gruppe der familiären Hyper- und Dyskeratosen gehörig. RACHMANOFF schließlich sieht ihr Wesen im fortschreitenden Niedergang der Haarproduktion, wobei schließlich nur aplastische Haare gebildet werden. Er betont die Wirkung mechanischer Momente (Verschluß der Follikelmündung) und die große Bedeutung der Heredität. PARKES WEBER und HAXTHAUSEN glauben, daß die Erkrankung zu den Naevis gehört, von denen sie eine hypoplastische und aplastische, eine dysplastische oder heteroplastische Form unterscheiden. Sie vergleichen das Zusammentreffen von angeborener Hypoplasia moniliformis pilorum und Lichen spinulosus mit dem gelegentlichen Zusammentreffen von Folliculitis decalvans ebenfalls mit Lichen spinulosus.

*Differentialdiagnostisch* kommen Trichorrhexis nodosa, die Pili torti-Alopecia congenita und Mikrosporie in Frage. Ein Blick ins Mikroskop entscheidet die Diagnose.

Bei der Unsicherheit unserer ätiologischen Ergebnisse und bei der Bedeutung der Heredität ist es natürlich, daß die *Therapie* noch immer im Dunkeln tappt und daß die *Prognose* sehr ungünstig ist. Es ist eine ganze Anzahl *Behandlungen* angegeben worden, aber keine hat bis jetzt einen Erfolg gezeitigt. Von Medikamenten sind Resorcinspiritus und reizende Salben empfohlen worden. SCHÜTZ riet 1900 zu Waschen des Kopfes mit grüner Seife und Einreiben mit Salicylöl. PIGNOT und PHOTINOS sahen vorübergehenden Erfolg nach

Teer, SCHAMBERG nach Thalliumgaben (8 mg pro Kilogramm). BUSCHKE und LANGER beobachteten Erfolg und das Nachwachsen gesunder Haare, während ARTOM, DAHMER, TECKLENBURG und WISE mit Thalliumepilation keine Erfolge erzielten. Dagegen wurde die Röntgenbehandlung von KIESS, LEEUWEN und WALZER angegeben. Die beiden letzteren sahen nach Röntgenepilationen normales Haar wachsen, das aber in dem Falle von WALZER später wieder erkrankte. KIESS und RISAN fanden nach Röntgenbestrahlung wohl eine Besserung, aber keine Heilung. ARTOM konnte mit Thyreoidin Besserung erzielen, nachdem Thallium versagt hatte. Auch Kohlensäureschnee, Quarzbestrahlungen (AZUA), Opotherapie, wurden von ARTOM, AZUA, GOLAY empfohlen, aber von allen auf die Dauer als ergebnislos aufgegeben.

Wir sehen also, daß man von Erfolgen bei der Therapie der Monilethrix nicht sprechen kann, was ja auch der ganzen Art der Erkrankung, ihrer Ursache und Entwicklung entspricht.

## Anhang.

### Endatrophie der Haare (CROCKER).

Unter diesem Namen hat, wie McMURRAY mitteilt, CROCKER eine Erkrankung der Haare beschrieben, bei der die distalen Enden derselben knotig und von hellerer Farbe waren als der Rest der Haare und bei welcher die Wurzelenden mit Luft infiltriert waren. Dem letzteren Umstand schrieb CROCKER die Veränderung der Haare zu.

## Literatur.

*Monilethrix (CROCKER).*

ABRAHAM: Brit. J. Dermat. **4**, 21 (1900, Dez.). — ANDERSON: Lancet **1885**, 140. — ANDREWS, C. G.: Monilethrix. Arch. of Dermat. **21**, 1075 (1930). Zbl. Hautkrkh. **35**, 506. — ARCHAMBAULT: Ann. de Dermat., III. s. **1**, 392 (1890); Ann. de Dermat. **23**, 1147 (1892). — ARNDT: Verh. Berl. Dermat. Ges., 1. März **1904**. — ARTON, MARIO: Aplasia pilorum moniliforme dei capelli. Giorn. ital. Dermat. **68**, H. 6, 1547 (1922). — ASAWA: A case of aplasia moniliforme pilorum. Jap. J. of Dermat. **26**, Nr 2, 8 (1926). — ASNA: Über Monilethrix. Mh. Dermat. **60**, 82. — AZUA: Dermat. Wschr. **60**, 82 (1915).

BEATTY u. J. SCOTT: Mh. Dermat. **15**, 217 (1892). — BECHET: A case for diagnosis: Monilethrix? Arch. of Dermat. 8, Nr 4, 561 (1923). — BEER: Berl. dermat. Ges., 12. Jan. 1909. — BEHREND, G.: Virchows Arch. **103**. — BERING, FR.: Arch. f. Dermat., Mai **1905**; Dtsch. Ärzteztg **1906**, H. 8. — BERING, O.: Moniliforme Haare. Arch. f. Dermat. **75**, 11 (1931). BERKOWITZ, B.: Monilethrix. Long. Island med. J. **19**, Nr 1, 18 (1925). — BERTHOLD: Arch. Anat., Physiol. u. wiss. Med. **185**. — BONNET: Morph. Jb. **2**, 220 (1885). — BROCQ: Ann. de Dermat. III. s. **3**, 1197 (1892). — BUREAU: Soc. de Dermat., 4. Juli 1904. — BURY: Brit. med. J. **1883**, 417.

CIARROCHI: (a) Internat. Ges. Dermat. Rom, Dez. 1902. Mh. Dermat. **1903**, H. 36. (b) Röntgentherapie der Monilethrix. Mh. Dermat. **58**, 324 (1914). — CLARKENTZ, A.: Aplasia pilorum. Förh. nord. dermat. För. (schwed.) **1925**, 148—149. — CORSON and HARTDRANT: Monilethrix. Arch. of Dermat. **11**, Nr 4, 537 (1925).

DAMMER, E.: Zur Frage der Monilethrix. Zbl. Dermat. **28**, 157. — DANLOS: Soc. franç. Dermat. 1901.

FOX, C.: Brit. J. Dermat., Jan. **1897**. — FOX, H.: A case for diagnosis: Monilethrix? Arch. of Dermat. **11**, Nr 5, 698—699 (1925). — FRANCIS: Brit. J. Dermat. **1894**, 363. — FUKAI, A.: Über Monilethrix. Acta dermat. (Kioto) **10**, H. 4, 367—389. — FUSE, SHIRO: Monilethrix. Jap. J. of Dermat. **29**, 829—872 u. deutsche Zusammenfassung 1929. S. 57—58.

GALLOWAY: Lond. dermat. Ges. **1896 I**. — GASTOU: Soc. franç. Dermat., 14. Dez. 1899. — GILCHRIST: J. cutan. a. genito-urin. Dis., April **1898**, 157. — GOLAY: Dermat. Wschr. **75**, 1230 (1922). — GOLAY, J.: Monilethrix (Spindelhaare). — GUSZMANN: Dermat. Z. **13**, H. 1.

HABERMANN: Familie mit moniliformen Haaren. Mh. Dermat. **65**, 1070. — HALLOPEAU: Soc. franç. Dermat. 1895. — HALLOPEAU et LEFÈVRE: Soc. franç. Dermat., 10. April 1900. — HALLOPEAU et LÉPINAY: Ann. de Dermat. **1906**. — HAXTHAUSEN: Hypoplasia (aplasia) pilorum moniliformis. Brit. J. Dermat. **39**, Nr 2, 62 (1926). — HEUCK: Studien über Vererbung von Hautkrankheiten. VII. Moniletrichosis. Arch. f. Dermat. **147**, 2, 196. — HUDELO: Soc. franç. Dermat., 10. Nov. 1892. Ann. de Dermat. **23**, 1144 (1892).

JACKSON and McMURTRY: Diseases of the hair. London 1913. — JEANSELME: Soc. franç. Dermat., 11. Febr. 1897. Ann. de Dermat. **1897**; Nov. **1901**, 969.

KIESS: Monilethrix. Münch. med. Wschr. **71**, Nr 12, 384 (1924).

LEDERMANN: Berl. klin. Wschr. **14** (1903). — LEEUWEN: (a) Ein Fall von Monilethrix. 63. Verslg Nederl. Dermat. Utschr. (b) Über Ursachen und Behandlung von Monilethrix. Acta dermat. (Kioto) **9** (1928). — LEEUWEN, TH.: Monilethrix. Nederl. Tjidschr. Geneesk. **69**, Nr 24, 2701 (1925). — LÉPINAY: 4 Cas de monilethrix héréditaire chez les Marocains. Bull. Soc. franç. Dermat. **1921**, No 4, 152 (1921). (b) Dermat. Wschr. **73**, 1106 (1921). — LEPOWSKY: Monilethrix. Arch. of Dermat. **10**, Nr 1, 107 (1929). — LESSER: (a) Vjschr. Dermat. **12**, 655 (1885). (b) Monilethrix. Verh. 2. u. 3. Kongreß dtsch. dermat. Ges. **1892**. — LIBLEY W. KNOWSLEY: (a) Case of monilethrix. Proc. roy. Soc. Med. **14**, Nr 8, sect. dermat. 70. (b) Monilethrix. St. Johns Hospital. Proc. roy. Soc. Med. Nr 22, 1012. — LUCE: Thèse de Paris **1879**. — LUTZ: Aplasia pilorum. Schwed. med. Wschr. **57**, Nr 6 (1921).

MACKEE u. ROSEN: Dermat. Wschr. **64**, 123 (1913). — McKELL u. RISAN: Über Monilethrix. Mh. Dermat. **64**, 120. — MACLEOD: Brit. J. Dermat., Juni **1909**. — McMURRAY: (a) Monilethrix. Arch. of Dermat. **40**, Nr 2, 245 (1924). (b) Austral. med. Gaz. **11**, 279 (1891/92). — MAGELHAES: Monilethrix. Arch. f. Dermat. **68**, 461 (1931). — MASZENTI: Aplasia moniliforme. Giorn. ital. Dermat. **70**, 161 (1929).

ORMSBY and MITCHELL: Atrophia pilorum. Arch. of Dermat. **12**, Nr 1, 146 (1920).

PARKHURST, H. J.: Monilethrix. Arch. of Dermat. **22**, 573 (1930). — PAUTRIER, L. M. et R. GLASSER: Aplasie moniliforme des cheveux. Bull. Soc. franç. Dermat. **38**, No 3, 305—309 (1931). — PAYNE: Trans. path. Soc. Lond. **37**, 540 (1886). — PIGNOT, MAURICE et P. PHOTINOS: Monilethrix familia. Bull. soc. franç. Dermat. **1930**, No 37, H. 1, 106—108. — POLLAND: Monilethrix. Mh. Dermat. **55**, 1188. — PRIEUR, MAURICE et M. TREUEL: Monilethrix et cataracte précoce. Bull. Soc. Ophtalm. Paris **1930**, No 9, 794—799.

RACHMANOFF, W.: Über familiäre Monilethrix. Russk. Klin. **6**, Nr 31, 668 (1926). — RIHOVA, VLASTA: Monilethrix. Česká Dermat. **6**, H. 1, 98—100 (1929). — RILLE: Monilethrix. Mh. Dermat. **75**, 1202, 1203 (1922). — ROSENTHAL, S. u. SPREIREGEN: (a) Aplasia pilorum intermittens. Venerol. (russ.) **1925**, Nr 6, 66. (b) Die Kenntnis der Monilethrix. Arch. of Dermat. **154**, H. 1, 17 (1928). — RUGGLES: J. cutan. a. genito-urin. Dis., Nov. **1900**.

SABOURAUD: Ann. de Dermat. **1892**, 781. — SCHAMBERG, J. F.: Monilethrix. Arch. of Dermat. **21**, 1077—1078 (1930); Zbl. Hautkrkh. **35**, 506. — SCHUETZ: Arch. f. Dermat. **1900**. — SCHÜTZ: Monilethrix. Arch. f. Dermat. **53**, 60 (1931). — SEEMANN, DECSÖ: 2 Fälle von Monilethrix o. aplasia pilorum (ung.). — SIBLEY: Dermat. Wschr. **73**, 1090 (1921). — SMITH: Brit. med. J., Mai **1880**. — SWEITZER: (a) Monilethrix. Arch. of Dermat. **10**, Nr 2. 259 (1924). (b) Monilethrix. Arch. of Dermat. **10**, Nr 1, 121 (1929).

TENNESON: Ann. de Dermat. **23** (1892). — TOBIAS, NORM.: Monilethrix. (Report of 5 cases of the famil. hered. type.) Arch. of Dermat. **8**, Nr 5, 655 (1923). — TOYAMA, L. u. T. OHNO: Über Monilethrix. Jap. J. of Dermat. **25**, Nr 3, 63—69 (1925).

UEBELMEISER: Spindelhaare. Mh. Dermat. **55**, 1160. — UEBELMESSER: Dermat. Wschr. **55**, 1160 (1912). — UNNA: Die Histopathologie der Hautkrankheiten. Berlin 1894.

WALSH: (a) Lancet, 12. April **1902**, 883; Brit. J. Dermat., Jan. **1901**. (b) Brit. med. J., 12. April **1902**, 883. — WALSH, R.: Alopecia areata und Spindelhaare. Arch. f. Dermat. **66**, 265 (1931). — WALZER, A.: Monilethrix. Brooklyn. Dermat. Soc., 17. Nov. 1930. Arch. of Dermat. **23**, 800—801 (1931). — WALZER, ABRAHAM: Monilethrix and koilonychia. Arch. of Dermat. **21**, 1054—1055 (1930); Zbl. Hautkrkh. **35**, 777. — WEBER, F. PARKES u. HAXTHAUSEN: Hypoplasia (Aplasia) pilorum moniliformis. Brit. J. Dermat. **39**, Nr 2, 62 (1926).

Weitere Literatur über die Monilethrix siehe im Handbuch der Hautkrankheiten BRÜNAUER, Bd. VIII/2, S. 194.

## 6. Trichokinesis (RIECKE).

(Pili torti [GALEWSKY], Atrophia pilorum [ORMSBY u. MITCHELL].)

Schon SCHÜTZ hat darauf aufmerksam gemacht, daß sich bei blonden, lockigen Kinder- und Frauenhaaren an einzelnen Haaren in der Mitte des Schaftes Veränderungen zeigen, die unter dem Mikroskop als 3—6 dicht hintereinanderliegende, spindelförmige Anschwellungen von ähnlicher Form und Größe wie bei den Spindelhaaren erscheinen. „Dies kommt — nach SCHÜTZ — dadurch zustande, daß ein bandartiges, flaches Haar um seine Längsachse gedreht ist, und jede Verdünnung einer Drehung von 180° entspricht. An den dünnen Stellen erscheint die senkrechte, durch die Tiefenwirkung dunkle Kante des

Haares. Diese Anschwellungen entsprechen einer Flächenansicht mit normal hellem Pigment. In geringem Grade gibt es auch hierbei ein Alternieren von hellen und dunklen Stellen, aber in umgekehrter Anordnung wie beim echten Spindelhaar.“ Vorher hatte schon UNNA darauf aufmerksam gemacht, daß sich auch an normalen Haaren Andeutungen von derartigen Formen finden. Sonst liegen in der Literatur außer der SCHÜTZschen nur noch 3 Veröffentlichungen vor, in denen von gedrehtem Haar gesprochen wird. So schildern ORMSBY und MITCHELL ein Kind ohne Keratosis pilaris. Die Haare sind scheinbar geperlt wie bei Monilethrix, erweisen sich aber dann als gedreht. In der Diskussion

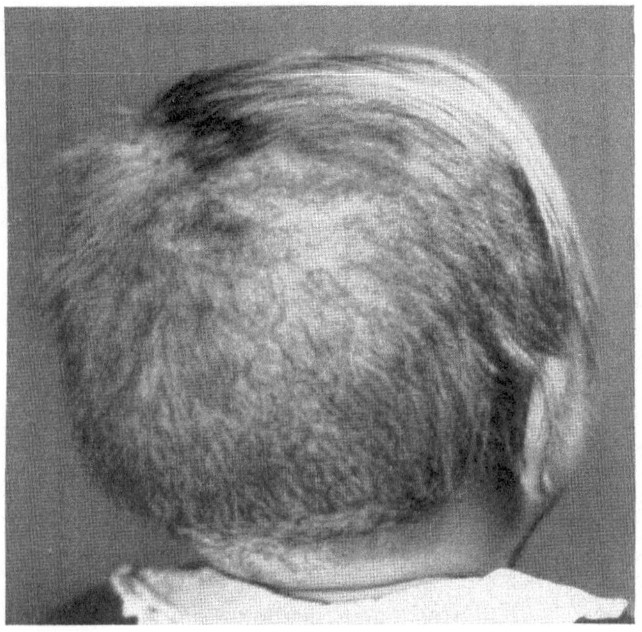

Abb. 27. Pili torti. (Sammlung GALEWSKY-LINSER.)

glaubte FÖRSTER, daß sowohl Auftreibung wie auch Drehung der Haare vorhanden sei. ORMSBY hielt die Affektion entweder für Monilethrix oder für eine Atrophie, welche die eigentümliche Drehung des Haares veranlaßt. ORMSBY und MITCHELL konnten den Kranken 2 Jahre später noch einmal zeigen. Außer an 2 Herden an den Seiten des Kopfes war das Haar bis 7,6 cm gewachsen. Es hatte noch eingeschnürte Stellen, aber die frühere Perlschnurform war nicht mehr vorhanden, da die Einschnürungen weit voneinander entfernt lagen. Die Vortragenden haben dieses Mal dafür den Titel „Atrophia pilorum“ gewählt. RIHOVA fand bei einer Frau von 32 Jahren ebenfalls keine Heredität und keinen Lichen pilaris. Dagegen waren die Haare an einer kleinen Stelle ausgefallen. Sie waren aber nach 3 Monaten wieder nachgewachsen und zeigten moniliformen Charakter. Das Haar war wenig brüchig, bei langen war nur ein Teil moniliform. Die verengten Stellen waren verschieden lang, genügend breit mit normaler Corticalis und reichlicher Pigmentierung. Die Haare zeigten eine Torsion in Richtung der Längsachse. RIHOVA glaubt an einen noch nicht voll entwickelten Fall.

1922 hat RIECKE ein 8jähriges Mädchen mit einer scheinbar intermittierenden Verdünnung im Verlauf des Haarschaftes am langen Kopfhaar demonstriert.

Er findet ebenfalls eine stellenweise auftretende, longitudinale Drehung des Haarschaftes um 180°. Die von oben her gesehene Kante läßt dann das Haar makroskopisch und mikroskopisch daselbst verdünnt erscheinen. Es wird dadurch ein spindelähnliches Aussehen der Haare hervorgerufen, das aber nicht dazu verleiten darf, an Pili moniliformes zu denken. Es handelt sich nach RIECKE um die bekannte Veränderung bandförmiger Haarschäfte, für die er die Bezeichnung Trichokinesis vorschlägt.

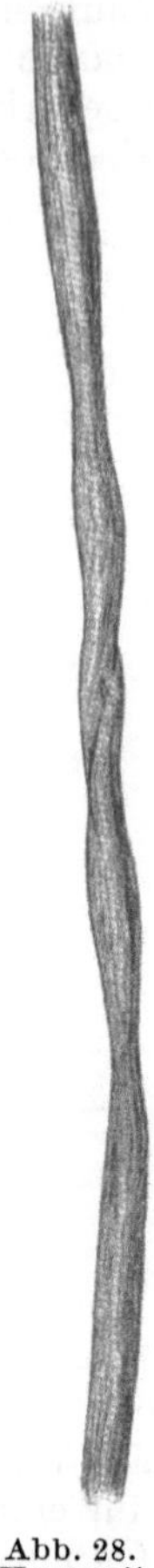

Ich selbst habe zwei derartige Fälle gesehen, beide bei blonden Kindern. Der letzte Fall wird in der nächsten Zeit von mir veröffentlicht werden. Bei beiden Kindern waren die Haare dünn, scheinbar atrophisch und zeigten im Licht einen eigenartigen hellen Glanz, der sich dadurch erklärte, daß man bei Lupenbesichtigung die gedrehte Form der Haare sah, und daß durch die gedrehte Form die Lichteffekte entstanden. Die mikroskopische Untersuchung, die noch nicht abgeschlossen ist, ergab weit auseinanderstehende, seltene moniliforme leichte Anschwellungen, die aber lange nicht so ausgeprägt waren wie bei der Monilethrix. Die Haare waren marklos, der Haarboden war mit leichten Schuppen besetzt, aber ohne die Zeichen der Keratosis pilaris zu zeigen. Auch ich konnte die starke Drehung der Haare um 180° konstatieren, durch welche die anscheinende Atrophie des Haares hervorgerufen wurde.

Abb. 28. Haar mit Drehungen um 180°. (Sammlung GALEWSKY-LINSER.)

### Literatur.

*Trichokinesis (RIECKE).*

GALEWSKY: Über Pili torti. Arch. f. Dermat. **1932**.

ORMSBY and MITCHELL: Atrophia pilorum. Arch. of Dermat. **12**, Nr 1, 146 (1920).

RIECKE: Zbl. Hautkrkh. **5**, 437 (1922). — RIHOVA, VLASTA: Monilethrix. Ceská Dermat. **6**, H. 1 (1929).

SCHÜTZ: Arch. f. Dermat. **1900**, Bd. 53.

## 7. Haar-Mißbildungen.

In der Literatur finden wir nur sehr wenig Mitteilungen über eigentliche Haarmißbildungen. So veröffentlicht DUBREUILH 2 Fälle von Knotenbildungen in der Haut des Bartes, verursacht durch das Zurückbiegen der Haare. Die Haare treten in seinen Fällen vollständig hervor, sind kraus und zeigen gekrümmte Enden. Sie rufen, indem sie die Haut ziemlich tief durchdringen, eine Entzündung hervor, die die hanfkorngroßen, oft gruppierten Knötchen bedingt. Jedes Knötchen trägt ein Haar. SOFOTOROFF wiederum beschreibt 2 Patienten, die in den behaarten Gegenden der Pubes und Achselhöhlen knäuelartige Neubildungen in den tieferen Schichten der Haut zeigten, die mit der Haut verwachsen und auf Druck schmerzhaft waren. Die Haare waren rundherum nm ihre Wurzel in regelmäßigen Kreisen gelagert und in Form eines Knäuels gewachsen, der Kirschkerngröße erreichte. Die Ursache dieses abnormen Haarwachstums ließ sich nicht feststellen. Die Haut war nicht entzündet. Nach Entfernung der Haarknoten verschwanden die starken Schmerzen, über die die Patienten in den Pubes und der Achselhöhle klagten.

### Literatur.

*Haar-Mißbildungen.*

DUBREUILH: Eruptions papuleuses de la barbe causées par recourbement des poils. Bull. Soc. franç. Dermat. **1922**, No 2, 80.

SOFOTOROFF: Das Haar als Ursache von Neuralgien. Zbl. Chir. **55**, No 19, **84** (1928).

## 8. Trichiasis und Districhiasis.

Obgleich diese beiden Krankheiten in das Gebiet der Ophthalmologie gehören und wir nur selten deshalb um Rat gefragt werden, seien sie hier kurz erwähnt. Auch die Tatsache, daß die Trichiasis angeboren oder erworben sein kann, ebenso wie die Districhiasis, spricht gegen die Einreihung in diese Gruppe.

Unter Trichiasis verstehen wir eine angeborene oder im Lauf des Lebens erst entstandene falsche Anordnung der Cilien, so daß diese rückwärts gerichtet sind und den Augapfel reizen. Sie sind oft kombiniert mit dem Wachstum von Lanugohaaren, die in derselben Richtung nach rückwärts wachsen. Im allgemeinen treten sie erst als Folge lang dauernder Entzündungen auf, aber gewöhnlich ist die Ursache eine Unregelmäßigkeit in der Anlage der Cilien. Verursacht werden sie wie erwähnt durch lang dauernde entzündliche Prozesse an den Augenlidern, die eine Distorsion der Lider verursachen und Störungen in der Entwicklung der Haarfollikel. Sie treten oft im Gefolge eitriger und schwerer Ophthalmien auf.

Unter Districhiasis verstehen wir ebenfalls eine angeborene oder erworbene Anlage, nach welcher die Cilien in 2 verschiedenen Anordnungen wachsen. Die innere hintere Cilienreihe wächst direkt einwärts, so daß sie die Cornea berührt. Der Unterschied zwischen der Trichiasis und Districhiasis ist der, daß bei der ersteren die zweite Reihe aus voll entwickelten Haaren besteht, während es sich bei der Districhiasis um Lanugohaare handelt. Nach Michel ist nur das äußere Drittel des Oberlids erkrankt; die Erkrankung ist symmetrisch, bilateral und die Folge embryonaler Anlage. In der letzten Zeit hat Szily über diese seltene Erkrankung, von der nach ihm in der Literatur nur 30 Fälle bekannt sind, berichtet. Er fand bei einem 15jährigen Knaben eine zweite hintere Cilienreihe von 36 Haaren am rechten Unterlid, von 30 am linken Oberlid, von 24 am linken Unterlid unter 26 Haaren. Diese störenden Haare wurden durch Excision entfernt. Nach Szily entsteht diese Erkrankung, die nicht immer an allen 4 Lidern aufzutreten braucht, durch falsches Haarwachstum in der Meibomschen Drüse. Bei der Districhiasis sind kräftige Follikel vorhanden, an denen eine erheblich größere Talgdrüse hängt und entweder keine oder eine recht ausgebildete Schweißdrüse. Diese Haarfollikel, die an der Stelle stehen, wo sonst normale Meibomsche Drüsen sind, stellen Mißbildungen dieser Drüsen dar, die durch ihre Lage und ihr übergroßes Wachstum das falsche Wachstum der Haare veranlassen.

### Literatur.

*Trichiasis und Districhiasis.*

Kacson and McMurtry: A treatise on diseases of the hair.

Michel: St. Louis Clin. Rec. **1875 II**, 145.

Szily, A.: Über Haarbildung in der Meibomschen Drüse und über behaarte Meibom-Drüsen, sog. Districhiasis congenita vera. Nebst Bemerkungen zur Deutung dieser Mißbildung auf phylogenetischer Grundlage und zur operativen Behandlung der Districhiasis. Klin. Mbl. Augenheilk. **70**, 16—45 (1923, Jan./Febr.)

Ausführliche Literatur bei Szily.

# V. Die Pilzaffektionen der Haare.

Bei den Pilzaffektionen der Haare unterscheiden wir 2 Formen, je nach dem Sitz, ob sie die Haare und die Haut oder nur die Haare selbst befallen. Die ersteren (Trichophytien, Mikrosporien und Favus) sind an anderer Stelle (Handbuch Bd. XI) eingehend behandelt und erübrigt sich hier eine weitere Besprechung; sie werden nur im letzten Teil differentialdiagnostisch berücksichtigt werden.

Hier werden nur diejenigen Pilzerkrankungen besprochen, die ausschließlich die Haare befallen: Piedra und Piedra nostras, Tinea nodosa und die Lepothrix, sowie einige seltene, vielleicht hierher gehörende Erkrankungen des Haares.

## 1. Lepothrix (ERASMUS WILSON).

(Trichomycosis palmellina [JOS. PICK], Trichomycosis nodosa [PATTERSON], Nodositas pilorum microphytica.)

Die zuerst 1869 von PAXTON beschriebene Erkrankung erhielt ihren Namen Lepothrix von ERASMUS WILSON. Ihre ausführliche Beschreibung verdanken wir PICK (1875), WÄLSCH (1895) und EISNER (1897). Später haben EBERTH, BALZER, BABES, BEHREND, COLOMBINI und andere sich mit dieser Affektion beschäftigt. Es handelt sich bei ihr nach EISNER um das Auftreten verschiedenartiger Knoten, die das Haar umgeben, namentlich bei Leuten, die stark unter der Achsel schwitzen. Die Knoten finden sich aber auch an der Brust, am Handrücken, an der Innenseite der Oberschenkel, den Pubes in stärkerem oder schwächerem Grade. Hauptsächlich sind, wie gesagt, die Achselhöhlen befallen. Die Knoten stellen Verdickungen durch eine Art klebriger Masse dar, welche die Haare umgibt und unregelmäßig das Haar umschließt. Sie ist von gelblicher bis rotgelber und brauner Farbe. Die Auflagerung ist bald haubenartig, bald wie ein Knopf, bald mehr wie eine Scheide, das Haar sieht manchmal höckerig aus, ist an den befallenen Stellen doppelt so dick wie sonst, es kann auch abbrechen und an der Spitze in einen Knopf auslaufen. Die Knoten liegen selten in der Nähe der Follikel und dringen in diese nicht ein. Wenn das Haar trocken ist, fühlt es sich hart an. An den nicht erkrankten Stellen erscheint es normal, aber oft sind auch da schon mikroskopisch kleine Auflagerungen zu erkennen. Die frischen Auflagerungen sind leicht zu entfernen, die älteren schwerer. In leichteren Fällen ist die Mehrzahl der Haare normal, doch findet man nach EISNER manchmal schon bei mikroskopischer Untersuchung warzenartige kleine Auflagerungen, die makroskopisch noch nicht zu erkennen sind. In schwereren Fällen sind die gesunden Haare verhältnismäßig selten, dagegen sehen wir zahlreiche abgebrochene Stümpfe und erkrankte Haare. Die Erkrankung macht sonst keine Erscheinungen. Sie findet sich bei beiden Geschlechtern in gleichem Maße. Günstig für ihre Entwicklung scheint das starke Schwitzen zu sein, wofür auch die Hauptentwicklung in den Achselhöhlen spricht, und vielleicht ein gewisser Mangel von Reinlichkeit, auf den schon WALDEYER hinwies. Nach EISNER, der diese Ansicht nicht teilt, findet sich die Erkrankung häufiger bei blondem Achselhaar, weniger häufig bei braunem, selten bei schwarzem.

Während BEHREND sie in 90% bei seinen poliklinischen Patienten konstatieren konnte und auch JOSEPH sie in den Achselhöhlen sehr häufig sah, finde ich sie in meiner Privatpraxis außerordentlich selten. Das hängt sicherlich mit dem regelmäßigen Reinigen und Waschen zusammen und je mehr die Körperpflege in Deutschland zunimmt, um so seltener wird die Affektion werden. Ich glaube deshalb auch, daß WALDEYER mit seiner Ansicht recht hat.

Die *Diagnose* der Erkrankung ist verhältnismäßig leicht. BODIN hat früher die Trichomycosis palmellina mit der Piedra zusammengeworfen; heute ist die Erkrankung als solche genau bekannt, aber es gibt auch hier noch Formen, die nicht ganz in das oben beschriebene Bild passen.

So sah CASTELLANI in den heißen Distrikten von Ceylon eine Erkrankung, die der Lepothrix sehr ähnlich sah. Die Haare trugen anstatt harter weiche, gelblich-schwärzliche oder seltener rote Auflagerungen, die in der einen Achselhöhle gelblich, in der anderen schwarz waren. Dasselbe Haar konnte gelbe und schwarze, selten gelbliche und rote tragen. CASTELLANI sah aber nie alle 3 Farben.

Nach ihm bestand die Masse um die Haare herum aus einer enormen Zahl bacillenartiger Körperchen bei den gelben Auflagerungen und aus kokkenartigen Organismen bei schwarzen und roten. Der Coccus der Schwarzen ließ sich leicht kultivieren. Gefärbte Präparate von den Bacillen ähnelten Mycelfäden von Streptotrixarten.

GIOVANNINI fand bei einem Kranken eine eigenartige Erkrankung des Schnurrbartes der einen Seite. Mikroskopisch war das Haar umgeben von einem Wachstum von Mycelien und Sporen, die sich nirgends einrangieren ließen.

Die *Ursache* der Erkrankung sind Kokkenmassen, die, in eine homogene Masse eingebettet, wie eine Manschette das Haar umgeben. Je mehr sie wachsen, desto mehr dringen sie in die Rinde ein und bewirken allmählich ein Aufsplittern und Abbrechen. Die Kokken können bald in Haufen, bald in Massen, bald in Gruppen zu vieren, aber auch in Reihen angeordnet sein. Auch isolierte Kokken findet man. Sowohl die dem Haar aufliegende Masse wie die Kokken selbst sind leicht färbbar, entweder nach EISNER mit LÖFFLERschem Methylenblau oder nach BEHREND mit Carbol-Fuchsin und Methylenblau. WÄLSCH hat ebensogute Resultate durch Färbung der Haare in Anilinwasser — alkoholischer Gentiana-Violettlösung 1: 2 10—15 Minuten lang gesehen. Die Präparate werden dann 3 Minuten in 5%ige wässerige Jodkalilösung und Wasserstoffsuperoxyd und 2—3 Stunden in mit einigen Tropfen Salzsäure angesäuertes Anilinöl gelegt. Darauf folgt Abspülen in Alkohol, Aufhellen und Einlegen. Die Mikroorganismen sind alsdann blau gefärbt. Bei den Kulturversuchen EISNERS gingen auf Platten mit Zuckeragar oder in Bouillon kleinste tiefe und größere oberflächliche Kolonien von gelber oder weißer Farbe an, die schnell wuchsen. Man sieht weißliche Hügel mit grauweißem Hof, oder einen gelblichen Hof um einen gelben Hügel oder einen grauen Hof um ein gelbes Zentrum (BEHREND). Je nach dem Abimpfen erhält man dann weiße oder gelbe Kolonien. Bei der mikroskopischen Untersuchung findet sich ein Kapsel-Diplococcus, der meist zu zweit in kugeliger Hülle eingeschlossen ist und sich nach Gram färbt. Mikroskopisch sind weder die weißen noch die gelben Kokken voneinander zu unterscheiden. Auch in Strichpräparaten auf Zuckerager wuchsen die Kokken schnell und bildeten schon nach 48 Stunden einen dicken Belag. Die Kultur war rein weiß oder gelblich, je nach der Impfung mit weißen oder gelben Kolonien. Im Haar selbst liegen die Kokken nach den Untersuchungen von BEHREND nur in den oberflächlichen Schichten desselben und dringen nur selten in die Haare ein (SONNENBERG). Nur EISNER sah die Kokkenmassen hineinwachsen. Die Haare selbst neigen außerdem zu Spaltungen, ähnlich wie bei der Trichoptilosis und zwar um so stärker, je länger die Krankheit dauert.

1927 gab GREGORIO aus Madrid eine ausführliche Beschreibung des bei der PICKschen Erkrankung neben dem Pilz vorkommenden Begleitbacteriums. Es handelte sich um einen schmarotzenden Diplococcus, der auf den üblichen Nährböden gut wuchs, grampositiv und bewegungslos war und sich mit einem schwachen Antisepticum rasch beseitigen ließ. TAKAHASHI fand 1928 rötlichbraune Massen an der Follikelöffnung und die gewöhnlichen graugelben Auflagerungen der Haare. In den gelben Auflagerungen fanden sich streptothrixartige Pilze in radiärer Anordnung. In den roten Massen überwiegen degenerierte Pilzelemente in Form der sogenannten Gloea. 4 weitere Fälle von Trichomycosis palmellina zeigten einen vom vorigen verschiedenen actinomycesartigen Pilz. Er bildete 0,3—0,8 $\mu$ breite Mycelien mit abgerundeten, manchmal chlamydosporenartig geschwollenen Enden. Die Sporen waren unregelmäßig und kettenartig, die Pilze grampositiv, aber nicht säurefest. Beide Stämme unterscheiden sich in wenigen Einzelheiten und wurden vom Verfasser Discomyces seu Actinomyces tenax nov. var. I et II oder Nocardia tenax nov. var. I et II genannt.

Im Gegensatz dazu hat MASAMICHI KOYAMA eine Arbeit über die Genese der Trichomycosis palmellina veröffentlicht; er fand, daß die angehefteten Massen zur Hauptsache aus Sekreten der spezifischen Axillarschweißdrüsen bestehen, denen verhornte Epidermiszellen, Hautfette, Talg, Schweiß, Schmutz usw. beigemischt sind. Die dabei gefundenen Bakterien spielten keine ätiologische Rolle, sondern seien nur sekundärer Art. Die bei der Trichomykosis reichlich vorhandenen Cholesterinester sollen aus den spezifischen Achselschweißdrüsen und zum kleinen Teil aus Epidermisfetten stammen. Verfasser ist deshalb der Ansicht, daß die Erkrankung keine Infektionskrankheit ist, sondern ihre Ursache in der individuellen Verschiedenheit des Wachstums der spez. Axillarschweißdrüsen und im Nichtsauberhalten der Hautgegend habe.

Die *Behandlung* der Krankheit ist sehr leicht. Es bedarf nur *entsprechender Sauberkeit*, um die Auflagerungen schnell zu beseitigen. Seifenwaschungen mit Schwefel- und Schwefelteerseifen, Abspülungen mit Sublimatspiritus oder Sublimatlösungen oder, falls die Haut das nicht verträgt, mit übermangansaurem Kali genügen, um die Auflagerungen zu entfernen. Evtl. kommen auch schwache Salicylsalben oder Salicylöle, Mitigal, Schwefelsalben in Frage.

### Literatur.

*Lepothrix.*

BEHREND: In EULENBURGS Real-Enzyklopädie, 3. Aufl., Bd. 9, S. 389. — BODIN: Maladies des poils in La Prat. dermat. **4**, 28. Paris: Masson & Co. 1904.

CASTELLANI: Brit. J. Dermat. **33**, 341 (1911). — CASTELLANI and WILKINSON: Brit. J. Dermat. **34**, 255. — COLOMBINI, P.: Beitrag zur Dermatologie und Syphilis. Festschrift für J. NEUMANN. Wien 1900.

EISNER, TH.: Arch. f. Dermat. **41** (1897).

FEIT: Lepothrix (Trichom. nodosa). Arch. of Dermat. **18**, 779.

GREGORIO: Trichomycosis palmellina PICK. Actas dermo-sifiliogr. **19**, No 4, 314—320 (1927). Ref. Zbl. Hautkrkh. **28**, 293 (1929).

KOYAMA MASAMICHI: Über die Genesis der Trichomycosis palmellina. Jap. J. of Dermat. **1928**, 424. Ref. Zbl. Hautkrkh. **28**.

LANE: i. E. J. of cutan. Dis. **36**, 387 (1919).

PICK: Vjschr. Dermat. **1876**, 625. — PRAYTON: J. of cutan. Med. **3**, 133 (1869).

SONNENBERG, E.: Mh. Dermat. **27**, 537 (1898).

TAKAHASHI: Über ein Exanthem an der Achselhöhle Trichomycosis palmellina PICK begleitend. Jap. J. of Dermat. **28**, 85—97. Ref. Zbl. Hautkrkh. **29**, 685.

WAELSCH: Arch. f. Dermat. **31**, 49 (1895). — WALDEYER: Atlas der Haare, 1884.

## 2. Piedra (OSORIO).

(Trichomycosis nodularis, Trichosporie [BEHREND], Chignon-Fungus [BEIGEL].)

Mit dem Namen Piedra hat OSORIO (Bogotá) eine in Columbien endemische Erkrankung der Haare bezeichnet, die in der Bildung von manschettenartigen Knoten besteht, die die Haare umgeben. Wir unterscheiden heute die columbische Form der Piedra (die echte Piedra) und die bei uns sehr selten vorkommende Piedra nostras.

### a) Columbische Piedra.

Die columbische Piedra (das spanische Wort für Stein) wurde eingehend 1876 von N. OSORIO und P. ARANGO von der Universität in Bogotá beschrieben. Die ersten Beschreibungen stammten von LINDERMANN (1867) und 2 Jahre später von BEIGEL, der an eine parasitäre Ursache dachte und sie, da er die Krankheit an falschen Haaren fand, als Chignon-Fungus bezeichnete. Der Name Trichosporon stammt von BEHREND (1886), der als Parasiten das Trichosporon ovoides ansah. Unter den ersten Autoren bis zum Anfang dieses Jahrhunderts sind besonders HOGAN u. DESENNE (1878), CHEATLE u. MORRIS (1879), JUHEL RENOY (1888), KNOCH (1886), MALCOLM MORRIS, PATTESON (1890), POSADA ARANGO (1889),

SCHÄCHTER (1900—1901), TRACHSLER u. VUILLEMIN (1901 u. 1902) zu erwähnen. Die columbische Form, die in diesem Lande endemisch ist, besteht in dunkelbraunen Knoten und Krusten, die die Haare umgeben und die man mit bloßem Auge sieht. Die Knoten fühlen sich zwischen den Fingern wie steinharte kleine Knoten an, sie geben beim Schneiden mit der Schere ein Knirschen, die untersten sitzen ungefähr 1 mm über der Haut. Sie selbst sind $^1/_2$—$1^1/_2$ cm voneinander entfernt. Die Haare haben dabei einen eigenartig scharfen Geruch, der für diese Krankheit charakteristisch ist. Die Knoten greifen das Haar nicht an; namentlich das lange Frauenhaar wird von ihnen mit Vorliebe befallen, an Männerhaaren findet man die Knoten selten. Außer in Columbien wurde die Erkrankung in Brasilien, Uruguay, Paraguay, Argentinien und Japan festgestellt, hauptsächlich findet sie sich aber in Columbien, in den warmen Tälern des Staates von Cauca. Während OSORIO glaubte, daß die Knoten durch eine Anhäufung von Epithelien zustande kommen, ist MORRIS der Ansicht, daß sie durch ein eigenartiges Öl der Eingeborenen verursacht ist, womit diese ihr Haar geschmeidig und weich erhalten wollen. Wieder andere sind der Ansicht, daß das Wasser bestimmter, stagnierender Gewässer, mit dem sich die eingeborenen Frauen die Haare waschen, die Ursache dieser Erkrankung sei. BEHREND dagegen glaubt, daß die Frauen durch Anwendung von Leinsamenwasser, also durch den Gebrauch einer schleimigen Flüssigkeit, die gleichzeitig bestimmten Pilzen als Nahrung dient, die Knoten verursachen. OSORIO hält die Erkrankung nicht für ansteckend.

Was die *mikroskopische* Untersuchung anbelangt, so sehen wir, daß das Haar von einem Knoten umgeben ist, ohne daß es selbst, wie erwähnt, verändert ist. In diesem Knoten finden sich sporenähnliche stark pigmentierte Körperchen an der Oberfläche. Die Untersuchung auf Pilze ergab keine gleichmäßigen Resultate. BODIN fand als Parasiten der columbischen Piedra das Trichosporum giganteum. JUHEL-RÉNOY und VUILLEMIN glauben, daß es verschiedene Sporen und Pilze sind, welche diese Knoten verursachen. Beide fanden mehr oder weniger lange Filamente, die die Neigung hatten sich zu teilen und in kurze, zylindrische Partikelchen zu spalten. Als JUHEL-RÉNOY Haare von columbischer Piedra auf Milchserum, Bouillon und Malzzuckerwasser, Glycerin-Gelatine und Gelatine untersuchte, fand er Mycelien, die auf Malzzuckerwasser in Form eines dicken Filzwerkes wuchsen. Im ganzen sind bisher mehr als 10 verschiedene Abarten des Mikrosporonpilzes bekannt (siehe Handbuch der Hautkrankheiten E. G. NAUCK Bd. XII, 1. Teil, S. 295—314.

Aus diesem allen geht hervor, daß wir heute noch von keinem einheitlichen Erreger sprechen können. Es handelt sich eben um verschiedene Haarepiphyten, die WILLIAM mit dem Namen Trichosporon belegt hat. Wahrscheinlich sind auch hier verschiedene Varietäten, ähnlich wie bei Trichophytie, vorhanden.

Die *Behandlung* der Piedra ist eine einfache, entweder man rasiert die Haare ab, als radikales Heilmittel, oder man wäscht sie lange Zeit mit heißem Seifenwasser, dann mit Sublimat $^1/_{2000}$ und $^1/_{1000}$ und kämmt sie mit einem Staubkamm durch, um die Knoten auf diese Weise zu entfernen. McLEOD empfiehlt Reinigen mit einem in Chloroform getauchten Schwamm, oder Benzin oder Alkohol, um die Reste der Knoten zu entfernen. Auch Waschungen mit Shampoon, mit Borax, Sublimat, Karbolöl 1:100 sind mit Vorteil anzuwenden, das letztere besonders, wenn die Haare trocken sind.

### b) Piedra nostras.

Im Gegensatz zur eigentlichen Piedra findet sich die europäische Piedra, die nach den Mitteilungen von DOHI-Tokio auch in Japan vorkommt, nur im Schnurrbart und an den Barthaaren europäischer und japanischer Männer.

Nach den Angaben von Behrend, Unna, Vuillemin und anderen sind die Haare mit knotigen Anlagerungen besetzt, genau wie sie bei der columbischen sich zeigen. Diese Knoten sind 3—4fach so dick wie das Haar, umgeben dieses hülsen- und mantelförmig und können eine Länge von 4—5 mm (nach Jackson von 2–12 mm) erreichen. Sie sind hart, gelbbräunlich, bald rauh, bald glatt und oft mit kleinen Wülstchen bedeckt. Die Erkrankung findet sich so selten, daß sie, wie Bodin sagt, eigentlich nur wissenschaftliches Interesse hat. Trotzdem ist die Zahl der Arbeiten, die sich mit ihr befaßt haben, eine verhältnismäßig große (Unna, Behrend, Trachsler, Waelsch, Freund und viele andere). Trotz der Seltenheit der Fälle scheinen auch hier die mikroskopischen Untersuchungen und Kulturen verschiedene Resultate ergeben zu haben. Behrend hielt das eine Trichosporon ovoides für den Erreger. Theodor Mayer fand in den Pilzscheiden Massen von agglutinierenden Substanzen; es schienen rundlich-ovale Pilzfäden zu sein, die einen festen Panzer um das Haar darstellten, und färberisch nicht dargestellt werden konnten. Vuillemin und Schächter glauben, daß diese gelatinöse und klebrige agglutinierende Masse von den äußeren Membranen der Parasiten kommen. Bodin konstatierte doppeltkonturierte Sporen, die so dicht zusammengedrängt liegen, daß sie durch den gegenseitigen Druck rund oder polyedrisch erscheinen und infolgedessen mosaikartig angeordnet zu sein scheinen. Auch er fand sie durch eine agglutinierende Substanz zusammenhängend. Wir sehen also auch hier absolut keine Sicherheit über die Ätiologie der Erkrankung. Trachsler beschrieb einen groben, sporenreichen Fadenpilz, welcher in ringförmiger Manschette das Haar umkleidete. Das Haar war vollständig normal erhalten ohne Spaltung oder Zersplitterung, so daß Trachsler diesen Pilz als harmlosen Epiphyten der Haare ansah. Die Knoten selbst waren aus Parasiten zusammengesetzt in der Form doppeltkonturierter Sporen mit Kern und Kernkörperchen, so daß ein mosaikförmiges Bild entstand. Ballagi fand bei einem 42jährigen Mann im Schnurrbart, daß die Haare von einem 2—3 mm breiten Streifen von Sporenhaufen umgeben waren, die von eckiger Form waren und sich gleichmäßig färbten. Der Pilz schien mit dem Trichosporon Beigel identisch zu sein. Impfungen auf Menschen und Tiere fielen negativ aus; nur mit Öl vermischte Sporen auf die Haut der Ratte gebracht verursachten braune Auflagerungen, aus denen der Pilz gezüchtet werden konnte. Ballagi glaubt deshalb, daß der Pilz nur bei Männern im Schnurrbart vorkommt, die ölige Substanzen für ihn anwenden.

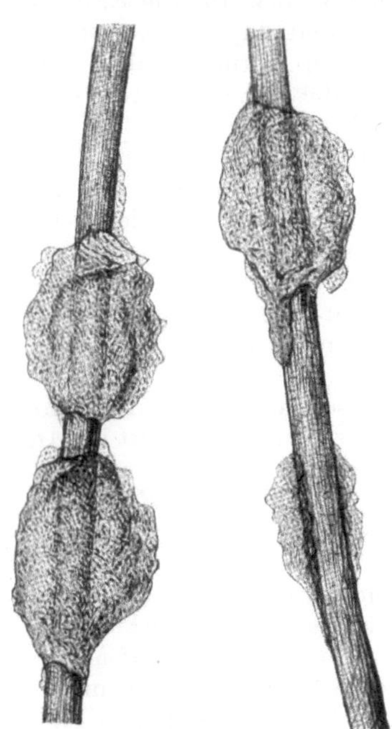
Abb. 29. Piedra nostras. (Sammlung Galewsky.)

Waelsch und Freund beobachteten einen Patienten mit Schnurrbart-Piedra, bei dem die Untersuchung der Massen um die Haare ovale, stark glänzende Sporen von wechselnder Größe ergab, die mosaikartig aneinander gelagert waren nur an den makroskopisch scheinbar gesunden Haarpartien ließen die Auflagerungen kurze gegliederte Pilzfäden erkennen. Auch hier waren die Pilzelemente miteinander fest verklebt durch eine eigentümliche klebrige Flüssigkeit, die sich auch an der Oberfläche der Kulturen fand. Beide

Autoren waren der Ansicht, daß das Trichosporon dem kulturellen Pleomorphismus der Hyphomyceten unterliegt, daß es verschiedene Wachstumsformen aufweist, während es andererseits nicht gelingt, fixe Wachstumstypen aufzustellen, sie glauben, daß die verschiedenen Trichosporonarten der Piedra nostras der verschiedenen Autoren nichts anderes als Pilzvarietäten sind, ebenso wie auch PLAUT von 4 Varietäten spricht. FREUND konnte nach 17 Jahren den früher mit WAELSCH veröffentlichten Fall wiedersehen. Aus dem 7 Monate lang in Papier aufgehobenen Haaren konnte er wieder Pilze züchten, als ein Zeichen, daß Rezidive nach langer Zeit noch möglich sind.

Verglichen mit der columbischen Piedra unterscheidet sich die europäische vor allem durch den Sitz im Bart. Mit Trichorrhexis kann sie bei genauer Beobachtung nicht verwechselt werden. Sonst kommen nur noch Lepothrix und Pediculi resp. ihre Nisse in Frage. Beide sind selbstverständlich leicht zu trennen.

Auch hier besteht die Behandlung in Seifenwaschungen und Desinfektion mit Sublimatlösung 1 : 1000 und Einfetten mit Schwefel-Salicylölen oder Mitigal.

## Trichomycosis capillitii (WINTERNITZ).

WINTERNITZ hat unter diesem Namen über eine Erkrankung bei einem 11jährigen Knaben berichtet, bei dem sich eigenartige dunkelbraune Verfärbungen und Verdickungen an den Enden des Kopfhaares zeigten. Die Erkrankung trat nur an den Haarenden auf. Die Verdickungen lagen 3—5 mm lang um die Schnittenden der Haare, sie bestanden aus Stäbchen im Gegensatz zu den Befunden bei der Piedra und den Kapselkokken bei der Trichomycosis palmellina. Nachdem die Haare des Knaben kurzgeschoren waren, war die Erkrankung geheilt.

## Tinea nodosa (CHEATLE und MORRIS).

Als Tinea nodosa haben CHEATLE und MORRIS (1879) eine Affektion beschrieben, bei welcher sich im Gegensatz zur Trichorrhexis nodosa Verdickungen und Inkrustationen des Haarschaftes zeigten, ähnlich wie bei der Piedra. Die erkrankten Haare sehen aus, als ob sie durch eine granulierte Masse inkrustiert wären, die um den Schaft herumsitzt. An einzelnen Stellen brechen sie und sind inkrustiert, an anderen findet sich die Inkrustation allein. Sie ist am stärksten am Ende des Haares. Diese Verdickung scheint aus einer Häufung von lichtbrechenden Körperchen zu bestehen, die einem pflanzlichen Parasiten ähneln. Die Sporen liegen wie Fischroggen zusammen, einzelne auch in kleinen Gruppen. Die Sporen selbst scheinen größer zu sein, als die der Trichophytie. Es scheint sich also auch hier um eine parasitäre Erkrankung zu handeln, deren Ursache wir noch nicht kennen. CROCKER hält diese Affektion für identisch mit der Piedra nostras.

## Literatur.

### *Piedra (OSORIO).*

BALLAGI, ISTVAN: Über Piedra nostras. Orv. Hetil. (ung.) **70**, Nr 45, 1221. — BEHREND: Virchows Arch. **1886**; Berl. klin. Wschr. **1890**, **464**. — BODIN: Maladies des poils. La Prat. dermat. **4**. Paris: Masson & Co. 1904.

CHEATLE u. MORRIS: Lancet **1879**. — CIARROCHI: 11. internat. med. Kongr. Bonn. Ref. Mh. Dermat. **1894**.

FREUND, EMANUELE: (a) Riv. san., April **1922**. Arch. f. Dermat. **6**, 175. (b) Giorn. ital. Mal. vener. Pelle **64**, H. 2, 117; Arch. f. Dermat. **9**, 325.

GIOVANNINI: Studien über einige Haarläsionen. Gazz. Osp. **1886**, No 49. Ref. Mh. Dermat. **5**, **430** (1886).

JEANSELME: Cours de dermatologie exotique, p. 246. Paris 1904. — JUHEL-RÉNOY: Ann. de Dermat. **1888** u. **1890**.

KNOCH: J. russ. Kriegsdepart. **1886**.
LINDERMANN: Österr. Z. prakt. Heilk. **12** (1867). — LOMBARDO: Sulla piedra nostras. Giorn. ital. Mal. vener. Pelle **1904**.
MCLEOD: Brit. J. Dermat. **1912**, 132. — MAJOCCHI: 11. internat. med. Kongr. Bonn. Ref. Mh. Dermat. **19**, 43 (1894). — MAYER, TH.: Berl. dermat. Ges., 3. Nov. 1896. — MORRIS: (a) Lancet **1879**, 407. (b) Trans. path. Soc. **30**, 449 (1879) jap. — MOSES: Brazil méd. **31**, 150 (1917).
OSORIO: Riv. med. **1876**, 37.
PATTERSON: Brit. J. Dermat. **1890**. — PERNET: Brit. J. Dermat. **1900**, 191. — PLAUT: Handbuch der pathogenen Mikroorganismen von WASSERMANN u. KOLLE, S. 658. Jena: Gustav Fischer 1902. — PLEHN: Handbuch der Tropenkrankheiten, Bd. 1, S. 45. Herausgeg. von MENSE. Leipzig: Joh. Ambros. Barth 1905. — POSADA ARANGO: Ann. de l'Acad. de Méd. clin. (?) **1889**.
SCHÄCHTER: De la trichosporie (piedra nostras et piedra colombica). Thèse de Nancy **1901**.
TRACHSLER: Über die feineren Unterschiede zweier Fälle von Piedras nostras. Mh. Dermat. **22**, Nr 1 (1896).
UNNA: Über Piedra nostras. Dtsch. Med.ztg **1895**, 23 u. Festschrift für LEWIN. Berlin: S. Karger 1896.
VUILLEMIN: (a) Un cas de trichosporie (Piedra nostras) observé en France. Acad. Sci. Paris, 3. Juni 1901. (b) Trichosporum und Trichosporien. Arch. de Parasit. **5**, No 1. — VUILLMIN: Gaz Sci. méd. Bordeaux **1902**, No 15.
WAELSCH: Über die Mannigfaltigkeit der Wachstumsform pathogener Hyphomyceten. Arch. f. Dermat. **37** (1895). — WAELSCH u. EM. FREUND: Über Piedra nostras. Arch. f. Dermat. **77**, H. 3 (1905). — WINTERNITZ: Eine Trichomycosis capillitii. Arch. f. Dermat. **66** (1903).
Ältere Literatur bei WAELSCH. Arch. f. Dermat. **37** (1896) und bei WAELSCH u. FREUND: Arch. f. Dermat. **77**, 3 (1905). Weitere Literatur bei NAUCK. Handbuch der Hautkrankheiten Bd. 12 I, S. 356.

## 3. Eigenartige Formen parasitärer Erkrankung der Haare.

THIN beschrieb im Jahre 1882 einen Fall von parasitärer Erkrankung des Schnurrbartes. Der Patient war vollständig gesund, die Erkrankung war schnell heilbar, erschien aber 5 Jahre lang jedes Jahr wieder. Die erkrankte Oberfläche hatte das charakteristische Aussehen der Trichophytie, sie verursachte einen kahlen Streifen von etwa $^1/_2$ cm Breite vom oberen zum unteren Rande des Schnurrbartes. Das Haar enthielt Sporen ähnlich denen der Trichophytonpilze. Befallen waren aber nur die freien Haarenden, während die Haarwurzel frei von Pilzen war.

GRINDON berichtete im Jahre 1897 einen Fall, der nach JACKSON am ehesten in diese Gruppe gehört. Das junge Mädchen hatte über jedem Ohr eine rötliche, leicht schuppende und leicht juckende Stelle. Verschiedene Haare an diesen Stellen waren mit grau-weißen Schuppen bedeckt, die sie wie Manschetten umgaben. Sie ließen sich mit ihrer Scheide leicht ausziehen. Die Erkrankung wurde durch Resorcin und Epilation schnell geheilt. 3 Jahre später rezidivierte sie mit stärkerem Haarausfall. Auch diesmal war die Attacke schnell geheilt. Unter dem Mikroskop zeigte sich, daß die das Haar umgebenden Massen aus 2 Lagen bestanden, deren innere aus polygonalen, gekernten Zellen, der inneren Lage der inneren Wurzelscheide, und nicht gekernten fusiformen Zellen der äußeren Lage der Wurzelscheide sich zusammensetzte. Die äußere Lage setzte sich zusammen aus amorphem Detritus mit Ölkugeln und Öltropfen. Vereinzelte Staphylokokken wurden gefunden. GRINDON glaubt, daß die Ursache in einer Entzündung des Haarfollikels bestand, mit Abstoßung von Zellen der Wurzelscheide.

Im Jahre 1923 hat DORA FUCHS in Breslau über eine Patientin von 52 Jahren berichtet, die an einer merkwürdigen Haarerkrankung litt. Es bildete sich auf der Kopfhaut und den Augenbrauen im Alter von 18 Jahren ein grauweißer Filz, der innerhalb weniger Tage die ganze Kopfhaut mit einer 1 cm dicken Schicht bedeckte. Nur Wasserstoffsuperoxydwaschungen brachten Linderung. Tägliche

Waschungen mit $H_2O_2$ verhinderten die Bildung des Kopffilzes, der sofort wieder auftrat, sobald mit den Waschungen ausgesetzt wurde. Die Kopfhaut war selbst bei Reinigung grauschmutzig. Die Haare fielen ebenso stark aus, wie sie nachwuchsen. In dem Filz ließen sich mikroskopisch pilzverdächtige Elemente erkennen, ohne daß es gelang, durch irgendeine Züchtung etwas festzustellen. Der Zustand besteht auch heute noch. Die Patientin behandelt sich regelmäßig mit $H_2O_2$. Wohin dieser Fall gehört, ist natürlich absolut unklar. Ähnliches existiert in der Literatur nicht.

### Literatur.

*Eigenartige Formen parasitärer Erkrankung der Haare.*

FUCHS, DORA: Zbl. Hautkrkh. 7, 305 (1923).
GRINDON, J.: J. of cutan. genito-urin. Dis. 15, 256 (1897).
THIN: Lancet 1881, Nr 4.

### Anhang.

### Haaresser (Hair eaters).

Unter diesem merkwürdigen Namen hat CROCKER „Epithelstückchen“ beschrieben, wahrscheinlich Teile der inneren Wurzelscheide und des Follikels die manchmal am Schaft des Haares anhängen, wenn es in die Höhe wächst und die aussehen wie verhornte Absonderungen. Diese Anhängsel der Haare finden sich bei Alopecia pityrodes und seborrhoica und nach JACKSON und McMURTRY, dem ich diese Mitteilung entnehme, auch nach Chrysarobin.

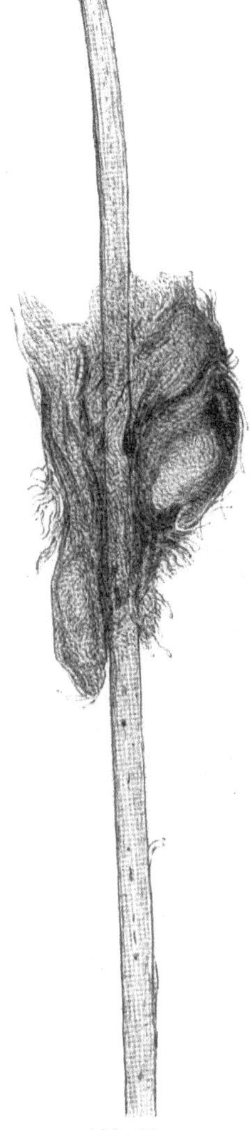

Abb. 30. Sogenannte „Haaresser“ (Sammlung GALEWSKY).

## VI. Haarausfall ohne sichtbare Erkrankungen des Haarbodens (Alopecien).

Neben der angeborenen Alopecie und den Entwicklungsstörungen, die sich bei der Geburt oder unmittelbar nachher zeigen, gibt es eine ganze Reihe von Erkrankungen, die im Laufe des Lebens zum vorübergehenden oder dauernden Haarausfall führen. Diese Erkrankungsformen, die man unter dem Namen Alopecien zusammenfaßt, hat BROCQ in der „Pratique dermatologique“ in folgender Weise schematisch eingeteilt: Er unterscheidet:

I. Traumatische Alopecien.

II. Alopecien verursacht durch wohlbekannte Parasiten.

III. Alopecien durch Mikroben verursacht, oder bei welchen wenigstens deren Toxine eine Rolle spielen.

IV. Alopecien im Gefolge von Allgemeinerkrankungen:

a) Alopecien im Zusammenhang mit visceralen Erkrankungen.

b) Im Anschluß an allgemeine akute, schwere Erkrankungen.

c) Im Anschluß an allgemeine chronische pathologische Zustände.

d) Alopecien mit nervöser Ursache.

e) Medikamentöse Alopecien.

f) Alopecien durch Ernährungsstörungen und erbliche oder erworbene Prädisposition verursacht.

V. Alopecien im Gefolge von örtlichen Erkrankungen der Haut.

Ich bin der Ansicht, daß diese viel zu detaillierte Einteilung ihre Fehler hat, denn wir wissen zum Teil über die Mikrobennatur sehr wenig, vermuten sie oft nur oder glauben an ihre sekundären Einflüsse. Ich glaube deshalb die Einteilung von Alopecien vornehmen zu sollen in:

1. Erworbene Alopecien ohne sichtbare resp. nachweisbare Erkrankung des Haarbodens.
2. Erworbene Alopecien infolge Erkrankung des Haarbodens;

da sich in diese beiden Gruppen zwanglos alle Formen einreihen lassen.

# A. Erworbene Alopecien ohne nachweisbare Erkrankung des Haarbodens.

## 1. Alopecia praematura.

### a) Alopecia simplex.

(Alopecia idiopathica praematura. Alopecia praesenilis.)

Unter Alopecia simplex verstehen wir nach PINKUS eine frühzeitige Form des Haarausfalles mit evtl. nachfolgender Kahlheit, bei der sonstige Ursachen für dieselbe, wie sie z. B. die Alopecia pityrodes zeigt, fehlen. Dieser Haarausfall besteht in dem zu frühen Ausfallen der langen und kurzen Haare (Kolben- und Papillenhaare). Während man den Beginn der senilen Alopecie vom 45. Lebensjahre an rechnet, findet die Alopecia simplex gewöhnlich ihren Beginn schon früher, im allgemein nach dem 25. Jahre, oft aber auch schon viel früher, zwischen dem 10. und 20. Jahre (JACKSON und MCMURTRY). Schon daraus können wir ersehen, daß die Trennung zwischen Alopecia praematura praesenilis und senilis nur eine künstliche ist; infolgedessen sind Übergänge zwischen der einen und der anderen Form selbstverständlich und einzelne Autoren wie UNNA und in Frankreich BESNIER und BROCQ glauben, daß diese Alopecien, obgleich wir keine Ätiologie finden, trotz alledem verursacht sind durch eine leichte oder unbeobachtete, schleichend verlaufende Pityriasis oder Seborrhöe. Das Charakteristische für diesen frühzeitigen Haarausfall ist, daß er genau wie die senile Form ohne anscheinend sichtbare lokale Ursachen auftritt, daß man, wie erwähnt, keine Krankheitsursache, keine klinischen Nebenerscheinungen konstatiert und daß die Erkrankung in den meisten Fällen unaufhaltsam fortschreitet. Im allgemeinen fallen also frühzeitig mehr Haare aus als beim Normalen. Die Ersatzhaare, die nachwachsen, werden weicher und schwächer, sie zeigen eine geringere Lebenskraft, fallen wieder schnell aus, bis sie immer kleiner und schwächer werden und schließlich ganz verschwinden. Die Erkrankung beginnt ähnlich wie die senile entweder auf dem Scheitel in Gestalt einer oder zweier, oft symmetrischer Stellen, in denen die Haare dünn werden oder an beiden Seiten der Stirn und führt so allmählich durch die Bildung von zwei scharfen Winkeln (Denkerecken, Geheimratswinkel), die immer mehr in das Haargebiet hineindrängen und allmählich auch die Mitte der Stirn mitnehmen zu einer sogenannten hohen Stirn, die langsam immer weiter nach hinten vorrückt. Ebenso werden natürlich auch die tonsurähnlichen Flecken auf dem Kopfe immer größer, rücken nach vorn und vereinigen sich schließlich unter Umständen mit der von vorn kommenden Alopecie, bis oft schon in den 30er Jahren nur noch ein mehr oder weniger starker Ring von Haaren besteht, während oben entweder eine vollständige Glatze oder eine mit mehr oder weniger dünnen Haaren besetzte Fläche übrig bleibt. Im Gegensatz zur senilen Form ist dieser Haarausfall im allgemeinen nicht vom Grauwerden der Haare begleitet, aber in einzelnen Fällen beginnt ja dieses Grauwerden schon sehr früh, und ich kenne eine ganze Reihe von Fällen, in denen schon in den 30er Jahren diese präsenile Alopecie wie bei der Altersalopecie aussieht.

Nach einer Statistik von JACKSON und McMURTRY erkrankte die größte Zahl der Patienten (644 unter 1200) vor dem 40. Jahre, 200 zwischen dem 10. und 20., 44 schon vor dem 26. Jahre, nach dem 40. Jahre nur noch 113. Das ist nach dem Verfasser prognostisch sehr günstig für alle die Fälle, die mit 40 Jahren noch keinen Haarausfall bekommen haben. Nach meiner Statistik, die leider nicht mit solchen Zahlen aufwarten kann wie die amerikanische, kommen die meisten männlichen Patienten zwischen dem 20. und 30. Jahre, also in dem Alter, in dem sie am stärksten unter der Alopecie leiden und Angst vor der Glatze haben.

Der Haarausfall kann schnell oder langsam vor sich gehen, er kann gleichmäßig oder wechselnd sein; es können also Monate mit rapidem Haarausfall und wieder Monate mit ganz schwachem vorkommen, ohne daß wir eine Ursache hierfür finden. Einen gewissen Einfluß scheinen die Jahreszeiten auszuüben, wenigstens habe ich oft im Frühling ein ganz besonders starkes Ausfallen der Haare bemerken können. Auffallend ist, daß bei vielen Männern ein sehr starker Haarausfall auf dem Kopfe frühzeitig beginnt, während der Bart im Gegensatz dazu sehr stark bleibt und man sogar oft sehr stark am Körper behaarte Männer findet mit einem frühzeitigen Haarausfall auf dem Kopfe. Verhältnismäßig seltener als die beiden beschriebenen Formen des Haarausfalles (auf dem Scheitel oder an der Stirn anfangend) ist das allmähliche und gleichmäßige Schütterwerden der Haare, bei welchem man nicht von bestimmten Punkten aus den Haarausfall eintreten sieht, sondern am ganzen Haar gleichmäßig.

Charakteristisch ist auch für den frühzeitigen Haarausfall, daß die Frauen im allgemeinen gar nicht davon betroffen werden; ich erinnere mich kaum, jemals Frauen bis zu den 60er Jahren gesehen zu haben, bei denen ein dauernder zur Kahlheit führender Haarausfall frühzeitig eingetreten wäre; dafür ist, wie ich an anderer Stelle geschildert habe, der vorübergehende Haarausfall bei den Frauen wieder viel häufiger. Ganz verschieden ist er bei den verschiedenen Rassen. Ich komme darauf noch bei der Ätiologie zu sprechen. Bekannt ist die frühzeitige Alopecie bei Kastrierten. Vor der Pubertät kastrierte Eunuchen haben weder im Gesicht noch an der Scham Haare; nach der Pubertät Kastrierte verlieren im Gesicht alle Haare, die sie gehabt haben.

Unter den *Ursachen* für die Alopecia simplex finden wir in erster Linie die *Erblichkeit*. Wir kennen ganze Familien, in welchen alle männlichen Mitglieder sehr früh die Haare verlieren, während die weiblichen ihre Haare behalten. JACKSON und McMURTRY fanden unter 1200 Fällen von frühzeitiger Kahlheit in 571 Fällen die familiäre Disposition. Von 410 männlichen Patienten zeigten 236 die Vererbung von der väterlichen Seite, 27 von beiden und 9 allein von mütterlicher Seite. In 263 Fällen war in 64% also der Einfluß väterlicherseits. In einer anderen Statistik von JACKSON und McMURTRY war unter 790 weiblichen Patienten der Einfluß väterlicherseits in 131 Fällen und mütterlicherseits in 240 Fällen nachweisbar. Nach diesen Autoren wird also bei Alopecia simplex die männliche Seite mehr vom Vater beeinflußt, die weibliche mehr von der Mutter. Außer der erblichen Anlage finden wir auch frühzeitiges Auftreten bei erschöpften Menschen, die schweren Nervenstörungen oder langen Krankheiten unterworfen waren, bei Frauen, die sehr anämisch und schwach sind. Auch starke Neuralgien und Kopfschmerzen scheinen einen frühzeitigen und dauernden Verlust in seltenen Fällen zu verursachen. SCHERESCHEFSKY und PERKINS haben außerdem noch den Einfluß der inneren Sekretion für den frühzeitigen Haarausfall betont, insbesondere den der Schilddrüse, der Sexualdrüsen, Nebennieren und Hypophyse, eine Ansicht, der sich auch SABOURAUD insofern anschließt, als er die sexuelle Entwicklung auch für den Haarausfall verantwortlich macht. Der Beweis für diese Ansicht müßte wie immer der sein, daß nach Besserung des Allgemeinbefindens und der innersekretorischen Störungen der Haarausfall wieder besser wird. So waren in der Statistik von Jackson und McMurtry unter 1200 Fällen 400 durch allgemeine Ernährungsstörungen bedingt. Unter ihnen kamen vor: Anämie 33mal, Ängstlichkeit und Sorgen 36mal, Dyspepsie 117mal, Gicht und Rheumatismus 41mal, Malaria 15mal, Menopause 2mal, nervöse Störungen 61mal. Die Schwierigkeit bei allen diesen Statistiken liegt natürlich darin, daß der Arzt nur den Endzustand sieht, und daß ihm auf diese Weise leichte, übersehene Fälle von Pityriasis sicca und Seborrhöe entgehen.

Ganz sicher wird auch eine *vernachlässigte oder schlechtgeführte Pflege des Kopfhaares* derartig frühzeitigen Haarausfall mit verursachen können. Namentlich in der Zeit der Pubertät müssen die Haare sorgfältig gepflegt werden. Auf der anderen Seite sehen wir aber, daß gerade an Haarausfall leidende Kranke mit ererbter Anlage, die von Jugend auf aus Angst vor dem familiären Haarausfall ihren Kopf sehr gut pflegen, trotzdem an frühzeitigem Haarausfall erkranken. Von verschiedenen Seiten wird als Ursache angegeben, daß im Gegensatz zu den oben besprochenen Ansichten eine zu gründliche Hautpflege, zu häufiges Waschen des Kopfes, zu starkes Austrocknen bei geringem Fettgehalt des Haarbodens in der Jugend auf das Haarwachstum schädlich einwirken können. Ellinger fand in 85% seiner Fälle den täglichen Gebrauch von Wasser und Seife als Ursache, Jackson und McMurtry unter ihren 1200 Fällen 12mal Haarausfall bei täglichen Gebrauch von Wasser auf dem Kopf. Dieser sehr geringen Zahl der Fälle steht die große Zahl derjenigen Menschen gegenüber, die als leidenschaftliche Schwimmer den Kopf sehr viel im kalten Wasser haben und doch keine Kahlheit bekommen. Auch geistige Überanstrengung ist angeschuldigt worden, ohne daß auch hierfür triftige Beweise vorliegen. Dagegen scheint die frühzeitige Kahlheit hauptsächlich bei der Stadtbevölkerung aufzutreten; auch die Beschäftigung soll von Einfluß auf den Haarausfall sein. So waren nach den Statistiken von McMurtry und Jackson 28 Börsenmakler, 81 kaufmännische Angestellte, 38 Rechtsanwälte, 35 Kaufleute, 74 Ärzte, 68 Studenten, 57 Lehrer, in anderen Berufen waren 34. Auch das Tragen der schweren, den Kopf fast umschließenden harten Kopfbedeckung der Männer, die feste Umschnürung, der Druck auf die Blutgefäße und Nerven ist oft angeführt worden, um den Unterschied zwischen Mann und Frau und die selten frühzeitige Kahlheit bei Frauen zu erklären. Auch zu starkes Schwitzen (namentlich vom Militär unter dem Helm) ist sehr häufig als Ursache angegeben worden. In der letzten Zeit hat noch einmal Grotte auf die Folgen der harten Kopfbedeckung: die Kompression der Gefäße und die dadurch bedingte schlechte Ernährung der Kopfhaut und der Haarpapille als auf die häufigste Ursache der Kahlheit hingeweisen. Pohl hat zu häufiges Scheren und Kurztragen der Haare, Malträtieren des Haarbodens mit Waschen und Duschen als besonders schädlich betont. Parker glaubt, daß Leute mit frühzeitiger Kahlheit dies einem Toxin verdanken, welches sich in ausgeatmeter Luft bilde, bei Menschen, die gezwungen sind in Wärme und Feuchtigkeit zu leben. Diese Bedingungen finden sich nach ihm in den oberen Lungenpartien bei Menschen, welche nicht tief genug ausatmen und den oberen Teil der Lungen ausweiten. Deshalb erkrankten Frauen weniger, da sie Brustkastenatmer wären. Einen Beweis für seine Theorie ist uns Parker schuldig geblieben.

Alle diese sogenannten Ursachen sind Hypothesen, die ihre Befürworter und ihre Gegner haben. Die einzige sichere Ursache ist die Vererbung in der Familie.

In der letzten Zeit sind 2 Theorien von Stein in Wien und von Moritz Schein in Budapest aufgestellt worden. Stein glaubt, daß die Ursache der

Glatze nicht in der Seborrhöe zu suchen ist, sondern daß sie ein sekundärer Geschlechtscharakter auf seborrhoischem Terrain ist. Sie ist der Seborrhöe nicht subordiniert, sondern koordiniert. Deshalb kommt sie auch bei Seborrhoikern und Nichtseborrhoikern vor. Ihr Analogon findet sie beim nichtseborrhoischen Mann in der *Calvities frontalis adolescentium.* Damit bezeichnet er 2 in Form einspringender Dreiecke an der Stirnhaargrenze des geschlechtsreifen Mannes sichtbare symmetrisch rechts und links von der Mittellinie gelegene haarlose Flecke. Er hält diese beiden Formen (Glatze und Stirnwinkel) für keimplasmatisch festgelegte Minusvarianten des männlichen Haarkleides. Daß die Seborrhöe nicht die Glatze und die Stirnwinkel verursacht, dafür ist STEIN das weibliche Geschlecht Beweis, bei dem wir trotz Seborrhöe sowohl die Glatze wie die Stirnwinkel nur in ganz seltenen Fällen bemerken werden. Nach seiner Ansicht bekommen alle Männer, nicht nur die seborrhoischen, die Calvities frontalis adolescentium. Gegen die Ansicht STEINs wendet SCHEIN folgendes ein: Nach ihm tragen „zur Entstehung und Ausbreitung der Glatze mehrere Momente bei, die Zugwirkung des Musculus frontalis und occipitalis, welche im ersten Mannesalter mit dem Erstarken der gesamten Muskulatur zunimmt, die Gestaltveränderung des Schädels, welche dem M. frontalis und occipitalis eine größere Wirkungsfläche darbietet, das stärkere Wachstum des männlichen Schädels, welches mit seiner Gestaltveränderung und der vermehrten Zugwirkung des M. epicranius dahin zusammenwirkt, daß das Wachstum der Haut mit dem Wachstum des Schädels nicht immer Schritt hält, das stärkere Hervortreten der Muskelansatzleisten und Höcker, welches in gleicher Richtung wirkt, das Erstarken der Galea aponeurotica des Schädels, aus welcher mächtige Züge in die Subcutis und Cutis eindringen und die Ernährung der Kopfhaut namentlich dort beeinträchtigen, wo sie senkrecht in die Haut eintreten." SCHEIN hält die Ansicht STEINs deshalb nicht für richtig, weil sie nur auf die fertige Glatze, nicht auf die Entwicklung Rücksicht nimmt und den örtlichen und zeitlichen Faktoren, von denen die allmähliche Entwicklung der Glatze abhängt, keine Bedeutung schenkt.

Ganz interessant ist und für diese Ansichten unterstützend, daß vor kurzem H. OPITZ die Ursache des Haarausfalls bei Neugeborenen und Säuglingen in einer Überspannung des knöchernen Schädels sehen will, wie aus seinen Untersuchungen hervorgeht. Durch die Vergrößerung des Schädelumfangs wird von innen her ein Druck auf die Kopfhaut ausgeübt, der zu einer Druckatrophie der Kopfhaut und dadurch zu einer Ernährungsstörung mit nachfolgendem Haarausfall führt. Bemerkenswert ist, daß auch beim Säugling dieselben Stellen wie beim Erwachsenen Prädilektionsstellen sind. OPITZ glaubt deshalb, daß auch beim Erwachsenen vorwiegend mechanische Momente — Überspannung der Kopfhaut durch den relativ vergrößerten Schädelumfang — beim Haarausfall eine Rolle spielt.

Über die *pathologische Anatomie* des frühzeitigen Haarausfalls und der Glatze liegen keine neueren Arbeiten vor. Nach den Untersuchungen von POHL-PINKUS und MICHELSON bildet sich in der Haut eine fibröse Umwandlung des Bindegewebes mit Verdickung seiner Fasern. Dadurch werden allmählich die Lymphspalten enger und durch den Druck entstehen degenerative Vorgänge im Gewebe. Die Papillen und Capillaren der Follikel und dann auch die Follikel selbst werden atrophisch und verschwinden schließlich. Mit der Atrophie der Papille wird das Haar kürzer, glanzloser und trockener; schließlich hört seine Wachstumstätigkeit vollständig auf. Die Haarfollikel selbst bleiben ziemlich weit und trichterförmig offen, sie enthalten Massen von verhornten Zellen oder Lanugohaare. Die Talgdrüsen sind gewöhnlich atrophisch, aber es finden sich auch in einzelnen Fällen normale oder hypertrophische Drüsen. Obliterierende

Endarteriitis sehen wir in den Papillarnetzen, die die Follikel und die größeren Blutgefäße umgeben.

UNNA findet keinen scharfen Unterschied in der Histopathologie der frühzeitigen und der Alterskahlheit und glaubt, daß sie beide das Endstadium der seborrhoischen Alopecie darstellen. Er meint, daß bei der Alopecia simplex im Gegensatz zur Alopecia seborrhoica die seborrhoischen Symptome minimal vorhanden bezüglich verschleiert sind.

Umgekehrt sieht wieder KAPOSI den pathologischen Befund, wie ihn POHL-PINKUS und MICHELSON geschildert haben, als Folgen des Haarausfalls an und nicht als Folge der Veränderungen der Gefäße und des Bindegewebes.

Die *Prognose* der frühzeitigen Alopecie ist im allgemeinen nicht günstig. Kommen die Patienten zeitig genug, sind die Haare noch nicht reine Lanugohaare, sind sie noch durch eine Behandlung zu kräftigen, so soll die Behandlung so schnell wie möglich einsetzen. Sehr oft aber hört mit dem Aussetzen der Behandlung der Erfolg wieder auf, und die Krankheit geht immer weiter. Bei hereditärer Belastung ist die Prognose schlecht. Im allgemeinen bleibt in den meisten Fällen ein ringförmiges Band von kräftigen Haaren bestehen, welches die Glatze umgibt. In sehr starken Fällen von Haarausfall ist dieses ringförmige Band mit dünnen Haaren besetzt. Vollständige Kahlheit des Kopfes ist verhältnismäßig selten.

Trotzdem die Prognose nicht günstig ist, müssen wir immer versuchen, den Haarausfall aufzuhalten und die Glatzenbildung zu verhindern, denn es gibt eine ganze Reihe von Menschen, namentlich jüngere, die seelisch außerordentlich unter dem Haarausfall leiden, und namentlich in romanischen Ländern ist die Glatze ein Schrecken der Jugendlichen, die davon betroffen werden. So schrieb FLAUBERT, als ihm mit 30 Jahren die Haare ausgingen: „Lieber Alter, die Haare gehen mir aus. Ich werde bald so kahl sein wie ein Büromensch, wie ein verbrauchter Notar; Du wirst mich von jetzt ab in einem Käppchen wiedersehen; ich bin darüber tief betrübt."

Die *Therapie* wird gemeinsam mit der Alopecia symptomatica besprochen werden.

## Literatur.

### *Alopecia praematura.*

BERNHEIM: Amer. Med. **1903**. — BESNIER et DOYON: Kaposis Übers. II, S. 209f.

DUCKWERT: Pathology of Alopecia. Mh. Dermat. **118**, 58 (1914).

GROTTE: Über die häufigste Ursache der Kahlheit. Wien. med. Wschr. **71**, Nr 46, 1965 (1921).

JACKSON: Diseases of the hair and scalp. New York 1890. — JESSNER: (a) Ursache und Behandlung des Haarschwunds. Mh. Dermat. **71**, 930. (b) Haarausfall bei Zirkulationsstörungen. Mh. Dermat. Leipzig: L. Kebral 1931.

MICHELSON: Alopecia senilis und praesenilis. ZIEMSSENS Handbuch II, S. 10. — MONTGOMERY: Alopecia und Hyperthyreoidosis. Mh. Dermat. **61**, 748 (1915).

NEUMANN, J.: Sitzgsber. Akad. Wiss. Wien, Math.-naturwiss. Kl. I **59**, 47 f. (1869).

OPITZ, H.: Über Haarausfall bei Neugeborenen und Säuglingen. Dissert. Frankfurt a. M. 1930.

PERKINS: Alopecia praematura. Arch. of Dermat. **9**, Nr 1, 141 (1929). — PETERSEN: Kongenitale familiäre hereditäre Alopecie auf der Basis eines Hypothyreoidismus. Mh. Dermat. **61**, 725 (1915). — PINCUS: l. c. u. dtsch. Klin. **23**, Nr 1, 2, 5 (1871); **24**, Nr 13/14 (1872).

SABOURAUD: (a) Progrès méd. **1907**. (b) De la calvitie précoce. Prem. Méd. J. **1922**, No 30, 860. (c) Les alopécies profuses. Presse méd. **31**, No 2, 14. — SCHEIN, MÓR.: Der Prozeß der Glatzenbildung beim Manne. Gyógyászat **64**, Nr 45 (1924). — SCHERESCHEFSKY: De l'influence des sécretions endocrinaires sur la pousse des poils. Rev. franç. d'Endocrinologie. — SIMON, G.: Hautkrankheiten, S. 343 f. Berlin 1851. — SIMON, O.: Lokalisation der Hautkrankheiten, 1873. S. 87. — SKINNER: Brit. J. Dermat. **1899**. — SPITZ, JACOB: Status of premature alopecia. Urologic. Rev. **32**, 733 (1928). — STEIN: Verschiedene Ursachen der Alopecie. Mh. Dermat. **60**, 909 (1927). — STEIN, R. O.: Untersuchungen über die Ursachen der Glatzenbildung. Mh. Dermat. **149**, 330.

WALSH: Haarausfall bei Zirkulationsstörungen. Mh. Dermat. **12**, 55 (1931).

### b) Alopecia praematura symptomatica.

(Effluvium symptomaticum, vorübergehender Haarausfall.)

Der vorübergehende Haarausfall, der ohne wahrnehmbare Erkrankung des Haarbodens im Gefolge einer Reihe von Krankheiten, von Schwächezuständen usw., Männer und Frauen befällt, wonach es wieder zum Ersatz des ausgefallenen Haarkleides kommt, ist im Volke seit ewigen Zeiten bekannt. Er kann schnell erfolgen und in so großen Mengen, daß der Name Effluvium (oder defluvium) capillitii begründet erscheint. Er kann so stark sein, daß die Patienten, wenn sie an den Haaren ziehen, „nach ihren Angaben“ eine Hand voll Haare in der Hand haben, wie dies namentlich infolge fieberhafter Erkrankungen eintritt. Er kann auch langsam und allmählich auftreten, wie dies bei Kachexien, bei Mercurialismus usw. der Fall ist, oder fleckweise, wie bei der Lues im 2. Stadium.

Ein altes Sprichwort sagt: „Kinder kosten Haare und Zähne“, und so ist unter den Ursachen, die zum schnellen Haarausfall führen, im Volke das Wochenbett seit langer Zeit bekannt. Deshalb sind es auch in erster Reihe die Frauen, die uns aufsuchen, da es ihnen sofort auffällt, wenn die langen Haare ausgehen. Nur selten kommen Männer (z. B. nach der Grippe), da diese bei den kurzen Haaren den Haarausfall nicht so bemerken. Auch Mütter, wenn sie auf die Haare ihrer Kinder ganz besonders aufpassen, konsultieren uns gelegentlich, wenn nach einer schweren fieberhaften Erkrankung den Kindern die Haare ausgehen. Beim Typhus und beim Wochenbett (siehe oben) kommt es zu einem diffusen Haarausfall. Die Haare werden allmählich schütter und so dünn, daß die Frauen, namentlich früher, als sie noch lange Haare trugen, keine Frisur mehr zustande brachten. Auch Frauen, deren Haare nach dem Wochenbett eine andere Farbe bekommen, fragen oft den Arzt deshalb um Rat. Dies sehen wir namentlich bei blonden Haaren, die beim Nachwachsen nachdunkeln oder auch in der Struktur sich ändern, also krauser werden, oder im Durchmesser verdünnt nachwachsen. Wie häufig Haarausfall auf Grund der erwähnten Ursachen ist, ersieht man aus der Statistik von JACKSON und MCMURTRY. Diese fanden unter 97 Fällen aus ihrer Privatpraxis 23 bezüglich 20 Fälle im Anschluß ans Wochenbett und Typhus. Außer diesen beiden Krankheiten spielt das Kopferysipel noch eine besondere Rolle. Hier kommt ganz besonders noch neben dem hohen Fieber die örtliche Erkrankung des Kopfes als Ursache hinzu. Außer diesen letzteren sind noch von Bedeutung: Scharlach, Lungenentzündung, Grippe, Blinddarmentzündungen und schwere Anginen, die ebenfalls mit hohem Fieber einhergehen. Aber es sind nicht nur die Erkrankungen mit hohem Fieber, sondern auch schwere allgemeine Erkrankungen, die zu einer Art Kachexie führen oder die mit allgemeiner Schwäche, Abmagerung usw. einhergehen, bei denen man an eine allgemeine toxische Einwirkung auf die Haarwurzel denken kann. So sehen wir bei Carcinose oder bei Tuberkulose einen langsam beginnenden Haarausfall. Auch bei ernsten, lang dauernden Ernährungsstörungen und schweren Fällen von Migräne klagen die Patienten über ein stärkeres Ausfallen der Haare, das nach Abklingen des Migräneanfalles wieder aufhört. Ebenso sehen wir bei starken Kopfschmerzen, Neuralgien, Neuritiden vorübergehenden Haarausfall, der je nachdem halbseitig oder ganzseitig auftreten kann.

Wir kommen damit zu der eigentümlichen Tatsache, daß nach meiner Ansicht der symptomatische Haarausfall der Frauen im allgemeinen als eine Art Barometer anzusehen ist. Wir sehen ihn ganz besonders schon bei jungen Mädchen, die bleichsüchtig und durch die Schularbeiten oder Examenarbeiten stark mitgenommen sind, im Frühjahr bei jungen Mädchen, die eine anstrengende Wintersaison hinter sich haben, und von denen man früher sagte, sie wären abgetanzt. Wir sehen ferner den Haarausfall insbesondere stark bei

Mädchen in Berufen mit stark geistig anstrengender Tätigkeit (Seminaristinnen, Telephonistinnen usw.), bei denen auch wieder die Bleichsucht eine Rolle mitspielt. Alle Erkrankungen, namentlich auch Frauenkrankheiten und innersekretorische Störungen, die die Frau in ihrer ganzen Konstitution angreifen, führen zum vorübergehenden Haarverlust, der sofort wieder besser wird, wenn der krankhafte Zustand beseitigt wird und die Rekonvaleszenz eintritt; hier ist vor allem noch einmal die Entbindung und das Stillgeschäft zu nennen.

Von welcher Bedeutung diese im allgemeinen sind, ergibt sich aus der Statistik von JACKSON und MCMURTRY, die unter 97 Fällen in ihrer Privatpraxis in 20 Fällen nach Typhus, in 23 Fällen nach Wochenbett, in 5 Fällen nach allgemeiner nervöser Erkrankung, in 9 Fällen nach Influenza, in 6 Fällen nach Scharlachpneumonie, in 5 Fällen nach Lungenentzündung, in 10 Fällen nach Malaria usw. Haarausfall fanden. Auch klimatische Verhältnisse, besonders der Aufenthalt in den Tropen, vermögen derartigen Haarausfall hervorzurufen. Inwieweit der Einfluß der Sonne auf den Haarausfall einwirkt, vermag ich nicht anzugeben. Tatsache ist jedenfalls, daß wir Ärzte jedes Jahr nach dem Sommeraufenthalt z. B. an der See, Patientinnen sehen, die, wenn sie ihre Haut der Sonne übermäßig aussetzen, an mit Kopfschmerzen verbundenem Haarausfall leiden. Dagegen werden Neger und Indianer selten kahl, was wahrscheinlich an dem dunkleren und dickeren Haarwuchs liegt, den diese Rassen haben. JACKSON und MCMURTRY meinen, daß die weiße Rasse unter dem Einfluß der Sonne einer schnelleren Hautaustrocknung unterliegt als die anderen, und daß diese Austrocknung und Entfettung des Haares mehr daran schuld ist, als die aktinische Sonnenwirkung.

Auffallend bei allen diesen Haarausfällen nach fieberhaften Erkrankungen ist das späte Auftreten des plötzlichen Haarausfalls, das nach JOSEPH 6 Wochen, nach meinen Erfahrungen 8 und 10 Wochen und oft noch später beginnt. Man kann sehr oft den Kranken, wenn er wegen des Haarausfalls kommt, sagen: „Sie haben um die und die Zeit eine ernsthafte Erkrankung gehabt.“ Etwas anders sind die Zahlenverhältnisse bei JACKSON und MCMURTRY. In ihrer Statistik begann der Haarausfall unter 75 Fällen 2mal 1 Monat nach Beginn der Krankheit, 8mal 6 Wochen später, 18mal 2 Monate nachher, 14mal $2^1/_2$ Monate, 14mal 3 Monate, 2mal $3^1/_2$ Monate, 6mal 4 Monate und einmal 6 Monate nach der Erkrankung. Aber auch diese Autoren geben an, daß im allgemeinen 2—3 Monate nach Beginn der Erkrankung der Haarausfall einsetzt. Er ist in diesen Fällen im allgemeinen gleichmäßig und diffus; nur selten geht er auch auf den ganzen Körper über, ähnlich wie bei der bösartigen Form der Alopecia areata. Oft sieht man auch mit der Erkrankung und dem Haarausfall ein starkes Austrocknen der Kopfhaut und eine Pityriasis sicca sich entwickeln.

In den letzten Jahrzehnten haben ganz besonders die *Grippe-Epidemien* unsere Aufmerksamkeit auf den Haarausfall gelenkt. Vor allem die von 1918 hat, da sie außerordentlich viel Menschen befiel und unter sehr schweren Erscheinungen auftrat, die Ärzte aller europäischen Länder in hohem Maße interessiert. Wir finden deshalb eine große Anzahl von Autoren (CALLOMON, GALEWSKY, LEDERMANN, ZURHELLE, FELIX PINKUS, BACH, GIBSON, GROEN, THIBIERGE und noch andere), die sich in eingehenden Publikationen mit dem enormen Haarausfall, der die Grippekranken befiel, beschäftigten. Mich selbst haben damals in 3 Monaten 125 Frauen wegen starken Haarausfalls infolge der Grippe befragt. In einer eingehenden Arbeit, die FELIX PINKUS veröffentlichte, wies er nach, daß als Folge der Erkrankung die Mehrzahl der Haare, in den schlimmsten Fällen fast alle, in den ersten Tagen des Grippefiebers erkranken und absterben. Sie fallen nach PINKUS 60—80 Tage nach dem Ablauf der Erkrankung aus.

Schon POHL-PINKUS hat im Jahre 1895 beschrieben, daß Fieber das Wachstum der Haare herabsetzt. Nach ihm hat ganz besonders FELIX PINKUS in einer größeren Monographie „die Einwirkung von Krankheiten auf das Kopfhaar des Menschen" darauf hingewiesen. Im Jahre 1902 hat MATSURA festgestellt, worauf dieser Haarausfall beruht und was seine Ursache ist. Schon POHL-PINKUS hatte gefunden, daß bei seelischen Erregungen des Menschen sich eine Verminderung oder ein Verschwinden der Luftlücken in der Rindensubstanz des Kopfhaares einstellt. Diese Luftlücken gehen bei schweren Erkrankungen oft völlig verloren, das Haar wird zarter und eigenartig durchscheinend. MATSURA konnte nun deutlich als Folge verschiedener Erkrankungen eine Einschnürung oder Verschmälerung der Papillenhaare feststellen. Er konnte an ihnen stets eine regelmäßige Einschnürung konstatieren, so daß er durch die Messung eines Haares auf die Dauer der Krankheit des Patienten schließen konnte. Dasselbe hat auch FELIX PINKUS bei Nachprüfungen festgestellt und auch ich habe bei der Grippeepidemie diese Verdünnung und Aufhellung finden können. Zieht man derartige Papillenhaare bei einer Grippekranken heraus, so sieht man deutlich die obenerwähnten Verdünnungen und Aufhellungen. Die erkrankte Stelle entspricht dem Wachstum während des Fiebers; sowie der Körper gesund ist, wächst das Haar normal wieder weiter. Die Zahl der Haare, die dabei ausgehen, schwankt und läßt sich pro Tag nicht bestimmen. Sie hängt vom Fieber und dem ganzen Zustand des Kranken ab. Auch bei Kindern, die Influenza durchgemacht hatten, fand man diesen Haarausfall, wenn auch nicht in so ausgesprochenem Maße.

An den alten Haaren, die erhalten bleiben und nachwachsen, kann man die POHL-PINKUSsche Marke deutlich erkennen, denn in der Zeit der schweren Erkrankung zeigt das Haar weder Pigment noch Mark. Die ausgefallenen Kolbenhaare haben ein nur wenige Millimeter langes verdünntes Ende. Der Haarausfall betrifft in erster Linie die alten Haare, nur bei schweren Fällen auch die jüngeren. PINKUS hat darauf aufmerksam gemacht, daß gleichzeitig mit dem Auftreten des Haarausfalls sich auch stets die BEAUsche Linie (Querfurche in der Mitte des Nagelbettes) findet, daß also die Fieberwirkung sich auf Haare und Nägel erstreckt. In meinen Fällen gingen die Haare durchschnittlich 8—10 Wochen nach der Fieberattacke aus.

Charakteristisch für diese Grippeepidemie war das tagelange hohe Fieber, Komplikationen von seiten der Lunge und der Mandeln und das späte Einsetzen des Haarausfalles, wie oben erwähnt 8—10 Wochen nach der Erkrankung. Ganz auffallend war dabei die Schmerzhaftigkeit der Kopfhaut, die bei einzelnen Frauen kaum berührt werden konnte. Namentlich am Hinterkopf und an den Seiten des Kopfes waren besonders empfindliche Stellen, ohne daß es möglich war, einen bestimmten Nerven dafür verantwortlich zu machen. Diese Schmerzhaftigkeit war verschieden stark; die einen sagten, sie hätten das Gefühl, daß ihnen die Haare weh täten, andere konnten kaum nachts den Kopf auflegen, so weh tat er ihnen. Bei allen grippekranken Frauen fielen die langen Haare aus, während die kurzen stehen blieben. Es waren stets die Kolbenhaare, die sowieso dem Schicksal des Ausfallens verfallen waren, verhältnismäßig wenige kurze fanden sich dabei. Auch war es auffallend, daß sehr wenig Männer mich nach der Grippe aufsuchten und daß ich nur in 3 Fällen bei Männern schweren Haarausfall

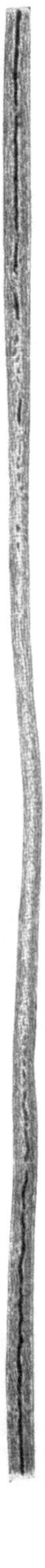

Abb. 31. Grippehaar mit Verdünnung. (Sammlung F. PINKUS.)

konstatieren konnte. Bei den anderen gingen die Haare nur leicht aus, aber nicht in dem foudroyanten Maße wie bei den Frauen. Charakteristisch für den Grippehaarausfall ist das allmähliche Dünnerwerden der Haare; sie werden schütter, fallen gleichmäßig aus, und den Kopf bedeckt dann nur ein dünner, spärlicher Haarwuchs, so daß sehr viele Frauen zur Perücke greifen mußten. Im allgemeinen trat bei diesem Grippehaarausfall die Regeneration stets wieder ein, nur dauert es natürlich sehr lange, bis das Haar wieder nachwächst.

Was die *Pathologie* des Haarausfalls anbelangt, so können wir uns nur vorstellen, daß infolge der schweren Erkrankung die Zirkulation in den Haarpapillen leidet und daß evtl. Toxine die Veranlassung des Haarausfalls sind, die durch die Haut, als einem Ausscheidungsorgan des Körpers, abgesondert werden. Wir können also nur ganz allgemein die Hyperpyrexie und ihre Folgen als die Ursachen des Haarausfalls ansehen.

Interessant sind die Untersuchungen von EICHELBAUM über das *Blutbild* bei den verschiedensten Formen von Alopecia symptomatica. Er vermutet als gemeinsame Ursache toxische Stoffwechselstörungen. Er fand bei allen Formen der symptomatischen Haarausfälle eine Lymphocytose, oft mit atypischen Kernformen, die für einen lymphatischen Reizzustand sprechen. Daneben besteht zuweilen Leukopenie. Die Lymphocytose ist nach seiner Ansicht nicht als postinfektiös aufzufassen, da sie Wochen hindurch anhält. EICHELBAUM sieht infolgedessen diese Lymphocytose als eine innersekretorische Störung im weitesten Sinne an und betrachtet die Störungen des Haarwachstums als ein dem geänderten Blutbilde koordiniertes Symptom. Auch er fand in den meisten Fällen die BEAUsche Linie.

Die *Prognose* dieses symptomatischen Haarausfalls ist im allgemeinen eine günstige. Fast stets wachsen die Haare in vollem Umfang wieder nach. Nur bei Patienten resp. Patientinnen, bei denen schon vor der Grippe oder einer anderen fieberhaften Erkrankung ein allgemeiner Haarausfall bestanden hat, wird dieser natürlich in demselben Umfange weiterbestehen. Oft führen den Patienten hellere oder dunklere Farbenveränderungen des nachwachsenden Haares zum Arzt. Die Patienten müssen immer darauf aufmerksam gemacht werden, daß der Haarersatz sehr langsam vor sich geht.

**Therapie.** Die Behandlung des symptomatischen Haarausfalls wird immer eine allgemeine sein, je nach der Art der vorhergegangenen Erkrankung und außerdem eine örtliche. Achten müssen wir ganz besonders darauf, daß manche Frauen im Anschluß an das lange Fieber über eine sehr starke fettige, ölige Absonderung klagen, die zur starken Schuppenbildung und Seborrhöe führen kann. Wieder andere klagen über Trockenheit des Kopfes und über ein stärkeres Auftreten von Schuppen und Pityriasis. Eine dritte Gruppe fragt uns wegen der nervösen Beschwerden, der Kopfschmerzen, der Überempfindlichkeit der Kopfhaut um Rat.

Von diesen beiden Gesichtspunkten wird die Behandlung geleitet werden, über die wir im allgemeinen bei der Behandlung des Haarausfalls sprechen werden. Es kann aber schon hier gesagt werden, daß die Anwendung von Haartonika evtl. mit Unterstützung von Höhensonne oder ganz leichten Röntgenreizungen in der Mehrzahl der Fälle genügt, um den Haarausfall zum Stillstand zu bringen und das Haarwachstum wieder neu anzuregen (falls nicht Allgemeinbehandlung nötig ist).

## Anhang.

Außer diesem vorübergehenden Haarausfall im Gefolge, d. h. im Anschluß an bestimmte Krankheiten finden wir noch bei 2 Hautkrankheiten, der Syphilis und der Lepra, einen vorübergehenden Haarausfall mitten im Krankheitsverlauf zum Teil gewiß als Folge von Entzündungsprozessen in der Haut, ohne daß man der Haut von diesen Entzündungsprozessen etwas anmerkt. Da der Haarausfall bei Lepra und Lues bei den betreffenden Krankheiten ausführlich abgehandelt wird, sei nur kurz erwähnt, daß wir bei der sekundären Lues das *disseminierte* Defluvium und die Alopecia areolaris unterscheiden und daß es bei der kongenitalen Lues ebenfalls eine diffuse und circumscripte Form gibt; also bei beiden Erkrankungsformen der Lues ein diffuses Schütterwerden der Haare und eine der Alopecia areata (parvimaculata) ähnliche Form auftritt, letzteres beschreibt E. HOFFMANN.

Bei der Lepra sind von BERGMANN, HALLOPEAU und GRANSHAM auch verschiedene Formen des Haarausfalls beschrieben worden (vgl. dieses Handbuch, Bd. X/2).

Vor kurzem hat SILLIAM einen Fall von partiellem Haarausfall im Anschluß an ein generalisiertes Exanthem (Morbilli?) mitgeteilt.

## Literatur.

*Alopecia praematura symptomatica.*

APPEL: Münch. med. Wschr. **1921**, Nr 10, 431. — ASSELBERGS: Postimpetiginöse Kahlheit. Presse méd. belge **1902**. — AUDRY: Alopécie cicatricielle due au vésicatoire. Soc. franç. Dermat., 7. Jan. 1904.

BARKER: Alopecie bei Basedow. Dermat. Wschr. **69**, 602. — BECK: Haarausfall nach Influenza. Dermat. Wschr. **71**, 935 (1920). — BEHRMANN: Alopecia praematura. Arch. f. Dermat. **59**, 286. — BEHRMANN, S.: Über Alopecia praematura (Alop. seborrh. furfur. pityrodes). Mh. Dermat. **37** (1901). — BETTMANN: Dermat. Zbl. **5**, (1901, Okt.). — BLASCHKO: Haarerkrankungen. Behandlung mit löslichen Hornpräparaten. Dermat. Wschr. **72**, 270 (1921). — BULKLEY: Alopecia. New England med. monthly, Mai **1900**. — BULLIARD: Der diffuse Haarausfall. Dermat. Wschr. **55**, 1336 (1912). — BUSCHKE: Berl. klin. Wschr. **1900**; Dermat. Z. **1901**.

CALLOMON: Haarausfall nach Grippe. Dermat. Wschr. **70**, 79 (1920). — CANN: Ätiologie der Alopecia praematura. Arch. f. Dermat. **63**, 463. — CHEATLE: Ergrauen der Haare nach Nervenläsionen. Dermat. Wschr. **55**, 1774 (1912).

DUBREUILH: Soc. Anat. et Physiol. Bordeaux, Juni 1898. — DUCKWORT: Pathogenese der Alopecie. Dermat. Wschr. **58**, 118 (1914). — DUFOUR: Alopécie traumatique. Bull. Soc. belge Dermat. **1901**, 69. — DUFOUR-BRUXELLES: Cas d'alopécie développée sous des pansements au sublimé. Soc. belge Dermat., Sitzg 10. März 1901.

EICHELBAUM: Über Veränderungen des Blutbildes beim Haarausfall. Arch. f. Dermat. **139**, H. 2, 235.

FINGER: Alopecia areolaris syphilitica. Arch. f. Dermat. **74**, 438 (1931). — FINGER, R.: Defluvium capillorum bei Syphilis. Arch. f. Dermat. **74**, 438 (1931). — FISCHER: Teilweises Ergrauen der Haare nach Trauma. Dermat. Wschr. **56**, 513 (1913). — FOX: Hairy lesions in the axilla. J. of cutan. Dis., Mai **1900**.

GALEWSKY: Haarausfall nach Grippe. Dermat. Wschr. **70**, 365 (1920). — GALLOWAY: Brit. J. Dermat. **1901**. — GIBSON: Haarausfall nach Influenza. Dermat. Wschr. **71**, 557 (1920). — GIVANNINI: Dermat. Z. **1899**. — GRÖN: Haarausfall nach Grippe. Dermat. Wschr. **73**, 1014 (1921).

HALLOPEAU et GRAUCHAMPS: Sur un cas d'alopécie lépreuse. Soc. franç. Dermat. 1906. — HARLINGEN, VAN: Hysterie und Haarkrankheiten. Arch. f. Dermat. **74**, 141 (1931). — HUCHARD: Acad. Méd. Paris, Sitzg 17. Mai 1898. — HUEBNER: Fleckförmiger, völliger Pigmentverlust der Haare. Dermat. Wschr. **55**, 1124 (1912).

JEANSELME: Soc. franç. Dermat., Sitzg 10. Nov. 1898. — JOSEFSON: Haarentwicklung und Dentition unter dem Einfluß der inneren Sekretion. Dermat. Wschr. **62**, 485 (1916).

KREIBICH: Arch. f. Dermat. **53** (1900).

LASSAR, R.: Alopecia syphilitica. Arch. f. Dermat. **54**, 447 (1931). — LEDERMANN: (a) Haarausfall nach Grippe. Dermat. Wschr. **68**, 331 (1919); **72**, 79 (1930). (b) Alopecia intermittens. Arch. f. Dermat. **53**, 380 (1931).

MCDONALD, R.: Ursachen des Haarausfalls. Arch. f. Dermat. **74**, 378 (1931). — MCLESA: Alopecie nach Impetigo der Kopfhaut. Dermat. Wschr. **58**, 689 (1914). — MARSHALL: Brit. J. Dermat. **1900**. — MONTGOMERY: Alopecie und Hypothyreosis. Dermat. Wschr. **61**, 748 (1915). — MORROW, V.: Haarausfall und Lepra der Kopfhaut. Arch. f. Dermat. **58**, 294 (1931).

PETERSEN: Kongenitale, familiäre, hereditäre Alopecie auf Basis eines Hyperthyreoidismus. Dermat. Wschr. **61**, 725 (1915). — PFAFF: Das menschliche Haar. Leipzig: Wigand 1866. — PINKUS, FELIX: (a) Multipler herdförmiger Haarausfall infolge Impetigo. Berl.

dermat. Ges., 3. Juli 1900. (b) Marke an den Haaren bei Haarausfall nach Grippe. Dermat. Wschr. **70**, 316 (1920). — POTOCKI et COUVELAIRE: Plaques d'alopécie circonscrite, consécutive à la compression prolongée de la tête foetale sur le promontoire d'un bassin rétréci. Soc. Obstétr., Gynéc. et Pédiatr. Paris, 7. Dez. 1900.

SAALFELD: (a) Beitrag zur Lehre von der Alopecia praematura. Virchows Arch. **157** (1889). (b) Vorzeitiger Haarausfall. Dermat. Wschr. **55**, 1156 (1912). (c) Alopecia praematura. Arch. f. Dermat. **56**, 311 (1931). — SAVARY: Un cas d'alopécie chez le cheval. Rec. Méd. vét. **1900**. — SCHULZ: Schwarzfärbung weißer Haare durch Rasur. Dermat. Wschr. **63**, 1090 (1921). — SHOEMAKER: Alopecia circumscripta. Amer. J. Dermat. **1900**. — STEIN: Verschiedene Ursachen der Alopecie. Dermat. Wschr. **65**, 909 (1917). — STILLIAN: A case for diagnosis. Arch. of Dermat. **3**, Nr 6 (1921). — SZANOJEWITS: Syringomyelie mit Canities und beginnender Alopecie. Dermat. Wschr. **65**, 924 (1917).

THIBIERGE: Haarausfall nach Grippe. Dermat. Wschr. **70**, 64 (1920).

VIDAL: Alopecie infolge eines akuten Eczema seborrhoicum. Ann. de Dermat. **1889**. VIGNOLO-LUTATI: Mh. Dermat. **1908**.

ZURHELLE: Haarausfall nach Grippe. Dermat. Wschr. **70**, 32 (1920).

### c) Die Behandlung des Haarausfalls.

Je mehr das frühzeitige Ausfallen der Haare auf das Seelenleben des Menschen einwirkt und vor allem die Frauen darunter leiden, desto mehr haben wir Ärzte die Pflicht, diesen krankhaften oder physiologischen Haarausfall zu bekämpfen und zu versuchen, ihn aufzuhalten. Leider haben sich bisher im allgemeinen die Ärzte um die wissenschaftliche Seite dieser Frage wenig gekümmert und die Behandlung des Haarausfalls in den Händen der Friseure und der mit diesen gemeinschaftlich arbeitenden Haarwuchsmittelfabrikanten gelassen. Auf wenig Gebieten der Medizin macht sich deshalb eine so starke und widerwärtige Reklame geltend, wie auf dem des Haarausfalls. Die Zahl der Haarmittel, die in den letzten 40 Jahren empfohlen worden ist, ist Legion. Nur ganz wenige alte Mittel haben sich beim Volke erhalten. Es sind dies meistens Mittel aus der Volksmedizin, die hyperämisierende und tonisierende oder hautreizende Stoffe enthalten und denen man eine gewisse Wirksamkeit nicht absprechen kann. Von allen bisher mit Reklame empfohlenen Mitteln ist nicht eins wissenschaftlich ausprobiert, nicht eins hält der Kritik stand. Ab und zu treten aber auch, namentlich bei starken Haarwässern (z. B. bei Arnica), infolge überempfindlicher Haut Hautentzündungen auf, die unter Umständen lange anhalten können.

Die Behandlung des Haarausfalls besteht erstens in der *prophylaktischen Pflege* des Haares von Kindheit an, zweitens in der Allgemeinbehandlung, soweit allgemeine Ursachen in Frage kommen, und drittens in der örtlichen, sobald sich Zeichen des Haarausfalles bemerkbar machen. In prophylaktischer Hinsicht bedarf der Haarboden, noch ehe die ersten Spuren des Haarausfalls auftreten, der Pflege. Eltern sollten schon früh dieselbe ihren Kindern beibringen und sollten vor allem bereits um die Zeit der Pubertät damit beginnen, ehe die Störungen des Haarwachstums einsetzen. Die Pflege des Haares besteht in regelmäßigem Reinigen des Kopfes und Sauberhalten von Schuppen durch Waschungen mit einer milden Seife, z. B. einer Teer- oder Schwefelteerseife. In der Auswahl der Bürsten und Kämme soll eine gewisse Sorgfalt angewendet werden. Sie dürfen nicht zu hart sein und die Kopfhaut nicht reizen und sollen nur milde angewendet werden. Trockener Haarboden bedarf der Anwendung von Fett und Öl, zu starke fettige Absonderung der Bekämpfung durch Entfettung. Eine gewisse Sorgfalt ist der Kopfbedeckung zuzuwenden. Zu scharf einschnürende Hüte können — nach allgemeiner Annahme — durch Kompression den Kreislauf stören und die Ernährung durch die Haargefäße erschweren. Wenn auch ein Beweis dafür nicht mit Sicherheit erbracht ist, so sprechen doch manche Anzeichen dafür. Das Tragen der Kopfbedeckung allein ist aber keine Ursache des Haarausfalls. Der zur Zeit viel verbreitete Glaube, daß das Ausgehen ohne Kopfbedeckung günstig für das Wachstum der Haare sei und ebenso, daß es vorteilhaft sei, sie möglichst oft und lange der Sonne auszusetzen, ist nicht erwiesen. Im Gegenteil habe ich, wie schon in früheren Kapiteln erwähnt, eine ganze Reihe von Patienten und Patientinnen gesehen, die jedesmal, wenn sie vom Erholungsurlaub zurückkamen, wo sie sich ohne Kopfbedeckung den ganzen Tag der Sonne ausgesetzt hatten, über starke Kopfschmerzen und Ausgehen der Haare klagten. Im Gegensatz dazu hat SAUDEK darauf aufmerksam gemacht, daß die Kälte einen günstigen Einfluß auf den Haarwuchs ausübt. Ausgehend von dem Befund eines dichten Haarwuchses am Rande beider Ohrläppchen bei einem Patienten, welcher nach einer starken Erfrierung beider Ohrmuscheln aufgetreten war, glaubte SAUDEK, daß dieser Kälteinsult — evtl. bei einer speziellen Anlage des Patienten — stärkeren Haarwuchs erzielt haben könne. Auch Berichte von sibirischen Kriegsgefangenen, nach denen der Frost den Haarwuchs günstig beeinflußt haben soll, und wiederholte Angaben über verstärkten Haarwuchs bei Menschen, welche auch im Winter den Kopf unbedeckt tragen, veranlaßten SAUDEK zu einer Kältetherapie, die ich später erwähnen werde. Inwiefern das Kurzschneiden der Haare bei den Frauen einen Einfluß auf das Haar ausüben wird, läßt sich zur Zeit noch nicht feststellen. Einen Vorteil hat der sogenannte Bubikopf in der leichteren Reinigungsmöglichkeit des Kopfes und ebenso in der leichteren Anwendbarkeit von Medikamenten. Die *allgemeine Behandlung* des frühzeitigen Haarausfalls muß sofort einsetzen, wenn allgemeine Ursachen die Veranlassung dazu zu sein scheinen. Bei schwerer Anämie, bei Bleichsucht im Entwicklungsalter, wenn der Allgemeinzustand zu wünschen übrig läßt, z. B. nach überstandenen Krankheiten, werden wir innerlich mit Arsen, evtl. in Kombination mit Eisen, mit Lebertran, Phosphor und der großen Gruppe der sonstigen Tonika behandeln. Dazu gehört allgemeine Kräftigung des Körpers, vernünftiges Leben in Luft und Sonne, körperliche Ertüchtigung durch Sport usw. Liegt die Ernährung darnieder, so werden wir an roborierende Diät denken müssen, während bei übermäßiger Absonderung der Talgdrüsen und bei übermäßiger Schweißabsonderung insbesondere bei Fetten und Korpulenten eine Einschränkung der Fettzufuhr anzuempfehlen ist. Daß aber wirklich übermäßiges Essen, ein schlemmerhaftes Leben Haarausfall verursachen, ist noch nicht nachgewiesen. Dagegen spielen Hyper- und Hypothyreoidosen eine gewisse Rolle, und man wird je nachdem mit entsprechenden Präparaten behandeln müssen. URBACH hat über 3 Fälle von endokrin bedingtem Haarausfall berichtet. In ersterem, bei dem es sich um eine hypophysärcerebrale Störung handelte, trat nach seinen Angaben nach 2 Hypophysenbestrahlungen vollständige Regeneration des Haares ein. Ein zweiter Fall, wegen Neoplasma des Uterus behandelt, zeigte nach Radikaloperation und mehrfacher Tiefenbestrahlung mit Röntgenstrahlen 2 Monate später starken Haarausfall in der Schläfengegend. Nach Einnahme von Progynon innerhalb 13 Wochen vollständiger Haarersatz. Im dritten Falle, ebenfalls nach Uterusexstirpation, Haarausfall. Grundumsatz —30%. Injektionen von Menformon und dann Progynon. Ebenfalls wieder neuer Haarwuchs. Auch VOLK konnte in einem Falle von Alopecie durch Opotherapie, Bestrahlung der Hypophyse und Höhensonnenbestrahlung Heilung erreichen. PULAY hat auf die Störungen in der Hypophysenfunktion hingewiesen und hat ebenfalls Organotherapie empfohlen. DIECKHOFF beobachtete nach Uterusexstirpationen sehr starken Haarausfall und sah sich dadurch zur Allgemeinbehandlung veranlaßt. Von sonstigen inneren Medikamenten kommt nur noch *Pilocarpin* in Frage, durch das SCHMITZ und SCHÜLLER das Haarwachstum beeinflussen zu können glaubten. PICK verordnete infolgedessen eine längere Pilocarpinkur, indem er zweimal täglich 0,005—0,01 in Tropfenform einnehmen ließ oder zweimal wöchentlich Injektionen von 0,005—0,01 gab. Daß bei der Pilocarpinkur gewisse Vorsichtsmaßregeln notwendig sind, wissen wir aus der Anwendung des Mittels bei verschiedenen Hautkrankheiten. Von anderen inneren Medikamenten ist vor allem *Arsen* von HEBRA als Unterstützungsmittel angegeben worden, nachdem es sich bei Pferden angeblich zur Erzielung eines schönen glatten Felles bewährt hatte. Arsen galt bisher im allgemeinen als das einzige Haarwuchsmittel, von dem man sich einigermaßen Erfolg versprechen konnte. Es ist aber nur, wie auch POLLAND hervorhebt, ein Unterstützungs-, kein Heilmittel. Anstatt des Arsens selbst können auch seine Ersatzpräparate, insbesondere Solarson (DIECKHOFF), angewendet werden. Beide Medikamente sowohl Pilocarpin wie Arsen müssen längere Zeit eventuell mit Intervallen gegeben werden, wenn sie Wirkung haben sollen. Auch Strychnin und Chinapräparate werden zum Arsen und Eisen als Zusätze gern gegeben. Kurz, alles kann angewendet werden, was den Menschen in seiner Gesundheit kräftigt.

Dagegen hat das mit großer Reklame empfohlene *Humagsolan* den Erwartungen nicht entsprochen. ZUNTZ ging von ernährungsphysiologischen Erwägungen aus. Er wollte in die Therapie ein Keratinpräparat einführen, das zur Ernährung und Kräftigung der Haarpapille dienen sollte. Dadurch sollten die Keratinisierungsvorgänge in spezifischer Art angeregt und gesteigert werden. Auch zur allgemeinen Kräftigung und Ernährung sollte es beitragen. ZUNTZ versuchte es beim Menschen, nachdem in Australien eine bestimmte Schafrasse, die sich durch eine wenig wertvolle und zu schwache Wolle auszeichnete, auf Fütterung mit Humagsolan eine ganz auffallende Besserung in der Qualität und Quantität der Wolle gezeigt hatte. Auch die Unschädlichkeit des Mittels wurde dadurch bewiesen. In der ersten Zeit erschienen fast nur lobende Veröffentlichungen. BLASCHKO, SAALFELD, PRIOR, PINNER, MATTONI, STURA sprachen sich unbedingt anerkennend aus. SAALFELD und F. PINKUS konstatierten eine günstige Wirkung auch bei Trichorrhexis. Im allgemeinen sprach sich letzterer aber sehr vorsichtig aus, ebenso warnte schon SAALFELD vor der Anwendung bei Frauen mit sichtbaren Gesichtshaaren und virilem Typus. Seitdem ist es im allgemeinen stiller geworden und ich glaube nicht, daß Humagsolan noch in dem Maße angewendet wird wie früher. Auch ich habe dasselbe, als die ZUNTZsche Empfehlung vorlag, längere Zeit versucht, habe aber nur in ganz wenigen Fällen den Eindruck gehabt, daß es geholfen hätte. In einer ganzen Reihe von Fällen, wo ich es wegen Haarausfall gegeben habe, haben dagegen die Patienten behauptet, daß die Haare am Körper gewachsen wären, aber nicht am Kopfe, oder daß der Damenbart gewachsen wäre, aber nicht das Kopfhaar. Ebensolche Bemerkungen sind auch von anderer Seite gemacht worden und es wäre eigentlich wunderbar, daß Humagsolan nur auf die Kopfhaare wirken soll und nicht auch auf die übrigen Haare des Körpers. In Japan hat KATAHARA mit einem von TAKASAJI hergestellten Humagsolanpräparat, welches den Namen Genkwa führt, nach seinen Angaben ebenfalls bei innerer Anwendung mit gutem Erfolg den Haarausfall behandelt.

Nach dem Humagsolan kam WEIDNER auf die Idee ebenfalls auf dem Umweg durch den Stoffwechsel auf die Haarpapillen einzuwirken. Er versuchte durch Einreiben von *Silvikrin,* einer aus dem Menschenhaar gewonnenen Lösung, „die Baustoffe des Haares und außerdem Schwefelalbumosen, Fettsäuren usw. enthielt“, dieselben den Haarpapillen direkt zuzuführen. WEIDNER verwendete zu seiner Kur ein Silvikrinshampoon und das eigentliche Haarwasser. Nach POLLAND enthält die Lösung primäre Spaltungsprodukte von Menschenhaaren, zweitens bildet sie bei der Einreibung dissoziiertes Alkali, um die Horn- und Eiweißsubstanzen aufzuweichen und für die Bausteine des Haares durchgängig zu machen, und drittens sind noch kräftig wirkende bactericide Mittel darin vorhanden, um eine bessere Durchblutung der ganzen Kopfhaut zu erzielen.

Nach meinen Erfahrungen hat auch die Silvikrinbehandlung nicht das gehalten, was sie versprochen hat. Ich habe noch keine wesentlichen Erfolge von ihr gesehen.

Außer mit Humagsolan und Silvikrin hat man auch versucht, durch besondere *Diätkuren* auf den Haarwuchs einzuwirken. Deichler und Mapother wollten bestimmte chemische Substanzen, die sich in den Haaren finden, durch Nahrungsaufnahme stärken oder wenigstens günstig beeinflussen. Mapother hat infolgedessen Eisenpräparate, Hafermehl und geröstetes Brot empfohlen, Deichler rohe Eier, ungekochte Milch und eine Art Leimfütterung, die aus Suppen besteht, die durch langes Kochen von 2 Teilen Fleisch und einen Teil Knochen hergestellt wurden. Die Mapothersche Diät habe ich selbst nicht angewendet. Von der Deichlerschen Ernährung habe ich in einigen Fällen den Eindruck gehabt, daß sie, lange angewendet, ein Hilfsmittel bei schwachem Haarwuchs sein könnte. Wieviel dabei auf Suggestion und die nebenbei angewendete lokale Behandlung kommt, kann ich nicht entscheiden.

Von sonstigen Maßnahmen, die örtlich den Haarboden beeinflussen sollen, kommen die *Anwendung elektrischer Ströme*, *Massage* und *Wärme*applikation in Frage und außer diesen die eigentliche medikamentöse lokale Behandlung. Massage und mechanische Apparate (Klopf- und Streichmassage), von Eichholz gelobt, haben nach meiner Erfahrung keinen Erfolg, obgleich sie noch immer sehr viel gerade von Laien und Friseuren angewendet werden. Auch Elektrizität ist sehr viel empfohlen worden. So hat Stein versucht, bei Hyperthyreoidismus mit starkem und hartnäckigem Haarausfall durch Galvanisation der Schilddrüse (10—12 Sitzungen 2—$2^1/_2$ mA, 10 Minuten Dauer), indem die Anode am vorderen unteren Teil der Schilddrüsenlappen aufgesetzt wird, Heilung zu erzielen. Gleichartige Erfolge wurden von Lévy-Franckell, Kotenoff und Juster bestätigt. Stellwagon hat zuerst die elektrische Behandlung des Kopfes mit Hilfe eines metallischen Kammes oder einer Bürste empfohlen. Er wendet entweder faradischen oder statischen Strom an und läßt ihn wöchentlich 3mal 5—10 Minuten lang auf die Kopfhaut einwirken. Ich selbst habe nach Anwendung des in Deutschland unter dem Namen „Energos" bekannten elektrischen Hautkammes nur schlechte Erfolge gesehen. Auch Hochfrequenz mit Hilfe der gewöhnlichen Glaselektrode kann angewendet werden. Man wendet sie mehrere Male in der Woche an. Polland gibt an, daß er selbst ermutigende Erfahrungen damit gemacht habe. Ich selbst habe sie nicht versucht. Auch in der Literatur fehlen genaue und eingehende Angaben darüber.

Aus theoretischen Gründen müßte auch die Anwendung der *Wärme* von Erfolg sein. Bei der Hypertrichosis habe ich darauf aufmerksam gemacht, daß nach wochenlang angewandten heißen Handbädern die Haare auf der behandelten Hand stärker wuchsen als auf der nichtbehandelten. Man müßte also theoretisch an den Einfluß der Wärme glauben. Ich selbst habe darüber keine Erfahrungen. Dagegen hat sich die Beleuchtung mit *Höhensonne oder Quarzlampe* doch in einer außerordentlich großen Anzahl von Fällen bewährt. Deshalb ist Höhensonne stets zu empfehlen, wenn Patienten sehr stark unter dem Haarausfall leiden, weil doch eine große Möglichkeit besteht, durch ihre Einwirkung den Haarausfall einzudämmen. Um zu kontrollieren, ob die Anwendung der Höhensonne oder Quarzlampe wirklichen Erfolg hat, habe ich in einer Reihe von Fällen von Woche zu Woche die ausgefallenen und gesammelten Haare wiegen oder von den Patienten zählen lassen. In einem derartigen Fall war das Gewicht der ausgehenden Haare in der ersten Woche der Behandlung 1,3, in der zweiten 0,9, in der dritten 0,3, in der vierten nach Waschen 1,5, nach der siebenten 0,7, nach der achten 0,9 und nach der zehnten wieder 0,7.

Fünf von meinen Patientinnen unterzogen sich der großen Mühe, die ausfallenden gesammelten Haare zu zählen. In einem dieser Fälle betrug der Haarausfall täglich 300—350 Haare, nach dem Bestrahlen durchschnittlich 150—260 Haare. In der zweiten Woche sank ebenso wie in der dritten und vierten der Haarausfall beträchtlich. So fielen in der ersten Woche nach der Bestrahlung 1643 Haare aus, in der zweiten Woche 875, in der dritten 668, in der vierten 597 Haare. In einem anderen Falle gingen innerhalb 6 Tagen ohne örtliche Einreibung bei 2 Bestrahlungen 449 Haare aus, also durchschnittlich am Tag 75. In den Wochen vom 20. 12.—9. 1., also innerhalb 20 Tagen ohne Einreibungen und ohne Bestrahlungen gingen 2000 Haare aus, also durchschnittlich 100 am Tage, also in beiden Fällen ein zweifelloser Rückgang des Haarausfalles bei Bestrahlung, selbst wenn man alle möglichen Fehlerquellen berücksichtigt. Ähnliche Zahlen könnte ich noch von 3 anderen Patientinnen anbringen, leider ist die Zahl der Patientinnen, die sich dieser mühevollen Arbeit der Haarzählung unterzieht, eine so kleine, daß ich größere Statistiken nicht bringen kann. Aber ich habe doch den bestimmten Eindruck, daß die Höhensonnenbestrahlungen schwach angefangen und allmählich steigend, 2mal pro Woche in der Zahl von 10—30—50 Belichtungen in sehr vielen Fällen helfen. Ich kombiniere aber stets noch mit einer örtlichen medikamentösen Behandlung. Als Ersatz für die Höhensonne kommt, wenn es sich um Haarausfall bestimmter Kopfregionen handelt (ich komme darauf noch bei der Behandlung der Alopecia areata zurück) natürlich auch die Quarzlampe in Betracht, die als stärkere Lichtquelle vorsichtiger angewendet werden muß als die Höhensonne. Hier kann man unter Umständen durch Kompression mit der Quarzlampe stärkere Wirkung erzielen. Sainz de Aja hält das gewöhnliche Licht dem ultravioletten für gleichwertig. Er glaubt, daß *Kohlenbogenlampen*, wenn sie in großer Anzahl und in ausgedehnten Sitzungen angewendet werden, denselben Erfolg haben. Dieser wird namentlich dann eintreten, wenn durch allgemeine Kohlenbogenlampenbestrahlung oder durch H.-S.-Bestrahlung des ganzen Körpers der ganze Mensch erfrischt, und dadurch die Haarregeneration gefördert wird. Die Spannung wird am besten unter 110—113 Volt gewählt. Nach Sainz de Ajas Angaben wurden von 82 Fällen 55 geheilt, 25 gebessert. In vierter Linie wenden wir jetzt oft *Röntgen-Reizbestrahlungen* an, indem wir einmal pro Woche $^1/_6$ Erythemdosis (in 2 Feldern) dem Haarboden geben und dies 3 Wochen lang fortsetzen. Nach 8 Wochen folgt eventuell ein zweiter Turnus. Auch hiervon habe ich (ebenso wie Thedering) in einer ganzen Reihe von Fällen sicheren Erfolg gesehen.

Mestchersky hat von der Ansicht ausgehend, daß man nach stärkerer oder nach chronischer Entzündung des Unterhautzellgewebes oft ein stärkeres Haarwachstum sieht, im Jahr 1930 versucht durch kleine Mengen von sterilisierter Milch auf dem Wege der subcutanen Injektion eine Entzündung hervorzurufen, die zur Haarbildung führt. Die Methode ist von Djoritz nachgeprüft worden, dieser hat in 2 Fällen durch je $^1/_4$—$^1/_2$ ccm intracutan eingespritztes Aolan auffallend schnelles Nachwachsen der Haare gesehen.

Im nächsten Jahre berichtete Mestchersky noch einmal, daß ihm immer die besten Resultate monatelang fortgesetzte Ultraviolettbestrahlungen und die oben erwähnten *Milchinjektionen*, die in kleinsten Dosen an der erkrankten Stelle in steigender Dosierung gemacht würden, gegeben haben.

Was die lokale Behandlung durch *medikamentöse Einreibungen* anbelangt, so müssen wir unterscheiden zwischen trockenem und fettigem Haarboden. Wir werden bei letzterem täglich den Kopf mit einem der bekannten Irritantien einreiben und alle 8—14 Tage, je nach Art der Beschaffenheit der Haare, lange, kurze usw., mit Teerseife, Teerseifenspiritus, Schwefelteerseife oder Perubalsam-

Campherseife waschen lassen. Bei fettarmem Haarboden und sehr trockenen Haaren werden wir neben den Haarwässern 1—2mal pro Woche eine Pomade einreiben und den Kopf unter Umständen dann öfter waschen lassen müssen.

Bei der Anwendung der örtlichen Heilmittel können wir hier bei dem Fehlen aller krankhaften Erscheinungen des Haarbodens, im Gegensatz zur Behandlung der Alopecia seborrhoica und pityrodes und der (parasitären?) Alopecia areata auf desinfizierende Behandlung und die Beeinflussung der seborrhoischen Kopfhaut verzichten. Die Medikamente, die wir in unseren Fällen anwenden, sollen Irritantien sein, die eine leichte Hyperämie auf der Haut hervorrufen können. Zu diesen Medikamenten gehören nach meinen Erfahrungen vor allem die Tincturae cantharidarum, capsici, formicae, arnicae, chinae, verati, aconiti, und andere mehr. Von Medikamenten kommen außerdem in erster Linie in Frage: der hyperämisierende Perubalsam und sein Ersatzpräparat Peruol, der Teer, vor allem in seinen entfärbten und möglichst hellen Präparaten (Anthrasol, Liqu. carb. detergens anglicus, liquor lithantracis aceton usw.), ferner Tannin und das von Eichhoff zur Behandlung empfohlene Kondensationspräparat von Tannin, das Captol, ferner Salicyl, Resorcin und das Monoacetat des Resorcins, das lösliche Euresol. Letzteres, das ich ganz besonders empfehlen möchte, kann als Euresol pro capillis (löslich mit einem Parfümzusatz) namentlich in spirituöser Lösung oder als Pomade verschrieben werden.

Auch das Pilocarpin, auf dessen innere Anwendung ich bereits hingewiesen habe und der Schwefel werden zur Unterstützung oft benutzt. Wir werden also den Patienten aus diesen Medikamenten zusammengesetzte, irritierende und hyperämisierende Tinkturen verordnen und ebensolche Pomaden, wenn die Haut es erfordert. Die Behandlung wird dann in der Weise vor sich gehen, daß der Patient das Haarwasser jeden Abend einreibt und wenn nötig mit einer Pomade das Haar 1—2mal in der Woche einfettet, dann alle 1—3 Wochen (je nach dem Fettgehalt der Haut und der Verschmierung des Kopfes durch Haarwässer und Pomaden) den Kopf wäscht und zur Kontrolle, ob der Haarausfall nachläßt, jede Woche die ausgehenden und ausgekämmten Haare in einem Umschlag sammelt, um zu sehen, wie groß der Prozentsatz der langen und kurzen Haare (Kolben- und Papillenhaare) ist und ob die Abnahme des Haarausfalles beginnt. Die Kopfwäsche erfolgt am besten mit einer festen oder flüssigen Teer- (Pittylenseife) oder einer Perubalsam-Campherseife. Unter der Unmasse der Haarwässer, die von den verschiedensten Autoren zusammengestellt worden sind, möchte ich einige empfehlen, die sich mir in jahrelanger Anwendung bewährt haben.

Rp.: Captol.
Chloralhydrat
Acid. tartar. āā 1,0
Ol. Ric. 0,5
Extr. flor. 9,5
Spirit. vini (65%) 100,0
(Eichhoff).

Liqu. carb. deterg. angl. 10,0
Acid. salicyl. 4,0
Ol. Ric. 5,0—10,0
Tinct. Benz. 2,0
Spirit. coloniensis 50,0
Spirit. lavandul.
Spirit. Rosmarini āā ad 200,0
(Joseph).

Acid. acet. crystall.
Formalin āā 5,0
Pilocarpini 1,0
Spirit. Lavandul. ad 250,0
(Sabouraud).

Rp.: Resorcini 2,0
Tinct. Cantharid.
Glycerini
Spirit. Lavandul. āā 3,0
Ol Ricini 1,0
Tinct. capsici
Pilocarpini hydrochl. āā 3,0
Spirit. Lavandul. ad 100,0
(Joseph).

Resorcini
Acid. tannic.
Chloralhydrati āā 3,0
Tinct. benzoes 1,5
Ol. Ric. 5,0
Spirit. Rosmarini ad 100,0
(Joseph).

Pilocarp. muriat. 1,33
Spt. odorati 16,0
Aquae rosae
Alcohol. absol. 250,0
(Jackson u. McMurtry).

| Rp.: | | |
|---|---|---|
| Ac. acetici | | 16,0 |
| Pulv. borac. | | 4,0 |
| Glycerin | | 12,0 |
| Alcohol | | 16,0 |
| Aquae rosae | | 250,0 |
| | | (Cottle). |

| | | |
|---|---|---|
| Acid. salic. | | 2,0 |
| Tct. Arnicae | | 5,0 |
| Tct. formicae | | 10,0 |
| Epicarin | | 1,0 |
| Spir. dil. aqu. dest. | āā | 125,0 |
| | | (Galewsky). |

| Rp.: | | |
|---|---|---|
| Captol Chloralhydrat | āā | 1,0 |
| Tct. chinae | | |
| Tct. cantharid. | āā | 10,0 |
| Bals. peruviani | | 1,0 |
| Spirit. dilut. | ad | 250,0 |
| | | (Galewsky). |

| | | |
|---|---|---|
| Tct. chinae | | |
| Tct. cantharid. | | |
| Tct. capsici | | |
| Tct. aconit. | āā | 10,0 |
| Spirit. colon. | | 30,0 |
| Spirit. dilut. | | 250,0 |
| | | (Galewsky). |

Handelt es sich um blonde oder weiße Haare, so wende ich, um die Haare nicht zu verfärben, folgendes Haarwasser an:

| Rp.: | | |
|---|---|---|
| Euresol | | 5,0 |
| Tct. arnic. | | 5,0 |
| Tct. formicae | | 10,0 |
| Tct. veratri | | 10,0 |
| Spir. dil., Aqu. dest. | āā | 125,0 |

oder

| | | |
|---|---|---|
| Resorcin | | 2,0 |
| Acid. salic. | | 1,0 |
| Tct. arnic. | | 5,0 |
| Tct. formic. | | 10,0 |
| Epicarin | | 1,0 |
| Spir. dilut. / Aqu. dest. | āā | 125,0 |
| | | (Galewsky). |

Unter den Pomaden, die unter Umständen in die Kopfhaut einzureiben sind, möchte ich folgende empfehlen:

| Rp.: | | |
|---|---|---|
| Cantharid. macerat. | | 7,5 |
| Ol. Bergamott. | | 0,5 |
| Paraffin. liqu. | | 90,0 |
| | | (Skinner). |

| | | |
|---|---|---|
| Acid. carb. liquef. | | 2,0 |
| Tct. nucis vomic. | | 7,5 |
| Tct. conchin rubr. | | 30,0 |
| Tct. cantharid. | | 2,0 |
| Aqu. col. | | |
| Ol. Cocois. | āā q. s. ad | 120,0 |
| | | (Joseph). |

| Rp.: | | |
|---|---|---|
| Chinin. muriat. | | 1,0 |
| Pilocarp. muriat. | | 0,2 |
| Sulf. praec. | | 1,0 |
| Bals. peruv. | | 0,5 |
| Ungt. lenientis | ad | 30,0 |
| | | (Galewsky). |

Im allgemeinen wird man mit diesen therapeutischen Maßnahmen auskommen, sobald die Möglichkeit eines Erfolgs noch da ist.

In der letzten Zeit hat ein fertiges Haarwasser, das *Trilysin,* viel von sich reden gemacht. Von Jaffé, Eliassoff, Habermann, Karpeles, Krischl, Moses, Zimmermann usw. empfohlen, soll es eine ganz besondere Wirkung haben auf Grund der von Jaffé gemachten Angaben, daß das Cholesterin schon bei äußerer Anwendung das Haarwachstum der Tiere anrege. Linser und Kaehler konnten aber von einer spezifischen Cholesterinwirkung bei ihren Tierexperimenten nichts konstatieren. Die angebliche Cholesterinwirkung ließ sich auch durch Einreiben mit Vaseline bei Tieren erzielen. Nach Linsers und Kaehlers Versuchen, die auch von der Königsberger Klinik bestätigt werden, stützt sich das Cholesterin enthaltende Haartonicum Trilysin auf nicht richtig gedeutete tierexperimentelle Untersuchungen. Auch Ciavatti hat nach Cholesterinfütterung bei Tieren keine Wirkung gesehen. Er glaubt, daß die Wirkung der Nebenniere, über die ich an anderer Stelle spreche, nicht auf ihren reichen Gehalt an Cholesterin zurückzuführen sei. Dies stimmt auch mit meinen Beobachtungen, denn ich habe nur sehr selten von Heilerfolgen von Trilysin gehört. Die Hauptwirkung wird wie bei allen Haarwässern von der spirituösen Einreibung und den evtl. darin enthaltenen Haartonika ausgehen.

Saudek hat auf Grund der bereits oben erwähnten Kältetheorien mit *Ätherspray* Versuche gemacht. Nach Bespritzen und leichtem Anfrieren der Haut mit 1%igem Sulfoformäther oder Pellidoläther bleibt auf der Haut ein leichter Belag von Sulfoform oder Pellidol zurück, der in die Haut einmassiert wird. Der Sulfoformäther hat sich gegenüber dem Pellidoläther deswegen mehr bewährt, weil der Pellidoläther leicht orangerot färbt. Saudek hat in 50 Fällen mit der auf diese Weise erzielten Hyperämie Erfolge erzielt. Schmidt behandelte die Alopecia praesenilis durch Bestreichen der Kopfhaut mit *Analgit* und hat „erstaunliche Resultate“ erhalten. Er bestreicht die Kopfhaut in 1—2tägigen Zwischenräumen mit dem Salicylverbindungen enthaltenden Präparat, bis leichtes Brennen eintritt. Nach 6 Wochen soll Lanugoflaum eintreten, dem die normalen Haare bald folgen. McCafferty empfiehlt Euresol, Chloralhydrat und Schwefelpräcipitat. Sellei wendete mit gutem Erfolg 30%igen Ammoniakspiritus auf 2—3 Teile Wasser mit Hilfe der Iontophorese an. Harlingen empfiehlt die Sabouraudsche Vorschrift:

| | | |
|---|---|---|
| Rp.: | Ol. cedri | 10,0 |
| | Acet. anhydr. | 30,0 |
| | Alcohol. | 100,0 |

und eine von ihm angegebene Spirituseinreibung:

| | |
|---|---|
| Ac. salicyl. | 2,5 |
| Ac. carbol. | 2,0 |
| Ol. ric. | 12,0 |
| Alcohol. | 100,0 |

Auf das von Cronquist und Corning empfohlene Schwefelpräparat *Lithador* komme ich ebenso wie auf andere Schwefelpräparate bei der Behandlung der seborrhoischen Alopecie zurück.

Auf die unter dem Namen *Lassarkur* allgemein angewendete Haarkur werde ich bei dem seborrhoischen Haarausfall eingehen.

Noch kurz erwähnen möchte ich, daß im Jahre 1912 in unheilbaren Fällen von Alopecie ein ungarischer Arzt, Székely, versucht hat, *tote Haare in die Haut einzupflauzen,* um einen natürlichen Haarwuchs vorzutäuschen. Im Jahre 1912 konnte Havas solche Kranke demonstrieren, denen 6—8 cm lange doppelt genommene Frauenhaare in feinste Goldösen geklemmt mittels Pravaznadel in die Kopfhaut verankert worden waren. Drei vorgeführte Kranke erfreuten sich nach Havas seit längerer Zeit ihres neuen Haarschmuckes (Anheftung bis zu 50000 Haaren). Diese Methode ist selbstverständlich bald aufgegeben worden, da jeder überzeugt war, daß die Haare wieder zugrunde gehen müßten. Im Jahre 1930 hat dann Knutson einen derartigen Patienten gesehen, der wohl noch die 2000 goldenen Ösen auf dem Kopf hatte, aber keine Haare mehr, da diese natürlich zugrunde gegangen waren. Im Gegensatz dazu scheint die Einpflanzung lebender Haare zu Wimpernersatz von größerem Erfolg gekrönt zu sein. Crusius nimmt lebende Haare vom Patienten selbst aus den Augenbrauen oder von anderen Stellen. Diese werden dann nach Reinigung und Abspülung mit feiner Pinzette und Hohlnadel an der Außenseite des Lides zwischen Haut und Knorpel unter örtlicher Betäubung eingeführt. Bei völligem Wimpernschwund genügen 50 derartige Haare.

## Literatur.

### *Die Behandlung des Haarausfalls.*

Abelin: Experimentelle Erzeugung von Haarwachstum. Zbl. Hautkrkh. **35**. — Aguilera Marasi: Intradermale Proteinkörperbehandlung bei Alopecie. Med. Jb. **1931 I**, 350. — Apel: Behandlung nach Zuntz. Mh. Dermat. **75**, 765. — Arassow: Cholesterinstoffwechsel und Haarwuchs. Dermat. Wschr. **83**, Nr 4, 1463 (1926).

BIZARD u. MARCERON: Ultraviolettlicht bei Alopecie. Zbl. Hautkrkh. **32**, 704; Bull. Soc. franç. Dermat. **35**. — BLASCHKO: Behandlung der Haarerkrankungen mit löslichen Hornpräparaten. Mh. Dermat. **72**, 270. — BULLIARD: Der diffuse Haarausfall und seine Behandlung. Mh. Dermat. **55**, 1336.

CIAVATTI: Haarwuchs und Cholesterin. Zbl. Hautkrkh. **35**, 622. — CORNING, A. K.: Über eine neue Behandlung der Pityriasis capitis und des dadurch bedingten Haarausfalls. Ugeskr. Laeg. (dän.) **89**, Nr 45, 1023 (1922).

DJORITCH, MILOCHE: Deux cas de pelade traités par les doses excitantes de lait. Ann. de Dermat. **1**, 372—375 (1930). — DYEN: Behandlung der Alopecie. Mh. Dermat. **55**, 1772.

EICHHOLZ, DJORITCH: Experimentelle Versuche über die Anregung des Haarwuchses. Dermat. Wschr. **29 I**, 162. Reizdosen von Milch bei Alopecie. Zbl. Dermat. **34**, 582.

FREUDENTHAL, HANS: Über neuere Mittel zur Förderung des Haarwuchses auf der Grundlage der physiologischen Betrachtung des Wachstums. Dermat. Wschr. **73**, Nr 5, 1281 (1927).

HABERMANN: Behandlung von Haarausfall. Dtsch. med. Wschr. **28**, 1560. — HARLINGEN: What can and what can not be done to prevent fall of the hairs. Internat. med. Rev. **3**, 33—37 (1921). — HARRIS: Behandlung der Alopecie mit ultraviolettem Licht. Mh. Dermat. **55**, 1772. — HAVAS: Einpflanzung von Haaren. Mh. Dermat. **57**, 1489. — HEFFTER: Ablagerung des Arsens in den Haaren. Mh. Dermat. **63**, 836. — HERSE: Handbuch der Haarpflege. München.

JACOB: (a) Vorbeugende Haarpflege. Mh. Dermat. **59**, 810. (b) Haarspiritus Euresol. Mh. Dermat. **70**, 1281. — JOSEPH, WALTER: Der Einfluß des Cholesterinpräparates Trilysin auf den Haarausfall. Med. Klin. **24**, Nr 9, 543 (1930).

KARPELES: Über die Behandlung des Haarausfalles. Wien. med. Wschr. **1900 I**, 316. — KATAHASA: A clinical report of Glucosa. Jap. J. of Dermat. **24**, Nr 7 (1924). — KRICHEL: Behandlung des Haarausfalls. Dtsch. med. Wschr. **28**, 275. — KROMAYER: Ursache und Behandlung des gewöhnlichen Haarausfalls. Mh. Dermat. **55**, 1303. — KNUDSEN: Einpflanzung von lebenden Haaren. Mh. Dermat. **59**, 1054.

LOEWE: Prinzip der Bekämpfung nach ZUNTZ. Mh. Dermat. **72**, 270. — LORAND, ARNOLD: Haarausfall, Glatze, Haarergrauen, ihre Behandlung und Heilung, Bd. 8, 202, S. 920. Leipzig: W. Klinkhard 1922.

MCCAFFERTY: Alopecia and its treatment. New York med. J. a. Rec. **116**, Nr 7, 369 (1922). MACCARI: Stimulierende Wirkung kleiner Thalliumdosen auf Alopecie. Zbl. Dermat. **30**, 636. — MATONI, HEINZ HERBERT: Die Behandlung der Horngebilde durch Humagsolan, seine Anwendung und Erfolge. Med. Klin. **20**, Nr 41, 1452 (1929). — MESCZERSKY: Zur Behandlung der Kahlköpfigkeit. Russk. Klin. **12**, 798 (1929); Zbl. Hautkrkh. **35**. — MESTCHERSKY, G.: Sur un essai encourageant du traitement de la calvitie progressive masculine. Rev. franç. Dermat. **6**, 87—88 (1930). — MEYER: Quarzlicht bei Haarausfall. Mh. Dermat. **59**, 585. — MOSES, FELIX: Wann ist eine aussichtsreiche Behandlung des Haarausfalls zu erwarten? Ther. Gegenw. **1**, 69 (1930).

NAGELSCHMIDT: Lichtbehandlung des Haarausfalls. Mh. Dermat. **58**, Nr 33; **62**, 225.

PINKUS, FELIX: Der Ausfall der Kopfhaare und seine Behandlung. Arch. f. Dermat. **3**, H. 1, 1—60 (1929). — PINNER, RUD.: Über die Behandlung des Haarausfalls mit Humagsolan. Fortschr. Med. **43**, Nr 23, 371 (1925). — PLICYM: Behandlung der Alopecie. Mh. Dermat. **56**, 383. — POHL: Emulsion aus Seife zur vorbeugenden Haarpflege. Mh. Dermat. **54**, 325. — POLLAND, R.: Die Silvikrinbehandlung des vorzeitigen Haarausfalls. Ther. Gegenw. **68**, H. 8, 356 (1927). — POSER: Humagsolan bei Alopecie. Mh. Dermat. **72**, 1603. PULAY: Humagsolan bei Haarausfall. Mh. Dermat. **72**, 63.

SAALFELD, E.: Zur Behandlung des Haarausfalls. Med. Klin. **723**, Nr 24, 907 (1927). — SABOURAUD, R.: Diagnosis and treatment of different alopecias. Urologic Rev. **31**, Nr 10, 649 (1927). — SAINZ DE AJA: Glatze und Lichttherapie. Actas dermo-sifilogr. **16**, Nr 4, 149 (1924). — SAUDEK, F.: 50 Fälle von Alopecia areata mit allgemeinem Haarausfall. Ätherspray zur Förderung des Haarwuchses. Dermat. Wschr. **85**, Nr 45, 1560 (1922). — SELLEY, JOSZEF: Beiträge zur Ätiologie und Therapie des seborrhoischen Haarausfalles. Orv. Hetil. (ung.) **71**, Nr 25, 708 (1927). — SELLEI, JOSZEF u. JOHANN FLUYÖ: Die iontophoretische Behandlung des Ausfalles der Kopfhaare. Arch. f. Dermat. **153**, H. 3, 603 (1927). — SELLEI, JOSEF: Beitrag zur Iontophoresetherapie dse Haarausfalls. Ref. Zbl. Hautkrkh. **1928**, Nr 27, 636. — SÉZARY u. LEFÈBRE: Alopecie und Ergrauen durch Hyperthyreoid. Heilung durch Röntgenbehandlung der Schilddrüse. Zbl. Hautkrkh. **6**, 772. — STEIN: Haarausfall und seine Behandlung. Mitt. Volksgesdh.amt Wien **1920**, Nr 5/6. — STEIN, LUDWIG: Erfolgreiche Behandlung gewisser Formen hartnäckigen Haarausfalles mit Galvanisation der Schilddrüse. Wien. med. Wschr. **4**, Nr 50, 2697 (1924). — STEIN, R.: Über verschiedene Ursachen der Alopecie und ihre Behandlung. Wien. klin. Wschr. **29 II**, 1510—1522. — STRANDBERG: Haartinktur bei Alopecie. Zbl. Hautkrkh. **33**, 155. — STURM: Humagsolan. Mh. Dermat. **72**, 1209.

TROTTER, MILDRED: The resistance of hair to certain supposed growths stimulants. Arch. of Dermat. 37, Nr 1, 93 (1920).
URBACH: Endokrin bedingte ätiologische Therapie bei Alopecie. Zbl. Hautkrkh. 33, 310.
ZIMMERMANN: Haarausfall durch Thallium und Cholesterin.

## 2. Alopecia neurotica.

Unter diesem Namen fassen wir alle diejenigen Fälle von Haarausfall zusammen, die durch nervöse Ursachen hervorgerufen sind. Wir glauben zwar, daß auch die Alopecia areata zum Teil durch nervöse Ursachen hervorgerufen werden kann, aber während bei dieser das klinische Bild feststeht und es sich um kreisförmige Herde handelt, die scharf umschrieben sind und je nachdem konfluieren können, ist das Bild bei der Alopecia neurotica polymorpher Art, verläuft acyclisch, der Haarausfall ist unregelmäßig, strichförmig, dreieckig, mit zackiger Begrenzung, oft landkartenartig, der Übergang von den erkrankten zu den gesunden Stellen ist ein allmählicher, bei welchem es niemals zu einem totalen Haarausfall wie bei der Alopecia areata kommt. MICHELSON, dem wir diese ausgezeichnete Schilderung verdanken, unterscheidet zwei Formen: erstens traumatische Affektionen des Cerebrums oder der peripheren Nerven und zweitens von innen her bedingte Erkrankungen des Nervensystems. Ebenso JOSEPH zwei Formen: 1. den auf einer erblichen nervösen Disposition beruhenden und unter dem Einfluß gewisser unbekannter Reaktionen des ganzen Nervensystems entstehenden Haarausfall und 2. einen, der durch Traumen, wie Schädelfrakturen oder Schußverletzungen und Erkrankungen besonderer Systemprozesse ausgelöst wird. ROCK gab im Jahre 1913 eine eingehende Zusammenstellung der bisher veröffentlichten Fälle; er unterscheidet drei Formen:

1. Die Alopecia neurotica nach traumatischen Affektionen des Cerebrums und der peripheren Nerven;
2. die Alopecia neurotica nach Erkrankungen des Nervensystems;
3. die Alopecia neurotica nach Gemütserregungen.

Ich möchte noch etwas weitergehen und möchte unterscheiden:

1. Haarausfall verursacht durch traumatische Läsionen,
2. Haarausfall im Verlauf von bestimmten Nerven und bei Neuralgien bestimmter Nerven,
3. Haarausfall bei schweren allgemeinen Erkrankungen, die mit dem Nervensystem in Zusammenhang stehen, und
4. bei Störungen psychischer Art, Gemütserregungen usw.

Die erstere Form, bei der es sich um *Haarausfall, verursacht durch Läsionen bestimmter Nerven* handelt, ist nicht selten. SCHÜTZ berichtet über einen solchen Haarausfall nach Verletzung peripherer Nerven beim Haarschneiden. TODD schildert das schwere Trauma eines 46jährigen Mannes, bei dem nach Sturz vom Wagen Hemiplegie, Verlust des Bewußtseins usw. eintrat. Im Verlauf der Besserung fielen Kopf-, Haut- und Barthaare aus. COLLIER veröffentlicht einen Fall bei einem erblich belasteten nervösen Knaben, der nach einem Faustschlag in die Gegend des linken Ohres an schweren neuralgischen Schmerzen litt und nach deren Aufhören eine halbseitige Alopecie am Haupt links bekam. CROCKER sah bei einem Knaben nach einem Sturz auf den Kopf eine schwere Alopecie. MICHELSON schildert einen Mann, der nach einem heftigen Sturz auf den Hinterkopf vollständig kahl wurde. TYSON berichtet über einen 21jährigen Kellner, der nach Sturz vom Pferde an Gedächtnisdefekten litt und innerhalb eines Monats die Haupthaare verlor. STEPPS Patient, ein 46jähriger Mann, fiel bei einer Zugentgleisung vom Wagen und verlor unter Auftreten heftiger neuralgischer Schmerzen Bart- und Kopfhaare. Bei einem zweiten Fall, einem 38jährigen

Lokomotivführer, gingen 7 Monate nach einem Zusammenstoß seiner Maschine die Haare an Kopf, Bart und Augenbrauen aus. WECHSELMANNS Patient fiel 1904 bei Glatteis auf die rechte Seite des Hinterkopfes und wurde bewußtlos. Auftreten von heftigen Kopfschmerzen und „elektrischen Schlägen", 1905 Beginn des Haarausfalls. 1906 im Juni waren die Haare teilweise wieder nachgewachsen, und zwar teils dunkler, teils grauer. Derselbe Autor sah einen Straßenarbeiter, der von einem Motorwagen niedergestoßen wurde und im Anschluß daran eine ausgebreitete Alopecie hatte. W. PICK erzählt von einem 12jährigen Knaben, der vor 2 Jahren auf eine Mauerecke gestürzt war und ein Jahr später in Form einer Ophiasis Haarausfall zeigte (streifenförmig, wo zwei Hautversorgungsnervengebiete aneinanderstießen). In einem Fall von JACQUET trat 2 Jahre nach 3 Schüssen in den Schädel Alopecie in der entsprechenden Temporo-Parietalgegend auf. FISCHER konnte nach Schußverletzungen der Nervenstämme an den Extremitäten Haarausfall konstatieren (?). WECHSELMANN fand bei einem 46jährigen Selbstmörder um die Stelle, in die der Einschuß erfolgt war, eine Alopecie. BAYLLET berichtet über einen neuropathisch veranlagten Arbeiter, bei welchem nach einem Trauma ein vorübergehender Haarausfall eintrat, der wieder heilte. ERWIN FRANK demonstrierte in Berlin einen Kranken, bei welchem 8 Tage nach einem Unfall (Brustquetschung mit Rippenbrüchen und Herzschwäche) die Haare auf dem Kopfe in ganzen Büscheln, nicht kreisförmig ausgingen. In 3 Monaten war der Mann vollständig haarlos. Ähnliche Fälle beobachtete ferner LEDERMANN nach Zusammenstoß mit einem elektrischen Wagen und Steinwurf gegen den Kopf, ROSENTHAL nach Traumen peripherer Nerven und PINKUS (Trauma nach Heben schwerer Lasten). Interessant waren verschiedene Veröffentlichungen im Kriege, in denen von schwerem Haarausfall infolge Schußverletzungen berichtet wurde (KNACK, KLAUSNER, BETTMANN). In allen diesen Fällen handelte es sich aber, wie sich später herausgestellt hat, um Röntgenepilationen, die infolge der Durchleuchtung der kopfverletzten Krieger entstanden waren. Es ist ganz besonders das Verdienst BETTMANNS und KLAUSNERS, auf diese nicht zur traumatischen Alopecie gehörenden Fälle aufmerksam gemacht zu haben. Auch einzelne der oben veröffentlichten Fälle müssen natürlich mit einem Fragezeichen versehen werden.

Bemerkenswert ist ferner das Auftreten von Haarausfall im Verlaufe bestimmter Nerven, auch z. B. nach Schußverletzungen. SCHÜTZ veröffentlichte einen Fall, in welchem durch Verletzung des Nerven Haarausfall in dessen Verlauf auftrat. REMY sah nach Resektion des Nervus frontalis Haarverlust, ROMBERG bei einseitiger Facialislähmung entsprechenden Haarausfall. Auch nach Operationen treten derartige neurotische Alopecien auf. ASKANAZY sah im Anschluß an eine Tumoroperation am Halse einen Alopecieherd an der rechten Stirnhaargrenze entstehen. Ebenso konnte SPRECHER bei einer Arbeiterin nach Incision mehrerer posterysipelatöser Abscesse Alopecieherde beiderseits in der Frontal- und Parietalgegend sich entwickeln sehen.

Auch im Verlaufe von Neuralgien können derartige Fälle vorkommen. DEGILAGE berichtet bei Trigeminusneuralgie über eine gleichzeitig bestehende circumscripte Alopecie. Namentlich im Bereich des Nervus supraorbitalis ist sie oft gesehen worden. Derartige Fälle sind von EULENBERG, MICHELSON, OTTO SIMON und WILSON veröffentlicht worden. URBANTSCHITSCH beobachtete im Anschluß an Neuralgie des Nervus auriculo-temporalis Haarausfall.

Ganz besonders finden wir aber Haarausfall bei *schweren Erkrankungen des Nervensystems und ebensolchen inneren Erkrankungen, die zu dem Nervensystem in irgendwelcher Beziehung stehen.* So können wir bei Sclerodermie morphoea unregelmäßig begrenzten, streifenförmigen Haarausfall beobachten (MICHELSON, COURPET, GIBNEY usw.).

Féré konnte bei Epileptikern nach dem Anfall kahle Stellen entstehen und später die Haare ganz ausfallen, aber dann wieder nachwachsen sehen. Räuber konstatierte wenige Stunden nach einem epileptischen Anfall, daß die Haare glanzlos und heller wurden, sich kräuselten und später ganz ausgingen. Bei Psychosen ist von Michelson, Neftel und anderen Alopecie festgestellt worden. Auch bei progressiver Paralyse ist Haarausfall beschrieben worden. Aramaki fand bei einem schweren Melancholiker Haarausfall, Ragner bei Akromegalie und deren Zwischenstufen. Hierher gehören auch die Fälle von Michelson, der ihn bei einem Kranken nach lang dauernder schwerer Erkrankung, bei einem zweiten nach Chorea minor und bei einem dritten als Folge von Arsenvergiftung (durch Tapeten) sah. Gerlach hat einen Fall im Zusammenhang mit Vitiligo angeführt. Es muß dahingestellt bleiben, ob dieser als Folge der Vitiligo oder der dazugehörigen nervösen Erkrankung aufzufassen ist. Eine ganze Reihe von Kranken mit progressiver Gesichtsatrophie (Romberg) hatten reichlichen Haarausfall (Romberg, Gilmay, Axmann, Berthold und Hueter). In letzter Zeit hat Georg Stiefler über 4 Fälle von universeller Alopecie im Anschluß an Encephalitis lethargica berichtet. Es handelt sich bei 3 Kranken um einen hochgradigen Haarausfall, der nicht nur die behaarte Kopfhaut fast vollständig kahl machte, sondern in hohem Grade auch den ganzen Körper. Bei 2 Kranken trat der Haarausfall ziemlich plötzlich im Anschluß an Encephalitis lethargica auf, bei dem dritten Kranken im Anschluß an einen Grippeanfall, der als abortive Encephalitis lethargica gedeutet wird; bei dem vierten trat im Anschluß an eine sog. spanische Grippe ebenfalls vollständige Alopecie auf, die noch nicht abgeheilt war, da sich immer wieder Rezidive zeigten. Stiefler glaubt, daß im ventralen Zwischenhirngebiet entweder ein isoliertes Zentrum besteht, von dem aus auf hormonalem oder auf nervösem Wege durch Vermittlung tiefer gelegener segmentaler Zentren im Hirnstamm und Rückenmark am ganzen Körper das Wachstum der Haare und der Haarwechsel reguliert wird, oder daß, was ihm wahrscheinlicher ist, neben der zweifellos vorhandenen Schädigung im Hypothalamus noch andere Umstände maßgebend sind, die außerhalb des zentralen Nervensystems liegen und in einer gewissen Anfälligkeit oder Empfindlichkeit des betreffenden peripheren Gebietes des Haarapparates als „konstitutioneller Faktor" bestehen. Er konstatiert aber gleichzeitig, daß diese Betrachtungen nur rein hypothetisch seien, und macht auf das seltene Vorkommen der Alopecie bei Encephalitis lethargica aufmerksam und auf ihren zentral-vegetativen Ursprung. Zu dieser Gruppe gehören auch die allgemeinen Störungen der Haare, Zähne und Nägel, wie sie Lejard bei Kretins beobachtete, ebenso der Fall Troisfontaines, dessen Kranker, 32 Jahre alt, an einem sehr schweren Delirium litt und infolgedessen fast alle Haare und sämtliche Nägel verlor.

Auch bei *Hysterischen*, die ja eigentlich nicht in diese Gruppe gehören, ist von Neisser, Dubreuilh, Ladame und Gifford Haarausfall beobachtet worden. Gifford fand bei ihnen Ausfallen der Augenbrauen und Cilien.

Hierher sind auch die Fälle von Hallopeau zu rechnen, der bei der ischämischen Migräne der Hysterischen eine Angio-Neurose achromique et dépilante fand. Er sah multiple, bandartige, symmetrische, haarlose Plaques mit depigmentiertem Zentrum und anästhetischen Erscheinungen bei Hyperpigmentierung der Umgebung. Vielleicht gehört auch der Fall von Page hierher, der bei einem 17jährigen jungen Mädchen im Anschluß an heftige Kopfschmerzen plötzlich konstatieren konnte, daß auf der linken Seite die Haare leichter ausgingen.

Allgemein bekannt, vor allen Dingen auch den Laien, ist der Haarausfall nach *Gemütserregung*. Schon an anderer Stelle haben wir darüber berichtet, daß eine große Anzahl von Fällen bekannt sind, in denen Haarausfall im Verlauf von Gemütserregungen, Schreck usw. aufgetreten ist. Wir haben uns schon darüber ausgesprochen, wie auffallend es ist, daß so wenige Fälle von plötzlichem Ergrauen und Haarausfall infolge von Schreck aus dem Weltkriege bekannt sind, und daß nur so wenige mehr oder weniger beglaubigte Fälle von plötzlichem Haarausfall in der Literatur erwähnt sind. Im ganzen habe ich nur wenig Fälle, die in dieses Gebiet gehören, gefunden. So berichtet Reenstjerna von einem Soldaten, der 14 Tage nach einem Sturmangriff die Haare am Hinterkopf verlor (?). Stiegler sah bei einem Soldaten, der durch eine Granatexplosion verschüttet wurde, Kopfschmerzen und baldigen Haarschwund. Von Haarausfall im Anschluß an seelische Störungen usw. sind aber aus den letzten Jahren eine ganze Reihe von Fällen bekannt geworden, die jeder Kritik standhalten. Fredet berichtet über ein 17jähriges Mädchen, bei dem vollständige Alopecie wenige Tage nach überstandener Lebensgefahr auftrat. Brousse fand Kahlheit infolge Gemütserschütterung im Bereich gewisser Schmerzpunkte am Kopf. Dreimal hatten die Haare sich wieder erneuert; beim vierten Male war der Haarausfall $^1/_2$ Jahr nach der Beobachtung noch nicht geschwunden. Die Patientin war sehr nervös. Ebenso sah Pearce eine 27jährige Dame, welche an starken seelischen Qualen litt und innerhalb weniger Monate sämtliche Haare des Körpers verlor. Michelson veröffentlichte eine Beobachtung bei einem Manne, der bei einem Hausbrande durch den verkohlten Fußboden in das darunter gelegene Stockwerk stürzte und ein Jahr später sämtliche Haare verlor. Von Eisenbahnunfällen hat Stepp Ähnliches berichtet, er sah in einem Falle im Anschluß an diesen infolge des Schreckens Haarausfall. In der französischen Zeitschrift „Le progrès médical" wird von einem Bauern berichtet, der innerhalb 8 Tagen völlig kahl war. Der Haarausfall begann einen Tag nach einem schweren Unglück, welches seinen Sohn betraf; der Bauer hatte in Todesangst geschwebt und geglaubt, daß sein Sohn gestorben sei. Kenney fand eine universelle Alopecie nach Schreck, verursacht durch einen Blitzschlag. Ähnliche Fälle sind von Holmes und Todd beschrieben worden. Tysons Patient bekam 2 Tage nach einem großen Schrecken, veranlaßt durch ein schweres Gewitter und Donner, Haarausfall. Der Fall von Ashney ist dadurch interessant, daß 3 Kinder in einem vom Blitz getroffenen Hause sämtlich an Haarausfall erkrankten. Leloir konnte bei einer Dame jedesmal nach einem Shock (dreimal) Neuralgie und Alopecie feststellen. Askanazy konstatierte bei einem Selbstmordkandidaten, der schwer psychisch belastet war, Alopecieherde am Kopfe und in der Schamgegend. Nach Bryand erkrankten von 2 Damen, die einen Knaben ertrinken sahen, eine an Ikterus, die andere an totaler Alopecie. Bailler beobachtete einen Briefträger, der vor Schreck infolge eines Anfallens durch einen Hund nach 8 Tagen die Haupthaare verlor. Wechselmann sah bei einem Bademeister, der einen Schwimmer untergehen sah, vor Schreck 8 Tage später eine Alopecie des Bartes auftreten. Nach Crocker gingen bei einem Knaben infolge Schreckes die Haare im allgemeinen aus. Poehlmann berichtet über einen 34jährigen Bergsteiger, der aus lebensgefährlicher Situation gerettet wurde und wenige Tage nachher die Haare verlor und grau wurde. Rock beobachtete im Krankenhaus einen Motorführer der elektrischen Straßenbahn, der infolge Zusammenstoßes mit einem Motorwagen nach Shock wenige Tage nachher ein Defluvium bekam, welches 5 Monate andauerte.

Wenn wir nach dem Zusammenhang des Shock mit der Haut forschen, so müssen wir in erster Linie die Untersuchungen von Ossipoff und Noiszewsky erwähnen. Diese Autoren betrachten die Haarempfindlichkeit des Körpers als eine Sensibilität sui generis, deren Substrat besondere, von den Hautnerven desselben Bezirkes differente Nervenendigungen bilden. Offenbar ruft der Shock eine spastische Kontraktur der die Haarpapille versorgenden Capillaren hervor, wodurch die Ernährungsbedingungen für das Haar geschädigt werden. RADNER, der über 7 Fälle von nervöser Alopecie berichtet, glaubt auf Grund seiner Befunde, daß es sich in vielen Fällen (wie in seinen) mit großer Wahrscheinlichkeit um Läsionen des Zwischenhirnes handelt. Allerdings könne man von einem Zentrum des Haarwuchses nicht sprechen. Er nimmt an, daß in dem von SPERLING aufgestellten Typus der pluriglandulären Insuffizienz die vasomotorisch-trophischen Störungen auch vom Zwischenhirn ausgehen können. Interessant sind die Ansichten KANTs, der die Möglichkeit von psychogenen Störungen der Haut und der Haare als gegeben annimmt und nach dessen Ansicht Reize, die bewußt oder unbewußt vom Zentrum ausgehen, durch Reizung des Reflexmechanismus im autonomen Nervensystem trophische Störungen hervorrufen können. Er glaubt, ebenso wie BONHEUR, BRUNNEMANN, W. SACK, daß eine psychogene Dysfunktion der endogenen Drüsen den Sympathicus (und umgekehrt) zu beeinflussen und sekundär die Haut und ihre Anhänge in Mitleidenschaft zu ziehen vermag. Auch Störungen der Libido im geschlechtsreifen Alter können sich an den Haaren auswirken. KANT schildert 3 Fälle von Alopecie und beginnender Canities, bei denen nach Wegfall der ätiologischen sexuellen Momente Besserung eintrat. Ob in jedem Fall ein Trauma Haarausfall erzeugen kann, möchte ich dahingestellt sein lassen. Nach Ansicht vieler Autoren (z. B. JOSEPH) ist unter Umständen eine erbliche nervöse Disposition nötig, die familiär sein kann. Es kann aber auch eine individuelle Neuropathie bestehen, welche durch ein Trauma veranlaßt wird, eine neurotische Alopecie zu erzeugen. Auch angioneurotische Prozesse können ätiologisch in Betracht kommen und schädlich auf das Haar einwirken, wie HALLOPEAU berichtet hat, der bei einer Form von Angioneurose Haarausfall, Pigmentflecken und andere nervöse Störungen entstehen sah.

Über *mikroskopische Untersuchungen* der Haare bei neurotischem Haarausfall finden wir leider nicht viel in der Literatur, denn die früheren POHL-PINKUSschen Untersuchungen entsprechen unseren heutigen Anforderungen nicht mehr. Nur ROCK hat in einem Falle Haare untersucht. Er fand diese im unteren Drittel auffallend pigmentarm und verdünnt. Der Schaft erschien in toto reduziert. Eine flaschenhalsähnliche Partie ging einerseits in das atrophische Haar, andererseits in den verkleinerten sattellosen Kolben über. Die Konfiguration der Hautoberfläche zeigte nichts Abnormes. Warum der nervöse Einfluß, der zum Haarausfall führt, bei dem einen vorhanden ist, während er bei dem anderen fehlt und worauf er beruht, wissen wir nicht. Aber wenn wir auf der einen Seite sehen (Fall von RÄUBER), daß Haare einige Stunden nach einem Anfall von Epilepsie glanzlos und heller werden, sich kräuseln und ausfallen, so können wir natürlich ebenso auch an den schnellen Verlust der Haare durch andere nervöse Ursachen denken. Daß hier ganz besondere konstitutionelle Eigentümlichkeiten und Anlagen den Haarausfall begünstigen, scheint vor allem wichtig zu sein.

Unter diesen Umständen wird natürlich auch die *Therapie* verhältnismäßig wenig erreichen und hauptsächlich die Beseitigung der Ursache versuchen müssen. Mit der Behandlung dieser muß die Behandlung der Alopecia neurotica beginnen, wenn sie Erfolg haben soll. Lokal wird man mit den an anderer Stelle geschilderten Methoden versuchen müssen, das Haarwachstum wieder anzuregen.

## Literatur.

### *Alopecia neurotica.*

ALDERSON: Haarausfall durch Nervenshock. Mh. Dermat. **60**, 289. — ARAMAKI: Alopecia neurotica. Jap. J. of Dermat. **29**, 20 (1929). Zbl. Hautkrkh. **31**, 482 (1929). — ASHLEY: Alopecia neurotica nach Blitzschlag. Mh. Dermat. **71**, 557. — ASKANAZY: Arch.

f. Dermat. **22** (1890). — ATOSSADAROFF: Alopecia neurotica nach Kontusion. Mh. Dermat. **68**, 173.

BAYET: Dermat. Z., Aug. **1901**. — BETTMANN: Alopecie nach Kieferverletzung. Mh. Dermat. **68**, 33. — BIDON: Chute émotionelle et généralisée du système pileux. Congr. Alién. et Neur. franç. Marseille, April 1899. — BOWEN: J. of cutan. Dis. — BROUSSE: Ann. de Dermat. **1891**. — BRYANT: Revue neur. **1886**; Ann. de Dermat. **1896**, 763. — BUSCHKE: Sclerodermie und Alopecie. Zbl. Dermat. 1926, Nr 20, 257.

CARO, LEO: Über 2 Fälle von periodisch wiederkehrendem Haarausfall. Dermat. Zbl., Mai **1904**. — COLLIER: Lancet **1881**. — CROCKER: Zit. bei ROBINSON. Mh. Dermat. **1881**.

DEGHILAGE: Arch. méd. belges **1884**. — DUBREUILH: Trouble trophique des cheveux (Alopécie aiguë) phigue d'origine hystérique. Soc. franç. de Dermat., 2. April 1902. — DUPRÉ et DUFLOS: La barbe chez les aliénés. 11. Congr. Alién. et Neur. franç. Limoges, Aug. 1901.

FERBER: Virchows Arch. **36** (1866). — FISCHL: Alopecia neurologica durch Trauma. Mh. Dermat. **65**, 910. — FRANK: Alopecia neurologica nach Unfall. Mh. Dermat. **59**, 1064. — FREDET: Arch. gén. Méd. **1878**.

GEBERT: Verh. Berl. dermat. Ges. **1897**. — GERLACH: Haarausfall nach psychischem Trauma oder Vitiligo? Mh. Dermat. **64**, 70. — GIFFORD: Hysterical alopecia of the eyelids. Ophthalm. Rec. Chicago **1901**. — GOLDMANN: Haarausfall durch Verletzungen des Zentralnervensystems. Mh. Dermat. **65**, 1045; **66**, 122. — GOTTHEIL: Med. Rec. Philad., 21. Aug. **1897**.

HALLOPEAU: Sur une variété d'angio-neurose donnant lieu à des plaques d'alopécie pseudo-peladique avec ischémie, anesthésie, achromatose et taches pigmentées. Soc. franç. Dermat., 5. April 1891. — HELLER: (a) Haarausfall bei Tieren nach Polyneuritis mercurialis. Dermat. Z. **1901**. (b) Alopecia neurotica nach Erdbeben. Mh. Dermat. **58**, 1016. — HEUSS: Mh. Dermat. **1896**. — HOLMES: System of Surgery, zit. kei TODD.

JAQUET: Ann. de Dermat. **1906**. — JOSEPH: Lehrbuch der Haarkrankheiten, 1910 und 1921.

KANNT, A.: Über psychische Beeinflussung der Haare. Dermat. Wschr. **89**, Nr 15, 494. — KENNEY: Virg. med. Monthly 8, 937 (1881). — KLAUSNER: Mh. Dermat. **61**, 995, 1161. — KNACK: Haarausfall nach Kopfschüssen. Mh. Dermat. **69**, 811, 1060. — KOBER: Berl. klin. Wschr. **1898**. — KURATKOWSKY: Alopecia traumatica. Lemberg. dermat. Ges. Zbl. Hautkrkh. **23**, 631.

LADAME: Alopécie localisée dans un cas d'hystero-neurasthénie traumatique. Revue neur. **1896**. — LEDERMANN: Traumatische Alopecie. Mh. Dermat. **59**, 1016 (1914). — LEJARD: Trophische Störungen der Nägel, Haare und Zähne bei Kretins. Paris. Ges. Biol., 15. Okt. 1892. Ref. Mh. Dermat. **16**, 341 (1893). — LÉVY: J. Mal. cutan. **1902**.

MCCORMAC: Case of traumatic alopecia. Zbl. Dermat. **23**, 552. — MEYER, L.: Arch. f. Psychiatr. **1873**. — MICHELSON: (a) Slg klin. Vortr. Herausgeg. v. VOLKMANN. (b) ZIEMSSEN, Hautkrankheiten, Bd. 2, S. 139. — MIRTO: Alterazioni trofiche dei capelli durante una fase di eccitamento maniaco. Riforma med. **1896**. — MOSLER: Brooklyn. dermat. Soc. Mai/Okt. **1898**. Ref. Mh. Dermat. **29**, 178 (1899).

NEISSER: Über einen merkwürdigen Haarausfall bei einer Hysterischen. Breslau. ärztl. Z. **1888**, Nr 3. — NOBL: Lichen chron. simpl. als Ursache von Alopecia neurotica. Mh. Dermat. **67**, 767.

OSSIPOW u. NOISZEWSKI: Die sog. Haarempfindlichkeit des Körpers bei Gesunden. Neur. Zbl. **18**, 561 (1899).

PAGE: Brit. med. J., 26. Jan. 1884. — PALM: Dermat. Verein zu Berlin. Mh. Dermat. **23**, 69 (1896). — PEARCE: St. Louis med. J., Juli **1902**. — PFAFF, E. R.: Das menschliche Haar. Leipzig: Otto Wigand 1866. — PICK, W.: Trauma und Alopecie. Dtsch. dermat. Ges. Tschechoslow. Ref. Zbl. Hautkrkh. **25**, 164. — PINKUS: Alopecia neurologica nach Trauma. Mh. Dermat. **59**, 1016. — POHL: Über die Einwirkung seelischer Erregungen des Menschen auf sein Kopfhaar. Abh. Leop. Carol. dtsch. Akad. Naturforsch. Halle **64**. PÖHLMANN: Arch. f. Dermat. **114**. — POHL-PINKUS: Das polarisierte Licht als Erkennungsmittel für die Erregungszustände der Nerven der Kopfhaut. Berlin 1886.

RASCH: Traumatische Alopecie. Zbl. Hautkrkh. **29**, 445. — RATNER: Alopecia neurotica (Akromegalie und Zwischenstufen). Dtsch. Ztg Nervenheilk. Nr 104, 196. — RÄUBER: Virchows Arch. **97**. — RAYMOND: Fall von plötzlichem Haarausfall bei Neuralgie. Rev. Méd. **1882**. — REESENSTJERNA: Alopecie nach Trauma. Mh. Dermat. **69**, 585. — REINHARD: Virchows Arch. **95**. — RICHTER: Berl. klin. Wschr. **1902**, Nr 52. — ROCK: Alopecia neurotica. Mh. Dermat. **56**, 661. — ROSENTHAL: Alopecia neurotica nach Trauma peripherer Nerven. Mh. Dermat. **59**, 1016.

SCHULTZE: Zit. bei MICHELSON in ZIEMSSENS Handbuch. — SCHÜTZ: (a) Mh. Dermat. **6**, Nr 7 (1887); Münch. med. Wschr. **1889**. (b) Münch. med. Wschr. **1889**, Nr 8; Beitrag zu Ätiologie der Alopecia areata. Mh. Dermat. 1887. — SPRAYER: Alopecia neurotica nach Granatshock. Mh. Dermat. **69**, 649. — STEINDLER: Wien. klin. Wschr. **1896**, Nr 48. —

STEPP: Dtsch. med. Wschr. **1889**. — STOWERS: Dermat. Ges. von Großbrit. u. Irland, Sitzg 25. Nov. 1896. — STRANDBERG: Alopecia posttraumatica. Zbl. Hautkrkh. **31**, 167.
TODD, COPPER: Lancet **1869**. — TROISFONTAINES: J. Mal. cutan., Juli **1908**. — TYSON: Lancet, Febr. **1888**.
URBANTSCHITSCH: Wien. med. Presse **1874**.
WECHSELMANN: Dtsch. med. Wschr. **46** (1908).

## 3. Trichotillomania (HALLOPEAU).

(Manuelle Alopecie [BROCQ], Trichopathophobia, Trichomanie, Trichokryptomanie [SUTTON], Dermatoclasia [TUTTON], Tic d'épilation, Haarrupf-Tic.)

Im Jahre 1899 beschrieb HALLOPEAU das Krankheitsbild der Trichotillomania, einer Erkrankung, bei welcher sich die Patienten aus irgendeiner Veranlassung kreisförmig oder fleckförmig, manchmal auch mehr diffus die Haare ausreißen, in den meisten Fällen im allgemeinen büschelweise auf dem Kopfe, in selteneren Fällen in der Bartgegend und in seltenen am Schamberg. Infolgedessen sieht das Haar schütter aus, rarefiziert, und die Haare erscheinen verdünnt. HALLOPEAU beschrieb 1889 den ersten Fall, einen jungen Mann, der sich wegen heftigen Juckreiz nicht nur die Kopfhaare, sondern auch Bart-, Achsel- und Schamhaare herausriß. Da HALLOPEAU die Erkrankung als eine Art Manie ansah, gab er ihr die Bezeichnung Trichotillomanie. In der Diskussion zu dieser Demonstration berichtete BESNIER ebenfalls über ein Kind, welches Tag und Nacht sich die Haare ausriß und verschluckte. Er nannte infolgedessen die Erkrankung Trichomanie. 1894 stellte dann HALLOPEAU einen weiteren Fall vor, nachdem schon vorher JULLIEN und FOURNIER ebenfalls zwei derartige Kranke gezeigt hatten. Noch später faßten FÉRÉ und BROCQ diese Erkrankung als eine geistige auf, da der Patient an Paralyse litt. Seit dieser Zeit ist in der französischen Literatur eine ganze Anzahl derartiger Fälle veröffentlicht worden, so von RAYMOND, der die Erkrankung Tic d'épilation nannte, von DUBREUILH und MAGNE, von CRUCHET, YVERNOGEAU und verschiedenen anderen. In der Literatur findet sich in dem Lehrbuch von SUTTON (1926) ein Bericht über die verschiedenen amerikanischen Fälle, die aber zum großen Teil aus späterer Zeit stammen. In Deutschland hat zuerst WOLTERS 1907 in einer eingehenden Arbeit über 6 eigene Fälle berichtet. Er glaubt nicht, daß die Trichotillomania ein bestimmtes Krankheitsbild im Sinne HALLOPEAUS sei, sondern nur ein Symptom, das bei verschiedenen nervösen Erkrankungen auftreten könnte. Jedenfalls hänge der von mehreren Autoren erwähnte Pruritus ätiologisch nicht damit zusammen. Es handle sich um eine Gewohnheit, die durch eine gewisse Willensschwäche bedingt sei; es sei also nicht generell eine psychische Neuropathie oder Mania infantilis bei Kindern die Ursache. WOLTERS unterschied damals 2 Formen der Trichotillomania, entweder das Ausreißen der Haare, oder das Zerstören derselben durch Scheuern und Abreiben. In ersterem Falle fehlen die Haare oder die Stellen sind licht und schütter, im anderen Falle finden wir teils ausgerissene, teils abgebrochene Haarreste. Dieses Reiben und Wetzen der Haare auf dem Hinterkopf führt oft zu einer Art *Pseudoalopecie der Säuglinge*; man sieht eine scheinbare Kahlheit des Hinterkopfes an den Stellen, wo die Kinder mit dem Kopf auf dem Kissen aufliegen. Oft findet man aber wieder als Ersatz der abgewetzten Haare auf den scheinbar kahlen Stellen Lanugohärchen. Außer WOLTERS hat in der deutschen Literatur nur JADASSOHN sich kurz in dem Handbuch von EBSTEIN-SCHWALBE mit dieser Krankheit befaßt.

Seit WOLTERS ist weiterhin eine ganze Reihe von Fällen veröffentlicht worden, namentlich in der englischen, amerikanischen, italienischen und französischen Literatur finden sich eine große Anzahl einzelner Beobachtungen.

Zu erwähnen sind hier die Arbeiten von VIGNOLO-LUTATI, der eine disseminierte Form und eine ähnlich der Areata beobachtete. Er glaubt als Ursache Hyperästhesie in Form von Juckanfällen oder hysterisch-nervöse Disposition, die die Erkrankten zum Haarausreißen veranlaßt, annehmen zu können. Im Jahre 1922 hat COPPOLA sich genauer mit der Definition dieses Krankheitsbegriffes befaßt. Er hält die Zusammenfassung der verschiedenen Formen unter dem Namen Trichotillomanie nicht für richtig, unterscheidet eine echte Trichotillomanie bei Neuropathen mit vorwiegend motorischer Unruhe, bei denen das Haar-Herausziehen mit Zwangsvorstellungen als eine Art Tic verbunden ist, von einer Autoepilation dementalen Ursprungs bei Dementia praecox, Dementia

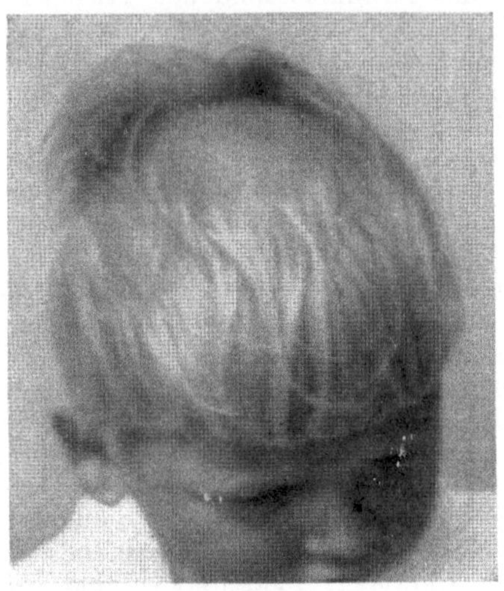

Abb. 32.

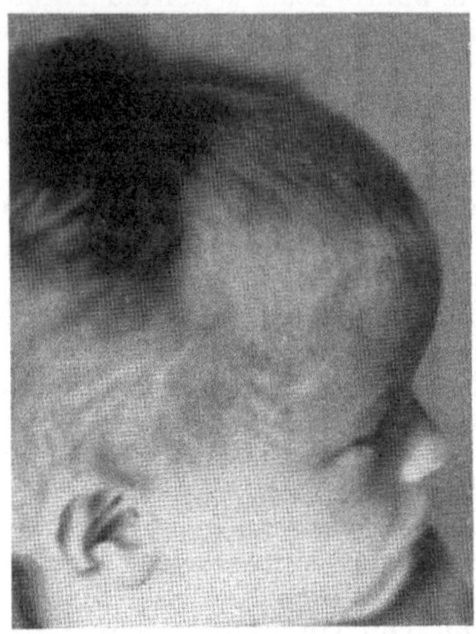

Abb. 33.

Abb. 32 und 33. Trichotillomanie (Kinderklinik Dresden). (Sammlung GALEWSKY und LINSER.)

paralytica, Melancholie usw. Im Gegensatz dazu sieht eine Reihe französischer Autoren die Erkrankung als eine psychotische an, obwohl die einzelnen Anschauungen auch hier noch unterscheiden. FOURNIER und MATHIEU klassifizieren diese Fälle als Hysterie mit neuropathischen Stigmata. BESNIER stellt sie neben die Onychophagie, FÉRÉ wieder sieht die Ursachen in Manie und schweren Geisteskrankheiten (Paralyse usw.).

Seit WOLTERS hat in Deutschland zuerst GALEWSKY über einen derartigen Fall im Jahre 1925 berichtet und ihn 1928 eingehend beschrieben. Es handelte sich um eine ältere Frau, die unter dem Einfluß von Zwangsvorstellungen, die zweifellos mit einer erotischen Note verbunden waren, sich die Haare am Mons veneris von ihrer Tochter ausrupfen ließ. Es war eine anscheinend normale Frau, die unter dem Eindruck von Zwangsvorstellungen allmählich zur Trichotillomanie übergegangen war und die auch ihre Tochter in diese Zwangsvorstellungen hineingezogen hatte. 1928 veröffentlichte dann KARRENBERG ebenfalls auf Grund eines Falles eine eingehende Arbeit über diese Erkrankung, in der er die 40 bisher mitgeteilten Fälle zusammenstellte und besprach. In diesem Jahre hat dann SCHWARZKOPF über 4 Fälle berichtet und noch einmal die ganze Frage behandelt. SCHWARZKOPF hält die Erkrankung für eine motorische Abreaktion ähnlich wie das Fingerlutschen und stellt sie auf gleichen Fuß mit diesem. Er glaubt, daß die Erkrankung eine Neurose ist und daß die

Impulse im Ermüdungszustand bei herabgesetzter Empfindlichkeit zum Ausrupfen der Haare führen. Der Kranke braucht deshalb nach seiner Ansicht nicht Psychopath zu sein. 1922 hat SEMON in England einen Fall von Trichotillomanie bei einem Kinde publiziert, welches an Madenwürmern litt; mit dem Verschwinden der Würmer hörte auch das Auszupfen auf. In Japan hat DOHI den ersten derartigen Fall im Jahre 1930 bei einem 17jährigen Mädchen beschrieben, welches an einer leichten Debilität litt. Vor kurzem hatte ich Gelegenheit, zwei Kinder in der mir unterstellten Kinderpoliklinik zu sehen, die an Trichotillomanie litten, und zwar hatte es das zweite Kind vom ersten gelernt, da es sich in seiner Nähe in demselben Zimmer der Kinderklinik befand. Die Fälle werden eingehend von Herrn Dr. ECKARDT beschrieben werden. Im Juli 1931 teilt PHOTINOS mit, daß er eine Reihe von Kindern mit dieser Affektion gesehen, aber nichts besonderes bei ihnen gefunden hat. Auch bei jungen Männern, insbesondere bei zwei Kollegen hat er das Herausziehen der Haare im Schnurrbart beobachten können. Das letztere habe ich öfters bei nervösen Männern — als Angewohnheit — gesehen, sowie sie in Verlegenheit waren oder nervös erschienen, zupften sie am Schnurrbart oder Kinnbart.

Aus allen diesen Fällen in der Literatur (im ganzen etwa 50) ergibt sich, daß bei anscheinend gesunden Individuen ein anormaler Trieb besteht, sich mit Gewalt Haare herauszuziehen, oft unter dem Eindruck eines starken Juckreizes, für den eine örtliche Ursache nicht nachgewiesen werden kann, und zwar werden je nach der Einstellung des Kranken die Haare wahllos herausgezogen oder fleckförmig.

Sehr interessant ist es, daß sich auch bei bestimmten Tieren eine Art Trichotillomanie zeigt. So ist es bekannt, daß Hunde (Airdales, Schottische Terriers usw.), die bekanntlich bei zu dichtem Fell gerupft werden, sich selbst, wenn dies nicht der Fall ist, die Haare ausziehen, um einen leichteren Pelz zu haben. Namentlich ist dies bei Tieren mit dicker „Unterwolle" der Fall, vor allem wenn sie Hautreizungen haben.

Eine eigentliche Erkrankung der Haut, die zum Pruritus führt, ist in keinem Falle nachgewiesen worden, fast immer handelt es sich um ein Leiden, das unabhängig von der Haut ist. Die Erkrankung findet sich auffallenderweise sehr oft bei Kindern, in der SCHWARZKOPFschen Zusammenstellung sind es 14 unter 40 Fällen. Kinder von $2^1/_2$ und 3 Jahren sind keine Seltenheit. SCHWARZKOPF hat vor kurzem sogar ein $^3/_4$ Jahre altes Kind beschrieben, das seine wenigen Haare herauszupfte. Die von mir beobachteten Kinder waren in dem Alter von 2—3 Jahren. SUTTON unterscheidet dabei 3 Formen: die *Trichokyptomanie*, die in dem Wunsche besteht, die Haare abzubrechen, die *Dermatoclasia*, mit dem Wunsch, die Haut zu reizen, zu kratzen und sich bei dieser Gelegenheit die Haare auszureißen, und die *eigentliche Trichotillomanie*. Ich glaube, daß es sich bei dieser Erkrankung um eine Art Zwangsvorstellung handelt, die die Kranken zwingt, sich die Haare auszureißen und daß man sie nach COPPOLA entweder bei wirklichen Geisteskranken als sekundäres Symptom (Dementia paralytica, Dementia praecox, Melancholie usw.) oder bei neuropathischem Status als Ausdruck einer neurotischen Manifestation mit reinen Zwangsvorstellungen findet. Ob die SCHWARZKOPFsche Ansicht, daß bei Kindern sich keine tatsächlichen Anhaltspunkte für die neurotische Natur finden, richtig ist, möchte ich dahingestellt sein lassen. Jedenfalls handelt es sich bei der Trichotillomanie nicht um eine dermatologische, sondern um eine Erkrankung, bei der die psychotische Komponente als Hauptursache anzusehen ist. Aber auch eine einheitliche psychotische Ursache läßt sich nicht feststellen, da die Erkrankung auch mit neurologischen Momenten verknüpft ist.

Die *Diagnose* der Trichotillomanie ist ohne weiteres bei genauer klinischer Beobachtung zu stellen, wenn man das ganze seelische Verhalten der Kranken beobachtet, denn es kommt differentialdiagnostisch keine andere Krankheit in Frage.

*Therapeutisch* wird man je nach seiner Einstellung und nach der Ursache eine Behandlung versuchen. In einer ganzen Reihe von Fällen wird man mit Psychotherapie vielleicht Erfolge erzielen können. Für Kinder dürfte eine Schutzkappe allmählich zur Entwöhnung vom Kratzen führen, ebenso Kurzschneiden der Haare. Im allgemeinen muß die Behandlung beim Grundleiden einsetzen, bei Kindern vor allen Dingen in Hebung des körperlichen und seelischen Zustandes. Nach dem Vorgang in der Dresdener Kinderklinik, in der das eine Kind von dem anderen die Affektion lernte, wird man die Kinder mit Schutzkappen versehen müssen und das kratzende Kind von den anderen trennen, damit es diese nicht seelisch infiziert.

### Literatur.

*Trichotillomania (HALLOPEAU).*

APERT et GARCIN: Trichotillomanie et taches mongoliques chez un enfant de couleur. Bull. Soc. Pédiatr. Paris **22**, No 2/3, 148 (1929).

BESNIER: Mh. Dermat. **10**, 572 (1889). — BLAISDELL: J. of cutan. Dis. **1916**, 363 (mit Darstellung zweier interessanter Fälle). — BROCQ: Traité élémentaire de Dermatologie. Pratique, Tome 2, p. 398. Paris 1907.

COPPOLA: Riv. Pat. nerv. **27**, 601 (1922). — CRUCHET b. YVERNOGEAU: Thèse de Paris **1905**.

DAVIS, H.: Brit. J. Dermat. **24**, 162 (1922). — DOHI: Über Trichotillomanie. Dermat. Z. **7** (1930). — DUBREUILH et MAGNE: J. Méd. Bordeaux **1905**, 449.

ECKHARDT: Beiträge zur Trichotillomanie.

FÉRÉ: Nouv. iconogr. Salpêtrière **1899**, 312; **1906**, 168. — FOURNIER, H.: J. Mal. cutan., April **1898**. — FOX: Brit. J. Dermat., Febr. **1898**.

GALEWSKY: (a) Zbl. Hautkrkh. **25**, 64. (b) Über Trichotillomanie. Dermat. Z. **53**, 208. (c) Sitzgsber. Kongr. dtsch. dermat. Ges. Bonn **1927**. — GENNER: Zbl. Hautkrkh. **25**, 648. — GRAHAM LITTLE: Proc. roy. Soc. Med. dermat. sect., Sitzg 17. Juni **1920**.

HALLOPEAU: Ann. de Dermat. II. s. **10**, 440 (1889); Bull. Soc. franç. Dermat. **2**, 157 (1891); Ann. de Dermat., III. s. **1894**, 541.

KARRENBERG: Über Trichotillomanie. Dermat. Wschr. **87**, 28. — KLAUDER: Trans. dermat. sect. A. M. A. (an exhaustive and comprehensive paper on the cutan. neurosis). — KLEIN: Case for diagnosis. Arch. of Dermat. **5**, 681 (1922).

MACKEE: Interesting and valuable paper, with case report. Trans. dermat. sect. amer. med. Assoc. **1919**. — MARTIN, J. C.: J. amer. med. Assoc. **64**, 1236 (1915).

OLIVER, A.: Arch. of Dermat. **16**, 340 (1927).

PERNET: Brit. J. Dermat. **27**, 85. — PHOTINOS: Beitrag zur Ätiologie der Trichotillomanie. Dermat. Z. **61**, H. 9.

RAYMOND: (a) J. Méd. interne **1902**, 195. (b) J. des Prat. **1905**, 683. — ROLLESTON, J. D.: Proc. roy. Soc. Med. **1927**.

SCHWARTZKOPF: Beitrag zur Ätiologie der Trichotillomanie. Dermat. Z. **60**, H. 5 (1931).— SEMON: (a) Brit. med. J. **1922**, Nr 3199, 641. (b) „Epidemic alopecia" in small areas in an asylum for girls. Arch. of Dermat. 8, 735. Chikago 1923. — SUTTON: (a) J. amer. med. Assoc. **63**, 2126 (1914). (b) Trichokyptomania. J. amer. med. Assoc. **66**, 185 (1916).

VIGNOLO-LUTATI: Morgagni, Febr. **1911**. — VOISIN et CLARAC: Bull. méd. **1910**, No 4.

WISE: Case in a male, 55, lesions on scalp, face and neck. Arch. of Dermat. **1**, 222. Chikago 1920. — WOLTERS: Med. Klin. **1907**, Nr 23/24.

YVERNOGEAU: Thèse de Paris **1905**.

## 4. Alopecia senilis (CALVITIES).

Wenn der Mensch älter wird und sich dem Greisenalter nähert, können die Haare ausgehen. Fast immer aber werden sie grau bzw. weiß. Der Haarausfall, der bald früher oder später sich zeigt, ist sehr oft begleitet von anderen Alterserscheinungen, dem Abnehmen der Sehschärfe, dem Ausfallen und Schlechterwerden der Zähne, einem langsamen und allgemeinen Abnehmen der

Kräfte. Im allgemeinen tritt er im Alter bei Männern mehr und früher auf als bei Frauen. Die Zahl der Frauen, die im Alter eine Glatze tragen, ist eine außerordentlich geringe; unter den vielen Zehntausenden von Patienten, die ich gesehen habe, habe ich mir nur 10 Fälle von wirklicher Glatze bei alten Frauen notiert, eine Zahl, die minimal ist, wenn wir an die Glatze der Männer denken. So fand Dorothy Osborn auf $20\%$ männlicher Kahlheit $1\%$ weiblicher Kahlheit, bei $10\%$ männlicher Kahlheit auf $\frac{1}{4}\%$ weiblicher, eine Zahl, die ich nach meiner Klientel noch für zu hoch halte. Wenn das Haar im Alter ausfällt, wird es vorher gewöhnlich grau bzw. weiß, es verliert seinen Glanz und seine Feinheit, wird härter, bleibt kürzer. Im allgemeinen beginnt der Haarausfall erst langsamer, dann wird er schneller, zunächst an einer Stelle auf der Höhe des Scheitels (Pohl-Pinkus) in Form einer ganz kleinen, manchmal nicht über zehnpfennigstückgroßen Tonsur. Oder das Haar wird langsam immer dünner, bis dann ein runder, vollständig kahler Fleck sich gebildet hat. Allmählich geht der Haarausfall nach vorn, nach der Seite oder nach hinten weiter, so daß die Glatze immer größer wird. Oft wird er begleitet von einer Alopecie, die sich symmetrisch von den Seiten her entwickelt, bis dadurch Glatze und seitlicher Haarausfall zusammentreffen. Die Glatzenbildung geht so vor sich, daß im allgemeinen die langen und starken Haare durch dünne Lanugohaare ersetzt werden, bis nur noch die Lanugohaare mit vereinzelten starken vorhanden sind und dann die Glatze schließlich vollständig ist.

Viel später greift die senile Alopecie auch auf das Haar der Brust bei Männern über und noch später auf die Schamhaare. Neumann konstatierte, daß die senile Alopecie den Supra-Orbitalnerven und in den ausgesprochenen Fällen den Temporal- und Occipitalnerven entspricht. Wenn der Haarausfall sehr stark gewesen ist, sieht man oft den Haarboden fettig und ölig oder mit feinsten Schüppchen besetzt, den Resten der vorangegangenen Seborrhöe.

Bei Frauen ist, wie ich oben erwähnte, die Glatzenbildung viel seltener. Eine leichte Andeutung als seniles Vorstadium setzt aber bei vielen Frauen schon nach der Menopause ein. Jedoch erst im späteren Alter — ich habe sie nur bei Frauen zwischen 60 und 70 Jahren gesehen — sieht man eine ungefähr mandarinengroße Glatze auf dem Wirbel, die nicht immer ganz kahl ist, auf der immer noch vereinzelte Haare stehen, oder es handelt sich um eine runde Fläche, auf der aber noch ein großer Teil der Haare erhalten ist. In seinem Handbuch über die Pelade et alopécie en aire macht Sabouraud auf eine andere Glatzenform bei der Frau aufmerksam, die ich selbst nur einmal gesehen habe, und die sonst nirgends erwähnt wird. Sabouraud beschreibt bei der Frau eine Glatzenform, sie beginnt zwischen 40 und 50 Jahren und sitzt auf der Höhe des Wirbels. Sie ist zweilappig, wie von zwei Samenläppchen gebildet, die an ihrer Basis vereint sind und sackartig herunterhängen. Die eine Hälfte kann entweder allein stehen oder ist mehr entwickelt als die andere, oder beide können annähernd gleich groß sein. Die Erkrankung beginnt allmählich, wächst auch nur langsam. Sie wird gewöhnlich nur durch einen Zufall entdeckt, wenn ältere Personen gezwungen sind, den Chignon oder die darüber liegende Zopfmasse zu lüften. Im Anfang ist die Alopecie unvollständig. Die Haare, die vorher auch abbrechen können, fallen aus. Die Wurzelpartie springt etwas über die Haut hervor oder nur so wenig hervor, daß man sie kaum herausziehen kann. Die Epilation ist schmerzlos, das herausgezogene Haar wächst nicht mehr nach. Die Haut selbst ist blaß und weniger atrophisch als bei der Alopecia atrophicans. Im allgemeinen braucht nach Sabouraud diese Alopecie 8—10 Jahre, um mit ihrer doppellappigen Form sich auszubilden. Er gibt an, daß diese Alopecie von mehreren Autoren schlecht beschrieben worden ist. Ich habe in der deutschen Literatur keine entsprechende Mitteilung gefunden. Die Ursache dafür suchte man oft in dem Druck des Chignons. Charakteristisch ist die Beschränkung auf den Wirbel und daß die Affektion sich nicht ausdehnt. Über die Ursache der Erkrankung wissen wir nichts.

Die Alterskahlheit ist schwer abzugrenzen gegen die Alopecia praematura. Es gibt Übergänge von der einen zur anderen, und die Frage, ob in dem betreffenden Falle die Alopecia eine praemature oder senile ist, wird oft schwer zu entscheiden sein. Deshalb zweifeln auch manche Autoren wie BESNIER, BROCQ und UNNA, ob eine Trennung der beiden Formen berechtigt ist, oder ob man nicht nur *eine* Alopecia (praemature und senilis) anzunehmen hat, für die der Status seborrhoicus — gleichviel ob er beobachtet ist oder nicht — die Ursache darstellt. Ich selbst glaube an letztere Ursache ohne weiteres bei der prämaturen Form, aber nicht in allen Fällen bei der senilen.

Die Altersform der Kahlheit ist aber doch im allgemeinen als ein Ausdruck des allgemeinen Rückganges anzusehen. Wenn wir den Höhepunkt des Lebens beim Mann mit 45 Jahren annehmen, so könnte man auch schon von dieser Zeit an jede beginnende Kahlheit als Alterskahlheit bezeichnen. Im allgemeinen wird man aber erst von Mitte oder Ende der 50er Jahre an mit der Alterskahlheit rechnen dürfen und das frühere Eintreten zur frühzeitigen rechnen. Das Alter als Ursache des Haarausfalles wird unterstützt durch äußere Schädlichkeiten, durch den Druck auf die Gefäße, durch den Hut (?) und durch innere Ursachen. MICHELSON glaubt, daß die Greisenatrophie der behaarten Kopfhaut ähnlich wie die senile Rückbildung anderer Organe durch Veränderungen an den Blutgefäßen eingeleitet wird. Eine fibröse Endarteriitis verengt das Lumen der Hautarterien; das reiche Capillarnetz, welches insbesondere die Haarbälge umspinnt, geht zugrunde. Dieser primären Rückbildung der Blutgefäße folgt eine sich auf sämtliche Hautschichten erstreckende Atrophie. In den epithelialen Abschnitten verdünnen sich die Zellagen, an den bindegewebigen findet eine entsprechende Schrumpfung statt. Die Haarbälge verschmälern sich erheblich. Dabei bleibt ihre Mündung relativ weit. Ihr oberer Teil ist entweder mit lockeren Haarmassen gefüllt oder enthält feinste Wollhärchen. PINKUS stellt eine rapide Zunahme des Abstoßens der Spitzenhaare fest und eine auffallende Abnahme im Durchmesser der langen Haare, ebenso eine deutliche Atrophie des Haarbodens. Insbesondere ist gegenüber der Alopecia pityrodes die Verdünnung der mittleren Cutisschicht noch erheblicher. Nach JACKSON-MCMURTRY finden wir mikroskopisch eine Abnahme des Fettes in der Subcutis, eine Atrophie des Coriums, das Bindegewebe ist zum Teil fettig, zum Teil kolloid degeneriert, die Talgdrüsen sind teils geschrumpft, teils hypertrophisch. Die Haarfollikel sind verringert, in der Follikelöffnung finden sich massenhaft verhornte Epithelzellen, in deren Zentrum sich oft ein sehr dünnes Haar findet. In manchen Follikeln sind die Papillen verschwunden. HASAGAWA fand eine Atrophie der Haarwurzelscheide und eine eigenartige Hypertrophie der Fasern der Musculi arrectores; die Talgdrüsen erweitern sich. Auf die SCHEINschen Theorien der Glatzenbildung bin ich bereits bei der Alopecia praematura eingegangen.

*Differentialdiagnostisch* kommt in Frage der frühzeitige Haarausfall, der natürlich, wie ich erwähnte, sehr schwer abzugrenzen ist, schon deswegen, weil das Greisenalter bei den verschiedenen Menschen verschieden beginnt, in zweiter Linie der Haarausfall nach fieberhaften Erkrankungen. Hier wird die Diagnose ja ohne weiteres durch den Verlauf gesichert. Mit der Alopecia atrophicans und den atrophisierenden Haarausfällen besteht keine Vergleichsmöglichkeit; sie brauchen nicht weiter erwähnt zu werden.

Die *Prognose* der Altersalopecie ist naturgemäß schlecht. Neue Haare wachsen nicht mehr nach, wenn der Beginn des atrophischen Stadiums der Haut einsetzt. Wenn auch ab und zu von einzelnen Fällen berichtet wird, in denen selbst im Alter eine Behandlung noch Erfolg hatte, so sind diese doch so selten, daß man mit ihnen nicht rechnen kann.

Die *Behandlung* der Altersalopecie ist also ohne Aussicht. Wenn man Altersalopecie hinausschieben will, dann muß man sehr früh mit einer systematischen Pflege der Haut und der Haare anfangen. Ob und wieweit Höhensonnenbestrahlungen und ähnliche Behandlungen, die eine regelmäßige Hyperämisierung der Haut bezwecken, Einfluß haben, ist noch nicht erwiesen.

### Literatur.

*Alopecia senilis (Calvities).*

HASAGAWA: A histolog. study of alopecia senilis. Jap. J. of Dermat. **26**, Nr 116, 51 (1926).

MICHELSON: Alopecie senilis et praematura.

NEUMANN: Sitzgsber. Akad. Wiss. Wien, Math.-naturwiss. Kl. **59**, 49 (1869).

PINCUS, J.: Arch. f. p. A. **37**, 323.

SABOURAUD: (a) Entretiens dermatologiques. Paris: Masson & Co. 1924. (b) Pelade et alopécie en aires. Paris: Masson & Co. 1920. — SCHEIN, MOR.: Der Prozeß der Glatzenbildung beim Manne. Gyigi aszet **64**, No 45, 728 (1929). — SIMON, G.: Die Hautkrankheiten. S. 534. Berlin 1851.

## 5. Haarausfall, durch innere Anwendung chemischer Präparate hervorgerufen.

Das erste Beispiel einer starken Giftwirkung auf die Haare von innen heraus gab das von EHRLICH studierte *Abrin*. Sowohl nach äußerer Einreibung, als auch nach Einspritzung, ganz besonders aber nach Fütterung führte dieses bei Tieren zu sehr starkem Haarausfall. Den Beweis dafür, daß die bloße Giftwirkung die Ursache des Abrin-Haarausfalles sei, hat erst BETTMANN durch seine Untersuchungen geliefert; durch Fütterung der Kaninchen mit Abrin fielen den Tieren am Rücken die Haare aus, während die Bauchseite verschont blieb. Nach BETTMANN scheint es sich um eine lokale Giftbildung in der Haut zu handeln, die aber nicht gleichmäßig die ganze Haut betrifft, sondern vor allem jene Hautstellen, die in seinen Versuchen mit Alopecie reagierten.

Dieselben Erscheinungen, die BETTMANN bei Abrin in den Haaren fand, fand POHL bei Schwefelcalciumvergiftungen. — In ähnlicher Weise wirkt auch die Pflanze Leukaena glaucha, eine wilde Tamarinde, die in Südamerika, Jamaika und auf den Bahamainseln wächst, auf die Haare. Nach JOSEPH bewirkt sie bei Pferden, Maultieren, Eseln und Schweinen ein Ausfallen der Haare, wenn diese Tiere mit der Pflanze gefüttert werden. Unterbricht man die Fütterung, so wachsen die Haare wieder.

Außerdem fand PEZZOLA, daß die fortgesetzte Fütterung mit gutem Mais beim Meerschweinchen einen gewöhnlich am Rücken einsetzenden Haarausfall hervorruft. Bei Pferden wurde Haarausfall beobachtet nach Fütterung mit Kartoffeln, Kleie, Nußblättern, verdorbenen Heu und Juniperus (HELLER). ELETTI beobachtete bei 3 Pferden im Anschluß an größere Kalomeldosen ebenfalls Haarausfall.

Eine ähnliche Giftwirkung in Form einer Enthaarung wurde ferner beim Diphtherietoxin konstatiert. SABOURAUD hat mit „Pelade-Pilzen" haarlose Stellen an Tieren erzeugen können.

Was bei dieser Alopecie an den Haaren vor sich geht, ist noch nicht nachgewiesen, der Abrin-Haarausfall ähnelt am ehesten dem bei sekundärer Lues, auf den wir an anderer Stelle zurückkommen.

Im Jahre 1861 entdeckten fast zu gleicher Zeit Crookes und Lamy das Thallium, von dem verschiedene Salze hergestellt wurden. Am meisten angewendet wurde bei uns das Thallium aceticum, während in Japan erst vor kurzem Aramaki das Thallium nitricum und noch mehr das Thallium carbonatum empfohlen hat. Thalliumacetat ist ein weißes oder leicht gelblich erscheinendes Pulver. Es fühlt sich weich an und hinterläßt auf den Fingern einen rotvioletten Schein, ähnlich dem bei Höllenstein. Es riecht leicht sauer, schmeckt salzig und ein bißchen scharf. Es löst sich leicht in Wasser und Glycerin, weniger in Alkohol und ist unlöslich in Äther und Chloroform. Für uns in Deutschland kommt hauptsächlich das von Merck hergestellte Thalliumacetat in Frage.

Das Thallium wurde zuerst in Frankreich gegen profuse Schweiße angewendet. Dabei betonte Bardet, daß man bei diesem ausgezeichneten Mittel gegen den Schweiß der Phtisiker und Kachektiker Achtung geben müsse auf den totalen Haarausfall, der seiner Anwendung folgen könne. 1898 berichtete Combemale über rapiden Haarausfall und totalen Haarverlust, in einem Falle 48 Stunden nach der Darreichung des Medikaments und in anderen acht Tage später. Im selben Jahre erfolgten noch Mitteilungen von Huchard, Jeanselme, Arnozan und Richaud, die ebenfalls die äußerst starke depilierende Wirkung des Thalliums feststellten, wie seither noch viele andere Autoren. Auch Sabouraud hat schon 1897 nach einer allerdings erst 1913 veröffentlichten Arbeit derartigen Haarausfall beobachtet. In Deutschland haben dann von 1900 an in erster Reihe Buschke und seine Schüler sich mit der enthaarenden Wirkung des Thalliums beschäftigt. Nach ihm arbeiteten experimentell Bettmann und verschiedene andere. Nach dem Kriege wurde infolge der Zunahme der Trichophytie und Mikrosporie die Aufmerksamkeit auf das Thallium gelenkt, und im Jahre 1919 berichtete zuerst der Mexikaner Ricardo Cicero über 354 Fälle von Trichophytie, die er mit Thallium enthaart hatte. Später hat Urueña, ebenfalls aus Mexiko, über weitere 200 Fälle berichtet. In Europa haben sich vor allen Dingen außer den deutschen Forschern auch Covisa, Fiocco, Felugo sowie Giovanni mit der Wirkung des Thalliums beschäftigt.

Gibt man das Thallium aceticum per os Kindern in der Gabe von 6—7, bis höchstens 8 mg pro Kilogramm Körpergewicht in einer Dosis auf einmal ein, so fallen 6—8 Tage nach der Einnahme des Medikaments die Haare aus. Zwischen dem 12. und 14. Tag ist der Haarausfall am stärksten, zwischen dem 16. und 19. tritt gewöhnlich vollkommene Kahlheit auf dem Kopfe ein. Die Augenbrauen fallen nicht völlig aus. Ungefähr 6 Wochen später beginnen die Haare wieder zu wachsen, und 2—3 Monate nach der Einnahme des Thalliums ist der Haarnachwuchs fertig. Das Thallium wurde in den letzten Jahren wegen dieser depilierenden Wirkung bei allen Pilzkrankheiten der behaarten Kopfhaut verwendet (Trichophytie, Mikrosporie und Favus), da man annahm, daß die Patienten dadurch geringeren Gefahren ausgesetzt wären, als bei der Röntgenbestrahlung. Infolge der außerordentlich günstigen Resultate, die man speziell in Mexiko mit dem Mittel erzielt hatte, und der nur ganz leichten Schädigungen, die in diesem Lande festgestellt wurden, konnte Urueña in seiner letzten eingehenden Veröffentlichung berichten, daß über 2550 Fälle mit Thallium in Mexiko und im Auslande behandelt worden seien, daß sich therapeutisch ausgezeichnete Resultate ergeben und daß sich keine unangenehmen und gefährlichen, sondern nur leichte Nebenerscheinungen gezeigt hätten. Trotz dieser günstigen Beurteilung durch Urueña ist aber vor allem in Europa schon kurze Zeit nach der Einführung des Thalliums eine ganze Reihe von Mitteilungen über mehr oder weniger schwere Nebenwirkungen des Thalliums erfolgt. Und wenn Urueña in seinem Buche als Resumé angibt, daß das Thalliumacetat in therapeutischen Dosen von 5—8 mg pro Kilogramm bei

Kindern von 2—12 Jahren nicht toxisch wirkt, so stehen dieser optimistischen Ansicht doch eine Reihe von Mitteilungen gegenüber, die von leichteren und schwereren Nebenerscheinungen sprechen, die auch in einzelnen Fällen zum

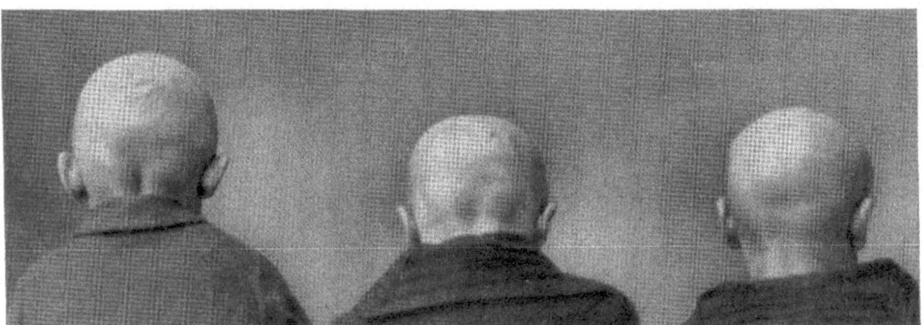

Abb. 34. Vollständige Enthaarung nach Thalliumanwendung. (Sammlung BUSCHKE.)

Tode oder zu schweren inneren, wenn auch vorübergehenden Schädigungen geführt haben. Es hat sich aber dabei außerdem herausgestellt, daß erstens die Wirkung keine absolut sichere ist, daß zweitens das Mittel nur bei Kindern bis zur Pubertät gegeben werden darf und drittens, daß die Kur erst nach einem halben Jahr wiederholt werden darf. Die Folge davon war, daß die Anwendung des anfangs mit Enthusiasmus aufgenommenen Thalliums wesentlich zurückgestellt wurde, weil die Gefahren doch zu groß waren. Diese schädliche Thalliumwirkung kann man unter Umständen sogar bei äußerer Anwendung, wie sie zuerst SABOURAUD empfohlen hatte, konstatieren. Dieser hatte 1%ige Thalliumsalben zur lokalen Behandlung der Hypertrichosis empfohlen. Bei stärkeren Dosen haben sich dann in einzelnen Fällen Vergiftungserscheinungen gezeigt, als man bis 10-prozentige Salben angewendet hatte. Nach Änderung der Methode scheint die äußere Thalliumanwendung unter entsprechenden Vorsichtsmaßregeln ohne Vergiftungserscheinungen angewendet werden zu können (siehe Hypertrichosis).

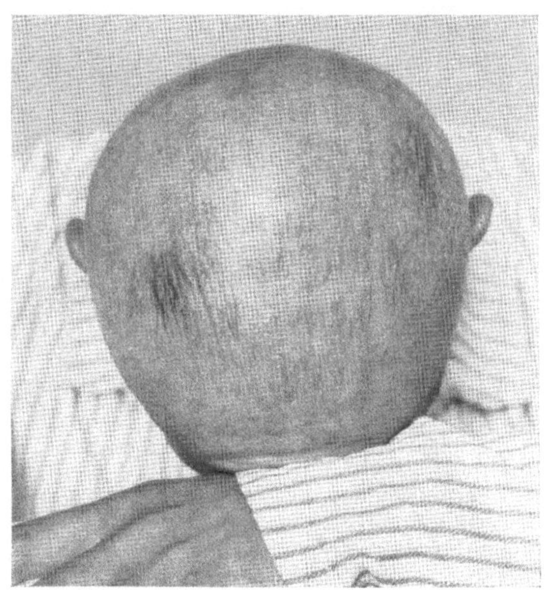

Abb. 35.
Unvollständige Enthaarung nach Thalliumanwendung.
(Sammlung BUSCHKE.)

Unter den Störungen bei innerer Verabreichung von Thallium bei Kindern war es vor allen Dingen die hämorrhagische Nephritis, die zuerst SABOURAUD beobachtete. Es zeigten sich bei einzelnen Kranken starker Speichelfluß, Tachykardie, subcutane Ekchymosen, Cyanose, Purpura und Albuminurie, die unter Umständen zum Tode führten. Dazu kamen starkes Erbrechen, Unterleibsschmerzen, akute, toxische Gastro-Enteritiden, oft von schweren allgemeinen und Fiebererscheinungen begleitet. Auch eine Art von Pseudo-Rheumatismus ist bei Thallium gesehen worden. Eine Überempfindlichkeit der Nerven des vegetativen Systems und auch des Nervus sympathicus scheint eine gewisse Rolle zu spielen.

Woher diese Störungen kommen, ist noch nicht ganz klar. Die deutschen Autoren, insbesondere Buschke und seine Mitarbeiter, meinen, daß die Wirkung und die Nebenwirkungen des Thallium auf dem Wege über das endokrine System zustande kommen, und daß der Angriffspunkt des Thalliums bei der chronischen Vergiftung das vegetative System ist, das den Synergismus des endokrinen und des vegetativ nervösen Teilstückes im Erfolgsorgan zeigt (Leschke). Auf der anderen Seite glauben die Italiener, Truffi und andere an eine direkte Wirkung auf die Haut. Levin nimmt an, daß die Thalliumalopecie die Folge einer Sympathicusstörung ist. Innere Anwendung des Thalliums ruft nach ihm stets Reizung des sympathischen Nervensystems hervor. Dieser Reizzustand hält sehr lange an. Der Dermographismus wird sogar im allgemeinen stärker und überdauert das alopecische Stadium. Nach den Untersuchungen von Vasarhélyi scheint bei der Thalliumepilation die unmittelbare Wirkung des Mittels auf die Haut die Hauptrolle zu spielen, indem das in den Organismus eingeführte Thallium ähnlich wie andere Substanzen durch die Hautdrüsen ausgeschieden wird. Dabei kommt es zu einer Entzündung der Haut und infolge dieser zum Haarausfall. Vasarhélyi hat ferner in der letzten Zeit experimentelle Untersuchungen über die Wirkung des Thalliums nicht nur an Ratten, sondern auch an Katzen und Hunden gemacht. Während bei Ratten (er verwendete 35 weiße Ratten) der Haarausfall am 9.—14. Tage begann und Kopf, Rücken, Schwanzwurzel, Bauch und seine Seiten, zuletzt das Gesicht ergriff, war bei den Katzen und Hunden der Beginn an Kopf und Schwanzwurzel. Die Tiere konnten jedoch nicht vollständig epiliert werden. Bei allen Tierarten waren die histologischen Veränderungen ähnlich. Es gelang Vasarhélyi, qualitativ Thallium im Stuhl, Harn, Speichel und Muskelgewebe und in der Haut nachzuweisen.

Die *mikroskopischen* Befunde beim Thalliumhaarausfall sind nicht einheitlich. Bei den Versuchstieren konnten nur geringe pathologisch-anatomische Veränderungen gefunden werden. Buschke sah außer einer Atrophie keine wesentliche Veränderung. Fiocco konstatierte Erythem, gesteigerte Schuppenbildung und Degeneration der Talgdrüsen. Truffi fand Degeneration des Bulbus, der Matrix und der Follikel, Vasarhélyi eine Hyperkeratose mit subcorneal gelegenen Mikroabscessen, Vakuolisierung des Stratum spinosum, Ödem der Papillarschicht mit erweiterten Gefäßen; stellenweise zellige Infiltration und Zugrundegehen der Talgdrüsen. Ein wesentlicher Unterschied zeigte sich (der erste Befund stammt vom 9.—14. Tage der Rattenversuche) bei vollständig kahlen Ratten. Die entzündlichen Erscheinungen waren dann fast vollständig verschwunden. In den Follikeln fehlten die Haarschäfte. Auffallend war das Erscheinen von eosinophilen Zellen im Corium.

Vor ganz kurzem haben noch Buschke, Löwenstein und Joël über Vergiftungserscheinungen an einer Ratte berichtet, die sie 2 Jahre lang mit Thallium behandelt haben. Dieselbe trug schwere allgemeine Vergiftungserscheinungen davon, war kahl bis auf die Sinneshaare und zeigte eine Verbiegung der Wirbelsäule. Es zeigten sich Veränderungen am Ohr, an der Hypophyse und im Bereich der Sinneshaare (Abb. 36).

Die volle Giftwirkung des Thalliums sieht man aber am besten bei Selbstmördern bei Vergiftungen mit Thallium. Neben der Verwendung bei Kindern wird es nämlich als Rattengift in $2^0/_0$igen Körnern und Pasten unter dem Namen

Celiopaste und Celiokörner von der I. G.-Farbenindustrie in den Handel gebracht und ab und zu auch von Selbstmördern verwendet. WERNER veröffentlichte im Jahre 1931 eine kleine Arbeit über 30 bekannt gewordene solche Vergiftungsfälle; er berichtete, daß sich bei den Kranken und Toten vor allem Polyneuritiden, schwere Nierenschädigungen mit Albuminurie und Blasenbeschwerden kombiniert, gezeigt hätten; Magen und Darm hätten mit starkem Erbrechen und Durchfällen bzw. schwerer Verstopfung reagiert. Es wären weiter ovarielle Störungen und von seiten des Herzens Tachykardien (bis 150 Schläge) und stenokardische Anfälle bemerkt, Lymphocytose wäre im Blut konstatiert. ALTHOFF hat unter seinen 7 Fällen von Vergiftung zweimal Exitus gesehen. Der Haarausfall, den wir bei der Behandlung erzielen wollen, tritt bei den Vergiftungen Erwachsener ungefähr 3 Wochen später auf. Leichtere Vergiftungserscheinungen fanden sich auch bei den Thalliumverarbeitern in den chemischen Betrieben.

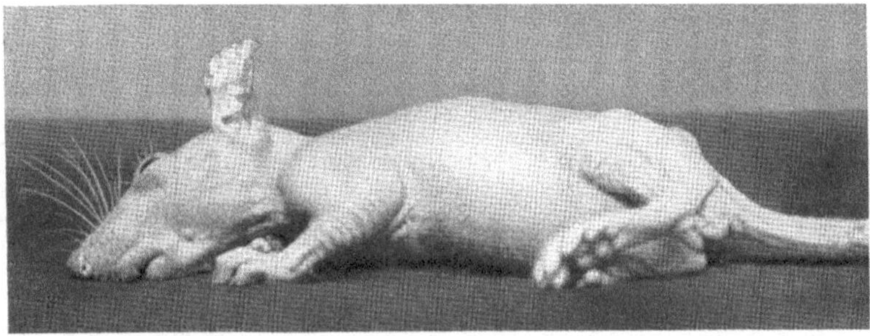

Abb. 36. Enthaarte Ratte nach Thalliumanwendung. (Sammlung BUSCHKE.)

In der letzten Zeit hat LESCHKE noch einmal über Thalliumvergiftungen berichtet. Er sieht im Anschluß an die obenerwähnte Arbeit von BUSCHKE und PEISER die Hauptwirkung des Thalliums in der Schädigung des vegetativen Nervensystems, insbesondere des Sympathicus und bezeichnet das Thallium als das Strychnin des Sympathicus. Auch er sah akute Thalliumvergiftungen durch Celiokörner und Celiopaste. BUSCHKE und PEISER konnten aus 395 Arbeiten über Thallium 7 Todesfälle zusammenstellen, die bei therapeutischer Überdosierung eingetreten sind.

Eins steht fest, daß man bei der Anwendung des Thalliums, wenn man es entweder allein oder in Gemeinschaft mit Röntgenstrahlen anwenden will, über die Dosis von 5—8 mg nicht herausgehen, und daß man es nur bei Kindern anwenden darf! Man soll in keinem Falle die Dosis verstärken und sie wiederholen, ehe eine lange Zeit verstrichen ist. Beides ist noch gefährlicher, wenn die erste Dosis auch schon von leichten Erscheinungen der Intoleranz begleitet gewesen ist. Man muß unter jeder Bedingung mit der Thalliumwirkung sehr vorsichtig sein, solange bis nicht Mittel angegeben sind, die diese unerwünschten Nebenerscheinungen zu verhindern oder abzuschwächen imstande sind.

In der letzten Zeit hat ARAMAKI (s. oben) das Thallium nitricum und das Thallium carbonicum ganz besonders empfohlen. Das Thallium nitricum hält er für weniger toxisch als das Acetat. Den stärksten Haarausfall bei geringster Toxizität verursacht nach ihm das Carbonat.

Zur *Verhütung der Schädigungen* bei der inneren Anwendung des Thalliums sind nach BUSCHKE Versuche mit Pilocarpin und Natriumthiosulfat gemacht worden. Nach LENARTOWITSCH beeinflußt Pilocarpin die Schmerzen günstig, aber nur vorübergehend. Eine ganze Reihe von Autoren, BOGDANOFF und LASKO, MRONGOVIUS und TUCHAN, BUSCHKE und JOSEPH sah teils günstige, teils nicht beweiskräftige Resultate bei der Anwendung von Natriumthiosulfat. KALUZZI hofft durch das letztere bei gleichzeitiger Verabreichung auch bei Erwachsenen das Thallium anwenden zu können. Nach LESCHKE ist das Natriumthiosulfat täglich 0,6 in 20 ccm Aq. dest. langsam intravenös injiziert das beste Mittel zur Behandlung der Thalliumvergiftung. Daneben verordnet er zur Hebung der Diurese reichliches Teetrinken und läßt abführen. Bei akuten Vergiftungen soll sofort der Magen ausgiebig ausgespült und Milch gegeben werden.

## Literatur.

*Haarausfall durch innere Anwendung chemischer Präparate hervorgerufen.*

A Enthaarende Wirkung der Leukaena glaucha. Pharmak. Zbl. **1897**, Nr 17. — ARAMAKY, Y.: (a) Jap. J. of Dermat. **29**, Nr 10, 79 (1924). (b) Studies on alopecies. Jap. J. of Dermat. **25**, Nr 1 (1925). (c) Jap. J. of Dermat. **24**, Nr 10, 79 (1924).

BALLARD: Reports of the Boston city hospital, **1902**. — BRONSTEIN, W.: Die Epilation der Haare von Pilzkranken nach der Methode von BUSCHKE-LANGER. Dermat. Wschr. **84**, Nr 5, 29. Jan. 1927. — BUSCHKE: (a) Berl. klin. Wschr. 1900, Nr. **3**, **39**. (b) Berl. klin. Wschr. **1900**, Nr 53. (c) Über experimentelle Erzeugung von Alopecie durch Thallium. Sonderabdruck aus Verh. dtsch. dermat. Ges. Breslau **1901**. (d) Dtsch. med. Wschr. **1911**, Nr 4. (e) Arch. f. Dermat. **108**, (1911); **66** (1913). — BUSCHKE u. GINSBERG: Ber. augenärztl. Ges. Berlin, Mai **1913**. — BUSCHKE u. JACOBSOHN: Untersuchungen über Thalliumwirkungen. Dtsch. med. Wschr. **1922**, Nr 26. — BUSCHKE, A. u. ERICH LANGER: (a) Bemerkung zu der Arbeit von W. BRONSTEIN: Die Epilation der Haare von Pilzkranken nach der Methode von BUSCHKE-LANGER in Nr 5 dieser Wochenschrift 1927. Dermat. Wschr. **84**, Nr 22, 733, 28. Mai 1927. (b) Die kombinierte Thallium-Röntgenepilation. Zugleich Bemerkungen zu der Arbeit von STÜMPKE in Nr 30. Dermat. Wschr. **85**, Nr 40, 1390, 1. Okt. 1927. — BUSCHKE, LANGER u. PEISER: Die Epilation bei Haarpilzerkrankungen mittels Thalliumacetat und ihre experimentelle Begründung. Dermat. Wschr., **3**. Juli **1926**, 971. — BUSCHKE, LANGER u. SCHAYER: Die Epilation bei Haarpilzerkrankungen mittels Thallium. Münch. med. Wschr. **1926**, Nr 20, 815. — BUSCHKE u. PEISER: (a) Die Wirkung des Thalliums auf das endokrine System. Klin. Wschr. **1922 I**, Nr 20. (b) Experimentelle Beobachtungen über Beeinflussung des endokrinen Systems durch Thallium. Med. Klin. **1922**, Nr 22, (c) Über die endokrine Wirkung und die praktische Bewertung des Thalliums. Dermat. Wschr. **1922**, Nr 19. (d) Klin. Wschr. **1**, Nr 44, 2182 (1922). (e) Weitere experimentelle Ergebnisse über endokrine Störungen durch Thallium. Klin. Wschr. **1923**, Nr 31. (f) Erg. Path. **25**, (1931). (g) Die histologische Wirkung und die praktische Bedeutung des Thalliums. Erg. Path. **25**. — BUSCHKE, A., B. ZONDER u. L. BERMANN: Der hemmende Einfluß des Thalliums auf den Brunstzyklus der Maus. Berl. klin. Wschr. **1927**, Nr 15, 683.

CICERO, D. RICARDO E.: El Tratamiento de la Tiñas por el acetato de talio. 2. Congr. Sudamer. Dermat. Montevideo **1**, 517 (1922). Rev. méd. Puebla **1919**, Nr 8. — COMBEMALE: Echo Médical du Nord, 1898. — COVISA: Acta dermato-vener. (Stockh.) **1924**, Nr 16.

DOMBROWSKI, ALEXANDER: Lichen ruber planus im Anschluß an Thalliumbehandlung. Dermat. Wschr. **84**, 542, Nr 16, 16. April 1927. — DOSTROWSKY, ARIEH: Zur Thalliumbehandlung der Haarpilzerkrankungen der Kinder. Aus der dermat. Abt. des Rothschild-Hospitals der „Hadassah Medical Organisation" in Jerusalem. Dermat. Wschr. **84**, **733**, Nr 22, 28. Mai 1927.

FELUGO, C.: L'alopécie par l'acétate de thallium dans le traitement de la trichophytie du cuir chevelu. Rinasc. med. **1925**, No 25, 470; Ann. de Dermat. 8, No 8—9 (1927). — FIOCCO: (a) Giorn. ital. Mal. vener. Pelle **2**, 369 (1924). (b) Giorn. ital. Dermat. **1925**. — FIOCCO, G. B.: Tallio e alopecia areata. Giorn. ital. Dermat. **66**, H. 4, 1287 (1925).

GIOVANNINI: Dermat. Z. **1899**, 696.

HUCHARD: Bull. Acad. Méd. Paris, Mai **1898**.

JEANSELME: Bull. Soc. franç. Dermat., 10. Nov. **1898**.

KLEINMANN: (a) Unsere Erfahrungen mit dem Thalliumacetat bei den Haarpilzerkrankungen. Med. Klin. **1926**, 1761. (b) Klinische Beobachtungen über die Wirkungen des Thalliumacetates bei Pilzkrankheiten. Russk. Vestn. Dermat. **5**, Nr 2 (1927). (c) Klinische Erfahrungen mit Thalliumacetat bei Haarpilzerprankungen. Dermat. Wschr. **84**, Nr 15 493, 9. April 1927.

LANDESMANN u. MGEBROFF: Zur Anwendung des Thallium aceticum als Epilationsmittel im Kampfe gegen Haarpilzerkrankungen. Russk. Vestn. Dermat. **5** (April 1927). — LÉON VASEUX: L'acétate de Thallium en thérapeutique. Thèse de Paris **1898**. — LESCHKE, ERICH: Thalliumvergiftungen. Münch. med. Wschr. **1931**, Nr 40, 1695. — LEVIN, E. M.: Zur Frage der Entstehung der Thalliumalopecie. Z. Dermat. **154**, Nr 1, 196 (1928). — LOURIER, A. u. E. ZWITKIS: Zur Frage der Behandlung von parasitären Erkrankungen der behaarten Teile des Kopfes mit Thallium aceticum. Dermat. Wschr. **85**, Nr 44, 1518 (1927, Okt.).

MARIANO PEREZ Y M. MINGUEZ: Enciclopesia Farmaceutica, Tome 3, p. 529. 1889. — MEYERHOFF, M. u. A. LANDESMANN: L'acétat de thallium comme moyen épilatoire. Rev. franç. Dermat. **3**, No 12, 587 (1920).

OCHOTERENA, ISAAC: Lesiones experimentales producidas, por el acetato de Talio en le rinon de conejo. Bol. Departem. Salubr. Publ. México, D. F. **1925**, No 4, 7.

PASINI, A.: L'acetate di tallio nella cura delle tigne. Giorn. ital. Dermat. **2**, 287 (1926, April). — PEISER u. BUSCHKE: Haarregeneration und Thallium. Dermat. Wschr. **1920 II**, 1378. — PETER: Dem Archiv für Dermatologie und Syphilis im Manuskript zur Verfügung gestellt. — PETER, GUSTAVO: (a) El Método de Cicero de depilacion por el acetato de protoxido de talio. Crón. méd. mexic. **25**, No 3, 109 (1926, März). (b) Die Epilation mit Thallium acetic. oxydulat. **150**, Nr 3, 438 (1926). — POHLMANN: (a) Arch. f. Dermat. **114** (1913). (b) Arch. f. Dermat. **64**, H. 3. — PRIETO, GAY: Troisième Congrès des Dermatologistes et Syphiligraphes de langue française, procès verbaux des séances, 1926, p. 90.

SABOURAUD: (a) Les teignes, 1910, p. 771. (b) Entretiens dermatologiques à l'école Lailler, 1913. p. 432. — SAMZAL Y ZULOAGA: Enthaarung durch Thalliumsalben. Arch. f. Dermat. **13**, Nr 2, 47 (1926). — STERN, C. u. P. GREVEL: Über Erfahrungen mit der Epilation durch Thallium aceticum nach BUSCHKE. Dermat. Wschr. **85**, Nr 29, 1021, 16. Juli 1927. — STÜMPKE: (a) Zur Bemerkung auf die Arbeit von A. BUSCHKE und E. LANGER über die kombinierte Thallium-Röntgenepilation. Dermat. Wschr. **85**, Nr 40, 1393, 1. Okt. 1927. (b) Über Thallium aceticum-Epilation, bzw. ihre Kombination mit Röntgenstrahlen. Dermat. Wschr. **85**, Nr 30, 1055, 23. Juli 1927. — SZENTKIRALYI, S. VON: Sekundäre Anämie nach einer Thallium aceticum-Epilation. Dermat. Wschr. **85**, Nr 31, 1083, 30. Juli 1927.

TRUFFI: La cura delle tigne coll' acetati di tallio. Rass. clin.-scient. Ist. Biochem. ital. **1927**, No 9.

URUEÑA, JESUS GONZALEZ: (a) Las Tiñas en México Su Tratamiento por el acetato de Talio. Bol. Univ. Nacional México, **1**, No 1, 309 (1922, April). (b) Lecciones sobre Enfermedades de la Piel, p. 85. México 1923. (c) Traitement des teignes au moyen de l'acétate de Thallium. 1. Congr. Dermat. et Syph. Langue franç. **1923**, 114. — URUEÑA, JESUS GONZALEZ et I. OCHOTERENA: Teigne tonsurante Sabouraudite de l'adulte 1924, p. 4. — URUEÑA: Le traitement des Teignes par l'acétat de Thallium. Paris: Masson & Co. 1920.

VIGNOLO, LUTATI: Giorn. ital. Mal. verner. Pelle **1905**, 33.

WERNER, HARRY: Beitrag zur Klinik der Thalliumvergiftung. Klin. Wschr. **1931 I**, 977.

Weitere Literatur bei URUEÑA: Le Traitement des Teignes u. bei BUSCHKE u. PEISER: Erg. Path. **25**.

## 6. Alopecia areata (SAUVAGE, HEBRA, KAPOSI).

*Synonyma*: Area Celsi (JOHNSTON und BÄRENSPRUNG), Ophiasis (CELSUS), Phyto-alopecia (GRUBY), Porrigo seu linea decalvans (BATEMAN), Vitiligo capitis (CAZENAVE), Alopecia occidentalis seu serpens (WILSON), Area occidentalis diffluens, seu serpens, seu tyria, kreisförmiger Haarausfall oder kreisförmige Kahlheit, kreisfleckiger Haarausfall, Circumscribed Baldness, pelade, teigne pelade (BAZIN, MALASSEZ), pelade achromateuse, pelade décalvante, pelade décalvante or fiasca.

Unter dieser Krankheit verstehen wir den plötzlichen schnellen oder langsameren Ausfall der Haare in Form kreisförmiger Flecken, die scharf umschrieben sind, in erster Linie den behaarten Kopf, bei Männern auch den Bart, in selteneren Fällen auch den Körper befallen, sich durch den chronischen Verlauf auszeichnen, ohne dabei eine andere Veränderung der befallenen Haut zu zeigen. Die Flecke heilen entweder spontan oder infolge Behandlung ab, oder sie heilen ab und rezidivieren oder sie führen zur völligen vorübergehenden oder dauernden Kahlheit.

*Geschichte.* Die Alopecia areata ist zuerst von dem großen Arzt CELSUS beschrieben worden. In dem Kapitel „De areis et earum curationibus" beschrieb er bereits den kreisförmigen Haarausfall, und zwar in zwei Formen: die erste unter dem Namen Ophiasis, als einen bei Kindern auftretenden Haarausfall und die Alopecia als eine andere in mehreren Flecken über den Kopf verteilte Form bei Erwachsenen. Diese Beschreibung von CELSUS blieb aber wenig bekannt, bis im Jahre 1648 der englische Arzt JOHANNES JOHNSTON die Krankheit unter demselben Namen wieder beschrieb. Im Jahre 1786 veröffentlichte SAUVAGE eine

Arbeit über diese Erkrankung, gab ihr den Namen Alopecia areata und nannte sie zu Ehren JOHNSTONS auch Area Johnstonii. Die erste klinische Beschreibung verdanken wir BATEMAN, der im Jahre 1829 unter dem Namen Porrigo decalvans die Erkrankung eingehend beschrieb. Wie bei allen Dermatosen des Kopfes begann mit der Entdeckung des Favuspilzes durch SCHÖNLEIN, der des Mikrosporon Audouini durch GRUBY und der des Trichophytonpilzes durch MALMSTEN eine Periode der Verwirrung, indem man allgemein die Alopecia areata mit den Mykosen zusammenwarf und nur an eine parasitäre Entstehung auch bei ihr dachte. Während schon im 16. und 17. Jahrhundert in Frankreich der Name Pelade für einen luetischen Haarausfall galt, schränkte BAZIN im Jahre 1853 den Namen Pelade nur für die Alopecia areata ein. Er unterschied eine Pelade ophiasique und eine Pelade achromateuse, entsprechend dem Porrigo decalvans BATEMANS und der Vitiligo CAZENAVES. Später erkannte er nur die Pelade achromateuse als die einzige wahre Pelade an. In der französischen Schule galten noch lange Zeit die falschen Ansichten GRUBYS und BAZINS, und auch HARDY nahm sie vollständig an. GILBERT hielt die Pelade für eine alte, chronische Form des Herpes tonsurans, nur CAZENAVE sah die Pelade ähnlich wie eine Vitiligo des behaarten Kopfes an und glaubte, daß sie bei lymphatischen Individuen vorkäme. In Deutschland und in England waren es BÄRENSPRUNG und HUTCHINSON, die im Jahre 1888 energisch gegen diese Ansichten Front machten. Auch ERASMUS WILSON schloß sich dieser Ansicht an. BÄRENSPRUNG fand niemals Pilze; er glaubte an keine kontagiöse Übertragung, derselben Ansicht waren HUTCHINSON und WILSON, der nicht einmal die Möglichkeit einer Übertragung erwähnte. Während im Anfang noch HEBRA an das Mikrosporon Audouini als Ursache glaubte, trat er später zu den Gegnern dieser Ansicht über und glaubte an eine trophoneurotische Ursache. Aber trotz BÄRENSPRUNG, HUTCHINSON, HEBRA, WILSON kam gerade, hervorgerufen durch die Verbesserung der mikroskopischen Untersuchungen, in den 80er Jahren eine ganze Reihe neuer Arbeiten heraus, die sich mit der parasitären Ursache der Alopecie wieder befaßten. Nach den Entdeckungen von MALASSEZ konnte MICHELSON behaupten, daß er keinen ähnlichen Pilz bei der Alopecie fand und auch BIZZOZERO lehnte den MALASSEZschen Pilz ab, nachdem schon vorher POHL-PINCUS in Berlin auch bereits die strikte Trennung zwischen Area Celsi und Herpes tonsurans gefordert hatte. 1879 fand EICHHORST einen Pilz und ebenso BUCHNER im Jahre 1878; beide konnten aber keine Anerkennung finden. Mehr Bedeutung wurde im Anfange den Entdeckungen von SEHLENS im Jahre 1885 entgegengebracht, der in den Follikeln der Alopecieherde Parasiten fand, die sowohl mikroskopisch wie in der Kultur das gleiche Bild boten. Ähnliche Kokken fand THIN ebenfalls im Jahre 1885, aber die Nachuntersucher BENDER und BIZZOZERO fanden diese Kokken auf der ganzen Haut unter normalen Verhältnissen. Trotz dieser Fehlschläge konnte im Jahre 1887 eine von der Académie de médecine in Paris gewählte Kommission unter Vorsitz von BESNIER erklären:

1. Die Alopecia areata ist ansteckend.
2. Die Alopecia areata ist weniger ansteckend als Favus und Trichophytie.
3. Der Parasit ist noch nicht gefunden worden, und wenn er existiert, wirkt er nicht direkt auf das Haar ein.
4. Die kranken Haare bieten nur trophische Störungen der Haarpapille.
5. Diese vorübergehenden Störungen stehen in direkter Beziehung zum Nervensystem.

Noch weiter ging THIBIERGE und mit ihm LAILLER, BROCQ, VIDAL, HALLOPEAU in Frankreich und in Deutschland ebenfalls eine große Reihe von Forschern: LESSER, NEISSER usw., die eine echte parasitäre Alopecia areata *und* eine trophoneurotische Pseudoarea annahmen. Auch SABOURAUD, der im Anfang absoluter Anhänger der parasitären Theorie war, erklärte 1900 auf dem internationalen Kongreß in Paris auf Grund seiner langjährigen Arbeiten, es gäbe zwei Formen der Alopecia areata, die Pelade ophiasique, häufiger beim Kinde, mit sicherer Heredität, Ansteckung selten, wenn sie überhaupt existiert, und die zweite Form, die seborrhoische Pelade im Erwachsenenalter, hervorgerufen durch seborrhoische, mikrobacilläre Infektion. Auf demselben Kongreß traten LASSAR, HALLOPEAU und JADASSOHN für die parasitäre Theorie ein, während sich WALKER aus Edinburg den SABOURAUDschen Ansichten anschloß. Noch 1906 auf dem internationalen medizinischen Kongreß in Lissabon erklärten sich die beiden Referenten des Themas „Contagion de la pelade" für den parasitären Charakter der Erkrankung und RATCLIFFE CROCKER konnte im Schlußwort die einmütige Stellungnahme des Kongresses feststellen, obwohl auf demselben Kongresse CIARROCCHI eine Mitteilung machte, daß er in 547 Fällen nicht ein einziges Mal eine sichere Übertragung festgestellt hätte. Inzwischen traten andere Theorien, die trophoneurotische und die JACQUETsche, denen sich in den letzten Jahren noch die endokrine als Ursache angeschlossen hat, der parasitären Theorie gegenüber, und die parasitäre Ursache als einzige Ursache verlor außerordentlich an Boden. Dazu kam, daß die Schilderungen von Epidemien in Frankreich sich zum großen Teil als nicht haltbar erwiesen, daß viele von den früher in als zweifellos angenommenen Epidemien sich als Trichophytien oder als Epidemien bei Kindern (Alopecia parvimaculata?) herausstellten, und daß die Mehrzahl dieser Fälle zur Kritik herausforderte. Insbesondere hat DÉHU, der in Frankreich diese Epidemien nachgeprüft hat, die Überzeugung ausgesprochen, daß es keine wahren Epidemien der wahren Alopecia areata gäbe, sondern daß es sich entweder um veritable Epidemien falscher Alopecie oder um falsche Epidemien wahrer Alopecie handle. So konnte 1907 BROCQ in seinem berühmten Lehrbuch „La dermatologie pratique" erklären, daß die Kontagiosität der Alopecie ohne Beweis bleibe. Dem entsprach auch die Stellung der Referenten PELLIZZARI und SABOURAUD auf dem 17. medizinischen Kongreß in London 1913, in dem beide als Hauptreferenten die parasitäre Ätiologie ablehnten, während nur JADASSOHN und SEQUEIRA die Möglichkeit einer infektiösen Entstehung der Alopecia areata aussprachen. Auf der anderen Seite ließen die experimentellen Versuche JOSEPHs im Jahre 1886, der im Anschluß an die Exstirpation des Spinalganglions des zweiten Halsnerven bei Katzen innerhalb 5—27 Tagen einen Haarausfall erzielte, der dem der Alopecia areata ähnelte, die Idee der trophoneurotischen Ursache in einem neuen Lichte erscheinen. Krankenberichte von JOSEPH, PONTOPPIDAN, NIVELLI, BEHREND, MOSKALENKO, TER-GREGORIANTZ, SAMUEL, KÖSTER sprachen für die Möglichkeit einer nervösen Ursache oder für die Möglichkeit traumatischer Nervenläsionen, wie sie auch von verschiedenen anderen Seiten bestätigt wurde. Auch Haarausfall bei bestimmten Nervenleiden unterstützte die trophoneurotische Theorie, die außerdem noch durch sichere Beobachtungen von Heredität (DARIER, FEULARD, MÜLLER, SABOURAUD) und durch Beobachtungen über familiäres Vorkommen (SPITZER, GALEWSKY) unterstützt wurde. Eine andere Möglichkeit beleuchtete JACQUET im Jahre 1900 durch seine Arbeiten: „Trouble du chemisme sanguin et urinaire dans la pelade" und „Sur la nature et le traitement de la pelade". Er glaubte, daß ein reflektorischer oder zentraler Reiz eine Alopecie hervorrufen könne, vor allem die Störungen und krankhaften Erscheinungen im Bereiche des Gebisses hielt er in erster Linie für die Alopecie von großer Bedeutung. Er glaubte an den Zusammenhang zwischen Wachstumsstörungen und Erkrankungen der Zähne und den bestimmten Lokalisationen der Herde der Alopecie, die außerdem noch von verschiedenen Erscheinungen begleitet werde. JACQUET hat das drastisch so ausgesprochen: „Die Alopecia areata ist eine Mauserung der Haare, plötzlich und stark geworden unter bestimmten örtlichen, gehäuften und nicht spezifischen Bedingungen, die unterhalten werden durch eine Ernährungsstörung, für welche die Störung der Urinsekretion zum Teil den Maßstab abgibt und die sich neben anderen Symptomen in einer Hypotonie der Gewebe äußert. Unter den Organen, die eine Entstehung der Alopecia areata verursachen, hat er hauptsächlich die Aufmerksamkeit auf die Zähne gelenkt.“ Die sehr interessante Theorie JACQUETs hat sich aber auch als nicht haltbar herausgestellt; sie ist von BARTHÉLEMY, HALLOPEAU, GENNER und ganz besonders von BETTMANN verworfen worden, der im Anschluß an seine Arbeiten über die Abrinvergiftungen und im Anschluß an die Thalliumwirkung (BUSCHKE, URUEÑA usw.) mehr an eine Intoxikationstheorie glaubt. Die Intoxikationstheorie hat auf der Basis von endokrinen und Sympathicusursachen in der letzten Zeit für die Pathogenie der Alopecia areata an Bedeutung gewonnen. So sind namentlich von JORDAN, BUSCHKE u. a. die endokrinen Ursachen mehr hervorgehoben worden, während SPITZER aus der JADASSOHNschen, POHLMANN aus der v. ZUMBUSCHschen Klinik und GALEWSKY doch wieder die Aufmerksamkeit auf diejenigen in der letzten Zeit genauer beobachteten Fälle gelenkt haben, in denen die Möglichkeit der Übertragung und der familiäre Zusammenhang eine Rolle spielen.

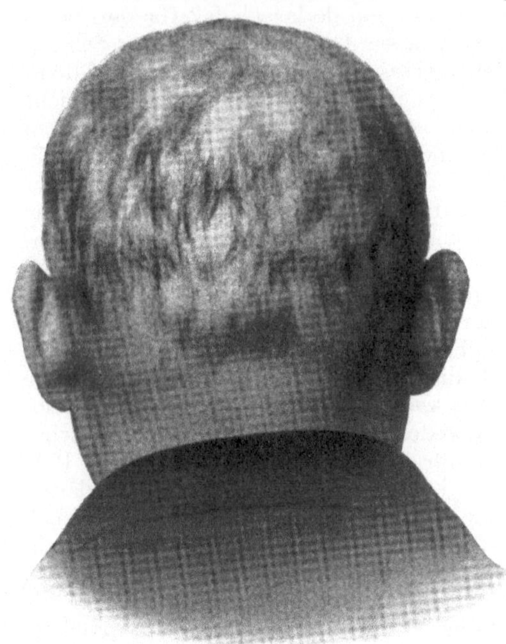

Abb. 37. Alopecia areata (multiple Herde, syphiloid). (Sammlung ARNDT.)

*Klinik.* Wie oben bereits erwähnt, beginnt die Erkrankung bei anscheinend ganz gesunden Menschen jeden Lebensalters ohne die geringsten Erscheinungen. Der Patient empfindet weder Jucken noch Brennen, noch eine Entzündung auf dem Kopfe. Oft konstatiert der Patient die Erkrankung durch etwas mehr Haarausfall und sieht dann eine kahle Stelle im Spiegel, oder es wird in der Familie oder durch Beobachtung anderer Personen, vor allem durch den Friseur die Stelle entdeckt. Der Haarausfall kann am Anfang leicht sein, so daß der Patient ihn gar nicht beachtet. Erst wenn er so stark wird, daß eine kahle Stelle entsteht, beachtet er ihn. Im allgemeinen, wie ich schon oben erwähnt habe, hat der Patient keine Beschwerden und hat sie auch während der ganzen Erkrankung nicht. Nur in wenigen Fällen merkt der Patient einen oder mehrere Tage vorher leichte neuralgische Beschwerden in der erkrankten Kopfpartie oder allgemeinere oder lokalisierte Kopfschmerzen. Ab und zu haben mir Patienten auch mitgeteilt, daß sie leichtes Prickeln, Ameisenlaufen, eigenartige, stechende Empfindungen der Haut gehabt hätten, die sie zum Nachfühlen oder zum Kratzen veranlaßt haben, Empfindungen, von denen ich oft das Gefühl hatte, daß die Patienten sie sich erst nachher eingeredet haben. GENNER hat diese Parästhesien in ungefähr 10% seiner Fälle gefunden, in 80% davon gaben die Patienten ein leichtes Jucken auf der Haut an. Nur in einem oder zweien seiner Fälle konnte er eine Hyperästhesie oder eine Hyperalgesie konstatieren. JACQUET glaubte, daß diese Störungen durch das vegetative und somatische System hervorgerufen würden und daß der Juckreiz entstünde durch Störungen der sensitiv-sympathischen Fasern, eine Ansicht, die von LANGLEY und SCHILF abgelehnt wird, die für die Haut nur motorische, sympathische Fasern gelten lassen. LESPINNE hat in einem Falle starke Schmerzen konstatiert, von denen er glaubt, daß sie von organischen Erscheinungen ganglionärer Natur herrühren.

Der erste Fleck kann also ganz plötzlich (wie man sagt über Nacht) auftreten. Dieser erste Fleck bleibt in gutartigen Fällen allein bestehen und heilt

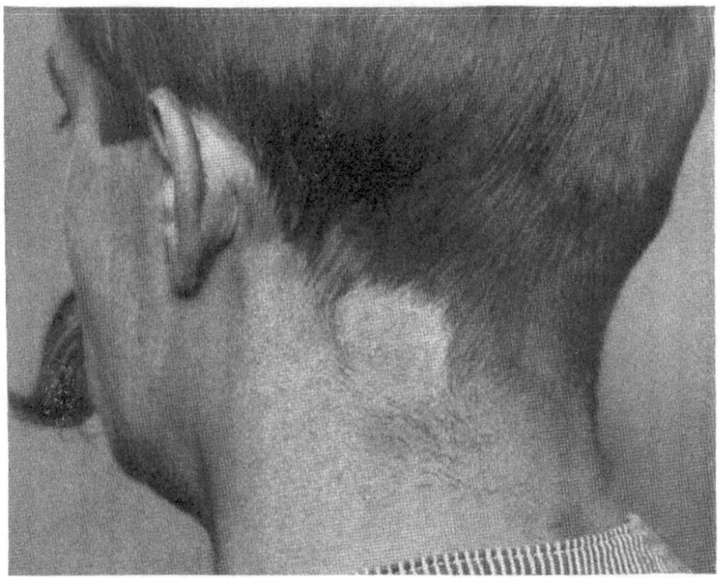

Abb. 38. Alopecia areata, beginnender Fleck. (Sammlung Univ.-Hautklinik Breslau.)

in kürzerer oder längerer Zeit ab. Er ist 2—3 cm breit, kann sich allmählich an den Rändern noch weiter ausdehnen und allmählich größer werden. In weniger gutartigen Fällen, gewöhnlich nach 3—4 Wochen, können plötzlich neue Flecke auftreten (2. Schub), die ähnlich wie der erste Fleck auch wieder allein ohne neue Flecke weiterbestehen können und allmählich abheilen, oder es entsteht wiederum nach mehreren Wochen ein dritter Schub, dem eine Reihe neuer Flecke folgen. Inzwischen können die ersten und zweiten Flecke bereits völlig abgeheilt sein, aber auch so, daß man kein gleichmäßiges Abheilen merkt, sondern ohne daß man die Ursache sieht, kommen an dem einen Fleck überall Flaumhaare, bei einem anderen nur am Rande und das Zentrum bleibt kahl, wieder bei einem anderen wachsen nur im Zentrum Haare, und die letzte Gruppe, die am schwersten heilt, bleibt sehr lange kahl, bis auch sie allmählich mit Haaren bedeckt wird. Das Bild ist also ein denkbar verschiedenes; es sind alle Möglichkeiten zu beobachten. Das Eigenartige bei dieser Erkrankung ist, daß man im Beginn den Flecken nicht die Gutartigkeit ansehen kann und in welcher Form die Alopecie verlaufen wird. Erst allmählich im Verlaufe von Wochen zeigt sich der Charakter der Alopecia areata. Die Flecke sind im allgemeinen rund im Gegensatz zur atrophierenden Alopecie. Ihre Größe schwankt von

Erbsengröße bis zur Größe eines Handtellers; indem die Stellen größer werden, konfluieren sie und bilden serpiginöse, bogenförmige Flecke. Sie können auch unregelmäßig werden dadurch, daß in einem Winkel oder in mehreren Ecken der Haarausfall weitergeht und so der ursprünglich runde, und regelmäßige Fleck unregelmäßiger wird. Manchmal fallen die Flecke durch ihre Symmetrie auf, namentlich wenn sie an den Seiten sitzen. Oft sehen wir sie

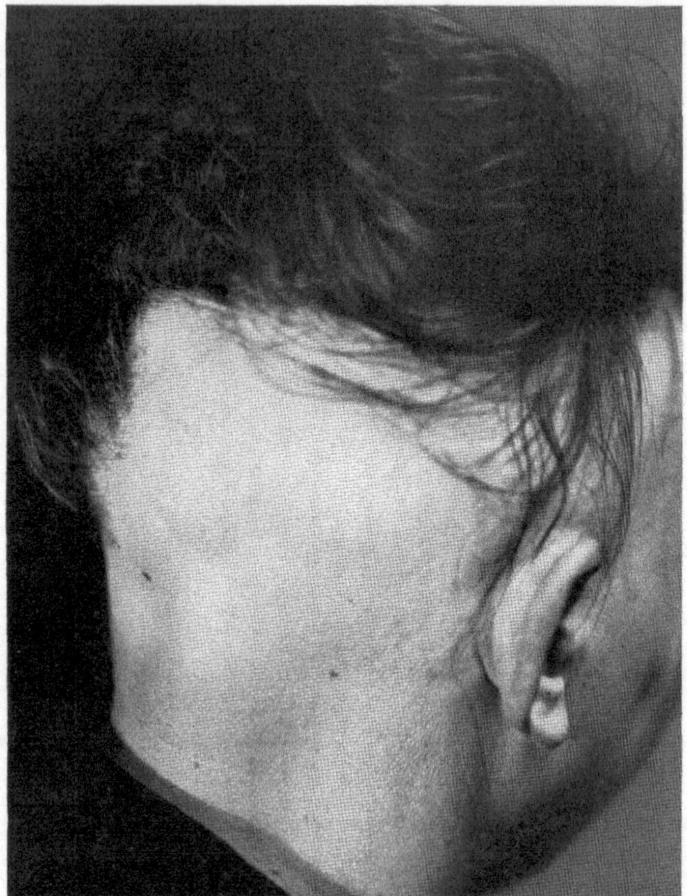

Abb. 39. Alopecia areata, sogenannte Ophiasis. (Sammlung Galewsky und Linser.)

aber ganz unregelmäßig, wobei sie den hinteren und unteren Teil des Kopfes bevorzugen. Charakteristisch für die Alopecia areata ist im Gegensatz zur Alopecia praematura und seborrhoica, daß die Erkrankung sehr oft im Haarrand sitzt und gerade in dem unteren Teil des Haares, wo die Umschnürung durch den Hut nicht in Frage kommt. Auf diese Gesetzmäßigkeit der Stellen haben Lailler und Ciarrocchi ganz besonders aufmerksam gemacht. Lailler sah als Prädilektionsstelle die ganze Occipitalgegend an, Ciarrocchi fand in 50% der Fälle die marginale Gegend des Kopfes ergriffen (Regiones nuchales et auriculares temporales). Jacquet sah in 35% der Fälle die zentrale Partie des Kopfes befallen, in 65% die marginale. Unter 119 Fällen des Kopfes fand er 41 Fälle in der Regio mandibularis mit Maximum in der

Mentolateralzone, 45 Fälle in der Gegend vom Nacken bis zur Regio subauricularis, 10 Fälle in der Frontotemporalgegend und in den unmittelbar anliegenden Partien, 12 Fälle in der Parietalgegend, 11 in der Mittelpartie am Wirbel. CIARROCCHI fand 133 Fälle im Nacken, 168 am Kinn, 53 an den Schläfen, 45 hinter den Ohren, den Rest an anderen Stellen.

Als eine besondere Lokalisation muß auch die sog. *Ophiasis* gelten, bei welcher die Alopecie über dem Halsansatz des Nackens mit zwei seitlichen,

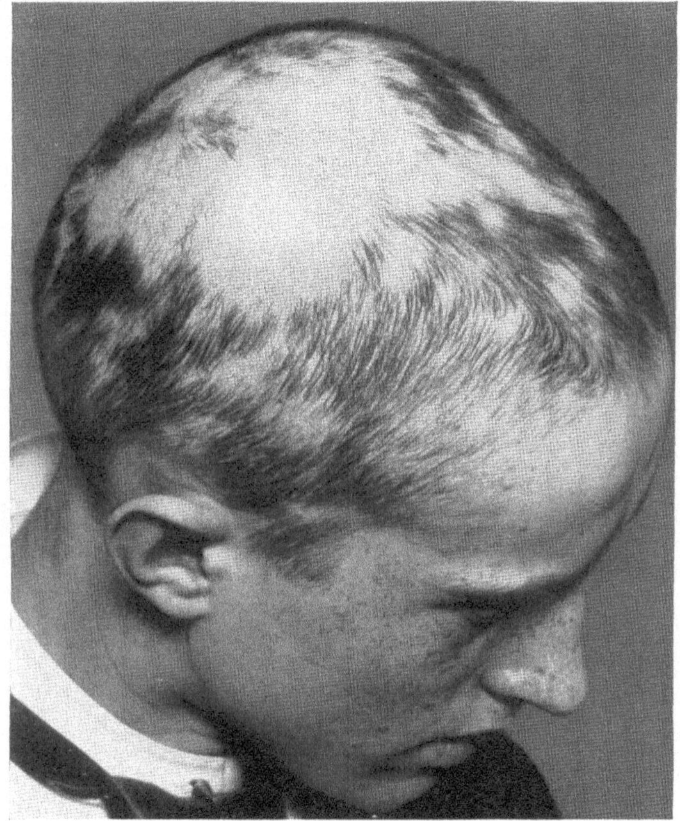

Abb. 40. Alopecia areata, konfluierter großer Fleck, zahlreiche neue kleine. (Sammlung Univ.-Hautklinik Breslau.)

symmetrischen Hinterhauptflecken beginnt. Die Flecken verbreiten sich nach vorn und gehen wie ein Ringband am Rande der Haargrenze bis nach vorn. Das Band kann 6—7 cm breit sein. Nur in seltenen Fällen beginnt dieses Band vorn. Von dem bandförmigen Rande aus kann die Alopecie über den ganzen Kopf sich verbreiten. Charakteristisch für diese Form der alopecischen Erkrankung ist die Symmetrie, die sich im allgemeinen zeigt. Oft beginnt auch die Erkrankung mit einem Fleck in der Mitte, und erst dann treten ungefähr 3 cm von diesem ersten Fleck aus zwei neue symmetrische Flecke auf. Auch hier kann, wie bei der gewöhnlichen Alopecie die Form gutartig sein und in denselben Möglichkeiten verlaufen wie die gewöhnliche Alopecie. Wenn SABOURAUD diese Erkrankung als spezifisch für die Kindheit ansieht, so kann ich mich dieser Ansicht ebenso wie JACKSON und MCMURTRY nicht anschließen. Ich habe sie namentlich nach der Pubertät öfter gesehen vor allem bei jugendlichen, männlichen Individuen.

Abgesehen von dieser Form sehen wir in seltenen Fällen auch anstatt der runden oder mehr ovalen Form eine band- oder streifenförmige. Ich habe diese Form nur einmal gesehen. Andere Autoren haben sie nach Verletzungen und nach Shock gesehen. Ich möchte sie daher nicht zur eigentlichen Alopecia areata, sondern zur Alopecia neurotica rechnen.

Die unter dem Namen *Alopecia seborrhoica circinata* von CROCKER gesehene Form ist ohne weiteres als eine Mischform zwischen Alopecie und Seborrhöe anzusehen. Auch die NEUMANNsche *Alopecia circumscripta seu orbicularis*, bei welcher er erbsengroße oder noch kleinere Stellen sah, die stark eingesunken und deutlich anästhetisch waren, gehören vielleicht zu den Formen, die wir als Alopecia parvimaculata oder Alopecia atrophicans oder Folliculitis decalvans heute verstehen.

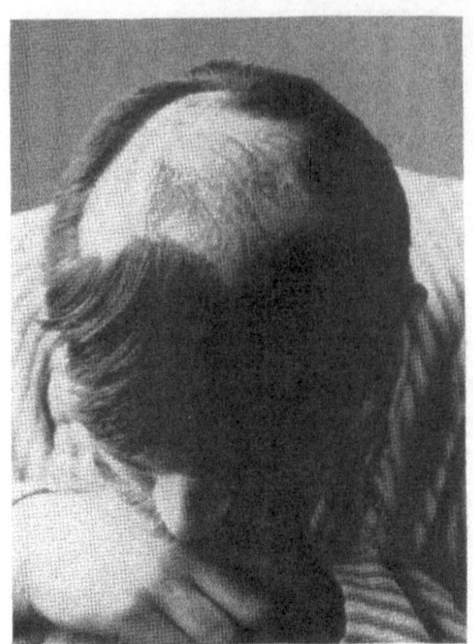

Abb. 41. Alopecia areata. (Sammlung GALEWSKY.)

Im Gegensatz zu dieser gutartigen Form, die entweder spontan oder unter Behandlung abheilt, kann auch die sogenannte bösartige Form, *Alopecia maligna*, mit unaufhaltsamem Haarausfall in kurzer Zeit den ganzen Kopf ergreifen und sich allmählich sogar über den ganzen Körper verbreiten. Das Charakteristische dieser Fälle ist, daß im allgemeinen der Haarausfall in ganz kurzer Zeit progredient wird und im Anfang innerhalb weniger Wochen sich aus einer gutartigen in eine bösartige Form umwandelt, während die wirklich gutartige Form dauernd gutartig bleibt. Die *maligne Form* kann entweder den ganzen Kopf ergreifen, so daß nicht ein Haar mehr übrig bleibt und der Kopf glatt wie eine Billardkugel erscheint, oder es bleiben auch einzelne Büschel auf dem Kopfe stehen, die entweder in der Einzahl oder in der Mehrzahl vorhanden sein können. JACQUET sah diese bösartige Form 5mal in 154 Fällen, McMURTRY und JACKSON fanden sie in 3 auf 120 Fälle; ich habe sie unter 100 Fällen 4mal gesehen. GENNER konnte auf 278 Fälle 28 von Alopecia maligna feststellen, während JACQUET und HOLLANDE eine viel geringere Anzahl von Fällen fanden. Im allgemeinen bleibt der Zustand des Kopfes jahrelang unverändert, und es bildet sich die Form, die BESNIER die *Alopécie perpétuelle* genannt hat. Die Krankheit geht allmählich innerhalb von Wochen, manchmal auch erst von Monaten, auf die Augenbrauen, die Barthaare, Achsel- und Schamhaare des Körpers über. Auch die Wollhaare fallen oft aus. Dagegen bleiben die Wimpern meist erhalten.

Aber auch in gutartigen Fällen sehen wir die Alopecie häufig auf den Bart übergehen. Man kann sie im Barte an allen Stellen beobachten, entweder ohne Symmetrie und ganz verstreut, aber häufiger symmetrisch und dann beginnend mit zwei Flecken in den Kinnfalten. Auch hier ist die Form im allgemeinen rund. Es treten immer neue Flecke auf, kurz, das Bild ist im allgemeinen dasselbe wie auf dem behaarten Kopfe. Oft merkt auch der Kranke gar nicht die Erkrankung, erst eine andere Person macht ihn darauf aufmerksam, namentlich wenn die Haare blond sind; bei dunklen Haaren fallen natürlich die Flecke viel eher auf. Es ist durchaus keine Regel, daß die Alopecie des Bartes mit einer Alopecie des Kopfes zusammenhängt. Meistens bleibt die Alopecie des Bartes, namentlich die des Schnurrbartes, alleinstehend, oft geht sie aber auch auf dem Kopf weiter und findet sich dann häufig an den Schläfen. Auf der anderen Seite geht, wie ich schon erwähnt habe, die Alopecie vom Kopf auch auf den Bart über. Die Augenbrauen können bei der

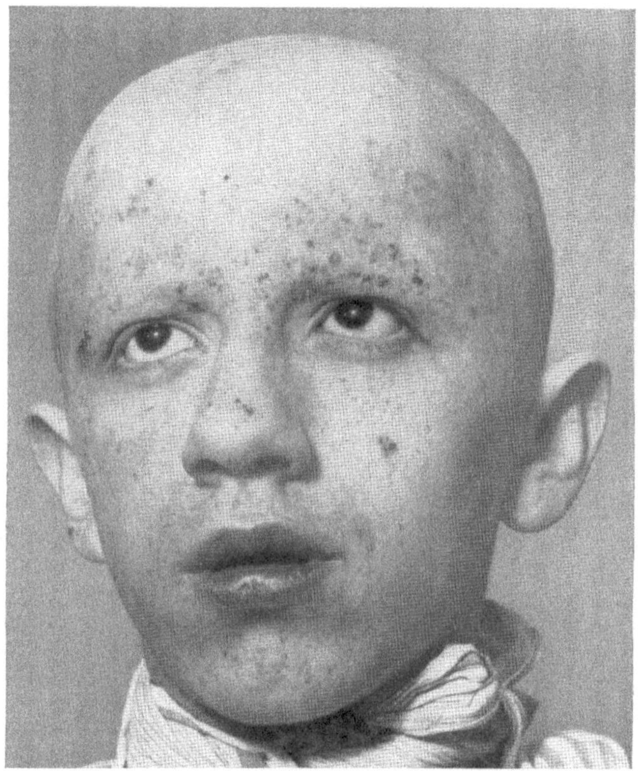

Abb. 42. Alopecia totalis (maligna). (Sammlung GALEWSKY.)

gutartigen Alopecie ergriffen werden, aber nur in den seltensten Fällen. Die Augenbrauen scheinen außerordentlich widerstandsfähig zu sein; nur bei der malignen Alopecie, die den ganzen Körper enthaart, fallen sie ihr in der Regel zum Opfer. Die Cilien sind ebenfalls sehr selten bei der gutartigen Alopecie ergriffen. SABOURAUD sah eine Dame, bei der die Alopecie der Wimpern in der Mitte jedes Augenlides Halt machte, und erst später begann eine Alopecie hinter den Ohren. Während die Alopecie der Augenbrauen sehr schwer heilte und Monate andauerte, heilte die des Kopfes schneller. Diese eigenartige Symmetrie habe ich auch in einem Falle gesehen, in welchem 20 Jahre nach der universellen Alopecie bis jetzt nur ganz symmetrisch die Augenbrauen und die Cilien beiderseits in derselben Ausdehnung wiedergekommen sind, abgesehen von einzelnen Haaren an Körper und Schnurrbart.

In seltenen Fällen wird man auch eine Alopecie des behaarten Körpers sehen. Das liegt natürlich daran, daß wir die Alopeciekranken nicht entkleiden lassen. SABOURAUD, der lange Zeit jeden Alopeciekranken auch am

Körper untersuchte, konnte bei dieser Gelegenheit eine ganze Reihe von Alopecien des Körpers konstatieren, auf die schon BLASCHKO früher aufmerksam gemacht hatte. Nach seinen Angaben ist am häufigsten die des Vorderarmes, die er symmetrisch 2—3 Finger breit gesehen hat und die sich auch auf die Beine erstreckte. Auch an den unteren Extremitäten hat er derartige runde Flecke gesehen. Bei der Alopecie des Körpers hat er eine allgemeinere, universellere Form und eine mehr circumscripte gesehen. Der Japaner SATO sah am Körper eine isolierte auf dem Rücken, FERNANDEZ DE LA PORTILLO

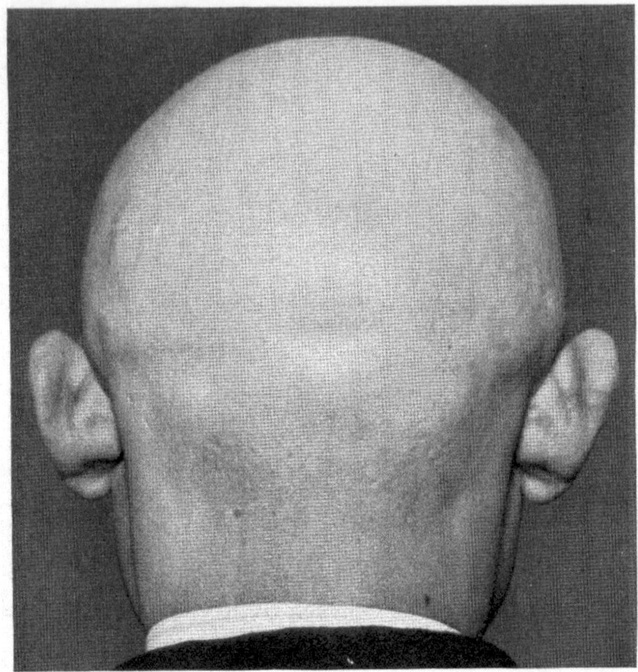

Abb. 43. Alopecia totalis. (Sammlung Univ.-Hautklinik Breslau.)

an den Unterarmen, Schenkeln und Kopf symmetrisch. Im allgemeinen ist aber diese Alopecie des Körpers außerordentlich selten und gehört bei den gutartigen Alopecien zu den Ausnahmen.

Was die Häufigkeit der Verbreitung im Gesicht und am Körper anbelangt, so fand JACQUET unter 154 Fällen bei Erwachsenen 26 Fälle im Bart allein, 74 nur im Haar, 34 in der Randzone, 14 in der Mittelzone, 26 im Rand und Zentrum, 28 in der Randzone und im Bart, 3 in der Zentralzone und im Bart, 8 allgemeine Alopecie.

In seltenen Fällen, außer bei den ganz schweren, malignen, kann man auch Störungen an den *Nägeln* beobachten. SABOURAUD hat sogar einen Fall gesehen, in welchem erst eine Erkrankung der Nägel und dann eine Alopecie des Bartes begann. Nach seinen Angaben sieht man diese Nagelveränderungen in verschiedenen Formen. Die Patienten geben entweder an, daß ihre Nägel brüchig geworden sind, wieder andere zeigen eine ausgeprägte Leukonychie, wie man sie auch sonst ohne Alopecie findet. Aber diese weißen Striche bei der Alopecie sind nach SABOURAUD oft so häufig und zusammengedrängt, daß die Farbe der Nägel kaum zu sehen ist. Auch die Onychorrhexis, namentlich des Daumens, ist oft häufiger als man annimmt. Die Nägel sind gestreift und mit Fissuren bedeckt, in denen sich der Staub ablagert. Auch der Nagel „wie ein Fingerhut" (Grübchen- oder Tüpfelnagel) ist ebenso häufig bei den schweren, malignen Fällen von Alopecie wie bei der Psoriasis. Außerdem gibt es degenerierte Nägel, bei denen man nur den Stumpf noch sieht. In der Literatur finden wir eine ganze Anzahl derartiger Fälle von Nagelerkrankungen. Patte hat im allgemeinen die Erkrankungen ebenfalls in 3 Formen eingeteilt: in die brüchige, in die mit weißen Flecken und in die dritte mit kleinen, punktförmigen Einsenkungen. Der älteste publizierte Fall scheint der von Rayer zu sein. Weitere Erkrankungen finden sich bei Arnozan, Audry, Bettmann, Brocq, Bulkley, Fox, Haxthausen, Heuss, Leven, Levin, Ludwig, Wende, Nielsen, Abraham, Dauzats, Ratcliffe Crocker, Charmeil, Stein, Strandberg, Sabouraud, Eller und Barnay erwähnt. Heller hat sich ganz besonders in seinem Handbuch der Nagelkrankheiten mit dieser Frage beschäftigt. Jedenfalls ist nicht abzuleugnen, daß es im Zusammenhange mit der Alopecia areata Nagelerkrankungen gibt, und daß diese leichter und schwerer sein können. Dafür spricht auch die gleichzeitige Verschlimmerung beider Affektionen. Aber die schweren Veränderungen finden sich fast immer nur bei den bösartigen, malignen Formen und sind daher prognostisch von Wichtigkeit.

Außer der Erkrankung der Nägel ist ein eigenartiges Symptom, welches man aber nicht immer vorfindet, die *Lymphdrüsenschwellung*. Als im Jahre 1896 Blaschko einen Fall von Überimpfung von Alopecia areata bei einem Patienten veröffentlicht hatte — der im übrigen von verschiedenen Seiten abgelehnt wurde — erwähnte er als Stütze der parasitären Theorie den Befund von Drüsenschwellungen in einer großen Anzahl von Areatafällen. Je nach dem Sitz der Erkrankung waren die mastoidalen oder occipitalen Lymphdrüsen vergrößert. Nachdem Jacquet und Déhu 1902 die Lymphdrüsenschwellung abgelehnt hatten, indem sie sie ebenso wie die Alopecia areata teils auf therapeutische Reizungen, teils auf andere Ursachen zurückführten, hat Jadassohn 1913 die Aufmerksamkeit wieder auf diese eigenartige Komplikation gelenkt. Matsumoto hat sich 1924 an der Hand eines Materials von 5000 Fällen dieser Ansicht — als einer häufigen Komplikation — angeschlossen. Außerdem hat noch Alderson einen nicht verwertbaren Fall erwähnt. 1921 hat dann noch einmal Spitzer aus der Jadassohnschen Berner und Breslauer Klinik die Befunde mitgeteilt. Er fand unter 166 Fällen (107 Männer, 59 Frauen) bei 82 männlichen und 38 weiblichen Patienten, nicht behandelten, frisch untersuchten Breslauer Kranken Drüsenschwellung (72,3 vergrößerte, 27,7 nicht palpable), bei 182 Kranken (127 Männer und 55 Frauen) aus der Berner Klinik in $61^0/_0$ keine Drüsen, in $38^0/_0$ große Drüsen. Woher diese Differenz stammt, läßt sich schwer feststellen; wichtig ist aber die Tatsache, daß bei den in Breslau vorgenommenen Kontrolluntersuchungen bei areatafreien Menschen nur in $28^0/_0$, bei Areatafällen in $72{,}3^0/_0$ Lymphdrüsenschwellungen vorhanden waren. Befallen waren in der Regel je nach dem Sitz der Alopecie die mastoidealen und occipitalen Lymphdrüsen, seltener die Nuchaldrüsen, bei Herden im Bart auch die Submaxillar- und Submentaldrüsen, vereinzelt Präauricular- und Drüsen am Sternocleidomastoideus. Die Drüsen waren manchmal druckempfindlich, ihre Größe schwankte zwischen der einer Erbse und der einer Haselnuß. In einigen Fällen fanden sich auch noch größere. Bei bilateralen Fällen waren, wenn sie überhaupt vergrößert waren, die beiderseitigen Drüsen vergrößert. Charakteristisch dafür ist z. B. ein Fall: Ein sechsjähriges Mädchen hatte einen Herd rechts am Scheitel, infolgedessen rechte Mastoidaldrüsen geschwollen. Nach zwei Jahren Rezidiv am Hinterkopf, in der Mittellinie: Rechte Occipital-, linke Mastoidaldrüsen geschwollen. Ich selbst habe ebenfalls häufig diese Anschwellung konstatiert und bin auch von Patienten deshalb um Rat gefragt worden. Im Gegensatz zu SPITZER fand JORDAN kein häufigeres Zusammentreffen der Alopecia areata mit Drüsenschwellungen und auch GENNER schloß sich auf Grund seiner Untersuchungen JORDAN an; er hat unter 205 Fällen von Alopecia areata-Kranken im frischen Stadium der Erkrankung nur in einem Falle eine klinisch nachweisbare Schwellung der Occipitaldrüsen gefunden. Wenn er bei anderen Kranken Schwellungen fand, so konnte er in keinem Falle diese in Beziehung zur Alopecie bringen.

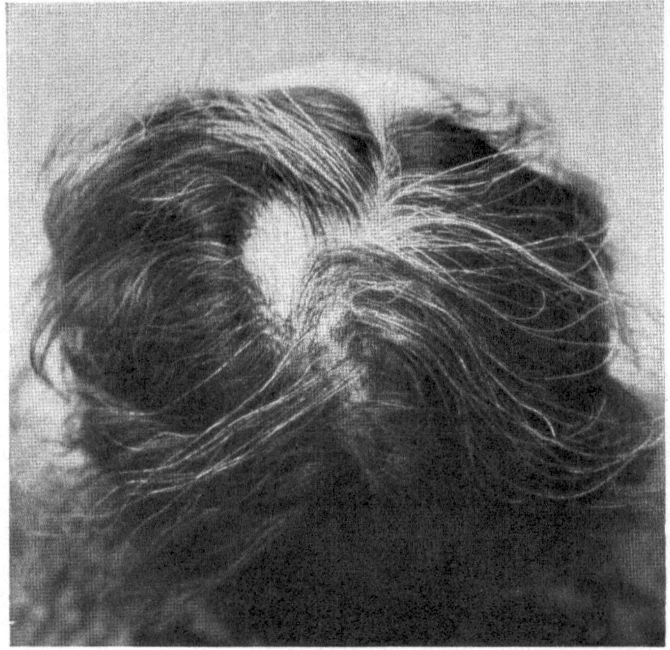

Abb. 44. Alopecia areata mit nachwachsenden weißen Haaren. (Sammlung GALEWSKY.)

In meiner Mitteilung über die Kinderalopecie habe ich gefunden, daß sich bei den Kindern ein Zusammenhang der Drüsenschwellung mit der Alopecie nicht ohne weiteres feststellen läßt, weil die Mehrzahl dieser Kinder gewöhnlich schon eine Impetigo, ein Ekzem oder eine Furunkulose am Kopf gehabt haben. Bei Erwachsenen ist dies natürlich etwas anderes. Hier habe ich doch, wie vorhin erwähnt, oft den Eindruck gehabt, daß eine unmotivierte Drüsenschwellung mit der Alopecia areata einhergeht.

Sicher scheint jedoch ein gewisser Zusammenhang zwischen der Alopecia areata und der *Vitiligo* zu bestehen. Wir wissen ja, daß schon CAZENAVE die Alopecia areata als eine Art Vitiligo ansah mit spezieller Lokalisation. Diese Anschauung ist natürlich längst erledigt. Beide Erkrankungen haben nur eins gemeinsam: daß man über ihre Ursachen nichts weiß, daß ihr Auftreten oft unbemerkt bleibt, weil sie keine Beschwerden und keine krankhaften Erscheinungen hervorruft, außer auf der einen Seite den Haarausfall, auf der anderen Seite das Weißwerden der Haare und der Haut. Die Zahl der Fälle von Vitiligo und Alopecie ist eine außerordentlich große. BARTHÉLEMIE, BESNIER, BETTMANN, DU CASTEL, DREYER, DUBREUILH, DANLOS, DÉHERIN, FALK, FEULARD, COLCOTT FOX, HEUSS, MORELLE, LAVALLÉE, ORMSBY, SENATOR, SIEMENS, WITH und noch verschiedene Andere haben das Zusammentreffen von Vitiligo und Alopecia areata beschrieben. Namentlich BETTMANN in Deutschland hat bei 3 Fällen auf das bemerkenswerte Zusammentreffen dieser beiden Erkrankungen aufmerksam gemacht. In einem seiner Fälle war gleichzeitig oder vielmehr kurze Zeit nach dem Auftreten der Alopecie die Vitiligo an den Unterschenkeln ausgebrochen, so daß BETTMANN an eine chronologische Beziehung zwischen diesen beiden Affektionen glaubt. Ähnlich sind die Fälle von LEVY, RADCLIFFE CROCKER, EDT und JERSILD. Auch GENNER sah verschiedene Fälle unter seiner Klientel. Allgemein kann die Vitiligo einer Alopecie vorangehen oder ihr folgen. Das Intervall zwischen den beiden Erkrankungen kann lang oder kurz sein. Man darf auch nicht das weiße oder blonde Nachwachsen der Haare bei der Alopecie mit dem ganz andersartigen Weißwerden der Haare bei der Vitiligo verwechseln. Bei der Alopecia areata kommt das Haar weiß oder blond, farblos und wird allmählich dunkel, bei der Vitiligo bleibt es so lange weiß, als der Fleck besteht. Die Vitiligo ist viel seltener als die Alopecia areata und die Beziehungen zwischen beiden Krankheiten scheinen nur in wenigen seltenen Fällen engere zu sein, wie es bei den Fällen von BETTMANN und anderen der Fall gewesen ist.

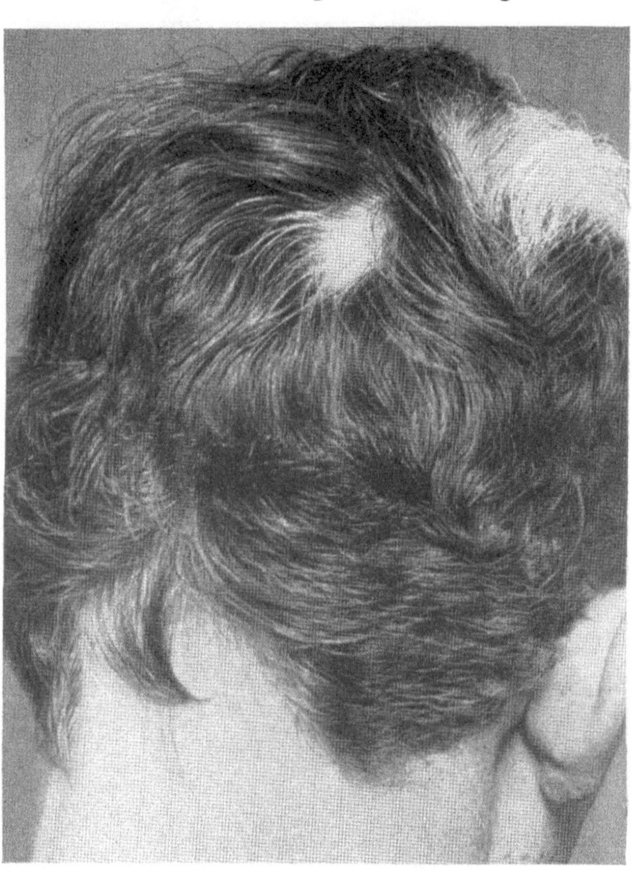

Abb. 45. Alopecia areata mit nachwachsenden weißen Haaren. (Sammlung Univ.-Hautklinik Breslau.)

Den Zusammenhang zwischen der Alopecia areata und der Psoriasis möchte ich ebenso wie SABOURAUD und andere nur als einen zufälligen ansehen.

Dagegen ist die *BASEDOWsche Erkrankung* eine Affektion, deren Zusammentreffen oft mit der Alopecia areata geschildert worden ist und bei der man nicht nur an einen zufälligen Zusammenhang zu denken braucht. In der Literatur sind aber nicht sehr viel Fälle zusammengestellt, in denen dieses Faktum konstatiert wurde, wenn man an die außerordentlich große Zahl der Fälle von Alopecia areata denkt und daß das Ausfallen der Haare in Flecken gegenüber dem gewöhnlichen diffusen Haarausfall bei Basedow eigentlich nicht übersehen werden kann. Auffallend sind jedenfalls die Fälle, in denen sich die Alopecia areata mit der Verschlechterung des Basedow ebenfalls verschlechtert und mit

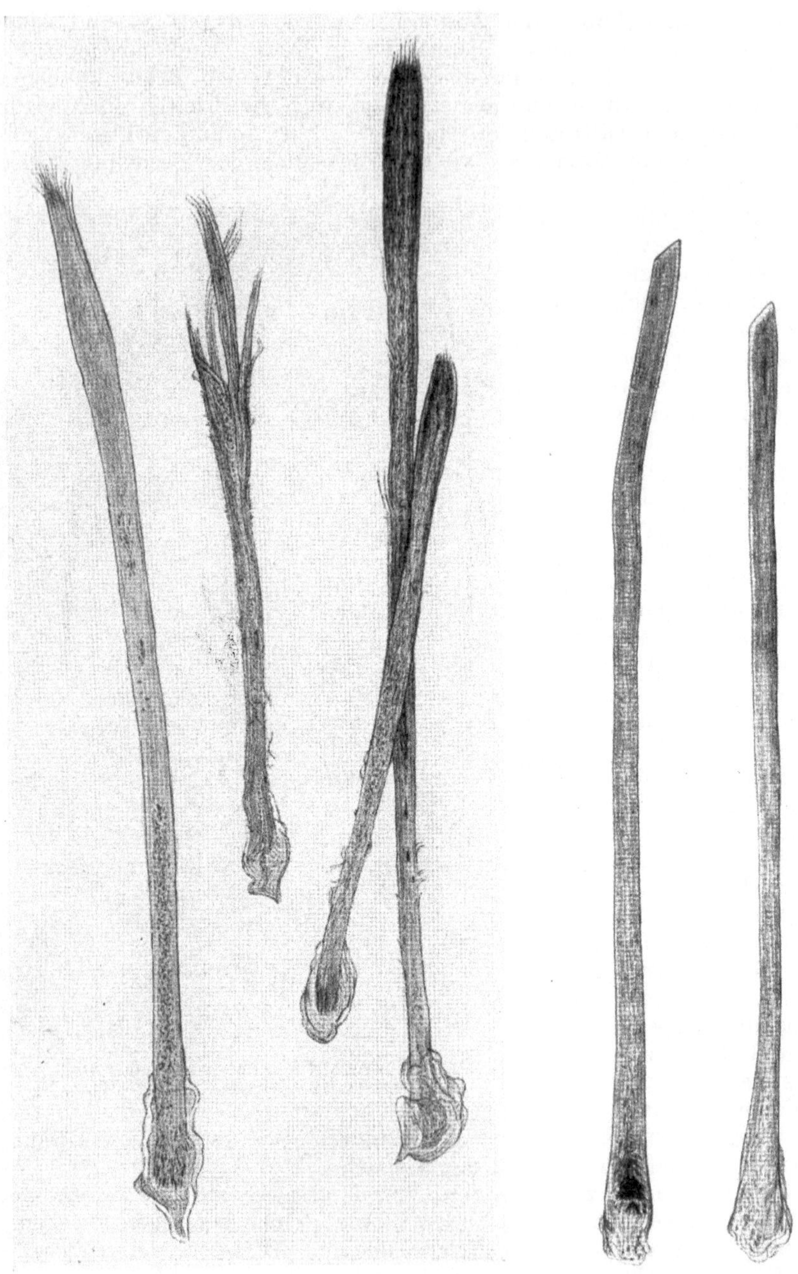

Abb. 46. Abb. 47.

Abb. 46. Keulenhaare bei Alopecia areata mit Trichorrhexis. (Sammlung Galewsky.)
Abb. 47. Keulenhaare bei Alopecia areata (spezifisch für Alopecia areata). (Sammlung Galewsky.)

der Besserung bessert. Auch die Tatsache, daß die Kinder an Basedow erkrankter Eltern Alopecia areata ohne Vitiligo zeigen können oder Vitiligo ohne Alopecie, ist interessant. Kombinationsfälle sind veröffentlicht von Barber, Samuel Ayres, Berliner, du Castell, Genner, Sabouraud und Unna.

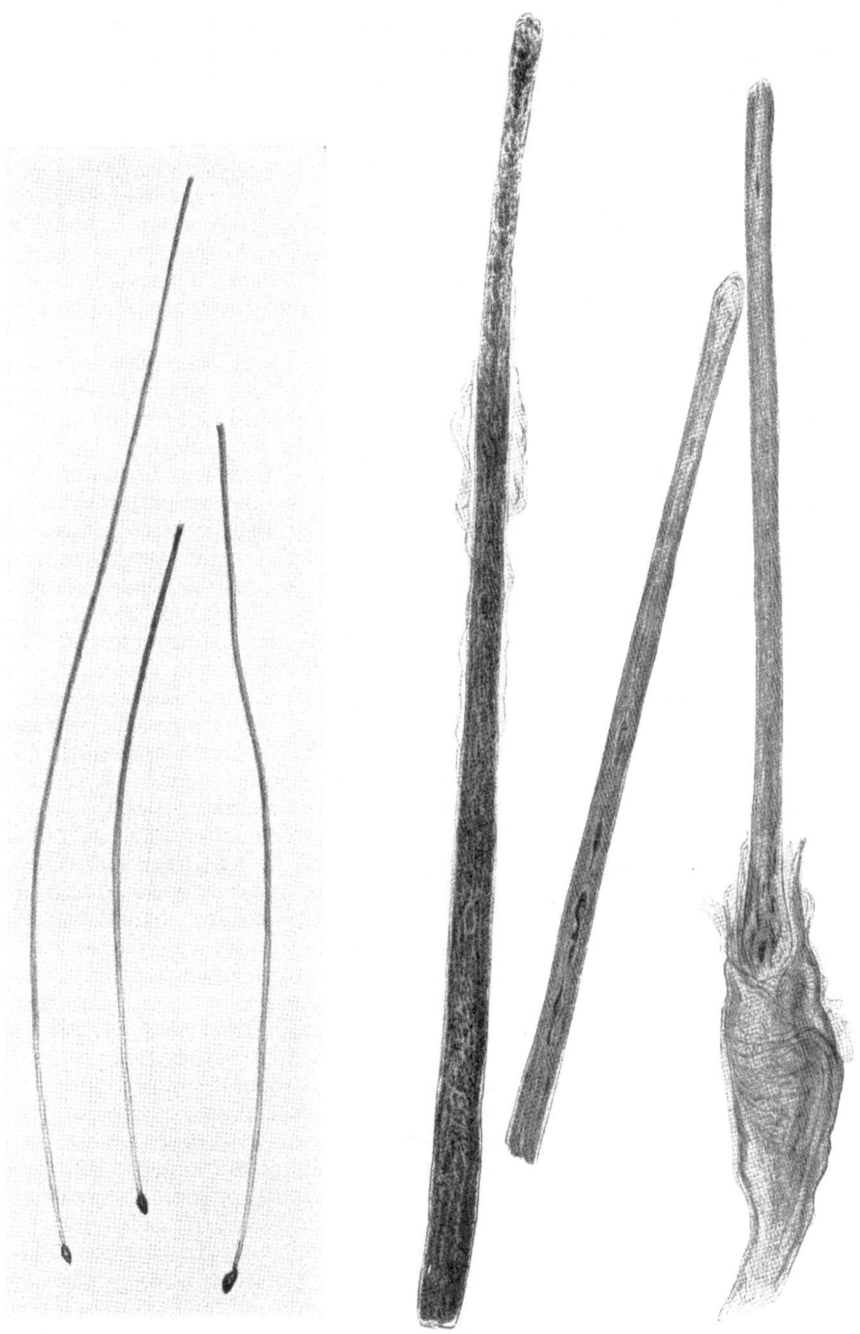

Abb. 48. Abb. 49.

Abb. 48. Totes Haar bei Alopecia areata (Cheveu caduc). (Nach SABOURAUD.)
Abb. 49. Keulenhaare bei Alopecia areata von verschiedener Form zum Teil mit anschließender Scheide an den Enden. (Sammlung GALEWSKY.)

Wir können wohl in allen diesen Fällen uns CHVOSTEK, GENNER und SABOURAUD anschließen, die der Ansicht sind, daß die Störungen der endokrinen Drüsen einen Einfluß auf den Haarwuchs ausüben und in den Störungen verschiedener Drüsenkomplexe die Ursache der begleitenden Alopecie sehen.

Auch an einen Zusammenhang mit *Lichen pilaris* oder *Keratosis pilaris* kann ich nach meinen Erfahrungen nicht denken.

Nobl macht aufmerksam auf den Zusammenhang zwischen *Neurodermitis* und Alopecie, den er in mehreren Fällen konstatiert hat. Im Anschluß an 4 Fälle bei Frauen, in denen Lichenplaques an der Stirnhaargrenze bestanden haben, entstanden jahrelang später kahle Stellen, die alopecieartig aussahen; in zwei Fällen wuchsen bei den Frauen normale Haare wieder. Ich selbst habe keine diesbezüglichen Fälle gesehen. Das Verhältnis der Neurodermitis zur Alopecie wird unter dem Kapitel „Neurodermitis und Keratosis" noch einmal besprochen werden.

Wenn man einen frischen Fleck von Alopecia areata beobachtet, so sieht man einen im allgemeinen elfenbeinweißen, haarlosen Fleck mit blassem, elfenbeinartigem Glanz, auf den zuerst Devergie aufmerksam gemacht hat. Er ist im allgemeinen ohne jede besondere krankhafte Veränderung; nur ganz selten sieht man einen rosa leicht erhabenen Rand (Behrend, Blaschko, Dubreuilh, Jacquet), selten auch eine leicht ödematöse, manchmal sogar teigige Konsistenz, wie sie Darier beschreibt. Je älter der Fleck wird, je länger die Erkrankung besteht, ohne daß sich Haare zeigen, desto mehr verschwinden die leicht entzündlichen Erscheinungen, die vielleicht im Anfang dagewesen sein können. Der Fleck ähnelt mehr einem atrophischen, obgleich er sich völlig von der Atrophie der Alopecia atrophicans unterscheidet. Rings um den Fleck sieht man kranke Haare, die leicht dem Fingerzug nachgeben und ohne jeden Schmerz in großer Anzahl herausgezogen werden können. Erst das normale Haar leistet dem Zug Widerstand. Auf dem Fleck selbst kann man Haare sehen, die bereits abgestorben sind. Es sind zum großen Teil kurze Haarstümpfe, die entweder auf der Oberfläche der Haut liegen oder gerade noch aus dem Haarfollikel herausragen. Dann sieht man am Rande der kranken Stelle erkrankte Haare, die sich in großer Zahl leicht mit dem Finger oder der Pinzette herausziehen lassen, genau so aussehen wie ausfallende Haare bei anderen Krankheiten und außerdem die eigentlichen abgebrochenen Haarstümpfe, die 4—10 mm hoch aus dem Haarboden hervorragen, die Reste der Haare darstellen und wie feine Keulen oder Ausrufungszeichen (!) aussehen. Sabouraud bezeichnet sie als die charakteristischen Haare für die Alopecia areata (cheveux peladiques en épi oder cheveux massués). Sehr häufig, man kann sogar sagen fast immer, sieht man an der Terminalverdickung eine Faserung, Aufsplitterung, oft auch eine richtige Trichorrhexis; auch Schwellungen und Verdickungen wie bei Monilethrix kommen vor. Diese kurzen abgebrochenen Stümpfe zeigen die Periode des Wachstums der Krankheit an. Ist der Prozeß abgelaufen, so finden wir dieselben nicht mehr. Außerdem sieht man im Hautniveau eine Reihe schwarzer Punkte, die die Öffnungen der Haarfollikel darstellen. Man kann sie leicht aus den Follikeln herauskratzen und herausdrücken. Je nach dem Zustand des Wachstums der Kreise, ob es sich um einen frischen oder abgelaufenen Zustand handelt, wird man diese verschiedenen Haarformen finden. Prognostisch ungünstig werden also immer diejenigen Fälle sein, bei denen man noch die kurzen abgebrochenen Haare findet und die leicht ausziehbaren, bereits kranken Haare am Rande der Flecke. Die Angabe Unnas, daß das Vorhandensein der abgebrochenen Keulenhaare einen chronischen Verlauf anzeige, kann ich nicht bestätigen, im Gegensatz zu Sack, der sich dieser Ansicht anschließt. Die Haut, die im allgemeinen elfenbeinfarbig ist, sieht manchmal leicht verdünnt aus und leicht eingesunken, als wenn die Haut und Epidermis leicht atrophisch wären. Die Franzosen bezeichnen diesen Zustand der Haut als „Untertassenform“. Die Erklärung dafür kann darin liegen, daß Hunderte von Haaren, die an einer derartigen Stelle fehlen, ein gewisses Volumen bedeuten, das der Haut fehlt und sie leicht einsinken läßt. In den schwereren Fällen von Alopecia areata, in denen es sich um einen sehr lange dauernden Haarverlust handelt, macht die Haut einen noch mehr atrophischen Eindruck, doch kann es sich nicht um eine echte Atrophie handeln, wenn man bedenkt, daß ich nach 20 Jahren, NICHOLSON sogar nach 35 Jahren, beob-

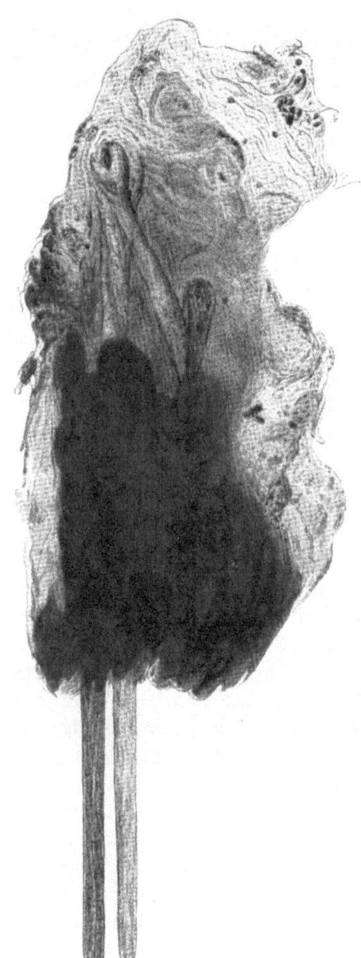

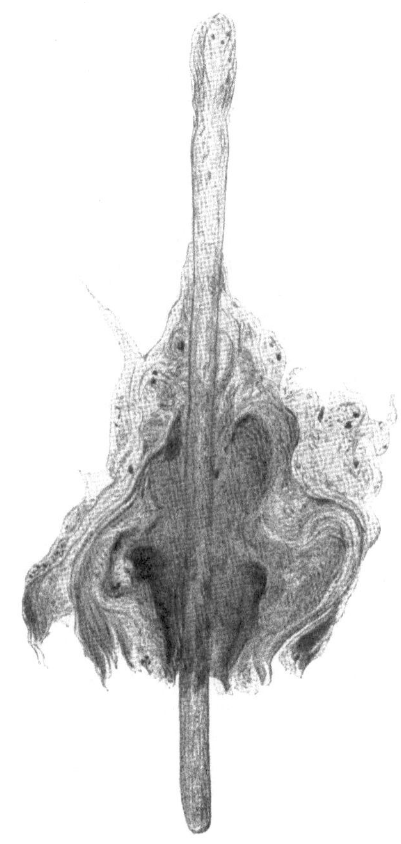

Abb. 50. Abb. 51.

Abb. 50 u. 51. Sogenannte schwarze Punkte in den Follikeln bei Alopecia areata (Follikelinhalt mit abgestoßenen Haarresten). (Sammlung GALEWSKY.)

achtet habe, daß Haare nachwachsen. CIARROCCHI hat in solchen Fällen oberflächliche teleangiektatische Gefäßnetze auftreten und wieder verschwinden sehen. Die Haarfollikel werden allmählich immer weniger deutlich und verschwinden anscheinend vollständig. Nur wenn eine Seborrhöe gleichzeitig besteht, ist der Zustand der Haut fettiger und öliger, und dann sind auch oft die Poren weit geöffnet und mit Talg (und Mikrobacillen) gefüllt. Auf der Höhe der Krankheit ist der Fleck meist ganz weiß, manchmal weißer als die umgebende Haut. Ganz auffallend ist eine leichte Verschiebbarkeit der Haut, die für die Alopecia areata charakteristisch ist. Die haarlosen Stellen scheinen auf ihrer Unterlage nur locker angeheftet zu sein und sind deshalb leichter verschieblich. Allmählich sieht man in diesem Zustande einen ganz leichten Flaum entstehen, der aus farblosen, weißen Flaumhaaren besteht. Die Haare sind ganz fein, kurz, hell und mehr oder weniger gedreht. Dieses Kommen der Haare kann im Zentrum, an den Rändern oder in einzelnen Büscheln erfolgen. Es kann nach kurzer Zeit wieder verschwinden, es kann wiederkommen und manchmal wird erst der zweite und dritte Schub wieder fester und dunkler. In den gutartigen Fällen wird dieses Flaumhaar allmählich pigmentierter; es wird zuerst blond, allmählich braun. Wenn das Haar dann allmählich nachwächst und den ganzen kahlen Fleck bedeckt, ist es nur durch die Kürze der Haare zu erkennen. Die Braunfärbung kann entweder von der Spitze oder nach einem weißen Stück von der Wurzel aus beginnen. Auch das ist ein eigentümliches Symptom der Flaumhaare.

**Alter.** Die Alopecia areata kann bereits im frühesten *Kindesalter* entstehen. Sie ist beim Kinde eine verhältnismäßig nicht zu häufige Erkrankung. Unter 840 Kindern des Jahres 1924 findet sich im Kinderspital zu Basel kein einziger Fall dieser Erkrankung. In meiner Kinder-Hautpoliklinik waren unter 6600 hautkranken Kindern bis zum 16. Jahre 40 Kinder an Alopecia areata erkrankt, also auf 200 hautkranke Kinder etwas mehr als ein Fall. Unter 200 Alopeciekranken meiner Privatpraxis waren 20 Kinder bis zum 16. Jahre. In den verschiedensten Lehrbüchern findet man gewöhnlich das niedrigste Alter mit dem 4., 5. und 6. Jahre angegeben. Nach BOHN und SABOURAUD beginnt die Erkrankung beim Kinde im allgemeinen zwischen dem 6. und 12. Jahre. Nach BOHN stieg die Frequenz nach dem 5. Jahre steil an, erreicht mit 6, 7, 8 und 11 Jahren ihr Maximum, um vom 12. Lebensjahre an zu fallen und nie mehr dieselbe Höhe zu erreichen, wie in diesem kritischen Alter der Pelade. SABOURAUD fand in seiner ersten Statistik keine Kinder unter 4 Jahren erkrankt. Erst in seiner letzten großen Statistik über 739 Fälle sind einige Fälle unter 4 Jahren angegeben. Auch CIARROCCHI fand die Erkrankungsziffer unter 5 Jahren auffallend niedrig. Er konstatierte unter 547 Fällen 17 unter 5 Jahren. SPITZER fand den ersten Fall im dritten Lebensjahre. Nach ihm steigt die Frequenz bis zum 15. Lebensjahre an. Auch in der Berner Statistik aus der Privatklientel von JADASSOHN beginnt die Alopecie bereits bei 3jährigen Kindern. JORDAN in Moskau sah unter 140 Fällen von Alopecia areata 11 Kinder, darunter zwei im Alter von 1 Jahr und 1 Jahr 4 Monaten, weitere 4 bis zu 5 Jahren. BUSCHKE und PEISER fanden keinen Fall von kindlicher Alopecie unter 7 Jahren. Ich selbst konnte in meiner Statistik unter den 60 (40 + 20) kindlichen Fällen vier Kinder im 2.—3., 6 Kinder vom 3.—5., 4 Kinder vom 6.—7., 17 vom 8. bis 10., 12 zwischen 11 und 12 feststellen, dann begann wieder die Abnahme. Meine Zahlen stimmen also mit denen von SABOURAUD überein und bestätigen die Vermehrung der Fälle bis zum 12. Jahre. SABOURAUD fand dann in seiner Statistik das am häufigsten betroffene Alter zwischen 20 und 30 Jahren. Von da an verläuft die Kurve ziemlich gleichmäßig, um allmählich abzunehmen. So sah BULKLEY eine auffallende Abnahme vom 45. Jahre an und über 60 Jahre nur 2 Fälle. Auch RADCLIFFE CROCKER fand unter 214 Fällen nach dem 45. Jahre nur 21, CIARROCCHI sah die Hauptmasse der Erkrankten zwischen 30 und 40, dann ging die langsame Abnahme vor sich, die wir überall konstatieren. Zwischen 60 und 70 Jahren hatte er unter seinen 547 Fällen nur 4 Fälle. LASSAR fand unter 1000 Fällen das Maximum im 3. und 4. Dezennium, dann eine allmähliche Abnahme und im 7. Dezennium nur 3. Dagegen habe ich selbst in einem Jahre 3 Patienten von 67, 68 und 70 Jahren gesehen, im Gegensatz zu früheren Angaben von SABOURAUD, während dieser in seiner letzten Statistik auch im Alter zwischen 60 und 70 noch Fälle gesehen hat.

Was das *Geschlecht* anbelangt, so hat PONTOPPIDAN ein Übergewicht der Frauen über die Männer feststellen können, während alle anderen Untersucher, vor allem SPITZER und JORDAN das Verhältnis der Frauen zu den Männern umgekehrt gefunden haben. JORDAN fand unter 140 Kranken 92 Männer und 49 Frauen, MATSUMOTO unter 5000 Fällen eine dreimal so hohe Frequenz wie bei den Frauen. SPITZER in Breslau gab die Zahl der Frauen mit 150 zu 280 Männern an und in Bern mit 124 zu 263. In meiner Statistik waren unter 60 Kindern 38 männliche und 22 weibliche. GENNER fand unter den 280 Fällen des Finsenhospitals das Verhältnis der Männer zu den Frauen 54 : 46%, in dem größeren Material des Rijkshospitals unter 616 Fällen 58,6 : 41,4%, CACHIGA unter 2532 Fällen sogar 3mal soviel Männer als Frauen. SABOURAUD hatte 1911 in seiner Statistik 70 Frauen zu 130 Männern gefunden, in seiner letzten Statistik, die bis 1928 geht, 340 Fälle bei der Frau auf 425 männliche. Im allgemeinen stimmen also alle Statistiken darin überein, daß das Verhältnis der Frauen zu den Männern anders ist, als es PONTOPPIDAN geschildert hat, also daß die Männer überwiegen; die Prozentzahlen können natürlich je nach den Ländern schwanken. Warum dies der Fall ist, können wir nicht sagen. Vielleicht spielen bei der Frau, bei der eine Wiedervermehrung der Alopecie um das 50. Jahr erfolgt, die Menopause und andere Umstände eine Rolle.

Der *Verlauf der Erkrankung* ist, wie ich bereits geschildert habe, der, daß entweder die Haare sofort wiederkommen oder nach langer Pause, oder daß die ersten Flaumhaare wieder ausgehen, dann wieder eine lange Pause eintritt, bis ein neuer Schub kommt, und daß je nachdem erst die zweiten Haare dunkel und dauernd werden. Der Verlauf ist also selbst bei günstiger Prognose ein chronischer und langwieriger. Eigenartig sind auch die *Rezidive,* die bei dieser Erkrankung vorkommen. Es gibt bestimmte Familien, in denen immer wieder Rückfälle vorkommen und es gibt bestimmte Kranke, die nach Monaten und Jahren Rückfälle bekommen. Manche bekommen regelmäßig Rückfälle, manche unregelmäßig. Ich habe Patienten gesehen, welche alle 2 Jahre Rückfälle bekamen, so daß sie schon mit Sicherheit auf den Rückfall warteten. JACKSON sah unter 107 Fällen in 39 Fällen Rückfälle, CROCKER in 20%. SPITZER bemerkte unter 191 Kranken ein Verhältnis der Rückfälle von 46%. Er konnte auch einen oder mehrere feststellen, in bald kurzen, bald langjährigen Zwischenräumen, und in 2 Fällen sogar kam der Rückfall — wenn es sich nicht um eine neue Erkrankung gehandelt hat — bei Kranken, die die Alopecie in der Kindheit gehabt hatten — zwischen 40 und 50 Jahren. GENNER sah als lange Zwischenräume 15 und 16 Jahre, bei einem Kranken 19 Jahre, in 2 anderen Fällen 19 und 31 Jahre. Auch die Art der Rückfälle, die bald einen leichteren, bald einen schwereren Charakter hatten, ist verschieden. DÉHU und SABOURAUD fanden in 50% der Fälle Rezidive mit oft mehreren Jahren Zwischenraum. L. KARO sah einen Bruder und eine Schwester, bei welchen regelmäßig alle 3 oder 4 Monate ein Wiederwachsen der Haare eintrat. Andere Forscher haben Rückfälle, die mit Regelmäßigkeit eintraten, beschrieben und in Zusammenhang mit der Menstruation gebracht.

Auch die *Jahreszeit* scheint bestimmten Einfluß auf den Haarausfall zu haben, wie es ja bei einer ganzen Reihe von Krankheiten der Fall ist. So sah HARDAWAY 2 Fälle, die jedes Frühjahr rezidivierten, VIGNOLO LUTATI beobachtete einen Fall, bei welchem im Herbst die Haare ausgingen und erst im Frühjahr wiederkamen.

Was die *Verbreitung* der Alopecia areata anbelangt, so ist sie eine wohl regelmäßig vorkommende Krankheit, aber keine häufige. Nach älteren Statistiken z. B. der amerikanischen dermatologischen Gesellschaft, waren von 1877 bis 1907 nach JACKSON und MCMURTRY unter 598 551 Fällen 4 575 Alopeciefälle.

ANDERSON in Glasgow konstatierte 153 Fälle auf 10000. RADCLIFFE CROCKER ebenfalls nach JACKSON und McMURTRY unter 10000 poliklinischen Fällen 253, unter 2000 privaten 82 Erkrankte. Nach den Angaben von DÉHU sollte die Alopecia areata in Rußland selten sein. Das stimmt aber mit den Zahlen von JORDAN usw. nicht mehr überein. Die italienische Statistik von CIARROCCHI ergab 1,93% und 3,5% in den Jahren 1892 und 1896 unter 20000 Hautkranken. LASSAR fand unter 100000 Fällen von Hautkrankheiten 1427 Alopeciekranke, also 1,4%. GALEWSKY fand unter 11600 Hautkranken 162 = 1,45%, DOHI in Japan unter 32517 Kranken 944 = 1,4%. HOLLANDE fand unter 20000 Kranken 561 Fälle von Alopecia areata also 2,8%.

Im allgemeinen sehen wir also bei uns einen *Durchschnittsprozentsatz* von 1,5%, der auch mit den japanischen Zahlen und denen von CIARROCCHI übereinstimmt. Was das Auftreten der Alopecia areata in den verschiedenen sozialen Klassen anbelangt, so ergeben die Statistiken nichts absolut Sicheres. LASSAR gibt wohl an, daß das Verhältnis in der Privatpraxis ein etwas größeres ist als in der poliklinischen Praxis (1,7 : 1,2). RADCLIFFE CROCKER fand fast dasselbe Verhältnis. BULKLEY sah in der Privatpraxis 1,3%, in der Poliklinik 0,6%. Nur GENNER konstatierte unter den 800 Fällen des Instituts FINSEN ein stark gehäuftes Vorkommen in den oberen Klassen im Gegensatz zu den unteren. Auch scheint es festzustehen, daß mit der Zunahme der Kultur die Zahl der Alopeciekranken wächst, obgleich auch dies noch genauer bewiesen werden müßte, denn in den kulturlosen Ländern wird diese zum großen Teil harmlose und gutartige, sehr oft von selbst abheilende Erkrankung wahrscheinlich von vielen nicht bemerkt, oder wenn sie bemerkt wird, nicht behandelt werden.

Über die *Ursache* der Alopecia areata ist man leider noch immer im ungewissen. Auch heute noch gibt es 4 Theorien, die sich gegenüberstehen: die parasitäre, die trophoneurotische, die dystrophische Theorie und die innersekretorische. Dazu kommen noch die familiären und hereditären Zusammenhänge, sowie eine Reihe von prädisponierenden und das Entstehen der Krankheit begünstigenden Ursachen.

In der historischen Einleitung habe ich mich bereits eingehend mit der Frage der *parasitären Theorie* der Alopecia areata befaßt, ich muß aber doch bei der Wichtigkeit dieser Frage verschiedene Punkte aus dem geschichtlichen Teil noch einmal wiederholen. Ich habe geschildert, wie die Entdeckungen SCHÖNLEINS und GRUBYS und MALMSTENS für die französische Schule von Verhängnis waren und jahrzehntelang die Forschung beeinflußten. Ich habe dann erwähnt, wie gleichzeitig EICHHORST und BUCHNER einen Pilz fanden, ohne aber mit ihrer Ansicht Anerkennung finden zu können. Nach ihnen sahen v. SEHLEN und THIN Kokken, die tief im Haarbalgtrichter oder im Haar selbst wucherten. Aber die Kokken wurden von BENDER und BIZZOZERO abgelehnt und als harmlose Saprophyten auf der Haut gefunden. Auch die Befunde von CSANDI und ROBINSON wurden als nichtspezifisch erkannt. Alle diese Untersuchungen, sowie alle nachfolgenden haben bisher ein positives Resultat nicht gehabt; es ist bisher trotz unendlicher Arbeit weder geglückt, die Erreger zu sehen, noch zu züchten, noch zu übertragen. Auch histologisch konnten in den Schnitten von Alopecia areata Pilze nicht gefunden werden. Selbst SABOURAUD, der im Jahre 1896 noch die Alopecia areata als eine seborrhoische ansah und die Kahlheit als eine chronische Form der Seborrhöe bezeichnete, revidierte im Jahre 1900 auf dem internationalen Kongreß in Paris seine Ansicht und erkannte 2 Formen an: die Pelade ophiasique, häufiger beim Kinde mit sicherer Heredität, Ansteckung selten, wenn sie überhaupt existiert und die zweite Form, die seborrhoische Pelade im Erwachsenenalter, hervorgerufen durch seborrhoische, mikrobacilläre Infektion. Noch 1906 auf dem internationalen medizinischen Kongreß in Lissabon konnte im Schlußwort einmütig die parasitäre Theorie als Ursache der Alopecia areata angenommen werden, obgleich CIARROCCHI auf demselben Kongreß mitteilte, daß er unter 547 Fällen nicht einen einzigen Fall von Übertragung gefunden hätte. Auch Inokulationsversuche von HORAND auf Hunde und von LENOIR auf Katzen, Kaninchen und Meerschweinchen blieben erfolglos, ebenso waren Inokulationsversuche auf Menschen von MANASSÉINE und wiederum von HORAND ohne jedes Ergebnis. In Deutschland hat LASSAR einmal versucht, mit Ausfallhaaren einer Alopecia areata bei Mäusen eine solche hervorzurufen, nach seinen Angaben mit Erfolg. Und auch BLASCHKO glaubte bei einem Patienten, der sich selbst Schuppen von der Alopecia auf die behaarte Haut des Vorderarmes eingerieben hatte, bei diesem neue kahle Flecke gesehen zu haben. 1913 hat dann SABOURAUD im Gegensatz zu seiner früheren Anschauung seine mikrobacilläre Theorie zurückgezogen. Ganz besonderes Interesse erregten natürlich für diese Frage die verschiedenen Epidemien von Alopecia areata, die namentlich in Frankreich veröffentlicht wurden. In den Jahren 1880—1890 erschien eine ganze Anzahl von Berichten über derartige Epidemien beim Militär, in Schulen und Asylen. Namentlich die erste derartige Mitteilung von ANNEQUIN, nach der in den französischen Militärkrankenhäusern über 2000 Fälle jährlich an Alopecia areata erkrankt wären, hatte außerordentliches Aufsehen erregt. Eine Enquête, die sich mit diesen Epidemien beschäftigte, kam aber schließlich zu dem Resultat, daß es sich um keine echte Epidemie in diesen Fällen gehandelt habe. Namentlich die Untersuchungen von DÉHU, DAUZATS und auch von SABOURAUD selbst haben die Nichteinheitlichkeit und falschen Diagnosen nachgewiesen. Gleichzeitig kam eine ganze Reihe von Mitteilungen über derartige Epidemien aus Italien, England und Österreich, und zwar über das Auftreten der Alopecie in Schulen und Internaten. Alle diese Epidemien an Schulkindern zeigten, daß es sich um das eigenartige Auftreten meist kleinfleckiger Alopecien bei Kindern handelte, und seit der Publikation von DREUW über eine derartige Epidemie in Berlin, seit den Mitteilungen von KAPOSI, BOWEN, COLCOTT FOX und DAVIS neigen wir immer mehr dazu, diese kleinfleckige Alopecie-Epidemie unter eine besondere Gruppe, die Alopecia parvimaculata, einzureihen, über die an anderer Stelle berichtet werden muß. Also auch diese Alopecien gehören nicht zur eigentlichen Alopecia areata.

In der letzten Zeit hat ARMAS CEDERBERG eine neue Theorie über die Ursache der Alopecie aufgestellt. Nach ihm ist die Alopecia areata hervorgerufen als Epithelläsion — Primäraffekt — durch eine Spirillose, die von der oralen und gastro-intestinalen Schleimhaut herkommt. Er faßt infolgedessen die Alopecia areata und die Vitiligo als dermale Eruptionen einer generalisierten Spirillose (Spirillid) auf. In mikroskopischen Präparaten hat CEDERBERG nach der LEVADITIschen Methode Spirillen in der Basalschicht und im Stratum corneum gefunden. Auch im Derma konnte er Spirillen nachweisen, ebenso auch in den Haarpapillen. Jedenfalls muß diese interessante Arbeit genauer geprüft werden, ehe sie bei uns Anerkennung finden kann.

Auf Grund aller dieser Ansichten konnte BROCQ in seiner „Dermatologie pratique" und die Referenten PELLIZZARI und SABOURAUD auf dem medizinischen Kongreß in London 1913 die parasitäre Ätiologie ablehnen, für deren Möglichkeit nur JADASSOHN und SEQUEIRA sich einsetzten. Seit dieser Zeit sind in Deutschland noch einmal 3 Arbeiten erschienen, die sich mit dieser Frage beschäftigen: von POEHLMANN, SPITZER und GALEWSKY. POEHLMANN hat als erster 1913 in einer eingehenden Arbeit die Epidemien der letzten Zeit, die in Deutschland vorgekommen sind, noch einmal kritisch beleuchtet und zur Frage der Ätiologie

Stellung genommen und in ihren Lehrbüchern über die Pelade haben GENNER (1929) und SABOURAUD (1930) sich eingehend mit dieser Frage beschäftigt.

Von bereits früher erwähntem *epidemischen Auftreten von Alopecia areata* halten nach meiner Überzeugung nur die Epidemien von TOMMASOLI und KAPOSI kritischen Untersuchungen stand. TOMMASOLI fand in einem Mädchenpensionat 11 Mädchen an Alopecia areata erkrankt, die sämtlich in demselben Schlafsaal mit einer an typischer Alopecia areata erkrankten Schlafgenossin zusammenlagen. KAPOSI konnte 1899 in der Wiener dermatologischen Gesellschaft über eine Alopecia areata-Epidemie berichten, in welcher gleichzeitig 40 Knaben und ein Mädchen an den charakteristischen Erscheinungen der Alopecia areata erkrankt waren. Nach der Schilderung KAPOSIS scheint es sich um typische Alopecia areata gehandelt zu haben.

POEHLMANN berichtet über eine von THEODOR MAYER unter der Polizeimannschaft Berlins beschriebene Epidemie von Alopecia areata. In den Sommermonaten 1905 erkrankten unter den 35 Polizeibeamten eines bestimmten Reviers 12 derselben Wache angehörige Mannschaften unter den typischen Erscheinungen der Alopecia areata. Ein Irrtum der Diagnose war ausgeschlossen. Andere Ursachen (trophoneurotische, Nervenshock, Neuralgien, dentale Reizungen) waren nicht festzustellen. Dagegen benutzten die vom Patrouillendienst zurückkehrenden Beamten dieselben Ruhelager und Bettstücke. Auch fanden sich die Hauptstellen an der hinteren und seitlichen Partie des Kopfes, was ebenfalls für die Übertragung spricht. Außer dieser Epidemie in Berlin hat HOESSLIN in einem Knabeninternat von 105 Knaben 26 an Alopecie erkrankt gefunden. Auch hier muß man an Contagion denken, denn es war merkwürdig, daß nur die Knaben erkrankten, während die infolge der klösterlichen Erziehung von den Knaben streng abgesonderten Mädchen nicht erkrankten. Nach den Beschreibungen, die HOESSLIN und mit ihm POEHLMANN von der Epidemie geben, scheint es sich tatsächlich um eine Alopecia areata gehandelt zu haben, denn die Alopecia parvimaculata macht niemals 6,5 cm lange und 4 cm breite Stellen, wie bei dem einen Knaben oder sie führt niemals zu einem von der einen zur anderen Ohrmuschel führenden aus 40 kleinen konfluierten Stellen zusammengewachsenen Alopecieherde. In einer zweiten Arbeit hat SPITZER 1921 über weitere Epidemien berichtet. BLASCHKO veröffentlichte eine Epidemie bei 8 Schulkameraden, die anscheinend durch den Friseur, der die Knaben behandelte, veranlaßt wurde. JADASSOHN sah unter 15 in einem Krankenzimmer liegenden Mädchen die beiden Nachbarinsassinnen einer Alopecia areata-Kranken ebenfalls an Alopecia areata erkranken. OPPENHEIM berichtet über 3 Fabrikarbeiter aus einem Betriebe, DREUW über 2 Büroangestellte in demselben Betriebe. SPITZER erwähnt dann folgende Fälle aus JADASSOHNS Praxis, von denen ich hier nur einige anführe: ein Naturwissenschaftler und sein Assistent arbeiten am selben Mikroskop. Beide bekommen eine Alopecia barbae. Ein Herr, der seit 24 Jahren eine unbehandelte Alopecia areata hat, schenkt seinen abgelegten Hut seinem Kutscher. Dieser bekommt eine typische Alopecia areata (auch ich kenne einen solchen Fall). Außer diesen 4 Fällen von höchstwahrscheinlicher Ansteckung berichtet SPITZER noch über weitere 10 Fälle von Alopecie in derselben Schulklasse, über 10–12 Kranke, welche wahrscheinlich durch einen Friseur infiziert wurden, und noch eine Reihe anderer Infektionswahrscheinlichkeiten. Ich selbst habe im Jahre 1927 7 derartige Fälle erwähnt, z. B. darunter einen Hauptmann, einen Unteroffizier und 4 Mann aus einer Kompagnie, die im Schützengraben zusammenlagen, ferner 2 Brüder, die dasselbe Rasiermesser benutzten und beide an einer Alopecie des Bartes erkrankten, und einen Patienten, der dieselbe Erkrankung wie sein Friseur hatte. Wir werden uns deshalb nicht wundern, wenn sowohl POEHLMANN sehr energisch für die Annahme einer Übertragung durch ein unbekanntes Contagium eintritt, als auch SPITZER der Überzeugung ist, daß es nicht angeht, die Möglichkeit die Infektiosität der Krankheit zu leugnen, eine Ansicht, der ich mich auch nach meinen Fällen voll anschließe.

Unterstützt wird diese parasitäre Theorie noch durch Beobachtungen von *familiärer Alopecia areata*. POEHLMANN führt in seiner Arbeit 5 frühere Beobachtungen an, von BLASCHKO, DAMBORG, MAYER, PINKUS und PLONSKY. SPITZER erwähnt den Fall von NOBL, auf dem Londoner Kongreß veröffentlicht, über eine Erkrankung von Vater und Sohn. DAVIS HALDINS fand 1910 bei einer Statistik in $25^0/_0$ der Fälle Erkrankungen in der Familie des Patienten. SABOURAUD fand unter 100 Patienten, daß $22^0/_0$ über das Vorkommen von Pelade in ihrer Familie unterrichtet waren. Auch SPITZER konnte unter 229 Fällen in $21^0/_0$ positive Angaben machen. Interessant ist, daß darin nur zweimal ein Ehepaar befallen war. Ich selbst habe in meiner Praxis 10 Fälle von familiärer Alopecie gesehen, von denen ich nur kurz erwähnen möchte: Mutter, Sohn (und Chauffeur), 2. zwei Schwestern, gemeinschaftlich ein Zimmer bewohnend mit gemeinschaftlicher Benutzung des Kammes, also für familiäre und kontagiöse Ursache sprechend und ferner 5 Fälle der Erkrankung von Eltern und Kindern. GENNER hat ebenfalls in den letzten Jahren bei 240 Erkrankten in 38 Fällen ($16^0/_0$) dieselbe Erkrankung in der Familie gefunden. Nach seiner Ansicht bieten diese Fälle kein Argument für die parasitäre oder die kontagiöse Theorie. Ich möchte mich, veranlaßt durch alle diese Fälle, zusammen mit POEHLMANN und SPITZER, denen sich in der letzten Zeit noch ROSENTHAL und BODY angeschlossen haben, im Sinne SPITZERS dafür aussprechen, daß es eine ganze Anzahl von Fällen gibt, in denen die Annahme der Übertragung, ja sogar einer epidemischen Ausbreitung unmöglich von der Hand zu weisen ist. Diese Ansicht ist früher insbesondere von LASSAR und LESSER vertreten worden und sie wird auch von JADASSOHN noch ganz besonders gestützt. Aber auch BUSCHKE und PEISER müssen zugeben, daß seltene äußere Infektionen nicht abzulehnen sind, obwohl sie nicht erwiesen sind. SABOURAUD hat sich in einer seiner letzten Mitteilungen zu dieser Frage wenigstens nicht mehr so ablehnend wie früher verhalten, als er seinen 7. Fall von Alopecie unter Eheleuten veröffentlichte.

In zweiter Linie hat die *trophoneurotische Theorie* eine große Rolle gespielt. Nach ihr ist der Haarausfall die Folge einer krankhaften Störung der Innervation der Kopfnerven, und zwar muß die Schädlichkeit entweder von außen (z. B. durch Trauma) oder von innen kommen, also von einer zentralen Stelle aus den peripheren Nerven treffen. Als erste haben BÄRENSPRUNG, wie ich in der geschichtlichen Einleitung erwähnte, und HUTCHINSON diese Theorie aufgenommen. Ihr haben sich später HEBRA und seine Schüler angeschlossen. Die Theorie wurde gestützt durch die experimentellen Untersuchungen von MAX JOSEPH, der bei Katzen nach Zerstörung des Spinalganglions des 2. Halsnerven am 5., 7., 11. und 12. Tage und am 27. Tag einmal einen Haarausfall erzielte, der dem des Menschen sehr ähnlich war. Die Haare fielen aus, ohne daß sich auf der Haut etwas anderes zeigte in der Größe eines 50-Pfennigstückes bis 1-Markstück. Bei beiderseitiger Operation trat der Haarausfall symmetrisch auf. Auf Grund dieses Haarausfalls durch Nervenverletzung war JOSEPH für die trophoneurotische Natur der Alopecia areata eingetreten. JOSEPHS Versuchen folgten bald die von NIVELLI, MOSKALENKO und TER-GREGORIANTZ. NIVELLI erreichte bei 9 Katzen dieselben Resultate, MOSKALENKO und TER-GREGORIANTZ, die an Hunden und Katzen operierten, kamen zu folgendem Ergebnis: die Exstirpation des Ganglions kann eine Alopecia areata herbeiführen, ebenso die der Wurzeln. Eine Läsion der peripheren Nerven begünstigt einen Haarausfall nach der Art der Alopecia areata. Der Sitz der Läsionen scheint das Cervicalganglion zu sein. Im Gegensatz zu diesen Autoren kamen SAMUEL, BEHREND und MICHELSON zu entgegengesetzten Resultaten. Sie erzielten niemals eine reine Alopecie und erklärten, daß die JOSEPHsche Deutung falsch sei, und daß es sich nur um ein rein entzündliches Effluvium capillitii gehandelt habe. Dafür sprach auch die Tatsache, daß bei den Versuchstieren die Haare nach Monaten wieder nachwuchsen, was bei der Zerschneidung des Ganglions oder der Nervendurchschneidung nicht hätte der Fall sein dürfen, wenn der Eingriff, wie JOSEPH angab, eine Atrophie der Haarpapillen zur Folge gehabt hätte. Anfang 1904 haben dann die genauen Untersuchungen KÖSTERs nachgewiesen, daß Beziehungen zwischen dem Haarausfall in dem Gebiete des zweiten Cervicalnerven sowohl nach Zerquetschung des Cervicalganglions wie nach Durchtrennung der Wurzeln bei Katzen nicht bestehen, daß diese Reaktion unregelmäßig sei, daß der Haarausfall nur bei den Tieren aufgetreten sei, die sich gerieben und gescheuert hätten, während die ruhig liegenden Tiere keinen Haarausfall bekommen hätten. Zu ähnlichen Resultaten kommt 1932 AUBURN, Buenos Aires (AUBURNs Arbeit, die während der Drucklegung erschien, kann leider nur kurz erwähnt werden). In einer groß angelegten Experimentalarbeit kommt dieser zu der Überzeugung, daß die experimentelle Alopecie nach M. JOSEPH nicht der Alopecia areata des Menschen entspricht. Er sah bei 118 Operationen am 2. Cervicalnerv (entweder des Ganglion oder peripherseits vor der Wurzel) nur 15—20 Hauterscheinungen. Die Läsionen bestanden in Alopecien und Exulcerationen auf hyperästhetischer Basis und waren die Folge des Traumas; eine spezifische trophische Aktion war nicht nachweisbar. Die Experimente JOSEPHs haben also nicht nachweisen können, daß bestimmte trophische Störungen im Nervensystem Haarausfall hervorrufen können. Vielleicht kann aber nach Erkrankungen oder traumatischen Verletzungen bestimmter Nerven die Haut, wenn sie nicht mehr unter dem Einfluß dieser Nerven steht, weniger widerstandsfähig werden und auf diese Weise bei Traumen, Hautentzündungen usw. mit Haarausfall leichter reagieren.

Daß Nervenverletzungen dagegen in seltenen Fällen eine circumscripte Kahlheit hervorrufen können, dafür gibt es eine ganze Reihe von Beobachtungen, die ich unter der Rubrik Alopecia neurotica als traumatische Alopecien beschrieben habe. Diese Fälle verlaufen klinisch anders als die Alopecia areata. Große, sofortige, unregelmäßig konturierte Haarausfälle, wie sie bei den traumatischen Alopecien beschrieben werden oder halbseitige sehen ganz anders aus, als beginnende klein- oder mittelfleckige Alopecia areata-Herde von runder oder ovaler Form. Die periphere Randvergrößerung fehlt; es fehlt das Zusammenwachsen der Flecke wie bei der Alopecie und die charakteristischen Veränderungen an den Haaren. Auch die Alopecia areata nach Shock, wie ich sie ebenfalls bei der Alopecia neurotica beschrieben habe, zeigt nicht den Typus der Alopecia areata. Hier sieht man noch viel mehr strichförmige, landkartenähnliche, eckige Formen als bei der Alopecia areata. Auch die scharfe Abgrenzung und das Aussehen der Haare ist anders, eine Ansicht, die schon KOPP in seiner Arbeit über die Trophoneurosen der Haut im Jahre 1886 vertreten hat. Auf der anderen Seite gibt es aber auch sehr seltene Fälle von traumatischer und neurotischer Alopecie, welche anscheinend dasselbe Symptomenbild und dieselbe Entwicklung wie bei der Alopecia areata bieten. Einen derartigen Fall hat SPRECHER und einen zweiten POEHLMANN veröffentlicht. Aber im allgemeinen kann man sagen, daß diese Alopecien rein nervöser Art, Alopeciae neuroticae, nur sehr selten das Bild der normalen Alopecia areata vortäuschen können.

Von verschiedenen Seiten ist das Auftreten von *Parästhesien und Neuralgien* in den erkrankten Stellen des behaarten Kopfes als ein unterstützendes Moment bei der nervösen Theorie angesehen worden. Aber erstens ist die Zahl dieser Fälle eine verhältnismäßig geringe und zweitens können diese Beschwerden, deren Ursache man nicht kennt, ebenso von vasomotorischen Störungen vielleicht im Präcapillarsystem ihre Ursache haben. GENNER kommt bei seiner Statistik auf 10%, unter welchen Zahlen nicht die Neuralgien enthalten sind, die wir an anderer Stelle erwähnt haben. GENNER hat außerdem in einem oder zwei Fällen eine Hyperästhesie oder eine Hyperalgesie konstatiert. Also auch diese Parästhesien lassen sich zur Zeit nicht für die nervöse Theorie verwenden.

Wir haben also noch keinen Beweis, daß nervöse Einflüsse, Traumen oder gar ein *Shock* für die große Masse der Alopecia areata-Fälle in Frage kommt. Wir können nur zugestehen, daß in einzelnen seltenen Fällen diese Ursachen in Frage kommen. Wenn daher bei den Alopeciefällen nach Shock SABOURAUD sagt, daß man diese weder leugnen noch zugestehen könnte, so möchte ich mich im allgemeinen dieser Ansicht anschließen, vor allem aber der POEHLMANNs, der die Ansicht vertritt, daß die trophoneurotische Ursache der Alopecia areata im Sinne JOSEPHs nicht richtig ist, daß wir aber ab und zu sehr seltene Fälle von neurotischer und traumatischer Alopecie sehen, welche unter dem typischen Krankheitsbilde der Alopecia areata verlaufen.

Sehr interessant ist die *Anschauung von JACQUET*, die er seit dem Jahre 1900—1902 in verschiedenen Publikationen in den Annales de Dermatologie vertrat. Er steht auf dem Standpunkte, wie ich es bereits in der historischen Einleitung erwähnt habe, daß die Alopecia areata eine sehr starke und plötzliche Art der Mauserung ist, die bedingt ist durch bestimmte örtliche mehrfache und nichtspezifische Faktoren verschiedener Art und unterhalten wird durch Störungen in der Ernährung, für welche wiederum Anomalien der Urinausscheidung zum Teil verantwortlich sind, und die unter anderen Symptomen sich durch Hypotonie der Gewebe äußern. Nach ihm ist die Alopecia areata keine spezifische Erkrankung, sondern nur ein Symptom, manchmal von untergeordneter Wichtigkeit gegenüber anderen vorherrschenden Faktoren, die unter dem Bilde einer banalen, zusammengesetzten Krankheitserscheinung sie begleiten und über sie hinaus bestehen. Es ist also die Alopecia areata eine örtliche, trophische Störung, eine einfache Episode auf der Oberfläche der tiefen dystrophischen Störung. Diese dystrophische Störung manifestiert sich unter anderem durch eine stärkere Ausscheidung anorganischer Stoffe im Urin, vor allen Dingen der Chloride, und die Dystrophie äußert sich außerdem noch durch einen hypotonischen Zustand der Gewebe, z. B. allgemeine und regionale Phlebektasien in den Unterleibsorganen, durch Lähmungen (Magenerweiterung, Verstopfung usw.), in der Haut durch anormale Fältelung. Um die Wichtigkeit dieser prädisponierenden Ursachen zu kennzeichnen, erwähnt er unter anderem die Vererbbarkeit der Erkrankung, die familiäre Disposition und die Agenesia pilaris. Für ihn ist die Haut nur das Ausdrucksorgan schwererer oder leichterer Störungen, die im Inneren des Körpers entstehen. Diese können nach ihm sein: Störungen der Sekretion, hervorgerufen durch Vermehrung oder Verminderung der Talg- oder Schweißdrüsen, solche in den Hautgefäßen oder Hautnerven, Störungen in der Haut selbst, die zu einer Hypotonie des Gewebes führen (elastische Fasern, glatte Muskeln, Bindegewebe usw.) und die zu einem atrophischen Zustande der Haut führen. Sie können kombiniert sein z. B. auch mit Hyperhidrosis, Seborrhoea usw. Unter den ursächlichen Momenten, die nach JACQUET eine große Rolle spielen, hat er in erster Linie Störungen in der Innervation der Zähne und überhaupt im ganzen Zahnsystem hervorgehoben (Abscesse und Fisteln des Zahnfleisches, Periostitiden,

Caries, Erkrankungen der Pulpa usw.). Als einen Beweis für seine Ansicht glaubt er auf das häufige Vorkommen der Alopecie in den Jahren 4—12 und 20—30 hinweisen zu können. JACQUET hat seine Ansicht durch eine außerordentlich große Anzahl von Fällen belegt, sie ist auch von DÉHU in der „Dermatologie pratique" ausführlich besprochen worden und 1909 von BAILLI in einer Studie über die Alopecie durch Zahnfleisch- und Zahnerkrankungen in einer interessanten Monographie beschrieben worden. Die Theorie von JACQUET, die in Frankreich großes Aufsehen erregte, wurde zuerst von BARTHÉLEMY bekämpft schon mit dem Hinweis, daß die Zahnärzte unter ihren Kranken keine zahlreichen Fälle von Alopecie bemerkt hätten. Auch HALLOPEAU verhielt sich ablehnend. Ganz besonders hat aber BETTMANN in einer ausgezeichneten Arbeit sich gegen die Ansicht von JACQUET ausgesprochen und erklärt, daß die Voraussetzung einer Zahnreizung, wie sie JACQUET für das Zustandekommen der Alopecia areata verantwortlich machen möchte, sich in keinem seiner Fälle nachweisen ließ. Auch die Ansicht, die JACQUET vertritt, daß HEST in Zusammenhang mit Zahnerkrankungen dieselben Erscheinungen der Hyperästhesie im Gesicht gesehen habe, wie sie JACQUET für seine Theorie annimmt, ist nach BETTMANN nicht berechtigt. Ebenso wie BETTMANN kommt PATTE in einer ausführlichen Arbeit dazu, die Ansicht von JACQUET abzulehnen. Auch in den statistischen Untersuchungen von JONES, SEQUEIRA und PÉCHIN ließ sich der Zusammenhang mit Zahnerkrankungen nicht als wesentlich nachweisen. GENNER fand unter 206 Fällen bei 121 die Zähne gesund, 18 hatten eine Prothese, in 67 Restfällen waren alle möglichen Veränderungen an den Zähnen, auch nicht krankhafte (z. B. Wechsel der Zähne bei der Dentition, Auftreten der Weisheitszähne usw.) und in 41% erkrankte Zähne vorhanden. Also auch ein Beweis für die Zahntheorie JACQUETS ist nicht gefunden. Es bleibt von JACQUETS Theorie nur übrig, daß bestimmte innere Ursachen, auf die wir bei der innersekretorischen Theorie zurückkommen, die Alopecia areata hervorrufen können und die Theorie des Reflexes auf der Haut als Ursache von wenig oder gar nicht erkannten Störungen des vegetativen Nervensystems. Auch dieses werden wir bei der Theorie der innersekretorischen Ursachen besprechen.

Im Jahre 1917 hatte bereits CHIPMAN über die **fokale Infektion** als eine sehr wichtige Ursache von Hautkrankheiten sich ausgesprochen. Er fand unter 50 Fällen von Hautkrankheiten in 6 Fällen von Alopecia areata eine Infektion von den Zähnen aus, in 5 eine Infektion der postcervicalen Drüsen und in einem Falle eine Infektion der postoccipitalen Drüsen. Nach ihm haben noch DANYSZ und BARBER im Jahre 1921 sich ganz besonders für diese Theorie eingesetzt. BARBER fand unter seinen Fällen 10mal von Alopecia areata. Darunter waren in 62% die Mandeln allein infiziert, in 5% bestand eine Mundsepsis, in 25 Mund- und Tonsillensepsis, in 2% Otitis media, Rhinopharyngitis chronica, in 4% Rhinopharyngitis allein und in 2% Ethmoiditis. Die Zahlen sind natürlich zu klein, als daß sie irgendeine Bedeutung hätten. GENNER hat ebenfalls diese Frage nachgeprüft und in 7%, d. h. in 15 unter 105 Fällen eine Mandelaffektion gefunden. Alle diese Zahlen zeigen, daß selbst wenn man eine fokale Infektion annehmen wollte, die Zahl der Fälle eine so geringe ist, daß sie im allgemeinen auch keine Rolle spielt. Die Lehre von der Fokalinfektion, die zur Zeit in der Medizin eine große Rolle spielt und von vielen nach meiner Ansicht in höchst unkritischer Weise für alle möglichen Erkrankungen nicht nur der Haut verantwortlich gemacht wird, bedarf einer sehr genauen Prüfung und sehr großer Statistiken, worauf schon POLLITZER in New York anläßlich der Fälle CHIPMANS aufmerksam gemacht hat.

Nachdem die Theorie JACQUETS auch versagt hatte, hat vor allem BETTMANN auf Grund seiner Abrinversuche auf die Ähnlichkeit der Thalliumalopecie mit der Alopecia areata hingewiesen und diese Erkrankung im Sinne einer *inneren Vergiftung* gedeutet. Und ganz allmählich ist im Anschluß an die Arbeiten von BUSCHKE und seinen Schülern in Deutschland, von LÉVY-FRANCKEL und JUSTER in Frankreich und vieler anderer Autoren (BRUUSGAARD, SAWALOWSKY, SAKURAMA, DOHI usw.) der Gedanke der *innersekretorischen Ursache* genauer untersucht worden. Wir wissen, daß die Produkte der endokrinen Absonderung, die Hormone, nach BIEDL entweder direkt einwirken können oder daß auch eine Hormonwirkung indirekter Art auf dem Wege des Nervensystems eintreten kann. Wenn auch die ganzen Fragen der innersekretorischen Wirkung und Beeinflussung noch nicht geklärt sind, so berichten doch eine ganze Reihe von Forschern über Heilungen auf Grund innersekretorischer Behandlung, so daß wir dieser Frage auch heute eingehender nachgehen müssen. Während zuerst noch BUSCHKE glaubte, daß der Angriffspunkt der Toxinwirkung ein zentraler sein müßte und sich wahrscheinlich im Nervensystem bildete, steht er jetzt auf dem Standpunkte, daß die Hauptrolle Störungen im endokrin-sympathischen System spielen. Er hat daraufhin sein Krankenmaterial untersucht und gefunden, daß unter seinen Kindern, die an Alopecia areata erkrankt waren, 13 in diese Gruppe gehörten. Von den Kranken, zwischen 7 und 18 Jahren stehend, boten 9 Störungen des endokrin-sympathischen Systems, in vier Fällen handelte es sich um wohlcharakterisierten Schwachsinn, drei davon waren außerdem in der Entwicklung sehr zurück, zwei hatten einen Kropf mit Hodenstörungen. Bei der Mehrzahl bestand Vergrößerung der Glandula thyreoidea, Dermographismus, abnorme Schweißabsonderung, seelische und vasomotorische Störungen, also alles Veränderungen des endokrin-sympathischen Systems. BUSCHKE kommt auf Grund seiner Untersuchungen zu der Ansicht, daß die Alopecia areata ein einheitlicher Krankheitsbegriff ist, verursacht durch zentrale Störungen und wahrscheinlich mit dem Sitz im endokrin-sympathischen System, in welchem verschiedene Schädlichkeiten eine krankheitsfördernde Wirkung haben. Außerdem unterstützen Familienanlage, Alter, Geschlecht usw. die Entwicklung der Krankheit. Aber auch die Möglichkeit einer äußeren Infektion als Ursache ist nicht ohne weiteres zurückzuweisen, obwohl sie nicht bewiesen ist. Einzelne derartige Fälle im Sinne BUSCHKES sind von einer ganzen Reihe von Forschern beschrieben worden. THIBIERGE, COTENOT, SABOURAUD, GAWALOWSKY, IRISAWA und URBAN haben kasuistisches Material über den Zusammenhang von Alopecia areata vor allen Dingen mit Störungen der Glandula thyreoidea beigebracht. In Frankreich haben ganz besonders, wie bereits oben erwähnt, LÉVY-FRANCKEL und JUSTER auch in Gemeinschaft mit GUILLEAUME in einer Reihe von Arbeiten diese Frage behandelt. Sie glauben, daß die Alopecia areata ein Syndrom ist und zwar auf Grund folgender physiologischer und klinischer Erfahrungen: Die Erkrankung tritt auf nach Verletzungen des Sympathicus, die eine ascendierende Neuritis hervorrufen, die wiederum einwirkt auf das Ganglion cerv. sup. et med., auf häufiges Zusammenfallen mit Krankheiten des Sympathicus (vor allem Basedow, Zoster, Sklerodermie usw.); das Gleichgewicht zwischen sympathischem und parasympathischem System ist oft gestört, was sich in einer Vermehrung oder Verminderung des Augen-Herzreflexes äußert. LÉVY-FRANCKEL und seine Mitarbeiter glauben infolgedessen an eine traumatische Alopecie, die auch die JACQUETschen Fälle umfaßt und die Fälle mit Augenerscheinungen (Strabismus), die Alopecia areata auf Grund der erworbenen und angeborenen Syphilis unter der Voraussetzung, daß diese Erkrankung sich im endokrin-sympathischen System äußert, die Alopecia areata bei der Tuberkulose und die nach Läsionen endokriner Organe (Ovariotomie, Basedow, Hypophyse usw.). Entsprechend den Ansichten von LÉVY-FRANCKEL und JUSTER hat SABOURAUD darauf aufmerksam gemacht, daß Eierstocks- und Hodenerkrankungen mit Haarausfall zusammentreffen. Er hat in 10 Fällen das Entstehen der Krankheit 3—12 Monate nach dem Aufhören der Menses konstatiert, ohne daß ein Beweis hierfür zu erbringen war. Ebenso hat er in drei Fällen während der Schwangerschaft und in zwei Fällen nach einer Ovariotomie das Ausbrechen der Krankheit bemerkt. Ich selbst habe in einem Falle von schwerer Alopecie des Kopfes bei einer Frau nach Herausnahme einer großen Ovariencyste das Wiederkommen der Haare konstatiert. Hierzu gehört auch die Alopecia areata nach Vergiftungen (Würmer). Die Autoren verlangen infolgedessen eine spezifische Therapie, also z. B. antisyphilitisch oder Hormontherapie. LÉVY-FRANCKEL, COTENOT und JUSTER haben später versucht, ihre Theorie zu stützen, indem sie 8 Fälle von Hyperthyreoidismus bei Alopecia areata demonstrierten, von denen vier durch Radiotherapie der Thyreoidea wesentlich gebessert wurden, während die anderen unbeeinflußt blieben. Bei 3 Fällen von Dysthyreoidose wurden drei schnell gebessert durch Reizung der Sekretion der Drüsen mit Galvanotherapie. Sie betrachten infolgedessen die Alopecia areata vom pathologisch-anatomischen Standpunkte aus als verursacht durch eine Degeneration der sympathischen Nervenfasern, die die Haare schlecht versorgen, durch vasomotorische Störungen, durch Alterationen des Augen-Herzreflexes und durch eine Änderung des Naso-Facialreflexes der erkrankten Seite bei der halbseitigen Alopecie. Auf die Frage des Zusammenhanges mit Syphilis bin ich bereits an anderer Stelle eingegangen. Ich will hier nur noch die Fälle berücksichtigen, wie sie von manchen Autoren als Beweis für den Zusammenhang der Alopecia areata mit endokrinen Störungen mitgeteilt worden sind. SABOURAUD hat schon früher auf den Einfluß der Menopause auf das Entstehen der Alopecia areata hingewiesen. MEATCHAM und PROVIS beobachteten eine vollständige oder teilweise Heilung im Laufe mehrerer Schwangerschaften, ROGERS das Wiederauftreten von Haaren nach der Geburt eines lebenden Kindes, BECHET ebenfalls nach der Entbindung. TAYLOR und MCKENNA berichteten über eine Frau, die bei der ersten Schwangerschaft bemerkte, daß ihre Haare während der Schwangerschaft ausgingen. SABOURAUD hat mit anderen Autoren den häufigen Zusammenhang der Alopecia areata mit Basedow (und auch mit Vitiligo) beschrieben. Diese Fälle, die mit Hyperthyreoidismus einhergehen, ebenso wie die Fälle von GAWALOWSKY mit Hyperthyreoidismus bei Alopecia areata, wurden durch entsprechende spezifische Behandlung gebessert. In einem Falle, in welchem der Patient zu viel Thyreoidin genommen hatte, entstand ein leichter Grad von Hyperthyreoidismus, mit einem neuen Haarausfall, den er *Alopecia confluens thyreogenes* nannte, weil das Zusammenfließen der einzelnen Plaques das Charakteristische an diesem neuen Haarausfall war. Ebenso beschrieb er bei einem Basedowkranken den Verlauf einer Röntgenbehandlung, bei der ebenfalls Alopecia areata auftrat, wahrscheinlich weil durch die Röntgenbehandlung eine Unterfunktion der Drüsen entstanden war. Außer diesen Fällen sind von RASCH ein Mädchen mit Alopecia areata und Dystrophia adiposo-genitalis, von BRUUSGAARD eins mit ausgesprochener polyglandulärer Insuffizienz, von DANLOS ein junges Mädchen mit Infantilismus, von PAPASTRADIGATIS ein junger Mann mit Brüchigkeit der Nägel, Katarakt des rechten Auges und vollständiger Alopecie beschrieben worden. Andere Autoren wie JACQUET, RASCH und ROUSSEAU-DESELL haben aufmerksam gemacht auf den Zusammenhang mit Akromegalie. BERTAZZINI fand in allen Fällen von Alopecia areata Symptome von endokrin-sympathischen Störungen, darunter in 3 Fällen eine Vagotonie und bei anderen eine Sympathicotonie. STRANDBERG sah in 2 Fällen von allgemeiner Alopecia areata Dementia praecox, in 4 Fällen trophische Störungen der Nägel. Er glaubt im Anschluß daran, daß man bei bestimmten Fällen an den Zusammenhang mit endokrinen Störungen denken könne, wenn auch die Beweise fehlen. Derselbe Autor hat dann später 9 Fälle von Alopecia areata mit Thyreoidin behandelt; in 3 Fällen kamen die Haare wieder, in einem Falle, wo das Thyreoidin nicht wirkte, wuchsen sie im Verlaufe der Schwangerschaft wieder, um mit Wiederkehr der Regel wieder zu verschwinden, also genau so, wie es in einem ähnlichen Falle beschrieben wurde. Eine Reihe von Autoren hat das *Zusammentreffen von familiärem Strabismus* mit der Alopecia areata konstatiert, darunter TOMPKINSON, GODWIN und BARFORD und ebenso OULMAN und COLE den Zusammenhang mit *Osteoarthritis*.

Wie ich bei einzelnen bereits erwähnt habe, hat man in einer Reihe von Fällen, ohne endokrine Erkrankung feststellen zu können, Erfolg von der endokrinen Therapie gesehen. WINSTEL macht infolgedessen mit Recht darauf aufmerksam, daß bei der häufigen Neigung für alles, für das man eine Ursache nicht finden könne, endokrine Zusammenhänge zu suchen, in allen Fällen, um den Zusammenhang absolut sicher zu stellen, das klinische Bild, die experimentellen Drüsenproben, die Feststellung des Grundumsatzes geprüft werden und übereinstimmende Resultate ergeben müßten. WINSTEL hat infolgedessen bei 6 Fällen von Alopecia areata genaue und exakte Untersuchungen des Grundumsatzes usw. angestellt. Er fand in 3 von diesen 6 Fällen Zeichen von einer Anomalie der Thyreoidea oder der Hypophyse. Bei diesen 3 Fällen war die Behandlungsdauer nicht lang genug, um eine Spontanheilung auszuschließen, aber er konnte in ihnen ein Wachstum der Haare konstatieren. In 3 anderen versagte die endokrine Therapie. GENNER hat ebenfalls an 70 Fällen genaue Untersuchungen angestellt. Sie wurden klinisch und mit Hilfe des Grundumsatzes geprüft. Er kommt nach eingehenden Untersuchungen zu dem Resultat, daß bei der Alopecia areata die Untersuchung mit Hilfe des Grundumsatzes im allgemeinen weder ausgegesprochene Hypo- noch Hyperthyreoidose anzeige (was natürlich nicht eine Dysfunktion der Drüsen beweist). Auf der anderen Seite hat er keine Anzeichen von Hypophysenstörung gefunden. Es ist sehr interessant in dieser Frage, daß, nachdem in Frankreich LÉVY-FRANCKEL, JUSTER und VAN BOGHE der Ansicht sind, daß der Grundumsatz in jedem Falle eine Bedeutung für die Alopecia areata habe und daß, wenn der Grundumsatz erhöht ist, die Alopecia areata kombiniert ist mit Basedow und ähnlichen Erkrankungen; wenn der Basalumsatz geringer ist, es sich um Hyperthyreoidismus und Myxödem handeln müsse; wenn er normal ist, er mit dem sympathischen Nervensystem zusammenhänge: auch SABOURAUD zu der Ansicht kommt, daß die Frage des Grundumsatzes absolut noch nicht geklärt ist und für die Bedeutung bei der Alopecia areata offen steht. Waren doch auch in seiner Statistik, selbst bei den schwersten Fällen, in zwei Drittel der Fälle der Grundumsatz normal und überstieg die Normalgrenze um höchstens 10%. Was die Störungen des Sexualsystems anbetrifft, auf die auch SABOURAUD besonders hingewiesen hat, hat LIEBNER, neben Störungen von seiten der Hypophyse und Thyreoidea auch in 20% Störungen seitens der Hoden und Eierstöcke dafür verantwortlich gemacht.

GENNER hat dann weiterhin, um auch die Möglichkeit der *Sympathicus*-beteiligung noch einmal zu untersuchen, 28 Fälle aus dem neurologischen Material des Reichshospitals auf die Mitbeteiligung des vegetativen Nervensystems untersucht, auf die z. B. IRISAWA und GAWALOWSKY hingewiesen haben. Er fand bei genauer Prüfung der sympathischen Reflexe in 12 Fällen (also ungefähr 40%) Störungen von seiten des sympathischen Nervensystems; in 16 Fällen fand er keine. Die pathologischen Alterationen waren häufiger bei den schweren Fällen, als bei den leichten. Aber auch hier ist irgendeine Sicherheit nicht erzielt worden.

Wir sehen also, daß es absolut noch keinen Beweis für den Zusammenhang mit endokrinen Ursachen gibt, daß wir nur der Ansicht sein können, daß ein Zusammenhang bestünde zwischen dem Haarausfall und der Alopecia areata in dem Sinne, daß er den Boden bereitet und das Entstehen begünstigt. Im Gegensatz zu Sabouraud, dem ich mich voll anschließe, kommt aber eine ganze Reihe von Autoren zu der Auffassung, daß die Alopecia areata sicher trophoneurotischer oder endokriner Natur ist (Bruusgaard, Busch, Dohi, Fernandez de la Portillo, Fujiwara, Gawalowsky, Gordon, Irisawa, Lespinne, Liebner, Morelle, Mukajo, Sakurane, Samnikani, Sicilia, Sáinz de Aja). Und auch Genner in seiner ausgezeichneten Arbeit vertritt trotz aller Bedenken die Überzeugung, daß die Alopecia areata eine Erkrankung des endokrinen Nervensystems ist und zwar auf Grund folgender Tatsachen: 1. Zusammenfallen mit Vitiligo, 2. mit Nagelerkrankungen, 3. das Auftreten nach Traumen und Shock, 4. mit Basedowscher Erkrankung, 5. Zusammentreffen mit nervösen Ursachen, 6. mit Störungen des sympathischen Systems, 7. weil die pathologisch-anatomischen Störungen der Haare, im besonderen die Störungen des Wachstums und die Pigmentanomalien dafür sprechen.

Unter den Ursachen der Alopecia areata spielt zwar nicht eine Hauptrolle, ist aber von Bedeutung die Frage der *Vererbbarkeit.* Es ist nämlich ganz zweifellos, daß in einer ganzen Reihe von Familien die Alopecia areata häufiger ist als in anderen. In einer Satistik von 100 auf gut Glück zusammengesuchten Fällen fanden sich 22 mit hereditärer oder familiärer Ursache. Schon früher hatten Rayer und Hutchinson auf diese Fälle aufmerksam gemacht, aber die Rayerschen gehörten zur Lues congenita und auch die Hutchinsonschen waren nicht einwandfrei. In den letzten Jahren haben Darier, Feulard, Lesourde und Jacquet derartige Fälle erwähnt. Sabouraud kommt auf Grund seiner Beobachtungen zu der Ansicht, daß sehr oft die Alopecie in der Familie existiert, sei es, daß Seitenverwandte erkranken, sei es in aufsteigender und absteigender Linie, daß nach seiner Statistik in 11 Fällen auf 100 die Alopecia areata vererbt werden kann, mehr von der väterlichen als von der mütterlichen Seite aus, daß man sie ebenso in 11% bei Bruder und Schwester findet, daß man sie seltener bei indirekter Aszendenz (Onkel und Tante) beobachtet, daß man auch Fälle sieht, wo die ganze Familie erkrankt ist usw. Über das familiäre Auftreten der Alopecie habe ich bereits wegen der Möglichkeit der Infektion in der Familie an anderer Stelle berichtet und habe hier nur die vererbbare Alopecia areata besprochen.

Im Anschluß an diese Untersuchungen ist Sabouraud und mit ihm eine ganze Reihe französischer Forscher zu der Überzeugung gekommen, daß die *kongenitale Lues* eine Rolle bei dem Auftreten der Alopecia areata spielt. Auffallend war für Sabouraud vor allen Dingen, daß, wenn eine derartige Alopecie bei kongenital Luetischen auftrat, sie unter spezifischer Behandlung heilte. Im Gegensatz hierzu sind andere Forscher wie Weiss und Genner nicht zu der Ansicht gekommen, daß Syphilis in diesem Sinne begünstigend auf die Entstehung der Alopecia areata wirkt. Ich selbst habe absolut keine derartigen Fälle gesehen und gerade in einer Privatpraxis, wie ich sie habe, in der die Syphilis eine ganz minimale Rolle spielt, spricht das häufige Auftreten der Alopecia areata im Gegensatz zu dem geringen Auftreten der Lues dafür, daß diese Zusammenhänge nicht bestehen. Und wenn Hudelo und Rabin in 120 Fällen von Alopecia areata 40mal Lues fanden, so kann dies nach meiner Überzeugung nur so gewertet werden, daß man entweder in Frankreich den Kreis der Alopecia areata weiter zieht als bei uns (eine Ansicht, die auch Genner teilt) oder daß in Frankreich viel mehr Lues vorhanden ist, als bei uns und viel mehr Lues congenita (was ja auch die Statistik bewiesen hat), so daß infolgedessen ein viel häufigeres Zusammentreffen von Lues und Alopecia areata entsteht. Für Deutschland möchte ich es ablehnen.

Kurz möchte ich noch zum Schluß anfügen, daß auch *mechanische äußere Gründe* für das Entstehen der Alopecia areata verantwortlich gemacht und als begünstigend angesehen worden sind, so von Lour das Tragen zu enger Kragen und von McCormack das Tragen von Lasten auf dem Kopfe.

Wenn wir also aus all diesen Besprechungen der Ätiologie der Alopecia areata das *Resumé* ziehen, so können wir nur sagen, daß es heute noch keine einheitliche Ursache der Alopecie gibt, und daß die Frage offen steht, eine Ansicht, die auch Sabouraud in seiner letzten Arbeit (Pelade et alopécie) 1929 vertritt. Nachdem er alle Möglichkeiten besprochen hat, kommt er zum Schluß, daß alles noch keine definitive Klarheit gegeben hat. Das Einzige, was er direkt ablehnt, ist die Ansteckungsfähigkeit der Alopecia areata und die Epidemien, die beschrieben worden sind. Ich selbst glaube aber auf Grund der einwandfreien Fälle von Poehlmann, Spitzer und mir, die wir selbst gesehen und beobachtet haben und bei denen ein Irrtum ausgeschlossen ist, auf Grund der Fälle von Alopecia areata unter Ehegatten, von denen Sabouraud allein 7 gesehen hat, von denen aber noch viel mehr in der Literatur existieren, daß man die Möglichkeit einer äußeren Infektion (mit Buschke und Peiser) nicht ausschließen kann. Nach meiner Überzeugung muß man entweder die von vielen Autoren (insbesondere früher von Lesser) vertretene Anschauung billigen, daß die Alopecia areata ein Syndrom ist, das durch alle möglichen Ursachen, die ätiologisch ganz verschieden sein können, zustande kommt, wie es Poehlmann in seiner Zusammenfassung gesagt hat, der sich folgendermaßen äußert:

„Die als Alopecia areata bezeichnete Alopecieform stellt ein selbständiges, durch einen charakteristischen Symptomenkomplex von allen anderen Alopecien leicht unterscheidbares Krankheitsbild dar.

„Die meisten Fälle von Alopecia areata können klinisch nicht anders als durch die Annahme einer Übertragung eines noch unbekannten Kontagiums erklärt werden. Ab und zu kommen jedoch auch Fälle von traumatischer und neurotischer Alopecie zur Beobachtung, bei denen eine Infektion auszuschließen ist und welche wir doch klinisch vom Krankheitsbild einer typischen Areata zu unterscheiden nicht imstande sind. Endlich können ganz vereinzelt auch toxische Ursachen eine der Alopecia areata sehr ähnliche Alopecie hervorrufen. Da eine prinzipielle Trennung verschiedener Formen von Alopecia areata nach dem klinischen Bilde nicht durchgeführt werden kann, aber unter demselben klinischen Bilde Affektionen ganz verschiedener Ätiologie verlaufen, sind wir genötigt, die Alopecia areata als einen Symptomenkomplex aufzufassen, der durch voneinander verschiedene Noxen in gleicher Weise hervorgerufen werden kann.“

Oder man glaubt an eine infektiöse Ursache der Alopecia areata, die nach Spitzer gestützt wird 1. durch die Annahme einer persönlichen und familiären Disposition, 2. der Möglichkeit, daß das Virus in derjenigen Eigenschaft wechselt, die wir als Kontagiosität bezeichnen, 3. der Möglichkeit, daß das Virus mehr oder weniger verbreitet in der Außenwelt vorkommt, ohne an den kranken Menschen gebunden zu sein, 4. der Möglichkeit, daß die Disposition zu der Erkrankung durch allgemeine oder örtliche Ursachen gesteigert wird. Ich selbst glaube, daß wir vorläufig an diesen 2 Theorien festhalten müssen, bis durch genaue Untersuchungen, z. B. des Grundumsatzes und experimentelle klinische Untersuchungen die Frage der inneren Zusammenhänge gelöst ist, bis die Frage der seltenen echten traumatischen und durch Shock hervorgerufenen Fälle geklärt ist und diese Fälle streng abgegrenzt sind von den unter dem Namen Alopecie veröffentlichten klinisch nicht genau beschriebenen, bis weitere experimentelle Untersuchungen im Sinne von Max Joseph, Nivelli, Köster, Auburn u. a. durch andere Versuche ergänzt sind. Nötig ist dann vor allen Dingen aber auch, daß alle möglicherweise infektiösen Fälle ganz genau untersucht werden, um auch die Frage der Kontagiosität beantworten zu können.

Die *mikroskopische Untersuchung* der Alopeciahaut ergibt zunächst die bereits früher erwähnten krankhaften Veränderungen des Haares. Nach Sabouraud wird dasselbe nach seiner Wurzel hin sehr schnell dünn und hell und endet in einem dickeren weißlichen Knopf. Außer dieser Verdünnung ist gewöhnlich am Schaft nichts Krankhaftes zu sehen. Eine ganze Anzahl der erkrankten Haare zeigt aber 5—10 mm vom Ende eine Verdickung, die im Gegensatz zum übrigen Haar dunkler erscheint, eine Auffaserung des Haares, die vollständig der der Trichorrhexis entspricht und keine Unterschiede von dieser zeigt. Durch diese Trichorrhexis entstehen die Haarstümpfe, die man am Rande der kranken Alopeciestelle sieht und die das Fortschreiten der Erkrankung anzeigen. Es sind dies die von Sabouraud als cheveux massués, cheveux en épi, cheveux en point d'exclamation bezeichneten Keulenhaare. Das dickere freie Ende der abgebrochenen Haare ist immer dunkelbraun, was besonders an blonden Haaren auffällt. Diese Farbe nennt Sabouraud flohfarbig (couleur puce). Diese Pigmentveränderung im Haar ist der Beginn der Haarerkrankung, die Sabouraud als eine durch eine Pigmentataxie der Papille entstandene bezeichnet hat. Sabouraud faßt die Erscheinungen am kranken Haar zusammen als aus 3 Symptomen bestehend: 1. das Haarbrechen, die Trichorrhexis, die das Haar auf eine Länge von 1 oder $^1/_2$ cm Länge zurückführt, 2. die Keule des kranken Haares, entstanden nach Sabouraud durch einen Prozeß der Spaltung der Rindenzellen, 3. die Störung in der Bildung des Pigments und seiner Lokalisation. Nachdem diese Pigmentbildung im Niveau der Papille unregelmäßig geworden ist, hört sie allmählich auf und das Pigment verschwindet. Entsprechend der Pigmentverminderung in den Haaren ist der Pigmentschwund in der Haut und die Achromie der neuen Haare. Auch diese neuen Haare sind dauernd blond und von den nachwachsenden Haaren bleiben nach Genner ungefähr 50—75% dauernd oder abnorm lange weiß, je nach der Gutartigkeit der Fälle Wochen, Monate und Jahre. In der letzten Zeit hat sich besonders noch Lespinne mit der Histologie der Haare beschäftigt und kommt anscheinend zu denselben Resultaten wie Sabouraud. Er ist der Ansicht, daß der Verlust der Elastizität und der Widerstandskraft der Haare durch eine Lockerung der Zellformationen bedingt ist, die entweder an einem Punkte auftreten (als seitliche lokale Verdickung) oder sich über die ganze Oberfläche des Haarbettes erstrecken kann, so daß das ganze Haar faserig und brüchig wird. Mikroskopische Untersuchungen der Haut selbst sind von Robinson bereits im Jahre 1888 gemacht worden. In dieselbe Zeit und etwas später fallen die Untersuchungen von Crocker, Jamieson und Vincent. Robinson fand bei frischen Fällen normale Verhältnisse in der Epidermis und im Rete, im Corium ab und zu kleinzelliges Infiltrat um die Follikel, um die Blut- oder Lymphgefäße herum, die leicht erweitert waren. Die Subcutis war normal, abgesehen von denselben Veränderungen der Blut- und Lymphgefäße. Manchmal hatten die Haare ihre Follikel bereits verlassen und die Flaumhaare wuchsen bereits nach, dann war die primitive Papille in diesem Fall verschwunden, in anderen Follikeln saßen dieselben noch darin, boten aber schon Zeichen der Ernährungsstörung leichteren und schwereren Grades. Robinson hatte außerdem an bestimmten Punkten kleine Kokkenanhäufungen gefunden, die für ihn ein Beweis der parasitären Natur der Erkrankung waren. Nach ihm hat dann Giovannini eine tiefe Follikulitis als primäre Erkrankung festgestellt infolge kleinzelliger Infiltration in der Umgebung und im Innern der unteren Partie des Follikels. Er hielt diese Erscheinung für die Ursache, die eine Ernährungsstörung der Haare bewirkte. Das erste Zeichen des Haarschwundes im Inneren der Follikel ist nach GIOVANNINI die Abnahme der Mitosen in den Matrices, dann degenerieren die Zellen der Matrix des Haares in der Wurzelscheide und schließlich wandeln sich die Zellen in formlose Schollen um, während das Pigment verschwindet. So wird der Bulbus zerstört, außerdem degeneriert auch der suprabulbäre Halsteil des Haares. Zum Schluß schmilzt er von unten ein. Dadurch wird der Zusammenhang zwischen Haar und Balg aufgehoben und das Haar fällt aus. Nach GIOVANNINI hat sich UNNA ausführlich mit der

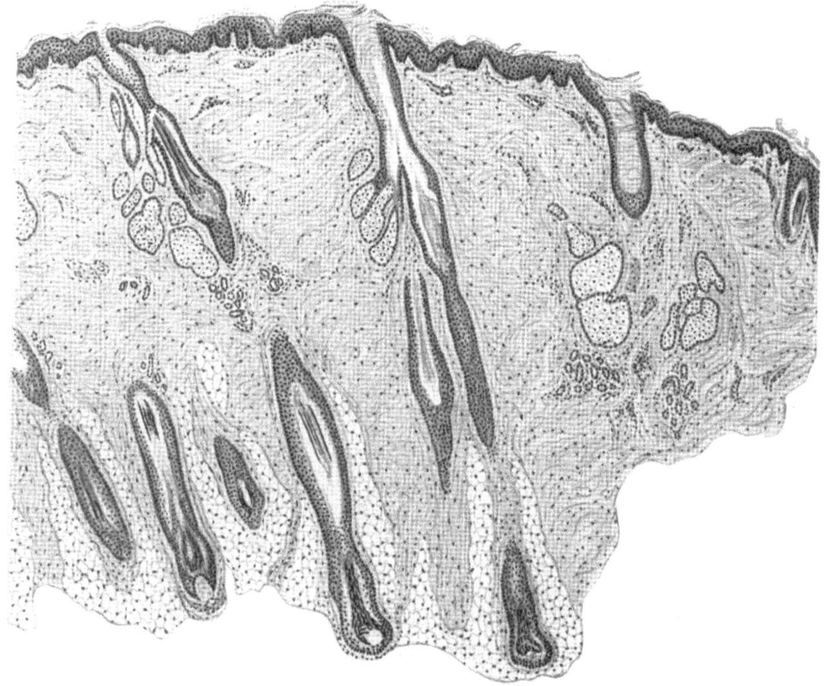

Abb. 52. Frischer Fleck von Alopecia areata im Entwicklungsstadium; in den Follikeln oben abgestorbene Haare, im unteren Teil derselben nachwachsendes Haar. (Nach SABOURAUD.)

Histologie der Alopecia areata beschäftigt und in seiner Histopathologie eingehend beschrieben. UNNA fand eine Hyperämie und ein Ödem in der Haarrandzone. Bei einigen Haaren waren die Gefäße erweitert und zeigten wandständige Thromben. Diese Hyperämie und das Ödem sah er als Zeichen einer Entzündung an und seine Hypothese wurde noch mehr begründet durch die Entdeckung einer Proliferation des Bindegewebes um die Gefäße herum. Dagegen fand er keine kleinzellige Infiltration um die Gefäße herum; die Erscheinungen waren mehr seröser Art. Er erkennt die Betonung des entzündlichen Charakters von ROBINSON und GIOVANNINI nur im primären Stadium der Areata an und erklärt die Depression im späteren Stadium außer durch das Fehlen der Haare auch zum Teil durch die Gedunsenheit der umgebenden Haut. SABOURAUD unterscheidet die Störungen in der Pigmentablagerung, Zellstörungen und Gewebsstörungen. Vom Beginn der Erkrankung an nimmt das Pigment ab, und diese Achromie in der MALPIGHIschen Schicht zeigt sich in dem ganzen kahlen Fleck. Sie bleibt bis zum letzten Stadium der Alopecie und selbst bis zum Beginn des Haarnachwuchses. Auch das

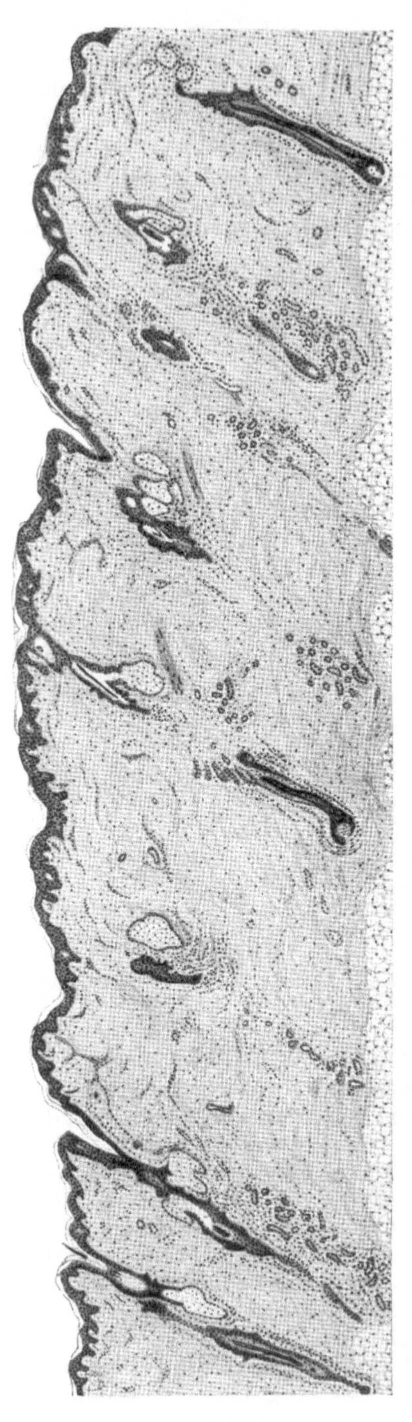

Abb. 53. Alter Fleck von Alopecia areata mit Atrophie der oberen Epidermisschichten und verhältnismäßig wenig Follikeln. (Nach SABOURAUD.)

Nachwachsen der farblosen Haare zeigt, daß die Pigmentfunktion noch nicht wieder in Ordnung ist. Was die Zellstörungen anbelangt, so sieht man im Anfang um die Follikel nach SABOURAUD eine Wolke mononucleärer Leukocyten; sie umgeben den Follikel wie ein Bienenschwarm und sind ebenso um die Talg- und Schweißdrüsen vorhanden. Sie bilden einen perivasculären Überzug um alle Gefäße dieser Gegend. In dritter Linie finden sich nach SABOURAUD eine außergewöhnliche Menge Mastzellen inmitten der mononucleären Leukocyten. Endlich findet man auch in den Alopecia areata-Plaques im Beginn wenig, später bei den alten große mononucleäre Leukocyten in ihrer Eigenschaft als Phagocyten. Die Veränderungen des Gewebes sind nicht sehr bedeutend; nur in den alten Stellen ist die Epidermis sehr verdünnt, ebenso ist das Bindegewebe in den alten Fällen sklerosiert. Anstatt der verschwundenen Follikel sieht man dann vertikale Bindegewebszylinder, die ein wenig sklerosiert erscheinen. Den Unterschied zwischen Alopecia areata und Alopecia atrophicans sieht er bei der Areata in einer langsamen Atrophie der Haarfollikel mit einem nicht aufhörenden Bestreben der Wiederherstellung und Erneuerung, was bei der Alopecia atrophicans fehlt. Auch die Pigmentstörungen und Leukodermie fehlen bei der Atrophicans. Außer SABOURAUD hat auch noch TEREBINSKY mikroskopische Untersuchungen angestellt und fand namentlich bei schweren Fällen starke serös entzündliche Veränderungen in den Epithelpartien der Haarwurzeln und in der Wurzelscheide. Auch bei leichten Fällen von Alopecie erhielt er dasselbe Resultat, außer daß die Erscheinungen um die Gefäße und Follikel nicht so ausgeprägt waren. TEREBINSKY sieht als primäre Erkrankung den serösen Entzündungszustand um die Haarwurzeln an. KYRLE hat namentlich die bösartigen Fälle untersucht. Bei diesen ist das interessanteste die völlige Abwesenheit der Haare. Die Follikel sind vollständig kurz und eigentlich nur direkte Ausgangswege für große Massen von Talgdrüsen. Er fand keine Atrophie der Hautpapillen und Schweißdrüsen, noch weniger entzündliche Erscheinungen. Dagegen sah er im Fettgewebe an der Grenze zwischen Cutis und Subcutis runde oder oblonge sich nach WEIGERT leicht färbende Elemente, deren Natur er sich absolut nicht erklären konnte. GENNER, der ebenfalls 2 Fälle untersuchte, kam zu ähnlichen Resultaten wie die anderen, nur in alten Fällen fand er eine Abflachung der Papillarschicht, ebenso eine Verkürzung und Verminderung der Papillen. Auch er fand ebensowenig wie die anderen die von ROBINSON beschriebenen Mikrokokken. Die von ihm festgestellte histologische Alteration in den verschiedenen Partien des Haarfollikels, wo die Erneuerungen beginnen, der Schwund der Epithelpartien, die Verdickung der Bindegewebsscheide ebenso wie die Atrophie der Papillen sind für ihn ein Beweis für den atrophisierenden und sklerosierenden Prozeß. Sie sind auf Rechnung zu setzen „einer toxischen Ursache" entsprechend seiner Anschauung über die endokrin-sympathische Natur der Alopecie. 1926 haben LÉVY-FRANCKEL, GUILLAUME und JUSTER capillarmikroskopische Untersuchungen angestellt. In 8 Fällen von Alopecia areata waren an den erkrankten Stellen Capillaren überhaupt nicht oder nur in sehr spärlicher Anzahl vorhanden. Auch bei wiedereinsetzendem Haarwachstum fanden sich ebenfalls nur wenige Schlingen. Außerdem ließ sich capillaroskopisch ein mehr oder minder ausgeprägtes Ödem feststellen. In Japan haben OSAHI 1905, GO-GENSHAKU und NAKAGAWA 1927 histologische Untersuchungen bei Alopecia areata angestellt. OSAHI fand die Haarfollikel denen der Lanugohaare ähnelnd in einem über 30 Jahre bestehenden Falle. Andere zeigten eine starke Verhornung des Follikelmundes und cystische Erweiterung sowie Degeneration der Papille. Während GO-GENSHAKU in 12 Fällen Degeneration bezüglich Atrophie der Haut besonders der Haare und Verengerung oder Obliteration der Gefäßlumina infolge der Verdickung der Gefäßwände feststellte, sah NAKAGAWA in 11 Fällen nach dem Referat von JULIUSBERG: im Anfang proliferative Entzündungen, die sich als perivasculäre Infiltration um die Haarfollikel und in den Papillen, Hypertrophie und sklerosierende Verdickung der bindegewebigen Teile der Follikel äußert. Im Endstadium vorwiegend atrophische Veränderungen. Verdünnung der Epidermis und der Cutis, Aufquellung und Sklerosierung des Kollagens, Zerstörung und Verminderung der elastischen Fasern. Es führen also die Lockerung der äußeren Wurzelscheiden und der bindegewebigen Anteile der Haarfollikel und zugleich die Funktionsstörung bzw. die trophische Störung der Haarzwiebeln den Haarausfall herbei. Zuletzt hat noch LESPINNE bei histologischen Untersuchungen Änderungen in der Funktion des Pigments, Anhäufung von mononucleären Leukocyten mit einzelnen Mastzellen in allen Schichten der Haut um die Haarfollikel, Drüsen und Gefäße festgestellt, zu denen später noch große mononucleäre auftreten, deren phagocytäre Bestimmung deutlich hervortritt. Diese Untersuchungen von LESPINNE scheinen sich also im allgemeinen völlig mit denen von SABOURAUD zu decken.

Im allgemeinen finden also alle Forscher nur geringe Veränderungen im Rete, das nur in alten Fällen leicht atrophisch wird. Die Haarfollikel sind nach allen Forschern im allgemeinen leicht erweitert und enthalten Trümmer von Talg- und Epithelresten rund um ein lanugoähnliches Haar. In den Follikeln findet man oft tote Haare mit einem schon nachwachsenden. In alten Fällen sind die Follikel in Bindegewebsstränge umgewandelt. In der Cutis handelt es sich meist um zellige Infiltrationen um den Grund der Follikel und der Blutgefäße. In alten Fällen fällt auch hier wieder eine Sklerose des Bindegewebes auf. Die Talgdrüsen sind entweder normal oder hypertrophisch. Die Lymphgefäße sind im allgemeinen erweitert; Bakterien hat nur ROBINSON gefunden, sonst niemand.

Die **Diagnose** der Alopecia areata ist also im allgemeinen leicht zu stellen. In erster Linie werden die Alopecien nach *Pyodermien* (Impetigines, Abscessen usw.) in Frage kommen. Man wird diese leicht nach der Anamnese, dem Auftreten der Borken, der Krusten, der Abscesse, der eitrigen Follikelentzündungen erkennen, wird fast immer noch die Reste der Narben oder die restierende Entzündung der Haut finden. Namentlich bei den Follikulitiden wird man fast immer in der Mitte einen ganz kleinen empfindlichen Herd oder eine Narbe feststellen können.

Neben den Alopecien als Folge entzündlicher, mit Eiterbildung einhergehender Krankheiten kommen in zweiter Linie die *Alopecia atrophicans* und die *Folliculitis decalvans* in Frage. Der aufmerksame Untersucher wird ohne weiteres die Alopecia atrophicans (Pseudopelade Brocq) von der Alopecia areata unterscheiden können, denn die atrophisierende Form tritt mit unregelmäßigen Flecken auf dem Kopfe auf. Sie führt, wie schon der Name sagt, stets zu einer Atrophie, sie fängt nie mit einem Fleck an wie die Alopecia areata, sondern mit einer Reihe kleiner Flecke. Man sieht sie erst, wenn sie einmal aufgetreten sind und wenn sie einmal da sind, werden sie nicht viel größer, nur treten immer mehr Flecke auf. Es fehlen auch bei ihr die charakteristischen Haarstümpfe und die einzelnen Flecke machen einen narbigen Eindruck. Die Haarfollikel sind verschwunden. Jede einzelne Plaque stellt eine feine weiche Narbe dar, während wir bei der Alopecia areata im allgemeinen nur einen elfenbeinfarbigen Fleck sehen im Beginn mit den Haarstümpfen, später ohne sie. Charakteristisch ist auch bei den erkrankten Follikeln ein kleiner, rötlicher Punkt als Zeichen der Entzündung des Haarfollikels. Auch die Folliculitis decalvans ist ohne weiteres zu unterscheiden, gerade durch das Vorhandensein der Follikulitiden, die bei jeder Folliculitis decalvans vorhanden sind. Außerdem wäre noch zu erinnern, wenn man sich mit Trichorrhexis behaftete Haare ansieht, an die eigentliche *Trichorrhexis*. Von dieser Erkrankung kommt aber eigentlich nur die runde, herdförmige und die streifenförmige Form, wie sie von Pinkus, mir und Sabouraud beschrieben ist, in Frage; hier wird die Diagnose ohne weiteres gesichert dadurch, daß die Trichorrhexis besteht, die Haare wohl kürzer sind, aber absolut nicht ausgehen. Daß unter Umständen eine *Trichotillomanie* eine Alopecie vortäuschen kann, ist selbstverständlich. Aber auch hier wird man sehr bald die richtige Diagnose stellen. Dagegen kann die *Thalliumalopecie* bei Kindern Veranlassung zur Verwechslung geben. Hier werden die Anamnese und das kindliche Alter ohne weiteres die Diagnose sichern. Ebenso werden Enthaarungen nach *Röntgen-* oder *Radiumtherapie* sich sehr bald aufklären lassen. Charakteristisch für die Röntgenepilation ist, daß sie etwa 14 Tage nach der Bestrahlung auftritt und nur eher auftritt, wenn eine zu starke Belichtung vorgekommen ist. Eine Verwechslung mit der Alopecia areata kann dadurch entstehen, daß infolge ungenügender Bestrahlung das Zentrum mehr bestrahlt wird als der Rand, dort eine totale Alopecie herrscht, während am Rande noch halb atrophische, röntgenzerstörte Haare sitzen, die dem Auge denselben Anblick bieten, wie das Alopeciahaar. Aber diese röntgengeschädigten Haare bilden einen breiten Rand um das Zentrum, während die Areatahaare mehr vereinzelt sitzen. Daß die Alopeciestellen mit Narben bei genauer Untersuchung nicht verwechselt werden können, brauche ich wohl nicht zu erwähnen. Hier werden Narben nach Verbrennungen, Narben nach Verletzungen, schon in der Form anders aussehen als die Areatafälle, ganz abgesehen davon, daß die Narbe bei diesen Schädigungen so deutlich ist, daß sie ohne weiteres zu erkennen ist. Auch die Alopecie nach *Favus* ist ohne weiteres an der unregelmäßigen Form zu unterscheiden, in der sie mehr der Alopecia atrophicans gleicht als der Areata. Die Narben sind außerdem deutlich ausgesprochen, und wenn die Erkrankung nicht vollständig abgeheilt ist, wird man hier und da doch noch ein Favusscutulum um die erkrankten Haare oder die erkrankten Haare selbst konstatieren. Auch die

*Trichophytie* ist ohne weiteres zu erkennen, denn nach einem alten dermatologischen Kennworte (SABOURAUD) ist der Fleck einer Trichophytie stets unsauber, der einer Areata sauber, da die Trichophytiestellen stets mit Krusten oder Schüppchen bedeckt sind und die charakteristischen Alopeciehaare fehlen. Auch die *Mikrosporie* mit ihrem grauen Belag und der manschettenförmigen Umhüllung der Haare wird ohne weiteres differentialdiagnostisch zu trennen sein, vor allem ja in den Fällen, die bei Erwachsenen vorkommen. In Frage kommen dann noch die *diffusen Alopecien* nach *Infektionskrankheiten* und die *Alopecia luetica*. Die Alopecien nach Erysipel, Grippe usw. sind diffus, das Haar sieht schütter aus, man sieht nirgends runde Flecke. Außerdem wird immer der schnelle Haarausfall ohne weiteres auffallend sein. Am nächsten läge noch eine Verwechslung mit dem rapiden Haarausfall bei der malignen Alopecia areata. Es müßten aber bei dieser Form noch einige Alopecieherde zu sehen sein. Bei der *Alopecia luetica* ist das Kennwort am Platze: die Haare sehen aus, als ob die Mäuse darin gewesen wären. Wir haben ein allgemeines Schütterwerden der Haare mit einer Unmasse rundlicher Flecken, bei denen man manchmal noch die entzündliche Zone sieht. Hier wird man auch ganz besonders auf die entzündlichen Drüsenschwellungen am ganzen Körper achten müssen.

Auch die *Alopecia seborrhoica* und *pityrodes* kommen differentialdiagnostisch nicht in Frage. Nur muß man immer daran denken, daß auf dem Boden einer derartigen Erkrankung auch eine Alopecia areata auftreten kann. Auch die Greisenalopecie kann mit der Alopecia areata nicht verwechselt werden; nur bei älteren Frauen, zwischen 40—50 Jahren, die den von SABOURAUD „alopécie du retour" genannten Haarausfall auf dem Kopfe haben, kann eine Verwechslung eintreten. Hier handelt es sich auf der Höhe des Wirbels um eine zweilappige kahle Stelle, die entweder aus einer Hälfte bestehen kann oder zweilappig ist. Sie besteht dann aus zwei samenlappenartigen Flecken, die an der Basis zusammenhängen oder wie ein Sack in der Mitte aufgehängt sind. Diese Stelle vergrößert sich ganz allmählich. Eine Behandlung scheint ohne jeden Erfolg zu sein, wenigstens habe ich in den ganz vereinzelten Fällen, die ich gesehen habe, nie eine Heilung gesehen. Auch die eigentliche Glatze der alten Frauen, die ich in vielleicht 6 Fällen bei alten Frauen in hohem Alter gesehen habe, wird mit der Alopecia areata kaum verwechselt werden. Dagegen kann am ehesten mit der Alopecia areata der *Lupus erythematodes* verwechselt werden, namentlich im Endstadium. Letztere Erkrankung beginnt mit roten, unregelmäßigen Flecken, die mit leichten Schuppen bedeckt sind, und bei denen diese Schüppchen namentlich in und über den Follikeln sitzen. Allmählich werden die Flecken atrophisch und narbig und bieten im Endstadium dasselbe Bild wie die Alopecia areata.

Auch die kahlen Stellen bei *Sklerodermie* kommen differentialdiagnostisch in Frage. Hier werden ohne weiteres der Zustand der Haut, das Vorhandensein anderer sklerodermischer Stellen, das Allgemeinbefinden die Diagnose erleichtern.

Dagegen ist die *Alopecia parvimaculata* ja früher sehr viel verwechselt worden und hat zu einer ganzen Reihe von Irrtümern Veranlassung gegeben. Hier werden ohne weiteres das epidemieartige Auftreten in Schulen und Internaten, die außerordentlich gehäuften kleinen Herde, der evtl. Ausgang in Atrophie bei nicht behandelten oder zu spät behandelten Fällen den Ausschlag geben. Seitdem WERTHER auf das Zusammentreffen einer Alopecia parvimaculata mit der Mikrosporie aufmerksam gemacht hat, wird man noch mehr auf evtl. Zusammenhänge zwischen diesen beiden Affektionen achten müssen, bis der Tatbestand geklärt ist.

Zum Schluß seien noch 2 Formen erwähnt, auf die SABOURAUD in seinem Handbuch aufmerksam gemacht hat: Die erste ist die *dreieckige Alopecie*, die immer an derselben Stelle zwischen Stirn und Schläfe sich findet und die angeboren ist (siehe das besondere Kapitel), und zweitens die *Alopecia liminaris frontalis.* Es handelt sich nach Sabouraud bei dieser Erkrankung um eine Acne mit narbiger Entwicklung, die immer am Haarrande beginnt, ein wenig vor den Ohren, mit halb schuppenden halb acneartigen Läsionen, die sich wie ein Band von 1 cm Breite innerhalb der Haargrenze des behaarten Kopfes um den Kopf herum erstreckt. Die Erkrankung heilt unter energischer Schwefelbehandlung (Hellmerichsalbe) ab; wenn man sie nicht behandelt, hinterläßt sie überall eine narbige Alopecie. Sabouraud hat oft die Diagnose nur aus diesen Narben stellen können. Die Erkrankung wird an anderer Stelle ausführlich besprochen.

Die **Prognose** der Alopecia areata ist im allgemeinen gut. Die Erkrankung hat die Tendenz in der größten Mehrzahl der Fälle zu heilen, nur über die malignen Fälle läßt sich nichts mit Sicherheit vorhersagen. Auch ein Vorhersagen, wie lange die Erkrankung dauern wird, ob die Alopecia areata stillstehen wird oder nicht, ist schwer. Ich habe bei der klinischen Schilderung erwähnt, daß dieselbe in mehreren Schüben auftreten kann, und wir können nicht wissen, ob die Erkrankung mit einem Schub oder mehreren aufhört. Prognostisch am günstigsten ist die Erkrankung bei Kindern, wo sie oft mit der Entwicklung aufhört, wie dies namentlich bei den Fällen von Ophiasis der Fall ist. Günstig ist die Prognose, wenn man keine abgebrochenen Haare oder tote sieht, weil diese ein Zeichen des Weitergehens sind. Ebenso ist es ein schlechtes Zeichen, wenn die Haare der Umgebung des Randes auf leichten Zug ohne weiteres herausgehen. Sitzen die Haare fest, dann ist im allgemeinen der krankhafte Prozeß zum Stillstand gekommen. Neumann glaubte, daß die Prognose eine schlechte ist, wenn die Flecken unempfindlich wären, eine Tatsache, die ich mit anderen nicht bestätigen kann. Wenn die Alopecie im Alter eintritt, wachsen die Haare langsamer und schwerer nach als bei Jugendlichen. Im allgemeinen kann man sagen, daß der Haarnachwuchs in 6 Wochen bereits als Flaum vorhanden sein kann. Im allgemeinen dauert es aber in günstigen Fällen 2—3 Monate, in schweren bis 2 Jahre. Kommen die Haare innerhalb 2 Jahren nicht wieder, so können sie entweder ganz wegbleiben oder in mehreren Schüben eine Wiederkehr vortäuschen, um wieder auszufallen. Sie können aber auch noch nach langer Zeit wiederkommen. Ich selbst kenne Fälle, in denen die Haare nach 20 Jahren wiedergekommen sind. In der Literatur ist Wiederwachstum nach 35 Jahren beobachtet worden. Für die Prognose ist auch wichtig das familiäre und vererbte Vorkommen und alle Patienten müssen aufmerksam gemacht werden, daß selbst nach vollständiger Heilung die Erkrankung nach Jahren rezidivieren kann, daß es sogar Kranke gibt, bei denen die Erkrankung in regelmäßigen Zwischenräumen wiederkehrt.

Wie ich bereits bei der Prognose auseinandergesetzt habe, wird die **Behandlung** nicht immer von Erfolg begleitet sein. Je nach der Schwere des Falles wird der Arzt mit mehr oder weniger Glück behandeln. Wie bei so vielen Krankheiten werden auch hier die leichten Fälle den Erfolg des Arztes machen, während die schweren der Therapie in jeder Form widerstehen können, um dann plötzlich ohne jede Therapie auszuheilen. Wenn wir ganz kurz noch einmal die Ursachen rekapitulieren, werden wir uns über das Schwere dieser Erkrankung und die Schwierigkeit der Behandlung klar werden. Während die einen immer noch (wie ich z. B.) mit der Infektionsmöglichkeit rechnen und antiparasitär und irritierend behandeln, werden die anderen mehr vom Standpunkt der innersekretorischen Ursache, der nervösen Ursache behandeln, der Fokalinfektion und wieder andere nach Zahnerkrankungen, nach Beteiligung des Sympathicus usw. suchen.

Die Behandlung der Alopecia areata wird im allgemeinen immer in erster Reihe eine äußere sein müssen und in einer großen Anzahl der Fälle eine innere Allgemeinbehandlung, je nach den Möglichkeiten, die als Ursache gelten können.

Wenn wir uns zunächst mit der örtlichen Behandlung befassen, so kommen zuerst in Frage die irritierenden und antiparasitären Einreibungen des behaarten Kopfes, 2. die Anwendung physio-therapeutischer Maßnahmen, 3. Behandlung mit Röntgenstrahlen und 4. die eigentliche Phototherapie (Höhensonne, Quarzlampe usw.).

Auch SABOURAUD kommt zu der Ansicht, daß „die Einwirkung der lokalen Behandlung und deren Beweiskraft unbestreitbar ist, wenn sie gut durchgeführt wird. Diese Behandlung genügt meist, um die Erkrankung auf die bereits erkrankten Stellen zu beschränken und wenn man zur richtigen Zeit beginnt, ihre Weiterentwicklung zu verhindern", im Gegensatz z. B. zur Ansicht KAPOSIS, der an den Erfolg der medikamentösen Therapie nicht recht glaubte.

Wie ich bereits oben erwähnt habe, kommen für mich, der ich auf dem Standpunkt stehe, die Möglichkeit der Infektion und Übertragung anzuerkennen, als beste Behandlung diejenige in Frage, die Irritation und Desinfektion vereinigt. Man wird also in diesem Falle auch versuchen, die erkrankten Haare zu beseitigen, wenn man mit der Möglichkeit rechnet, daß die nicht bekannten Infektionserreger in denselben vorhanden sind. Ich stimme deshalb JACKSON und MCMURTRY bei, wenn sie regelmäßig mit Intervall von einigen Tagen die erkrankten Haare am Rande durch Epilation entfernen, um dadurch zu verhindern, daß die Erkrankung weitergeht, obgleich selbstverständlich diese Epilation mühevoll ist. Unter den Medikamenten, welche für die reizende und desinfizierende Behandlung der Alopecia areata empfohlen worden sind, kommen in erster Linie in Frage: Acid. acetic., Alkoholcampher, Ammoniak, Canthariden, Capsicum, Carbolsäure, Chloralhydrat, Chrysarobin und sein Ersatzpräparat Cignolin, Formalin, Jod- und Chininpräparate, Crotonöl, Milchsäure, Pilocarpin, Teerpräparate, Quecksilber in seinen verschiedenen Salzen, Resorcin, Tricresol, Terpentin, Veratrin und noch viele andere, deren Erwähnung zu weit führen würde.

Wenn wir die Literatur und die Veröffentlichungen der alten Autoren betrachten, so hat fast jeder Therapeut seine Lieblingsmittel und schwört auf dieselben. Nach meiner Überzeugung kommt es vor allen Dingen auf die sehr energische und regelmäßige Anwendung des Mittels an, wenn ich auch selbst gerade von dem Chrysarobin und seinem Ersatzpräparat Cignolin am meisten halte. Chrysarobin und Cignolin sind starke Hyperaemica, wirken außerdem, wie wir von der Behandlung der Pilzflechten wissen, stark antiseptisch. Ich ziehe deshalb in meiner Klientel die Behandlung mit desinfizierendem Sublimatspiritus und zusammengesetzten Chrysarobin- oder Cignolinsalben jeder anderen medikamentösen Behandlung vor, trotz der unangenehmen Folgen, die beide Präparate haben können. Die Veranlassung zu dieser Wertschätzung des Chrysarobins, die ich mit GENNER, JACKSON, JOSEPH, STELWAGON, HODARA u. v. a. teile, ist für mich ein Fall, über den ich in Graz auf dem Kongreß der deutschen dermatologischen Gesellschaft 1895 berichtet habe. Der Patient war wochenlang von mir mit den verschiedensten Mitteln örtlich behandelt worden, ohne Erfolg. Als ich ihm dann Chrysarobin vorschlug und ihm riet, es zu versuchen, wollte er erst ausprobieren, wie es wirkte. Ich gab ihm deshalb halbseitig Chrysarobin, während er die andere Hälfte mit den anderen irritierenden Mitteln weiterbehandelte. In wenigen Wochen war die linke Kopfhälfte des Patienten mit reichlichen neuen Flaumhaaren bewachsen, während die rechte weiter kahl blieb.

Das Chrysarobin kann man in den verschiedensten Formen anwenden. JOSEPH gibt es in Traumaticin gelöst 2—10% stark und verordnet es 2—3mal in der Woche, STELWAGON als gesättigte Lösung mit Chloroform, HODARA in einer Mischung 25 : 100 mit Ichthyol. Sehr gut ist auch bei umschriebenen Stellen die Anwendung als Chrysarobin-Salbenstift (BEJERSDORF), mit dem man die einzelnen Stellen bestreicht:

| | |
|---|---|
| Chrysarobin. | 30,0 |
| Resinae | 5,0 |
| Cerae flav. | 35,0 |
| Ol. oliv. | 30,0 |

Diese Mischung wird in einer bleistiftartigen Hülse geliefert und bei Nacht werden damit die kahlen Stellen bestrichen. Ich selbst verwende das Chrysarobin oder Cignolin in der Art, daß ich jeden Abend eine Salbe anwenden lasse in folgender Zusammensetzung:

| | |
|---|---|
| Chrysarobin | 0,3 |
| (oder Cignolin | 0,3) |
| Balsam. peruv. | 0,5 |
| Pilocarp. muriat. | 0,3 |
| Chinin. muriat. | 0,3 |
| Ung. lenient. | 30,0 |

Diese Salbe wird jeden Abend auf den behaarten Kopf eingerieben (für das Gesicht ist sie der Verfärbung wegen nur mit schwachen Cignolindosen von 0,03 auf 30 möglich) und jeden Morgen der Kopf mit Sublimatspiritus 0,2 : 200 oder nach der Vorschrift von F. PINKUS mit Sublimat 0,2, spirit. cochleariae 20,0 Aq. dest. ad 200 eingerieben.

Wie aus obigem Rezept hervorgeht, werden vorzugsweise die starken Irritantien angewendet, die ich oben bereits erwähnt habe. Namentlich wenn man die Chrysarobinverfärbung scheut, wendet man starke Salben an mit Tinct. canth., Tinct. chin., Tinct. veratri, Tinct. capsici, Ol. crotonis, Oleum sabinae usw. Ich gebe also z. B. entweder einen Spiritus:

| | | |
|---|---|---|
| Tinct. chinae | | |
| Tinct. cantharid. | | |
| Tinct. capsici | | |
| Tinct. veratri | ää | 10,0 |
| Bals. peruv. | | 1,0 |
| Spirit. dil. | | 200,0 |

oder die Pomade:

| | | |
|---|---|---|
| Tinct. chinae | | |
| Tinct. cantharid. | | |
| Tinct. capsici | | |
| Bals. peruv. | ää | 0,3 |
| Ol. croton. | gtt. | X |
| Ung. lenient. | | 30,0 |

Die Methode von VIDAL, der Cantharidenpflaster bis zur Blasenziehung aufgelegt und dann gepudert hatte, hat SABOURAUD noch in anderer Form angewendet, indem er nach der Blasenziehung die kahle Stelle mit einer 15%igen Höllensteinlösung pinselte. J. BROWLT hat nach seinen Angaben auf diese Weise 17 Fälle mit 2 Applikationen und 12 mit 4—5 geheilt. Aus demselben Grunde wird auch von BULKLEY reine Carbolsäure und von CUTLER ein Gemenge aus Carbolsäure, Chloralhydrat und Jodtinktur (in gleichen Mengen) zur Pinselung alle paar Tage empfohlen. Auch JACKSON hat von dieser Methode gute Erfolge gesehen. Ebenso hat HORAND auch das Crotonöl in reiner Form angewendet. In milderer Form wendet es MAX JOSEPH an als folgende Pomade:

| | | |
|---|---|---|
| Ol. tiglii | | 2,0 |
| Cerae albae | | |
| Butyri cacao | ää | 1,0 |

Joseph wendet diese Salbe erbsengroß als Einreibung auf dem Fleck an, hört mit der Behandlung auf, sowie die Reizung da ist und beginnt nach Abheilen wieder von neuem. Auch Tricresol ist aus demselben Grunde empfohlen worden, vor allem von G. McGowan, zu gleichen Teilen mit Alkohol verdünnt. Von anderen derartigen starken Reizmitteln ist noch Formalin in $20^0/_0$iger Lösung 1 oder mehrmal täglich einzupinseln bis zur Reaktion und Milchsäure 33 bis $50^0/_0$ stark in Wasser einmal täglich angewendet worden. Ebenso ist Liq. amm. fort. unverdünnt und mehrmals am Tage eingepinselt worden. In Frankreich wird sehr viel die sog. Lotion excitante des Hôp. St. Louis angewendet in folgender Form:

| | |
|---|---|
| Spir. camph. | 100,0 |
| Aetherol. terebinth. | 15,0 |
| Sol. ammon. | 5,0 |

in Dänemark die von Rasch empfohlene Besnierrsche Lösung

| | |
|---|---|
| Hydrat. chloral. | 5,0 |
| Acid. acet. glac. | 2—5,0 |
| Aether sulf. | 30,0 |

Auch Terpentin als ein starkes Reizmittel ist namentlich von Morrow in folgender Form benutzt worden:

| | | |
|---|---|---|
| Ol. eucal. | | |
| Ol. tereb. | āā | 16,0 |
| Ol. petrol. puri | | |
| Alkohol | āā | 32,0 |

Diese Pinselung wird 2—3mal die Woche angewendet, indem man an den anderen Tagen eine Mischung zu gleichen Teilen von Chloroform und Essigsäure anwendet. Stelwagon empfiehlt gleiche Teile von Teeröl, Oleum cadinum, Terpentin und Olivenöl. Als weitere Reizmittel seien noch folgende Vorschriften erwähnt, die Joseph angibt:

| | | |
|---|---|---|
| Acid. acetic. | | 5,0 |
| Tinct. Rosmarin. | | |
| Tinct. Jaborandi | | |
| Tinct. Cinchonae | āā | 25,0 |
| Spirit. | | 50,0 |

S. zur Hälfte mit Wasser verdünnen.

| | | |
|---|---|---|
| Ol. terebinth. | | |
| Ol. oliv. | āā | 60,0 |
| Tinct. cantharid. | | 3,5 |
| Ol. Rosmarin. | | 3,5 |

S. äußerlich.

| | |
|---|---|
| Olei Sinapis | 3,5 |
| Olei ricini | 7,0 |
| Spirit. Rosmarin. | 60,0 |

S. äußerlich.

| | | |
|---|---|---|
| Liq. Amm. caust. | | |
| Chloroform | | |
| Ol. Sesami | āā | 15,0 |
| Ol. Citri | | 1,5 |
| Spir. rosmarini | ad | 60,0 |

S. äußerlich.

In Deutschland ist diese starke Reiztherapie, die eine sehr intensive Wirkung, eine starke Entzündung, die zur Abhebung der Epidermis führt, zur Folge hat, in den letzten Jahrzehnten wenig angewendet und man kann eigentlich sagen, verlassen worden, weil die Mehrzahl von uns unter dem Einfluß der Neisserschen, Lesserschen und Bonner Schulen glaubte, auch mit weniger stark irritierenden, aber auch gleichzeitig antiparasitären Mitteln auskommen zu können. Das am meisten angewendete Präparat ist infolgedessen Chrysarobin, Cignolin und Sublimat gewesen. Außer Sublimat kann von Quecksilberpräparaten noch folgende Lösung angewendet werden:

| | |
|---|---|
| Hydrarg. bijodati | |
| Hydrarg. bichlorati | 1,0 |
| Alkohol | 40,0 |
| Aqu. | 250,0 |

Quinquaud wäscht mit dieser Lösung am Morgen nach Seifenwaschung den Kopf ab, läßt abends wieder waschen und gibt dann eine Einreibung von

| | |
|---|---|
| Liqu. Ammon. | 6,0 |
| Balsami fioraventi | |
| Spir. camph. | 50,0 |

Jeden 6. Tag läßt er außerdem eine Einreibung mit

| | | |
|---|---|---|
| Chrysarobin. | | |
| Acid. salicyl. | | |
| Acid. boric. | āā | 2,0 |
| Vaselin. | | 100,0 |

machen. Einen ähnlichen Spiritus mit Florentiner Balsam wendet RAYMOND am Tage an. Abends läßt er einen Spiritus von

| | |
|---|---|
| Salicyl. | 2,0 |
| Naphthol. | 10,0 |
| Acid. acet. crist. | 15,0 |
| Ol. ric. | 100,0 |

in die Haut einreiben. Auch das Quecksilberoleat und Zinnober in verschiedenen Salbenmischungen ist bei Alopecia areata verwendet worden. Die sehr wirksame, konzentrierte Carbolsäure, die ich bereits oben erwähnt habe, wird nach DUHRING in folgender Form angewendet:

| | |
|---|---|
| Acid. carbolic. liquef. | 2,0 |
| Olei Ricini | 7,0 |
| Essent. amygd. am. | 1,0 |
| Alkohol. | 50,0 |

Wie bei der Alopecia seborrhoica und Alopecia praematura ist auch hier das Pilocarpin von verschiedenen Seiten empfohlen worden. So geben JACKSON und MCMURTRY:

| | |
|---|---|
| Extr. pilocarpin. | 6,0 |
| (Sulf. praec. | 4,0) |
| Lanolin | 16,0 |
| Adipis anserini | 32,0 |
| Ol. rosae geran. gtt. | X |

Außerdem ist Pilocarpin muriatic. in schweren Fällen von STELWAGON subcutan injiziert worden in Dosen von $^1/_{10}$—$^1/_{30}$ g, am besten abends vor dem Schlafengehen. SCHÄFFER hat in 60 Fällen in die Peripherie der Flecke eine Mischung von Sublimat und Pilocarpin injiziert. Er bringt in seine Spritze 4 ccm einer Sublimatlösung von 1 : 1000, $^1/_4$ ccm $^1/_2$%ige Pilocarpinlösung und dann noch einmal $^1/_4$ ccm von der Sublimatlösung. Die Injektion wird alle 4—5 Tage gemacht. Nach der 4. und 5. Einspritzung sollen bereits Haare zu sehen sein. Lokal hat SCHÄFFER nur 90%igen Alkohol eingerieben. Nach seinen Angaben hat er stets Erfolg erzielt. Von den leichteren Medikamenten kommen noch in Frage Schwefel- und Resorcinpräparate und vor allen Dingen auch Teer. In Frankreich wird z. B. sehr viel eine SABOURAUDsche Vorschrift angewendet:

| | | |
|---|---|---|
| Ol. cadini | | 5,0 |
| Sulf. subl. | āā | 5,0 |
| Hydrarg. oxyd. flav. | | 2,0 |
| Adipis benzoat. | | 20,0 |
| Bals. peruviani | | 1,0 |

Diese Salbe wird abends eingerieben, während früh z. B. mit einer Lösung von

| | |
|---|---|
| Xylenspirit. aeth. āā | 100,0 |
| Resorcin. | 6,0 |
| Salol. | 1,0 |

der Kopf gewaschen wird. DREUW reinigt die Stellen mit Salicylschwefelseife ab und wendet am Morgen an:

| | | |
|---|---|---|
| Ol. rusci | | 20,0 |
| β Naphthol. | | |
| Acid. salicyl. | | |
| Resorcin. | āā | 4,0 |
| Ol. ric. | | 30,0 |
| Spir. sapon. kalini ad | | 200,0 |

und am Abend gibt er eine Schwefelresorcinsalbe. LASSAR und STELWAGON empfehlen Schwefelnaphtholsalben. Ich selbst verwende bei Seborrhöe und Alopecia areata folgende Salbe:

| | | |
|---|---|---|
| Sulfur. praec. | | |
| Chinin. muriat. | | |
| Pilocarp. muriat. | | |
| Anthrasol. | āā | 0,3 |
| Cignolin | | 0,1 |
| Ungent. lenient. | | 30,0 |

Anstatt des schwarzen Teers verwenden wir eben in Deutschland sehr viel farblose Teerersatzpräparate, Anthrasol, Liqu. detergens anglicus, liquor lith aceton, Cadogel usw.

Daß man im Gesicht, wenn es sich um eine Alopecie des Bartes handelt, nicht stark verfärbende Medikamente nehmen darf, ist selbstverständlich. Auch die reizende Wirkung des Chrysarobins auf die Augenlider und die Conjunctiva muß in Betracht gezogen werden.

Man hat auch an die *mechanische Behandlung* gedacht. Als die BIERsche Stauungsmethode aufkam, hat man auch sie angewendet und insbesondere TROISFONTAINE hat sich mit ihr eingehend beschäftigt in der Form von Schröpfköpfen, die jeden Morgen 2 Stunden auf dem Fleck aufgesetzt gehalten wurden oder in der Form von Bändern um den Hals, um eine Cyanose zu erzielen. Da aber die Erfolge sehr mäßig waren, ist die Behandlung bald aufgegeben worden. Heiße Wasserduschen sind von HYDE empfohlen worden und im Gegensatz dazu von LORTAT-JACOB kurze Anwendungen von Kohlensäureschnee. Ich selbst habe ohne großen Erfolg auch mit Äthylchlorid Erfrierungen hervorgerufen, aber auch einfache Massagen sind selbstverständlich empfohlen worden.

Unter den verschiedenen Anwendungsformen der *Elektrizität* hat man auch Teslaströme zur Erzielung einer vorübergehenden Hyperämie angewendet. Diese Behandlung ist aber auch aufgegeben worden, weil genügend starke Ströme schmerzhaft sind und mehrfach die Woche benutzt werden müssen. Ebenso sind Hochfrequenzströme von den verschiedensten Autoren versucht worden, nach JACKSON-MCMURTRY mit zweifellosem Erfolg. Die gewöhnliche Hochfrequenzröhre, die man um Funken hervorzurufen anwendet, wird 1—5 cm von der Haut entfernt 5—6 Tage lang in der Woche appliziert. Selbstverständlich ist auch Galvanisation (Anode auf dem Nacken, Kathode auf der kranken Stelle) versucht worden. Namentlich in Deutschland sind die WOHLMUTHschen Apparate und der Energoskamm erfolglos gebraucht worden. Ebenso ist die Faradisation mit Metallpinseln und die elektrolytische Behandlung, die insbesondere GAUTIER als Electrolyse cuprique mit Kupfernadeln empfohlen hatte, allgemein wieder aufgegeben worden.

Dagegen haben 2 Methoden in den letzten Jahren ganz besonders an Boden gewonnen: die Behandlung mit Röntgenstrahlen und mit Höhensonne bzw. Quarzlampe. Gleich zu Beginn der Röntgenära um das Jahr 1900 herum haben FREUND und SCHIFF, HOLZKNECHT, KIENBÖCK, ULLMANN die Röntgenbehandlung empfohlen. FREUND insbesondere hat bereits um 1900 auf die Wirksamkeit der schwachen Reizstrahlen hingewiesen. Die Röntgenmethode fand aber sehr bald Gegner, da man damals noch nicht so exakt dosieren konnte und durch ihre Anwendung schädliche Einwirkungen erwartete und wohl auch erhielt. Erst in den letzten Jahren haben DETERING und ebenso GALEWSKY und LINSER sowie die Erlanger Hautklinik (1932) die Reizdosis zur Behandlung der Alopecie besonders empfohlen. DETERING gibt bei jeder Bestrahlung bei $^1/_2$—2 mm Aluminiumfilter einen Teil einer Reizdosis alle 14 Tage. Wir selbst verwenden mit unzweifelhaftem Erfolg in sehr vielen Fällen dreimal eine Reizdosis alle 8 Tage bis 14 Tage, so daß ungefähr $^1/_3$ einer Volldosis herauskommt.

Um dieselbe Zeit als die Veröffentlichungen über die Röntgenwirkung durch die medizinische Presse gingen, kamen Arbeiten aus dem Finseninstitut; es war namentlich JERSILD, der bereits 1899 auf diese Methode ganz besonders aufmerksam gemacht hatte, in Deutschland SCHMIDT im Jahre 1902, in Dänemark wieder FORCHHAMMER 1901; JERSILD war der Ansicht, daß die Finsenbehandlung eine bactericide Aktion in der Tiefe, eine stimulierende auf das Wachstum der Haare hervorriefe, indem sie eine örtliche Entzündung der Haut bedingte. SCHMIDT andererseits hielt die Hyperämie, die die Finsenstrahlen hervorrufen, für eine Hauptursache des Wachstums der Haare. Nach diesen ermutigenden Resultaten erfolgte die Erfindung der Uviollampe, der Finsen-Reynlampe, der BANGschen Eisenlampe und der KROMAYERschen Quarzlampe und zuletzt der Höhensonne. Hauptsächlich waren die Anhänger dieser verschiedenen Belichtungsmethoden der Ansicht, daß es sich um eine reaktive Hyperämie handle, die die Wiederkehr der Haare hervorrufe. PONTOPPIDAN und RASCH glaubten, daß man durch Allgemeinbehandlung die Widerstandskraft des Körpers unterstützen könne und die Heilungsdauer abkürze. In Deutschland hat insbesondere KROMAYER über 30 mit Licht behandelte Fälle berichtet. Ganz besonders hat von 1906 an derselbe Autor seit Herstellung der KROMAYERschen Quarz-Quecksilberlampe des öfteren seine Erfahrungen mit dieser Lampe mitgeteilt und auf deren außerordentlich günstigen Einfluß hingewiesen. In der Literatur finden wir eine ganze Anzahl von Arbeiten darüber. BEHRING hat über 100 Fälle berichtet, JOACHIM mit der modifizierten NAGELSCHMIDTschen Lampe Erfolge erzielt, CHAPMAN, FRITZ MEYER und GALEWSKY und viele andere haben auf die Erfolge mit der Quarzlampe hingewiesen. In den Vereinigten Staaten haben insbesondere JACKSON und HOWARD FOX über ihre günstigen Resultate mit der Kromayerlampe berichtet. JACKSON und MCMURTRY haben in Amerika auch von der Piffardlampe gutes gesehen. In England haben ganz besonders MCLEOD und HUMPHRIES mit der Quarzlampe Erfolge gehabt. In Frankreich haben BIZARD und auch SABOURAUD sich für die Lichtbehandlung eingesetzt. In Spanien hat u. a. SÁINZ DE AJA unter 83 Fällen 66% geheilt. In den letzten Jahren sind weitere Erfolge von KLARK, TORELLI, PASTOR, PAREES, GARIN, FOX, LIEBNER u. a. mitgeteilt worden. Je nach der Art der Erkrankung verwendeten die Einen Quarzlampe, die Anderen Höhensonne und je nach der Schwere gingen die Heilungen schneller oder langsamer, manchmal auffallend rasch. Die Behandlung mit Quarzlampe und Höhensonne kann im einzelnen nicht vorgeschrieben werden, da die Belichtungsdauer von der Empfindlichkeit des Patienten und der Stärke der Lampe abhängt, denn die gelieferten Quarzlampen und Höhensonnen sind nicht gleichmäßig stark; man muß also jede ausprobieren. Man darf nicht vergessen, daß blonde Patienten empfindlicher sind als brünette, und daß es zweifellos eine Lichtüberempfindlichkeit auch gegenüber diesen künstlichen Höhensonnen usw. gibt. Ich selbst wende die Quarzlampe an bei circumscripten einzelnen Flecken, die ich einzeln bestrahlen kann, oder wenn ich sie für den ganzen Kopf anwende, teile ich den Kopf in 6—7 Felder, um eine gleichmäßige Hyperämie der Haut hervorzurufen (3 Vorderfelder, 2 Seitenfelder, 1 Mittelfeld und evtl. 1 Hinterhauptfeld) und belichte jede Stelle von 2 Minuten anfangend steigend bis zur leichten Hyperämie; im Gegensatz zu anderen Autoren erreiche ich nur ungern eine Entzündung oder Blasenbildung. Ebenso wie KROMAYER setze ich meine Kranken 5—10 cm vor die Lampe, beginnend mit 2 und steigernd bis 10 Minuten, wenn es möglich ist. Die Sitzungen werden im allgemeinen 1—2mal in der Woche wiederholt, sobald die Reaktion abgeklungen ist. Von vielen Seiten wird auch bei einzelnen Herden das Aufsetzen der Quarzlampe auf die erkrankte Stelle als Kompressionswirkung empfohlen. Dagegen wende ich die Höhensonne hauptsächlich an, wenn es sich um große allgemeine Fleckenbestrahlungen und sehr viele Herde handelt, und wenn ich eine nicht so energische Behandlung benötige wie bei der Quarzlampe. Hier sind die Kranken 30—40 cm von der Lampe entfernt. Die Bestrahlung erfolgt je nachdem 5 Minuten bis zu $^1/_2$ Stunde. Im allgemeinen kommt es bei der Anwendung der Quarzlampe und der Höhensonne darauf an, möglichst lange und möglichst regelmäßig zu behandeln. Ich selbst glaube, daß durchschnittlich 10—15 Behandlungen, in schwereren Fällen 20—25 und in schweren ungefähr bis 50 Behandlungen nötig sind. Ich habe aber gerade in verzweifelten Fällen oft durch lang dauernde Behandlungen Erfolge erzielt, während meine Vorgänger in demselben Falle bei nur wenigen Bestrahlungen keine Erfolge erzielt hatten. Wenn verschiedene Autoren, z. B. José et Vincent und der bereits erwähnte Garcia bis 100% Heilungen gehabt haben, so kann ich mich dieser Ansicht nicht anschließen. Es gibt eben schwere Fälle, bei denen unsere ganze Therapie versagt. Genner glaubt, bei wenig Plaques in 1 bis 2 Monaten gute Resultate zu haben, manchmal sogar vorher, manchmal schon nach 1—2 Sitzungen. Er sieht auch Wiederauftreten von neuen Plaques während der Behandlung. Er hält es für nötig, jeden neuen Fall zu individualisieren und hört auf, wenn die Haare kommen. Ich glaube aber, man muß trotzdem weiter behandeln, um Rückfälle zu vermeiden und um gerade das kommende Haar in der Entwicklung zu stärken. Auch Sabouraud hat sich in der letzten Zeit zu der Überzeugung durchgerungen, daß Bestrahlungen mit Licht erfolgreich sein können. Er rät sehr oft zu Lichtbädern des ganzen Körpers, aber er warnt vor zu starker Anwendung der ultravioletten Strahlen. Ich glaube, daß Sabouraud zu besseren Resultaten kommen würde, wenn er einmal intensiver einzelne Stellen mit Quarzlampe und die anderen ohne Quarzlampe behandeln würde. Daß die Allgemeinbestrahlungen im Sinne Sabourauds und Noirés die Allgemeinbehandlung unterstützen werden, und daß sie unter Umständen gerade in den schweren Fällen von Alopecia areata nicht nur die örtliche Wirkung unterstützen, sondern auch durch die allgemeine Wirkung die Heilung beschleunigen können, möchte ich ohne weiteres zugeben.

In der letzten Zeit haben Jausion, Sohier und Antonelli die Injektion von Gonakrin empfohlen, um die Haut gegen Licht zu sensibilisieren und dazu Höhensonne zugegeben. Die Untersuchungen bedürfen selbstverständlich der Nachprüfung. Auch durch Injektionen von Proteinstoffen, von Terpentin, Milch usw. hat man versucht, einen Reizeinfluß auszuüben. Die Mitteilungen sind noch zu spärlich, um darüber reden zu können.

Bei der Schilderung der Ursachen der Alopecia areata habe ich eingehend auf die Zunahme der Anhänger der endokrinen und der Sympathicus-Theorie hingewiesen. Es ist selbstverständlich, daß in der letzten Zeit auch die Behandlung unter diesem Zeichen gestanden hat und daß die *Organtherapie* sich viele Anhänger erworben hat. Während früher die Behandlung in erster Linie in einer Hebung des Allgemeinbefindens bestand, und namentlich bei kindlicher Alopecie Eisen-, Arsenpräparate, Lebertran, Luftveränderung und allgemeine Maßnahmen zur Hebung des Allgemeinbefindens für nötig gehalten wurden, hält man doch jetzt auch in diesen Fällen mehr die lokale Behandlung für angezeigt. Aber auch bei Erwachsenen spielten früher Eisen, Arsen, Phosphor und Chinin und die anderen Tonika eine besondere Rolle. Es ist natürlich, daß wir auch heute noch auf das Allgemeinbefinden ganz besonderen Wert legen müssen, und daß wir die örtliche Behandlung durch Hebung der Widerstandsfähigkeit des Körpers unterstützen müssen. Man wird also ganz besonders die Kranken, die z. B. nebenbei eine Syphilis haben, energisch behandeln müssen, um den Boden, auf dem die Alopecie nebenbei entstanden ist, von den Krankheitsstoffen zu befreien. Bei Zusammenhang mit Störungen der Sexualsphäre wird man mit Eierstockspräparaten und bei jugendlichen Männern mit Hodenpräparaten behandeln müssen. Ich selbst habe mit dem Geben von Ovarialpräparaten in wenigen, aber zweifellosen Fällen Erfolg gesehen. Nach Operation einer Eierstockscyste wuchsen in einem meiner Fälle die Haare wieder. PIWON sah nach Röntgenbestrahlung der Eierstöcke Heilung. In jedem Fall werden wir, wenn eine Ovariotomie vorausgegangen ist, doch für alle Fälle Eierstockspräparate geben müssen. Ganz besonders aber werden wir bei Störungen von seiten der Thyreoidea namentlich auch beim Basedow an eine Organtherapie denken müssen. CEDERKREUZ, DARIER, FERNANDEZ DE PORTILLO, ZAMNIKANDO, RAINER, GORDON, LIEBNER und GAWALOWSKY haben dringend zur Behandlung mit Thyreoidalpräparaten geraten und von ihnen Erfolge gesehen. Im allgemeinen wird man immer erst den Grundumsatz und damit die Hyperthyreoidose feststellen müssen, wenn man eine begründete Therapie mit Thyreoidin anfangen will. In einer Reihe von Fällen, wo die Ätiologie nicht klar war, ist von vielen Organotherapie im allgemeinen empfohlen worden (IRISAWA, SICILIA, BRUUSGAARD, MORELL, URBACH, SAINZ DE AJA, LIEBNER, BUSCH u. a.). Gerade wo es so schwer fällt, exakt festzustellen, durch welche innersekretorischen Störungen unter Umständen ein Haarausfall unterstützt wird, wird man eben mit Thyreoidin, Hypophysin, evtl. mit Testogan oder Eierstockspräparaten arbeiten müssen. Ich selbst habe nur in 2 Fällen den Eindruck gehabt, daß mit derartiger Organotherapie ein Erfolg zu erzielen sei, im Gegensatz zu den enthusiastischen Berichten vieler Autoren.

Nach der Entdeckung des *Humagsolans* hat man natürlich auch auf diesem Wege versucht, durch Zuführung der Haaraufbaustoffe per os Heilung zu erzielen. Wie ich bereits an anderer Stelle ausgeführt habe, ist allmählich das Humagsolan ziemlich völlig aufgegeben worden. Auch in Dänemark ist das dänische Präparat „Comalonga" ohne nennenswerte Erfolge angewendet worden. Im Jahre 1925 haben aber noch einmal NAKAGAWI und KIYOSHI und AKIRA-SHIMOMURA über Behandlung der Alopecia areata mit einem neuen Mittel, welches sie „Sämin" nannten, subcutan auf die Alopecie einzuwirken versucht. Das Präparat, das die durch die Analyse der Asche von Menschenhaar festgestellten chemischen Stoffe enthielt, wurde in 25 Fällen von Alopecia areata und 8 von Alopecia totalis injiziert. Durch 14—100 Injektionen wurden von den leichteren Fällen von Alopecia areata 19 völlig, 4 fast völlig geheilt, bei Alopecia totalis 1 Fall fast völlig, 3 Fälle fast geheilt und 2 gebessert. Ein Urteil über diese Behandlung ist unmöglich, da Nachprüfungen nicht bekannt sind.

Die Theorie von JACQUET hat natürlich auch Veranlassung gegeben, dieselbe auf ihre Richtigkeit in bezug auf die Zahnerkrankungen als Ursache der Alopecia areata zu prüfen. Es sind aber nur ganz wenige Fälle in der Literatur bekannt, in denen die *Zahnbehandlung* von Erfolg gewesen ist. VAN RHEE hat in der letzten Zeit über 4 geheilte Fälle von Alopecie nach Heilung der Zahnerkrankung berichtet. Im allgemeinen ist auch diese Behandlungsmethode nicht ausgeübt worden.

Anschließend an seine Theorie der toxischen Läsion der Haarpapille durch eine Spirilleninfektion kommt CEDERBERG auf seine *kausale Therapie*. Danach werden alle krankhaften Veränderungen der Mundhöhle und des Magen-Darmkanals bei dem betreffenden Kranken energisch bekämpft und gegen die Spirillose Salvarsan, Wismut und Quecksilber empfohlen, evtl. auch die Malariatherapie.

Auch die Behandlung der *fokalen Infektion,* für deren Bedeutung noch in der letzten Zeit BARBER eingetreten ist, ist eigentlich nur von ihm als Therapie angewendet worden.

Von der Tatsache ausgehend, daß nach der *Thalliumepilation* bei der Mikrosporie die Haare wieder nachwachsen, oft sogar noch in stärkerem Maße, haben OCHS, DAVIS und BALLY kleine Thalliumdosen zur Bekämpfung der Alopecia areata empfohlen und über gute Erfolge berichtet. Diese Methode bedarf schon wegen der Gefährlichkeit des Thalliums bei Erwachsenen sehr genauer Untersuchungen, ehe sie verallgemeinert werden könnte.

Auch von den Medikamenten, welche direkt auf den *Sympathicus* oder den Vagus einwirken, wie Atropin usw. hat man keine elektive Wirkung und keine ausgesprochenen Resultate gesehen. Also auch sie haben bisher den Erwartungen nicht entsprochen.

Überblicke ich zum Schluß noch einmal alle Behandlungsmöglichkeiten, so bleibt als Hauptprinzip energische, lang dauernde lokale Behandlung mit einem der reizenden und antiparasitären Medikamente in der Form von spirituösen Abreibungen und von Salben, dazu, wenn irgend möglich, eine Reihe von Höhensonnen- oder Quarzlampenbestrahlungen oder die Anwendung von Röntgenreizen oder auch beide abwechselnd. Dazu bei Verdacht innersekretorischer oder anderer Ursachen unterstützende Therapie teils allgemeiner Art, teils durch Organpräparate. Ist die Behandlung abgeschlossen, so sollen die Patienten noch längere Zeit ihren Haarboden mit milden, aber irritierenden Einreibungen pflegen, um sich vor Rückfällen zu schützen, denn wir wissen ja, daß die Alopecia in einer großen Anzahl von Fällen solche macht.

## Literatur.

*Alopecia areata (SAUVAGE, HEBRA, KAPOSI).*

ABRAHAM: Medical Presse a. Circ., Nov. **1893**; Brit. J. Dermat., April **1895**. — ABRAMOWITE: Alopecia areata treated with thallium acetat. Arch. of Dermat. **19**, 485 (1929). — AHLSWEDE and W. BUSCH: Method of treating alopecia areata. Urologic Rev. **29**, Nr 9, 523 (1925). — AJA, DE: Dermat. Wschr. **94**, 386 (1922). — ALLER: Alopecia totalis and folliculitis. Arch. of Dermat. **20**, 402 (1929). — ANDREWS: Alopecia universalis. Arch. of Dermat. **16**, Nr 4, 49 (1927). — ARCHAMBAULT: J. Méd. Bordeaux, April **1899**. — ARMANNI: Di una speziale alterazione dei capelli. Il movimento med.-chir. **1878**, 529. — ARNING: Mh. Dermat. 18, 553 (1894). — ARNOZAN: J. Méd. Bordeaux **22**, 7 (1888); Ann. de Dermat. **1891**, 710. — ASAHI: Prag. med. Wschr. **1905**. — ASKANAZY: Arch. f. Dermat. **1890**, 523. — AUBERT: Lyon méd. **1898**. — AUBURN, ENRIQUE: Pelada experimental de MAX JOSEPH. Thesis, Imprenta Lopez-Peru 666. Buenos Aires 1931. (Große Literaturangabe.) — AUDRAIN: Ann. de Dermat. **1895**, 874. — AUDRY: Pelade des ongles. Ann. de Dermat. **1899**, 1067.

BALBI: Tentativi di terapie dell' Alopecia areata mediante di acetato di Thallio. Arch. ital. Dermat. **3**, H. 1, 86 (1922). — BARBER: Dermat. Wschr. **92**, 842 (1921). — BÄRENSPRUNG: Über Area celsi usw. Charité-Ann. Berlin 8, H. 3, 59 (1858). — BARRET: Les relations entre la teigne et la pelade. Thèse de Paris **1899**, 1087. — BARTHÉLEMY: Ann. de Dermat. **1893**, 403. — BATEMAN: Delineations of the skin diseases. London 1817. Prakt. Darstellung der Hautkrankheiten. Deutsch von STANNIUS. S. 236. Leipzig 1841. — BECHET: Alopecia areata. Arch. of Dermat. **19**, 693 (1929). — BEHREND: (a) Protokolle Berl. med. Ges., 27. Nov. **1886**. Über Alopecia areata und die Veränderungen der Haare bei derselben. Virchows Arch. **109**, 493 (1887). (b) Über Nervenläsion und Haarausfall mit Bezug auf Alopecia areata. Virchows Arch. **116** (1888). (c) Berl. klin. Wschr. **1888** u. **1889**, Nr 3. — BENDER: (a) Dtsch. med. Wschr. **1886**, Nr 46. (b) Ein weiterer Fall von Alopecia areata nach einer Operation am Halse. Dermat. Zbl., Okt. **1898**. — BENTIVOGLIO G., CARLO: Un caso di alopecia areata primitiva in un lattante. Pediatria revista **34**, H. 17, 952 (1926). — BERLINER: Morb. Basedowi und totale Alopecie. Mh. prakt. Dermat. **23**, 543 (1896). — BERTARD, CHARLES F.: Alopecia areata und Kretinismus. Brit. med. J. **1929**, Nr 332, 643. — BESNIER, E.: (a) Bull. Acad. Méd., Dez. **1887**. Sur la pelade. Rapp. Acad. Méd. 1888. (b) Ann. de Dermat. **1889**, 104. Pelade et Vitiligo. Ann. de Dermat. **1892**, 845; **1893**, 404. — BESNIER u. DOYON: Übersetzung von KAPOSI: Lehrbuch, Bd. 2, S. 172 f. — BESSON: Alopecia areata. Arch. of Dermat. **3**, Nr 6, 839 (1921). — BETTMANN:

Über Beziehungen der Alopecia areata zu dentalen Reizungen. Verh. Breslau. Kongr. dtsch. dermat. Ges. Arch. f. Dermat. **70**, 67 (1904). — Bibergeil: Behandlung der Alopecia areata. Dermat. Wschr. **72**, 603 (1921). — Billard: Ichthyose und Alopecie. J. Mal. cutan. **1897**. — Bizard: Traitement de la pelade par les rayons ultra-violets. Bull. Soc. franç. Dermat. **32**, No 2, 32 (1925). — Bizzozero: Virchows Arch. **98**, 451. — Blaschko, A.: Mh. Dermat. **13**, 105 (1891); **22**, 550 (1898). — Boeck: Beobachtungen über Area celsi. Virchows Arch. **43**, 336. — Bodin: Note sur un cas de pelade contagieuse. Bull. Soc. Sci. Méd. Quest **1902**. — Boggs: Röntgenstrahlen bei Alopecia areata. J. amer. med. Assoc. 4 (1906). — Bogrow: Mikrosporie und Alopecia areata. Dermat. Wschr. **58**, 407 (1914). — Bois, du: Presse méd. **1904**. — Bordet: Pelade infantile rebelle traitée par la haute fréquence. Assoc. franç. Avancement Sci. **1907**. — Bordier: Pelades traitées par les courants à haute fréquence. Gaz. Sci. méd. Bordeaux **1901**. — Bordoni-Uffreduzzi: Fortschr. Med. **1886**, Nr 5. — Bourgedieu: Histoire d'une épidemie de pelade. Thèse de Bordeaux **1889**; Ann. de Dermat. **1890**, 923. — Bourguet: Arch. Méd. mil. **1886**, 155. — Bowen: Brit. J. Dermat. **1894**, Nr 3; J. of cutan. a. genito-urin. Dis., Sept. **1899**. — Brajour: Pelade en aire. Revue méd. Suisse **45**, No 4. — Brault: Ann. de Dermat. **1897**, 217. — Braunstein: Über Alopecia areata als Trophoneurose. Diss. Freiburg i. B. 1873. — Brehmeyer: Dunkelfärbung nachwachsender Haare bei Alopecia areata. Dermat. Wschr. **70**, 363 (1920). — Brocq: (a) Des folliculites et des périfolliculites décalvantes. Gaz. Sci. méd. Bordeaux **1887**, 307. (b) Les traitements des maladies de la peau. Ann. de Dermat. **1889**, 467. — Brousse: Soc. franç. Dermat., Sitzg 5. April 1891. — Brown, Herbert: The etiology of alopecia and its relations to vitiligo. Brit. J. Dermat. **41**, 299 (1928). — Bruusgaard: Alopecia areata. Norsk Mag. Laegevidensk. **83**, Nr 2 (1922). — Buchin: Thèse de Paris 1887. — Buchner: Kritische Bemerkungen zur Ätiologie der Area Celsi. Virchows Arch. **74**, 327 (1878). — Bulkley, Duncan: Med. Rec., März **1899**, 201. — Buschke, A. u. Peiser: Zur Ätiologie der Alopecia areata. Dermat. Wschr. **80**, Nr 7, 237; Nr 8, 287 (1925). — Butte: Traitement de la pelade et des teignes par le collodion iodé. Ann. Thér. dermat. **1901**. — Buy Louis: Existent des pelades contagieuses? Bull. Soc. franç. Dermat. **1929**, No 36, H. 6, 599.

Campana: Clinica dermosifilopatica della Ra. universita di Roma, 1906. — Capelli: Alopecia areata und Syphilis. Dermat. Wschr. **55**, 1311 (1912). — Castel, du: Ann. de Dermat. **1903**. — Cavalucci: Sull' alopecia areata. Praesenza méd. **2**, No 1, 9—11 (1925). — Celsus: De re medica, Lib. VI. — Chargin: Alopecia totalis. Arch. of Dermat. **9**, 561 (1920). — Charmeil: Onychose peladique. Echo méd. du Nord, 5. März 1905. — Chatelain: J. Mal. cutan. **1891**. — Chatin, A. et Tremolières: Paris 1904. — Ciarocchi: Proc. internat. Congr. Dermat. Lond. **1896**, 707. — Clark: Alopecia totalis. Arch. of Dermat. **10**, Nr 6, 799 (1924). — Cohn, J.: Mh. Dermat. **1**, 543 (1896). — Collier: Lancet **1871**, 951. — Corlett: Trans. amer. dermat. Assoc. **1906**. — Corrèges: Etudes de la pelade. Thèse de Paris **1874**. — Crocker, Ratcliff: Diseases of the skin, 2. Ausg., p. 752, 762. Brit. med. J., 6. Aug. **1891**, 194. — Crustan: Rev. d'Hyg. **7**, 555 (1887). — Cruyl: Bull. Soc. belge Dermat. **1901**, — Crocq: Über wechselseitige Beziehungen von Alopecia areata, Psychosen und Spermatorrhöe. Presse méd. belge **1892**. — Cutler: J. of cutan. genito-urin. Dis., Jan. **1896**. — Clém. de la Loquerie: Paris: Baillère & Fils 1891.

Danlos: Ann. de Dermat. **1901**, 432. — Danlos et Déhérain: Ann. de Dermat. **1906**. — Darier et Lesourd: Ann. de Dermat. **1898**, 1009. — Dauzat: Recherches sur la contagion de la pelade. Thèse de Paris **1901**. — Davis: Epidemische Alopecia areata. Dermat. Wschr. **59**, 1065 (1914). — Davis, J. and H. Twiston: Thallium acetat. Brit. med. J. **1927**, Nr 34, 79. — Deghiloge: Arch. méd. belges, April **1864**. — Déhu: Pelade en pratique dermatologique, Tome **3**, p. 647 f. Un cas de sommation peladogène. Bull. Soc. méd. Hôp. Paris **14**, 3 (1902). — Delos et Parker: Med. Rec. **1901**. — Devallet: Thèse de Paris **1896**. — Dillingham: Alopecia areata. Amer. Med. **7**, 423 (1884). — Djosibel, Milocht: 2 cas de pelade traité par les doses excitantes de l'oeil. Arch. of Dermat. **1**, 672 (1930). — Dohi, Sh.: Über die Alopecia areata. Jap. J. of Dermat. **27**, Nr 7, 608 (1927). — Doré: Alopecia areata des Kopfes und der Augenlider. Dermat. Wschr. **61**, 866 (1915). — Dubois-Havenith: La policlinique. Brüssel 1892. — Dubreuilh: De la pelade. Bordeaux 1889. Pelade nerveuse et Vitiligo. Ann. de Dermat. **1893**, 375. — Dubreuilh u. Frèche: Pseudoalopecie und Trichophytiasis. Mh. Dermat. **23** (1896). — Duckworth and Harris: Case of area Celsi in which the parts were examined after death. Trans. path. Soc. Lond. **33**, 387 (1882). — Dufour: Soc. belge Dermat., 10. März 1901. — Duhring: Treatise of the skin diseases, 1885.

Ebbell: Beitrag zum Studium altägyptischer Medizin. Norsk Mag. Laegevidensk. Zbl. N. **4**, **82** (1921). — Ebstein: Dtsch. med. Wschr. **1882**. — Eck, Paul: J. Mal. cutan. **1908**. — Eddowes: Brit. J. Dermat., Aug. **1889**. — Ehrenhaft: Klin.-ther. Wschr. **1899**, Nr 12. — Eichhorst: Beobachtungen über Alopecia areata. Virchows Arch. **78**, 197.

Faivre: Behandlung mit Acidum acetic. und Scarifikationen. Presse méd. belge **1896**. — Feiler, Erich: Über die bei Erkrankung der Zähne auftretenden Reflexzonen der Gesichts-

und Kopfhaut nach HEAD und ihre Beziehung zur Alopecia areata. Inaug.-Diss. Heidelberg 1905; Österr. Z. Stomat. **1905**. — FÉRÉ: Soc. de Biol., Sitzg 16. Jan. 1892. — FERRAS: Soc. franç. Dermat., Sitzg 23. April 1892. — FERRATON: J. Mal. cutan. **1893**. — FEULARD: (a) Ann. de Dermat. **1887**, 292. (b) Le favus et la pelade en France 1887—1892. 2. internat. Kongr. Wien 1892. (c) Pelade décalvante et Vitiligo. Ann. de Dermat. **1892**, 842; **1893**, 31, 311. (d) Epilation et pelade. Soc. de Biol., **1893**. — FISCHL: Alopecia totalis. Dermat. Wschr. **74**, 430 (1922). — FORGEAS DE LA MOTHE: Hypotonie organique dans la pelade; effet thérapeutique du massage. Thèse de Paris **1901**. — FOURNIER: Gaz. Hôp. **1879**, 134, 150; Ann. de Dermat. **1900**, 855. — FOX: (a) J. of cutan. a. vener. Dis. **1886**. — (b) Epidemie von Alopecia areata. Dermat. Wschr. **55**, 457 (1913). — FOX, HOWARD: Alopecia areata. Arch. of Dermat. **12**, Nr 4, 585 (1925). — FREDET: Alopécie complète et générale à la suite d'une frayeur. Arch. gén. Méd. **1879**, 740. — FREUND: Röntgenbehandlung. Ges. Ärzte 1901. — FRENKEL: Alopecia areata nach Röntgenbestrahlung. Dermat. Wschr. **68**, 157 (1919). — FRÜHWALD: Dermat. Wschr. **75**, 1190 (1922). — FUJIWARE, AKIRA: (a) Alopecia areata. Okayama-Igakki-Zasshi (jap.) **1927**, Nr 484, 91. (b) Über den Liquorbefund bei Alopecia areata. Okayama-Igakki-Zasshi (jap.) **40**, Nr 3, 513—519 (1928). — FUSE SHIRO: Statistische Beobachtungen der Alopecia areata. Jap. J. of Dermat. **27**, Nr 9, 27.

GALEWSKY: (a) Beiträge zur Therapie der Alopecia areata. 5. Kongr. dtsch. dermat. Ges. Graz 1896. (b) Beiträge zur Kenntnis der Alopecia areata. Dermat. Wschr. **81**, Nr 37, 132 (1925). — GAMBOURG: Vjschr. Dermat. **1883**, 622. — GARCIA, DONATO: Ultraviolette Strahlen der Quarzlampe bei Behandlung der Alopecia areata. Progr. Clinica **9**, No 113. — GARY: Arch. Méd. mil. **1904**. — GAUCHER: Traité des mal. de la peau, Tome 1, p. 777. — GAUCHER et BERNARD: Ann. de Dermat. **1899**, 995. — GAUCHER et LACAPÈRE: Petite épidémie peladique. Ann. de Dermat. **1904**. — GAWALOWSKI, K.: Alopecie confluente. — GAWALOWSKY: Alopecie vom Typus der nicht konfluierenden thyreogenen Alopecie. Ges. f. Dermat. Prag **1923**. — GEBERT: Alopecia areata auf nervöser Basis. Berl. dermat. Ges., Sitzg 5. Jan. 1897. — GENNER: La Pelade. Kopenhagen: Levin & Munksgaard 1929. — GERMAIN: Sur quelques lésions simulantes la pelade. Thèse de Bordeaux **1896—97**. — GILLETTE: Sur une forme singulière d'alopécie partielle. Ann. de Dermat. **1891**, 921. — GIOVANNINI: Recherches sur l'histologie pathol. de la pelade. Ann. de Dermat. **1891**, 921. — GLOGAUER: Über Beziehungen zwischen Zahn- und Hautkrankheiten. Dtsch. Mschr. Zahnheilk. **1903**. — GO-GENSHAKI: Beitrag zur Ätiologie der Alopecia areata. Jap. J. of Dermat. **27**, Nr 9, 28 (1927). — GOLDFARB: Alopecia universalis. Mh. Dermat. **24**, 563 (1897). — GOMI, RENY: Alopécie chronique innommée de la région occipitale chez une jeune fille. Bull. Soc. franç. Dermat. **32**, No 8, 380 (1925). — GORDON, P. MURRAY: Thyreoid treatment of alopecia areata. Arch. of Dermat. **17**, Nr 6, 817 (1928). — GOWEN, MC: J. of cutan. a. genito-urin. Dis. **1899**. — GOWES: Cases of universal Alopecia and epilepsy. Med. Tim. a. Gaz. **1878**; Zbl. Chir. **1877**, Nr 1. — GREGORIANZ TER: Alopecia areata, eine Trophoneurose. Ref. Arch. f. Dermat. **68**, 461. — GRINDON: St. Louis weekly medic. Review, 1889. — GROSSER: Breslau. dermat. Ver.igg, 21. Febr. 1907. Ref. Dermat. Zbl., Mai **1907**, 252. — GRUBY: Recherches sur la nature de la Porrigo decalvans. C. r. Acad. Sci. Paris **17**, 301 (1843). — GUSSENBAUER: Über den Ausfall der Erinnerungsbilder aus dem Gedächtnis nach Commotio cerebri. Wien. klin. Wschr. **1894**.

HALLOPEAU: De la nature de la pelade. Soc. franç. Dermat., 13. April 1891. — HALLOPEAU et BUREAU: Ann. de Dermat. **1896**, 872. — HARDY: Artikel „Pelade" in Dictionnaire de Jacoud. — HAXTHAUSEN: Nagelaffekt bei Alopecia areata. Hosp.tid. (dän.) **64**, Nr 32 (1921). — HEAD: Die Sensibilitätsstörungen der Haut bei Visceralerkrankungen. Deutsch von SEIFFER. Berlin 1898. — HEBRA-KAPOSI: VIRCHOWS Handbuch, Bd. 3, 2, S. 147. — HEIDINGSFELD: The X-Ray and Trikresol in Alopecia areata. Cincinnati Lancet Clinik 1900, 1902 u. 1905. — HEIN: Fälle von Alopecia areata schnell gebessert durch Quarzlampenlicht. Breslau. dermat. Ver., 18. Okt. 1908. — HELLER: Die vergleichende Pathologie der Haut. Berlin 1910. — HERXHEIMER: Ther. Halbmh., Juli **1903**. — HEUSS: Abnorme Fälle von Alopecie. Mh. Dermat. **22**, 632 (1896); **29**, 340 (1899). — HILLAIRET: Bull. Soc. méd. Hôp. Paris **1874**, 129. — HIRISO TSUNA: Klinische Ergebnisse über die Alopecien. Jap. J. of Dermat. **27**, Nr 9, 28 (1927). — HIRSCHFELD, HANS: Mschr. Unfallheilk. **14**, Nr 5 (1907, Mai). — HODARA: Histologische Untersuchungen über die Wirkung des Chrysarobins bei der Alopecia areata. Mh. Dermat. **1903**. — HOLLBORN, C.: Zbl. Bakter. **1895**. — HOLZKNECHT: Drei Fälle von Alopecia areata mit Röntgenstrahlen behandelt. Arch. f. Dermat. **57**, 259 (1901); Wien. klin. Rdsch. **41** (1901). — HORAND: (a) Ann. de Dermat. **1874—75**, 408; **1875—76**, 5. (b) Contagion de la pelade. Ann. de Dermat. **1894**, 958. (c) Etat actuel de la science relat. à la nature et la contagion de la pelade. Lyon 1898. — HÖSSLIN, v.: Ärztl. Ver. München, 31. März 1906. — HUDELO et ROBERT: Enquète sur l'étiologie syphilidique de la pelade. Presse méd. **31**, No 67, 727 (1929). — HYDE, J. N.: Diseases of the skin, p. 502.

IHLE, CLARENCE: Un favourable action of X-Ray in Alopecia areata. The Cincinnatti-Lance Clinic, 29. Okt. 1902. — IRISAWA TANAKA: Über die Funktionen des vegetativen

Nervensystems bei Alopecia areata. Jap. J. of Dermat. **97**, Nr 9 (1927). — ISAAK: Mh. Dermat. **22**, 372.

JACQUET: (a) Ann. de Dermat. **1898**, 705. (b) Traitement de la pelade par l'irritation simple aseptique. Ann. de Dermat. **1898**, 1136. (c) Action de la pilocarpine sur l'excrétion sudorale. Festschrift für Professor NEUMANN, 1900. (d) Nature et traitement de la pelade. Ann. de Dermat. **1900**. (e) Congr. internat. Dermat. Paris **1900**. (f) Rapport de la pelade avec les lésions dentaires. Ann. de Dermat. **1900**, 1189. (g) Pelade Conécutive à une irritation gingivale. Ann. de Dermat. **1901**, 425, 1063. (h) Pelade d'origine dentaire. Ann. de Dermat. **1902**, 97. (i) Les sommations peladogènes. Bull. Soc. méd. Hôp. Paris **1902**. — JACQUET, L.: Pseudo contagions et fausse épidémies. Soc. franç. Dermat. in Ann. de Dermat. — JACQUET, L. et PORTES: Troubles du chimisme sanguin et urinaire dans la pelade. Ann. de Dermat. **1901**, 287, 322. — JADASSOHN: Congr. internat. Dermat. 1900, p. 410. — JAELSOHN: Bemerkenswerte Fälle von Alopecia areata. Dermat. Wschr. **65**, 710 (1917). — JAMIESON: Diseases of the skin, p. 468. — JANOVSKY: Beiträge zur Lehre von der Alopecie. Wien. med. Wschr. **1897**. — JAUSION, SOHIER u. ANTONELLI: 2 cas de pelade a decalvation sévère traité par la méthode photodynamique. Soc. franç. Dermat. **36**, Nr 9, 1187 (1929). — JEANSELME: Ann. de Dermat. **1899**, 20. — JENKINS: BASEDOWsche Krankheit gefolgt von Alopecia areata. Dermat. Wschr. **63**, 683 (1916). — JERSILD: Quelques cas de pelade traités par les rayons chimiques concentrés. Ann. de Dermat. **1899**. JESSNER: Salben und Pasten. Dermat. Vortr. Prakt. H. 15. — JOACHIM, GEORG: Dtsch. med. Wschr. **1908**, Nr 19. — JONES: Reflexreizung als Ursache der Alopecia areata. Dermat. Wschr. **55**, 1503 (1912). — JORDAN, ARTHUR: 140 Fälle von Alopecia areata. Dermat. Wschr. **80**, Nr 3, 85 (1925). — JOSEPH, M.: (a) Virchows Arch. **107**, 119; **114**, 548. (b) Zur Ätiologie der Alopecia areata. Mh. Dermat. **5**, 483 (1886). (c) Experimentelle Untersuchungen über die Ätiologie der Alopecia areata. Zbl. med. Wiss. **1886**, Nr 1, 178. (d) Berl. klin. Wschr. **1888**, Nr 5/6. — JUERNY, MC: Brit. med. J. **1908**.

KAESELER: Inaug.-Diss. Greifswald 1886. — KAPOSI: Verh. Wien. dermat. Ges., März **1899**. — KASANLY: Wratsch (russ.) **1888**, Nr 40—41. — MCKEE: Alopecia universalis and Keratosis pil. Arch. of Dermat. **21**, 149 (1930). — KEIL: Arch. internat. Pharmak. **10** (1902). — KLOTZ: J. of cutan. a. genito-urin. Dis., Dez. **1897**. — KOBERT: Lehrbuch der Intoxikationen. Stuttgart 1906. — KOHNSTAMM, OSKAR: Fortschr. Med., 10. Mai **1905**, Nr 14. — KOPP: Trophoneurosen der Haut, 1897. — KÖSTER: Zur Physiologie der Spinalganglien und der trophischen Nerven, sowie zur Pathogenese der Tabes dorsalis. Monographie. Leipzig 1904. — KREIBICH: Neurodermatitis decalvans. Arch. f. Dermat. **144**, H. 1, 15 (1920). — KROMAYER: (a) Behandlung und Heilung der Alopecia areata durch rotes Eisenlicht. Dtsch. med. Wschr. **1904**, Nr 31. (b) Alopecia areata totalis mit Eisenlicht behandelt. Arch. f. Dermat. **74**, 322 (1905). — KUNKEL: Handbuch der Toxikologie. Jena 1901. KUZNITZKY: Besondere Abheilungsform der Alopecia areata. Dermat. Wschr. **62**, 486 (1916).

LAILLER: Leçons cliniques sur les teignes. Paris 1878. — LASSAR: (a) Ther. Halbmh., Dez. **1888**. (b) Congr. internat. Dermat. Paris 1900, p. 374. — LAVALLÉE-MORELL: (a) Ann. de Dermat. **1892**, 713. (b) Pelade vitiligineuse. Ann. de Dermat. **1893**, **376**. — LAVARENNE: Presse méd. **1902**. — LEDERMANN: Berl. dermat. Ges., Sitzg 6. Febr. 1900; Mh. Dermat. **22**, 518. — LEFÈBVRE, ALFRED: Soc. belge Dermat., 13. Nov. 1904. — LEISTIKOW: Mh. Dermat. **1894**. — LELOIR: (a) Gaz. Hôp., 30. Juni 1888. (b) Bull. Acad. Méd. **1888**, **940**. LEO: Dtsch. med. Wschr. **1887**. — LEREDDE: Rev. prat. Mal. cutan., syph. et vénér. **1904**. — LESNÉ, L. GERMAINE: Hirsutisme consécutif aux oreillons radiothérapie sur les régions surrénales. Bull. Soc. Pédiatr. Paris **28**, 94 (1930). — LESPINNE: Soc. belge Dermat., 10. Mai 1930. — LESPINNE, VICT. P.: Suggestions upon the subject of the etiology of pelade. Med. Rev. **31**, Nr 9, 565 (1927). — LETZEL: Allg. med. Z.ztg **1885**. — LEVEN: Alopecia areata totalis maligna etc. Mh. Dermat. **35**. — LEVIN: Hemiatrophia facialis. Charité-Ann. **1884**. — LÉVY: J. Mal. cutan. **1902**. — LÉVY-FRANCKEL: Examen de circulation cutanée dans le pelade et le vitiligo. Bull. Soc. franç. Dermat. **32**, No 2, 342 (1925). — LÉVY-FRANCKEL et A. L. GUILLAUME: Bull. franç. Dermat. **32**, No 4, 414 (1920). — LÉVY-FRANCKEL et JUSTER: (a) Le syndrome endocrine symptomatique de la pelade. Presse méd. **30**, No 12, 561 (1922). (b) Pelade avec troubles du système sympathique chez un blessé de la guerre. Bull. Soc. franç. Dermat. **1923**, No 3, 113. LÉVY-FRANCKEL, JUSTER et v. BOGAERT: Etude du metabolisme basal chez les peladique. Bull. Soc. franç. Dermat. **1923**, No 6, 290. — LIEBNER, ERNÖ: Ätiologie der Alopecia areata. Gyógyászat (ung.) **65**, Nr 12, 282 (1920). — LIPPMANN: Verh. Berl. dermat. Ges., März **1903**. — LIPSCHÜTZ: Dermat. Wschr. **94**, 62 (1922). — LITTLE: (a) Brit. J. Dermat. **1901**. — (b) Alopecia areata und Tinea tonsurans. Dermat. Wschr. **57**, 1178 (1913). — LIVEING: Trans. internat. med. Congr. 7. Sess. Lond. **3**, 158 (1881). — LOIR: Une cause possible de pelade. Rev. Path. et Hyg. gén. **26**, No 364, 945 (1919). — LOQUERIE, CLÉM. DE LA: Paris: Baillère & Fils 1891. — LORIOT: Thèse de Paris **1887**. — LOUSTE, LÉVY-FRANCKEL et JUSTER: Pelade et hypertrichose. Bull. Soc. franç. Dermat. **35**, No 1, 12/14 (1928). — LUSK: Amer. J. Dermat. **1904**. — LÜTH: Med. Klin. **1908**.

MCCORMIC: Case of traumatic alopecie. Proc. roy. Soc. Med. **20**, Nr 2, 102 (1926). — MACKENZIE, M.: Brit. med. J., Juli **1895**. — MCLEOD: Alopecia areata following small-spored ringworm. Roy. Soc. Med., dermat. sect., 1908. — MALASSEZ: Note sur le champignon de la pelade. Arch. Physiol. norm. et Path. **1874**, 203. — MANASSEIN: (a) Ann. de Dermat. **1894**, 481. (b) Internat. med. Kongr. Moskau 1897. — MANSSUROW: Klin. Slg Dermat., 3. Lief. Ref. Mh. Dermat. **10**, 279 (1890). — MARCUS, MAX: Inaug.-Diss. Bonn 1886. — MARKLEY: The Cincinnatti Lancet-Clinic, 1906. — MARMÉ: Göttinger gel. Anzeigen, **1867**, Nr 20. — MARTIN: Gaz. Hôp. **1895**, **793**. — MARTINO: Über Alopecia areata nach Trauma. Giorn. ital. Mal. vener. Pelle **1910**, 583. — MATSUMATA: Kritische Studien über Alopecia areata. Jap. J. of Dermat. **23**, Nr 4, 303. — MATTHIEU: Ann. de Dermat. **1893**, 376. — MAYER: Zur Übertragung der Alopecia areata. Dermat. Z. **13**. — MEACHEN et PROVIS: Alopecia areata et totalis. Dermat. Wschr. **56**, 146 (1913). — MÉGNIN, P.: Arch. gén. méd. 1878. — MERKLEN: Etiologie et prophylaxie de la pelade. Ann. de Dermat. 1888. — MEWBORN: J. of cutan. Dis. **1904**. — MEYER: Einige Erfahrungen mit der Uviolquecksilberlampe. — MIBELLI: (a) Boll. Soc. med. Siena **5**, No 2 (1887). (b) Di alcuni pili di formi in uno caso di Alopecia areata della barba. Giorn. ital. Mal. vener. Pelle **1890**, 231. (c) Mh. Dermat. **32**, 231 (1901). (d) BIERsche Saugglocke bei Alopecia areata. Dermat. Wschr. **59**, 1310 (1914). — MICHELSON: (a) Über Herpes tonsurans und Area Celsi. Slg klin. Vortr. **1870**, Nr 120. (b) Zur Diskussion über die Area Celsi. Virchows Arch. **80**, 296 (1880). (c) Art. Anomalien des Haarwachstums. ZIEMSSENs Handbuch der Hautkrankheiten, Bd. 2, S. 127. 1882. (d) Über die sog. Areakokken. Fortschr. Med. **1886**, 230. (e) Arch. f. Dermat. **1890**. (f) Alopecia areata in father and daughter. Arch. of Dermat. **1929**, H. 20, 405. — MILIAN: Soc. franç. Dermat., Sitzg 6. Nov. 1902. — MILIAN, G. et RIMÉ: Un cas de pelade traumatique. Rev. franç. Dermat. **1**, No 3, 347 (1925). — MONTGOMERY: Pazific med. J., April **1893**. — MORELLE: Recherches hématologiques dans un cas de pelade. Presse méd. **30**, No 52, 561 (1920). — MORRIS, MALCOLM: Dermat. Soc. Lond., 8. Febr. 1898. Ann. de Dermat. **1898**, 1168. — MORTON: J. of cutan. a. genito-urin. Dis., Mai **1895**; Mh. prakt. Dermat. **21**, 385 (1895). — MOSKALENKO u. TER GREGORJANTZ: Wratsch (russ.) **1899**, Nr 19. — MOTY: Intradermale Injektion von Sublimat, 1 : 500. MOUTRIER, FR. et P. LEGRAIN: La pelade traumatique. Ann. de Dermat. **9**, Nr 4, 268 (1928). — MUKAY u. NYAM: Halbseitige Alopecia und Struma. Acta dermat. (Kioto) **15**, 288. — MÜLLER: Alopecia areata und Gonorrhöe. Korresp.bl. Schweiz. Ärzte **1891**, Nr 1.

NACHTIGALL: Mitt. Würzburg. Klin. **2**. — NAKAGAWA KIYOSHI: Histologische Untersuchungen der Alopecia areata. Jap. J. of Dermat. **27**, Nr 9, 28 (1927). — NAPIER: Mh. Dermat. **18**, 473 (1889). — NAVARRE: Ist Alopecie ansteckend? Acta dermat. (Kioto) **12**, 660 (1930). — NICOLAS et FAVRE: Traitement de la pelade par la congestion passive du cuir chevelu au moyen d'une bande élastique. Lyon méd. **1905**. — NIEDEN, A.: Zbl. prakt. Augenheilk. **1886**. — NIKOLSKY: Alopecia areata als Trophoneurose der Haut. Moskau. med. Z. **1886**. — NIMIER: Folliculite parasit. tonsurante. Gaz. Sci. méd. Bordeaux **1890**. — NOBL: (a) Verh. Wien. dermat. Ges., Juni **1905**. (b) Studien zur Alopecia areata. Wien. med. Wschr. **1911**, Nr 15. — (c) Ätiologie der Alopecia areata. Dermat. Wschr. **55**, 921 19 12). — NOTTHAFFT, v.: Dermat. Zbl. **6**. — NYSTRÖM: Ann. de Dermat. **1875/76**.

OCHS: Alopecia areata während Schwangerschaft. Arch. of Dermat. **19**, 693 (1829). — OHMANN-DUMESNIL: St. Louis Clinic, Febr. 1890. — OHNO TAKASHI, TANAKA IRISAWA u. NASAHIKO NUNATI: Statistische Beobachtungen der Alopecia areata. Jap. J. of Dermat. **27**, Nr 9 (1927). — OLLIVIER: Bull. Acad. Méd., Febr. **1887**. — ORMSBY: Alopecia areata und Hypertrichosis. Arch. of Dermat. **21**, 663 (1928). — OULMAN, LUDWIG: Alopecia areata associated with osteoarthritis of the cervical. Med. J. Rec. **127**, Nr 6, 324 (1928). — OVERALL: The Alienist and Neurologist, Vol. 7, p. 254. 1886. Ref. Neur. Zbl., 15. Okt. **1886**.

PAGE: Brit. med. J., 26. Jan. **1884**. — PANICCHI: Mh. Dermat. **25**, 197 (1897). — PARDON: Brit. med. J., 5. Nov. **1893**. — PARÈS: (a) Pelade et rayons ultra-violets. Bull. Soc. Sci. méd. et biol. Montpellier **6**, H. 8, 390 (1925). (b) Un cas de pelade guéri par les irridations générales d'ultraviolets. Arch. Électr. méd. **34**, No 514, 79 (1926). — PARKER: Med. Rec. **1901**. — PAROUNAGIAN: Universelle Alopecie. Arch. of Dermat. **11**, Nr 3, 405 (1928). — PASTIN: Alopecia areata. Nederl. Tijdschr. Geneesk. **71**, Nr 7, 905 (1922). — PASTOR PÉREZ JOSÉ: Über Ätiologie, Prophylaxe und Therapie der Alopecia areata. Rev. españ. Dermat. **27**, No 322, 505 (1925). — PAWLOFF: Congr. internat. Dermat. Paris 1900, p. 383. PELIZZARI: (a) Ann. de Dermat. **1884**, **546**. (b) Mh. Dermat. **14**, 41 (1894). (c) Alopecia areata und verwandte Krankheiten. Dermat. Wschr. **57**, 1415 (1913). — PHILIPP: Alopecia totalis. Arch. of Dermat. **12**, Nr 4, 170 (1925). — PERNET: Brit. J. Dermat., März **1900**. — PERONI: Riforma med. **1891**. — PETRINI: Soc. franç. Dermat., Sitzg 28. April 1899. — PICCARD: Alopecia areata. Dermat. u. Syph. **1**, H. 5, 248 (1926). — PIDONE: La radiotherapia delle glandule endocrine. Arch. di Radiol. **2**, H. 2/3, 326 (1926). — PINCUS, J.: Über Alopecia areata und Herpes tonsurans. Dtsch. Klin. **21** (1869). — PINOY: Traitement de la pelade et considérations de son étiologie. Bull. Soc. Path. exot. Paris **14**, No 5, 280

(1921). — PLATTNER: Wesen und Ursache der Alopecia areata. Diss. Zürich 1890. — PLONSKY: Zur Übertragbarkeit der Alopecia areata. Dermat. Z. **1898**. — POGGI: Boll. Mal. vener. Pelle **1901**. — PÖHLMANN: DARIERsche Dermatose in 3 Generationen. Arch. f. Dermat. **57**, H. 2/3. — PONTOPPIDAN: (a) Ein Fall von Areata alopecia nach Operation am Hals. Mh. Dermat. 8, 51 (1889). — (b) Dermat. Wschr. **93**, 1016 (1921). — PORCELLI, RODOLFO: L'alopecia areata concetti diagnostiche e curatori. Raggi ultraviol. **1**, No 11, 10 (1921). — PORTILLO, F. DE: Alopecia areata, Schilddrüsenbehandlung. Acta dermat. (Kioto) **22**, 197 (1929). — POSPELOW: Moskau. med. Z. **1875**, **347**. — PRICE, CHARLES: Alopecia areata with report of 85 cases. Amer. méd. **34**, No 5, 321 (1928). — PRINGLE: Dermat. Soc. Lond., 9. Febr. 1898. Ann. of Dermat. **1898**, 1158. — PRZEZDZIECKI: Dermat. Wschr. **60**, 423 (1915). — PUSEY: Alopecia areata and emotionel strucs. Arch. of Dermat. **27**, Nr 5, 701 (1928). — PUSEY, W. L.: Alopecia and poliosis of the eye lids. J. amer. med. Soc. **80**, Nr 17, 1204 (1920). — PYE SMITH: Guy's Hosp. Rep. **1881**.

QUINQUAUD: (a) Bull. Soc. méd. Hôp. Paris **1888**, 395. (b) Folliculites des régions vélues. Ann. de Dermat. **1888**, 657.

RADINOW: Wratsch (russ.) **1895**, Nr 8, 223. — RAINER: Alopecia universalis und Nervensystem. Dtsch. Z. Nervenheilk. **164**, 146 (1928). — RAMAZZOTTI: Gaz. Osp. **1904**. — RAUBER: Virchows Arch. **97**, H. 1. — RAVOGLI: Vjschr. Dermat. **1885**, 602. — RAYER: Traités des maladies de la peau, 2. Ausg., Teil III, S. 742. — REID: Glasgow med. J., Mai **1869**. — RHEE, VAN: Alopecia areata. Arch. of Dermat. **10**, Nr 2, 232 (1924). — RICHTER: Berl. klin. Wschr. **1902**, Nr 52, 1215. — RIECKE: Dermat. Wschr. **60**, 395 (1915). — RIEHL: Arch. f. Dermat. **70**, 136 (1904). — RILLE: Arch. f. Dermat. **37**, 266. — RINDFLEISCH: Area celsi, histologische Studie. Arch. f. Dermat. **1869**, 403. — ROBINSON: Pathologie und Therapie der Alopecia areata. Mh. Dermat. **1888**, H. 9/12 u. 15/16. — RODIER: Rev. de Stomat. **1903**. — RODIONOFF: Ann. de Dermat. **1895**, 244. — ROGERS, RONALD: Alopecia areata with particular reference to etiology. J. amer. med. Assoc. **93**, 919 (1929). — ROMBERG: Zit. bei CHAMBARD „Pelade" im Dict. encyclop. des sciences médic. — ROSENTHAL: Berl. klin. Wschr. **1889**, Nr 34. — ROSENTHAL: Alopecia areata und akute Infektionskrankheiten. Dermat. Wschr. **1930 I**, 612. — ROSENTHAL, S. K.: Zur Ätiologie der Alopecia areata. Wratsch (russ.) **1929**, Nr 1/2, 39. — ROUSSEAU-DECELLE: Gaz. Hôp. **1909**. — ROXBURGH: The etiology of Alopecia areata and its relations to vitiligo and scleroderma. Brit. J. Dermat. **41**, 301 (1929). — RYAN: Behandlung mit Lysol. Brit. J. Dermat., Jan. **1901**.

SABOURAUD: (a) Etudes sur les origines de la pelade. Ann. de Dermat. **1896**. (b) Sur la nature de la calvitie vulgaire. Ann. de Dermat. **1897**, 257. (c) La séborrhée grasse et la pelade. Ann. Inst. Pasteur **1897**; Ann. de Dermat. **1898**, 207. (d) Rapport sur la pelade au Congr. internat. Dermat. Paris 1900. (e) Alopecia areata bei Hereditär-Syphilitischen. Dermat. Wschr. 619 (1918). (f) Sur les rapports de la pelade et la syphilis héréditaire. Progrès méd. **29**, No 59, 581 (1921). (g) Dermat. Wschr. **72**, 603 (1921). (h) Haar bei Alopecia areata. Dermat. Wschr. **75**, 853 (1922). (i) Sur le cheveu peladique. Bull. Soc. franç. Dermat. **1929**, No 252. (k) Entretiens dermatologiques à l'école Lailler. Paris: Masson & Co 1924. (l) Un cas de pelade conjugale. Bull. Soc. franç. Dermat. **1924**, No 2, 87. (m) Pelades et alopécies en aires. Paris: Masson & Co. 1929. (n) Sur l'étiologie de la pelade. Arch. Hôp. St. Louis **1929**. — SACK, A.: Über das Wesen und die Fortschritte der FINSENschen Lichtbehandlung. Münch. med. Wschr. **1902**. — SAINZ DE AJA: Änderungen über ätiologische und therapeutische Auffassung der Alopecie. Siglo med. 8, No 3518, 466 (1921). — SAKURANE KONOSHI MASNIDA ENDO: Studien über die Ätiologie der Alopecia areata. Jap. J. Dermat. **27**, Nr 9, 27—28 (1922). — SAMICANDRO, G.: Alopecia, etiologie et pathol. Policl. Sez. med. **37**, 298 (1930). — SAMTER: Ver. wiss. Heilk. Königsberg i. Pr., Bd. 2, S. 5. 1894. Ref. Mh. Dermat. **19**, 316 (1894). — SAMUEL: Über JOSEPHS atrophischen Haarausfall. Virchows Arch. **113**, 272; **114**, 378. — SANGSTER: Herpes tonsurans, kompliziert mit Alopecia areata. Lancet **1880**. — SARGEAS DE LAMOTTE: Gaz. Sci. méd. Bordeaux **1901**, No 78. — SATO, KUNIO: A case of alopecia areata on the skin only. Jap. J. of Dermat. **27**, Nr 1, 4 (1927). — SAUPAHR: Alopecia areata nach Zeckenstich. Dermat. Wschr. **75**, 736 (1922). — SAUVAGES: Nosologia methodica, Vol. 3, P. II, p. 518. Amstelodamo 1763. — SCAGLIOSI: Über die Gehirnerschütterung und die daraus im Gehirn und Rückenmark hervorgerufenen histologischen Veränderungen. Virchows Arch. **57**. — SCHACHMANN: Ann. de Dermat. 1887. — SCHATTMANN: Dtsch. med. Presse **1909**, Nr 7. — SCHEIN: Ein seltener Fall von Alopecia traumatica. Budapest. Orv. Ujsag **1910**, Nr 44. — SCHERENBERG: Beobachtungen über Area Celsi. Virchows Arch. **64**, 493. — SCHILLER and SCHLEGELMILCH: Alopecia totalis. Arch. of Dermat. 18, 970 (1928). — SCHMAUS: Virchows Arch. **46**. — SCHMIDT: Der Einfluß des Lichts auf das Wachstum der Haare. Arch. f. Dermat. **57**. — SCHMIDT, H. E.: Arch. f. Dermat. **62** (1902); Ges. der Charitéärzte, 1906. — SCHMITT: Dermat. Wschr. **95**, 1092 (1922). — SCHOLTZ u. DOEBEL: Arch. f. Dermat. **1908**, **374**. — SCHULTZE: (a) Die Theorien der Alopecia areata. Virchows Arch. **80**, 193 (1880). (b) Alopecia areata. Tijdschr. Tandheelk. (holl.) **35**, H. 4, 265 (1928). — SCHULTHESS: Korresp.bl.

Schweiz. Ärzte **1885**. — Schütz: Beitrag zur Ätiologie und Symptomatologie der Alopecia areata. Mh. Dermat. **1887**, Nr 3. — Schutz, J.: (a) Mh. Dermat. **1887**, 97. (b) Sechs Fälle der Alopecia neurotica. Münch. med. Wschr. **1889**, Nr 19. — Schweninger u. Buzzi: Zur Kenntnis der Hemiatrophia facialis progressiva. Charité-Ann. **15**. — Schwimmer: Die neuropathischen Dermatosen, S. 222. — Sehlen, v.: (a) Fortschr. Med. **1883**, Nr 23, 763. (b) Ärztl. Zbl. **1885**, Nr 28. (c) Zur Ätiologie der Alopecia areata. Virchows Arch. **99**, 327; **100**, 361 (1885). — Sellei: Alopecie infolge meningealer Reizung. Dermatologia (Budapest) **4**, 222 (1932). — Selvier: De la pelade et des peladoides. Bull. Acad. Méd. **1888**, 940. — Senator: Kombination von Alopecia areata und Vitiligo. Charité-Ann. **1887**, 341. — Sequeira: (a) Alopecia areata bei einem Syphilitiker. Dermat. Wschr. **54**, 30 (1912). (b) Verlauf bei Alopecia areata. Dermat. Wschr. **56**, 375 (1913). — Shillitoe: Dermat. Ges. Großbrit., 25. Mai 1899. — Shorns: Djeskaja medicina, 1900. — Siccard: A propos de la pelade. Clinique **1908**. — Sicilia: Ursachen und Formen der Alopecia areata, mit ihren organischen Beziehungen und ihrer Behandlung. Congr. Ciene Oporto 1921. p. 86. — Sklarek: Haarverlust an der Haargrenze der behaarten Kopfhaut. Ophiasis (Pelade en bande ou en couronne). Breslau. dermat. Ver.igg, 10. Mai 1902. — Sostal-Jaco, L.: Traitement de la pelade par la cryothérapie. Progrès méd. **5**, No 24, 901 (1925). — Souques: Bull. Soc. méd. Hôp. Paris **1904**. — Spangenthal: Buffalo med. J., Nov. **1898**. — Spiess: De alopeciae singulari forma. Diss. 1858. — Spiral: Etude sur les essais expérimentaux d'inoculation peladique à l'homme. Paris: Steinheil 1900. — Spitzer: Dermat. Wschr. **94**, 146 (1922). — Spitzer, Rud.: Zur Ätiologie und Symptomatologie der Alopecia areata. Arch. f. Dermat. **132**, 268 (1929). — Sprecher: Neuer Beitrag zur Alopecia traumatica. Arch. f. Dermat. **44** (1909). — Squire: Brit. med. J. **1902**. — Ssuchow: Alopecia areata bei traumatischer Neurose. Dermat. Wschr. **68**, 173 (1919). — Startin: Brit. med. J. **1885**. — Stein: (a) Mikrosporon Audouini und Trichophyton tonsurans als Parasiten im Haar. Prag. Vjschr. Heilk. **17** (1860). (b) Reports of alopecia areata. Arch. of Dermat. **145**, 335 (1924). — Stepp: Dtsch. med. Wschr. **1889**, Nr 4. — Stieda: Ist plötzliches Ergrauen der Kopfhaare möglich? Dtsch. med. Wschr. **1910**, Nr 32. — Stiefler: Alopecia universalis bei Polyneuritis. Dtsch. Z. Nervenheilk. **110**, 1—8 (1929). — Stojanovitch: Traitement de la pelade par l'acide lactique. Thèse de Paris **1899**. — Stowers: Brit. J. Dermat., Jan. **1897**. — Strandberg: Thyreoideabehandlung bei Alopecia areata maligna. Dermat. Wschr. **70**, 16 (1920). — Straub: Über chronische Vergiftung, speziell die Bleivergiftung. Dtsch. med. Wschr. **1911**, Nr 32.

Tamura, J.: A study on alopecia areata. Acta dermat. (Stockh.) **11**, Nr 2, 170. — Tamura and S. Kaneda: A study of alopecia areata. — Taniguchi: An infection disease. Jap. J. of Dermat. **28**, Nr 10. — Taylor and Mackenna: Effect of pregnancy on alopecia areata. J. of Obstetr. **1907**. — Teljega: Alopecia areata maligna auf nervöser Grundlage. Dermat. Wschr. **67**, 780 (1918). — Terebinsky: Pathologisch-anatomisches Wesen der Alopecia areata. Dermat. Wschr. **57**, 1139 (1913). — Thibiegre: Ann. de Dermat. **1887**. — Thibierge, G. et P. Cottenot: (a) Récidive de pelade consécutive. (b) Alopecia areata durch Pruritus analis. Dermat. Wschr. **75**, 935 (1922). — Thin: (a) On Bacterium decalvans. Proc. roy. Soc. Med. **217** (1881). (b) Brit. med. J. **1882**; Mh. Dermat. **1882**, Nr 8. (c) Alopecia areata und Bact. decalvans. Mh. Dermat. **1885**, 241. — Tomkinson and J. Goodwin: (a) Alopecia areata a family group of cases. Brit. med. J. **1922**, Nr 3226, 505. (b) Alopecia areata. Brit. med. J. **1929**, Nr 332, 518. — Tommasi: Particulare forma di alopecia postero esterna delle gambe. Giorn. ital. Dermat. **70**, 163 (1929). — Tommasoli: Vjschr. Dermat. **1887**, 1028. — Toubert: Die Behandlung mit Jodkollodium. Arch. Méd. **1900**. — Trautmann: Münch. med. Wschr. **1911**, Nr 16. — Trebitzsch: Dermatologische Beobachtungen aus Westgrönland. Arch. f. Dermat. **41** (1908). — Trémolières: Presse méd. **1902** u. **1903**. — Troisfontaines: Verh. Soc. franc. Dermat. **1908**, 4—7. — Trouillet: Dauphiné méd. **1893**. — Tsakiris: Méd. moderne **1894**. — Tsuchige Shizo u. Shiejo Namiki: Statistische Beobachtungen über die Alopecia areata in der dermatologischen Klinik zu Tokio. Jap. J. of Dermat. **27**, Nr 12, 38 (1922). — Tullio: Riforma med. **1887**. — Tylon: Semaine méd. **1886**. — Tyson: Alopecia universalis. Lancet, Febr. **1886**.

Uckermann: Ein Fall von Alopecia completa traumatica. Tidskr. prakt. Med. **1883**, Nr 4. — Ullmann: Ein Fall von Alopecia areata neur. mit Vitiligo. Arch. f. Dermat. **74**, 318 (1905). — Unna: Histopathologie der Haut, S. 1108. — Unna-Bloch: Die Praxis der Hautkrankheiten. Berlin 1908. — Urban: Beitrag zur Ätiologie und Symptomatologie der Alopecie (Unger), in 5 Fällen funktionelle Störungen der endokrinen Drüsen.

Vaillard et Vincent: Pseudopelade. Ann. Inst. Pasteur **1890**, 446; Arch. Méd. mil. **1890**. — Valence: Pelade et marine. Trib. méd. **1907**. — Veiel: Stuttgart 1862, S. 99 bis 101. — Verdalle: Pelade et Lichen plan. Gaz. Hôp. **1904**, 94. — Verdani: Riv. int. Ther. fisica **1904**, 12. Ref. Mh. Dermat., 1. Juni **1905**, 624. — Vidal: La France méd. **1883 I**, 716. — Vignolo-Lutati: Sulle alopecie spermentali di acetato di tallio. Giorn. ital. Mal. vener. Pelle **1** (1905). — Vilanova: Rev. españ. Sifiliogr. y Dermat., April **1903**.

WAGNER: Arch. physik. Heilk. **1859**. — WALKER: St. Louis med. a. chir. J., Sept. **1900**. — WALKER and ROCKWELL: Scott. J. Agricult. **1901**. Ref. Mh. Dermat. **34**, 205 (1902). — WATSON: Edinburgh med. J. **10** (1864). — WEBER: Trophoneurotische Ablösung der Nägel mit nachfolgender Alopecia areata. Dermat. Wschr. **55**, 920 (1912). — WECHSELMANN: Über traumatische Alopecie. Dtsch. med. Wschr. **1908**, Nr 46. — WENDE: Alopecia areata as associated with nail changes. J. of cutan. Dis. **1905**. — WERMANN: Korresp.bl. ärztl. Kreis- u. Bezirksver. Sachsens, 1. Aug. **1891**. — WERTHAUER, HERBERT: A clinical note on trikresol and the treatment of alopecia areata. Urologic Rev. **31**, Nr 11, 709, 710 (1927). — WETTERER: Handbuch der Röntgentherapie, S. 438. Leipzig 1908. — WHITEHOUSE: J. of cutan. a. genito-urin. Dis., Okt. **1893**. — WHITFIELD: A contribution towards the etiology of Alopecia areata. Lancet **1904**, **651**. — WILSON: J. of cutan. Med. **1869**, 99. — WILSON, G. and N. W. WINKELMANN: Gen. Alopecia Report of 3 cases. J. amer. med. Assoc. **86**, Nr 19, 1429 (1921). — WINTERNITZ: Zur Lehre von der Hautresorption. Arch. f. exper. Path. **28**. — WISE: Alopecia generalisata with a syphilitic negro. Arch. of Dermat. **15**, Nr 2, 235 (1927). — WITH: (a) Distally dark proximally with hair. Tijdschr. nord. Dermat. Kopenhagen **2**, 10—12 (1919). (b) Alopecia areata mit proximal weißen Haaren. Dermat. Wschr. **73**, 1018 (1921). — WRIGHT, C. MALCOLM, F. HARKINS: Etiology of the areata with special reference to the effect of experim. nerve injuries. Arch. of Dermat. **365** (1929).

ZIEGLER: Alopecia congenita. Arch. f. Dermat. **32**, 479 (1901).

## B. Erworbener Haarausfall infolge Erkrankung des Haarbodens.

### 1. Alopecia pityrodes und Alopecia seborrhoica.

Unter den Erkrankungen der Haut, die infolge Erkrankung des Haarbodens zum Verlust der Haare führen können, spielen die beiden oft vergesellschafteten, die Pityriasis capitis und die Seborrhoea capitis die Hauptrolle. Sie kommen bei allen Menschen, die im Laufe ihres Lebens ihre Haare verlieren, in Frage. Eine Reihe von Forschern, insbesondere SABOURAUD, JACKSON und MCMURTRY halten die Seborrhoica capitis für die Hauptursache und für diejenige Erkrankung, die zur völligen Kahlheit führt, während sie die Pityriasis für eine gutartigere, leichter beeinflußbare und nur in einem Teil der Fälle als zu einem vorübergehenden Haarausfall führende Erkrankung ansehen. Eine andere Gruppe von Autoren, darunter sehr viele deutsche Dermatologen (JOSEPH, SACK u. a.) und eine Reihe ausländischer (SUTTON, O'DONOVAN u. a.) halten beide Erkrankungsformen, die Pityriasis und die Seborrhöe, für Ursache des Haarausfalles und trennen beide Gruppen nicht. Ich möchte mich für meinen Teil der SABOURAUDschen Ansicht anschließen und werde diese beiden Gruppen getrennt beschreiben. Die Schwierigkeit liegt vor allem darin, daß es eine große Anzahl von Fällen gibt, die mit Pityriasis beginnen und mit Seborrhöe enden, daß es also Kombinationen beider Erkrankungen gibt, die sehr oft eine Trennung und eine sichere Diagnosenstellung erschweren, weil oft beide Krankheiten ineinander übergehen. Sehr oft kann die Pityriasis so gering sein, daß sie übersehen wird und daß erst die nachfolgende oder die begleitende Seborrhöe von dem Kranken bemerkt wird, wenn die Erkrankung schon lange besteht. Auch die Frage, wieso auf der einen Seite der seborrhoische und pityriasische Zustand der Haut bei dem einen zur Glatze führt, während auf der anderen Seite Menschen mit starker Seborrhöe bis ins hohe Alter ihr volles Kopfhaar behalten, ist noch nicht gelöst. Auch die Frage, warum die Frauen weniger an Pityriasis und Seborrhöe leiden als die Männer und warum selbst beim Bestehen dieser Erkrankung die Frauen kaum eine vorzeitige Glatze bekommen, bedarf ebenfalls noch der Klärung. Ebensowenig hat uns die Kenntnis der auf der Haut gefundenen Mikroorganismen bezüglich der Ätiologie zu absolut sicheren Resultaten geführt.

## Alopecia pityrodes.

(Alopecia furfuracea — Schinnenkrankheit — DANDRUFF-Pityriasis capitis — Alopécie pelliculaire.)

Der Begriff des Wortes Pityriasis stammt von den Griechen (πίτυρον = Kleie). CELSUS und die Lateiner nannten sie Porrigo, was auf lateinisch dasselbe wie Kleienflechte bedeutet. CELSUS und GALENUS, die diese Bezeichnungen schufen, vermengten natürlich unter diesem Namen eine Reihe von Krankheitszuständen, bei denen zwischen den Haaren Schuppen auf der Haut sich bilden; aber GALENUS unterschied damals schon zwischen Pityriasis und Furfuracea. Auch die alten arabischen Ärzte scheinen diese Erkrankung unter dem Namen Safatim schon gekannt zu haben. Unsere eigentliche Kenntnis der Pityriasis und der Alopecia pityrodes ist eng verbunden mit den Franzosen LORRY, ALIBERT, dem österreichischen Professor GLENK (1776 in Budapest), dem Deutschen FRANK (1745—1821) und dem Engländer WILLAN (1798). Nach diesen großen Forschern haben sich besonders CAZENAVE, BAZIN, HARDY, DEVERGIE und MALASSEZ in Frankreich, BATEMAN, ERASMUS WILSON und TILBURY FOX in England, in Wien in erster Reihe HEBRA und KAPOSI, in Deutschland POHL-PINCUS mit dieser Erkrankung beschäftigt. In dieser Zeit spielte vor allem die Frage der Entstehung der Pityriasis eine Rolle. Während noch PLENK gesagt hatte, „Die mehlige und kleienartige Masse, die auf der Haut aufliegt, scheint eine Feuchtigkeit zu sein, die von den Talgdrüsen ausgeschieden ist“, hielt HEBRA die Pityriasis furfuracea und die Seborrhöe für Varietäten derselben Erscheinung und erklärte, daß die Auflagerungen der Haut hervorgerufen seien durch Talgabsonderungen der Talgdrüsen, die eine fettige Masse mit den Schuppen auf der Haut bilden. Auch KAPOSI hat sich dieser Ansicht angeschlossen. Wenn gleich POHL-PINCUS und TILBURY FOX sich nicht ganz von diesen Anschauungen freimachen konnten, so sondern sie doch schon die Pityriasis von den Seborrhöen ab. TILBURY FOX rangierte sie unter die hypertrophischen Krankheiten. Von größter Bedeutung war die Entdeckung von MALASSEZ, der als erster Sporen in den Schuppen fand. Es war natürlich, daß kein Mensch an dieselben glaubte. Allmählich lichtete sich unter dem Einfluß von CHINCHOLLE, NEUMANN, AUSPITZ, dem Amerikaner PIFFARD, VIDAL und vor allen Dingen durch die Arbeiten von VAN HARLINGENS das Dunkel, das über diesem Konglomerat von Krankheiten schwebte. VAN HARLINGEN differenzierte genau die Seborrhöe als eine Erkrankung der Talgdrüsen von anderen Formen, die unter dem Namen der trockenen Seborrhöe beschrieben waren und vom Epithel herrührten. Das Serum, welches man findet, ist nur den Epithelprodukten beigefügt. Das sind die Fälle der Pityriasis steatoides. Die Frage wurde allmählich durch die hervorragenden Arbeiten UNNAS über die Seborrhoea capitis und die jahrzehntelangen Forschungen SABOURAUDS der Lösung näher geführt. Beide Namen sind für immer mit der Pityriasis und der Seborrhöe verknüpft. Sie haben erst den Anstoß zu der Fülle von Arbeiten gegeben, die seitdem in dieser Frage veröffentlicht worden sind, und die vorderhand zur völligen Trennung der Pityriasis und der Seborrhöe als Krankheitsbegriffe geführt haben, wenn sie auch gemeinschaftlich vorkommen können. In Deutschland haben in letzter Zeit namentlich die Arbeiten von FELIX PINKUS viel zur Förderung unserer Kenntnisse beigetragen.

Wir verstehen heute unter der Alopecia pityrodes eine schon in der Kindheit, seltener erst in der Pubertät unter kleienförmiger Schuppung der Haut einsetzende mehr oder weniger zu einer gutartig verlaufenden Alopecie führende, im allgemeinen benigne Erkrankung des Haarbodens. Diese Erkrankung dauert gewöhnlich bei der Frau bis zur Menopause an; beim Mann kann sie noch länger dauern. Sie ist aber dann gewöhnlich mit der Seborrhöe vergesellschaftet, die sie ablöst. Hört die Seborrhöe auf, so findet man wieder als Ersatz die Anfangs-Pityriasis. Die kleienförmige Abschilferung der Kopfhaut kann aus einzelnen Schüppchen (Schinnen) oder auch aus mehr oder weniger großen Schuppen bestehen. Man kann also von puderartigem Staub oder von Schuppen sprechen.

SABOURAUD unterscheidet 1. die trockene Pityriasis (pityriasis sec à squames poudreuses), fein bedeckt wie mit Zuckerstaub, von vielen Patienten nicht beachtet, 2. die Pityriasis sec à squames lamelleuses, mit feinen flachen Schüppchen, die gerade noch auf der Haut erkannt werden können, und endlich 3. die Pityriasis sec à squames furfureuses, bei denen die Blättchen wie große Kleieschüppchen aussehen. Die Pityriasis kann also in verschiedenen Formen auftreten.

Diese verschiedenen Formen der Schuppen sind selbstverständlich der gleichen Art und haben dieselbe Entwicklung und denselben Charakter. Sie können eben klein, punktförmig oder in Lamellen aufliegen; sie können aber auch in circinärer Form auf der Haut auftreten. Während die feinsten, pityriasisartigen Punkte auf der Haut, mit denen die Pityriasis sicca beginnen kann, 3—7 mm nach SABOURAUD breit sind, von runder Form und mit feinsten Schüppchen bedeckt, die bei Abhebung eine anscheinend normale Haut zeigen, ist bei Pityriasis in Scheibenform die Schuppe rund oder oval, manchmal bis 3 cm groß. Die ganze Fläche der Scheibe ist bedeckt mit einer gleichmäßigen, seidenpapierartigen Schuppe, die je nachdem grau, gelb oder terrakottafarbig, trocken, mit Rissen versehen, wie altes Porzellan (porcelaine craquelé) aussieht. Diese oberflächigen Schuppen hängen nicht mit der Epidermis zusammen und sind leicht abhebbar von der anscheinend normalen Haut. Diese Form findet sich schon bei Kindern von 6—12 Jahren. Häufiger ist die dritte Form, in welcher die Pityriasis in circinären Herden auf der Haut auftritt. Hier sieht man segmentäre Zeichnungen, entsprechend den Grenzen der Schuppen. Die circinäre Erkrankung schreitet nach außen weiter fort, ohne daß das Zentrum abheilt. Alle diese Produkte der Pityriasis sicca sind leicht durch Seifenwaschungen herunterzubringen, denn sie liegen locker auf der Epidermis, aber sie kommen fast immer wieder, wenn man nicht regelmäßig weiterbehandelt. Manchmal sind die Plaques wie mit Kleie bedeckt. Auch die Menge der Schuppen kann verschieden sein. Wir finden entweder in leichten Fällen nur wenig Schuppen, während in schweren Fällen die Kleider des Kranken mit Schuppen bedeckt sind oder wie mit Mehl bestäubt erscheinen und bei jedem Kämmen oder Bürsten zahllose Schuppen und Schüppchen auf die Kleider herabfallen. Die Farbe der Schuppen ist, wie oben erwähnt, gewöhnlich weißlich, manchmal leicht gelblich; auch einen grauen Farbenschimmer können wir bei den Schuppen, namentlich wenn sie in größeren Mengen den Kopf bedecken, oft konstatieren. Nicht immer ist diese Schuppung von leichtem Jucken der Kopfhaut begleitet. Nach MICHELSON soll die Schweißabsonderung etwas vermehrt sein, eine Tatsache, die andere Forscher nicht bestätigt haben. Fast immer sehen wir unter diesen Schuppen die Haut normal weißlich, erst wenn die Seborrhöe zutritt, kommt ein rötlicher, entzündlicher Ton hinzu.

Die Pityriasis beginnt, wie oben erwähnt, beim Kinde zwischen 6 und 12 Jahren. Man bemerkt zuerst eine ganz leichte Schuppung, die sich allmählich in 2 Formen sondert, die eigentliche, trockene Pityriasis *(Pityriasis sicca)*, wie sie WILLAN beschrieben hat, in eine einfache, trockene Abschuppung, die bis zur Pubertät besteht. Etwas später setzt beim Kinde die zweite Form, die *Pityriasis steatoides* ein, die im Alter von 8—10 Jahren beginnt, aus größeren Schuppen besteht und allmählich eine fette Masse auf dem Kopfe bildet, die homogen ist, von seifenartiger Konsistenz und, wie SABOURAUD sagt, wie eine weiche Schmierseifenschicht aussieht. Es ist dies die Form, die früher CAZENAVE unter dem Namen Séborrhée grasse beschrieben hat. Während HEBRA diese Schuppen als fett beschrieben hatte und PIFFARD, VAN HARLINGEN, BULKLEY u. a. diese Schuppen als eine Mischung von Serum, Talg, Haut angesehen hatten, während HALLOPEAU die Erkrankung als durch Talg- und Schweißdrüsen verursacht erklärte, glaubte UNNA, daß sie den Schweißdrüsen ihren Ursprung zu verdanken hätte. Erst DARIER und BESNIER leugneten den Einfluß der Talg- und Schweißdrüsen, und SABOURAUD hat dann definitiv diese fettige Masse als seröse Durchtränkung erklärt und den ganzen Vorgang als eine fettige Exoserose bezeichnet, eine Ansicht, die auch heute noch eine Hypothese bleibt. Oft nehmen im späteren Kindesalter diese Schuppen krustenartige Form an und ähneln dann denen bei Ichthyosis. Sie werden groß, hängen untereinander zusammen und sind durch kleine Risse voneinander getrennt, sie haben oft eine bräunliche Farbe und hängen fest zusammen. Diese fetten Schuppen sind leicht von der Haut zu entfernen. Wenn man sie herunterzieht, dann sieht man, daß sie oft zusammenhängen mit einer Masse von verhornten Zellen in den Follikeln, die wie ein Nagel mit der Spitze nach unten in den Follikeln sich befindet. Gelegentlich findet sich bei dieser Form der Pityriasis des Kopfes eine Ichthyosis des Körpers, sie gehört dann eigentlich nicht mehr zu dem reinen Krankheitsbilde der Pityriasis. Die fettige Pityriasis (steatoides) kann auch allmählich im Laufe der Jahre austrocknen. Die feinen Schüppchen werden trocken und hart und breiten sich aus. Bereits in dieser Zeit kann infolgedessen ein leichter Haarausfall eintreten, der aber wieder von einem leichten Haarersatz gefolgt ist. Im Erwachsenenalter findet man oft eine außerordentlich starke Ausbreitung der Schuppenbildung; namentlich der Haarwirbel und seine Umgebung ist besonders davon befallen, während die feinen Schuppen sich meist um die Pars mastoidea gruppieren. Das Bild der Schuppung ist verschieden, je nachdem man einen Jungenkopf mit kurzen oder einen Mädchenkopf mit langen Haaren sieht. Beim Knabenkopf fällt bei den kurzen Haaren die starke Schuppung des Haarbodens sofort auf, während dies beim Mädchen infolge der langen Haare nicht der Fall ist. Im Alter von 15–18 Jahren ändert sich auch wieder das Bild der Pityriasis. Die Schuppen werden weicher, gelblicher und fettiger und dicker, und allmählich zeigen sich die ersten Anfänge einer Alopecie deutlicher. Es ist dies die Zeit, in welcher gleichzeitig oft die Seborrhöe auftritt, die wir später an anderer Stelle besprechen werden. Sie begleitet von jetzt an oft oder fast regelmäßig die Pityriasis, verdrängt sie allmählich, um evtl. später wieder, wenn diese zurückgeht, von der Pityriasis abgelöst zu werden. Auch bei der erwachsenen Frau spielt die Pityriasis eine große Rolle. Auch hier wird die Pityriasis allmählich zur steatoiden Form; nur wird bei der Frau die Erkrankung um den Wirbel herum niemals so stark wie beim Manne, und auch der Haarausfall ist infolgedessen geringer und gutartiger. Sehr oft sieht man dagegen bei der Frau eine gemischte, seborrhoische und pityriasisartige Erkrankung an der Stirngrenze, die auch dort allmählich zu einer mehr oder weniger gutartigen Alopecie führen kann. Wie ich bereits oben erwähnt habe, hört gewöhnlich mit der Menopause die Pityriasis bei den Frauen auf. Beim Manne finden wir die Pityriasis auf den Schnurrbart übergehend; das Fortschreiten erfolgt gewöhnlich im Alter von ungefähr 20 Jahren; sie ähnelt sehr der der Augenbrauen. Man findet auch hier gelbliche Schüppchen und Schuppen, die am Haar festsitzen. Im Gegensatz dazu führt die Pityriasis des Bartes selten zu dicken, fetten Schuppen. Hier sind die Schuppen mehr puder- und kleienartig. SABOURAUD schildert in seinem hervorragenden Werke über die Pityriasis noch eine Form, die er als

*Pityriasis figurée médiothoraxique* bezeichnet, eine Form, die BAZIN als *Pityriasis acnéique* beschrieben hat, und die wir heute wohl alle zur Seborrhöe rechnen.

In ganz seltenen Fällen kann die Pityriasis und die ihr folgende Alopecie sich auf den ganzen Körper ausdehnen. Diese Form, über die ich keine Erfahrungen besitze, und die auch SABOURAUD in seinem Werke nicht erwähnt, verläuft nach MICHELSON äußerst schwer.

„Eingeleitet und begleitet von erheblicher Abschilferung fettiger Schuppen, bildet sich in kürzester Zeit an verschiedenen Bezirken der Kopfhaut eine erhebliche Verdünnung des Haarbodens aus. Gleichzeitig oder später treten dieselben Erscheinungen auch an den übrigen behaarten Hautstellen auf; im Höhestadium der Krankheit ist der Körper des größten Teils seiner Haare beraubt. Da sich nunmehr bestimmte Zentren deutlich erkennen lassen, wo ein weit stärkerer Haarverlust stattgefunden hat als in der Umgebung, gewinnt der Symptomenkomplex große Ähnlichkeit mit der malignen Form der Alopecia areata. Genauere Untersuchung lehrt indes, daß auch die am meisten enthaarten Stellen bei der Alopecia pityrodes universalis in keinem Zeitpunkt der Erkrankung völlig kahl, sondern mit feinen, farblosen, lanugoartigen Härchen bedeckt sind, oder daß wenigstens doch Haarrudimente in den Follikeln stecken. Sie lehrt ferner, daß der Übergang zu den kräftigeren Haaren der Peripherie kein plötzlicher ist, sondern daß zwischen diesen und den degenerierten Haaren der scheinbar kahlen Partien zahlreiche Zwischenstufen existieren. Im Gegensatz zur Alopecia areata ist die Haut bei der Alopecia pityrodes universalis nicht verdünnt, nicht abnorm leicht auf der Unterlage verschieblich, sogar von erschwerter Faltbarkeit. Sie fühlt sich fettig an, ist in der Regel von Schuppen bedeckt, läßt deutlich die Mündung der Haarbälge erkennen.“

Warum die Pityriasis in diesen seltenen Fällen universell geworden ist, läßt sich heute nicht mehr feststellen; anscheinend sind allgemeine, den Körper schwächende Zustände, die Veranlassung gewesen; auffallend ist, daß diese seltenen Fälle bisher nicht wieder beschrieben worden sind. Die Prognose auch dieser schweren Fälle ist anscheinend eine gute. Nach Besserung des Allgemeinzustandes sollen auch hier die Haare wieder gewachsen sein.

Außerdem gibt es Mischungen zwischen Pityriasis und Seborrhöe am Körper genau wie auf dem Kopfe. Diese Kombination der Pityriasis mit der Seborrhöe auf dem Kopfe spielt eine große Rolle. Beim Manne ist sie wohl die Hauptursache des Haarausfalles. Man sieht selten beim Erwachsenen eine reine Pityriasis. Gewöhnlich beginnt der seborrhoische Haarausfall unter einer trockenen oder fettigen Pityriasis, die sich auf einem schon kahlen Haarboden entwickelt. Der eigentliche pityrodische Haarausfall beginnt beim Manne bereits vor dem Eintreten der Seborrhöe, um allmählich unter der seborrhoischen zu verschwinden, so daß es sehr schwer ist, die Rolle der beiden bei der Bildung des Haarausfalls zum Schluß festzustellen. Das wichtigste ist, daß die Alopecie der Pityriasis heilbar ist, während die der Seborrhöe es nicht ist.

Was die *Ätiologie der Pityriasis* anbetrifft, so sind die Ansichten darüber noch geteilt, wenn auch heute die parasitäre Theorie die meisten Anhänger zu haben scheint; namentlich seit sich SABOURAUD mit seiner ganzen Persönlichkeit für diese Ätiologie eingesetzt hat. Alle anderen Untersuchungen über die Ursache der Pityriasis, wenn man von der parasitären Ursache absieht, sind bisher erfolglos geblieben. Ganz unabhängig von den später zu erörternden Pilzbefunden haben schon LASSAR und BISHOP im Tierexperiment versucht, durch kleinstzerschnittene Haare von den an Alopecia pityrodes erkrankten Menschen, die sie mit Vaseline verrieben und in gesunde

Meerschweinchen- und Kaninchenhaut einrieben, die Pityriasis zu übertragen. Von der in der dritten Woche bei den Tieren an den eingeriebenen Stellen entstandenen Abschuppungen der Epidermis, die mit Haarausfall einhergingen, wurden Haare und Schuppen wieder auf andere Tiere übertragen und dadurch auch bei diesen Kahlheit hervorgerufen. LASSAR und BISHOP glaubten darum, die Infektiosität der Pityriasis und der Alopecia pityrodes bewiesen zu haben. Schon kurz darauf konnte aber MICHELSON in Königsberg nachweisen, daß auch Einreibungen mit ranzigem Olivenöl und Vaseline in die Haut des Kaninchens genügen, um Haarausfall hervorzurufen. Seit dieser Zeit ist von vielen anderen Experimentatoren nachgewiesen worden, z. B. in der letzten Zeit von LINSER und KÄHLER, daß die Kaninchenhaut besonders empfindlich ist, und daß stärkere äußere Reize das Papillenstadium schädigen und dadurch ein verfrühtes Kolbenstadium hervorrufen, das mit Haarausfall einhergeht.

Für Störungen in der Ernährung, für eine schlechte Versorgung der Blutgefäße des Kopfes, für den Einfluß toxischer Stoffe auf die Haut haben sich nirgends Beweise finden lassen. Alle Erkrankungsformen, die mit Fieber einhergehen oder schwere Erkrankungen des ganzen Körpers (Tuberkulose, die schweren Formen der Sklerose und Anämie, die chronische Arthritis), die zur Austrocknung der Haut führen, mögen die Entstehung der Pityriasis begünstigen. Auf der anderen Seite können schwere Erkrankungen, die beim Bestehen der Pityriasis auftreten (Darm-, Magen- und Lebererkrankungen), schwere nervöse Allgemeinstörungen den bereits bestehenden Zustand verschlimmern, ebenso regelmäßige örtliche Reizungen. Der konstante Gebrauch scharfer Bürsten und Kämme, die Gewohnheit des Kratzens auf dem Kopfe, der zu starke Gebrauch austrocknender Haarwässer, das zu häufige Waschen des Kopfes mit ungeeigneten Seifen werden die Neigung zur Pityriasis begünstigen und eine schon bestehende verschlimmern. Namentlich die häufige Anwendung von schädlichem Shampoon oder schlechten Seifen wird dies in ganz besonderem Maße bewirken. Nachdem bisher alle anderen Untersuchungen über die Ätiologie der Pityriasis capitis zu keinem Ziel geführt haben, kommt SABOURAUD zu der Ansicht, daß: „Wenn man alle Mittel der Forschung in Anspruch nimmt, so zeigen sie, daß die Pityriasis des Kopfes eine Mykose ist, hervorgerufen durch einen eigentümlichen Hautpilz, der bisher nicht züchtbar war, entdeckt von MALASSEZ, von ihm „spore“ genannt und der ich den Namen *Pityrosporum Malassezii* zuerkennen würde.“ Der erste Forscher, der auf diesem Gebiete etwas Wesentliches fand, war MALASSEZ. Er entdeckte 1874 eigenartige Sporen, die in den Schuppen regelmäßig vorhanden waren. Nach ihm haben noch BALZER und BIZZOZERO Mikroorganismen gefunden, die die Ursachen der Alopecie sein sollten. 1882 erregten die Befunde UNNAS, als er seinen Flaschenbacillus publizierte, Aufsehen. Während UNNA diesen aber für die Seborrhöe reklamierte, bestätigte SABOURAUD in eingehenden, jahrelangen Untersuchungen den Flaschenbacillenbefund UNNAS, nahm ihn aber für die Pityriasis sicca in Anspruch und konstatierte ihn als identisch mit den MALASSEZschen Sporen. SABOURAUD fand ihn in den dicken Massen bei der Pityriasis sicca als einen polymorphen Bacillus, der in vier verschiedenen Formen auftreten kann: 1. in der eigentlichen rundlichen, 2. in einer verlängerten, bananenförmigen Form, 3. in einer abgeschnürten, flaschenförmigen Form und 4. in einer rundlichen, hefenartigen Form. Die eigentlichen, rundlichen Formen sind 2—4,7 $\mu$ groß, ihr Protoplasma ist entweder klar oder etwas granuliert; manchmal zeigen diese rundlichen Körper 4 Punkte, die wie die Enden einer äquatorialen Linie an den Polen stehen. Diese Punkte nehmen bei der Färbung stark die Farbe an. Diese Formen, wie alle MALASSEZ-Formen, zeigen niemals ein verbindendes Mycelium. Die bananenförmigen sind 6—7 $\mu$

lang und 2—$2^1/_2$ mm breit. Sie sind leicht gekrümmt, weiter in der Mitte als an den Enden. Diese Formen sind weniger häufig als die anderen und mit ihnen vermischt. Die dritte flaschenförmige Form ist sehr häufig und charakteristisch. Sie besteht aus einem kleinen, runden Kopf auf einem dickeren Rumpf und hat oft die Form einer Pilgerkutte. Die charakteristischste Form ist die der Hefe. Auf Kugeln, die weder groß noch dick sind, findet sich entweder ein kleiner Knopf oder eine kleine runde Hervorragung. Alle diese Formen findet man nebeneinander, manchmal allein, manchmal in kleinen Gruppen ohne Mycelien. Diese Formen des MALASSEZschen Mikroorganismus findet man stets allein bei der Pityriasis sicca. UNNA hat neben seinem Flaschenbacillus noch mehr oder weniger zahlreiche Kokken gesehen. SABOURAUD bestätigt dies, wie ich später erwähnen werde, aber nur für die Pityriasis steatoides. Leider ist es bis jetzt nicht gelungen, diesen MALASSEZschen Mikroorganismus absolut einwandfrei zu züchten und mit ihm durch Übertragung auf den Haarboden eine Pityriasis hervorzurufen. 1894 glaubte SABOURAUD auf einem zusammengesetzten Nährboden (Urin, Gemisch von Kartoffeln und Glycerin) die Kultur erzielt zu haben. Der polymorphe Bacillus scheint aber nach seiner Ansicht nicht mit den Sporen von MALASSEZ übereinzustimmen, obgleich dies ja nach unseren heutigen Anschauungen noch nicht gegen die Möglichkeit der Identität sprechen würde. Nach der Ansicht von SABOURAUD ist der MALASSEZsche Pilz ein kryptogamischer Parasit. Dafür sprechen nach ihm der Polymorphismus, die Größe des Parasiten, die die der Bakterienarten übertrifft und die Unmöglichkeit, diesen sog. Flaschenbacillus UNNA zu züchten. SABOURAUD erinnert dabei an verschiedene unbekannte Mykosen der Haut, bei denen es auch noch nicht gelungen ist, den Erreger zu züchten. Welche Rolle dieser Pilz spielt, ist ebenfalls noch nicht geklärt. Ob er nur als harmloser Parasit vorhanden ist oder ob er für die Entstehung verantwortlich ist, steht noch nicht fest.

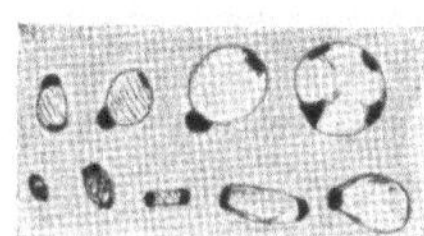

Abb. 54. Pityrosporon Malassezii. Schema der verschiedenen Formen. (Nach SABOURAUD.)

Dieser Ansicht pflichtet eine ganze Anzahl anderer Autoren bei, insbesondere SCHAMBERG, der diese UNNA-SABOURAUDschen Bacillen überall bei Patienten fand und glaubt, daß sie harmlose Saprophyten sind, die auf der Haut vegetieren, ohne für die Krankheit spezifisch zu sein.

Auch TIÈCHE kommt auf Grund seiner Untersuchungen an 50 Leichen der Berner Hautklinik 1908 zu dem Schlusse, daß er keine neuen Argumente für die SABOURAUDsche Auffassung der Seborrhöe einerseits und der Pityriasis andererseits als spezifische Infektionskrankheiten finden konnte. Auf ihn machten die Seborrhöebacillen sowohl wie die MALASSEZschen Sporen eher den Eindruck von Saprophyten als von Infektionserregern. Er schließt sich also mehr der Auffassung von DARIER und JACQUET an.

Seit diesen epochemachenden Entdeckungen MALASSEZs und SABOURAUDs ist merkwürdigerweise *die Pathogenität des Pityrosporon* MALASSEZ nur von wenigen Forschern nachgeprüft worden. 1911 hat MEIROWSKY und 1913 hat A. KRAUS sich eingehender mit der Pathogenität des Pityrosporon Malassezii beschäftigt. Beide Autoren kamen zu der Ansicht, daß das Pityrosporon kein Bacillus sei, sondern ein hefeähnliches Kryptogamen. MEIROWSKY gelang sogar die Züchtung der Hefezellen auf Lanolin-Agar. Beide scheinen aber nach BENEDEK nicht das Pityrosporon, sondern eine andere Monilia gezüchtet zu haben. Erst viel später (1926) berichtet im Gegensatz zu SABOURAUD TEMPLETON das Gelingen der Kultur des Pityrosporon auf Bierwürzeagar (1,5 Agar mit $2^0/_0$ Glykose in Bierwürze mit 6,2 Wasserstoffionenkonzentration). Von diesem festen Medium ließ sich die Übertragung auf ein flüssiges Bierwürzemedium vornehmen, in dem das Wachstum sich durch leichte Trübung zeigte. Von 28 Fällen von Pityriasis simplex fand sich 27mal das Pityrosporon. Bei der Pityriasis steatoides war in allen Fällen das Pityrosporon vorhanden, 22mal mit dem Morococcus vereinigt.

Außer TEMPLETON scheint auch noch OTA in Japan die Kultur des Pityrosporon ovale aus Kopfschuppen gelungen zu sein. In demselben Jahre haben ACTON und GRANPADI PANJA ebenfalls im Verlaufe ihrer Arbeit sich zu der Ansicht bekannt, daß das MALASSEZsche Pityrosporon ovalis die Ursache der Erkrankung an Pityriasis (und an Seborrhöe!) und an Acne (!) seien, und daß die Flaschenbacillen und der Morococcus lediglich verschiedene Reproduktionsformen desselben Parasiten seien. Die Verfasser haben die Malassezia ovalis auch auf einem Glycerin-Eiernährboden mit einem Zusatz von 0,004% Gentianaviolett züchten können. Ihre Ansichten erregen in vielen Punkten Bedenken. Sie glauben, daß die verschiedenen Formen je nach dem Stadium der Erkrankung vorhanden sind. Sie schließen in einen Formenkreis alle diese Formen hinein, von denen sie je nach der Erkrankung Malassezia flava, Malassezia versicolor usw. unterscheiden.

Im Gegensatz dazu haben MCLEOD und DOWLING ebenfalls das Pityrosporon Malassezii auf den Nährböden von SABOURAUD (in Bouillon mit dem Zusatz von 1% Acid. oleinicum und 1% Glucose) gezüchtet. Nach ihren Angaben ist es sogar schon GARNER im Jahre 1908 gelungen, das Pityrosporon Malassezii auf den SABOURAUDschen Nährböden zu züchten. MCLEOD und DOWLIN reihen das Pityrosporon Malassezii in die Fungi imperfecti Klasse Oosporatae ein. Sie halten dasselbe für pathogen für die menschliche Haut und für nicht pathogen für Tiere. Inokulationsversuche auf die Hautoberfläche sind nach ihrer Mitteilung nicht angegangen, dagegen wollen Verfasser bei intracutaner Impfung oder nach Scarifizierung mit einer Suspension von Pityrosporon Malassezii in Wasser in die Haut von Patienten stets eine Dermatitis seborrhoica hervorgerufen haben. Sie halten deshalb das Pityrosporon Malassezii für den Erreger der Dermatitis seborrhoica.

Im Jahre 1929 hat dann noch DUFFY in seiner Publikation einen Diplococcus und Tetracoccus (den Morococcus?) als für pathogen bei der Seborrhöe bzw. der von ihr befallenen Haut erklärt.

Im Gegensatz zu allen diesen Arbeiten über das MALASSEZsche Pityrosporon glaubt BENEDEK, daß alle Krankheiten von der Pityriasis sicca SAOBURAUDs bis zum Eczema seborrhoicum und noch weit mehr durch den von ihm entdeckten *Schizosaccharomyces hominis* verursacht sind. Er hält alle diese Erkrankungen, sowohl die Pityriasis pityrodes als auch die Seborrhöe des Kopfes für eine übertragbare, infektiöse, mykotische Erkrankung, die er als eine Schizo-Saccharomykose bezeichnet. BENEDEK ist nach eingehenden zweijährigen Arbeiten von der Richtigkeit seiner Theorien überzeugt; sie bedürfen aber zweifellos noch weiterer Nachprüfungen, nachdem die in verschiedenen Kliniken vorgenommenen (Breslau, Leipzig usw.) Nachuntersuchungen die BENEDEKschen Befunde nicht bestätigt haben (siehe auch das Kapitel über Eczema seborrhoicum in diesem Handbuche).

BENEDEK hat außerdem in einer eingehenden Arbeit den Nachweis zu bringen versucht, daß die älteren Angaben in der Literatur von MEIROWSKY und KRAUS und die jüngsten Mitteilungen von TEMPLETON, ACTON, PANA, MCLEOD und DOWLING auf Fehlzüchtungen beruhen, und daß auch die Angaben von ACTON und PANJA, nach denen die Morokokken eine Entwicklungsstufe darstellen sollten, nicht richtig wären. Dagegen ist es BENEDEK nach seinen Angaben gelungen, die Züchtung des Pityrosporon Malassezii, das er unter die Gruppe der Kryptokokken einreiht, und Kryptococcus Malassezii nennt, über die

Tröpfchenkultur zu erreichen. Für die Anzüchtung ist ein Nährmedium von $p_H$ 4,7—4,9 erforderlich. Stichkulturen gedeihen, wenn auch kümmerlich, bei einer $p_H$ 6,3—7,1. Die optimale Temperatur liegt zwischen 18 und 27° C. Der Pilz ist biologisch höchst inaktiv. Er ist für die geprüften Tierarten (Lepus, Cavia) weder subcutan noch intraperitoneal, noch intravenös pathogen. Er bildet auch keine Toxine.

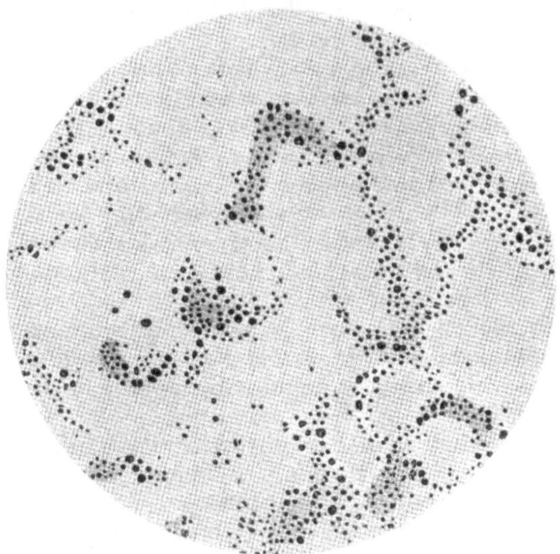

Abb. 55. Polymorpher Coccus des Pityriasis steatoides in zwei verschiedenen Formen. Schematische Zeichnung nach SABOURAUD und CEDERCREUTZ.

Nach BENEDEK sind die Fehlzüchtungen auf der anderen Seite ein Beweis, daß der sogenannte Kryptococcus Malassezii ein Saprophyt sei, dem keine Sonderstellung vor den anderen auf der Haut schmarotzenden saprophytischen Hefen zukommt.

Aus alledem scheint mir hervorzugehen, daß der MALASSEZsche Bacillus jedenfalls derjenige ist, der bei der Pityriasis immer vorgefunden wird, gleichgültig ob er eine pathogene oder Schmarotzerrolle spielt. Nicht nur die BENEDEKschen Untersuchungen, auch die Ansichten von MCLEOD und ACTON über die Bedeutung des MALASSEZschen Bacillus für die Seborrhöe bedürfen ebenfalls noch weiterer Nachuntersuchung.

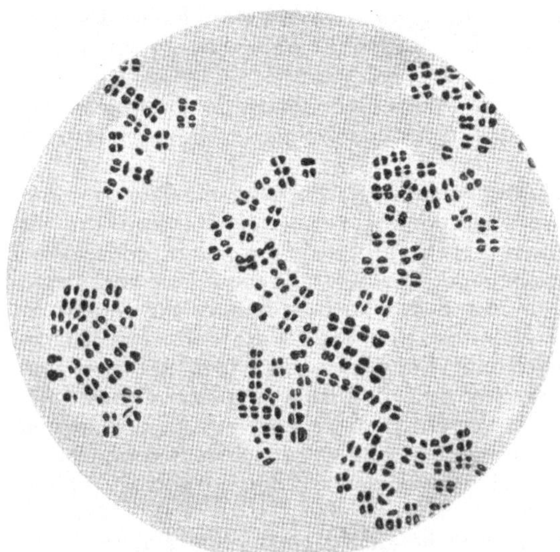

Abb. 56. Polymorpher Coccus. Pityriasis steatoides. (Nach SABOURAUD.)

Auf Grund der Konstanz des Vorkommens der MALASSEZschen Bacillen wird man wohl sagen können: Wenn man sie nicht findet, liegt keine Pityriasis vor. Außer diesen Bacillen fand SABOURAUD bei der Pityriasis steatoides noch Kokken, die in Gruppen von 8—12 und noch mehr zusammenstehen, und die zahlreicher sind als die MALASSEZschen Parasiten. Es ist dies der von UNNA als *Morococcus* bezeichnete Coccus, der bis 7 $\mu$ im Durchmesser groß sein kann. Der Coccus wächst in grauen Kolonien. Er ist durch SABOURAUD und CEDERKREUZ eingehend studiert worden. Die Kultur desselben kann leicht erzielt werden in PETRIschen Schalen mit einem dünnen Lager von Pepton-Glycerin-Agar. Man bürstet den Patienten mit einer Bürste mit sterilisierten steifen Borsten so, daß die Schuppen auf den Boden der Schale fallen. Dann bedeckt man die PETRIschen Schalen und setzt sie in einen Thermostat bei 37° für 2 Tage. Bei der Untersuchung findet man die obenerwähnten grauen Kolonien 100—500 in jeder Schale. Auch auf Pepton-Agar wachsen die Kolonien. Die Kokken sind aerob, ohne Bewegung und wachsen am besten bei Temperaturen zwischen 37 und 38°. Hohe Temperaturen töten dieselben ab. Sie verflüssigen Gelatine nicht. Die Kulturen halten sich 12—60 Tage. Weder cutane noch subcutane noch intravenöse Infektionen haben bis jetzt Erfolg gehabt. Bei Einbringung in die Follikel entstehen kleine Pusteln wie bei der Acne.

Das Eigenartige ist, daß dieser Coccus, wenn auch spärlich, auf der normalen Haut sich findet, und daß er auch im Schweiß, Urin und im Scheidensekret und in der Blase vorkommt. Der Coccus scheint also überall vorhanden zu sein, bereit, in Myriaden sich in den Schuppen zu vermehren und die Widerstandsfähigkeit der Haut herabzusetzen. Wenn durch die MALASSEZschen Sporen das Feld vorbereitet ist und dann der graue Coccus hinzutritt, so entstehen die fetten (wie mit Fett durchtränkten) Schichten der Pityriasis steatoides. Der Coccus dringt ebenfalls nicht in die tiefen Schichten der Haut ein; er bleibt nur oberflächlich in den Hornmassen, findet sich auch nicht in Blasen, sondern nur auf der Blasendecke.

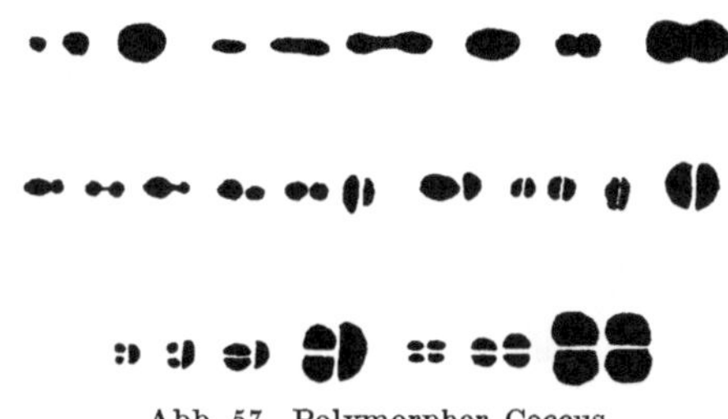

Abb. 57. Polymorpher Coccus. Pityriasis steatoides. (Nach SABOURAUD.)

Wenn wir die *pathologische Anatomie* der Pityriasis betrachten, so finden wir erstens bei der Pityriasis sicca eine einfache Hyperkeratosis. Die Schuppen bei dieser Erkrankung sind aus normalen Hornlamellen zusammengesetzt, die aus den oberen Hornlagen entstehen, also kernlos sind.

Im Gegensatz zu diesen grauen oder weißen und trockenen Schuppen sind die Schuppen bei der Pityriasis steatoides gelblich oder auch grau, sind fester untereinander zusammenhängend und neigen zur Krustenbildung. Hier finden sich in sehr großer Menge viel häufiger als die MALASSEZschen Sporen die obenerwähnten grauen Kokken, die nach der Ansicht von SABOURAUD den Unterschied zwischen den beiden Formen bedingen. SABOURAUD unterscheidet hier erstens das Stadium der **Exoserosis** mit Erweiterung der Papillen und einer Exsudation von Serum durch die Basalmembran in die Epidermis einhergehend. Hier kann durch die Exsudation entweder eine Aufquellung der Zellen oder eine Blase entstehen, die entweder tief sitzt oder oberflächlich sitzend, die Schuppen anfeuchtet, und wenn das Serum trocken wird, Krusten bildet. Der zweite Zustand, den SABOURAUD **Exocytosis** nennt, ist charakterisiert durch eine Einwanderung von Leukocyten von den Papillen in die Haut bzw. durch die Basalmembran und Tiefenschichten der Epidermis zur Unterseite des Stratum corneum oder durch das letztere hindurch zur Oberfläche, um dadurch zusammen mit Serum und Zellen einen Überzug auf der Haut zu bilden, der auch zur Kruste werden kann. Diese Exocytose ist hervorgerufen durch das Eindringen der polymorphen Kokken und die Reizung, die sie oder ihre Toxine hervorrufen. Diese entzündlichen Vorgänge bedingen drittens eine *enorme Hyperkeratose und Parakeratose.* Die Kerne der toten Leukocyten finden sich in Massen des Stratum corneum, während das koagulierte Serum Krusten auf der Oberfläche bildet. Das Serum und die Leukocyten finden sich auch in den Intercellularräumen. Neben der Hyperkeratose findet sich auch im Gegensatz zur einfachen Pityriasis simplex Acanthose, Ödem der Haut und perivasculäre Entzündungen (nach der Beschreibung von DARIER). Die Talgdrüsen sind normal und spielen hier keine Rolle. UNNA war der Ansicht, daß das Fett durch die Schweißdrüsen und nicht durch die Talgdrüsen der Oberfläche zufließt; während DARIER glaubt, daß das Fett seine Entstehung den Störungen in der Keratinisierung der Zellen verdankt, hält SABOURAUD das Serum für den fettigen Zustand verantwortlich. Die Schuppen an der Oberfläche sind leicht zu entfernen und stoßen sich auch von selbst leicht ab. Dagegen bleibt die Hyperkeratose in den Follikelmündungen sitzen und ist wie ein Hornpfropf oder ein Nagel in dem Follikeltrichter. Die Masse besteht aus Sporen von MALASSEZ und einer unendlichen Masse von Hornlamellen. Graue Kokken finden sich hier nicht. Für die spätere, nicht immer eintretende Alopecie legt UNNA das Hauptgewicht auf den Follikeleingang und den Haarbalgtrichter, der für ihn die Ursache der späteren Alopecie

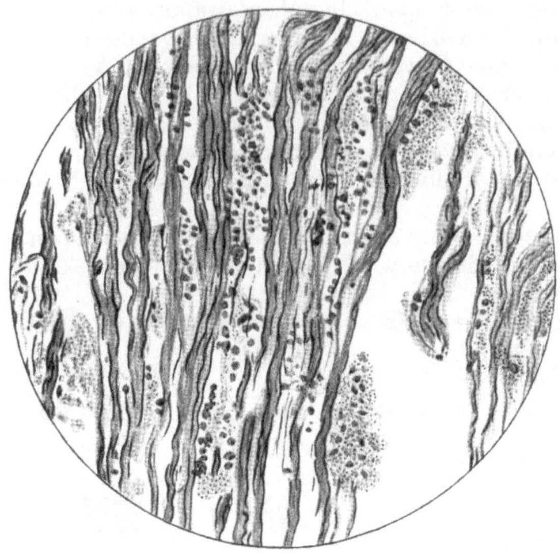

Abb. 58. Pityriasis simplex capitis, vertikaler Schnitt durch eine Schuppe mit MALASSEZschen „Parasiten“ zwischen den Hornschichten. (Nach SABOURAUD.)

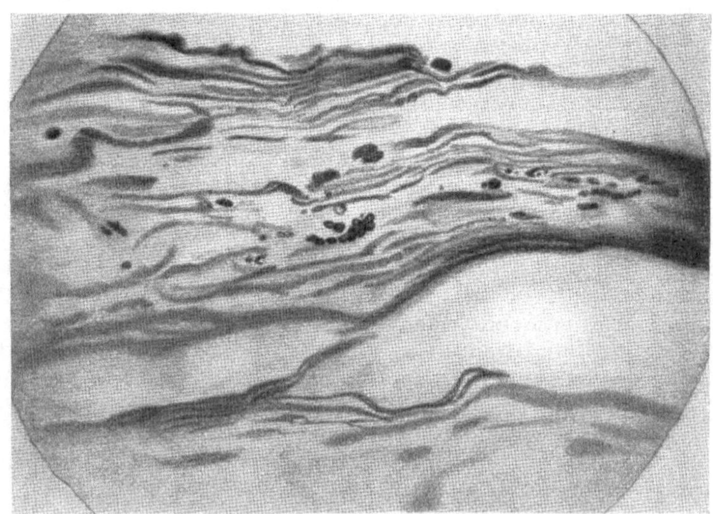

Abb. 59. Pityrosporon Malassezii in den oberen Schichten der Haut bei Pityriasis simplex. (Nach SABOURAUD.)

ist, wie ich es oben geschildert habe. UNNA glaubt, daß keine Atrophie der Papillenhaare, sondern nur eine verminderte Neubildung derselben besteht. UNNA fand ferner neben der Verdickung des Epithels kleine Epitheleinsenkungen; die auf dem Grund derselben befindlichen sehr kleinen Papillen sollen Haarkeime in neuer Bildung vorstellen, die nicht lebensfähig genug sind, um neue Haare zu bilden. Während UNNA in vielen Fällen von Pityriasis die Talgdrüse als in der Atrophie begriffen geschildert hat, sieht SABOURAUD diese fast immer normal und glaubt nicht, daß man von einer Hypertrophie oder Atrophie der Talgdrüsen sprechen kann, da sie an verschiedenen Stellen des behaarten Kopfes verschieden groß sind.

TIÈCHE konnte 1908 pathologisch anatomisch bei seinen Untersuchungen in 50 Fällen Neues im Sinne der SABOURAUDschen Auffassung nicht finden. Auffallend war das Fehlen von Bildern von Exoserose und Exocytose bei der Pityriasis steatoides, wie sie SABOURAUD als charakteristisch angesehen hatte.

Jedenfalls ergibt sich, daß die *Pityriasis* im Gegensatz zur Seborrhöe nicht von einer Entzündung begleitet ist, sondern *das Resultat einer einfachen Hyperkeratose* darstellt.

Wie ich bereits mehrfach erwähnt habe, wird die Pityriasis sehr oft vergesellschaftet mit der *Seborrhöe* vorgefunden. Seit wir — es sind ungefähr 50 Jahre her — begonnen haben die Seborrhöe von der Pityriasis zu trennen, können wir als Definition der Seborrhöe feststellen die Anwesenheit des Fettzylinders in den Poren der Talgdrüsen, die Atrophie der Haarpapille und Hypertrophie der Talgdrüsen, endlich die Anwesenheit des seborrhoischen Mikrobacillus, der den seborrhoischen Zylinder (Kokon) in der Talgdrüse verursacht. Wie ich schon erwähnt habe, wird die Pityriasis oft vor der Seborrhöe bestehen. Die Pityriasis kann aber auch auf einer Seborrhöe entstehen und sogar nach der Seborrhöe wieder auftreten. Es gibt also keine einheitliche Erkrankung Pityriasis seborrhoica, sondern nur eine Pityriasis und eine Seborrhöe. Die häufigste Erscheinung ist das Auftreten der Pityriasis vor der Seborrhöe. Seltener ist das spätere Auftreten der Pityriasis auf der Seborrhöe. Fettet man einen Kranken mit zweifelhafter Diagnose mit leichter Pyrogallussalbe ein, so sieht man bei der normalen Pityriasis, wenn man die Schuppen abwäscht, nichts Abnormes, während bei der Anwesenheit von Seborrhöe die Mündungen der Talgdrüsen als schwarze Punkte auftreten, da sich der Kokon, der seborrhoische Zylinder, schwarz färbt. Die ölige Hyperhidrosis gehört nicht zur Seborrhöe. SABOURAUD hat sie niemals dabei angetroffen; ich kann mich dieser Ansicht nur anschließen. Tritt Seborrhöe (als Prozeß der übermäßigen Talgdrüsenabsonderung) mit der Pityriasis steatoides (einem exfoliativen Prozeß der Oberhaut mit seröser Durchtränkung) gemeinschaftlich auf, dann wird man unter der Pityriasisschuppe leicht die elementare seborrhoische Entzündung finden. Wenn in einer Reihe von Fällen die Seborrhöe durch die Behandlung oder spontan abheilt, nachdem eine Pityriasis vorangegangen ist, kann in selteneren Fällen die Pityriasis wiederkommen. In allen Fällen von Pityriasis und Seborrhöe ist die Prognose viel ungünstiger; wir werden sie dann eingehend bei der Seborrhoea capitis und der Alopecia seborrhoica besprechen.

Die **Prognose** der Pityriasis capitis und der mit ihr zusammenhängenden Alopecia pityrodes ist also im allgemeinen eine gute. Die Pityriasis sicca verursacht keine Alopecie. Die Schuppen sind sehr leicht zu entfernen, kehren aber leicht und immer wieder. Die Pityriasis steatoides verursacht wohl eine leichte, diffuse Alopecie, aber sie reagiert auf Behandlung. Nur muß diese Behandlung eine andauernde und regelmäßige sein, da die Schuppen wiederkehren, so oft die Behandlung aussetzt. Nur wenn jahrelang behandelt wird, ist ein Erfolg mit Sicherheit zu versprechen. Bei der reinen Pityriasis steatoides ist die Prognose jedenfalls sehr viel günstiger quoad alopeciam, als wenn die obenerwähnte Seborrhöe hinzutritt. Wie bei allen diesen Erkrankungen ist die Prognose um so günstiger, je früher die Behandlung eintritt.

Was die **Differentialdiagnose** anbelangt, so kommen bei der einfachen Pityriasis sicca höchstens leichte Formen von Trichophytie in Frage, wenn es sich um die circinäre Form der Pityriasis handelt. Fast alle anderen Krankheiten, die in Frage kommen könnten, verursachen Entzündungserscheinungen auf der Haut und diese fehlen ja bei der Pityriasis sicca vollständig. Leichte Grade von Ichthyosis wird man ohne weiteres erkennen, wenn man den Körper des Kranken betrachtet. Bei der Pityriasis steatoides ist die Differentialdiagnose schwieriger. Wie ich bereits oben erwähnt habe, ist die Komplikation mit Seborrhöe des Kopfes ziemlich häufig. Hier wird neben dem klinischen, oben bereits erwähnten Bilde die Anwesenheit der Mikrobacillen die Entscheidung geben. Man braucht nur einige Stückchen abzukratzen und mikroskopisch zu untersuchen, dann ist die Diagnose gesichert. *Pityriasis simplex zeigt nur den MALASSEZschen Bacillus, Pityriasis steatoides Malassez und den polymorphen Coccus (Morococcus UNNA), die Seborrhöe den Mikrobacillus.* Wird die Seborrhöe zur seborrhoischen Dermatitis, so sieht man die entzündete, geschwollene Haut. Gewöhnlich geht dieser seborrhoische Prozeß von der behaarten Kopfhaut auf die unbedeckten Teile des Körpers über. Auch das Ekzem mit seinem ausgesprochen entzündlichen Charakter (Rötung, Schwellung, Bläschenbildung, Exsudation, Krusten) wird differentialdiagnostisch sofort erkannt werden, namentlich da das Jucken beim Ekzem meist intensiv ist. Die Pityriasis amiantacea wird durch die eigenartige glimmerblättchenartige Form der Schuppen sofort auffallen. Die Psoriasis, namentlich im Beginn, wenn sie in einzelnen, scharf abgegrenzten, mit silberhellen Schuppen bedeckten Plaques beginnt, ist ohne weiteres differentialdiagnostisch zu erkennen. Das feste Haften der Schuppen, der Blutpunkt beim Abkratzen der Schuppe, sind sichere diagnostische Kennzeichen. Auch hier wird sich nur selten die Affektion auf den Kopf beschränken. Schwieriger ist manchmal, eine beginnende Impetigo contagiosa zu differenzieren, aber das akute Auftreten in Gruppen und Plaques im Gegensatz zur diffusen Verbreitung der Pityriasis wird auch hier die Diagnose sichern.

Wir sehen also, daß das Gebäude der Pityriasis und der Alopecia pityrodes anscheinend von SABOURAUD ausgezeichnet aufgebaut ist, daß aber leider heute noch die Hauptbeweise für die Infektiosität der Pityriasis und die Wirkung, die der MALASSEZsche und Morococcus UNNA auf die Entstehung der Pityriasis haben, fehlen. Es wird weiter eingehendster Untersuchungen bedürfen, um festzustellen, ob SABOURAUDs Theorien richtig sind.

Die **Behandlung** beider Formen der Pityriasis und der nachfolgenden Alopecie ist so eng mit der der seborrhoischen Alopecie verknüpft, daß sie beide zum Schluß gemeinschaftlich besprochen werden sollen.

## 2. Seborrhoea capitis und Alopecia seborrhoica.

(Seborrhoea simplex, Steatorrhoea simplex, Hyperhidrosis oleosa (UNNA), Acné sébacée fluente, Acné sébacée huileuse, Schmerfluß, Seborrhöe des behaarten Kopfes, seborrhoischer Haarausfall.)

Unter der Bezeichnung Seborrhöe verstehen wir den Schmerfluß, die flüssige Absonderung von Talg aus den Talgdrüsen der Haut. Die Erkrankung besteht in einer Erweiterung und Vergrößerung des Durchmessers der Talgdrüsen, in der Überabsonderung von Talg aus den Drüsen, die mit Stauung einhergeht, und die auf der anderen Seite die erkrankte Haut fett macht. Sie ist begleitet von einem zunehmenden Haarausfall, der allmählich zur Kahlheit führt. Oft wird diese Erkrankung, wie ich bei der Pityriasis des Kopfes erwähnt habe, von dieser eingeleitet, gelegentlich tritt die Pityriasis wieder auf nach dem Erlöschen der Seborrhöe.

Bei der Schilderung der Pityriasis des Kopfes (vgl. dieses Kapitel) habe ich eingehend die Entstehung des Begriffes Pityriasis und seine Trennung von der Seborrhöe ausgeführt. Hier möchte ich nur erwähnen, daß zuerst im Jahre 1840 FUCHS in Göttingen in einem kaum mehr bekannten Werke das Wort Seborrhöe geschaffen hat, und daß er damals unterschied zwischen dem fließenden Schmerfluß (Seborrhagie) und der Form, die sich auf die Talgdrüsen beschränkt, den Mitesser, die Acne usw. 1860 hat ERASMUS WILSON dieselbe Erkrankung unter dem Namen Steatorrhöe beschrieben. Er konstatierte bereits den Beginn der Erkrankung in den Entwicklungsjahren und trennte davon die seborrhöeartigen Erkrankungen der ersten Kindheit. Nach ihm haben noch RAYER in Frankreich, insbesondere aber HEBRA in Wien sich mit der Seborrhöe beschäftigt, nur hat leider HEBRA das Wort Seborrhöe für alle schuppenden Erkrankungen der Haut angewendet. Er unterschied zwischen Seborrhoea sicca und Seborrhoea oleosa, schloß also zusammen die Pityriasis sicca und steatoides und die eigentliche Seborrhöe. Dieser Sammelbegriff blieb lange Zeit in der Dermatologie, bis 1892 UNNA den Begriff der Seborrhöe zuerst festlegte und das Eczema seborrhoicum beschrieb. Er machte dabei den Fehler, den Mikrobacillus nur für den Mitesser verantwortlich zu machen und die Seborrhöe, indem er sie als eine Schweißdrüsenabsonderung ansah, nicht als Erkrankung der Talgdrüsen zu erkennen. Das Hauptverdienst in dieser Frage gebührt unzweifelhaft SABOURAUD, dessen Name für immer mit der Pityriasis und Seborrhöe verknüpft ist. Wenn auch heute von vielen Forschern, wie ich bereits erwähnt habe, die Trennung der Pityriasis und Seborrhöe noch nicht anerkannt ist, so möchte ich mich doch hier SABOURAUD vollständig anschließen, obgleich die Arbeiten von SABOURAUD noch sehr viel subjektive Ansichten enthalten, und obwohl er uns den Beweis für vieles noch schuldig geblieben ist. Ich erkenne also die Seborrhoea sicca nicht an; sie ist die Pityriasis in ihren Formen, während die Seborrhoea oleosa die eigentliche Seborrhöe ist und wiederum streng von der Hyperhidrosis capitis, der Hyperhidrosis oleosa einzelner Autoren, getrennt werden muß. Die Seborrhöe ist die einzige Erkrankung des Kopfes, die mit Überabsonderung der Talgdrüsen einhergeht und mit der Bildung der Talgmassen in den Follikeln (Filament, cocon).

Die Seborrhöe ist im Gegensatz zur Pityriasis, die schon im frühen Kindesalter auftreten kann, eine Erkrankung des Entwicklungsalters. Sie findet sich weder beim Säugling noch beim Greise, wenn sie auch im Säuglingsalter einen der Seborrhöe ähnlichen Zustand hervorrufen kann. Die Erkrankung besteht also, wie ich bereits kurz geschildert habe, in dem Schmerfluß, der dazugehörigen Überabsonderung auch an Schweiß und der eigentlichen nachfolgenden Alopecie. Wenn man nach SABOURAUD die Kopfhaut des Seborrhoikers genau betrachtet, dann sieht man, daß Nase und Stirn leicht ölig sind, und daß diese Absonderung zusammenhängt mit der Erkrankung des Haarbodens, zu dem sie allmählich emporsteigt. Die Kopfhaut erscheint bald mehr, bald weniger fettig und ölig. Erst wenn man den Kopf mit Seife wäscht, erkennt man, daß diese ausgebreitete Fettschicht aus den Talgdrüsen herrührt. Fährt man mit einem festen Gegenstand, Objektträger, HARTUNGschen Comedonenquetscher u. ä. über die Kopfhaut, so sieht man überall aus den erweiterten Talgdrüsenöffnungen wurmförmige Talgmengen herauskommen. Die französischen Autoren nennen sie *Filaments séborrhéiques*. Es handelt sich also um eine Überabsonderung der Talgdrüsen, nicht der Schweißdrüsen. Noch deutlicher wird diese starke Absonderung infolge Vergrößerung der Talgdrüsen, wenn man mit einer schwachen $^1/_4{}^0/_0$igen Pyrogallussalbe den Kopf leicht einstreicht. Dann sieht man überall die schwarzen, punktförmigen Öffnungen der Talgdrüsen. Drückt man stark mit 2 Fingern oder dem Comedonenquetscher, so springt der charakteristische wurmförmige Inhalt (Filament SABOURAUD) hervor. Dieser wurstförmige, aus Hornzellen und Fett bestehende, grauweiße Inhalt ist es, der allmählich bei der Hinausbeförderung aus dem Follikel die Kopfhaut einfettet und den öligen fetten Eindruck der Haut hervorruft. Begünstigt wird dieser fette Überzug noch durch eine häufige Überabsonderung der Schweißdrüsen, die die Talgdrüsenabsonderung begleitet und sie verstärkt. Die mikroskopische Untersuchung des Inhaltes der Talgdrüsen ergibt das Vorhandensein von unzähligen Mikrobacillen, wie sie UNNA für die Acne und den Mitesser für charakteristisch erklärt hat. Der Grad der Fettabsonderung kann verschieden sein; sie kann sehr schnell in außerordentlich großen Mengen vor sich gehen. Der ganze Kopf glänzt — was namentlich bei der Glatze auffällt — fettig und erscheint wie in Öl gebadet, so daß man sehr oft Glatzenträger sich diese fettigölige Absonderung mit dem Tuch abwischen sieht, weil sie diese Absonderung stört und sie das Gefühl haben, die fettige Absonderung öfters entfernen zu müssen. In ganz leichten Fällen kann auch die Absonderung anscheinend gering sein und weniger sichtbar, aber in beiden Fällen führt die Erkrankung zu allmählicher Kahlheit. In den schweren Fällen fallen infolge der Erkrankung des Follikels die Haare an manchen Tagen zu Hunderten aus. Wie stark diese Erkrankung sein kann, sieht man oft am kahlen Kopf durch die außergewöhnlich weiten und vergrößerten Talgdrüsen, die mit bloßem Auge schon von weitem erkennbar sind. Drückt man leicht auf die Talgdrüsen, so sieht man oft aus dem Orificium der Tasche, die das Haar und die Talgdrüsen enthält, ehe der eigentliche wurmförmige Inhalt erscheint, einen kleinen Tropfen Schweiß hervortreten als ein Zeichen, daß die Schweißdrüsen mit überabsondern. Diese Überabsonderung der Schweißdrüsen ist charakteristisch für die Seborrhöe, und sie geht gleichzeitig mit der Talgdrüsenabsonderung einher. Oft ist sie sogar eher sichtbar als letztere, weil das Sebum in der Talgdrüse sich leichter staut. Beide Absonderungsmengen können sich steigern oder abnehmen unter dem Einfluß bestimmter innerer Ursachen, wie wir später sehen werden.

Neben diesen beiden Erscheinungen ist der Haarausfall die wichtigste Folge der Seborrhoea capitis. Das kranke Haar scheint gesund zu sein ungefähr bis $1—1^1/_2$ cm über seinem unteren Ende. Von diesem Punkte an bis zu Ende beginnen nach SABOURAUD die atrophischen Erscheinungen, die Marksubstanz wird unregelmäßig unpigmentiert. Zuerst ist sie unterbrochen, dann verschwindet sie vollständig. Auch der Zylinder der Zellen der Rindensubstanz wird schwächer und verliert seine Farbe. Das Haar, das in seinen gesunden Partien dunkel war, wird in den kranken, infolge des Pigmentschwundes, der ebenfalls dazutritt, heller. Nur die Cuticula des Haares bleibt fast intakt. SABOURAUD glaubt, daß das Haar des Erwachsenen allmählich zum Flaumhaar wird und infolgedessen langsam verschwindet. Während beim gesunden Haar der Bulbus ausgefüllt ist durch die Papille, stirbt diese allmählich ab und produziert kein normales Haar.

Diesem Haarausfall vorher geht oft eine Seborrhöe des Gesichtes. Der Schmerfluß beginnt an der Nase, den Nasolabialfalten, den Wangen, dem Zwischenaugenbrauenraum und geht allmählich auf die Stirn über. Erst dann steigt sie von den Schläfen auf den behaarten Kopf empor. Dadurch entsteht die Fettabsonderung auf dem behaarten Kopf, und es beginnt der seborrhoische Haarausfall. In einer anderen Reihe von Fällen haben die Kinder sehr lange die Pityriasis sicca und später die Pityriasis steatoides, und allmählich tritt zu dieser letzteren die Seborrhöe. Die trockenen Schuppen hören auf und auch die feuchten der Pityriasis steatoides. An ihrer Stelle wird der Kopf ölig und fettig, und die Seborrhöe tritt an ihre Stelle. Oder „le Pityriasis gras“ besteht weiter, und es tritt dazu eine Seborrhöe. Es entsteht also keine Umbildung, sondern es tritt dazu eine seborrhoische fette Absonderung, bedeckt von den Schuppen der Pityriasis. Im allgemeinen aber verschwindet schließlich die Pityriasis und überläßt der Seborrhöe das Feld.

Die Seborrhöe, die den behaarten Kopf befallen hat, ergreift im allgemeinen nicht gleichzeitig den ganzen Kopf. Sie beginnt in einer Reihe von Fällen an der Stirn durch ein Zurückweichen der Stirn nach oben. Nach diesem Zurückweichen oder manchmal gleichzeitig bilden sich auf dem frontoparietalen Teil des Vorderkopfes die später als Gelehrtenwinkel bezeichneten dreieckigen mit der Spitze nach oben hinten zeigenden Defekte in der Haarbekleidung, in denen die Haare immer dünner und von lanugoartigen feinen Härchen abgelöst werden. In der Mitte zwischen diesen beiden Winkeln besteht lange Zeit ein Vorsprung mit normalen Haaren. Allmählich wachsen die beiden Winkel immer mehr nach hinten zu oder sie konfluieren, so daß sich die Stirn nach der Haargrenze zieht, immer weiter ausbreitet, und sich so eine immer höhere Stirn mit den Resten der winkelförmigen Ausläufer bildet. Oft beginnt gleichzeitig auf dem Wirbel der Haarausfall. Es bildet sich eine Tonsur, die immer größer wird, ebenfalls allmählich schneller oder langsamer mit dem von vorn beginnenden Haarausfall zusammentrifft, so daß der ganze obere vordere und hintere Teil des Kopfes entweder glatzenartig frei von Haaren ist oder nur noch dünnere, lanugoartige Haare zeigt, zwischen denen sich auch ab und zu bei einzelnen Kranken dünne Reste des früheren Haarwuchses finden. In hochgradigen Fällen bleibt nur noch ein mehr oder weniger breiter Rand übrig, der die Glatze umgibt und aus anscheinend normalen Haaren besteht. Manchmal beginnt auch ein weiterer dreieckiger Haarausfall über den Ohren, der allmählich aufsteigt. Hinter der eigentlichen Tonsur, also nach dem Nacken zu, kann ein neuer Herd entstehen, der ebenfalls später mit der Glatze verschmilzt. Auffallend ist, daß der untere Haarkranz im allgemeinen sehr lange Bestand hat und anscheinend aus festen, soliden Haaren sich zusammensetzt, die kranzartig die Glatze umgeben. Nur in den ganz schweren und hoffnungslosesten Fällen gibt auch dieser Haarkranz nach, und die Haare gehen auch hier aus. Aber im allgemeinen sehen wir den ganzen

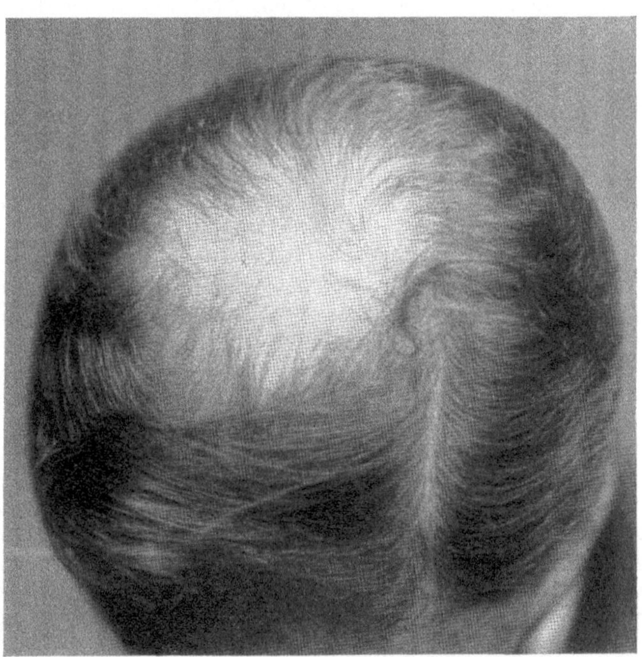

Abb. 60. Alopecia seborrhoica capitis. (Sammlung GALEWSKY u. LINSER.)

Kopf nur sehr selten ganz kahl wie eine Elfenbeinkugel. Gewöhnlich ist doch noch ein Kranz von Haaren vorhanden (hippokratische Kahlheit).

Die Seborrhöe des Haarbodens und die Alopecia seborrhoica entwickeln sich, wie ich bereits erwähnt habe, entsprechend der sexuellen Umformung des Körpers. Diese Entwicklung kann langsam vor sich gehen, sie kann auch sehr schnell erfolgen. Oft dauert es Jahre, bis der Kranke darauf aufmerksam wird, infolge des Zustandes der Haut und des beginnenden allgemeinen Haarausfalls. Oft geht die Entwicklung so schnell vor sich, daß die Erkrankten schon Anfang der 20er Jahre den Arzt wegen des drohenden Haarausfalls aufsuchen. Ganz besonders auffallend ist dieser Zustand bei den jungen Studierenden, die einen außerordentlichen Prozentsatz der Seborrhoiker bilden. Der Haarausfall kann aber auch ganz langsam und in Perioden vor sich gehen. Es gibt Patienten, die täglich nur wenige Haare verlieren (20—60) und andere, die mich aufgesucht haben, weil sie pro Tag 100–300 Haare verloren hatten. Dieser gleichmäßige starke Haarausfall geht aber in Schüben vor sich. Wir sehen ihn auch von den Jahreszeiten abhängen. Ganz besonders im Frühjahr und Frühsommer ist der Haarausfall ein außerordentlicher. Je jünger der Erkrankte ist, um so schneller ist gewöhnlich der Haarausfall. Manchmal haben aber auch die Kranken in ihrer Jugend einen außerordentlich starken Haarausfall, der schnell nachläßt; kurz, alle Formen des Haarausfalls lassen sich nachweisen.

Was die Rasse anbelangt, so scheinen die nordischen stärker an Haarausfall zu leiden als die Mittelmeerrassen. Dagegen scheint mir bei der jüdischen Bevölkerung die Seborrhöe und Alopecie eine außerordentlich große Rolle zu spielen. Ebenso scheint die Seborrhöe von kulturellen Bedingungen abhängig zu sein. Die Stadtbevölkerung hat wesentlich mehr Seborrhöe als die Landbevölkerung (nach Sabouraud 5—10mal mehr als die Landbevölkerung). Ganz besonders scheint auch geistige Arbeit, die nervöse Disposition vieler Wissenschaftler, den Haarausfall zu begünstigen. Auf der anderen Seite ist allgemein anerkannt, daß die Alopecia seborrhoica eine rein männliche Krankheit ist. Nach Sabouraud sind $^{9}/_{10}$ aller Erkrankten Männer und nur $^{1}/_{10}$ Frauen. Nach meinen Erfahrungen ist auch dieses eine Zehntel noch zu hoch gegriffen, wenigstens ist die Zahl der Glatzenträgerinnen eine sehr minimale; ich habe unter vielen tausenden von Frauen nur einige wenige gefunden, bei denen man mit der Möglichkeit des Zusammenhanges von einer kleinen Tonsur mit einer Seborrhöe sprechen kann. Sabouraud erwähnt, daß die wenigen Frauen, bei denen er diese Erkrankung gefunden hat, einen männlichen Typ repräsentierten, eine Beobachtung, die ich nicht gemacht habe. Ich selber habe nur einen Fall gesehen bei einer Frau von völlig weiblichem Empfinden, bei der verkümmerte Ovarien bestanden und eine abnorme Hypertrichosis im Gesicht und am Unterleib. Sie hatte typische Stirnwinkel, eine doppellappige Glatze auf dem Wirbel und eine starke Seborrhöe. Im ganzen hat Sabouraud nur 11 Fälle von mannähnlicher Kahlheit bei Frauen gesehen. Vier von ihnen übten intellektuelle Berufe aus; weiteres konnte auch Sabouraud nicht konstatieren. Während ich in den wenigen Fällen eine fast völlige Kahlheit auf dem Wirbel konstatieren konnte, sah Sabouraud die Haare auf dem Wirbel verkürzt nur 10—12 cm lang und sparsam verteilt im Gegensatz zu den langen Haaren, die die Frauen sonst trugen. Die Seborrhöe und ihre Folge kann in ihrem Auftreten durch Allgemein- und durch lokale Erkrankungen gesteigert werden. Fieber, namentlich Grippe, Typhus usw. werden den Haarausfall verstärken, ihn aber der erfolgreichen Behandlung wieder zugänglicher machen. Einen Einfluß der Syphilis auf die Seborrhöe werden wir selbstverständlich auch beobachten können.

Unter den lokalen *Komplikationen* wird die Pityriasis (Pityriasis sur-séborrhéique, SABOURAUD) und ebenso die Pityriasis circinata, andere Erkrankungen wie die Acne necrotica usw., von ungünstigem Einfluß auf den Haarausfall sein. Im Alter hört die Seborrhöe sehr oft vollständig auf. Man kann dann Männer finden, die eine kaum angedeutete Glatze haben, bei denen die Erkrankung erst sehr spät eingesetzt und sich langsam ohne Krisen entwickelt hat. Wieder bei anderen, bei denen die Erkrankung früher angefangen hat, besteht noch eine Trennung der vorderen und der Wirbelalopecie. Bei den 30jährigen ist wohl die hippokratische Kahlheit im Alter da, aber die Glatze ist nicht sehr groß, die Ränder sind noch reichlich bedeckt. Am schlimmsten ist natürlich der Ausgang bei denjenigen Männern, die im Jünglingsalter erkrankt sind und die schon mit 20 Jahren den Beginn einer Glatze zeigten. Oft haben diese letzteren nur noch spärliche Reste des ehemaligen Haarwuchses. In seltenen Fällen wird natürlich auch die Seborrhöe zu anderen Krankheiten zutreten. Wir kennen Kombinationen mit Alopecia areata und anderen Erkrankungen der Haut; sie kann natürlich zu jeder bestehenden Hautkrankheit hinzutreten.

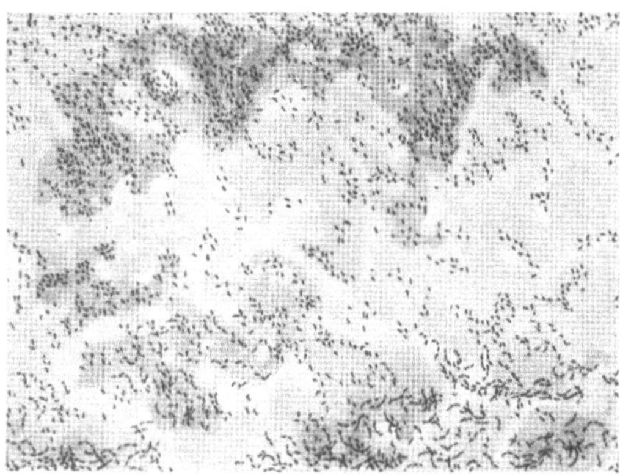

Abb. 61. Mikrobacillus der Seborrhöe aus dem Talgdrüsenpfropf (Filament cocon). (Nach SABOURAUD.)

Über die **Ursachen** der Seborrhöe herrscht noch keine Einigkeit unter den Autoren. Wie bei der Pityriasis können wir auch hier nur sagen: die parasitäre Theorie hat dank den Arbeiten SABOURAUDS und denen UNNAS die meisten Anhänger gefunden, daß es aber, selbst wenn die parasitäre Theorie als richtig bewiesen würde, auch dann noch unklar bleibt, warum die Seborrhöe, d. h. der Pilz der Seborrhöe, bei dem einen zur Alopecie in allen ihren verschiedenen Graden führt, während bei anderen der Pilz vorhanden ist, aber die Haare normal bleiben oder nur wenig leiden. Ebensowenig ist die Frage entschieden, warum die Frauen so wenig an Seborrhöe erkranken und warum sie niemals oder kaum eine Glatze bekommen. Auch der Einfluß der Pubertät auf die Entstehung ist noch nicht geklärt. Kurz, es bleiben noch außerordentlich viele Punkte in dieser ganzen Frage der weiteren Forschung überlassen.

Trotzdem können wir an der *bakteriologischen Ätiologie* nicht vorbeigehen, für die sich SABOURAUD mit seinem ganzen Einfluß eingesetzt hat. Nach SABOURAUD zeigt der Mikrobacillus der Seborrhöe ein Vorkommen in geringen Mengen auch auf der normalen Haut. Er findet sich in jungen und älteren Formen. Die jungen Formen sind punktförmig; sie erscheinen bei starker Vergrößerung etwas länger als breit, eiförmig, mit runden Enden von Tönnchenform. Sie haben einen Durchmesser von $^1/_{1000}$ mm, so daß sie, wenn man nicht genau beobachtet, wie Kokken erscheinen können, ein Irrtum, der ohne weiteres klar wird, wenn man die älteren Formen ansieht. Diese sind länger, gekrümmter und sehen beinahe wie ein Tuberkelbacillus aus. Manchmal sieht man sie in Ketten wie Mycelien und die Ketten bündelartig ineinander verflochten. Die Färbung der Bacillen gelingt mit Anilinfarben leicht. Aber sie ist dadurch erschwert, daß der Bacillus eine dicke Hülle hat, welche sich bald färbt, bald nicht färbt. Auch die Dimensionen ändern sich je nach der Färbung. So verliert der Mikrobacillus bei Thionin fast $^1/_3$ seiner Dicke. Die beste Färbung für ihn ist die WEIGERTsche, namentlich wenn man noch mit Carmin gegenfärbt.

Zur **Kultivierung** ist es am besten vorher die Haut mit Seife und Wasser zu reinigen und nachher mit Äther abzureiben. Dann preßt man eine Talgdrüse aus und untersucht den herausgepreßten, wurstförmigen Inhalt, indem man ihn mit der Platinöse auf das Kulturmedium bringt. Am besten nimmt man die Mitte der wurstförmigen Masse, da der obere Teil leicht von der Epidermis aus verunreinigt sein kann. Zur Kultur empfiehlt SABOURAUD den folgenden Nährboden:

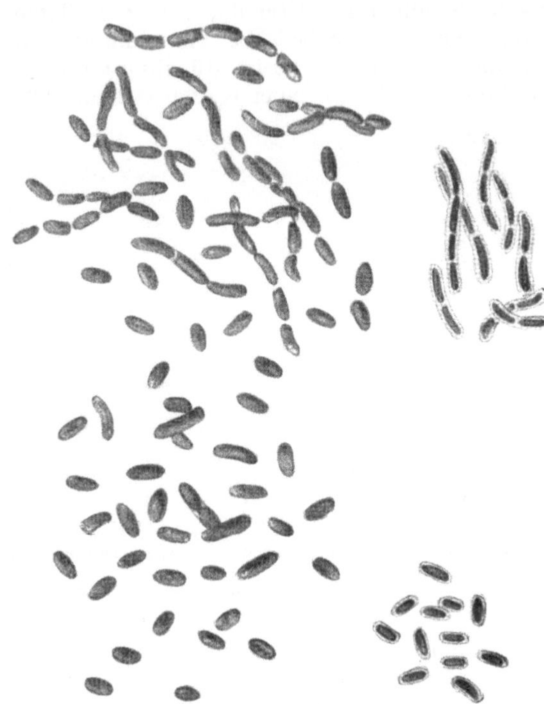

Abb. 62. Morphologie des Mikrobacillus der Seborrhöe. (Nach SABOURAUD.)

| | |
|---|---|
| Agar-Agar | 15,0 |
| Granuliertes Pepton von Chassing, Paris | 20,0 |
| Neutrales Glycerin | 20,0 |
| Aqua dest. | 1000,0 |
| Acid. acet. cryst. | gtt. V |

Dann bringt man die Eprouvetten in den Brutschrank bei 37°. Die ersten Kulturen sind oft nach 2 Tagen durch einen grauen Coccus verunreinigt. Der Mikrobacillus wächst erst am 4. Tage. Seine Kolonien zeigen sich, wenn sie in diesen grauen Kolonien auftreten, als schmaler brauner Punkt im Zentrum der Kolonien. Um den 20. Tag herum sind sie erhaben, zeigen knopfförmige Massen von 1 bis 3 mm im Durchmesser und haben eine klare braune oder rosa Farbe. Das sind die reinen Kulturen. Nach dem 25. Tage sind die verunreinigenden grauen Kokken abgestorben. Dann kann man mit Leichtigkeit die Mikrobacillen rein abimpfen. Im allgemeinen halten sich die Kulturen 6 Wochen. Sehr gut wächst der Mikrobacillus auch auf Eigelb. Nach 2 Monaten ist die Eigelbmasse ersetzt durch einen braunroten, soliden Block, überall, wo die Kultur angelegt worden ist. Dieser Block verbreitet einen charakteristischen, sehr starken, penetranten, fast aromatischen Geruch. Leider lassen sich von diesen Kulturen auf Eigelb keine Übertragungen vornehmen.

Die direkten Überimpfungen der Kulturen des Mikrobacillus auf die Haut von Tieren sind stets negativ geblieben, was SABOURAUD zu der Bemerkung veranlaßt, daß dies nicht wunderbar wäre, da ja z. B. der Pilz der Pityriasis versicolor auch beim Menschen nur in bestimmtem Alter und nur auf bestimmten Hautgegenden einzelner Menschen sich verbreite. Subcutane Injektionen des Mikrobacillus rufen bei Tieren unregelmäßige Herde von Alopecie hervor, aber selbst SABOURAUD glaubt nicht an ihre spezifische Reaktion, sondern meint, daß der kahle Fleck das Resultat einer entzündlichen Reaktion auf das Virus und die Injektion darstelle.

In der letzten Zeit hat (s. den Abschnitt über Pityriasis simplex) ACTON die MALASSEZschen Sporen und den grauen Coccus von UNNA, sowie den Acnebacillus (Mikrobacillus seborrhoeae von SABOURAUD) in einer ausführlichen Arbeit besprochen. Er hält alle Erscheinungen der Seborrhöe für verursacht durch 3 verschiedene Arten von Malassezia, die sich in einem Formenkreis vereinigt haben. Er fand je nachdem Flaschenformen, blasige und kleine Kokkenformen. Alle 3 Formen vereinigen sich in einem Kreis, der die Erreger der Seborrhöe und der Pityriasis (sowie auch der Pityriasis versicolor, der Pityriasis flava) umfaßt.

McLEOD wieder glaubt, das Pityrosporon Malassezii für die Dermatitis seborrhoica und die Seborrhöe verantwortlich machen zu müssen. Die Ansichten beider Forscher habe ich nur der Vollkommenheit wegen angegeben; sie bedürfen eingehender Nachprüfung.

Die BENEDEKschen Kultur- und Impfversuche mit dem Schizosaccharomyces-Pilz habe ich bereits bei Pityriasis capitis besprochen und verweise noch einmal auf das Kapitel Eczema seborrh., bei dem ich auf diese Untersuchungen anderer Forscher ausführlich eingehe.

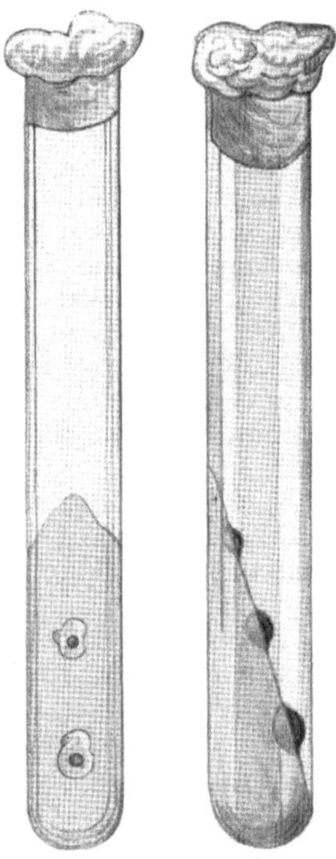


Abb. 63. Kultur des Mikrobacillus der Seborrhöe. a unreine Kultur, b reine Kultur. (Nach SABOURAUD.)

SABOURAUD faßt den Weg der Infektion so auf, daß durch eine Übertragung irgendwelcher Art der Mikrobacillus auf die Haut gelangt, in den Follikel eindringt, dort sich unendlich vermehrt, so daß sich der wurmförmige Talgpfropfen allmählich immer mehr vergrößert, bis er schließlich ausgestoßen wird. Die Talgmasse breitet sich auf der Haut aus, verbreitet immer mehr derartige Mikrobacillen, und die Infektion geht weiter. Damit wäre natürlich die Infektion des Kopfes erklärt, aber noch nicht warum die Glatze an bestimmten Stellen entsteht, warum das Haar bleibt usw. Auch hier möchte ich an die Klagen früherer Soldaten erinnern, eine Ansicht, die auch von verschiedenen Autoren geteilt wird, daß Fettbildung und das starke Schwitzen auf dem Kopfe durch den Helm bei den Soldaten und den strammsitzenden Hut bei den Zivilisten befördert würde. SACK macht deshalb auch darauf aufmerksam, daß bei dieser Alopecie das frontal-occipitale Haarband, der Haarring, unverändert erhalten ist, während er bei der Alopecia areata verloren geht. Er hebt bei dieser Gelegenheit noch einmal ganz besonders hervor, daß dieses Haarband unterhalb des Schnürringes des Hutes liegt, während die oberhalb desselben gelegenen Verzweigungen der Arteria temporalis und occipitalis stark zusammengedrückt werden und durch ihre langsame Obliteration den die Haare destruierenden Vorgängen an Vorderkopf und Wirbel in die Hand arbeiten. Auch JACKSON und McMURTRY haben sich dieser Ansicht angeschlossen. Wieder andere, wie POHL-PINCUS, erklären die Entstehung der Glatze als verursacht durch eine straffere Anspannung der Kopfhaut an der Galea. Vor kurzem hat auch OPITZ in seiner Dissertation darauf hingewiesen, daß für den Haarausfall und Haarwechsel beim Säugling dieselben Prädilektionsstellen wie beim Erwachsenen bestehen; er glaube deshalb auch, daß für das Entstehen der Glatze beim Erwachsenen mechanische Momente (Überspannung der Kopfhaut durch den relativ vergrößerten Schädelumfang) eine Rolle spielen. ELLIOT fand, daß der Haarausfall bosonders diejenigen Stellen der Kopfhaut ergreift, unter welchen sich keine Muskelschicht, sondern nur die Galea aponeurotica befindet, als einzige Zwischenschicht zwischen Schädel und Haut. Infolgedessen sind auch Hinterhaupt und Schläfengegend mit ihrer starken Muskulatur am wenigstens vom Haarausfall befallen. ELLIOT glaubt, daß durch die Muskelkontraktionen der Kreislauf und Säftestrom in der Haut gut beeinflußt wird, während dies bei den Stellen ohne Muskel fehlt. SCHEIN hat als unterstützendes Moment eine besondere Theorie entwickelt:

„Die starke Spannung der Kopfhaut, deren Zustandekommen auf die bei beginnendem Mannesalter eintretende stärkere Entwicklung des Musculus frontalis und occipitalis entsteht, ist als eine Ursache des Haarschwundes zu betrachten. Die zwischen den beiden Muskeln liegende Kopfhaut wird durch die Kontraktion stärker gespannt. Da zu dieser Zeit das Wachsen der Kopfhaut schon aufhört, verengern sich die subcutanen Gewebespalten noch mehr, erschweren die Blut- und Lymphzirkulation und bewirken auf diese Weise eine schlechtere Ernährung der betreffenden Partie der Kopfhaut und mithin auch der Haare. Aus diesen Umständen läßt sich auch erklären, daß von der Schläfen- und Nackenlinie abwärts wegen der geringsten Spannung der Kopfhaut die Haare nicht ausfallen. Unter diesen Partien befinden sich dicke Muskeln mit subcutaner lockerer Gewebeschicht, so daß erstere sogar in Falten abgehoben werden können.“

Daneben spielt nach SCHEIN auch das Wachstum und die Ernährung des Schädels eine Rolle. Auf einem ähnlichen Standpunkt wie SCHEIN steht auch BAERMANN, der glaubt, daß die Talgdrüsen am Scheitel und auch vorn vor demselben leichter einer Erkrankung unterliegen als die Talgdrüsen am Hinterkopf oder in der Schläfengegend. Nur der Kuriosität wegen erwähne ich, daß PLAINE der Ansicht ist, daß sehr starkes Rasieren im Gesicht eine Schwächung des Haarwuchses auf dem Kopf mitveranlaßt. Dagegen ist die Ansicht TITOs eher begründet, der glaubt, daß alle Stoffwechselerkrankungen für den Haarausfall von Bedeutung seien. Ich möchte diesen Begriff etwas einschränken, indem ich sage: alle Erkrankungen, die zu einer Schwächung des Organismus führen, werden den allgemeinen Haarausfall begünstigen. Hier spielen selbstverständlich neuerdings auch die endokrinen Erkrankungen eine besondere Rolle. SCHERESCHEFSKY, PEJARES, PERKINS, LOW u. a. sind für ihre Bedeutung eingetreten, ohne dafür strikte Beweise bringen zu können. In der letzten Zeit hat noch ganz besonders SCHOLZ in Amerika die Seborrhöe für eine Stoffwechselerkrankung erklärt. Seine Stoffwechseltheorie wird unterstützt durch die Verschlimmerung der Talgdrüsenerkrankungen bei Verdauungsstörungen usw. und durch die Fälle von Hyperglykämie und Acetosis, die man bei der Seborrhöe gefunden hat (LEVIN, KAHN, HIGHMAN und SCHWARZ). Aber auch diese Ansicht ist zunächst wohl als objektiv nicht genügend begründet anzusehen. STEIN wiederum hält die Abhängigkeit der Talgdrüsensekretion als vom Sympathicus abhängig für feststehend. Er unterscheidet Seborrhöe auf Basis asphyktischer Zustände, Seborrhöe bedingt durch Reizzustände des die Talgdrüsen regulierenden vegetativen Zentrums im Globus pallidus und drittens hormonale Seborrhöe. O'DONOVAN weist auf die Bedeutung der Rasse und biochemische Faktoren hin, und ESCUDERO hat in einem Falle von schwerer Seborrhöe eine totale Hyperlipämie mit Vermehrung der Fettsäuren, des Cholesterols und des Lecithins bei erhöhtem Grundumsatz gefunden. Unter entsprechender Kost, die überwiegend aus Kohlehydraten bestand, und täglichen Gaben von 30 Insulineinheiten wurde die Seborrhöe der Kopfhaut wesentlich gebessert.

Wir sehen also, daß unter den verschiedensten Autoren die verschiedensten Ansichten herrschen, und daß nirgends eine einheitliche Linie sich findet, nach der eine ätiologische Behandlung stattfinden könnte.

Im Gegensatz zu diesen Autoren glaubt STEIN, daß die Ätiologie der Alopecia seborrhoica nicht in der Seborrhöe zu suchen ist, sondern daß die Glatze ein sekundärer männlicher Geschlechtscharakter auf seborrhoischem Terrain ist, die ihr Analogon findet in der Calvities frontalis adolescentium. Sowohl die Calvities frontalis adolescentium (die zwei in Form einspringender Dreiecke an der Stirnhaargrenze des geschlechtsreifen Mannes rechts und links von der Mittellinie befindlichen haarlosen Stellen) sowohl als auch die Glatze sind keimplasmatisch festgelegte Minusvarianten des männlichen Haarkleides. Anderseits glaubt SCHEIN, daß die Ansicht STEINS schon darum zurückgewiesen werden müsse, weil sie nur auf die fertige Glatze, nicht auf die Entwicklung derselben Rücksicht nimmt und den örtlichen und zeitlichen Faktoren, von denen die Glatze abhängt, keinerlei Rechnung trägt. SCHEIN nimmt an, daß zur Entstehung und Ausbreitung der Glatze mehrere Momente beitragen, die hier zur Ergänzung des obigen Zitats noch einmal zusammengestellt werden sollen: die Zugwirkung des Musculus frontalis und occipitalis, welche im ersten Mannesalter mit dem Erstarken der Muskulatur zunimmt, die Gestaltsveränderungen des Schädels, welche dem M. frontalis und occipitalis eine größere Wirkungsfläche darbietet, das stärkere Wachstum des männlichen Schädels, welches mit vermehrter Zugwirkung des M. epicranius dahin zusammenwirkt, daß das Wachstum der Haut mit dem Wachstum des Schädels nicht immer Schritt hält, das stärkere Hervortreten der Muskelansatzleisten und Höcker, welches in gleicher Richtung wirkt, das Erstarken der Galea aponeurotica des Schädels, aus welcher mächtige Züge in die Cutis und Subcutis eindringen und die Ernährung der Kopfhaut namentlich dort beeinträchtigen, wo sie senkrecht in die Haut eintreten.

Der *mikroskopische Befund* der Alopecia seborrhoica und der Seborrhöe zeigt nur geringe Veränderungen. Nach JOSEPH finden wir eine bedeutende Verringerung und oft sogar ein Verschwinden des Stratum granulosum. Die Talgdrüsen scheinen zuerst hypertrophisch, um später zu atrophieren. Die Schweißdrüsen zeigen cystische Erweiterung. Nach SABOURAUD, dem sich auch JACKSON und MCMURTRY anschließen, sind in der Epidermis nur minimale Veränderungen vorhanden (Desquamation des Epithels, vermischt mit großen Mengen von Bacillen). Das Hauptgewicht ist auf die Hypertrophie der Talgdrüsen zu legen, die aktiver Natur ist. Diese Drüsen sind vergrößert, alle ihre Verzweigungen sind angefüllt mit sehr viel zahlreicheren Talgdrüsenzellen als im normalen Zustande, und es scheinen nicht nur die Talgdrüsen selbst, sondern auch die Zahl der Verzweigungen vermehrt zu sein. Neben dieser Erweiterung der Talgdrüsen sind auch die Schweißdrüsen vergrößert. Der Schweißdrüsenglomerulus ist umgeben von einer großen Anzahl von Wanderzellen, die zum größten Teil mononucleär sind, und von EHRLICHschen Mastzellen. Entsprechend der Hypertrophie der Talgdrüsen geht allmählich die Haarpapille einer langsamen und fortschreitenden Atrophie entgegen. Die Haare, welche produziert werden, werden immer schwächer und ähneln dem Lanugohaar; und im späteren Stadium der Seborrhöe sieht man in den Follikeln den Haarrest aufgefasert und aufgedreht, umgeben von dem Pfropfen und der außerordentlich vergrößerten Talgdrüse. Bei lange bestehender Alopecie findet man neben normalen atrophische oder auch total geschrumpfte Follikel. Im Anfangsstadium ist um den Follikel in der Cutis Anhäufung von Rundzellen zu finden.

Um die **Diagnose** der Alopecie zu sichern, hat POHL-PINCUS folgendes einfaches Verfahren angegeben: Man zählt die ausfallenden Haare und bestimmt den

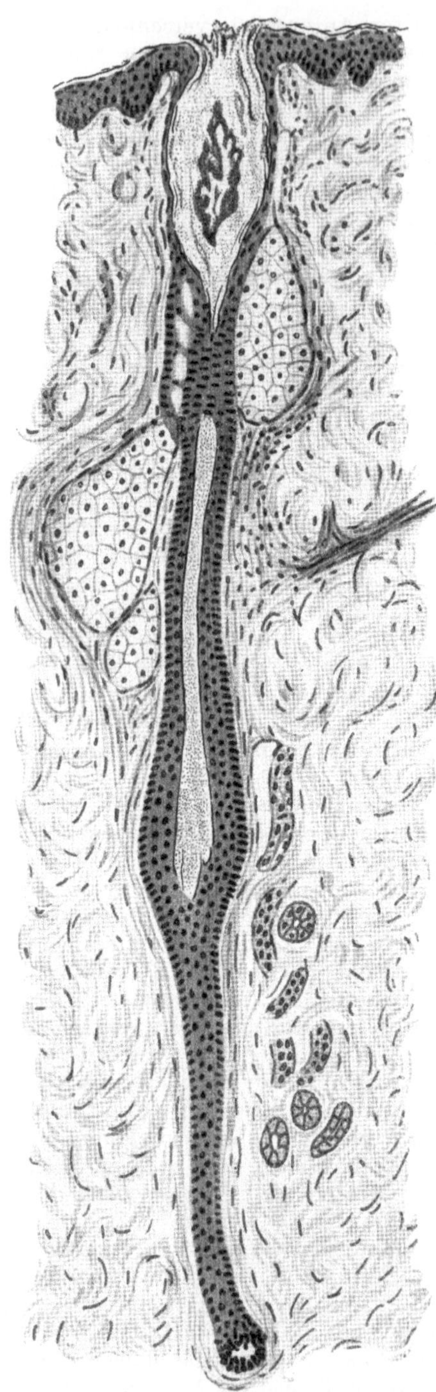

Abb. 64. Fette Seborrhöe des behaarten Kopfes. Atrophie des Haares. Beginn des neuen Haares in der Papille. (Nach SABOURAUD.)

Prozentsatz der zu früh ausgefallenen, zu kurzen Haare. Am normal getragenen Kopfhaar des Mannes (11—13 cm lang) müssen mindestens $^4/_5$ bis $^3/_4$ der ausfallenden Haare am freien Ende von der Schere des Barbiers verkürzt sein (Scherenhaare). Nur $^1/_4$ der Haare dürfen eine normale Spitze tragen. Bei Frauen muß $^2/_3$ aller Haare länger als 16 cm sein.

Die Diagnose wird aber ohne weiteres gesichert durch den öligen und fettigen Zustand der Kopfhaut, die Anwesenheit von Krusten und Schuppen, die Konstatierung der wurmförmigen Pfropfen in den Follikeln, durch den Haarausfall und zum Schlusse durch die typische Alopecia Hippokratis.

*Differentialdiagnostisch* kommen in Frage die Pityriasis und die Pityriasis steatoides, bei welcher wir keine erweiterten Follikel mit den wurmförmigen Talgpfropfen und den Millionen von Mikrobacillen finden, und bei welcher die Schuppen weniger fett sind, aber ab und zu Krusten bilden. Die Hyperhidrosis capitis wiederum zeigt nur eine starke ölige Absonderung, die insbesondere in den Haaren sitzt. Hier fehlen die Alopecie, die Schuppung und die erweiterten Follikel. Tritt zu der Seborrhöe des Kopfes noch das sogenannte seborrhoische Ekzem, oder besser: die Dermatitis seborrhoica, so ist die Haut entzündet und rötlich anzusehen. Dicke, gelbe, fette Krusten und Schuppen liegen auf der mehr oder weniger rötlichen Haut. Die Schuppen enthalten Leukocyten, Serum, Hornzellen und die Flaschenbacillen UNNAS (Sporen von MALASSEZ) und evtl. andere Bakterien. Die Alopecie, die dem Eczema seborrhoicum folgt, ist mehr diffus und nicht so stark. Die Diagnose des seborrhoischen Ekzems wird außerdem gesichert durch gelb-rötliche Flecken am Körper, durch leichte, seborrhoische Stellen im Gesicht usw. Differentialdiagnostisch kommt auch noch in Frage die von SABOURAUD sogenannte Alopecia temporalis, triangularis, congenitalis, die man unter Umständen mit der Calvities frontalis adolescentium verwechseln kann. SABOURAUD hat vor Jahren schon auf diese angeborene Alopecie aufmerksam gemacht, welche bei Männern immer am selben Ort zwischen Stirn und Schläfe auftritt, und die man oft nur durch Zufall entdeckt. Sie ist im Gegensatz zur erworbenen angeboren.

Die Prognose dieser Erkrankung ist vielleicht im Anfang günstiger, im allgemeinen aber sehr ungünstig. Die Krankheit ist so gut wie unheilbar. Sie ist nur durch jahrelange, außerordentlich energische Behandlung aufzuhalten oder in den Grenzen zu halten. Eine Heilung kann man niemals versprechen. In dem Moment, in dem die Behandlung aufhört, kehrt die Krankheit wieder. Die Behandlung ist schon deshalb so schwierig, weil wir mit unseren Medikamenten in die Tiefe der Follikel nicht hineinkommen und die Mikrobacillen, wenn sie wirklich die Erreger der Erkrankung sind, immer wieder aus der Tiefe herauskommen und die Haut weiter infizieren. Im späten Stadium der Alopecia seborrhoica, wenn die Glatze vorhanden ist und die Haarfollikel zum großen Teil zerstört sind, wird eine gewöhnliche Reinigung der Kopfhaut mit entsprechenden Mitteln genügen.

Aus der ganzen Schilderung der Seborrhöe und der seborrhoischen Alopecie ergibt sich leider mit Sicherheit nur, daß die örtliche Erkrankung des Kopfes der Teilbegriff eines allgemeinen Krankheitsbegriffes der Seborrhöe ist, daß diese Seborrhöe zur Zeit der Pubertät einsetzt und ganz zweifellos mit der sexuellen Entwicklung des Körpers zusammenhängt, daß sich in den Talgdrüsen und auf der Haut unendliche Mengen eines bestimmten Bacillus (Mikrobacillus) finden, daß die Seborrhöe des Kopfes als solche wohl besserbar, aber nicht heilbar ist.

Über die Natur des Mikrobacillus, ob er die Ursache oder ein bei der Seborrhöe schmarotzender Parasit ist, ob die Seborrhöe wirklich, wie wir annehmen, eine Infektionskrankheit ist, bei welcher allgemeine Störungen neben denen der geschlechtlichen Entwicklung als innere Ursachen anzusehen sind, inwieweit die seborrhoische Krankheit vererbbar ist, wissen wir noch nicht. Am begründetsten erscheint mir die SABOURAUDsche Ansicht von der Seborrhöe als Infektionskrankheit, die entsteht auf einem besonders dazu präparierten Boden und bei besonderen (durch innersekretorische Vorgänge bedingten ?) Zuständen.

Die Therapie der Seborrhöe und des Haarausfalls bietet nichts Besonderes oder nur wenig Abweichendes von der der Pityriasis und der zu ihr gehörigen Alopecie, sie werden deshalb gemeinsam besprochen.

## 3. Die Behandlung der Alopecia pityrodes und der Alopecia seborrhoica.

Während man früher bei der Behandlung der Alopecia pityrodes und seborrhoica als Hauptprinzipien der Behandlung die Entfernung der Schuppen und nachherige Behandlung mit hautreizenden, zur Hyperämie führenden Einreibungen aufstellte, hat man weiterhin — LASSAR hat die ersten derartigen Vorschriften gegeben — auch an die desinfizierende Komponente denken müssen, nachdem auf Grund der Arbeiten von SABOURAUD immer mehr an die parasitäre Ursache beider Erkrankungen geglaubt wurde. In vierter Linie kommt noch eine Allgemeinbehandlung in Frage, falls allgemeine Störungen, endokrine Ursachen usw. in Frage kommen. In fünfter Reihe müssen wir an schädliche äußere Ursachen (Hutformen, Sonneneinwirkung usw.) denken. Eine der wichtigsten Ursachen, die Heredität, können wir leider bei der Therapie nicht berücksichtigen.

Wir werden also in erster Linie an die Entfernung der Schuppen denken müssen, ganz gleichgültig, ob dieselben fettiger oder trockener Natur sind. Wir werden bei der Seborrhöe auf die Beseitigung des Schmerflusses und der ölig-fettigen Absonderung unser Hauptaugenmerk zu richten haben; wir werden also vor allem durch regelmäßige Seifenwaschungen oder Reinigung des Kopfes durch Waschungen, Anwendung von Alkalien, Alkohol und Äther den Kopf reinzuhalten suchen. Wir werden infolgedessen Waschungen mit Borax oder mit dem von POHL-PINCUS empfohlenen doppelkohlensauren Natrium (Natr. bicarb.) zum Reinigen des Kopfes anwenden. Der Kopf wird jede Woche zweimal mit einer 2%igen Lösung dieses Medikaments oder mit einer 5%igen Boraxlösung gewaschen, auch schwache adstringierende Spülungen mit Kamille (Kamillosan), Feldkümmel, werden oft die Schuppen schnell beseitigen. Sitzen die Schuppen sehr fest auf, so können dieselben entweder durch feuchte Verbände mit $^1/_4$%iger Borresorcinlösung erweicht werden oder durch Öleinreibungen mit warmem Öl oder 5—10%igem Mitigalöl oder 10%igen Salicylöl oder durch eine Kombination beider, ehe man die Schuppen abwäscht.

| | |
|---|---|
| Acid. salic. | 10,0 |
| Mitigal | 5,0—10,0 |
| Ol. ric. | 20,0 |
| Ol. oliv. | 100,0 |

(Ol. ric. muß zugesetzt werden, da sich Salicylsäure sonst in Öl nicht löst.)

Neben den Lösungen von Borax und doppelkohlensaurem Natron oder in Gemeinschaft mit diesen kommen dann zum Reinigen des Kopfes Seifenwaschungen in Frage. Man verwendet Schwefelseifen oder Teerseifen in fester oder flüssiger Form oder Kombinationen dieser Seifen, z. B. Schwefelteerseife (Schwefelpittylenseifen), Schwefel-Resorcin-Salicylseife die Tölz-Krankenheiler oder Kreuznacher Seifen. Am besten haben sich mir unter den flüssigen Seifen die SCHERINGsche Teerseife und die flüssige Pittylenseife bewährt. Anstatt der reinen Seifen kann man auch Waschungen mit Quillajatinktur und die üblichen Shampoonwaschungen vornehmen lassen. Ausgezeichnet wirkt auch hier der HEBRAsche Spiritus sap. kalinus:

| | | |
|---|---|---|
| Sapo virid. | | 100,0 |
| Solve leni calore in spirit. vini rect. | | 200,0 |
| Filtra et adde | | |
| Ol. Lavandul. | | |
| Ol. Bergam. | āā | 30,0 |

oder das von SACK empfohlene Gemisch

| | |
|---|---|
| Natr. carbon. | 15,0 |
| Kalii carbon. | 15,0 |
| Sapon. med. pulv. | 70,0 |
| Aquae rosarum | 100,0 |

Nachdem der Kopf gewaschen ist, wird er am besten noch mit spirituösen Waschungen nachbehandelt, um die Kopfhaut energischer zu reinigen. Hierzu dienen am besten ein 5—10%iger Salicylspiritus oder ein 5%iger Sulfoformspiritus, oder die SABOURAUDsche Vorschrift:

| | |
|---|---|
| Sulfur praecip. | 10,0 |
| Alkohol | |
| Aquae dest. | |
| Aquae rosarum āā ad | 120,0 |

Will man diesen spirituösen Lösungen noch ein Desinfiziens zufügen, so nehme man Carbol, Campher oder Perubalsam.

SABOURAUD empfiehlt als Waschung für den Kopf:

| | |
|---|---|
| Olei cadini | 100,0 |
| Decoct. Quillajae | 30,0 |
| Eidotter | 1,0 |
| Aquae dest. | 250,0 |

Von diesem Gemenge nimmt man 3 Teelöffel auf $^1/_4$ l Wasser und wäscht damit den Kopf.

PASCHKIS glaubt, daß man bei den meisten Fällen von Pityriasis steatoides ölige Einreibungen verwenden kann, und daß man den Kopf täglich waschen soll mit einem Seifenwasser, bestehend aus

50 Teilen guter Seife
10 Teilen Soda auf $^1/_8$ l Wasser.

Diese Seifenlösung kann länger als 10 Minuten auf dem Kopfe gelassen werden. Bei Frauen mit langem Haar ersetzt PASCHKIS die Seife durch eine 2–5%ige Sodalösung. Wenn die Schuppen dann entfernt sind, wendet er Spiritus, Alaun oder Tannin an. Öl nur, wenn der Kopf trocken ist. Jede Woche nur einmal den Kopf waschen und nachts leicht einfetten.

Nachdem der Kopf gereinigt ist, kommt die entweder desinfizierende oder tonisierende, hyperämisierende oder kombinierte Behandlung. Hier werden sich schon deren Wege etwas trennen, da wir wissen, daß bei der Pityriasis der Haarausfall verhältnismäßig gering ist, sich leichter beseitigen läßt und die Erkrankung gutartiger, leichter und heilbar ist. Hier würde es also genügen, im obigen Sinne für regelmäßige Pflege des Kopfes zu sorgen (sehr lange Zeit) oder durch eine leichte Nachbehandlung tonisierend und desinfizierend zu wirken, im Gegensatz zur Behandlung der Seborrhöe mit ihrem schwer oder kaum zu beseitigendem Haarausfall. Diese Krankheit muß viel energischer angegriffen und die Behandlung auch viel länger fortgesetzt werden.

Als erster in den letzten Jahrzehnten hat LASSAR durch seine bekannte „Haarkur" versucht, bei der Pityriasis und Seborrhöe alle 3 Prinzipien zu vereinigen. Er ließ erstens den Kopf gründlich reinigen, entweder mit Seifenspiritus oder mit

| | |
|---|---|
| Natr. carb. | 15,0 |
| Kalii carb. | 15,0 |
| Sap. med. pulv. | 70,0 |
| Aquae rosarum | 100,0 |

und dann mit einer Sublimatlösung (0,3 : 300) einreiben. Ihr empfiehlt LASSAR entweder Aqua rosarum oder Spirit. colon. zuzusetzen. Nach der Anwendung des Sublimats (der Spiritus verdunstet sehr schnell) wird der Haarboden mit einer Naphtholmischung

| | | |
|---|---|---|
| | Naphthol. | 0,25—0,5 |
| | Alkohol. | ad 200,0 |
| oder mit | Thymol 0,5 zu Spirit. dil. | 200,0 |

eingerieben. Erst wenn der Kopf vollständig trocken gerieben und der Spiritus verdunstet ist, wird der Kopf mit folgendem Öl behandelt:

| | | |
|---|---|---|
| Acid. salic. | | 1,0 |
| Tinct. Benzoe | | 2,0 |
| Ol. oliv. opt. | | 50,0 |
| Ol. lavand. | gtt. | II |

Diese LASSARsche Kur ist jahrzehntelang angewendet worden und in der ganzen Welt verbreitet gewesen. Sie ist aber heute so gut wie aufgegeben, da sie zu große Anforderungen an die Kopfpflege stellt und der Erfolg nicht der aufgewendeten Mühe entspricht.

Für die Nachbehandlung des gereinigten Kopfes kommen heute in erster Linie bei den durch übermäßige Schuppenbildungen hervorgerufenen Haarausfällen die Schwefel- und Salicylpräparate in Frage. Wir wenden deshalb vor allem das Sulfurpräcipität an, in zweiter Reihe verschiedene Schwefelpräparate, von denen sich mir ganz besonders bewährt haben das Mitigalöl entweder rein oder verdünnt und mit Salicyl kombiniert (s. frühere Vorschrift) oder das kolloidale Schwefelpräparat Sulfidal oder das in Wasser und Alkohol lösliche Sulfoform, ferner das Thiopinol (insbesondere als Haarwasser mit und ohne Fett). Die die Hornmassen lösende Wirkung des Schwefels wird am besten unterstützt durch Resorcin und Salicyl. Wir wenden also z. B. eine Salbe an:

| | | |
|---|---|---|
| Sulfur. praecip. | | 3,0 |
| Resorcin | | 1,0 |
| Acid. salicyl. | | 0,25 |
| Ung. lenient. | ad | 30,0 |

Wir können diese Pomade noch wesentlich weicher machen, wenn wir Oleum amygdalarum beifügen. Am besten eignen sich für die Anwendung auf dem Kopfe entweder Ung. leniens oder Medulla bovis, oder Eucerin oder Mischungen dieser Salben mit feinen Ölen. Zu öligen Einreibungen verwenden wir vor allem Ol. olivarum, Ol. amygdalarum, Ol. chenopodii, O. jecoris aselli. Die Wirkung dieser Schwefelpomaden verstärkt man auch noch durch Hinzusetzen von Seife zur Entfernung von Schuppen. So ist die HYDEsche Vorschrift:

| | | |
|---|---|---|
| Sulfur. | | 4,0 |
| Lanolin. Glycerin. | | |
| Aqu. rosarum | āā | 10,0 |
| Sapon. med. | | 0,66 |

d. s. Haarpomade.

sehr brauchbar. Außerdem kann man den Schwefelsalben noch tonisierende, desinfizierende und leicht hyperämisierende Medikamente zur Anregung des Haarwuchses zusetzen. Zu diesen gehören die Chininpräparate, der Teer, vor allem in seinen farblosen Präparaten (Anthrasol und Liq. carb. detergens anglicus). Als Hautreize kann man noch Oleum sabinae, Oleum eucalypti, Oleum crotonis in schwachen Konzentrationen zusetzen, um die Wirkung zu verstärken, z. B.

| | | | | |
|---|---|---|---|---|
| | Sulfur. praecip. | | 3,0 | |
| | Anthrasol. | | 1,5 | |
| | Chin. mur. | | 0,3 | |
| | Ol. sabinae | gtt. | X | |
| | Unguentum lenient | | 30,0 | (GALEWSKY.) |
| oder | Mitigal. | | 3,0 | |
| | Ac. salicyl. | | 0,3 | |
| | Ol. croton. | gtt. | III | |
| | Ung. lenient. | ad | 30,0 | (GALEWSKY.) |

Wenn die Schuppen entweder ganz entfernt oder nur noch in geringer Menge auf der Haut vorhanden sind, wenn man also das Gefühl hat, daß der Entzündungsvorgang bei der Seborrhöe ganz wesentlich im Rückgang ist, geht man zur langjährigen Nachbehandlung über mit Haarwässern, für die man spirituöse Lösungen verwendet und die Pomaden nur insoweit benützt, als sie nötig sind, dem Haarboden noch Fett zu geben. In leichteren Fällen wird es auch genügen, den Haarwässern selbst Fett zuzusetzen. Diese Haarwässer setzen sich zusammen aus einer Reihe von Medikamenten, die als Haarwuchsmittel seit alters her sich eines besonderen Rufes erfreuen. Dazu gehören die Chininpräparate, die Tinkturen von Arnica, Eucalyptus, spanischem Pfeffer, Ameisensäure, Nieswurz usw. Auch spirituöse Teerpräparate wie der Liq. carb. detergens werden spirituösen Wässern zugesetzt. So empfiehlt SACK:

| | |
|---|---|
| Liq. carb. deterg. anglic. | 20,0 |
| Resorcin puriss. | 3,0 |
| Eucalyptol. | 2,0 |
| Tinct. cantharid. | 5,0—10,0 |
| Spirit. vini | 100,0 |
| Mixt. oleoso-balsam. | 15,0 |

EICHHOFF verwendet in diesen Fällen Captol, ein Tanninpräparat in folgender Zusammensetzung:

| | | |
|---|---|---|
| Captol. | | |
| Chloralhydrat. | | |
| Acid. tartar. | ãã | 1,0 |
| Ol. ric. | | 0,5 |
| Extr. flor. | | 9,5 |
| Spirit. vini 65⁰/₀ig | | 100,0 |

Neben dem von MARTINEAU angegebenen Chloralhydrat, das wegen seiner antipruriginösen und stimulierenden Wirkung sehr viel im Gebrauch ist, wenden wir auch oft den Perubalsam, dem dieselben Eigenschaften nachgesagt werden, an. Ich selbst empfehle folgende Mischungen:

| | | |
|---|---|---|
| Captol. | | |
| Chlorali hydrati | ãã | 1,0 |
| Tinct. chin. | | |
| Tinct. canth. | ãã | 10,0 |
| Bals. peruv. | | 1,0 |
| Spirit. dilut. | | 200,0 |

oder

| | | |
|---|---|---|
| Tinct. chin. | | |
| Tinct. canth. | | |
| Tinct. capsici | ãã | 10,0 |
| Tinct. veratri | | 10,0 |
| Bals. peruv. | | 1,0 |
| Ol. sabinae | gtt. | X |
| Spirit. dil. | ad | 200,0 |

Von einer ganzen Reihe von Autoren sind die Quecksilberpräparate besonders empfohlen worden. BRONSON gibt:

| | |
|---|---|
| Hg. ammon. | 1,3—2,0 |
| Hg. chlorat. mit. | 2,6—5,0 |
| Vaselin. | 31,0 |

JACKSON und McMURTRY empfehlen

| | |
|---|---|
| Sublimat. | 0,1—0,3 |
| Resorcin. | 4,0 |
| Chlorali hydrati | 4,0 |
| Ol. ric. | 1,3—2,0 |
| Alcohol. | 120,0 |

Auch die Essigsäure wird namentlich in England viel angewendet. CROCKER empfiehlt:

| | |
|---|---|
| Acid. acetic. | 8,0 |
| Resorcin. | 4,0 |
| Spirit. odor. | 30,0 |
| Aqu. rosarum | 120,0 |

KOFFEL lobt ganz besonders

| | | |
|---|---|---|
| Acid. acetic. | | 16,0 |
| Borac. pulv. | | 4,0 |
| Glycerin. | | 12,0 |
| Alcohol. | | 16,0 |
| Aqu. rosarum. | ad | 250,0 |

Neben dem Hg und dem Schwefel bewährt sich natürlich zur Behandlung aller seborrhoischen Prozesse Resorcin und Salicyl, wie wir sie schon bei den verschiedenen Haarwässern als Zusätze gesehen haben. In der letzten Zeit ist ganz besonders das Euresol, ein öliges Resorcinpräparat empfohlen worden. Folgende Vorschriften haben sich mir namentlich bewährt:

| | | |
|---|---|---|
| Sublimat. | | 0,24 |
| Euresol. | | 8,0 |
| Spirit. form. | | 32,0 |
| Ol. ricini | | 0,4—12,0 |
| Spirit. dilut. | ad | 200,0 |
| | | (WHITE.) |

oder

| | | |
|---|---|---|
| Euresol. | | 5,0 |
| Tinct. arn. | | 5,0 |
| Tinct. form. | | 10,0 |
| Tinct. veratri | | 10,0 |
| Acid. salic. | | 1,0 |
| Spirit. dil. | | |
| Aqu. dest. | aa | 125,0 |
| | | (GALEWSKY.) |

| | | |
|---|---|---|
| Euresol. | | 5,0 |
| Sulfoform. | | 3,0 |
| Anthrasol. | | 1,0 |
| Acid. salic. | | 1,0 |
| Spirit. dilut. | | |
| Aqu. dest. | ãã | 125,0 |
| | | (GALEWSKY.) |

JACKSON und McMURTRY rühmen ganz besonders das Pilocarpin als eins der stärkstwirkenden Medikamente, und ich selbst habe es ebenfalls seit Jahrzehnten in Anwendung. Das von SCHMITZ und SCHILLER zuerst empfohlene Präparat wird entweder innerlich gegeben in der Dosis 0,005—0,01 in Tropfenform (zweimal täglich) oder in Injektionen (zweimal die Woche) zu 0,005—0,01. PICK hat zur Beeinflussung des Haarwachstums diese systematische Pilocarpinkur zuerst empfohlen. JACKSON und McMURTRY wenden das Pilocarpin in folgender Form an:

| | | |
|---|---|---|
| Pilocarpin. hydrochlor. | | 1,33 |
| Spirit. odor. | | 16,0 |
| Aqu. rosarum | | |
| Alc. abs. | āā ad | 250,0 |

DARIER empfiehlt:

| | | |
|---|---|---|
| Alkohol | | 250,0 |
| Spirit. lavand. | | |
| Spirit. aeth. | āā | 25,0 |
| Pilocarpin | | 0,25 |
| Aqu. dest. qu. s. | | |
| ad sol. | | |
| Liq. ammon. | | 4,0 |

In der letzten Zeit ist CEDERKREUZ noch ganz besonders für das von ihm eingeführte Schwefelpräparat Mitador eingetreten. Er wendet dasselbe in folgender Form an zum Einreiben oder als Spray:

| | | |
|---|---|---|
| Acid. salic. | gm | 5,0 |
| Äther. sulf. | | 20,0 |
| Mitador. | | 30,0 |
| Ol. ped. tauri puriss. alb. | | 3,0—5,0 |
| Aetherol. port. | | 1,0 |
| Alcohol absol. | | 100,0 |

HABERMANN, POKORNY und WEISKOPF empfehlen das Papillan als schwefelhaltiges Antiseborrhoicum, HABERMANN, KRICHEL u. a. das an anderer Stelle schon erwähnte Trilysin. WEISKOPF verordnet physiologischen Schwefel. SAALFELD hat früher das Tannobromin als ein hervorragendes Haarwuchsmittel wegen seiner Zusammensetzung (eine Brom-Tannin-Formaldehydverbindung) besonders empfohlen. JOSEPH wendet das Triphenylstibinsulfit, eine organische Schwefelverbindung des Antimons, an.

Außer dieser großen Anzahl von Präparaten sind noch eine unendliche Anzahl anderer empfohlen worden, die die Industrie bisher auf den Markt geworfen hat und über die wissenschaftlich genaue Untersuchungen noch nicht vorliegen. Daß dabei außerdem noch eine Reihe von Substanzen, die im Volksmunde bekannt sind, eine Rolle spielen, ist selbstverständlich, z. B. Brennnesselspiritus, Birkenwasser usw. Auch Lavendel, den wir ja schon in verschiedenen Lösungen als Beigabe gesehen haben, gehört hierher.

Ganz besonders müssen wir bei der Behandlung auf den Unterschied zwischen blonden und dunklen Haaren achten; namentlich aber bei weißen müssen wir alles vermeiden, was die Haare verfärbt. Hier kommen insbesondere Resorcin, Euresol und die farblosen Tinkturen wie Tinct. Arnicae, Formicae usw. als brauchbar in Frage. In ganz schweren Fällen von Seborrhöe werden wir uns, namentlich wenn ein Eczema seborrhoicum damit verbunden ist, zur energischeren Salbenbehandlung entschließen müssen und stärkere Teerpräparate anwenden oder Chrysarobin bzw. Cignolin noch zusetzen, obgleich wir wissen, daß wir hier ganz besonders wegen der Verfärbung, die sehr lange anhält, vorsichtig sein müssen. So empfiehlt z. B. SABOURAUD folgende Pomade:

| | |
|---|---|
| Ol. rusci | 2,0 |
| Ol. cadini | 15,0 |
| Ol. theobromat. | 17,0 |
| Adipis | 10,0 |

Die Salbe wird abends eingerieben und früh abgewaschen. Ich wende zu diesem Zwecke Schwefelanthrasolsalben an, denen ich unter Umständen Cignolin zusetze, z. B.:

| | |
|---|---|
| Sulfur. praec. | 1,5 |
| Anthrasol. | 1,5 |
| Acid. salic. | 0,25 |
| Cignolin | 0,01 |
| Ung. lenient. | 30,0 |

Ende des Jahres 1931 hat Bruck, Altona, einen von ihm zusammengesetzten und von einer chemisch-pharmazeutischen Fabrik herausgebrachten Alpezin-spiritus, der Schwefel, Salicyl und Teer enthalten soll, zur Behandlung der Seborrhöe empfohlen. Nach seinen Angaben pflegt sich nach einigen Wochen der Behandlung bei dem seborrhoischen Haarausfall „normaler Haarwuchs" einzustellen. Er empfiehlt gleichzeitig dazu ein bekanntes Massagepulver Curelljo.

Neben der medikamentösen Behandlung kommt natürlich noch die Anwendung der *Höhensonne* und der *Quarzlampe* in Frage. Beide werden in einer großen Anzahl von Fällen durch die hyperämisierende Wirkung die Erkrankung des Haarbodens günstig beeinflussen. Namentlich die Höhensonne, lange angewendet (20—50 Sitzungen), allmählich steigend bis zur ganz leichten Erythemdosis, wirkt oft außerordentlich günstig. Auch Röntgenreizungen mit schwachen Dosen habe ich in den letzten Jahren oft angewendet. Sie sind sicherlich auch von großem Erfolg, wenn die Behandlung früh genug anfängt und vor kurzem auch von der Erlanger Hautklinik warm empfohlen worden. Dagegen habe ich von der Anwendung der *Elektrizität* wenig Erfolg gesehen, während Stelwagon z. B. dringend wöchentlich die 3—4malige Anwendung des *faradischen Stromes* mittels eines metallenen Kammes empfiehlt, habe ich selbst mit dem derartigen deutschen Apparate Energos niemals Erfolge gesehen. Auch von der *Hochfrequenz*, die Jackson und McMurtry anraten und die ebenfalls mehrmals in der Woche angewendet werden soll, und die er nach der Methode von MacKee anwendet, habe ich keine Besserung gesehen.

In der letzten Zeit haben Eichholz und Bourgeois wieder die *Kopfmassage* empfohlen, von der ich mir nur durch die hyperämisierende Wirkung einen Erfolg versprechen kann. Sellei hat sich vor kurzem für die Iontophorese mit Chinin und Ammoniak eingesetzt. Auch das Bürsten und Kämmen, das von manchen als ganz besonders irritierend für die Kopfhaut angesehen wird, möchte ich nur in leichtem Maße und mit geeigneten Bürsten verordnen.

Neben dieser allgemeinen örtlichen Behandlung kommt, je nachdem man an allgemeine Ursachen denkt, die Anwendung von Roborantien und Tonika in Frage; namentlich Eisen und Arsen werden immer noch in Gemeinschaft mit Strychnin und Chinapräparaten zur Hebung des Allgemeinbefindens empfohlen. Über die Präparate wie Humagsolan usw. habe ich mich an anderer Stelle[1] bereits eingehend geäußert. Dagegen müssen wir bei der Seborrhöe als einer Pubertätserkrankung unter Umständen an eine Hormonbehandlung denken, wenn wir den Eindruck haben, daß eine solche am Platze ist. Das wird namentlich dann der Fall sein, wenn neben der örtlichen Seborrhöe des Kopfes sich der allgemeine seborrhoische Status, Seborrhöe des Gesichts und sehr starke Acne bemerkbar machen. Leider wissen wir ja, daß wir von dieser Therapie uns

[1] Siehe Beschreibung der Alopecien.

heute noch nicht sehr viel Erfolg versprechen können, aber den Versuch werden wir jedenfalls machen. Auch der Aufenthalt an der See und im Gebirge wird zur Kräftigung des ganzen Menschen von Erfolg sein können, obwohl gerade von SACK gerade der Aufenthalt an der See als nicht sehr fördernd angesehen wird. Auch ich möchte vor allzustarker Sonnenbestrahlung des Kopfes an der See warnen.

In der letzten Zeit haben auch noch zwei Autoren (KAHN und GROTTE) wieder auf die Schädlichkeit der zu engen Hüte hingewiesen und den Patienten angeraten, sich hutlos im Freien zu bewegen, eine Ansicht, mit der sie der allgemeinen Mode entgegenkommen.

Im allgemeinen hat sich mir also neben der Allgemeinbehandlung eine systematische, bei der Pityriasis leichtere, bei der Seborrhöe energischere, mehrere Monate, bei letzterer jahrelange Kopfhautbehandlung bewährt, bei der der Patient erst entweder die Schuppen entfernt, falls dieselben in großen Massen vorhanden sind oder in leichten Fällen jeden Tag eins der empfohlenen Haarwässer einreibt, einmal pro Woche den Kopf mit einer der empfohlenen Pomaden einreibt und alle 8—14 Tage mit einer Schwefelteerseife wäscht. Bei der Pityriasis wird es nur darauf ankommen, den Kopf zu reinigen und ihn dann durch eine milde Behandlung rein zu halten. Bei der Seborrhöe wird es sich noch darum handeln, den erkrankten Haarboden zu bessern und bei der schlechten Prognose den Patienten zu einer dauernden Behandlung anzuhalten. Um den Erfolg der Kur zu kontrollieren, lasse ich die Patienten, was bei Frauen natürlich leichter ist, die ausgekämmten und ausfallenden Haare jede Woche in einem Briefumschlag sammeln und von Woche zu Woche die Menge vergleichen. Dabei können wir erstens die Abnahme des Haarausfalls konstatieren (immer in demselben Zeitraum!) und zweitens das Verhältnis der Spitzenhaare zu den Scherenhaaren feststellen. Daß man auf diese Weise etwas erreichen kann, habe ich gerade in den letzten Wochen wieder gesehen, da der Gatte (ein Arzt) die gesammelten Haare seiner an Pityriasis steatoides erkrankten Frau abwog und wir dabei feststellen konnten, daß von Woche zu Woche das Gewicht der ausgehenden Haare von $1^1/_2$ g auf 1 g, auf 0,85 und auf 0,75 g zurückgingen. Ebenso habe ich an anderer Stelle bei Patientinnen, die die ausgehenden Haare zählten, auf die regelmäßige Abnahme der ausgehenden Haare hingewiesen.

Wenn also auch die Prognose bei der Seborrhöe auf lange Sicht eine schlechte ist, so haben wir doch die Pflicht, durch eine energische Behandlung den Haarausfall aufzuhalten, die Erkrankung des Haarbodens zu bessern und damit den Patienten längere Zeit den Haarwuchs zu erhalten, als es sonst möglich wäre.

## Literatur.

### Erworbener Haarausfall infolge Erkrankung des Haarbodens.

#### *1. Alopecia pityrodes und Alopecia seborrhoica.*

ACTON: Seborrhoea decalv. or pityriasis capitis, a lesion caused by the Malassez ov. Zbl. Dermat. **26**, 806. — AUSPITZ: System der Hautkrankheiten, 1881. S. 137.

BISCHOFF: Histologische Untersuchungen über den Einfluß des Schneidens der Haare. Arch. mikrosk. Anat. **51** (1898). — BOECK: Parasiten bei Pityriasis capitis. Verh. ärztl. Ges. Christiania **1886**.

CEDERKREUTZ: Recherche sur un coccus polymorphe et habituel et parasit. de la peau humaine. Travaux de l'hôpital de St. Louis. Paris 1903. — CHINCHOLLE: De la nat. parasit. du pityriasis capitis et de l'alopécie consécutive. Thèse de Paris **1874**.

FOX, COLCOTT: Akute Pityriasis der Kopfhaut. Dermat. Wschr. **54**, 29 (1912).

GAMBERINI: Pityriasis capitis. Giorn. ital. Mal. vener. Pelle **1891**.

HEBRA-KAPOSI: VIRCHOWS Handbuch, Bd. 3, 2 (KAPOSI: Alopecia furfuracea), S. 159. — HOORN, VAN: Über Mikroorganismen der Seborrhöe. Mh. Dermat. **20** (1895).

JARISCH: Hautkrankheiten, Bd. 988. 1900.

KAPOSI: Lehrbuch der Hautkrankheiten. — KUMER: Pityriasis der behaarten Kopfhaut. Dermat. Wschr. **72**, 37 (1921).

LASSAR: Haarkuren. Dtsch. Klin. **10**, 2, 413 (1905). — LASSAR u. BISHOP: Mh. Dermat. **1**, Nr 5 (1882).

MCLEOD and G. G. DARLING: Cultures, preparations and cases illustrating the morphology cultural characterist. a. pathogenicity of the spore of Malassez. Proc. roy. Soc. Med. **21**, Nr 6, 1070. — MALASSEZ: (a) Note sur le champignon du Pityriase simple. Arch. de Physiol. **6** (1874). (b) Note sur l'anatomie pathologique de l'alopécie pityriasique. Arch. de Physiol. **6** (1874). (c) Sur le pityriasis capitis et l'alopécie pityriasique. Progrès méd. **1877**, 882. — MARTINEAU: Bull. Thér. **90**, 39 (1876). Ref. Vjschr. Dermat. **3**, 624. — MEYER: Die Haarkrankheiten, ihre Entstehung, Verhütung und Behandlung. München: Gmeilin 1906. — MICHELSON: (a) Anomalien des Haarwachstums. Kapitel: Alopecia pityrodes. ZIEMSSENS Handbuch II, S. 113. (b) Über die malignen Formen der Alopecia pityrodes. Vortr. Ver. wiss. Heilk. Königsberg, April 1882. Mh. Dermat. **1**, 124.

PAYNE: Pityriasis capitis. Brit. med. J., 13. Nov. **1886**. — PICK: Vjschr. Dermat. **7**, 80. — PINCUS: Zur Diagnose des ersten Stadiums der Alopecia pityrodes. Virchows Arch. **37** (1866). (b) Das zweite Stadium der Alopecia pityrodes. Virchows Arch. **41** (1867). (c) Berl. klin. Wschr. **6**, Nr 32—33. (d) Zur Therapie der Alopecia pityrodes. Virchows Arch. **43**, 305 (1868). — POHL (PINCUS): Über die Wachstumsgeschwindigkeit des Kopfhaares. Dermat. Zbl. **3** (1899).

RESSI: Behandlung der Pityriasis capitis. Arch. f. Dermat. **62**, 143. — RIEHL: Alopecie und Schweißsekretion. Arch. f. Dermat. **67**, 285. — ROSSI: Behandlung der Pityriasis capitis. Arch. f. Dermat. **62**, 143 (1931). — RULISON: Is dandruff seborrheal? Arch. of Dermat. **10**, Nr 9; Zbl. Hautkrkh. **16**, 328.

SABOURAUD: (a) Sur la nature, la cause et le mécanisme de la calvitie vulgaire. Ann. de Dermat. **1897**. (b) Rev. prat. Mal. cutan., Aug. **1903**. (c) Les maladies desquamatives. Pityriasis et Alopécies pelliculaires. Paris: Masson & Co. 1904. (d) Pityriasis et alopécie folliculaire. Maladies du cuir chevelu. Paris 1909. — SCHAMBERG: J. of cutan. a. genito-urin. Dis. **1902**. — STEIN, R. V.: Die Regulation der Talgsekretion. Zbl. Hautkrkh. **21**, 568.

TEMPLETON: A study of dandruff and of the Pityrosporon of Malassez. Arch. of Dermat. **14**, Nr 3, 270.

UNNA: (a) Die Färbung der Mikroorganismen im Horngewebe. Mh. Dermat. **13** (1891). (b) Histopathologie der Haut. 1894. (Alopecia pityrodes), S. 238. (c) Künstliche Erzeugung des Ekzems und der Alopecia pityrodes. Mh. Dermat. **14**, 413, 465 (1892).

VIDAL: Du pityriasis. Progrès méd., 8. Sept. **1877**, 688.

WEIDMANN: Culture of pityriasis. Arch. of Dermat. **17**, 136.

### 2. *Seborrhoea capitis und Alopecia seborrhoica.*

BALZER et GAUCHERY: Chute des cheveux prolongée et progressive avec séborrhée du cuir chevelu et alopécie très lente. Soc. franç. Dermat., Sitzg 9. Nov. 1899. — BIZARD: Traitement de l'alopécie séborrhéique par les rayons ultra-violets. Bull. Soc. franç. Dermat. **1929**, No 6, 335; Zbl. Hautkrkh. **14**, 333.

CHINCHOLLE: De la nature de Pityriasis capitis. Thèse de Paris **1879**. — CHIPMAN: The dif of the seborrhoea exsudativa of the scalp. California State of Med. **1908**. — CRONQUIST: A contribution to the treatment of the pityriasis capitis and the prevention of the loss of hair caused thereby. Urologic Rev. **31**, Nr 3, 165 (1920).

DÉQUÉANT: Le Sebumbacille microbe de la calvitie. Paris 1898. — DUFFY: Bakterielle Ursache der Alopecia seborrhoica. Zbl. Dermat. **32**, 719 (1930).

EHRMANN, R.: Syphiliseruption und Seborrhöe. Arch. f. Dermat. **66**, 449 (1931). — ESCUDERO: Störungen durch Lipämie in einem Fall von Seborrhöe. Zbl. Dermat. **38**, 500.

GIBSON: Seborrhöe. Brit. J. Dermat. **42**, 190 (1930).

HARLINGEN, VAN: Pathology of the seborrhoea. Arch. of Dermat. New York **1878**. — HOORN, VAN: Über Mikroorganismen der Seborrhöe. Mh. Dermat. **20**, 1895.

INGRAM and FORWEATHER: Acidosis und Seborrhöe. Brit. med. J. **1913**, Nr 36, 39.

LEFTWICH: Benzin zum Entfernen der Krusten der Seborrhöe. Arch. f. Dermat. **66**, 279 (1931). — LINSER, R.: Pathogenese der Seborrhöe. Arch. f. Dermat. **74**, 330 (1931). — LOW: Etiology of seborrhoea. Lancet **203**, Nr 11, 572.

MALASSEZ: Note sur le champignon de Pityriasis simple. Arch. de Physiol. Juli/Sept. **1879**.

NEUMANN: Lehrbuch der Hautkrankheiten.

O'DONNOVAN: Major Dermatos. of children. Brit. med. J. **7**, 648 (1900).

POHL-PINCUS: Virchows Arch. **67** (1865). — PORCELLI: Caduta di capelli da seborrea. Raggi ultraviol. **2**, No 4, 117 (1926); Zbl. Hautkrkh. **21**, 76.

ROGNER, V.: Zur Behandlung der Alopecia pityrodes mit Hornhydrolysen. Münch. med. Wschr. **74**, Nr 6, 303 (1924).

SABOURAUD: (a) Notes concernant les alopécies et les séborrhées. Ann. de Dermat. 1897. (b) Les maladies séborrhéiques. (c) Pityriasis et alopécies pelliculaires, 1904. — ŠAMBERGER: Über einen besonderen Typus von Hinterhauptseborrhöe bei Frauen. Česká Dermat. 7, Nr 6; Zbl. Hautkrkh. 23, 580. — SCHOLTZ: Seborrhoeic diathesis. Med. J. a. Rec. 119, Nr 7, 344. — SCHÜTZ, O.: Seborrhoea. Arch. f. Dermat. 53, 426. — SELLEI: Seborrhöe. Zbl. Hautkrkh. 37, 25 (1931). — STEIN: (a) Seborrhöe als Folge von Encephalitis. Zbl. Hautkrkh. 18, 516 (1926). (b) Untersuchungen über die Ursache der Glatze. Wien. klin. Wschr. 37, Nr 136 (1929). (c) Über seborrhoischen Haarausfall und die Indikation seiner Behandlung. Wien. klin. Wschr. 1929 II, 1510—1512. — STEIN, R. O.: Welches sind die Ursachen der Seborrhöe. Wien. med. Klin. 1929 I, 827.

TILBURY FOX: Skin diseases, 1875.

UNNA: (a) Was wissen wir von der Seborrhoea? 1887. (b) Histopathologie, 1894. S. 238.

WHITFIELD, R.: Bakteriologie der Seborrhoea sicca. Arch. f. Dermat. 62, 142 (1931). — WICKHAM, R.: Beziehungen zwischen Seborrhöe, Alopecia areata und Kahlheit. Arch. f. Dermat. 52, 452 (1931). — WILLENCY: Sur la présence d'asques dans les squames des éruptions de mycoses de séborrhée. Zbl. Hautkrkh. 29, 678.

*3. Die Behandlung der Alopecia pityrodes und der Alopecia seborrhoica.*

BOURGON, M.: Zur Behandlung der Seborrhöe und der Kahlköpfigkeit mit Massage. Arch. f. Dermat. 155, 308; Zbl. Hautkrkh. 30, 218. — BRUCK: Alpecin-Spiritus. Med. Welt 1931, Nr 44, 1568.

CLEMM, W.: Zur Behandlung der Kopfschuppen (Latschenkiefer-Haarwasser). Fortschr. Med. 43, Nr 20, 19; Zbl. Dermat. 17, 295. — CRAY: The treatment of pityriasis capitis. Urol. Rev. 32, 89—90. — CRONQUIST, L.: The treatment of the pityriasis capitis. Urologic. Rev. 32, 89—90.

DUROL: Nouvelle préparation antiséborrhoique. Zbl. Hautkrkh. 32, 74.

EICHHOFF: Über Kaptol, ein neues Antiseborrhoicum. Dtsch. med. Wschr. 1897. — EICHHOLTZ, E.: Experimentelle Versuche über die Anregung des Haarwuchses durch äußere Mittel. Dermat. Wschr. 1929 I, 161.

FISCHER, VICTOR: Ein Beitrag zur Behandlung der Seborrhöe des Haupthaares. Münch. med. Wschr. 77, H. 42, 1504. — FORSTER: Beeinflussung des Haarwuchses durch äußere Mittel. Zbl. Dermat. 32, 696.

HABERMANN, S. A. POKORNY u. WEISKOPF: Erfahrungen mit Papillan. Med. Klin. 24, Nr 10.

JOSEF, MAX: Über Sulfur colloidale. Dermat. Zbl. 10, Nr 12. — JUSTER, E.: L'eau d'Alibour dans le traitement des pityriasis du cuir chevelu. Bull. Soc. franç. Dermat. 33, Nr 5, 389; Zbl. Hautkrkh. 23, 387. — JUSTER et HUERRE: Le traitement du pityriasis séborrhoide par la solution sulfur. Arch. de Dermat. 7, Nr 2, 98.

KASTENBAUER: Neue Behandlungsart der seborrhoischen Alopecie. Zbl. Hautkrkh. 35 (1931).

MARCUS, CARL: Zur Behandlung der Seborrhoea sicca. Zbl. Hautkrkh. 31, 597.

SABOURAUD: Le traitement de la séborrhée specialement par le sulfuride de carbone. Presse méd. 29, 301—338. — SELLEI: Ätiologie und Therapie des seborrhoischen Haarausfalls. Dermat. Wschr. 85, Nr 41, 1417. — SICILIA: Die Behandlung gleichartiger Formen von Pityriasis seborrhoica und Psoriasis. Zbl. Hautkrkh. 17, 160. — STEIN: Behandlung des seborrhoischen Haarausfalls. Zbl. Hautkrkh. 33, 468.

UNNA: Aphorismen über Schwefeltherapie und Schwefelpräparate. Mh. Dermat. 1, 289.

WEISKOPF: Behandlung von Seborrhoea capitis mit Sulf. phys. Med. Klin. 21, Nr 32.

## 4. Trichofolliculitis bacteritica (MICHELSON).

Über diese eigenartige Erkrankung findet sich in der Literatur nur ein eingehender Bericht von MICHELSON und eine kurze Mitteilung von JADASSOHN.

MICHELSON konnte eine junge, sonst gesunde Dame in den 20er Jahren beobachten, die seit 4 Jahren vermehrten Haarausfall bemerkte. Bei einer Anzahl der ausgefallenen Haare zeigten sich am Wurzelende eigentümliche, nisseartige Knötchen. Der Haarausfall nahm allmählich zu. Zuletzt konnte sie pro Tag 120—130 ausfallende Haare zählen, darunter etwa 30—40 Knötchenhaare. MICHELSON fand bei der ersten Untersuchung 1888 den Haarbestand ziemlich gelichtet, den Zopf verkürzt und verdünnt, die Kopfhaut mit Schinnen reichlich bedeckt, sonst unverändert. In den Schuppen ließen sich reichliche Spaltpilze, außerdem BIZZOZEROS Saccharomyces sphaericus und ovalis nachweisen. Die mikroskopische Untersuchung ergab, daß die weißlichen, weichen, birnförmigen Auflagerungen am kolbenförmigen Wurzelende vieler Haare aus verhornten epithelialen Auskleidungen der Haarfollikel bestanden und ihrer ganzen Länge und Dicke nach von Bakterienhaufen durchsetzt waren. Diese saßen namentlich an den der Peripherie des Haarschaftes zugewendeten Abschnitten der Knötchen. MICHELSON hielt diese Mikrophyten nicht für spezifisch, sondern für Gemische verschiedener Art, und läßt es ungewiß, ob die Einwanderung der Bakterien oder die abnorme Verhornung der Wurzelscheide das Primäre gewesen ist; er glaubt aber, daß die außerordentlich große Menge von Bakterien in den Haarfollikeln geeignet gewesen ist, eine etwa bereits vorhandene Ernährungsstörung der Haare zu steigern. Selbst eine konsequent angewendete antimykotische Therapie mit Sublimat, Salicylöl und Seifenwaschungen vermochte dem Fortschreiten des Prozesses nicht Einhalt zu tun. Dagegen wurde die Schinnenbildung durch Behandlung mit Schwefelpräparaten beseitigt.

Auch JADASSOHN konnte einen ähnlichen Fall mehrfach untersuchen. Er fand ausschließlich Kokken in den Knötchen an den Haarwurzeln.

Literatur.

JADASSOHN: Die Erkrankungen der Haare. Handbuch der praktischen Medizin von ECKSTEIN-SCHWALBE, Bd. 3, 2. Teil. Stuttgart: Ferdinand Enke 1901.

MICHELSON: Über Trichofolliculitis bacteritica. Verhandlungen des ersten Kongresses der Deutschen Dermatologischen Gesellschaft. Prag: W. Braumüller 1889.

## 5. Alopecia parvimaculata (DREUW).

[Kleinfleckiger epidemischer Haarausfall, Epidemic alopecia in small areas (SEMON).]

Im Jahre 1910 berichtete DREUW über eine Epidemie von kleinfleckiger Alopecie, die in einem israelitischen Kinderhorte Berlins 40 Knaben ergriffen hatte und ebenfalls 45 Knaben einer Gemeindeschule. Von diesen 85 Knaben waren 60 an einem scharf umschriebenen Haarausfall erkrankt, der kleinfleckig war und den DREUW deshalb als Alopecia parvimaculata beschrieb. Außerdem hatte er noch 16 Fälle an anderen Schulen gesehen. Es handelte sich nach seiner Überzeugung um eine infektiöse Erkrankung des behaarten Kopfes, die mit kleineren oder größeren, rundlichen, ovalen oder auch keil- oder spindelförmigen kahlen Stellen begann und allmählich auch größere bis 3 cm große atrophische, kahle oder nur mit vereinzelten spärlichen Haaren bedeckte Flecke zeigte. Die Erkrankung verlief völlig schmerzlos, weder eine diffuse Entzündung noch eine Follikulitis waren vorhanden, während zuletzt meist eine leichte, aber deutliche Atrophie der erkrankten Haut zu konstatieren war. Die Haut erschien verdünnt und zeigte eine leichte dellenartige Vertiefung in den erkrankten Hautstellen. Die Stellen sahen ähnlich aus wie bei der syphilitischen Alopecie, sie sahen abgenagt aus, als ob die „Mäuse im Haar gesessen hätten". An einzelnen Stellen fand man im Absterben begriffene Haare, die leicht dem Zug der Pinzette nachgaben. Die succulente Scheide ist in der Umgebung der kahlen Flecke nach DREUW immer anzutreffen, auch oft an den anscheinend gesunden Partien des Kopfes, ein Zeichen, daß auch diese bereits von der Affektion befallen sind, ein Vorkommen, welches in striktem Gegensatz zur Alopecia areata steht. Die erkrankten Stellen zeigten im nichtatrophischen Stadium nach wenigen Wochen, zum Teil schon nach 7 Wochen wieder weiße, zum Teil dunklere Haare, andere mehr atrophische Stellen ließen keine neue Haarentwicklung konstatieren. DREUW hielt diese Erkrankung für eine infektiöse, wofür ja schon das epidemieartige Auftreten sprach. Trotz eingehendster Untersuchung nach den verschiedensten

Methoden konnten in keinem Falle Pilze nachgewiesen werden. In einem Falle von Trichophytie hatte ein Knabe außerdem zwei Stellen von Alopecia parvimaculata. Eine Übertragung von seiten dieses erkrankten Knaben auf den mit ihm zusammenschlafenden Bruder fand nicht statt. DREUW konnte auf der anderen Seite unter den Knaben der Gemeindeschule drei finden, die an einer Alopecia atrophicans litten und außerdem auch kleine Flecke von Alopecia parvimaculata zeigten. DREUW glaubt deshalb, daß diese Erkrankung in Zusammenhang

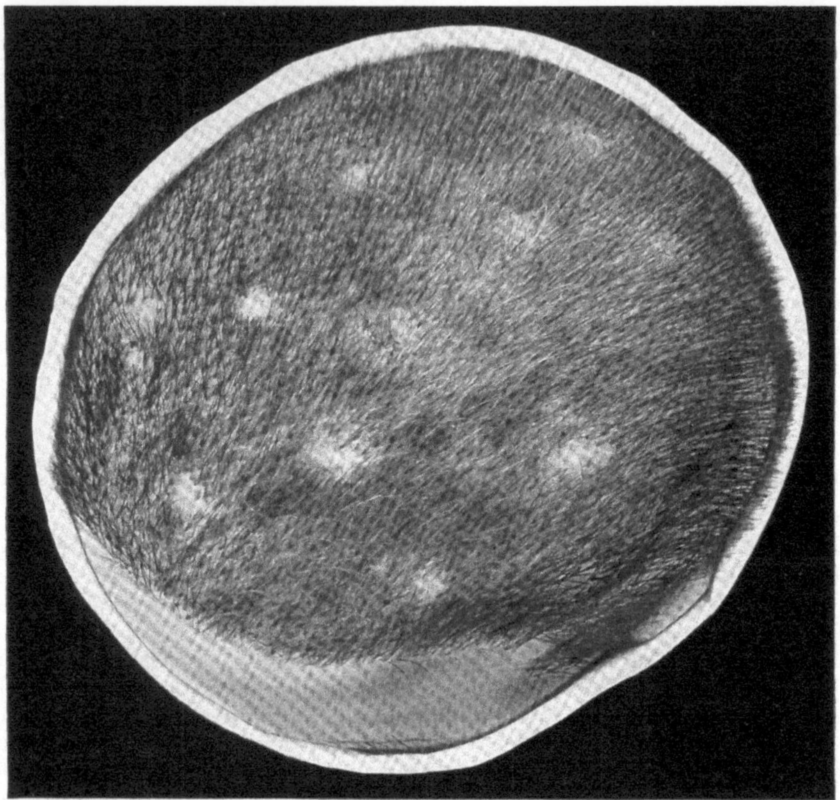

Abb. 65. Alopecia parvimaculata. (Sammlung GALEWSKY u. LINSER.)

zu bringen ist mit der BROCQschen Pseudopelade (Alopécie atrophiante). Sie unterscheidet sich jedoch von der BROCQschen durch das epidemische Auftreten bei Knaben, während die BROCQsche Erkrankung niemals gehäuft und in jedem Alter auftritt, wie es vor kurzem erst wieder PHOTINOS nachwies. Bei der Alopecia parvimaculata scheint es sich also um ein nichtatrophisches Anfangsstadium zu handeln, in welchem eine Reparation der Haare nach Wochen wieder eintreten könnte und nicht immer um ein atrophisches Endstadium, in welchem eine neue Haarbildung nicht konstatiert werden konnte. DREUW unterschied deshalb bei seiner Epidemie zwei Formen, 1. die *nichtatrophische Form (die Alopecia parvimaculata* im weiteren Sinne), 2. die *atrophische Form* a) *Alopecia parvimaculata solitaris,* b) die *Alopecia parvimaculata atrophicans conglomerata* (also die eigentliche Pseudopelade BROCQ). DREUW hält die Erkrankung für eine eigenartige, streng abzusondernde von der Alopecia areata. Er glaubt, daß die BROCQsche Form bei denjenigen Kranken auftritt, bei denen die Behandlung nicht frühzeitig eingesetzt hat, während es ihm bei den Frühbehandelten gelang, das atrophische Stadium zu verhindern. Ob die atrophischen Formen, die DREUW beobachtet hat, mit der Pseudopelade identisch sind, konnte er nicht feststellen, er glaubt aber, daß sie dieser Gruppe angehören, da er in etwa $10\%$ Hautatrophie beobachtet hat. Da diese Erkrankung epidemieartig auftrat, hat DREUW selbstverständlich an eine Infektion gedacht. Es scheint aber dazu eine gewisse Disposition zu gehören, denn sowohl DREUW wie andere Beobachter und ich selbst konnten bei Kindern, die mit einem erkrankten Familienmitglied zusammenschliefen, keine Erkrankung konstatieren, während ein anderer Bruder sich infizierte. Auch gewisse Rassenverhältnisse (Beobachtungen in zwei jüdischen Schulen), klimatische Eigenarten, besondere Übertragungsmöglichkeiten (Vertauschen von Mützen) scheinen eine besondere Rolle zu spielen.

Was das *Geschlecht* der Erkrankten anbelangt, so scheinen in den neueren Epidemien hauptsächlich Knaben davon befallen zu sein, auch unter den WERTHERschen Fällen waren nur drei Mädchen. Ich selbst habe auch ausschließlich Knaben gesehen; nur in den SEMONschen, DAVISschen und BOWENschen Veröffentlichungen handelte es sich um Epidemien in einem Mädchenasyl. Das *Alter* der Kinder betrug nach WERTHER 4—15 Jahre und auch in den anderen Epidemien handelte es sich meist um Schulkinder. Eine einzige Ausnahme macht die Militärepidemie von VAILLANT und VINCENT, von der es mir fraglich scheint, ob sie überhaupt hierher gehört.

Letztere hatten VAILLANT und VINCENT bereits im Jahre 1890 beschrieben. Auch sie hatten 40 Fälle innerhalb weniger Monate gesehen. Bei dieser Epidemie handelte es sich um kleinfleckige, irreguläre kahle Stellen, die über den ganzen Kopf verbreitet waren mit weicher Oberfläche, mit wenig Haarstümpfen bedeckt, deren Bulbi beim Ausziehen in der Haut stecken blieben. Auch hier konfluierten die einzelnen Stellen nicht; die Erkrankung ergriff sofort den ganzen Kopf; sie breitete sich nicht aus.

Im Jahre 1899 hat bereits KAPOSI in einem Wiener Waisenhaus über eine Epidemie von Alopecia areata berichtet, bei welcher gleichzeitig 14 Knaben und ein Mädchen an Alopecia areata erkrankten. KAPOSI hielt die Erkrankung damals für eine typische Alopecia areata, *vielleicht* gehört diese aber auch zu den kleinfleckigen Alopecien, trotz KAPOSIs Autorität.

1912 hat dann BOEGERSHAUSEN in Lüdinghausen eine Epidemie von Alopecia parvimaculata unter Schulkindern gesehen. Von den 142 Schülern erkrankten 73. Sämtliche Fälle heilten mit völligem Ersatz des Haarwachstums. Auch BOEDINGHAUSEN glaubt an die Infektiosität der Erkrankung, ohne daß es ihm gelang, einen Erreger nachzuweisen.

In England hat zuerst HALDIN DAVIS eine derartige Epidemie in einem Asyl von 300 Mädchen beschrieben, die sich so schnell verbreitete, daß im Verlauf von 3 Monaten 174 Mädchen erkrankten. Die Fälle ähnelten im allgemeinen mehr der Trichophytie als der Alopecia areata, man konnte aber keine Pilze entdecken. Die Plaques waren in der Regel klein, in der Mitte kahl, mit abgebrochenen Haaren am Rande, aber die Haare saßen fest und ließen sich nicht so leicht ausziehen. Trotz genauester Untersuchung wurden Pilze nicht gefunden. Die abgebrochenen Haare erinnerten auch nicht an Mikrosporie. Sechs Monate später brach eine analoge Epidemie aus, die 42 Kinder ergriff. Durch hygienische und antiseptische Behandlung erlosch die Epidemie rasch. DAVIS bezeichnete die Erkrankung als epidemische Alopecia areata. Auch COLCOTT FOX fand im Jahre 1913 eine ähnliche Epidemie. Sie begann mit einer typischen Alopecie bei einem der Mädchen. Dieser einen Erkrankung folgten bald 20 andere. Die

Plaques waren hauptsächlich kleiner und unregelmäßiger als bei der Areata, im Mittel so groß wie ein englischer Schilling. Auch hier waren die Flecke kahl mit abgebrochenen Haaren am Rande. Die Erkrankung verschwand schnell auf Quecksilbereinreibungen. In der Türkei hat MENAHEM HODARA im Jahre 1914 3 Fälle in einer Familie beschrieben, die vielleicht auch hierher gehören, obwohl es sich um Erwachsene handelt. Sie können daher hier nicht mitverwertet werden. 1915 ist BOWEN in einem neuerlichen Artikel auf eine epidemische Alopecie in kleinen Flecken zurückgekommen, auf eine Epidemie, die er im Jahre 1891 als typische Alopecia areata - Epidemie veröffentlicht hatte. Es handelte sich damals um eine Alopecie bei 3—14 Jahre alten Mädchen, die in einem Asyl untergebracht waren. Unter 69 Mädchen erkrankten 63 an kleinen, unregelmäßigen winkligen Flecken ohne Schuppen. Die Erkrankung verbreitete sich sehr rasch und die neuen Stellen traten außerordentlich schnell auf. Nach 6 Monaten war die Epidemie beendet und mit Ausnahme von wenigen Fällen waren alle Flecke mit Haaren bedeckt. Das Mädchen, bei dem zuerst die Infektion bemerkt worden war, war aus dem Asyl 1891 entlassen worden. Im Jahre 1897 begann die Epidemie von neuem, und zwar 4—5 Monate nach dem Wiedereintritt des entlassenen Mädchens. Man fand 26 von 45 Mädchen erkrankt, unter denen schon 4 bei der ersten Epidemie befallen gewesen waren. Diesmal waren die kleinen Plaques unregelmäßiger und zeigten in mehreren Fällen narbiges Aussehen. 1915 hat dann BOWEN noch einmal seine beiden Epidemien besprochen und nannte sie damals im Anschluß an die DREUWschen, DAVISschen und COLCOTT FOXschen Fälle epidemische Alopecie in kleinen Herden (epidemic alopecia in small areas). Der einzige Unterschied gegenüber der DREUWschen Alopecie war, daß nach DREUW in $10^0/_0$ ein atrophisches Stadium eintrat, welches BOWEN nicht beobachten konnte.

Im Jahre 1923 hat dann HENRY SEMON in London ebenfalls eine kleinfleckige Alopecie in einem Mädchenasyl beobachtet. Dort erkrankten 16 unter 140. Die Flecke waren teils eckig, teils rundlich mit elfenbeinfarbener Haut, die teils atrophisch und eingesunken, teils normal erschien. Pilze wurden nicht gefunden. Ob diese Erkrankung mit der DREUWschen zusammenhängt, läßt sich nicht mit Sicherheit feststellen, da die Erkrankung bei den Mädchen nach den Beobachtungen der Oberin mit Schuppenbildung (Scurfs) begann. Im Jahre 1925 wurde von EDMUND HOFMANN und HANS MARTIN eine derartige Epidemie aus Frankfurt beschrieben. Beide fanden unter 40 männlichen in einem israelitischen Waisenhaus wohnenden Kindern 37 mit Alopecia parvimaculata befallen. Auch hier konnte höchstens eine geringe rosige Verfärbung in den befallenden Partien und deren Umgebung konstatiert werden. Alle mikroskopischen und kulturellen Untersuchungen waren erfolglos. Die Verfasser glauben, daß es sich um eine infektiöse Erkrankung handelt, durch einen bis jetzt noch unbekannten Erreger. Auffallend war hier die Tatsache, daß nur die männlichen Kinder erkrankten, während die weiblichen gesund blieben. Diese Tatsache lenkte die Aufmerksamkeit auf die Kopfbedeckung, die die männlichen Kinder trugen. Die Knaben trugen nämlich nach ritueller Vorschrift dauernd schwarze, festhaftende Kopfbedeckungen, die selbstverständlich leicht vertauscht und verwechselt wurden.

In demselben Jahre stellte ebenfalls in Frankfurt HERMANN aus der Frankfurter Hautklinik einen 17jährigen Jüngling mit Alopecia parvimaculata vor, bei dem außerdem noch eine Mykose des ganzen Körpers bestand.

In der letzten Zeit hat WERTHER-Dresden über ein eigenartiges Zusammentreffen einer Mikrosporie-Epidemie von 60 Fällen mit einer Epidemie von Alopecia parvimaculata von über 400 Fällen in mehreren Publikationen berichtet. Er selbst sah 52 Mikrosporie- und 190 Alopeciefälle im städt. Krankenhause.

Gleichzeitig wurden im Maria-Anna-Kinderhospital noch 124 Kranke behandelt. Außer an diesen beiden verschiedenen Stellen fanden sich an verschiedenen anderen Orten in Dresden und der nächsten Umgebung derartige Fälle. Ich selbst habe in der Kinderpoliklinik der Johannstadt und in meiner Privatpraxis über 50 derartige Fälle gesehen. Während WERTHER im Anfang auf dem Standpunkt stand, daß es sich um die CROCKERsche Baldneß-Form der Mikrosporie handelte, hat er später diese an kleinfleckiger Alopecie erkrankten Kinder als von DREUWscher Alopecia parvimaculata, wie sie DREUW beschrieben hat, befallen, angesehen. In seiner letzten Mitteilung glaubt er noch, daß es sich um einen Zusammenhang mit der Mikrosporie handelt, und daß es sich um eine Art der Infektion handle, die auf hämatogenem Wege, den Mikrosporiden vergleichbar, entstanden ist. Zu der Ansicht von WERTHER, die noch des Beweises bedarf, und zu der er erst zum Schluß gekommen ist, möchte ich bemerken, daß ich selbst bei derselben Epidemie in über 50 Fällen, die ich gesehen habe, mich von der Einheit dieser Erkrankung nicht überzeugen konnte, daß auch derartige Fälle gleichzeitig ohne Mikrosporie-Epidemie, z. B. von mir in Senftenberg und Pirna gesehen wurden, daß unter diesen Fällen abgeheilte Follikulitiden und kahle Stellen nach Vaccinationen usw. sich befanden.

Auch die Frage des *Ursprungs* der Alopecia parvimaculata bedarf noch der Klärung. Hervorheben möchte ich noch, daß DREUW die Alopecia parvimaculata in einzelnen Fällen mit Trichophytie zusammen, daß auch KREIBICH nach einer persönlichen Mitteilung derartige kahle Flecke auf dem Kopfe bei der Untersuchung mikrosporiekranker Kinder in Wien gesehen hat, und daß man auch in Rußland bei Favus- und Trichophytie-Epidemien oder Mikrosporie-Epidemien einzelne Kinder mit kahlen Flecken beobachtet hat. Noch nie aber ist ein derartig gehäuftes Zusammentreffen wie in Dresden festgestellt worden. Daß in einer Schule in einer ganzen Reihe von Kindern, namentlich in den Volksschulen, sich Knaben mit kahlen Flecken auf dem Kopfe befinden, ist selbstverständlich, da ja in diesen Kreisen oft Pyodermien, Traumen usw. vorkommen.

Aus den wenigen Berichten über die Parvimaculata-Epidemien geht also, um noch einmal kurz zusammenzufassen, hervor, daß es sich um eine kleinfleckige, aus einzelnen oder aus gehäuften kleinen, rundlichen oder auch eckigen Flecken zusammengesetzte infektiöse Erkrankung handelt, die bisher nur bei Kindern (mit Ausnahme der Epidemie von VAILLANT und VINCENT) beobachtet worden ist, die in Internaten oder Schulen der Ansteckung ausgesetzt waren. Bei einzelnen Epidemien handelte es sich um jüdische Kinder, in der letzten Zeit fast regelmäßig um Knaben. Nur in den Fällen von SEMON, DAVIS, BOWEN, bei denen es fraglich ist, ob es sich um eine echte Alopecia parvimaculata handelt, waren Mädchen erkrankt. Die Erkrankung scheint, wenn schnell behandelt, ohne Atrophie der Haut abzuheilen, in nichtbehandelten (oder schwereren ?) Fällen mit Atrophie der Haut und dauerndem Haarverlust. Welcher Art die Erkrankung ist, steht noch nicht fest, auch die Frage der Ursache und Zusammengehörigkeit mit anderen Erkrankungen bedarf noch weiterer Beobachtungen.

Die Ansicht von JOSEPH, nach der das Anfangsstadium der Alopecia atrophicans schon in der Kindheit mit der Alopecia parvimaculata beginnt, um später in die großfleckige Form überzugehen, läßt sich wohl kaum aufrecht erhalten.

Bei allen Autoren, die über diese Erkrankung berichten (JACKSON, MCMURTRY, HUBBERT usw.) wird für die Differentialdiagnose die absolute Abwesenheit von Parasiten und Schuppen und die irreguläre Form der Flecken angeführt. Die für die Alopecia areata charakteristische Form der Haare (!) fehlt ebenfalls. Auch hat die Alopecia areata nicht die Neigung zur Atrophie. Traumatische

Alopecie hinwiederum hinterläßt Narben und hat meist einen anderen Typus. Charakteristisch ist aber vor allen Dingen das epidemische Auftreten.

Die *Behandlung* soll so schnell als möglich einsetzen, um die Entstehung des atrophischen Stadiums zu verhindern. DREUW empfiehlt Kurzschneiden der Haare, Waschungen des Kopfes mit Salicyl-Schwefel-Hefeseife, Betupfen der Haare morgens und abends mit

| | | |
|---|---|---|
| Olei rusci | | 20,0 |
| $\beta$-Naphthol. | | 4,0 |
| Acid. salic. | | 4,0 |
| Resorcin. | | 4,0 |
| Ol. ric. | | 30,0 |
| Spir. sap. | ad | 200,0 |
| M. D. S. | | |

Abends vor dem Zubettgehen Einsalben der erkrankten Stellen mit

| | | |
|---|---|---|
| Sulf. praec. | | 10,0 |
| Resorcin | | 4,0 |
| Vas. flav. | ad | 100,0 |
| M. D. S. | | |

Ich selbst empfehle ähnlich wie bei der Behandlung der Alopecia areata Waschungen mit Sublimatspiritus und Einfetten mit Chrysarobin- oder Cignolinsalben, denen ich noch Chininum muriat. und Balsamum peruvianum zusetze. Auch Höhensonnenbestrahlungen oder Röntgenreizdosen würde ich anraten.

## Literatur.

*Alopecia parvimaculata (DREUW). Alopecia in small areas (SEMON).*

BOEGERSHAUSEN: Alopecia parvimaculata unter Schulkindern. Dermat. Wschr. **55**, 1425 (1912). — BOWEN: (a) Two epidemies of alopecia areata in an asylum for Girls. J. of cutan. genito-urin. Dis. **17**, 399 (1899). (b) Epidemic alopecia in small areas. J. of cutan. genito-urin. Dis. **33**, 343 (1915).

DAVIS: Arch. f. Dermat. **26**, 207 (1914). — DREUW: (a) Über epidemische Alopecia. Mh. Dermat. **51**, 18. (b) Klinische Beobachtungen bei 101 haarerkrankten Schulknaben. Mh. Dermat. **51**, 103.

FOX, COLCOTT: J. of cutan. Dis. **30**, 351 (1915).

GALEWSKY: Mikrosporie-Epidemie in Dresden. Disk. der Dresdener dermat. Ges. Zbl. Hautkrkh. **32**, 679.

HERMANN: Über Alopecia parvimaculata. Zbl. Dermat. **32**, 174 (1630). — HODARA, MENAHEM: Drei wahrscheinlich durch Übertragung entstandene Fälle von Pseudopelade (BROCQ), Alopecia parvimaculata (DREUW). Dermat. Wschr. **58** (1914). — HOFMANN, EDMUND u. HANS MARTIN: Über epidemisch auftretenden kleinfleckigen Haarausfall (Alopecia parvimaculata). Dtsch. med. Wschr. **51**, 1153, 1154 (1925).

JACKSON, MCMURTRY, HUBBARD: Lehrbücher. — JOSEPH, MAX: Alopecia atrophicans bei Kindern. Zbl. Kinderheilk. **1914**.

SEMON: Arch. of Dermat. **8**, 785 (1923).

WERTHER: (a) Über die Mikrosporie der Kinder. Dermat. Wschr. **1929**, Nr 51, 2007. (b) Mikrosporie-Epidemie in Dresden. Zbl. Hautkrkh. **32**, 679 (1930). Diskussion darüber Zbl. Hautkrkh. **32**, 679 (1930). (c) Arch. f. Dermat. **1931**.

## 6. Hausepidemie von Haarausfall bei Säuglingen.

Über eine eigenartige Hausepidemie von Haarausfall bei Säuglingen berichtete HELLER im Jahre 1920. HELLER beobachtete auf einer Säuglingsstation der Heidelberger Kinderklinik das plötzliche gehäufte Auftreten von Haarausfall. Es kamen 10 Kinder zur Beobachtung, die im Alter zwischen 4—6 Wochen standen. Nach dieser Beobachtungszeit kam noch ein einzelner Fall später hinzu. Ärzte und Pflegepersonal blieben frei. Es handelte sich um eine bisher unbekannte epidemisch auftretende Erkrankung von Haarausfall, die gewöhnlich symmetrisch an den Schläfen begann. Nach einigen Tagen bildeten sich richtige kahle Ecken, deren Ränder leichte Rötung und geringe weißliche Schuppung aufwiesen. Das Zentrum blieb völlig glatt und blaß. Von den Ecken aus verbreitete sich das Ausfallen weiter scheitelwärts, so daß nur auf der Höhe des Scheitels ein langer Schopf stehen blieb. Von diesem ging die Erkrankung auf das Hinterhaupt über; in einzelnen Fällen fiel auch der zentrale Schopf aus. Das Ausfallen dauerte 2—5 Wochen. Bereits gegen das Ende dieser Zeit kamen neue, flaumartige Haare, die allmählich wieder den Kopf bedeckten. Irgendwelche Allgemeinstörungen wurden nicht beobachtet. Die Untersuchung der Haare ergab nichts Abnormes. Pilze oder pilzähnliche Gebilde usw. wuchsen nicht. Obgleich also keine Erreger gefunden wurden, mußte man doch durch das epidemieartige Auftreten, dadurch daß in einem Zimmer mit 4 Betten z. B. 3 Säuglinge erkrankten, daß in einem anderen Saale trotz aller Vorsichtsmaßregeln ebenfalls mehrere Kinder erkrankten, an eine Infektionskrankheit denken. Von einer Therapie wurde abgesehen, da die Prognose günstig war und die Haare sich bald erneuerten.

Literatur.

HELLER, OSKAR: Hausepidemie von Haarausfall bei Säuglingen. Dermat. Wschr. **70**, 145.

## 7. Alopecia atrophicans.

*Synonyma:* Pseudo-Pelade (BROCQ), Alopecia cicatrisata (CROCKER), Alopecia orbicularis (NEUMANN), Alopécie atrophique simple (QUINQUAUD), Alopécie atrophique (DUBREUILH), Alopécie innomminée (BESNIER), Alopecia circumscripta atrophicans (HEUSS), Pseudo-Area (BROCQ, DUCREY), Pseudo-Alopecia atrophicans (HEUSS), Pelade décalvante, Alopecie peladiforme pseudocicatricielle irritative, Pseudo-alopécie favique (DARIER), Alopécie atrophiante en clairières (DARIER), Macular atrophy of the scalp (WHITFIELD), Alopecia capillitii atrophicans (E. HOFMANN).

Im Jahre 1868 beschrieb NEUMANN eine besondere Form der Alopecia areata, die er Alopecia circumscripta oder orbicularis nannte und die sich durch eine Depression und Atrophie der haarlosen Flecke auszeichnete. 1884 veröffentlichte LAILLER einen Fall von zur Kahlheit führenden Acne (unter dem Namen Folliculite décalvante), bei welcher Gelegenheit BROCQ zuerst eine Beschreibung der Pseudo-Pelade gab. Im nächsten Jahre hat dann BROCQ die erste ausgezeichnete Schilderung dieser Erkrankung gegeben, charakterisiert durch unregelmäßige und mehrfache alopecische Flecke, bei welcher die Haut ohne sichtbare krankhafte Erscheinungen atrophisch wird und es zur Zerstörung der Haarfollikel kommt. Trotzdem wurde die Krankheit mit der Folliculitis decalvans zusammengeworfen, wie ich es bei dieser Krankheit schildern werde. Es waren insbesondere die Arbeiten von QUINQUAUD, ROBERT u. a., die in diese Frage Verwirrung hineinbrachten. Selbst 1894 noch war BESNIER von dem selbständigen Krankheitsbild nicht überzeugt. In diese Zeit fallen auch die Arbeiten von WICKHAM, NICLOT, SABOURAUD und anderen in Frankreich, von LASSAR (1890), HEUSS (1896), KREIBICH (1900), ARNDT (1909), SAALFELD, BLASCHKO (1906) und anderen in Deutschland, von JACKSON (1902), FOX (1904) und ROBINSON in Amerika, von SANGSTER (1890), WHITFIELD (1901), GALLOWAY (1898), CROCKER in England, DUCREY und STANZIALE (1906) in Italien. Die erste und ausführlichste Abhandlung wurde 1905 von BROCQ, LENGLET und AYRIGNAC in den Annales der Dermatologie veröffentlicht, die auch heute noch ihre volle Bedeutung behalten hat.

Seit dieser Zeit sind außerordentlich viele Arbeiten über die Frage der atrophierenden Alopecie geschrieben worden. Es sind in der ganzen Welt weit über 186 Fälle vorgestellt worden, und in einer sehr dankenswerten, ausführlichen Arbeit hat 1930 PANAGIOTIS D. PHOTINOS diese Fälle zusammengestellt und die Ansichten der französischen Schule in einem umfangreichen Buche über die

Pseudo-Pelade (Brocq) niedergelegt, so daß man heute sagen kann, das Krankheitsbild steht fest, wenn wir auch über vieles, insbesondere über die Ätiologie noch nichts wissen, und wenn auch die Krankheitsübergänge zu anderen atrophierenden Erkrankungen der Kopfhaut oft in den einzelnen Fällen es erschweren, die richtige Diagnose zu stellen.

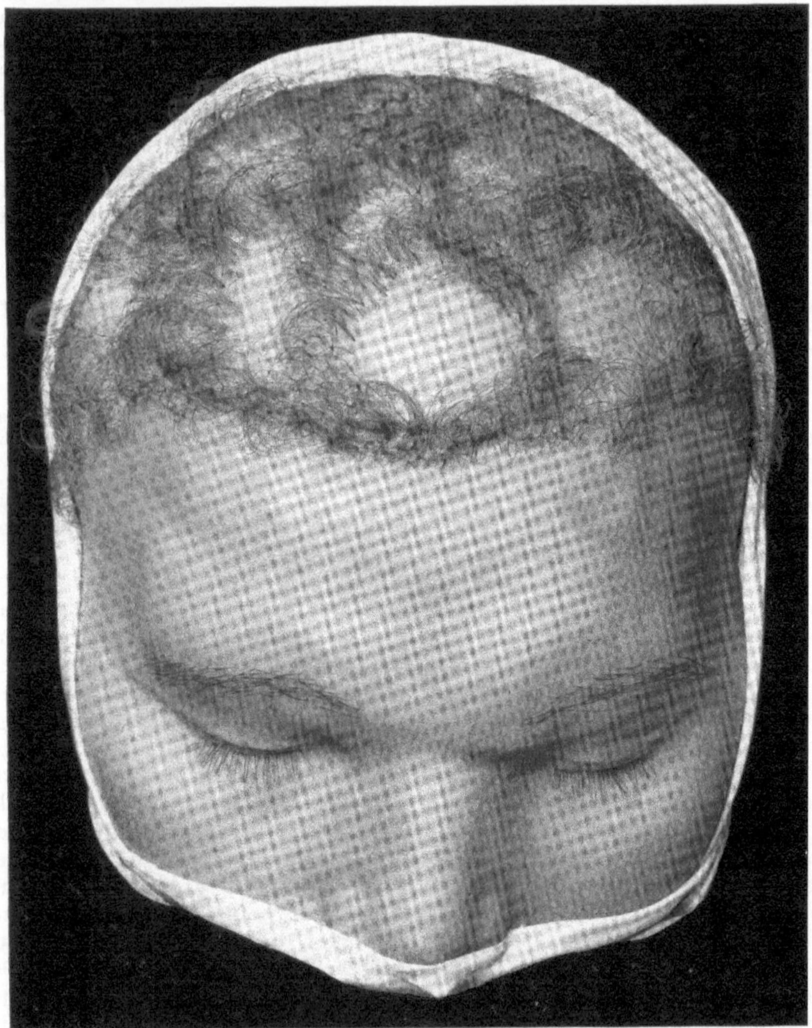

Abb. 66. Alopecia atrophicans. Großfleckige Form. (Nach Galewsky.)

**Klinik.** Die Krankheit beginnt unbemerkt und ohne jede Beschwerden und ohne jede sichtbare Entzündung. Dabei kann daneben eine leichte Seborrhöe, mit geringem Jucken einhergehend, bestehen, ohne daß sie dafür verantwortlich ist. Bei genauer Beobachtung des Kopfes sieht man auf demselben mehrere kahle Stellen größerer oder kleinerer Art, von Linsen- bis Fünfmarkstückgröße, mit unregelmäßiger, bald rundlicher, bald länglicher Form. Die Flecke sind entweder weißlich oder elfenbeinfarbig, manchmal leicht rosa aussehend, obgleich ich selbst diese Form nur einmal gesehen habe.

Am häufigsten ist die Scheitelgegend zuerst ergriffen, aber auch der Hinterkopf, die seitlichen Flecke können zuerst befallen werden. Selten beginnt die Erkrankung mit einem Fleck, im allgemeinen fallen gleichzeitig an mehreren Stellen die Haare aus und es werden gleichzeitig mehrere kahle, unregelmäßig geformte Stellen sichtbar. Gewöhnlich kommen die Patienten, wenn nicht ein Friseur sie darauf aufmerksam macht, erst zum Arzt, wenn mehrere Flecke ihnen auffallen. Die Erkrankung kann entweder mit kleinen Flecken anfangen oder sich auf wenige große Flecken ausdehnen, oder auch als gemischte Form auftreten. Gewöhnlich sind die Stellen unregelmäßig konturiert, manchmal polycyclisch, gewöhnlich kleinere und größere zusammen, die Haut erscheint eingesunken, weißlich oder elfenbeinfarbig. Das Charakteristische ist die unregelmäßige Form und die leichte atrophische Einsenkung. In einer Reihe von Fällen konfluieren die einzelnen Flecke und bilden größere Herde, oft von kleinen, rundlichen Randherden umgeben. Die Erkrankung umfaßt nie den ganzen Kopf, wenigstens kenne ich keine derartigen Fälle, sondern es bleiben immer eine gesunde Randzone oder normale Hautstellen ohne Flecke. Im allgemeinen ist die Haut glatt und weich. Die Flecke sind scharf umschrieben, die Ränder der Flecke sind unregelmäßig. Die Erkrankung kann auch in ganz seltenen Fällen auf den Bart übergehen. In den einzelnen Herden sind oft keine Haare mehr vorhanden, oft sieht man noch einzelne Haare an den Stellen selbst wie kleine Inseln, oder man sieht noch die Follikel ohne Haare, ehe sie ganz zerstört werden. Das Haar selbst am Rande und in den kleininselförmigen Stellen mit Haaren ist normal und zeigt keine Veränderung. Wenn das Haar ausfällt oder herausgezogen wird, hat es oft eine leichte dünne, schleimige Scheide. Man sieht in keinem Falle abgebrochene Haare oder Lanugohaare oder die Ausrufungszeichenhaare der Alopecia areata. Der Verlauf der Erkrankung ist ein außerordentlich langsamer, nur ganz selten ein schneller. Oft wechseln Perioden der Ruhe mit Perioden des Fortschreitens. Wenn die Patienten zum Arzt kommen, besteht die Erkrankung oft schon mehrere Jahre, wenn man sie nach 20 Jahren wiedersieht, sind oft noch mehr Flecke vorhanden oder die Erkrankung hat einen Stillstand erreicht. Nur ganz selten sieht man einen schnellen, innerhalb von Monaten verlaufenden Prozeß. Fast alle Fälle, die ich gesehen habe, waren auf dem behaarten Kopfe. Andere Autoren haben auch im Bart und in den Augenbrauen diese Erkrankung festgestellt — falls keine Irrtümer vorliegen. PHOTINOS hat einen Fall am Bein gesehen.

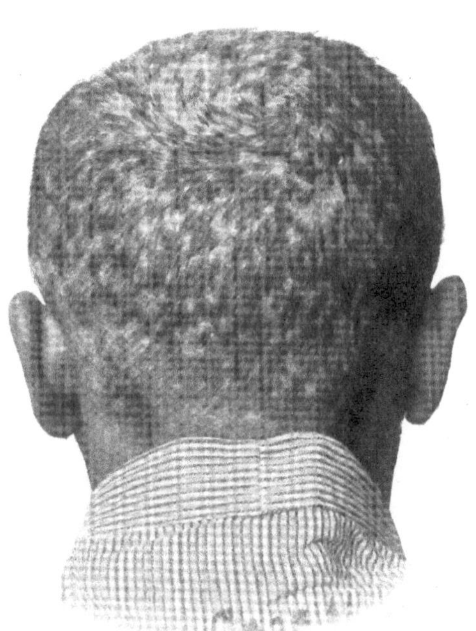

Abb. 67. Pseudopelade (BROCQ), kleinfleckige Veränderungen. (Sammlung ARNDT.)

Wie ich bereits oben erwähnt habe, besteht oft eine Koinzidenz mit anderen Erkrankungen. Schon 1893 hat BROCQ einen Fall von Pseudopelade beschrieben, der mit Neurodermitis (Lichen chronicus) und Acné cornée zusammenhing.

Auch Kombinationen mit Ichthyosis (Fall FÖRSTER 1918), mit Keratosis (HUGO MÜLLER 1921), Lichen ruber (SPRINZ 1914), Alopecia areata (ULLMANN 1911), mit Sclerodermie (GRÜNFELD 1909) wurden veröffentlicht. 1928 sah MC CAFFERTY einen Fall mit Lichen spinulosus und ebenso haben GR. LITTLE und LASSUEUR diesen Zusammenhang betont. Ähnliche Fälle sind in England von WHITFIELD (mit Lichen planus kombiniert) und

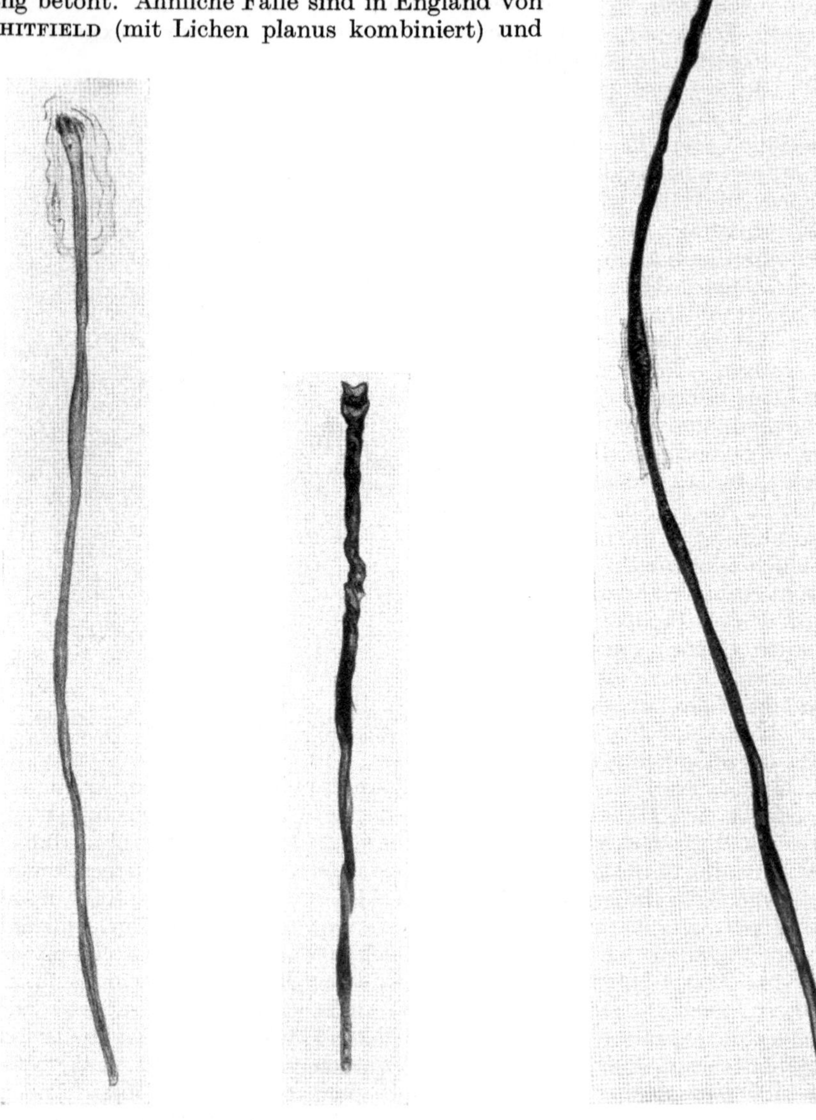


Abb. 68a—c. Kranke Haare bei Alopecia atrophicans. (Nach SABOURAUD.)

DOWLING 1922 (mit Lichen pilaris), von MONTESSANO in Italien 1907 mit Folliculitis decalvans usw. veröffentlicht worden. Auch über den Zusammenhang mit Seborrhöe berichtet eine Reihe von Veröffentlichungen, ohne daß

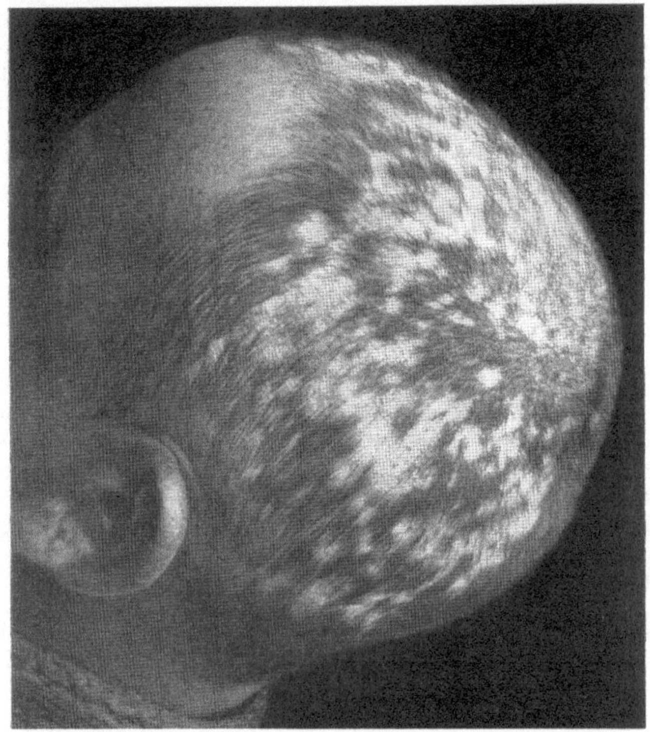

Abb. 69. Alopecia atrophicans. (Sammlung SPRINZ.)

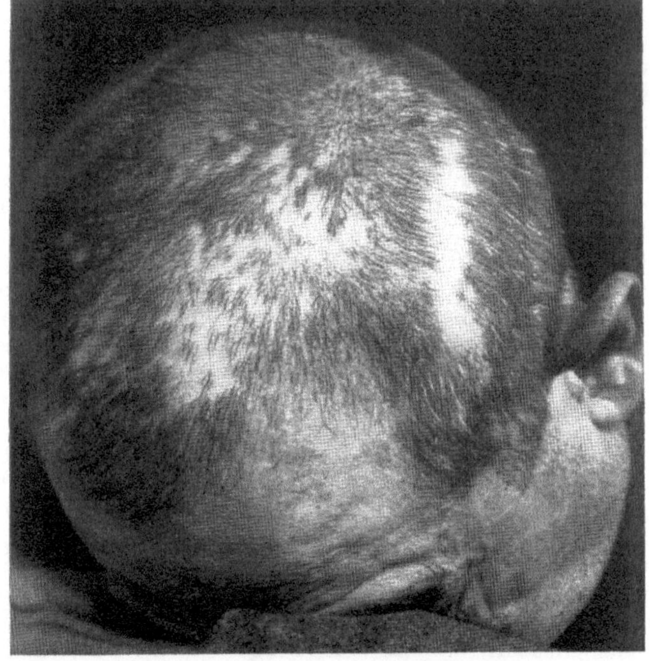

Abb. 70. Alopecia atrophicans. (Sammlung SPRINZ.)

über die Bedeutung der Seborrhöe für das Entstehen der Erkrankung sich etwas Sicheres sagen läßt.

Über die **Ursachen** der Erkrankung wissen wir garnichts. In allen bisherigen Untersuchungen hat man spezifische Mikroorganismen nicht gefunden. Trotz alledem glaubt eine große Anzahl Forscher an die parasitäre Ursache der Alopecia atrophicans. Auch Sabouraud hat in seinem Buche „Pelade et Alopécie" die Ansicht ausgesprochen, daß die Erkrankung durch Mikroben verursacht sein muß. Dafür sprechen der Beginn in kleinen Flecken, die progressive und chronische Form der Erkrankung, das Fehlen aller Zusammenhänge mit anderen Erkrankungen. Photinos macht in seiner Arbeit ganz besonders darauf aufmerksam, daß Zusammenhänge mit Syphilis, Tuberkulose und Lepra nicht bestehen, eine Vermutung, die in Deutschland niemals angenommen wurde.

Endokrine Störungen haben sich bisher nicht nachweisen lassen. Nur Darier hat im Jahre 1924 einen Fall mit Schilddrüsentherapie geheilt. Es ist die einzige Arbeit, bei der man aus dem Erfolg auf einen Zusammenhang schließen kann. Es bleibt also als wahrscheinlich nur die parasitäre Ursache übrig, die schon früher auch Crocker vermutet hatte und die vor kurzem auch wieder Benedek vertreten hat. Photinos hat in seinem Buche über seine Versuche, Kulturen und Impfungen anzulegen, berichtet, ohne zu positiven Resultaten zu kommen.

Im Jahre 1928 haben Tumers und Rosenberg über 5 Fälle in einer Familie berichtet. Die Erkrankung hatte Vater und 4 Söhne befallen. Auch Großvater und Urgroßvater sollen bereits erkrankt gewesen sein. Ebenso hat Professor Photinos der Ältere bei Bruder und Schwester 2 Fälle beobachtet, in einer Familie, in der auch der Vater wahrscheinlich von der Erkrankung befallen war. Wir wissen also nichts Sicheres über die Ätiologie. Die Frage bedarf noch weitestgehender Aufklärung.

Auch die *Pathologie* der Alopecia atrophicans ist noch völlig im Dunkeln. Nach Brocq sind die Hautveränderungen perivasculärer Natur. Die Blutgefäße sind von kleinzelliger Entzündung umgeben, welche sich in das umgebende Bindegewebe weiter erstreckt. Das Lumen der Blutgefäße ist erweitert, ebenso die Lymphspalten. Das entzündliche Infiltrat besteht aus Lymphocyten, Plasma- und einzelnen Mastzellen, auch eosinophile Zellen finden sich. Das Bindegewebe um die Blutgefäße degeneriert allmählich, die elastischen Fasern verschwinden. Die Epidermis erscheint im Anfang normal, später atrophisch. Auch die interpapillären Zapfen verschwinden allmählich. Nach und nach gehen die Follikel zugrunde.

In der letzten Zeit hat Gingi Komaya in einem Fall von Pseudopelade (1928) Schwund der Haarfollikel und Talgdrüsen, Zurückbleiben der Papillen, Homogenisierung der subepithelialen kollagenen Fasern und Schwund der elastischen Fasern festgestellt. Eine ausführliche mikroskopische Untersuchung findet sich von Civatte im Buche von Photinos. Er stellt vor allen Dingen entzündliche Prozesse fest, die zur Atrophie führen und ein perifollikuläres Infiltrat, welches aus Lymphocyten und vereinzelten Mastzellen besteht. Dasselbe beschränkt sich nicht auf den Papillarkörper, sondern steigt entlang dem Follikel bis zum Grunde des Corion herab, wobei es sich immer mehr abschwächt. Plasmazellen sind in dem Infiltrat nur spärlich oder nicht vorhanden (im Gegensatz zum Ulerythema sycosiforme). Allmählich tritt eine Atrophie ein, die Follikel gehen zugrunde.

Auch hier bedarf es noch eingehender Untersuchungen, ehe man ein einigermaßen sicheres Urteil geben kann.

**Differentialdiagnostisch** kommen in Frage: 1. die Alopecia areata. Sie unterscheidet sich ohne weiteres durch das Fehlen der Endatrophie, durch das

Vorhandensein der Ausrufungszeichenhaare, durch die großen Flecke und die Heilbarkeit. JOSEPH empfiehlt zur Differentialdiagnose das Bepinseln der Flecke mit Chrysarobin. Bei der Alopecia areata sieht man dann an den einzelnen Follikelmündungen einen schwarzbraunen Chrysarobin-Niederschlag, der bei der Alopecia atrophicans fehlt. Das stimmt natürlich nur für die Fälle, bei denen alle Follikel zerstört sind und trifft nicht für diejenigen zu, in denen noch Haarreste und Inseln von anscheinend gesunder Haut in den Herden vorhanden sind.

Der Lupus erythematodes ist auf dem Kopfe charakterisiert durch rundliche, scharf begrenzte polycyclische, haarlose weiße oder rosa, oft mit Gefäßerweiterungen einhergehende glatte atrophische Scheiben. Oft sieht man in ihm geöffnete, klaffende Follikel, die gelegentlich noch Zapfen tragen und mit leichten Schuppen an der Haut haften. Oft findet man als charakteristisches Zeichen einen mehr oder weniger hellroten oder bläulich roten entzündlichen Saum, der leicht erhaben ist und die fortschreitende Entzündung angezeigt. Der Lupus erythematodes hat immer eine haarlose Narbe, während man oft bei der Alopecia atrophicans büschelartig Haare findet. Die Narben des Lupus erythematodes sind häufig auf Druck schmerzhaft.

Vom Favus unterscheidet sich die Alopecia atrophicans durch das Fehlen der Scutula, durch die fehlenden Pilze in den Haaren, sie ähneln sich durch die unregelmäßige, narbige zackige Form; auch hier findet man in der atrophischen Scheide noch büschelförmige Haarreste mit Pilzen.

Die Trichophytie macht (abgesehen von Kerion celsi) niemals eine Atrophie und die Haare enthalten die charakteristischen Pilze.

Die Folliculitis decalvans ist charakterisiert durch die entzündlichen Follikel und Pusteln am Rande der haarlosen Stelle.

Außer dieser Erkrankung kommt noch die von DREUW zuerst beschriebene Alopecia parvimaculata in Frage, die aber schon durch ihr epidemisches Auftreten, durch das Befallensein von Kindern in Schulen usw. differentialdiagnostisch ohne weiteres auszuschließen ist. Das Ulerythema sycosiforme ist durch seinen Sitz im Gesicht und den konvexen Rand, der mit entzündeten Follikeln, Pusteln usw. besetzt ist, ohne weiteres zu unterscheiden. Selbst wenn diese Erkrankung, wie in den Fällen von HOFMANN, nur auf dem behaarten Kopf auftritt, wird immer die entzündliche Randzone und das Besetztsein mit an die Sykosis erinnernden Knötchen die Diagnose ohne weiteres sichern. Auch das Erysipel und das Erysipeloid, die Trichotillomanie und die Lues II sind ohne weiteres auszuschalten.

Die **Prognose** ist eine absolut ungünstige, was die Heilung, eine günstige, was das Fortschreiten anbetrifft. Da die Erkrankung sich im allgemeinen sehr langsam ausbreitet, kann man die Patienten, namentlich Frauen, trösten, daß die Alopecie niemals zu einer völligen Kahlheit führen wird. Alle Fälle, die ich gesehen habe, waren verhältnismäßig gutartig. Es gibt aber in der Literatur auch schwere Fälle, die glücklicherweise sehr selten, doch zu einem so starken Haarausfall führen können, daß ein Bedecken durch falsche Haare unter Umständen nötig wird. Die **Therapie** ist leider ziemlich machtlos. Da wir die Ursache der Erkrankung nicht kennen und auch nichts finden, was für die Behandlung irgendwelchen Anhalt bietet, ist die Heilungsmöglichkeit eine minimale. Nur ARNDT hat durch lange Zeit fortgesetzte heiße Seifenwaschungen und die Anwendung einer 10%igen Schwefelzinkpaste anscheinend das Fortschreiten des Prozesses aufhalten können. BROCQ richtet seine Behandlung vor allen Dingen nach dem allgemeinen Zustand, weil er glaubt, von da aus Behandlungsmöglichkeiten zu haben. Sonst empfiehlt er örtliche Waschungen mit Sublimat-Spiritus, Seife und entsprechenden Salben. Auch STELWAGON empfiehlt

Salicyl, Quecksilber oder Schwefel. Ich selbst habe immer, um wenigstens den Versuch einer Behandlung zu machen, Sublimatwaschungen und Anwendung von Zinnobersalben oder Schwefelpräparaten (Mitigalöl-, Schwefel-, Perubalsam-Chininsalben) Höhensonnenbestrahlungen, Röntgen, Resorcin angewendet, ohne daß ich von einem Erfolg sprechen könnte. In verschiedenen Fällen glaube ich einen Stillstand erreicht zu haben.

Darier hat, wie erwähnt, im Jahre 1924 einen Fall mit Schilddrüsentherapie geheilt. Die Haare wuchsen mit Dunkelfärbung an der Spitze nach. Im allgemeinen sind aber alle Versuche, die Erkrankung, als durch endokrine Störungen verursacht, zu behandeln, fehlgeschlagen. Auch mit Röntgenbestrahlungen, Höhensonnen- oder Quarzlampenbehandlung sind niemals eklatante Erfolge gesehen worden. Mocafighe gibt an, in einem Falle durch monatelange 10 Minuten lange Behandlungen mit Hochfrequenzströmen Heilung erzielt zu haben.

## Literatur.

### *Alopecia atrophicans.*

Adamson: Peculiar alopecia. Brit. J. **1896**, 217. — Arndt: Über einige Formen narbiger Kahlheit, ihre Diagnose und Therapie. Mh. Dermat. **46**, 448 (1908). — Arnozan: Pseudopelade. Soc. franç. Dermat., Sitzg 23. Juli 1891.

Baer: Pseudo-pelade Brocq. Mh. Dermat. **48**, 362 (1909). — Bechet: Pseudo-pelade of Brocq. Arch. of Dermat. **7**, Nr 1, 274 (1923). — Besnier, E.: Réunion clinique hebdomadaire des médecins de l'hôpital St. Louis. Ann. de Dermat. **1889**, 104. — Besnier, M. E.: Alopécie cicatricielle de la barbe; acné dépilante et cicatricielle. Réun. Clin. méd. Hôp. St. Louis, 20. Dez. 1888 u. 10. Jan. 1889. — Blaschko: Krankenvorstellung, pseudopelade. Dermat. Z. **13**, 519 (1906). — Brandweiner: (a) Ein Fall von Pseudo-pelade Brocq. Arch. f. Dermat. **201**, 369 (1910). (b) Pseudo-pelade Brocq. Arch. f. Dermat. **1914**, 10; Dermat. Z. **20**, 631 (1913). — Brocq: (a) Alopecia. J. of cutan. a. vener. Dis. **3**, 50 (1885, Febr.). (b) Soc. méd. Hôp. Paris, Sitzg 12. Okt. 1888. (c) Un deuxième cas de pseudopelade. Soc. méd. Hôp. Paris 1888. Voir Bull. et mémoires **1888**, 401. (d) Notre pseudo pelade, La pratique dermatologique. Paris: Masson & Co. 1900. p. 341. (e) Pseudopelade et acné décalvante. Soc. franç. Dermat., 7. Febr. 1901. — Brocq-Besnier: Ann. de Dermat., März **1894**, 328. — Brocq, Lenglet et Ayrignac: (a) Recherches sur l'Alopécie atrophiante, variété pseudo-pelade. Ann. de Dermat. **1905**. (b) Vingt-deux cas de pseudopelade. Ann. de Dermat. **1905**, 97. — Bunch: Brit. J. Dermat. **1907**. — Butte, L.: Traité de l'Alopécie atrophiante. Variété pseudo-pelade de Brocq. Ann. de Thér. dermat. **1906**, 99.

Carrucio u. V. Montesano: Pseudoarea Brocq. Dermat. Z. **20**, 556 (1913). — Chirivino: Sulle alterazioni istologichenella. Pseudo pelade di Brocq. Giorn. ital. Mal. vener. Pelle **1908**, H. 2, 196.

Dade: Folliculitis decalvans (?). J. of cutan. a. vener. Dis. **1912**, 729. — Danlos: Un cas de pseudo-pelade, type Brocq. Soc. de Dermat., 2. Juli 1903. Ann. de Dermat., Juli **1903**, 585. — Darier: Alopécie atrophiante en clairières, Pseudopelade de Brocq. Soc. franç. Dermat., 10. Jan. 1901. Ann. de Dermat. **1901**, 58. — Darier et L. Le Sourd: Pelade décalvante totale (récidive) avec lésion des ongles. Soc. franç. Dermat., Sitzg 10. Nov. 1898. — Davis: A case of folliculitis decalvans. J. of cutan. a. genito-urin. Dis. **1908**, 277. — Domling, G. B.: A case of pseudo-pelade associated with lichen plano-pilaris. Brit. J. Dermat. **1925**, 274. — Dore, S. E.: A case of Lichen planus and pseudo-pelade. Brit. J. Dermat. **32**, 15 (1920). — Dreuw: The early stage of alopecia atrophicans (Pseudo-pelade Brocq). J. of cutan. a. genito-urin. Dis. **1914**, 249. — Dreyer: Fall von Pseudo-pelade. Dermat. Z. **40**, 230 (1924). — Dubreuilh: (a) Les Alopécies atrophiques. Ann. de Dermat. **1893**, 329. (b) Une alopécie de forme pseudo-pelade. Soc. franç. Dermat., 17. Mai **1921**. Voir Bull. et mémoires, 219. — Ducrey et Stanziale: Contributio clinico anatomo pathologico e bacteriologico allo studio di alume affezioni della regioni pelose con esito in atrofia. (Congr. méd. ital. tenue à Sienne, Aug. 1891.) Giorn. ital. Mal. vener. Pelle, Juni **1892**, 239.

Fischl: Ein Fall von Pseudo-pelade (Brocq). Arch. f. Dermat. **136**, 24 (1921). — Fox, G. H.: (a) The rare forms of Alopecia. Amer. dermat. Assoc., Mai 1894. J. cutan. of a. genito-urin. Dis. **1894**, 396. (b) N. J. dermat. Soc., 26. Okt. **1897**. — Fox, Wilfred: A case of pseudo-pelade. Brit. J. Dermat. **24**, 223 (1912). — Francesco Cabassi: Pseudo-Area del Brocq. Pensiero med., 20. April 1924.

Galloway: Atrophic folliculitis of the scalp. Brit. J. Dermat. **1902**, 57. — Glavtsche, G.: Ein Fall von Pseudo-pelade Brocq. Dermat. Z. **16**, 179 (1909). — Godfredo-Sorrentino: Della pseudo-area de Brocq. Extratto del Giorn. ital. Mal. vener. Pelle **1906**,

H. 5. — GALLOWAY: Brit. J. of Dermat. **1898**, 330. — GRAHAM LITTLE: A case of pseudopelade of Brocq. Brit. J. Dermat. **20**, 231 (1908). — GRÜNFELD, RICH. L.: On folliculitis decalvans. J. of cutan. a. genito-urin. Dis. **28**, 541 (1910).

HALLOPEAU et G. BUREAU: (a) Sur une pseudo-pelade, probablement trophonévrotique. Soc. franç. Dermat., Sitzg 11. Juni 1896. (b) Sur une pseudepelade en bande. Ann. de Dermat. **1897**, 219. — HAMMER: Dermat. Z. **1906**. — HARRIS: Pseudo-pelade. J. of cutan. Dis. **1918**, 259. — HELLER: Fall von Pseudo-pelade Brocq. Dermat. Z. **20**, 1120 (1913). Arch. f. Dermat. **117**, 877 (1914). — HERXHEIMER: Pseudo-Alopecia atrophicans (BROCQ). Mh. Dermat. **48**, 358 (1909). — HEUCK: Ein Fall von Pseudo-pelade. Arch. f. Dermat. **122**, 626 (1916). — HEUSS: Abnorme Fälle von Alopecia. Mh. Dermat. **31**, 632 (1896). — HOFFMANN: Pseudopelade Brocq. Mh. Dermat. **14**, 545 (1907). — HOWARD FOX: Folliculitis decalvans. Arch. of Dermat. **3**, 872 (1921).

IWANOW: Ein Kranker mit Pseudo-pelade de Brocq. Dermat. Z. **42**, 213 (1925).

JACKSON: J. of cutan. a. genito-urin. Dis. **1892**, 73. — JACKSON, G. T.: A case of folliculitis decalvans. J. of cutan. a. genito-urin. Dis. **1901**, 541.

KAPOSI: Pathologie et traitement des maladies de la peau. 2. édition française par E. BESNIER et DOYON, 1891, z. II, p. 180. — KELLER, OTTO: Über Alopecia atrophicans. Leipzig 1911. — KERL: Pseudo-pelade Brocq. Arch. f. Dermat. **125**, 603 (1919); **137**, 42 (1921). — KLINGMÜLLER: Casi speciali di Alopezia atrofizzanti. Boll. Mal. vener. **1903**, No 4. — KINSBURY: Pseudo-pelade. J. of cutan. a. vener. Dis. **1915**, 38. — KREIBICH: Alopecia atrophicans. Wien. dermat. Ges. Arch. f. Dermat. **53**, 377 (1900).

LASSAR: Berl. dermat. Ges. — LAWRENCE, MCCAFFERTY: Folliculitis decalvans et atrophicans (LITTLE). Arch. of Dermat., Okt. **1928**, 514. — LEBEDEW: Zur Frage der Pseudopelade de Brocq. Arch. f. Dermat. **119**, 168 (1914). — LEVIN: Pseudo-pelade. Arch. of Dermat. **5**, 661 (1922). — LOMHOLT: Fall von Pseudo-pelade de Brocq. Dermat. Z. **30**, 31 (1920). — LORENZO-MORINI: Contributi allo studio delle alopecie peladoidi. Giorn. ital. Mal. vener. Pelle **1918**, H. 2, 100.

MACKEE for M. FORDYCE: (a) Pseudo-pelade. J. of cutan. a. genito-urin. Dis. **1914**, 713; J. of cutan. a. vener. Dis. **1915**, 212. (b) Alopecia cicatrisata (pseudo-pelade). J, of cutan. Dis. **1917**, 545. — MACLEOD, J. M. H.: A case of pseudo-pelade of Brocq. Brit. J. Dermat. **21**, 27 (1909). — MENAHEM HODARA: Drei wahrscheinlich durch Übertragung entstandene Fälle von Pseudo-pelade Brocq. (Alopecia parcimaculata Dreuw.) Dermat. Wschr. **58**, 375 (1914). — MILIAN: Pseudo-pelade et lèpre autochtone. Soc. méd. Hôp. Paris, 23. April 1909. Voir Bull. et mémoires **1909**, 40. — MILIAN et FERNET: Un cas de lèpre autochtone. Bull. Soc. méd. Hôp. Paris **1908**, 280. — MOCAFIGHE: Sull' uso dell' alta frequenza in dermatologia. Giorn. ital. Mal. vener. Pelle **1909**, 2. — MONTESANO: (a) Sulla pseudo-area. Giorn. ital. Mal. véner. Pelle **1908**, H. 2, 197. (b) Sur un nouveau cas de pseudo-pelade de Brocq. (Su di un nuovo caso di pseudo-area del Brocq.) Ann. de Dermat. **1911**, 59. — MULLER, HUGO-Mainz: Ein Fall von Pseudo-pelade. Dermat. Z. **34/35**, 158 (1921/22).

NAKAGAWA, M. K.: Notes on a case of pseudo-pelade (BROCQ). Jap. J. of Dermat., Okt. **1928**, 69. — NANDER: Fall von Pseudo-pelade de Brocq. Dermat. Z. **36—37**, 151 (1922). — NEUMANN: Alopecia areata. Traité des maladies de la peau, traduction française de la 4. édition allemande par G. et E. DARIN, p. 430. Paris 1880. — NICLOT: (a) Une variété spéciale de folliculite destructive des régions velues (Acné décalvante QUINQUAUD-LAILLER). Thèse de Paris **1888**. (b) Un cas de folliculite décalvante forme pseudo-pelade de Brocq. Soc. franç. Dermat., 8. März 1894. — NOBL: (a) Idiopathie zur Atrophie der befallenen Hautbezirke führende Alopecie. Wien. dermat. Ges., 19. Febr. 1909. (b) Wien. dermat. Ges., 24. Febr. 1909. (c) Ein Fall von Pseudo-pelade Brocq. Arch. f. Dermat. **201**, 372 (1910). (d) Über die BROCQsche Form der atrophisierenden Alopecie. Arch. f. Dermat. **119**, 455 (1914).

OBERMILLER: Ein Fall von Pseudo-pelade Brocq. Arch. f. Dermat. **122**, 818 (1916). — OLTRAMARE: Soc. méd. Genève, Febr. 1902. — OPPENHEIM: Pseudo-pelade Brocq. Arch. Dermat. **137**, 104 (1921). — ORMSBY: Pseudo-pelade. J. of cutan. Dis. **1918**, 289. — OSTRJAKOW: Über Pseudo-pelade de Brocq. Arch. f. Dermat. **107**, **109**, 279 (1911); Mh. Dermat. **52**, 15 (1911).

PAUTRIER: La pseudo-pelade. Presse méd. **1905**, 339. — PHOTINOS (PANAGIOTIS): Lichen spinulosus et pseudo-pelade de Brocq. Soc. Dermat., 14. März **1929**. — PHOTINOS, GEORGES: (a) Pseudo-pelade de Brocq associé avec psoriasis et pelade. Soc. hellén. Dermat. et Vénér., 17. März 1929. (b) Un autre cas de pseudo-pelade de Brocq. loc. cit. — PHOTINOS, GEORGES et PETROPOULOS (N.): Un autre cas de Pseudo-pelade de Brocq à l'hôpital André Syggros. PHOTINOS, GEORGES et A. SOUVATZIDES: (a) Un cas de pseudo-pelade de Brocq à l'hôpital André Syggros. (b) Soc. hellén. Dermat. et Vénér., 17. März 1929. — PILS: Pseudo-pelade Brocq. Dermat. Wschr. **1924**, Nr 23, 647. — PLOGER: Ein Fall von Pseudo-pelade. Arch. f. Dermat. **122**, 626 (1916).

QUINQUAUD: Une folliculite épilante et destructive des régions velues. Bull. Soc. méd. Hôp. Paris **1888**, 395.

RADCLIFFE CROCKER: Alopecia cicatrisata. Diseases of the skin, **3**. édit., p. 1160. Londres 1903. — ROBERT, P. A.: L'acné décalvante. Thèse de Paris **1889**. — ROBINSON: N. Y. dermat. Soc., 22. Jan. 1901. — ROTHWELL: Pseudo-pelade. Arch. of Dermat. **7**, Nr 1, 560 (1923). — RUSCH, P.: Pseudo-pelade Brocq. Dermat. Z. **21**, 531 (1914); Arch f. Dermat. **119**, 27 (1914).

SAALFELD: Congr. internat. de Dermat. Berlin 1904. — SABOURAUD, R.: (a) Un cas de pseudo-pelade de Brocq chez un enfant de 12 ans. Loc. cit. (b) Diagnostic et traitement de la pelade et des teignes de l'enfant, p. 42. Paris 1895. (c) Traité des Maladies de l'enfance publié sous la direction de MM. J. GRANCHER, J. COMBY, A. B. MARFAN t. V. 1898 voir art. „Pelade", par SABOURAUD, p. 267. (d) Maladies du cuir chevelu, maladies séborrhéiques, Séborrhé, Acné, Calvitie, p. 267. Paris 1902. (e) Pseudo-pelade de Brocq, Dermatologie topographique. Paris: Masson & Co 1905, p. 249. (f) Pseudo-pelade de Brocq, son diagnostic différentiel avec l'alopécie cicatricielle du favus et l'alopécie syphilitique. Clinique, 12. Jan. **1921**, 21. — SANGSTER, ALFRED: Patchy baldness with atrophic change. Brit. J. Dermat. **1890**, 51. — SANTALOFF, N. W.: Contribution à l'étude des rapports du lupus érythémateux avec la pseudo-pelade de Brocq. Ann. de Dermat., Mai **1929**, 565. — SCHAMBERG: Folliculitis decalvans. J. of cutan. a. genito-urin. Dis. **1913**, 117. — SCHOLZ: Pseudo-pelade Brocq. Arch. f. Dermat. **117**, 877 (1914). — SÉE, MARCEL: Soc. franç. Dermat., 5. Febr. 1903. Ann. de Dermat. **1903**, 141. — SPRINZ: Ein Fall von Pseudo-pelade (BROCQ). Dermat. Z. **21**, 1002 (1914). — SPRINZELS: Arch. f. Dermat. **115**, 851 (1913); Dermat. Z. **20**, 342 (1913). — STILLIAMS: Pseudo-pelade. Arch. of Dermat. **1**, 476 (1920).

TROXELL: Pseudo-pelade. Arch. of Dermat. **1925**, Nr 1, 274. — TÜMMERS, H. u. W. ROSENBERG: Familiäres Auftreten der Alopecia Brocq. Dermat. Wschr. **86**, Nr 15, 502 (1928).

ULLMANN: Pseudo-pelade Brocq. Arch. f. Dermat. **112**, 7 (1912). — UNNA: Alopecia atrophicans ohne eruierbare Ätiologie. Verslg dtsch. Naturforsch. Hamburg, 23. Sept. 1901.

VARIOT: Die Pseudoalopecie der Kinder. J. Mal. cutan. **1891**. — VIGNOLO LUTATI: Klinische und histologische Betrachtungen über einen Fall von Pseudo-area von BROCQ. Mh. Dermat. **47**, 623 (1908).

WECHSELMANN: Über Pseudoalopecia atrophicans crustosa. Dermat. Z., Febr. **1905**. — WHITFIELD: (a) A peculier form of baldness. Brit. J. Dermat. **1901**, 170. (b) Macular atrophy of the scalp. Brit. J. Dermat. **1908**, 94. (c) A case of macular atrophie of the scalp. (pseudo-pelade of Brocq). Brit. J. Dermat., März **1908**, 94. — WICKHAM: On a case of pseudo-pelade of Brocq. Brit. J. Dermat. **2**, 251 (1890).

## 8. Folliculitis decalvans.

*Synonyma:* Folliculite épilante et déstructive (QUINQUAUD), Alopecia orbicularis (NEUMANN), Folliculite décalvante (BROCQ), Acné décalvante (LAILLER und ROBERT), Depilating folliculitis.

Unter Folliculitis decalvans verstehen wir einen zur allmählichen narbigen und unregelmäßig begrenzten, fleckenförmigen Kahlheit führenden Prozeß, der mit kleinen entzündlichen Papelchen oder Pusteln um die Haare herum beginnt. Von den kleinen Follikulitiden aus bilden sich Narben, die allmählich zu immer größer werdenden narbigen Flecken führen.

Die Erkrankung ist zuerst von NEUMANN im Jahre 1880 als Alopecia circumscripta oder orbicularis beschrieben worden. Wahrscheinlich hat aber schon vorher 1873 ERASMUS WILSON unter dem Namen Folliculitis rubra ähnlich wie TILBURY FOX derartige Fälle gesehen. Die Hauptarbeiten auf diesem Gebiete stammen aus Frankreich, vor allem BROCQ hat sich eingehend mit diesen Krankheitsformen beschäftigt, dieselben beschrieben und klassifiziert. Von ihm stammt auch der Name Folliculite décalvante. Er schilderte in seinem ersten Fall einen Prozeß bei einem Manne, der mit einer leichten Entzündung der Haarfollikel begann und mit kompletter Atrophie des Follikels und dauernder Alopecie endete. Dieser erste Fall war allerdings kein typischer, sondern ein Übergangsfall, wie BROCQ später nachwies.

Im Jahre 1874 erschien zuerst von einem Schüler von LAILLER eine Arbeit, in welcher dieser gruppierte, acneiforme Efflorescenzen am behaarten Kopfe beschrieb, die zu einer Daueralopecie an der erkrankten Stelle führten. 1889 hat ROBERT aus derselben Klinik eine weitere Arbeit über diese Frage geschrieben. Die LAILLERsche Schule gebrauchte den Namen Acné décalvante, den wir deshalb verlassen haben, weil es sich nicht um Acneknötchen, sondern um Follikulitiden handelt, die den Beginn der Erkrankung darstellen. 1885 hat dann BROCQ seinen ersten Fall geschildert, den ich bereits oben erwähnt habe. QUINQUAUD hat einen Fall von Folliculite dépilante et déstructive des régions velues beschrieben, der unregelmäßige glänzende Flecke auf dem behaarten Kopfe zeigte, die an ihrer Peripherie mit großen, teils narbigen, teils fleckigen follikulären Läsionen besetzt waren. Ihm verdanken wir die erste mikroskopische Untersuchung dieser Erkrankung. Auch bakteriologisch hat QUINQUAUD die ersten Untersuchungen angestellt, in denen er zuerst Streptokokken, dann einen Micrococcus in verschiedenen Formen als Mono-, Diplococcus oder als Tetragenus fand und den er aus dem Blute der erkrankten Hautpartie und aus dem Haarfollikel züchtete. Einreibungen mit der Kultur auf behaarte Körperstellen sollen follikuläre Läsionen mit Haarausfall erzeugt haben. Auch QUINQUAUD hat bereits das atrophische Endstadium beschrieben. Seine 3 Fälle dauerten 15—18 Monate. Bei Gelegenheit dieser Demonstration definierte dann BROCQ 1888 noch einmal diese Erkrankung, indem er als Charakteristica anführte: 1. einen entzündlichen follikulären und perifollikulären Prozeß, 2. eine vollständige Zerstörung der Haarpapille und infolgedessen eine völlige Alopecie, 3. die Bildung eines narbenähnlichen Gewebes und 4. die Tendenz zur Agmination und Gruppierung. In demselben Jahre teilte dann BESNIER seine Alopécies innomminées in 2 Gruppen, die Alopécie peladiforme pseudo-cictricielle und eine zweite Gruppe, der er den Beinamen „irritative" gab und in die die Folliculitis decalvans gehörte. 1893 schloß sich dann eine Arbeit von DUBREUILH über die atrophische Alopecie an. Diesen ersten Arbeiten folgte eine ganze Reihe von Krankenvorstellungen und Demonstrationen, aus denen sich allmählich erst das typische Bild der Folliculitis decalvans, wie wir es heute kennen, herauskrystallisierte. In Deutschland und Österreich waren es insbesondere ARNDT, LEDERMANN, HOLSTEIN, NOBL, SAALFELD, OPPENHEIM, MUCHA, ULLMANN, WECHSELMANN und GALEWSKY, in England CROCKER, SANGSTER, JACKSON, MALCOLM-MORRIS und PRINGLE, in Amerika KLOTZ, FOX, SCHAMBERG u. a., die sich mit dieser Erkrankung befaßten. Die Hauptarbeit auf diesem Gebiete haben aber die Franzosen geleistet; insbesondere BROCQ hat sich in einer Reihe ausgezeichneter Arbeiten eingehend mit dieser Frage beschäftigt. Von deutschen Veröffentlichungen ist insbesondere die GRÜNFELDsche im Jahre 1909 zu erwähnen, der über 5 eigene Fälle berichten konnte.

*Klinik.* Wie ich oben bereits beschrieben habe, handelt es sich um einen Prozeß, der von den Follikeln ausgehend ohne alle Beschwerden weitergreift, die nächsten Follikel infiziert und allmählich zu einer umschriebenen narbigen Kahlheit führt. Es bilden sich allmählich rings um den erkrankten Follikel kleinere und größere narbige Fleckchen, größer eigentlich, als sie der Erkrankung des Follikels entsprechen. Durch Einbeziehung der benachbarten Follikel werden allmählich immer größere Flecken entstehen, und unter Umständen sieht man nur einen großen, unregelmäßig kahlen Fleck und gelegentlich am Rande einen oder wenige Follikulitiden, die die Diagnose sichern. Die Flecke wechseln in der Größe von $^1/_2$ cm aufwärts. Sie sind weiß oder gelblich, ganz kahl und narbig oder noch mit kleinen rötlichen Punkten, den Resten der Follikel, oder frischen Stellen am Rande versehen. Wenn das Haar ausgestoßen wird, bleibt dieser rote Punkt, der allmählich abheilt. Die Haut selbst macht einen leicht narbigen Eindruck. Die Erkrankung geht langsam vorwärts und macht nur selten leichtes Jucken.

MAX JOSEPH unterscheidet eine akute Folliculitis decalvans und eine chronische (die eigentliche, oben beschriebene Form). Bei der akuten Folliculitis decalvans findet er kleine Abscesse, die auf Infektion vom Haarschneiden zurückgeführt, allmählich nach außen sich entleeren und entweder spontan oder unter Behandlung abheilen. Dem entzündeten Follikel folgt ein Haarausfall, der nie größer als ein 50 Pfennigstück ist. Diese Form ist nur vorübergehend, und es tritt bald wieder völliger Haarersatz ein, weil es zu keiner Hautatrophie resp. zu keiner Narbe kommt. Ich selbst halte diese JOSEPHsche Follikulitis für nicht in dieses Gebiet gehörig, sondern für eine einfache Follikulitis, ähnlich der Sykosis oder anderen Follikelentzündungen, denn es fehlt ihr das charakteristische Moment der den Follikel umgebenden Hautatrophie und der restierenden atrophischen kahlen Stelle. Dagegen ist die zweite von JOSEPH beschriebene Form, wie ich oben bereits bemerkte, die eigentliche Folliculitis decalvans.

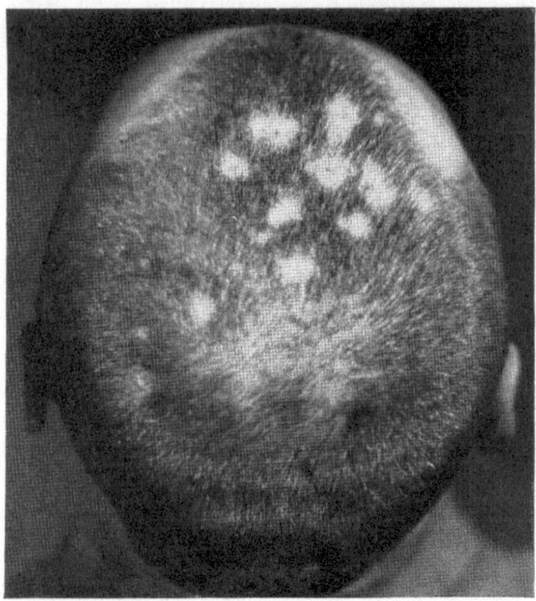

Abb. 71. Folliculitis decalvans des Oberkopfes. (Aus ROST: Hautkrankheiten. 1926.)

ARNDT, dessen Schilderung noch immer standhält, gibt folgende Charakteristica: 1. den Beginn mit chronisch entzündlichen Veränderungen um die Follikel des behaarten Kopfes, 2. das periphere Fortschreiten und zentrales Abheilen mit Zurücklassung herdförmige Kahlheit bedingender Narben, die nie durch tieferen eitrigen Zerfall, geschwürige Prozesse usw., sondern durch die Umwandlung eines chronisch entzündlichen Infiltrates in Bindegewebe zustande kommen, 3. das meist vollkommene Fehlen stärkerer Beschwerden, 4. den chronischen Verlauf und 5. den außerordentlichen Widerstand, den sie jeder Therapie entgegensetzten und die dadurch bedingte, meist ungünstige Prognose. Ein Weitergreifen dieser Affektion auf den Körper ist nur von MCCAFFERTY im Jahre 1928 beschrieben worden. Er fand eine Folliculitis decalvans am Kopfe mit haarlosen Axillen; auch die Pubes waren zum Teil haarlos. Wenn die Diagnose richtig ist, und es sich nicht um ein Ulerythema sycosiforme handelt,

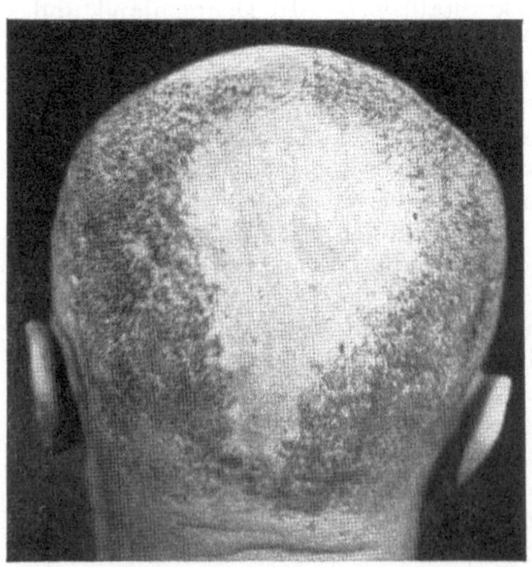

Abb. 72. Folliculitis decalvans. (Aus ROST: Hautkrankheiten. 1926.)

wäre diese Beobachtung ein Novum. BECHET veröffentlichte einen Fall von Follikulitis und Alopecia cicatrisata, der der Beschreibung nach hierher gehört und der am Anfang atrophische Stellen zeigte, die an das Ulerythema ophryogenes erinnerten. Daß auch hier Kombinationen mit Eczema seborrhoicum vorkommen, ist erklärlich. Ebenso sind eine ganze Reihe von Fällen von TRAUB, BEATTY, SENEAR, GRAHAM LITTLE usw., die mit Lichen spinulosus kombiniert waren, beschrieben worden.

Die Erkrankung ist eine verhältnismäßig seltene, wenn auch jeder von uns eine ganze Reihe von Fällen gesehen hat. Wie ich bereits oben erwähnt habe, ist der Verlauf ein eminent chronischer, das Fortschreiten ein sehr langsames; eine vollständige Kahlheit, ein flächenhaftes Fortschreiten über den ganzen Kopf, wie es z. B. auch F. PINKUS beobachtet hat (s. Abb. 73), habe ich nirgends finden können. Auch verwandtschaftliche oder ererbte Anlage läßt sich nicht feststellen; nur SAKURANE hat bei 2 Brüdern die Erkrankung gefunden.

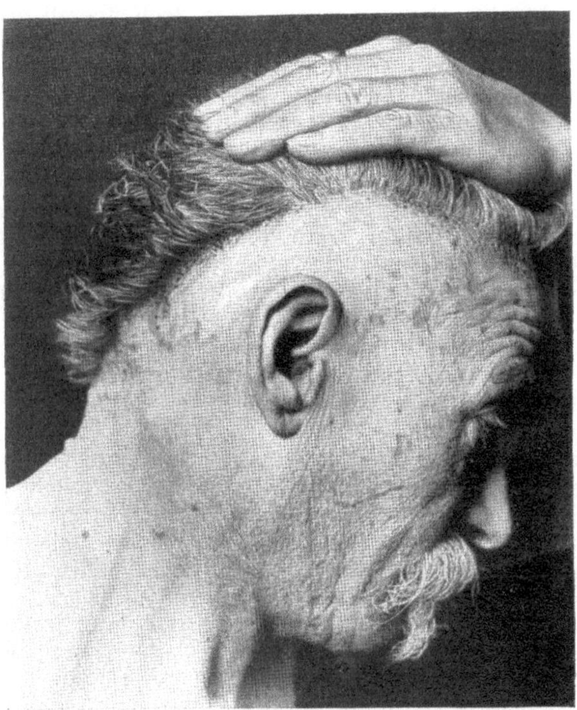

Abb. 73. Folliculitis decalvans. Flächenhafte Ausbreitung, Fortschreiten über den Kopf. (Sammlung F. PINKUS.)

Die *Ursache* dieser Erkrankung ist uns noch nicht bekannt.

Es ist selbstverständlich, daß seit der ersten Publikation von QUINQUAUD immer wieder nach Mikroorganismen gesucht wurde, nachdem dessen Befunde keine Bestätigung gefunden hatten. BROCQ hielt den Staphylococcus pyogenes aureus für die Ursache und glaubte, daß auch noch andere prädisponierende Momente mitspielen. SAKURANE bestätigte ebenfalls 1921 den Befund BROCQs. Er fand auch den Staphylococcus pyogenes aureus. CASTELLANI züchtete 1923 einen eigenartigen Pilz aus einem Falle, der entweder als Torula oder als Cryptococcus oder Monilia anzusprechen war. Dagegen bezeichnete HAKIWARA den Staphylococcus albus als Ursache. Wir sehen also, daß auf diesem Gebiete noch keine Einigkeit herrscht und daß wir auch hier erst weitere Untersuchungen abwarten müssen.

Was den *mikroskopischen Befund* anbelangt, so ergibt sich Ödem des Rete Malpighi, Atrophie der Haarbälge, dichte aus Leukocyten gebildete Infiltrate im oberen Teile des Bindegewebes, die als mächtige Blöcke zwischen 2 Haarbälgen gelagert sind. Von diesen Infiltraten gehen Fortsätze, den Gefäßen entsprechend, aus, die gelegentlich perivasculär angeordnet sind. Auch perivasculäre Infiltrate sieht man vereinzelt. In dem Infiltrat finden sich keine Mast- oder Riesenzellen (im Gegensatz zum Ulerythema sycosiforme). Das elastische Fasernetz fehlt in den oberen Schichten der Cutis vollständig

(WECHSELMANN). Die zeitlich folgende Untersuchung in Deutschland hat GRÜNFELD vorgenommen, dessen Untersuchungen sich mit denen von WECHSELMANN und NOBL decken. Im allgemeinen haben wir also auch hier einen entzündlichen Prozeß um die Talgdrüsen und Haarbälge, denen bald die Atrophie, die totale und definitive Zerstörung des Follikels und seiner Adnexe folgt. Diese entzündlichen Erscheinungen gehen von dem perifollikulären Entzündungsherde aus.

In der letzten Zeit hat WEINBERGER bei einem „typischen" Fall von Folliculitis decalvans folgenden mikroskopischen Befund erhoben: Die Epidermis war deutlich verdünnt, manchmal auf 3—4 Zellagen. Die Retezapfen waren stark verkürzt und verschmälert, aber doch überall erhalten, ebenso wie der abgeplattete Papillarkörper. Subpapillär befanden sich aus Lymphocyten, Plasmazellen und vereinzelten Mastzellen bestehende Infiltrationsherde, die gegen den Randwall an Ausdehnung zunehmen. Diese Rundzellenherde reichen bis an die Subcutis, die Haarfollikel und ihre Anhänge sind anscheinend völlig geschwunden; von den Schweißdrüsen sind Reste in den tieferen Abschnitten enthalten. Bei dem Übergang in den Wall nimmt die Epidermis wieder zu. Die Form des Papillarkörpers ist fast normal, aber die Haarpapillen des Walls sind von einem dichten entzündlichen Rundzelleninfiltrat umschlossen. Sie zeigen Symptome beginnender Degeneration. An den Gefäßen zeigten sich keine nennenswerten Veränderungen. Zusammenfassend sagt WEINBERGER, daß es sich in den Initialstadien um einen hauptsächlich um die Follikel lokalisierten entzündlich infiltrativen Prozeß handelt, der später allmählich zum Schwund des Follikels und damit zur definitiven Alopecie führt. Nach der Photographie, die der Arbeit beigegeben ist, würde ich den Fall für ein Ulerythema sycosiforme und nicht für eine Folliculitis decalvans halten. Dafür spricht auch das Auftreten des Prozesses an den Oberschenkeln in symmetrischen, handflächengroßen Herden mit vollkommener Alopecie und das Auftreten an den Schamhaaren. Auch der mikroskopische Befund spricht nicht dagegen.

*Differentialdiagnostisch* kommen eine Reihe von Erkrankungen in Frage. Vom Favus unterscheidet sich die Folliculitis decalvans durch das Fehlen der Haarerkrankung, durch das Fehlen der Scutula und die völlige Abwesenheit von Pilzen. Auch Lupus erythematodes kommt differentialdiagnostisch in Frage, obgleich hier immer das Fehlen der Folliculitis, die Erkrankung um die Follikel das unterscheidende Moment sein wird. Vom Ulerythema sycosiforme unterscheidet sich diese Erkrankung durch das Befallensein des Gesichts und die Art, wie das Ulerythema von der Wange aus mit konvexem Rande in die Haargrenze hineinwächst. Von der von HOFFMANN und anderen beschriebenen ophiasisähnlichen Form an den Seiten des Kopfes die oft mehrfachen und kleinen Flecken, wie sie bei der Folliculitis decalvans charakteristisch sind. Am leichtesten kann die Erkrankung mit dem Favus verwechselt werden, wenn es sich um abgelaufene Favusprozesse handelt. Ich selbst habe in einem derartigen Falle auch erst, als wieder frische Favus-Schüppchen sich zeigten, an die Diagnose des Favus gedacht, nachdem bei dem Fall vorher Pilze nicht gefunden worden waren.

Die *Prognose* der Erkrankung ist ungünstig. Wir haben bisher noch kein Mittel, um die Erkrankung zu beseitigen, namentlich da wir deren Ursache ja nicht kennen. Wir können nur versuchen, den Fortschritt der Erkrankung zu verhindern, indem wir die Follikulitis energisch behandeln. Die Heilung können wir aber nicht garantieren, wenn auch die Erkrankung sehr oft spontan abheilt. Dagegen ist die Krankheit insofern prognostisch günstig, als wir doch in einer großen Anzahl von Fällen den Prozeß zum Stillstand bringen können, und weil die Erkrankung nie den ganzen Kopf ergreift, sondern nur in einzelnen kleinen Herden oder Flächen, die außerordentlich langsam fortschreiten, besteht.

Die *Behandlung* wird also, wie dies BROCQ empfiehlt, in der Epilation der Haare aus den Follikeln bestehen und der Anwendung von Schwefel- oder Zinnobersalben, zur Abheilung der Folliculitis. Schwefel-Resorcin- und Schwefel-Liquor carbonis detergens-Salben sind ebenfalls von guter Wirkung. HALLOPEAU und LEREDDE empfehlen Naphthol-Salicylsalben (3,0 zu 1,5 zu 30), CROCKER rät zur Epilation und zur Anwendung von Sublimatsalben. JACKSON empfiehlt ebenfalls Salicyl-Schwefelsalben. ARNDT verordnete Kurzhalten der Haare, Epilation der Randzone, Seifenwaschungen mit nachfolgender Anwendung von Resorcin oder Schwefel, unter Umständen Röntgenbehandlung. Daß der Kopf regelmäßig gewaschen werden muß, ist selbstverständlich. Auch Höhensonne und Röntgenbestrahlungen können versucht werden, ebenso wie Einspritzungen mit Staphylokokken- und Streptokokken-Vaccine. Daß auch Wärme und Diathermie zur Abheilung der Follikulitiden angewendet werden können, ist selbstverständlich. Im allgemeinen ist aber, wie ich bereits oben erwähnt habe, die Prognose nicht günstig. In den 15 Fällen, die ich behandelt habe, kamen die Patienten so spät zu mir, daß die Behandlung schon dadurch sehr wenig aussichtsvoll war.

## Literatur.

*Folliculitis decalvans.*


ANGLE: A case of folliculitis decalvans. Amer. J. Dermat., April **1909**. — ARNDT, G.: Über einige Formen narbiger Kahlheit, ihre Diagnose und Therapie. Dermat. Z., Febr. **1908**. — ARNOZAN: Pseudo pelade. Soc. franç. Dermat., 23. Juli 1891.

BALZER et MAILLET: Folliculose ou acné décalvante avec alopécie cicatricielle très rapide. Soc. franç. Dermat., 1. Juli 1909. — BARTHOLOMEO: Folliculitis decalvans. Arch. of Dermat. **14**, Nr 4, 499 (1926). — BAUM: Staphylococcic Infection of Hair Follicles. J. of cutan. Dis. **1903**. — BAYET: Pseudopélade consécutive à un abscès. Soc. belge Dermat., 12. Mai 1901. — BEATTY: Folliculitis decalvans und Lichen spinulosus. — BECHET: Folliculits decalvans and atrophicans (LITTLE). Arch. of Dermat. **19**, 14 (1929). — BERET, P.: Case of folliculitis decalvans a. alopecia cicatrisate. Arch. of Dermat. **7**, Nr 2, 278 (1923). — BESNIER: Folliculitis decalvans. Arch. of Dermat. **13**, Nr 2, 262 (1926). — BESNIER, M. E.: Alopécie cicatricielle de la barbe, acné dépilante et cicatricielle. Réun. clin. méd. Hôp. St. Louis, 20. Dez. 1888 u. 10. Jan. 1889. — BLASCHKO: Berl. dermat. Ges., Jan. 1897 u. Febr. 1906. — BROCQ: (a) Des folliculites et des périfolliculites décalvantes. Bull. Soc. franç. méd. Hôp. Paris, Okt. **1888**. (b) Pseudo-pélade et acné décalvante. Ann. de Dermat. **1901**. — BROCQ, LENGLET et AYRIGNAC: Recherches sur l'alopécie atrophiante, variété pseudo pelade. Ann. de Dermat. **1905**. — BUNCH: Brit. J. of Dermat. **1907**.

CASTELLANI: Peculier folliculitis of the scalp. Proc. roy. Soc. Med. **16**, Nr 11, sect. dermat. 97 (1920). — CHEEVER: Folliculitis decalvans. Arch. of Dermat. **16**, Nr 1, 66 (1927). — CHIRIVINO: Sulle alterazioni istologiche nella „Pseudo-Area" die Brocq. Giorn. ital. Mal. vener. Pelle **1908**, No 2; Arch. f. Dermat. de Dermat. **90** (1908).

DANLOS: Ann. de Dermat. **1903**. — DARIER: Alopécie atrophiante en clairières (Pseudo pelade de Brocq). Soc. franç. Dermat., Sitzg 10. Jan. 1901. — DARIER et L. LE SOURD: Pelade décalvante totale (récidive) avec lésion des ongles. Soc. franç. Dermat., 10. Nov. 1898. — DOHI: A case of folliculitis decalvans. Jap. J. Dermat. **25**, Nr 9, 65 (1925). — DUBREUILH: (a) Ann. de Dermat. **1893**. (b) Ann. de Dermat. **26**. — DUCREY: Ann. de Dermat. **24**. — DUCREY et R. STANZIALE: Contributo clinico, anatomo patholog. e batteriologico allo studio di alcune affezioni delle regioni pilosi (volto e cuoio capelluto) con esito in atrofia. Giorn. ital. Mal. vener. Pelle **1892**.

FERRER: Folliculitis decalvans. Arch. of Dermat. **19**, 156 (1929). — FOX, G. H.: Trans. amer. dermat. Assoc. **1894**.

GALEWSKY: Arch. f. Dermat. **1907**. — GALLOWAY: (a) Dermat. Ges. London, 13. Juli 1898. (b) Dermat. Ges. London, 12. Dez. 1900. — GOTTHEIL, W. S.: Akute eiternde Balgentzündung (Follikulitis) der Kopfhaut mit totalem Verlust und totaler Regenerierung des Haares. N. Y. med. Rec., 9. Juli **1900**. — GRAHAM LITTLE, C. G.: (a) Case of folliculitis decalvans and atrophicans. Proc. roy. Soc. Med. **17**, Nr 9, sect. dermat., 574. (b) Folliculitis decalvans. Proc. roy. Soc. Med. **19**, Nr 12. (c) Folliculitis decalvans. Proc. roy. Soc. Med. **23**, 809—830. — GREENBAUM: Folliculitis decalvans of Quinquaud. Arch. of Dermat. **14**, Nr 3, 331 (1926). — GRINDON: Eine eigentümliche Affektion der Haarfollikel. J. of cutan. Dis. **1897**. — GRÜNFELD, R. L.: Über Folliculitis decalvans. Arch. f. Dermat. **25** (1909).

HAJIWARA: Folliculitis decalvans profund. Jap. Z. Dermat. **21**, H. 6, 37 (1921). — HALLOPEAU et BUREAU: Sur un pseudo pelade probablement trophonévrotique. Soc. franç. Dermat., 11. Juni 1896. — HALLOPEAU, H. et E. LAFFITE: Sur les folliculites des séborrhéiques et la dépilation qu'elles peuvent provoquer. Ann. de Dermat. **1897**. — HARDAWAY: De l'inflammation des vibrisses. J. of cutan. vener. Dis. **1886**. — HERXHEIMER: Dermat. Z. **1908**. — HOFFMANN, E.: Berl. dermat. Ges., 12. Nov. 1907.

JACKSON: J. of cutan. Dis. **1902**.

KLINGMÜLLER: Casi speciali di Alopecia atroffizanti. Boll. Mal. vener. **1903**, No 4. — KOLLARITS: Folliculite atrophiante Brocq. Pester med.-chir. Presse **1905**, 21.

LEON: Folliculitis decalvans. Arch. of Dermat. **7**, Nr 2, 260 (1920). — LIEBERTHAL: Folliculitis decalvans. Arch. of Dermat. **10**, Nr 3, 392 (1929).

MAAS, J. F.: Folliculitis decalvans. Nederl. Tijdskr. Geneesk. **1930 I**. — McCAFFERTY: Folliculitis decalvans. Arch. of Dermat. **15**, Nr 5, 338 (1926). — MONTESANO: Sul un nuovo caso di pseudo-area del Brocq. Giorn. ital. Mal. vener. Pelle **1909**, H. 2. — MUCH: Arch. of Dermat. **1907**.

NICLOT: Note sur un cas de folliculite décalvante, forme pseudo-pélade de Brocq. Soc. franç. Dermat., Sitzg Séance 8. März 1894. — NOBL: Wien. dermat. Ges., 24. Febr. 1909.

OLIVER: Folliculitis decalvans. Arch. of Dermat. **4**, Nr 2, 203 (1921). — ORMSBY: J. of cutan. Dis. **1906**.

PAUTRIER: Presse méd. **1905**.

QUINQUAUD: Ann. de Dermat. **1889**.

RISELL: Folliculitis decalvans. Arch. of Dermat. **19**, 687 (1929). — ROOGLI, A.: Folliculitis decalvans and its etiology. Acta dermato-vener. (Stockh.) **6**, Nr 3, 290 (1925).

SAKURANE: A case of folliculitis decalvans. Jap. J. of Dermat. **26**, 552 (1921). — SCHAUMANN: Un cas de folliculite décalvante. Acta dermato-vener. (Stockh.) **3**, H. 3/4, 428. — SCHEER: Alopecie cicatrisata (Pseudopelade). Arch. of Dermat. **20**, 888 (1929). — SORRENTINO: Giorn. ital. Mal. vener. Pelle **1906**. — STILLIANS: Folliculitis decalvans. Arch. of Dermat. **16**, Nr 1, 98 (1922).

TOTH-GYULA: Folliculite décalvante (QUINQUAUD) egyesete. Dolgozatok Az Egyetemi. Mörkordani intézetbôl. Szerkeszti, Nékam Lajos. Budapest 1901. — TREUB, E. et F.: Folliculitis decalvans and Lichen spinulosus. Arch. of Dermat. **22**, 583 (1930). — TSAKUDI: Ein hochgradiger Fall von Folliculitis decalvans. Jap. J. of Dermat. **29**, 40 (1929).

VARIOT: Die Pseudo-Alopecie der Kinder. J. Mal. cutan. **1891**.

WECHSELMANN: Über Pseudo-Alopecia atrophicans crustosa. Dermat. Z., Febr. **1905**. — WEINBERGER: Zur Klinik und Histologie der Folliculitis decalvans. Arch. f. Dermat. **163** (1931). — WHITEHOUSE: Folliculitis decalvans. Arch. of Dermat. **8**, Nr 4, 561 (1923). — WHITFIELD: Brit. J. Dermat. **1901**.

## 9. Neurodermitis decalvans (KREIBICH) und Keratodermatitis follicularis atrophicans (STRASSBERG).

Im Archiv für Dermatologie Band 144, Jahrgang 1923 hat KREIBICH unter obigem Namen eine Affektion beschrieben, die er folgendermaßen charakterisiert:

„Bei einer Patientin von 37 Jahren trat gleichzeitig an verschiedenen Körperstellen eine Hauterkrankung auf. Sie besteht in kleinen Knötchen, die Prurigoknötchen gleichen und größeren, Lichen urticatus ähnlichen Efflorescenzen. Die Erkrankung ist juckend, die Knötchen werden zerkratzt und bedecken sich mit Blut und Serumborken. Konfluierte Herde erinnern an das Kratzekzem der Scabies. Aus diesen Efflorescenzen kommt es durch intensives Scheuern auf dem Kopfe zu konfluiert entzündeter Haut, die mit gelben Krusten bedeckt ist, nach deren Ablösung die Haut gerötet ist und etwas näßt. Hier ergibt sich das Bild eines nässenden Kratzekzems. Die Efflorescenzen zeigen keine varioliformen Schuppen, sind keine follikulären, oberflächlichen Abscesse, und doch steht die Entzündung der Haut in enger Beziehung zu einem Haarausfall. *Die Haare sind nicht abgerieben, wie man dies bei intensiv juckenden Erkrankungen der Kopfhaut gelegentlich sieht, sondern es fallen lange Haare aus und akute Stellen zeigen eine gewisse Verminderung des Haares;* an subakuten ist der Haarausfall stärker, und an den ältesten Stellen besteht in weitester Fläche über dem Scheitel eine zweihandtellergroße Alopecie mit vollständigem Haarverlust. Die Haut daselbst ist glänzend gespannt, verdünnt, atrophisch, doch ohne follikuläre oder flache superfizielle Narben. An manchen Stellen findet sich etwas Lichenifikation, so besonders an den Unterschenkeln in Form einer modifizierten Keratosis WEIDENFELD. Im allgemeinen besteht das Bild einer atypischen Prurigo, am Kopf Kratzekzem, also Neurodermitis in weitestem Sinne.“

Der bisher einzig dastehende Fall ist dadurch interessant, daß es sich um die Frage handelt, ob die Neurodermitis die Ursache der dauernden Alopecie geworden ist oder nicht. Eine Entscheidung kann erst abgegeben werden, wenn mehrere ähnliche Fälle beschrieben worden sind.

Anläßlich des KREIBICHschen Falles erinnert NOBL an seine 4 Fälle von „Lichen chronicus simplex“ als Vorläufer neurotischer Alopecie, die er 1918 in der Dermatologischen Wochenschrift, Band 67 veröffentlicht hat. In einer letzten Mitteilung (Bd. 77 Dermat. Wschr.) schildert er noch einmal die Erkrankungen bei den Frauen, die an Stelle der 4 Jahre vorher vorhanden gewesenen lichenifizierten schwieligen Scheiben an der Stirnhaargrenze geschmeidige, kahle, alopecieartige Stellen aufwiesen. In zweien der Fälle beobachtete Verfasser Haarnachwuchs.

NOBL weist in diesem letzten Aufsatz auf eine Stelle in seiner ersten Arbeit zurück, in der er auf das Auftreten atrophischer kahler Flecke aufmerksam machte. „Daß die Neurodermie (BROCQ) unter Umständen als Wucherform in die Erscheinung tritt, um nach restloser Rückbildung Veränderungen das Feld zu räumen, die im Sinne atrophischer Symptome dem Begriff neurotischer Alopecien voll entsprechen.“

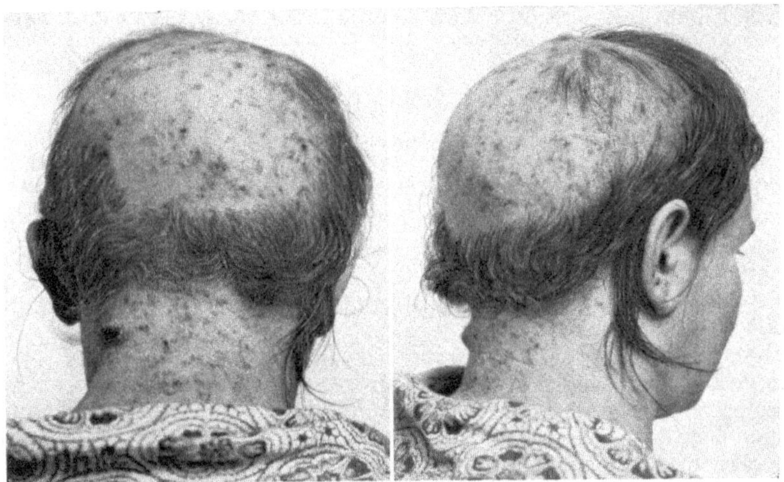

Abb. 74. Neurodermitis decalvans. (Nach KREIBICH.)

Ein ähnlicher Fall ist von STRASSBERG unter den Namen Keratodermitis follicularis atroqhicans im Arch. f. Dermat. 134 (1921) beschrieben worden. STRASSBERG schildert eine Erkrankung bei einer 49jährigen Frau, die in heftig juckendem Knötchenausschlag besteht, sich über Hals und Thorax ausgebreitet hat und allmählich über das Hinterhaupt in die behaarte Kopfhaut eingedrungen ist. Die Knötchen sind durch eine bis zur Hornstachelbildung gediehene Hyperkeratose der Haartrichter bedingt, sowie durch ein den Follikel umgebendes Rundzelleninfiltrat, das am Kopfe zur Zerstörung der Haarfollikel und deren Anhänge geführt und dadurch Neigung zur Bildung größerer und kleinerer Alopecie in der Schläfengegend und am Scheitel hinterlassen hat. Der Ausschlag am Kopf ist innerhalb 4 Wochen zum Stillstand gekommen, aber es ist eine narbige Alopecie der Kopfhaut zurückgeblieben. Dieser Fall ähnelt in gewissem Sinne dem KREIBICHschen Fall. Vielleicht gehören auch in diese Gruppe die Fälle von GRAHAM LITTLE, DOHR, BEATTY und SPIER, die unter anderer Diagnose als Folliculitis decalvans oder Follikulitis und Lichen spinulosus beschrieben worden sind. Alle haben gleichzeitig auch eine gewisse Verwandtschaft mit dem Ulerythema sycosiforme. Auch der Fall von

WEINBERGER, den derselbe als Folliculitis decalvans beschrieben hat, scheint mir unter die von UNNA und ARNOZAN beschriebene Form zu gehören, die ERICH HOFFMANN im Arch. f. Dermat. 164, (1931) als Folliculitis sycosiformis atrophicans capillitii, barbae und corporis (Cutis lanuginosae) beschrieben hat. Auch hier bedarf es noch einer ganzen Reihe von weiteren Veröffentlichungen, ehe man über die Grenz- oder Mischfälle ein klares Urteil haben wird.

Literatur.

HOFFMANN, E.: Zur Klassifizierung und Benennung der atrophisierenden bzw. narbigen Alopecien und Follikulitiden. Arch. f. Dermat. **164** (1931).

KREIBICH: Neurodermitis decalvans. Arch. f. Dermat. **144** (1923).

NOBL, G.: (a) Lichen chronicus als Vorläufer neurotischer Alopecie. Dermat. Wschr. **67** (1918). (b) Über Beziehungen der Neurodermatitis zur Alopecie. Dermat. Wschr. **77** 1220 (1925).

STRASSBERG: Über Keratodermitis folliculitis atrophicans. Arch. f. Dermat. **134** (1921).

WEINBERGER: Zur Klinik und Histologie der Folliculitis decalvans. Arch. f. Dermat. **163** (1931).

## 10. Ulerythema sycosiforme (UNNA).

*Synonyma:* Lupoid sycosis (RAINFORTH, MILTON). Sycosis lupoide (BROCQ). Folliculite dépilante agminée (NAKAGAWA). Dermite sycosiforme atrofizzante (DUCREY, STANZIALE). Folliculitis sycosiformis atrophicans barbae, capillitii, cutis corporis (ERICH HOFFMANN).

Unter dem Namen Lupoid sycosis hat zuerst MILTON eine Erkrankung beschrieben, welche vor allem an den behaarten Stellen des Gesichtes beginnt und charakterisiert ist durch eine fortschreitende Entzündung der Haarfollikel mit nachfolgender Atrophie der Haut und infolgedessen mit dieser einhergehender flächenhaften Kahlheit.

Im Jahre 1888 beschrieb BROCQ als zweiter unter dem Namen Sycosis lupoide diese Erkrankung. Er zählte die Erkrankung noch zu den Folliculites décalvantes, unterschied einen in und um die Follikel befindlichen Entzündungsprozeß, eine Zerstörung der Haarpapille, die Entstehung eines atrophischen Narbengewebes und glaubte an eine Neigung zur Gruppierung der einzelnen Läsionen. 1889 beschrieb dann UNNA als erster in Deutschland diese Erkrankung, die er unter die Gruppe der *Ulerytheme* einrangierte, also zu Erkrankungsformen zählte, die, mit einem Erythem beginnend, allmählich zu einer stärkeren Entzündung und später durch einfache Resorption des entzündlichen Infiltrates zur Atrophie und Narbenbildung führen.

Die Erkrankung beginnt nach UNNA „mit flach erhabenen, scharf abgesetzten, erythematösen Flecken im Bart oder an der Schläfenhaargrenze, innerhalb derer sich oberflächliche Bläschen, Schuppen und Krusten bilden. Sie breitet sich serpiginös mit rotem, etwas erhabenen Rande dem Verlaufe des Bartes folgend aus und springt auf die Gegend der Cilien und Supercilien über. Sie hat einen ungemein chronischen, durch therapeutische Eingriffe kaum beeinflußten Verlauf und führt schließlich zur Bildung völlig haarloser, glatter, weißer, etwas deprimierter, narbig aussehender, mit fein gefältelter Hornschicht bedeckter atrophischer Flächen. Hinzutretende Impetigo kann das Bild einer coccogenen Sykosis vortäuschen, jedoch ist die Atrophie der Cutis bei dieser Affektion nie die Folge einer Suppuration und der Haarschwund nur eine Teilerscheinung der Atrophie des gesamten Epithels. Daher finden sich auf der narbigen Fläche kleine, den Follikeln entsprechende narbige Einziehungen. Klinisch kann man ein Anfangsstadium des einfachen Erythems, ein intermediäres Höhestadium und ein Endstadium der definitiven Atrophie unterscheiden".

1891 haben dann DUCREY und STANZIALE entzündliche Affektionen der behaarten Körpergegenden mit Ausgang in Atrophie beschrieben, bei der sie zwei Formen unterscheiden: eine mit sehr starken entzündlichen Erscheinungen und eine zweite mit einem geringen Entzündungsstadium, das sich nur als Rötung zeigt. Allen beiden folgt der Ausgang in Atrophie. Sie nannten die erste Form *Dermite atrofizzante sycosiforme*, die zweite *Pseudo area* und hielten beide Formen für Erscheinungen einer einzigen Erkrankung. In einer Arbeit

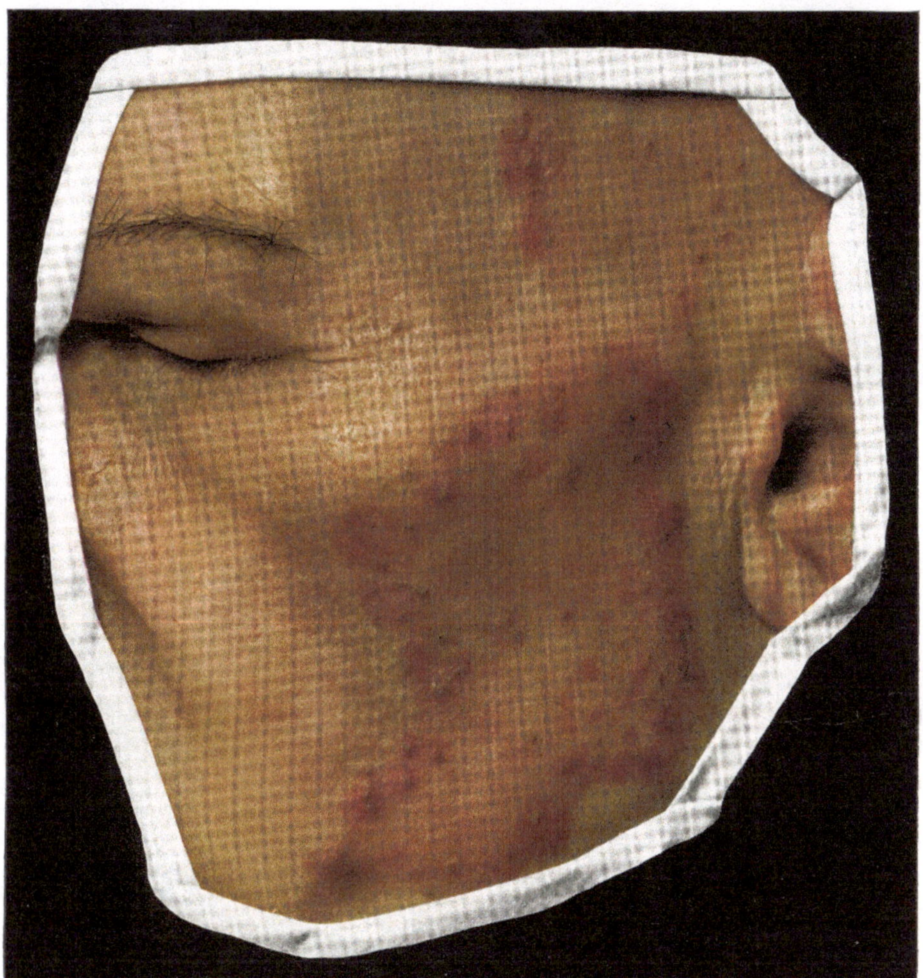

Abb. 75. Ulerythema sycosiforme. (Sammlung GALEWSKY u. LINSER.)

im Jahre 1908 „Über einige Formen narbiger Kahlheit, ihre Diagnose und Therapie" hat dann ARNDT eine ausgezeichnete Schilderung dieser Erkrankung gegeben. Im Jahre 1913 hat SPRINZ in der Dermatologischen Zeitschrift über das Ulerythema sycosiforme (UNNA) eingehend berichtet, die bisher bekannten Fälle zusammengestellt und an der Hand eines Falles histologische Untersuchungen dieser Erkrankung veröffentlicht. 1921 hat NAKAGAWA sich mit dieser Krankheit eingehend befaßt. Auch er hält sie für eine selbständige Erkrankung und schlägt den Namen Folliculite dépilante agminée vor. Kurz vor Abschluß dieser Arbeit erschien eine Veröffentlichung von ERICH HOFFMANN im Archiv der Dermatologie, in der er sich über die atrophisierenden bzw. narbigen Alopecien und Follikulitiden eingehend äußerte und eine neue Einteilung derselben vorschlug. Auch im Auslande sind über diese immerhin seltene Erkrankung eine ganze Reihe von Arbeiten erschienen, unter denen ich die von Takimura, Nakagawa aus Japan, Milman, Wise, Andrews usw. erwähnen möchte.

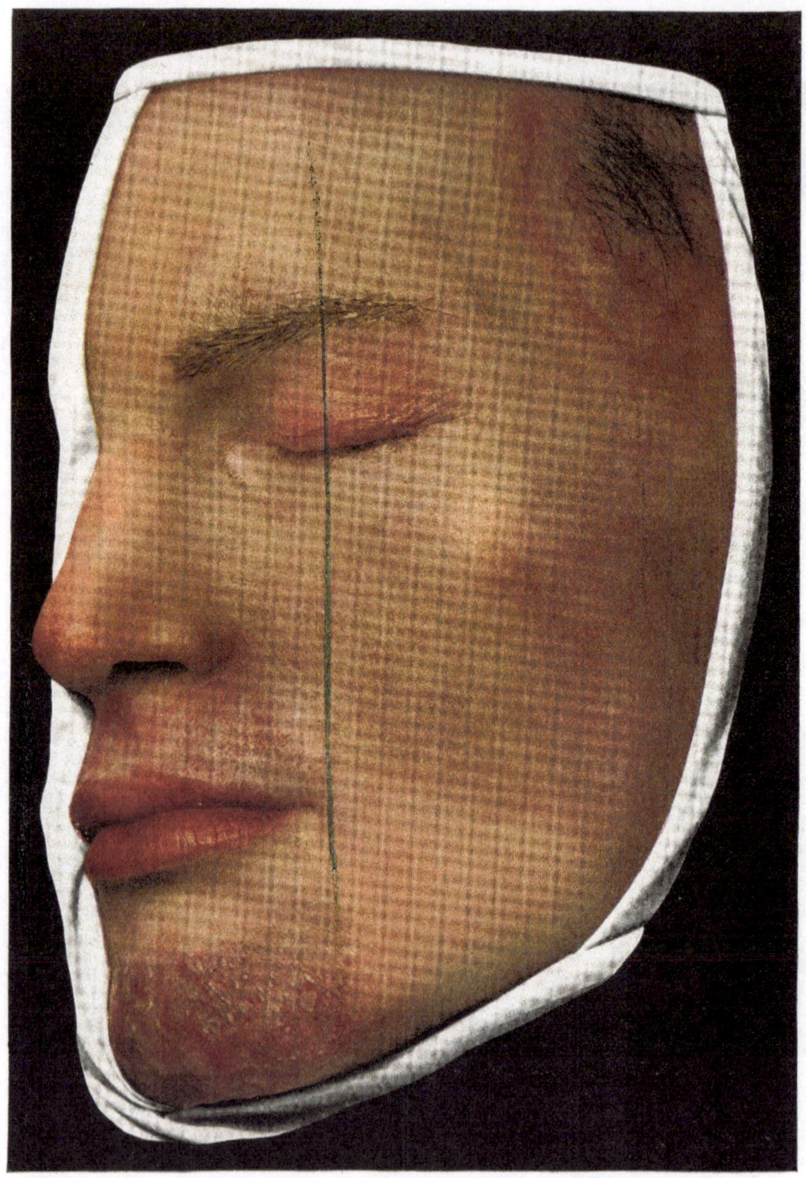

Abb. 76. Ulerythema sycosiforme. (Sammlung Galewsky.)

Das *klinische Bild* der Erkrankung ist im allgemeinen folgendes: Die Erkrankung kann, wie es Unna schildert, mit einem einfachen Erythem beginnen,

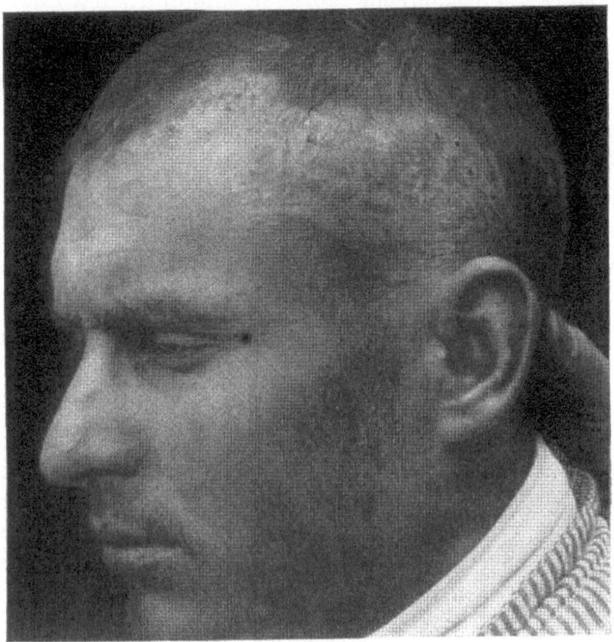

Abb. 77. Totalansicht. Ulerythema sycosiforme der Schläfengegend mit progredientem Rand. (Sammlung SPRINZ.)

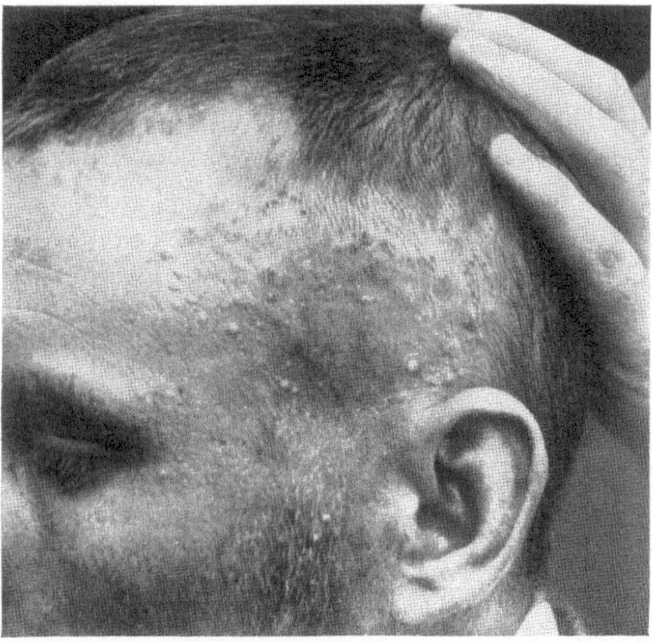

Abb. 78. Ulerythema sycosiforme der Schläfengegend mit progredientem Rand bei demselben Kranken. (Sammlung SPRINZ.)

welches allmählich stärker entzündliche Formen annimmt, und das von einer leicht erhabenen Randzone umgeben ist, bei welcher die Erkrankung der Follikel kaum angedeutet ist und einer zweiten Form, bei der der follikuläre und perifollikuläre Prozeß stärker ausgesprochen ist, so daß man bei der ersten Form die Berechtigung des Ulerythema, bei der zweiten die Nebenbezeichnung sycosiforme anerkennen muß. Von der ersten Form, die schleichend auf beiden Wangen beginnt, habe ich nur zwei Fälle beobachtet, während ich von der eigentlichen sycosisartigen 9 Fälle gesehen habe. Die Krankheit beginnt in der Regel um die Haare. Es bilden sich sycotische follikuläre, perifollikuläre und flächenhafte Prozesse mit Schuppen, eitrigen Bläschen, Knötchen und borkigen Krusten bedeckt. Diese breiten sich serpiginös allmählich immer weiter aus, der Rand der Fläche ist nach außen konvex, nach innen konkav, leicht erhaben und gerötet. Je länger die Erkrankung dauert, je mehr dieselbe sich der Abheilung nähert, was auch spontan erfolgt, desto mehr bildet sich allmählich ein atrophisches Endstadium aus. Wir sehen eine ganz haarlose, weißliche oder rötliche, glatte, manchmal etwas eingesunkene narbige Fläche, deren Oberfläche oft fein gefältelt ist. Wir sehen also eine Entzündung der Haut, die nach den Angaben von Unna mit einem flachen Erythem beginnt und mit einem leicht erhabenen Rande begrenzt ist, oder eine ebensolche, bei der die Randzone mit zahlreichen follikulären und perifollikulären Entzündungen einhergeht und zum Endstadium der Atrophie führt (οὐλή — Narbe — Erythem). Das sycosiforme wird gebildet durch die kleinen follikulären Entzündungen, die Pustelchen, die am Rande der Entzündung sitzen und immer weiter kriechen, während die Mitte abheilt. Die Affektion wird am meisten im Barte beobachtet, am häufigsten sieht man sie in der Wangengegend unterhalb des Ohres, nach der Schläfe zu weitergehend und oft bis zur Kopfhaargrenze, oder weit in die Haare hinein, halbmondförmig mit scharfem

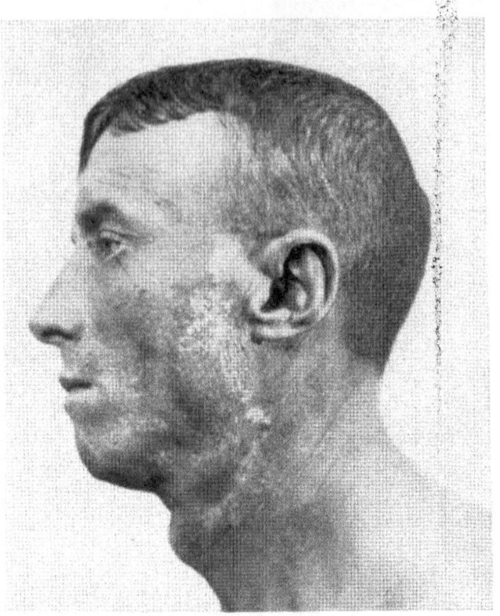

Abb. 79. Ulerythema sycosiforme. (Sammlung Galewsky u. Linser.)

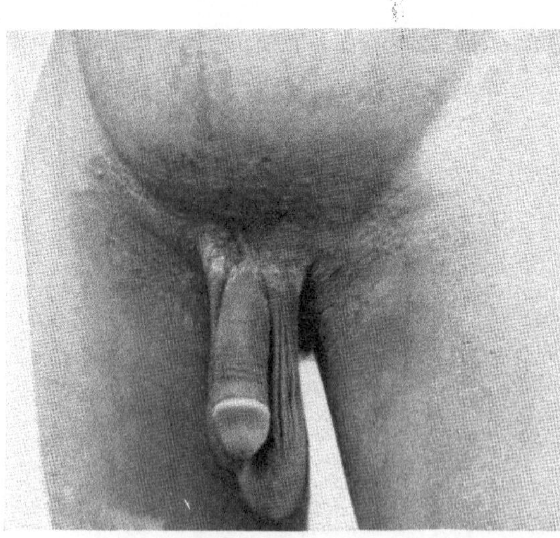

Abb. 80. Ulerythema sycosiforme der Genitalgegend (bei demselben Kranken). (Sammlung Galewsky u. Linser.)

Rande (wie oben beschrieben) fortschreitend. Unter den elf Fällen, die ich gesehen habe, war die Erkrankung meist halbseitig; ich habe sie aber auch doppelseitig gesehen. SPRINZ hebt in seiner Beschreibung das fast immer symmetrische Vorkommen auf beiden Körperseiten hervor, das ich nicht immer konstatieren konnte. Auch HOFFMANN hat sich SPRINZ' Ansicht angeschlossen. Hat die Erkrankung ihren Höhepunkt überschritten, so sehen wir flache, weißliche oder rötliche narbige Flecken oder Scheiben, an deren Rand ein entzündlicher Saum sitzt, der mit Follikeln, Knötchen oder Pusteln, die in der Größe schwanken, besetzt ist. Die Haare in den erkrankten Partien fallen allmählich aus. Wo sie noch sitzen, sind sie leicht herausziehbar. Man sieht fast stets das Haar von einer entzündlichen Scheide umgeben. Die Erkrankung findet sich verhältnismäßig selten auch am Körper, in den Achselhaaren und am Mons veneris. Ich selbst habe nur einen Fall an diesen Stellen gesehen. Auch auf dem behaarten Kopf kommt sie verhältnismäßig selten vor. Dort führt sie selbstverständlich zu einer scharf umschriebenen örtlichen Kahlheit. In schweren Fällen soll dieser Prozeß fast den ganzen Kopf überziehen können.

Außer diesen normal verlaufenden Fällen ist in der Literatur eine ganze Reihe von Fällen erwähnt, die von der klassischen Schilderung UNNAs und BROCQs abweichen. ARNDT hat als erster einen derartigen Fall von Ulerythema sycosiforme auf dem behaarten Kopfe beschrieben, in dem Sinne, wie es HOFFMANN unten schildert. Einen zweiten ähnlichen Fall hat ROBINSON veröffentlicht, der aber von ihm selbst nicht als solcher anerkannt wurde. Auch der Fall von EDDOWES, der mit einer bandförmigen Erkrankung auf dem Kopfe einherging und wie eine coccogene Sykosis aussah, ist von SPRINZ nicht als Ulerythem, sondern als *Ekzem* gedeutet worden. Das begleitende seborrhoische Ekzem, das sich oft bei dieser Erkrankung findet, spielt anscheinend eine Rolle, die ebenfalls noch der Aufklärung bedarf, da man auch bei dieser Erkrankung, wenn das seborrhoische Ekzem lange besteht, Rückfälle hat, die von sekundären, eitererregenden Prozessen begleitet werden und zur Narbenbildung führen.

ERICH HOFFMANN hat in seiner letzten Arbeit geglaubt, eine Dreiteilung dieser Erkrankung vornehmen zu müssen. Er schlägt für diese Erkrankung den Namen *Folliculitis sycosiformis atrophicans* vor, da er den ,,verwirrenden und ungerechtfertigten" Namen Ulerythema gern beseitigen möchte, den UNNA ja außerdem noch für das Ulerythema acneiforme und das Ulerythema ophryogenes angegeben hat. Der Unterschied in den Anschauungen zwischen HOFFMANN und UNNA besteht meiner Ansicht nach darin, daß UNNA den Beginn der Erkrankung und das Ende in einen Namen zusammenfaßt, während HOFFMANN die Erkrankung der Follikel und die Endatrophie als charakteristisch ansieht. Er hat eben anscheinend derartige Fälle, wie ich vor kurzem einen beobachtet habe, nicht gesehen, die mit dem Erythem anfangen und bei denen das Sycosiforme nur nebensächlich angedeutet ist. Er unterscheidet dabei drei Formen: die eigentliche *Folliculitis sycosiformis atrophicans capillitii,* die nach seiner Erfahrung bei Frauen häufiger oder doch wenigstens ebenso häufig wie bei Männern vorkommt und nur auf der Kopfhaut und deren Randpartie auftritt und oft von Erscheinungen eines seborrhoischen Ekzems begleitet ist. Die Erkrankung kann so nach seinen Beobachtungen in ophiasisartiger Anordnung die Kopfhaut zum großen Teile enthaaren und atrophisieren.

Er unterscheidet dann zweitens die eigentliche *Folliculitis sycosiformis atrophicans barbae,* wie sie von SPRINZ, ARNDT und mir beschrieben ist und noch eine dritte Form, die *Folliculitis sycosiformis atrophicans cutis lanuginosae corporis,* die ich im nächsten Abschnitt schildern werde. Ich möchte mich zu dieser Einteilung HOFFMANNs nicht äußern, da ich diese Erkrankung bei Frauen nie gesehen habe und ich nur die von UNNA, BROCQ, SPRINZ und ARNDT beschriebene

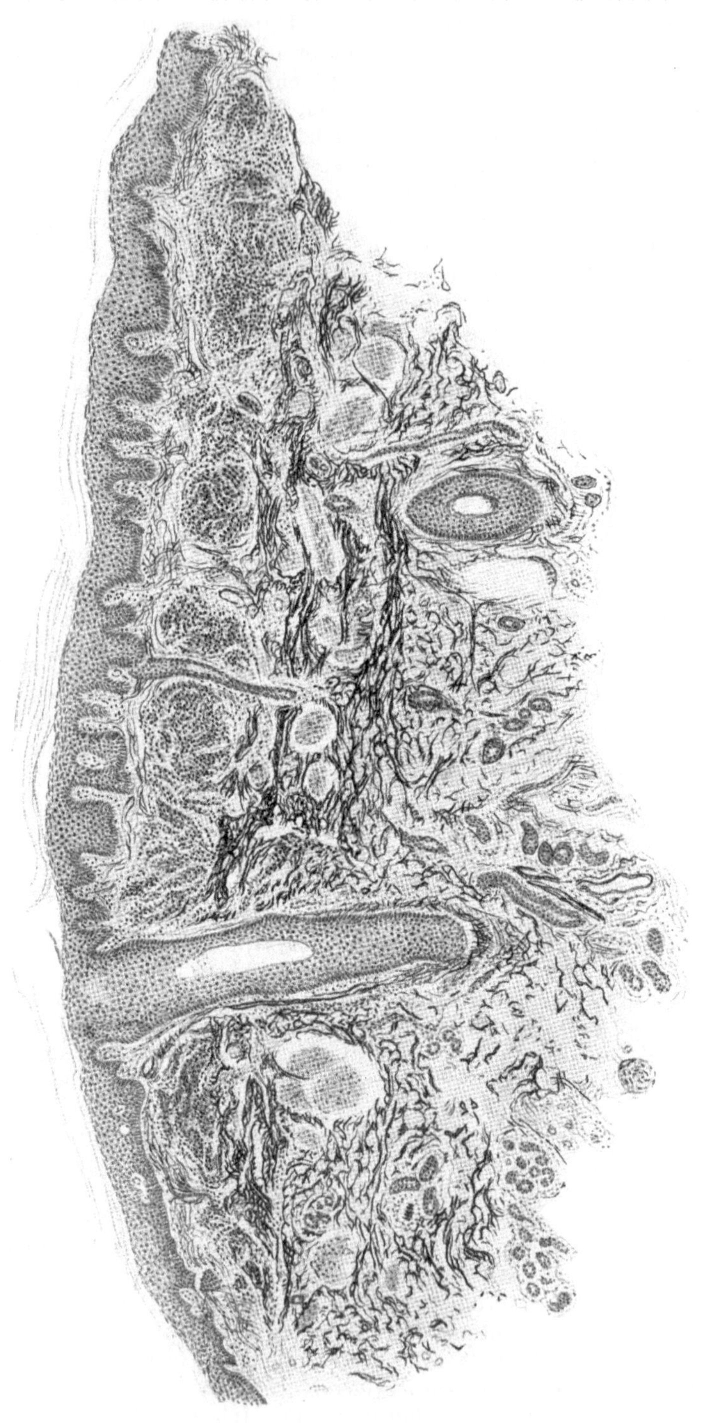

Abb. 81. Ulerythema sycosiforme. Schnitt durch die Randzone. Elastische Faserfärbung. (Sammlung GALEWSKY.)

Form kenne. Auch unter den von SPRINZ veröffentlichten 16 Fällen ist keine einzige weibliche Erkrankung feststellbar. Weitere Untersuchungen werden die Richtigkeit der HOFFMANNschen Anschauung zu beweisen haben.

In einer vor kurzem erschienenen Arbeit, die bei der ARNOZANschen Krankheit besonders besprochen wird, hat sich PHOTINOS, ohne neue Fälle gesehen zu haben, auf Grund des HOFFMANNschen Falles diesem angeschlossen.

Das Ulerythema sycosiforme ist zweifellos eine verhältnismäßig seltene Erkrankung (MILMAN berechnet 4 Fälle auf 100 000), wenn sie auch gelegentlich einmal jedem Hautarzt begegnet. Wie ich schon oben erwähnte, sind die Ansichten über das Befallensein von Männern und Frauen verschieden. Außer den Fällen von HOFFMANN (und ARNDT) sind nur Fälle von Erkrankungen bei Männern im Bart und am Rande der behaarten Kopfhaut beschrieben. Auch über das symmetrische Vorkommen sind die Ansichten geteilt; ich selbst habe nur 2 Fälle gesehen. Jedenfalls ist die Erkrankung, darüber sind alle einig, eine außerordentlich chronische. Ich kenne Fälle, die schon 20 Jahre bestehen, SPRINZ hat sogar einen Fall gesehen, in dem die Affektion 32 Jahre besteht.

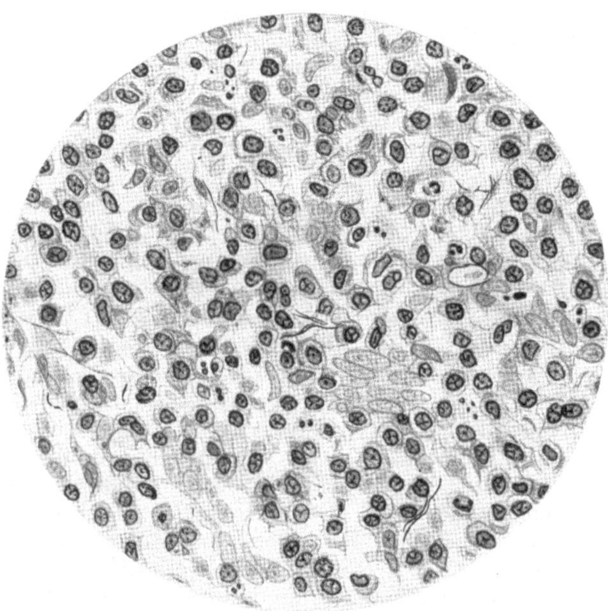

Abb. 82. Ulerythema sycosiforme. Plasmome. Elastische Faserfärbung. (Sammlung GALEWSKY.

*Differentialdiagnostisch* kommt hauptsächlich die eigentliche Sykosis in Frage. Doch unterscheidet die Krankheit sich leicht von dieser dadurch, daß die Sykosis das ganze Gesicht befällt, während das Ulerythem sich meistens auf eine Stelle oder auf zwei Stellen beschränkt und dann weiterkriecht. Charakteristisch sind außerdem die narbigen großen Flächen, der serpiginöse Rand, das vollständige Fehlen der sog. tiefen Sykosis. Außerdem ist die eigentliche Sykosis leichter zu heilen als das Ulerythem. Vom eigentlichen Lupus unterscheidet sich die Erkrankung durch das Fehlen der Lupusknötchen, die zentrale Narbe, in der keine Lupusherde sind und den noch chronischeren Verlauf des Lupus. Daß man aber an ihn denken muß, besagt ja schon der erste englische Name: Lupoid Sycosis.

Auch mit dem Lupus erythematodes wird die Erkrankung schwer verwechselt werden können, da ja bei ihm die Bildung von Follikulitis und Pusteln im allgemeinen fehlt. Am behaarten Kopf kommt noch der Favus in Frage, bei dem die Untersuchung auf Pilze sofort Klarheit schafft, und die Folliculitis decalvans, bei der die zentrale Narbe ohne Entzündung, ohne Follikel, ohne Haare vermißt wird, während man bei ihr in den atrophischen Stellen noch häufig vereinzelte Follikel mit Haaren findet.

Die erste *mikroskopische Untersuchung* verdanken wir UNNA, der den Befund bereits in klassischer Form geschildert hat. Wir finden vor allen Dingen außerordentlich starke Zellinfiltrate um Haare und Schweißdrüsen, welche zum Schwunde der Haarfollikel und Schweißdrüsen und allmählich zum Schwunde der elastischen Fasern führen, während das kollagene Gewebe hier stärker widerstandsfähig ist. Die Epidermis ist nicht gleichmäßig, oft ist die Hornschicht parakeratotisch verändert. Manchmal besteht die Epidermis nur aus wenigen Lagen atrophischer Zellen. Auffallend ist das außerordentlich häufige Vorkommen von Plasmazellen in den Zellinfiltraten, so daß man fast von reinen *Plasmomen* sprechen kann, eine Tatsache, die auch ERICH HOFFMANN in seiner Arbeit hervorhebt; SPRINZ schreibt in seinem Beitrage, daß vielfach die Infiltrate fast rein aus Plasmazellen verschiedener Größe, sowie aus Mastzellen bestehen, während an anderen Stellen mehr die Rundzellen überwiegen. Vielleicht hängt der verschiedene Befund von den verschiedenen Stadien ab, in welchen das Präparat untersucht wird. Auch MILMAN hat in seiner Arbeit ganz besonders auf das perifollikuläre Infiltrat, das zum Schwund der Haarfollikel, Talg- und Schweißdrüsen führt und schließlich das atrophische Endstadium hervorruft, hingewiesen.

Über die *Ätiologie* der Erkrankung wissen wir nichts. Das wahrscheinlichste ist, daß es sich um eine parasitäre Infektion handelt, wie schon SACK und SPRINZ hervorgehoben haben. Kulturversuche sind bisher erfolglos geblieben. DUCREY und STANZIALE glauben, daß die Affektion an sich tropho-neurotischer Natur sei und daß die Eiterung durch sekundäre Infektion zu der eigentlichen Grundaffektion hinzukomme. SAALFELD hat einen Patienten vorgestellt, der neben seinem Ulerythema eine Onycholyse an allen Fingern hatte. Auch hier konnte man natürlich an eine tropho-neurotische oder neuro-endokrine Ursache denken.

Jedenfalls handelt es sich um eine eigenartige, selbständige Erkrankung, für die der Name Ulerythema sycosiforme wohl der bleibende sein wird; der von NAKAGAWA vorgeschlagene „Folliculite dépilante agminée" erscheint mir jedenfalls weniger zutreffend. Da wir so wenig über die Ursache wissen, ist auch für die Therapie noch wenig Hoffnung. Im allgemeinen heben dies alle Autoren in erster Linie hervor. Die *Behandlung* muß sich natürlich darauf richten, die Entzündungserscheinungen zu bessern und das Fortschreiten des krankhaften Prozesses zu verhüten. Die Haare werden infolgedessen kurz geschnitten, das Gesicht mit Schwefel, Schwefelteer-, Schwefel-Resorcin-Salicyl und Schwefelteerseife gewaschen, die erkrankten Stellen mit spirituösen Lösungen gereinigt. Zur Behandlung der follikulären Entzündungen wenden wir mit Erfolg die üblichen Zinnober-Schwefelzinkpasten oder Resorcin-Schwefelpasten an, auch die BROOKEsche Paste (Hydrarg. olein. [5%] 28,0, Vaselini flavi, 14,0, Zinci oxydati Amyli puri ana 7,0, Ichthyol 1,0, acid. salicyl. 2,0) ist früher oft angewendet worden. Selbstverständlich kommen auch die verschiedenen Schälpasten in Frage. ARNDT ließ morgens und abends heiße Seifenwaschungen mit nachfolgender Anwendung von 10%iger Schwefelzinkpaste, Resorcinzinkpaste usw. gebrauchen. Bei dieser Behandlung mußten nebenbei noch die erkrankten Haare epiliert werden. JOSEPH glaubt vom Triphenyl-Stibin-Sulfit einen Erfolg gesehen zu haben.

Daß selbstverständlich außer der Salbenanwendung Wärme in jeder Form, vor allen Dingen Diathermie anzuwenden ist, um die entzündeten Stellen zum Rückgang zu bringen, brauche ich nicht erst zu erwähnen.

Neben dieser medikamentösen Behandlung hat vor allen Dingen auch die Epilation mit der Pinzette oder die Röntgenepilation ihre Berechtigung. Gerade in der letzten Zeit ist ganz besonderer Wert auf die Behandlung mit Röntgenstrahlen und Höhensonne gelegt worden. WISE hat keine Besserung durch Röntgenbehandlung gesehen, während BROCQ die Röntgenbehandlung in erster Linie empfiehlt. Eine vollständige Heilung habe ich in meinen Fällen durch diese Behandlung nicht erzielt, obwohl die Röntgentherapie noch am meisten genutzt hat. Eine Reihe von Fällen scheint allmählich ganz spontan auszuheilen.

Ob sich der HOFFMANNsche Vorschlag, die Erkrankung als Folliculitis sycosiformis atrophicans zu bezeichnen, einführen wird, müssen wir der Zukunft überlassen.

## Literatur.

### Ulerythema sycosiforme (UNNA).

ALEXANDER: Ulerythema sycosiforme. Dermat. Wschr. **69**, 518. — ALLEN-LUSTGARTEN: 230. Dermat. Ges. J. of cutan. a. genito urin. Dis., April **1894**, 171. — ANDREWS: Lupoide sycosif. of the scalp. Arch. of Dermat. **12**, Nr 2, 285 (1925). — ARNDT: Über einige Formen narbiger Kahlheit. Dermat. Z. **15**, H. 2. — ARNOZAN: (a) Folliculite dépilante des parties glabres. Soc. franç. Dermat. 22. April 1892. (b) Soc. franç. de derm. et de syph. Arch. f. Dermat. **11**, 492 (1892).

BALL, C. H.: Ulerythema sycosiforme. St. Louis med. Rev. **57**, 162 (1908). — BESNIER, E.: (a) Ann. de Dermat. **1889**, 105. (b) Alopécie cicatricielle de la barbe, acné dépilante et cicatricielle. Ann. de Dermat. **1889**, 190. — BESNIER, E. u. DOYON: Lehrbuch, Bd. 1, S. 778; Bd. 2, S. 180. 1891. Übersetzung von KAPOSI. — BLOEMEN: Syc. lup. Nederl. Tijdschr. Geneesk. **190 IV** (1924). — BROCQ: (a) Pseudopelade. Corresp. franç. J. of cutan. a. vener. Dis. **3**, 50 (1885). (b) Des folliculites et des périfolliculites décalvantes. Bull. Soc. méd. Hôp. Paris, Sitzg 12. Okt. **1888**, 399; Ann. de Dermat. **1889**, 467. Ref. THIBIERGE. (c) Franz. Ges. Dermat., 10. Jan. 1901. (d) La Prat. dermat. **2**. (e) Alopécie atrophiante variété pseudo-pélade. Ann. de Dermat. **1895**. (f) Lehrbuch Traité élémentaire de la Dermat. prat.

CANTRELL u. SCHAMBERG: Uleryth. sycosif. (Sycosis lupoide) with report of two cases. J. amer. med. Assoc., 16. April **1898**, 95. Ref. Ann. de Dermat. **10**, 110 (1899).

DREUW: Klinische Beobachtungen bei 101 haarerkrankten Schulknaben. Dermat. Mh. **51** (1910). — DUBREUILH, W.: (a) Über Alopecia atrophicans. Ann. de Dermat. **1893**, 329. (b) Folliculites dépilantes des parties glabres. Arch. Clin. Bordeaux, Febr. **1894** (2 cas de sycosis non parasitaire). (c) Arch. Clin. Bordeaux, 22. Febr. **1894**; Ann. de Dermat. **1895**, 253. — DUCREY u. STANZIALE: (a) 14. Congr. Assoc. méd. ital. Sienne, Aug. 1891. Giorn. ital. Mal. vener. Pelle **1892**, 239. Ref. Ann. de Dermat. **1892 III**, 312. (b) Klinisch-pathologisch-anatomischer und bakteriologischer Beitrag zum Studium einiger Affektionen der behaarten Körpergegend mit Ausgang in Atrophie. Giorn. ital. Mal. vener. Pelle **1892**. H. 2.

EDDOWES: Dermatologische Gesellschaft London. Alocepie in Bandform. J. of Dermat. **1905**. — ELLIOT: Ulerythema sycosiforme. 210. Verslg New York. dermat. Ges. J. of cutan. Dis. **1892**, 35.

FULRAD: Ulerythema sycosiforme. Arch. of Dermat. **22**, 344 (1930).

GALLOWAY: (a) Ulerythema sycosiforme. Brit. J. of Dermat., Mai **1896**, 180. (b) Syc. lup. Brit. J. of Dermat. **1897**, 32. — GRÜNFELD: Über Folliculitis decalvans. Arch. f. Dermat. **95** (1909). — GUTTENTAG: Über das Verhalten der elastischen Fasern in Hautnarben. Arch. of Dermat. **1894**, 175.

HALLOPEAU: Discuss. Ann. de Dermat. **1889**, 106. — HELER: Ulerythema sycosiforme. Dermat. Wschr. **56**, 319. — HERXHEIMER u. ALTMANN: Die Behandlung der Krankheiten der behaarten Kopfhaut. Halle 1913. — HERXHEIMER u. REINHARD: Dtsch. dermat. Ges. 10. Kongr. **1908**, S. 321. Fall von Sycos. lup. — HEUSS: Abnorme Fälle von Alopecie. Dermat. Mh. **22**, 632 (1896). — HOFFMANN, E.: (a) Zur Klassifizierung und Benennung der atrophisierenden bzw. narbigen Alopecien und Follikulitiden. Arch. f. Dermat. **1931** (im Druck). (b) 2. Klassifizierung und Benennung der atrophisierenden bzw. narbigen Alopecien und Follikulitiden. Arch. f. Dermat. **164**, H. 2 (1931). — HOLLANDER: Lup. sycosif. Arch. of Dermat. **1930**, Nr 21, 340. — HOLLSTEIN: Folliculite décalvante. Berl. dermat. Ges., 13. Dez. 1904.

JADASSOHN: Lup. erythem. in MRAČEKs Handbuch der Haut, Bd. 3. 1904. — JANOWSKY: Beiträge zur Lehre von der Alopecie. Wien. med. Wschr. **1897**, Nr 14, 15. — JOSEPH: Haarkrankheiten. Lehrbuch 1910.

KROMAYER: Elastische Fasern, ihre Regeneration und Widerstandsfähigkeit. Dermat. Mh. **19** (1894).

LEVIN: Lupoid. sycos. Arch. of Dermat. **3**, Nr 3, 414 (1928).

MARCOZZI: Sull' importanza delle alterazioni endocrino-simpatiche nell' etiologia delle folliculiti croniche atrofizzanti. — MARTINOTTI: Über atrophierende Follikulitis. Gaz. internaz. méd.-chir. **1912**, No 10. Ref. Dermat. Wschr. **1912**, 1770. — MASCHKE-LEISSON: Über Ulerythema sycosiforme Unna. Acta dermat. (Kioto) **12**, 115 (1931). — MÉNEAU: Lupus érythem. du cuir chevelu, Traveaux de la Clin. de Derm. du Dubreuilh. Ann. de Dermat.

1896. — MIBELLI: Einige Bemerkungen über die Anatomie des Favus. Dermat. Mh. **22** (1896). — MILINAMI: Uleryth. syc. (Sycosis lupoide).

NAKAGAWA: Über Sycosis lupoide Brocq. Z. Dermat. **21**, Nr 7, 39 (1923). — NICLOT: (a) Thèse de Paris **1889**. (b) Folliculite décalvante forme pseudopelade de Brocq. Ann. de Dermat. **1894**, 327.

PERRY: Sycosis lupoid. Dermat. Soc. London, 8. Juni 1898. J. **1898**, 255. — PHOTINOS, PANAGIOTIS, B.: Folliculitis sycosiformis atrophicans corporis. Dermat. Z. **61**, H. 5/6, 931.

QUINQUAUD: (a) Folliculite des régions vélues. Bull. Soc. méd. Hôp. Paris, Aug. **1888**. (b) Folliculite épilante décalvante. Ann. de Dermat. **1889**, 99.

ROBERT-MELCHIOR: Thèse de Paris **1889**. De l'acné décalvante. Ref. THIBIERGE. Ann. de Dermat. **1889**, 825. — ROBINSON: A case of destructive folliculitis. J. **23**, 268 (1905).

SAALFELD: V. Intern. Kongr. Fall von Uleryth. syc. zugleich mit Onycholysis der sämtlichen Finger. Berlin 1904. — SACK: Uleryth. syc. Dermat. Mh. **1891**, 133, 194. — SCHAMBERG, J. F.: A case of lupoid sycosis with bleb formation. Internat. dermat. Congr. New York **1907**, p. 321. — SCHEER: Lupoid. sycosif. Arch. of Dermat. **1925**, Nr 20, 730. — SPRINZ: Ulerythema sycosiforme (UNNA). Dermat. Z. **20** (1913).

TAKIMURA, CH.: Über Sycosis lupoide Brocq. Uleryth. sycosif. Jap. J. of Dermat. **22**, Nr 10, 72 (1921). — TOUTON: Referat über Acne. Dtsch. dermat. Ges. 6. Kongr. 1899. — TRUFFI: (a) 14. Tagg ital. Ges. Dermat. Giorn. ital. Mal. vener. Pelle **1913**, H. 1, 92. (b) Folliculitis atrophicans der unbehaarten Teile. Dermat. Wschr. **56**, 515 (1913).

UNNA: (a) Über Ulerythema sycosiforme. Mh. Dermat. **1889**, 134. (b) Histopathologie, 1894. (c) Über die Lochkerne des Fettgewebes, 1897. Arbeiten aus Dr. UNNAS Klinik. (d) Uleryth. syc. Dermat. Mh. **9**, 134 (1899).

WALKER, NORMAN: Uleryth. syc. Brit. med. Assoc., 29. Juli 1898. Brit. J. Dermat. **1898**, 325. — WECHSELMANN: (a) Pseudoalopecia atrophicans crustosa. Berl. dermat. Ges., Juni 1904. (b) Über Lichen atrophicans und andere makulöse Atrophien der Haut. Arch. f. Dermat. **71**. — WHITFIELD: Brit. J. Dermat. **1901**, 170. — WISE: Lup. sycos. Arch. of Dermat. **7**, Nr 1, 127 (1923). — WRIGHT: Uleryth. syc. Arch. of Dermat. **1928**, Nr 18, 903.

## 11. Folliculite dépilante des parties glabres (ARNOZAN).

[Folliculitis sycosiformis atrophicans cutis lanuginosae corporis (ERICH HOFFMANN)].

Unter diesem Namen hat zuerst 1892 ARNOZAN 2 Fälle beschrieben, bei denen auf den schwach behaarten Oberschenkeln größere symmetrische Herde mit atrophischem haarlosen Zentrum auftraten, die von einem aus flachen, rötlichbraunen Knötchen und Follikulitiden zusammengesetzten Rande umgeben waren. Diese Follikulitiden waren von Haaren durchbohrt, auch kleine Pustelchen waren sichtbar. Diese Affektion scheint also identisch zu sein mit dem Ulerythema sycosiforme, nur daß infolge der veränderten Lokalisation, der Verschiedenartigkeit der Lanugo von den Bart- und Kopfhaaren die Affektion anders verlaufen muß. Ganz abgesehen davon, daß die Wollhaare viel feiner sind, stehen dieselben auch weiter auseinander als im Gesicht beim Manne, das ja die Hauptlokalisation des Ulerythema sycosiforme bildet. Von dieser außerordentlich seltenen Erkrankung hat ferner 1894 DUBREUILH 2 Fälle beschrieben, die deshalb besonders interessant sind, weil zum ersten Male mikroskopische Untersuchungen dabei vorgenommen wurden. Es handelt sich um 2 Männer, von denen der eine große Läsionen am Oberschenkel hatte, der andere entsprechende in beiden Kniebeugen. Ebenso hat TRUFFI auf der 14. Tagung der italienischen Gesellschaft für Dermatologie einen Mann demonstriert, der symmetrische Flecke von hellroter Farbe zeigte. Die Haut war glatt und schien atrophisch zu werden. Die Peripherie war mit um die Haarfollikel angeordneten Follikulitiden und Knötchen besetzt. MARTINOTTI hat einen Fall beschrieben, der ein Ulerythema im Gesicht und in der Achselgegend Erscheinungen der Folliculitis decalvans, am Brustbein und den Gliedmaßen die Erscheinungen der ARNOZANschen Krankheit zeigte. PERRY hat in der Londoner dermatologischen Gesellschaft einen ähnlichen Fall vorgestellt, der deshalb interessant ist, weil es sich bei ihm um eine Frau handelt. Es ist dies das erstemal, daß eine derartige Erkrankung bei einer Frau beschrieben worden ist. Ich selbst habe unter meinen Fällen von Ulerythema sycosiforme einen Kranken gesehen, der dem PERRYschen Falle ähnelte, bei dem aber die Erkrankung des Oberschenkels bzw. der Brust fehlte. Außerdem ist noch von SANTORI ein typischer Fall der ARNOZANschen Krankheit beschrieben worden. Zu den komplizierten Fällen gehört ein kürzlich von MARCOZZI veröffentlichter, bei dem die Erkrankung neben Kopf und Bart auch noch die Extremitäten ergriffen hatte. MARCOZZI glaubt, daß in seinem Material endokrine Störungen die Ursache der Erkrankung seien. In der letzten Zeit hat ERICH HOFFMANN sich mit der ARNOZANschen Erkrankung beschäftigt und dieselbe als eine besondere Form unter dem Namen Folliculitis sycosiformis atrophicans cutis (lanuginosae corporis) abgesondert. Die Veranlassung zur HOFFMANNschen Arbeit gab ein sicherer und ein zweifelhafter Fall dieser Erkrankung. Im ersteren Falle fand sich eine typische, zweihandflächengroße Affektion am linken Unterschenkel, im zweiten, der mehr als Acné decalvans imponierte, sah man an beiden Unterschenkeln eine deutliche Atrophie der Haut. Auch hier fehlten fast sämtliche Follikel.

Zuletzt hat PHOTINOS ebenfalls aus der HOFFMANNschen Klinik in einer speziell der Folliculitis sycosiformis atrophicans corporis gewidmeten Arbeit sich mit dieser Affektion befaßt und insbesondere sich mit dem histologischen Gesamtbilde beschäftigt. Im allgemeinen stimmen seine Untersuchungen mit denen DUBREUILHs und TRUFFIs überein. Auch er findet in der Randzone eine Follikulitis als wichtigste Erscheinung, d. h. vorwiegend follikulär angeordnete Entzündung mit mantelförmigem Infiltrat und Neigung zur Zerstörung des Haarbalges und der Talgdrüsen, ferner eine um die Schweißdrüsen herum gelagerte Entzündung. Das Infiltrat besteht vorwiegend aus Plasmazellen, die richtige Plasmome bilden. Im späteren Stadium zeigt sich die starke Verdünnung der Cutis mit zunehmenden fibrösen Gefäßveränderungen und stärkerer Wandverdickung der tiefer gelegenen Gefäße. Gleichzeitig geht damit einher Zerstörung der Follikel und Schweißdrüsen, die zum größten Teil zugrunde gehen, nachdem schon vorher die Talgdrüsen dasselbe Schicksal gehabt haben und auch Bindegewebe und elastische Fasern ihre charakteristischen Veränderungen durchgemacht haben. Die Veränderungen entsprechen auch hier den charakteristischen bei Sycosis lupoides, d. h. dem Ulerythema sycosiforme, bei dem auch DARIER auf dieselben Verhältnisse, insbesondere auch auf die Plasmome, ebenso wie schon SPRINZ, aufmerksam gemacht hat.

Die Erkrankung ist also ein oberflächlicher Prozeß der Haut, der als reiner Follikulitisprozeß angesehen werden kann (PHOTINOS).

*Differentialdiagnostisch* kommt eigentlich nur die Acné dépilante in Frage, die ganz anders verläuft, sowie die Acnitis BARTHÉLEMYs, die aber als isolierte Herde mit zentraler Nekrose sofort zu unterscheiden ist. Auch der Lupus erythematodes, der an den Unterschenkeln sehr selten vorkommt, wird ohne weiteres durch das Fehlen sonstiger charakteristischer Herde zu erkennen sein.

Die *Ätiologie* der Affektion ist genau wie die des Ulerythema sycosiforme vollständig dunkel. ARNOZAN spricht von Coccidien, HOFFMANN hat in oberflächlichen Herden Staphylokokken gefunden. Daß die innersekretorischen Organe dabei eine Rolle spielen, wie PHOTINOS und CIVATTE annehmen, glaube ich nicht.

Im Anschluß an seine Untersuchungen kommt HOFFMANN, dem sich PHOTINOS anschließt, zu der Überzeugung, daß diese Erkrankung eine besondere Form der unter dem Namen Ulerythema sycosiforme und von ihm als sykosiforme, atrophische Follikulitiden beschriebenen Gruppen darstellt. Nach seiner und PHOTINOS' Beschreibung findet sie sich nur bei Männern und in der klassischen Form an den Beinen. Nur PERRY hat einen zweifelhaften Fall bei einer Frau gefunden. Die Erkrankung äußert sich durch stärkeres oder mäßiges Jucken und Brennen. Die erkrankten Partien sind nach HOFFMANNs und PHOTINOS' Ansicht $^1/_2$—1 cm groß und von einer etwas breiteren peripheren Zone umgeben, die mit Follikulitiden besetzt ist. Die zentrale Partie ist atrophisch und kann pigmentiert sein. Nach seinen Untersuchungen gibt die mikroskopische Untersuchung narbige Umwandlungen des kollagenen, Rarefizierung oder Fehlen des elastischen Gewebes, erweiterte Lymphgefäße, verdickte Blutgefäßwandungen und Plasmazelleninfiltrate. Auch die Randzone zeigt Follikulitiden mit mantelartigem Plasmom, Plasmome um Blut- und Lymphgefäße und Schweißdrüsen, Zerstörung der Follikel samt den Balgdrüsen, Gefäßveränderungen und Schwund des elastischen Gewebes. HOFFMANN glaubt also, daß diese Erkrankung ein Teil der großen Gruppe Ulerythema sycosiforme sei, daß die französische Bezeichnung «des parties glabres» nicht stimme, da die Affektion im allgemeinen auch die mit starken Haaren ausgestatteten Partien der Haut ergriffe, also nicht nur die eigentlichen Wollhaargegenden. Ob es sich hier nicht doch um dasselbe Krankheitsbild handelt, das als außerordentlich seltenes gelegentlich das Ulerythema sycosiforme des Gesichts kompliziert, und ob HOFFMANN recht hat, diese Gruppe als besondere Type aufzustellen, möchte ich vorläufig dahingestellt sein lassen, bis weitere Untersuchungen die Frage klären werden.

PHOTINOS schließt sich im allgemeinen der HOFFMANNschen Ansicht an, polemisiert aber gegen die Bezeichnung der Franzosen «parties glabres», da ja die Körperhaut im allgemeinen lanugobehaart sei. Es handelt sich meiner Überzeugung nach hierbei nur um einen Wortstreit, da ja die Franzosen den ganzen Körper als «partie glabre» bezeichnen, zum Unterschied von den mit richtigen Haaren bedeckten Körperstellen.

Was die Therapie anbelangt, so wird dieselbe natürlich sehr wenig Erfolg haben. Die Follikulitiden werden abheilen durch Epilation, entweder durch einfache oder durch Röntgenepilation. Diese Abheilung wird gefördert durch Anwendung von Zinnoberpasten, Zinnober-Trockenpinselungen und ebensolche mit Schwefel, Mitigal oder Ichthyol zusammengesetzt. Auch Injektionen mit parenteralem Eiweiß oder Terpentinpräparaten (Olobintin) werden unter Umständen förderlich sein.

### Literatur.

Folliculite dépilante des parties glabres (ARNOZAN).

ARNOZAN: Soc. franç. Dermat. Arch. f. Dermat. **11**, 492 (1892).

DUBREUILH: Arch. Clin. Bordeaux, 2. Febr. **1894**. Ann. de Dermat. **1895**, 253.

HOFFMANN, E.: Zur Klassifizierung und Benennung der atrophisierenden bzw. narbigen Alopecien und Follikulitiden. Arch. f. Dermat. **164**, H. 2 (1931).

MARCOZZI: Sull' importanza delle alterazioni endocrino-simpatiche nell' etiologia delle folliculiti croniche atrofizzanti. — MARTINOTTI: Über atrophische Follikulitis. Gaz. internaz. méd.-chir. **1912**, No 10. — MASCHKE-LEISSON: Über Ulerythema sycosiforme Unna. Acta dermat. (Kioto) **12**, 115 (1931).

PERRY: Sycosis lup. Dermat. Soc. Lond. Brit. J. **1898**, 252. — PHOTINOS, PANAGIOTIS, B.: Folliculitis sycosiformis atrophicans corporis. Dermat. Z. **61**, H. 5/6, 931.

SPRINZ: Ulerythema sycosiforme (UNNA). Dermat. Z. **20** (1913).

TRUFFI: Folliculitis atrophicans der unbehaarten Teile. Dermat. Wschr. **56**, 515 (1913).

UNNA, G. P.: Über Ulerythema sycosiforme. Mh. Dermat. **1889**, 134.

## 12. Alopecia liminaria frontalis (SABOURAUD).

Unter diesem Namen hat SABOURAUD eine Erkrankung beschrieben mit narbiger Entwicklung und sehr eigentümlicher Lokalisation. Sie beginnt nach dem Autor auf dem behaarten Kopfe junger Mädchen ein wenig vor den Ohren mit symmetrischen, halb schuppenden, halb acneartigen Erscheinungen, die sich sehr schnell nach oben fortsetzen und allmählich wie ein schuppend krustöses Band von 1 cm Breite die eine Schläfe mit der anderen an der Stirngrenze des behaarten Kopfes verbinden. Die Krankheit setzt ein unter Jucken. Wenn die Erkrankung beginnt, sieht man den Herd mit fest anhaftenden seborrhoischen Schüppchen bedeckt. Allmählich wird diese Partie kahl, glatt und atrophisch und sinkt etwas unter das Niveau der normalen Haut ein. Die Seiten des Dreiecks sind ungefähr 3 cm lang. Die Erkrankung bleibt entweder auf die Dreiecke beschränkt, oder sie verbreitet sich als fingerbreites Band über die Stirn, verschont aber dabei die Randhaare. Die Oberfläche ist auf der Höhe der Entwicklung gleichmäßig glatt und weiß und zeigt die Zeichen der leichten Atrophie. Zieht man einzelne Haare im Beginn der Erkrankung heraus, sio sieht man eine glasige Scheide am Ende genau wie bei den chronischen Follikulitiden. Andere lassen sich nicht leicht herausziehen, sitzen fest und sind von Krusten umgeben. Der entzündliche Anfangsprozeß, nach Sabouraud subinflammatorisch, dauert nur einige Wochen, dann geht er allmählich in das Abheilungs- und atrophische Stadium über. Sabouraud hat in 30 Jahren von dieser Erkrankung 12 Fälle gesehen, davon nur zwei im Beginn, die anderen im Endstadium gelegentlich der Behandlung wegen anderer Prozesse.

Wenn man nicht zu spät zu behandeln anfängt, so heilt die Erkrankung unter Schwefelbehandlung schnell ab (Hellmersche Pomade). Wird sie nicht behandelt, so entsteht eine narbige und tiefe Alopecie. Oft kann man nur aus dieser Alopecie nach der Abheilung die Diagnose stellen, wenn man eine bandförmige Narbe um den Kopf herum sieht, denn diese Erkrankung heilt merkwürdigerweise, wenn sie ihren Höhepunkt erreicht hat, auch ohne Behandlung ab. Nach Sabouraud gehört diese Erkrankung zwischen die Pityriasis steatoides, die Acne decalvans und die Acne necrotica, ähnelt aber in keiner Weise einer von diesen Erkrankungen. Namentlich die Narbe der Acne necrotica sieht ganz anders aus. Wir kennen die Ursache dieser Erkrankung nicht, wissen nicht, warum sie nur an dieser Stelle und immer symmetrisch auftritt, warum sie immer bandförmig sich zeigt und selbst ohne Behandlung aufhört, wenn das Band fertig ist. Ich selbst habe in der letzten Zeit einen einzigen Fall gesehen, der vielleicht in diese Gruppe hineinreicht. Es handelt sich um ein junges Mädchen, welches dreieckig auf der Mitte der Stirn nach den beiden Schläfen hinüberstreichend aber sie nicht erreichend, eine Affektion zeigte, mit halb schuppenden, halb eingesunkenen Stellen, wie sie bei der Acne necrotica im leichten Stadium vorkommen. Eigentliche Acnestellen waren nicht zu sehen; ich konnte nur die Schuppungen und die eingesunkenen atrophischen Stellen sehen. Ob dieser seltene Fall hierher gehört und ob es auch noch andere Formen von Alopecia liminaria frontalis gibt, müssen die weiteren Beobachtungen zeigen.

### Literatur.

Sabouraud: (a) Entretiens dermatologiques. Paris: Masson & Co. 1924. (b) Pelade et alopécie. Paris: Masson & Co. 1929. (c) De l'alopécie liminaire frontale. Arch. de Dermat. **2**, 446 (1931). (d) Diagnostic et traitement de affectiones du cuir chevulu. Paris: Masson & Co. 1932.

## 13. Narbige Alopecien nach verschiedenen Hautkrankheiten.

Es ist ganz klar, daß jedes *Trauma*, das eine Narbe hinterläßt, also vor allen Dingen jede Verletzung durch Messer, Verbrennungen, Hautzerstörungen durch Fall, Geschwüre, Narbenkeloide (Schmisse), wenn sie die ganzen Haarzwiebeln zerstört, zu einer kahlen Stelle führen wird. Nur wenn die Haarzwiebel nicht ganz getroffen ist, kann sie sich wieder regenerieren. Wächst die

Narbe über die Haarwurzel hinweg von der Seite aus herein, so wird entweder ebenfalls die Haarwurzel zugrunde gehen, oder die Haarpapille kann sich umbiegen und in die Tiefe wachsen (LEBRAM). Welcher Art die Verletzung ist, ist gleichgültig, es kommt nur auf die Tiefe derselben an und die Einwirkung, die sie auf die Haarpapille hat. In gleicher Weise können Geschwülste oder Organnaevi die Haarpapillen zerstören und dadurch zu örtlicher Kahlheit führen. Außer den Organnaevis kommen auch Epitheliome, die von PRINGLE als Endothelasmen bezeichneten Tumoren, auf dem behaarten Kopfe vor, auch

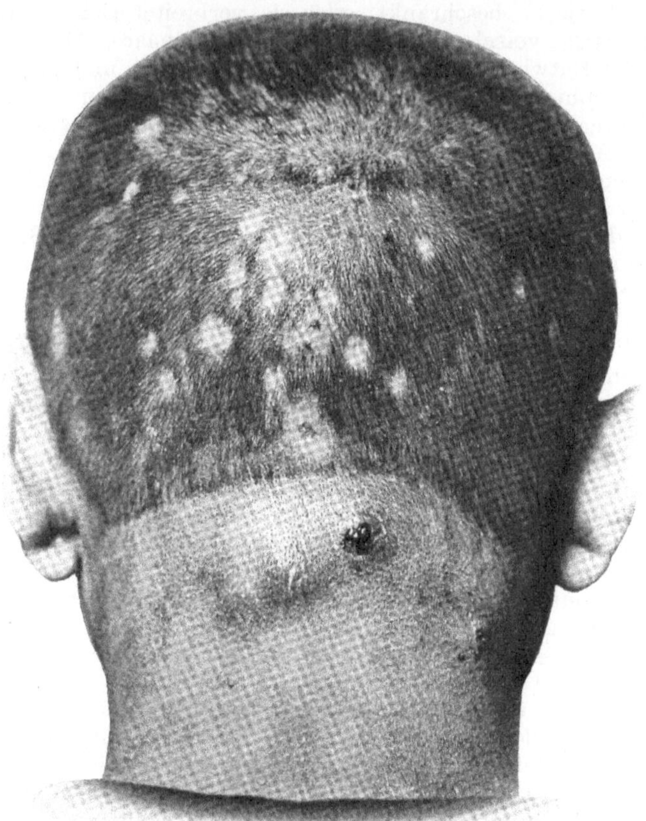

Abb. 83. Pyodermien der behaarten Kopf- und Nackenhaut (Perifollikulitis, Furunkel) mit fleckförmiger Kahlheit. (Sammlung ARNDT.)

Psammome und Neurinome sind von JADASSOHN als außerordentlich seltene Geschwulstformen, die zu lokaler Alopecie führen in der Hinterhauptgegend beschrieben worden. Die seltenen Epitheliome des behaarten Kopfes entwickeln sich oft auf Naevis oder in alten Narben (SABOURAUD).

Ganz besonders aber spielen die impetiginösen Krankheiten hier eine Rolle. Bei der Impetigo contagiosa, wenn sie auf den Kopf übergreift, kommt es darauf an, die Erkrankung möglichst schnell zu heilen. Je länger die impetiginösen Stellen auf dem Kopfe bestehen, je weiter die Ulceration in die Tiefe dringt, je dicker und je größer die Krusten sind, desto leichter wird eine Atrophie der Haut an dieser Stelle eintreten, und so sehen wir oft bei Kindern aus dem Volke, namentlich wenn sie verwahrlost gewesen sind, in späteren Jahren noch die rundlichen atrophischen Stellen kahl von Haaren (oft der Alopecia parvimaculata ähnelnd, als Reste früherer Impetigo-Erkrankung. Ganz besonders aber finden wir oft eine follikulare Alopecie im Anschluß an die Impetigo BOCKHARDT entstehen. Bei dieser Form der Impetigo bilden sich multiple follikuläre Entzündungen, die zu kleinen Abscessen führen. Die Abscesse reinigen sich, stoßen sich allmählich ab, aber in der Umgebung der erkrankten Follikel $^1/_2$—1 cm weit fallen

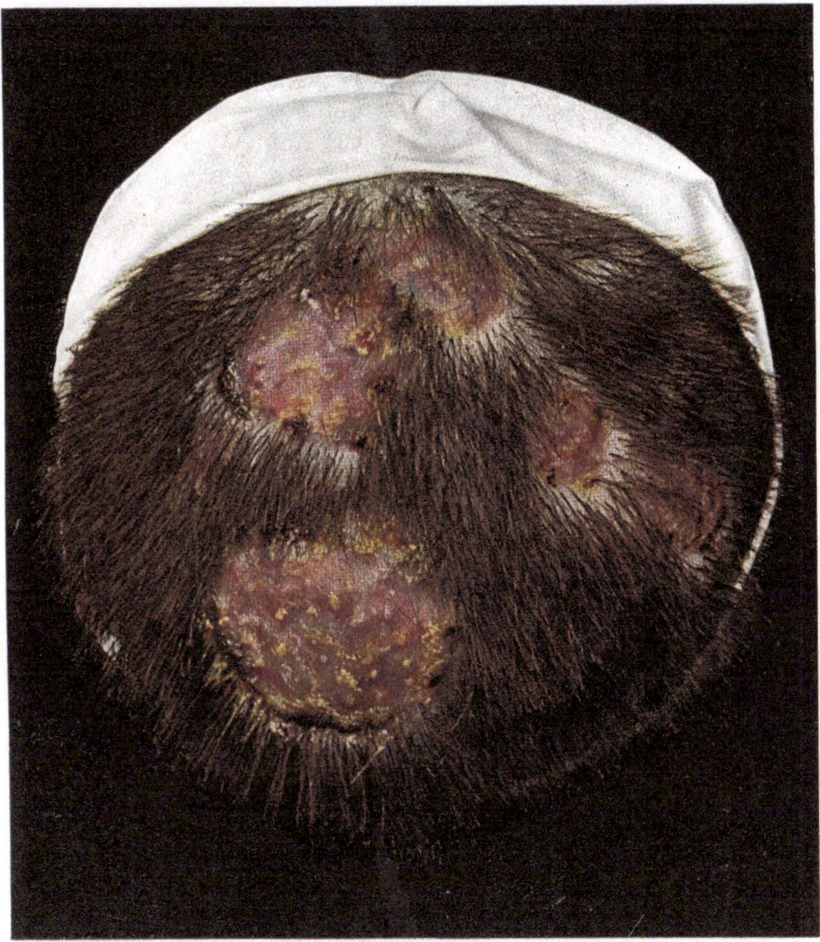

Abb. 84. Kerion Celsi. (Aus FINKELSTEIN-GALEWSKY-HALBERSTAEDTER: Hautkrankheiten u. Syphilis im Säuglings- und Kindesalter, 2. Aufl. 1924.)

die Haare aus. Wir sehen an der Stelle des entzündeten Follikels, nachdem die Kruste abgefallen ist, eine kleine rötliche oder weißliche atrophische Stelle mit einer kleinen Narbe in der Mitte. Allmählich wachsen die Haare vom Rande aus wieder nach, wo die Entzündung am oberflächlichsten war. Nur in der Mitte, entsprechend dem Follikelherd, bleibt eine kleine, stecknadelkopfgroße, haarlose Stelle, die je nach der Tiefe der Entzündung größer ist. Aus den Pusteln dieser Erkrankung hat POHL-PINKUS einen Mikroorganismus herausgezüchtet, der aber wohl nicht als der Erreger anzusehen ist.

Neben den impetiginösen Erkrankungen spielen die Variola und die Varicellen noch eine ganz besondere Rolle für die Entwicklung narbiger Prozesse auf der Haut. Wenn auch bei uns die Pocken keine Bedeutung mehr haben, so muß man doch im Hinblick auf gelegentlich wieder vorkommende Epidemien, wie wir sie z. B. im Kriege gehabt haben, daran denken. Eine ganz besondere Rolle spielen aber die Varicellen, denn jede Varicellenefflorescenz hinterläßt eine kleine Narbe, die man bei den Patienten ihr ganzes Leben lang

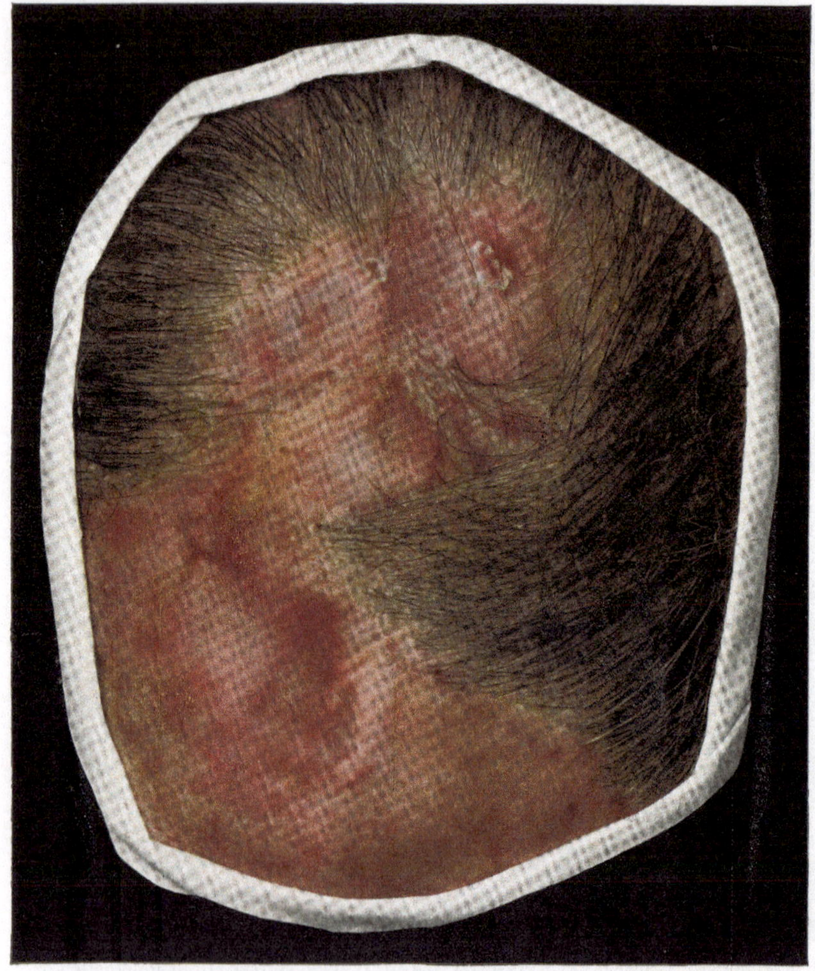

Abb. 85. Lupus erythematodes des behaarten Kopfes. (Sammlung GALEWSKY.)

findet. Sie sind auf dem Kopf verhältnismäßig selten, wenn sie vorhanden sind, gewöhnlich nicht mehr als in der Zahl eines halben bis dreiviertel Dutzends. Ihre Bedeutung haben sie besonders bei den sog. Epidemien von Alopecia parvimaculata. So habe ich bei der letzten Dresdner Epidemie öfter derartige Fälle gesehen, in denen die Mutter mir berichtete, daß diese Narben, die der Alopecia parvimaculata sehr ähnlich waren, schon seit den Varicellen bestünden. Auch bei generalisierter Vaccine finden sich gelegentlich derartige Narben.

Den impetiginösen Prozessen nahestehend sind alle *sykotischen* Prozesse, die auf die Kopfhaut übergreifen. Hierher gehört die eigentliche Sykosis, die ja unter Umständen durch Staphylokokken und Streptokokken übertragen auf dem behaarten Kopf weitergehen kann und dort eitrige follikuläre und impetigenöse Prozesse hervorrufen kann, ferner die *Ance necrotica* (varioliformis), die durch ihren Sitz an der Haargrenze, an Stirn und Schläfen, fast immer auf den behaarten Kopf übergeht und scharf umschriebene, kleine Narben hinterläßt, in denen ebenfalls die Haarwurzeln zerstört sind.

Unter den Pilzerkrankungen der Haut spielt der *Favus* eine ganz besondere Rolle. Die dem Favus charakteristische Bildung der Scutula führt zu nachfolgender sekundärer Druckatrophie des Haarbodens. Nach längerem Bestehen der Scutula erkranken die Haarpapillen, die Haarwurzel stirbt ab, und es bildet sich eine narbige Alopecie, in der die Haarwurzeln zerstört sind. Die Haut glänzt wie leicht lackiert, weder Haare noch Haarfollikel sind zu sehen, an Stelle der Follikel finden wir kleine atrophische Narben. Nur vereinzelt sehen wir trockene, kräuselige, dickere und dunklere Haare (Bernhardt).

Eine geringere Rolle spielt die *Trichophytie*, die nur selten zur Atrophie führt und nur dann, wenn es sich um vernachlässigte schwere Formen handelt, die mit tiefer Entzündung des ganzen Coriums einhergehen. Hierher gehören also nur die seltenen Fälle von Kerion Celsi oder die Prozesse, wie sie bei der Sycosis barbae vorkommen.

Außer diesen impetiginösen Erkrankungen spielt aber noch eine ganze Reihe von Hautkrankheiten eine Rolle, die auf dem Kopfe ebenfalls zur Atrophie führen. In erster Reihe handelt es sich um den *Lupus erythematodes*, der entweder von der Stirn aus sich auf dem Kopfe fortsetzt oder durch das Auftreten kleinerer oder größerer discoider Herde charakterisiert ist. Auch hier bleibt eine Atrophie der Haarpapillen zurück, die zur örtlichen Alopecie führt. Durch die Seltenheit der Lepra bei uns spielt diese für unser Material keine Rolle, aber auch sie kann natürlich zur Kahlheit führen. Dagegen ist bei uns von größerer Bedeutnng der *Lupus vulgaris*, der zur Vernarbung führt und mit Zerstörung der Haarpapillen einhergeht und ebenfalls zum örtlichen Haarverlust führt. Auch die *Sclerodermie* und die der Sclerodermie verwandten Prozesse, die unter dem Namen Myxo-Sclerodermie (Galewsky), Scleromyxoderma (Freund) beschrieben worden sind, führen zum Haarschwund. Von gutartigen Erkrankungen kommen noch die *Papillome* in Frage, die hahnenkammartigen Warzen, die unter Umständen entweder von selbst oder nach ihrer Abtragung zum Haarverlust führen.

Eine ganz besondere Rolle spielt natürlich die *Lues* mit ihren narbigen Prozessen. Es ist ganz klar, daß jede Lues, die zur narbigen Einschmelzung führt, örtliche Kahlheit hervorrufen muß. Es werden also schon die ulcerösen Frühformen, vor allem aber die Spätformen (Gummata, ulceröse Syphilide) zur Zerstörung der Haarpapillen und damit zur Kahlheit führen. Von Geschwülsten sind es namentlich die Endotheliome des Kopfes, die zum Haarausfall an der erkrankten Stelle führen. Diese im allgemeinen seltenere Erkrankung scheint aber den behaarten Kopf besonders zu befallen. Die einzelnen wie Tomaten aussehenden Tumoren (Dubreuilh-Haar) sind vollständig. Auch bei bestimmten Naevis, insbesondere den Organnaevis (vor allem den Naevis sebaceis) wird an den Stellen, an denen sie sitzen, die Haarentwicklung gehindert, da das normale Körpergewebe durch das Naevusgewebe, welches in diesem Falle fast nur aus Talgdrüsen besteht, verdrängt wird.

## Literatur.

### Narbige Alopecien nach verschiedenen Hautkrankheiten.

Asselbergs: Postimpetiginöse Kahlheit. Presse méd. belge **1902**. — Audry: Alopécie cicatricielle due au vésicatoire. Soc. franç. Dermat., 7. Jan. 1904.

BETTMANN: Dermat. Zbl. **5** (1901, Okt.). — BUFOUR-BRUXELLES: Cas d'alopécie développée sous des pansements au sublimé. Soc. belge Dermat., Sitzg 10. März 1901. — BULKLEY: Alopecia. New England Med. monthly, Mai **1900**. — BUSCHKE: Berl. klin. Wschr. **1900**; Dermat. Z. **1901**.

DUBREUILH: Soc. Anat. et Physiol. Bordeaux, Juni 1898. — DUFOUR: Alopécie traumatique. Bull. Soc. belge Dermat. **1901**, 69.

FOX: Hairy lesions in the axilla. J. of cutan. Dis., Mai **1900**.

GALLOWAY: Brit. J. Dermat. **1901**. — GIVANNINI: Dermat. Z. **1899**.

HALLOPEAU u. GRAUCHAMPS: Sur un cas d'alopécie lépreuse. Soc. franç. Dermat. **1906**. — HUCHARD: Acad. Méd. Paris, Sitzg 17. Mai 1898.

JEANSELME: Soc. franç. Dermat., Sitzg 10. Nov. 1898.

KREIBICH: Arch. f. Dermat. **53** (1900).

MARSHALL: Brit. J. Dermat. **1900**.

PFAFF: Das menschliche Haar. Leipzig: Wigand 1866. — PINKUS: Multipler herdförmiger Haarausfall infolge Impetigo. Berl. dermat. Ges., 3. Juli 1900. — POTOCKI u. COUVELAIRE: Plaques d'alopécie circonscrite, consécutive à la compression prolongée de la tête foetale sur le promontoire d'un bassin rétréci. Soc. Obstrétr. Gynécol. et Pédiatr. Paris, 7. Dez. 1900.

SAVARY: Un cas d'alopécie chez le cheval. Rec. Méd. vét. **1900**. — SHOEMAKER: Alopecia circumscripta. Amer. J. Dermat. **1900**.

VIDAL: Alopecie infolge eines akuten Eczema seborrhoicum. Ann. de Dermat. **1889**. — VIGNOLO-LUTATI: Mh. Dermat. **1908**.

## 14. Besondere narbige Alopecien.

### a) Alopecia diradans et atrophicans (BERTAZZINI), Alopécie microcicatricielle confluente sous-occipitale (GOUGEROT, CARTEAUD und PHOTINOS).

Unter dem Namen microcicatricielle Alopécie haben GOUGEROT, CARTEAUD und PHOTINOS einen Fall beschrieben, bei dem es sich um eine ovale, kahle Stelle am Hinterkopf einer Frau symmetrisch zu beiden Seiten der Medianlinie handelte. Zwischen den einzelnen Stellen fanden sich feine und kurze Haare. Subjektive Symptome fehlten, der Haarausfall war, da es sich um eine Atrophie der Haut handelte, endgültig. Die einzelnen Stellen waren nur 2—3 mm groß und konfluierten. Ebenso ließ sich eine Ursache nicht feststellen. Das Charakteristische dieses Krankheitsbildes sind die Einzahl des Herdes, die ovale Form mit horizontaler Längsachse, die Kleinheit der narbigen Herde, der kleinpolycyclische Rand mit kleinen, narbigen Kerben ins Gesunde und das Erhaltensein spärlicher, meist gesunder, nur feinerer und kürzerer Haare. Dabei endgültiger Ausgang in Narbe. Diese Erkrankung ist bereits von BROCQ gesehen worden und von SABOURAUD als tonsurförmige Alopecie bei der Frau beschrieben worden.

Im Gegensatz zu dieser kleinfleckigen haben LOUSTE und RABAT eine diffuse Alopecie mit progressivem Verlauf bei einem Ichthyosiskranken beschrieben. Die Alopecie erstreckte sich über den ganzen Kopf. Die Kopfhaut war narbig, stellenweise leicht schuppend, Haare standen noch zu zwei oder drei gruppiert vereinzelt da. LOUSTE und RABAT sehen diese Erkrankung als die Folge einer jahrelang bestehenden trockenen Hyperkeratose mit chronischen Follikulitiden an.

Unter dem Namen Alopecia diradans et atrophicans hat BERTAZZINI endlich den Fall eines 21jährigen Mannes beschrieben, bei dem seit Jahren ohne nachweisbare Ursache Haarausfall bestand. Das Kopfhaar war stark gelichtet, die noch vorhandenen Kopfhaare waren wohl erhalten, teilweise weiß, nicht sehr dünn. Die haarlose Haut war blaß, dünn, atrophisch, sie schuppte leicht und war in kleinen Falten abhebbar. Follikulitiden waren nicht sichtbar. Die mikroskopische Untersuchung ergab eine Atrophie der Cutis und Epidermis, Schwund der Follikel und Talgdrüsen, Homogenisierung des Bindegewebes, kleinzellige, perivasculäre Infiltrate, keine Follikulitiden. Die Erkrankung war charakterisiert durch eine sehr schnelle Entwicklung, durch die Ausdehnung auf dem ganzen Kopf und durch das Fehlen der Follikulitiden.

## Literatur.

Besondere narbige Alopecien.

BERTAZZINI, GIUSEPPE: Alopecia diradante e atrofizziante. Giorn. ital. Dermat. **68**, 1209 (1927). Ref. Zbl. Hautkrkh. **26**, 153 (1928).

GOUGEROT, CARTEAUD, PHOTINOS: Alopécie microcicatricielle confluente sous-occipetale. Arch. dermato-syphiligr. Hôp. St. Louis **2** (1930). Ref. Zbl. Hautkrkh. **35**, 776 (1931).

LOUSTE u. RABAT: Alopécie cicatricielle diffuse et évolution progressive ichthyosique. Bull. Soc. franç. Dermat. **6**, No 37, 667. Ref. Zbl. Hautkrkh. **35**, 777 (1931).

### b) Alopecia keratotica tuberculosa.

SAIGO MINAMI (in der Universitätshautklinik in Tokio) beobachtete folgenden Fall: Bei einem anscheinend gesunden Menschen mit Lichen pilaris war der Kopf sehr wenig behaart; besonders am Scheitel, an der Haargrenze des Hinterhauptes und der Schläfen fanden sich etwas mehr Haare, die normal dick, dunkel, mit weißen untermischt und gekrümmt waren. Die zwischen den

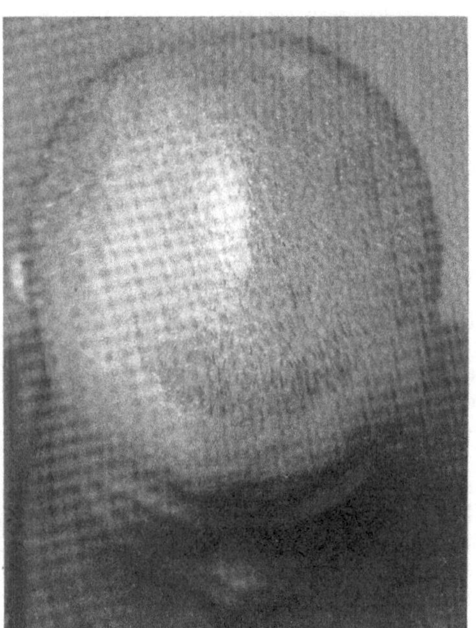

Abb. 86. Alopecia keratotica tuberculosa. (Nach MINAMI.)

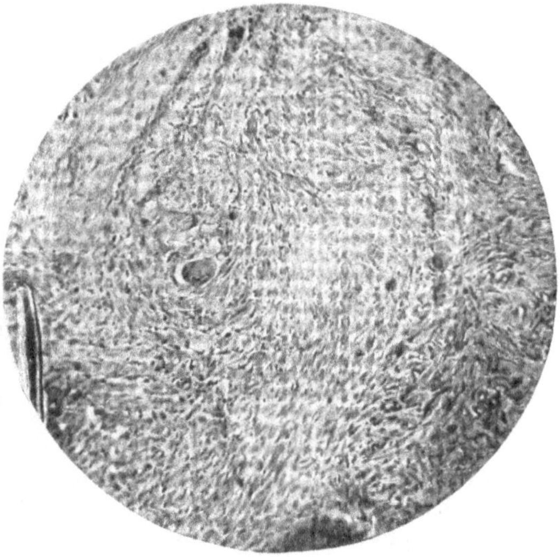

Abb. 87. Alopecia keratotica tuberculosa (MINAMI). Tuberkel bestehend aus epitheloiden Riesenzellen und spärlichen Lympho- und polynucleären Leukocyten. (Nach MINAMI.)

Haaren dunkel scheinende Kopfhaut ist straff gespannt und glänzend wie bei der Pseudo-Pelade. An den Haarfollikeln sieht man miliumgroße, derbe, knötchenförmige Erhebungen mit hornigem Zentrum. Solche Knötchen sitzen am ganzen behaarten Kopf, vor allem am Hinterhaupt bis zum Nacken. Die mikroskopische Untersuchung ergab eine starke Hyperkeratose an den Follikeln, starke Krümmung der Haare in den Follikeln und kleine perifollikuläre Tuberkelherde in der oberflächlichen Cutis. Es handelte sich also um eine Hyperkeratose in den Follikeln mit Mißbildung des Haares und um Tuberkeln in der Umgebung der Haarfollikel bei einem an Lichen pilaris leidenden Manne. MINAMI glaubt, daß bei dem zur Keratose neigenden Mann die hämatogen bedingten Tuberkel eine starke Hyperkeratose zu erzeugen vermochten, die bei dem Patienten die Ursache der Alopecie sein konnte. Auffallend ist, daß die Haarpapillen gut erhalten und die Haarfollikel in Bau und Zahl fast normal sind. Nur die Haare in den Follikeln sind mangelhaft ausgebildet. Wahrscheinlich wirkt hier die Druckatrophie durch die angesammelten, die Follikel verstopfenden Hornmassen.

Literatur.

MINAMI, SAIGO: Über Alopecia keratotica tuberculosa. Arch. f. Dermat. **143**, 15 (1923).

### c) Alopecia hyperkeratosis cystica follicularis.

Unter diesem Namen haben HASHIMOTO, TAKASHI und TAKESHI-OHNO an der Hand von 3 Fällen eine Form der Alopecie beschrieben, die zu diffusem oder fleckartigem Haarausfall führt, und bei der die Haut und die kleinen Haare trocken oder von Schuppen bedeckt waren. Die Follikelmündungen waren gut sichtbar und von schwärzlich-bräunlichen Hornsubstanzen verstopft, die sich genau wie Mitesser durch den Druck des Fingers herausquetschen ließen. Die mikroskopische Untersuchung eines Falles ergab Atrophie der Haut und cystische Erweiterung der Haarfollikel, die mit homogen gefärbten Hornsubstanzen gefüllt waren.

Literatur.

HASHIMOTO, TAKASHI und TAKESHI OHNO: Über Alopecia hyperkeratosis cystica follicularis. (Dermato-Urol. Klin. Med. Fak. Niigata.) Jap. J. of Dermat. **29**, 308—317 u. dtsch. Zusammenfassung 25—26 (1929) [japanisch]. Zbl. Hautkrkh. **32**, 71.

## 15. Vorübergehende und dauernde Röntgen-Alopecie.

In diesem Handbuche (5. Bd., II. Teil) ist anläßlich der allgemein biologischen und schädigenden Wirkungen der Röntgenstrahlen auch von HALBERSTAEDTER die epilierende Wirkung der Röntgenstrahlen eingehendst besprochen worden, ich will deshalb hier nur auf die Fälle von *Daueralopecie* genauer eingehen, die verhältnismäßig selten vorkommen und die vorübergehenden Röntgenalopecien nur kurz streifen.

Wir wissen ja, daß im Anschluß an Röntgenbestrahlungen der Haut je nach dem Grade der Bestrahlung gewollt und ungewollt Haarausfall auftreten kann. Der Haarausfall kann aus therapeutischen Gründen beabsichtigt sein, um bei Pilzerkrankungen der Haut durch den Haarausfall eine schmerzlose und schnelle Entfernung der erkrankten Haare herbeizuführen (Mikrosporie, Trichophytie, Favus). Je nach dem Grade der Reaktion ist der Haarausfall verschieden. Bei der Reaktion ersten Grades fallen die Haare nach ungefähr 14 Tagen bis 3 Wochen aus, regenerieren sich nach 2—3 Monaten, wenn die Haut nur hyperämisch und erythematös geschwollen war. Bei der Reaktion zweiten Grades sind die Haarpapillen völlig zerstört, die Atrophie der Haut, die Zerstörung der Haarpapillen, bewirken eine definitive Kahlheit. Bei der Reaktion dritten Grades kommt es selbstverständlich immer zur Narbenbildung mit Verlust der Haare. Die Reaktion der Haare auf die Bestrahlung wird verschieden sein, je nach weicher, überweicher oder Hartstrahlen-Einwirkung. Der vorübergehende Haarausfall, ob er gewollt oder ungewollt ist, wird sich im allgemeinen reparieren, ohne daß sich für die Haare irgendeine besondere Schädigung konstatieren läßt. Nur bei älteren Leuten kann man gelegentlich finden, daß der Nachwuchs spärlicher, auch pigmentärmer sein kann. Gelegentlich kann auch grauer oder weißer Nachwuchs (LEMENOW) eintreten. Bei richtiger Bestrahlung werden aber derartige Störungen nur ganz selten vorkommen. FUHS sah in 786 Fällen von Epilationen der Kopfhaare fast stets volles, normales Haarwachstum. Manchmal kann sogar das nachwachsende Haar dunkler, stärker und dichter sein, wie dies zuerst ULLMANN beschrieben hat. In einem Falle sah FELKE sogar die nachwachsenden Haare schwarz und dick im Gegensatz zu den früheren blonden, eine Tatsache, die in einem ähnlichen Falle auch ROSTOCK bestätigte. Interessant sind aber besonders solche Fälle, wie sie z. B. MURERO beschrieben hat. Sein Patient, der einen Favusherd an der linken Schläfengegend hatte, wurde mit Röntgen epiliert. Nach der Behandlung wuchs das Haar vollständig wieder. Zwei Jahre später fielen ebenso wie bei der Röntgenbestrahlung sämtliche Haare im Bereich der bestrahlten Stelle aus, wuchsen aber nach einiger Zeit spontan wieder. Dieser Ausfall, von Wiederwachsen gefolgt, wiederholte sich nach einem halben Jahr von neuem. Worauf ein derartiges wiederholtes Ausfallen und Wiederwachsen beruht, läßt sich heute noch nicht feststellen. Ob es sich dabei, wie BUSCHKE annimmt, um eine „besondere neurotrophische Störung durch den lähmenden Einfluß der Röntgenstrahlen auf die Haarpapillen der bestrahlten Haut bei Dysfunktion der endokrinen Drüsen handelt", möchte ich dahingestellt sein lassen. Im allgemeinen werden aber derartige Vorfälle sehr selten sein.

Ganz besondere Beobachtung verdienen gegenüber diesen Fällen von vorübergehendem Haarausfall die in den letzten Jahren veröffentlichten Fälle von *Daueralopecie* nach Bestrahlung der Kopfhaare. BUSCHKE und DOKTOR sahen in *einem* Falle bei *einer* HED-Dosis, die in drei Feldern verabfolgt worden war, einen dauernden Haarausfall bei einem Kinde. Das Mädchen hatte dieselbe Dosis wie seine zwei Geschwister wegen Mikrosporie bekommen; während das eine Mädchen die Dosis gut vertrug, stellten sich bei dem Knaben Erbrechen und Temperaturanstieg ein. Das jüngste Mädchen, welches damals 6 Jahre alt war und heute 18 Jahre alt ist, behielt eine dauernde Alopecie und stellte daraufhin Schadensersatzansprüche. BUSCHKE, der diesen Fall mitgeteilt hat, hält es für ausgeschlossen, daß irgendein technischer Fehler vorgelegen habe. Die Dosierung entspreche ungefähr der seinigen, wenn er auch vorzieht, bei jüngeren Kindern etwas unter der Erythemdosis zu bleiben. Auffallend ist, daß bei dem einen Knaben die Röntgenwirkung sehr intensiv war und zum Erbrechen führte, während bei dem anderen Kinde, das die Daueralopecie bekam, die Haut der Röntgenbestrahlung gegenüber empfindlicher war als bei dem anderen. Vielleicht haben in diesem Falle auch die überstandenen Masern bei dieser Überempfindlichkeit mitgewirkt. Die ganze Frage der Empfindlichkeit bzw. Überempfindlichkeit gegen Röntgenstrahlen ist ja immer noch nicht geklärt und wird ja noch immer bestritten; ich selbst glaube nach meinen Erfahrungen fest an sie.

Ebenso beobachtete WAUGH im Jahre 1925 einen Knaben, bei dem nach vier Jahren eine völlige Alopecie auf dem Kopfe einsetzte. Da aber gleichzeitig Teleangiektasien auf der Haut auftraten, wird es sich wohl um eine zu starke Bestrahlung gehandelt haben. MATHIS konnte ebenfalls bei einem 32jährigen Patienten eine völlige Alopecie konstatieren. 1926 stellte BUSCHKE ein Mädchen vor, das sechs Jahre vorher wegen Mikrosporie bestrahlt wurde und eine ausgedehnte Alopecie zeigte.

Einen ähnlichen Fall veröffentlicht SPEIRER aus der Münchener Hautklinik. Hier wurde eine Patientin, im 6. Lebensjahr stehend, im Jahre 1926 wegen Mikrosporie epiliert. Sie erhielt in 5 Feldern je $95^0/_0$ der HED bei 0,5 Al. Filter unter 40 Kv. 2 mA. Im Anschluß an diese Bestrahlung stellte sich bei dem Mädchen eine Totalalopecie ein, die bis auf den heutigen Tag nur teilweise behoben ist. Die Haut ist trocken, leicht atrophisch, der Haarwuchs spärlich, die nachwachsenden Haare sind spröde und dünn. Also auch hier trotz exakter Technik eine Röntgenschädigung.

Über zwei Fälle von Daueralopecie wird auch in den Fortschritten auf dem Gebiete der Röntgenstrahlen berichtet; ein 15jähriger Knabe und seine

11jährige Schwester bekamen bei gleicher Bestrahlungsstärke eine Daueralopecie. Im allgemeinen sind aber derartige Beobachtungen doch verhältnismäßig selten, wenn auch anzunehmen ist, daß noch nicht publizierte derartige Fälle vorhanden sind. Die Statistik von BRANIE ergab, daß unter 250 bestrahlten Mikrosporien eine circumscripte Daueralopecie sich fand, obwohl MENTSCHIKOFF der Ansicht ist, daß auch bei richtiger Technik der Röntgenstrahlen eine dauernde Alopecie auftreten könnte und auch SOILAND die Auffassung vertritt, daß trotz genauester Dosierung derartige Schädigungen auftreten können. Erst genaueste Beobachtung und die Mahnung, jede Schädigung anzugeben, sowie exakte Untersuchungen über die Überempfindlichkeit der Haut gegen Röntgenstrahlen werden diese Frage lösen.

Was die Ursachen der Röntgen-Daueralopecie anbelangt, so hat bereits MIESCHER 1928 die Ansicht ausgesprochen, daß alle Dauerschäden nach vorübergehender Röntgenenthaarung auf Fehler entweder bei der Dosierung oder bei der unterstützenden Arzneibehandlung beruhen. Zur gleichen Ansicht kommt HOEDE in einer Mitteilung aus der Würzburger Universitätsklinik 1932. Auch er glaubt, daß die Fälle von unerwünschtem bleibenden Haarverlust wahrscheinlich ausnahmslos auf Überschreitung der Höchstdosis beruhen. Diese beträgt bei Erwachsenen 80% unter den von ihm geschilderten Bedingungen der Schwierigkeit der Dosierung und bei Kindern je nach Alter und Entwicklung 70—60—50% der HED. Bei der zu empfehlenden fünfstelligen Kopfbestrahlung sollte man mindestens 10% weniger geben.

Im Gegensatz dazu machen BUSCHKE und DOKTOR evtl. die Hormone endokriner Drüsen dafür verantwortlich, also glauben, daß durch endokrine Einflüsse die Haut und ihre Anhangsorgane (Haarpapillen, Talgdrüsen usw.) ungünstig beeinflußt werden, ähnlich wie dies BUSCHKE und PEISER schon als Entstehungsursache der Alopecia areata angenommen haben.

Ähnlich macht SPEIRER auch in seinem Falle die Dysfunktion oder Korrelationsstörung endokriner Drüsen dafür verantwortlich, da in seinem Falle erst nach dem 2. Jahre die ersten Haare gewachsen und dann nur spärlich sich entwickelt hätten.

Dagegen macht MICHAEL in seiner Arbeit darauf aufmerksam, daß für die Röntgenalopecie eine Schädigung der der Trophik dienenden nervösen Organe, insbesondere des Nervus sympathicus, möglich sei, wie dies bereits früher von DARIER, BARTHÉLEMY und OUDIN angenommen worden ist.

Wenn auch die Lehre eigener trophischer Fasern nicht allgemein anerkannt ist, so scheint die von neurologischer Seite vertretene Ansicht der Übermittlung trophischer Reize über die sensiblen Fasern hinweg mehr Anerkennung gefunden zu haben. Es kommt nach MICHAEL noch die Reizung der sensiblen Endorgane der Kopfhaut mit einem dadurch hervorgerufenen Haarausfall in Betracht. Um diese starke Röntgenwirkung und die evtl. Schädigung zu vermeiden, schlägt MICHAEL vor, an Stelle der reinen Röntgenbestrahlung zur Epilation die Röntgenbestrahlung zu kombinieren mit einer internen Therapie, die den Gefäßtonus und die Trophik der Haut zu beeinflussen imstande ist, ähnlich wie BUSCHKE und LANGER die kombinierte Röntgen- und Thalliumtherapie bereits verwendet haben. Sind doch bis jetzt bei der Thalliumepilation noch keine Dauerschädigungen der Haut beobachtet worden, und sind gerade in der letzten Zeit in Pavia bei 100 mit dieser kombinierten Methode behandelten Fällen gute Resultate erzielt worden.

Im Gegensatz zur Röntgentherapie ist die epilatorische Wirkung der Grenzstrahlen (BUCKY) nur eine sehr geringe und wird eigentlich nur bei stärkeren Dosen, wie sie gegenwärtig nicht mehr angewendet werden, beobachtet. Deshalb glaubt MICHAEL auch zur Vermeidung der dauernden Röntgenschädigung die Grenzstrahlentherapie kombiniert mit der Thalliumbehandlung empfehlen zu sollen.

## Literatur.

### Vorübergehende und dauernde Röntgen-Alopecie.


ARUANI: Raggi ultraviol. **1**, No 7 (1925).

BARKER, H. W.: Proc. roy. Soc. Med. **14**, Nr 5 (1921). — BEDDOES: Röntgendermatitis. Dermat. Wschr. **58**, 468 (1914). — BLUMENTHAL, F.: Dermat. Ztg **30** (1920). — BOGROW: Röntgendermatitis. Dermat. Wschr. **58**, 58 (1914). — BRANIE, I. F. CARTER: Röntgenbehandlung der Mikrosporie am Schädel. West Lond. med. J. **31**, Nr 4, 217, 218 (1926). — BUSCHKE: Berl. dermat. Ges., 22. Juni 1926. — BUSCHKE u. DOKTOR: Über Daueralopecien bei Mykosen des behaarten Kopfes nach Röntgenbestrahlung. Dermat. Wschr. **91**, Nr 48, 1747—1750. — BUSCHKE u. G. KLEMM: Med. Klin. **1920**, Nr 45, 1158. — BUSCHKE-LANGER: (a) Münch. med. Wschr. **73**, Nr 20, 815. (b) Dermat. Wschr. **1927**, Nr 40, 1390. (c) Ther. Gegenw. **1927**, 352. — BUSCHKE-PEISER: Klin. Wschr. **5**, Nr 22, 977.

CHARGIN: Arch. of Dermat. **7**, Nr 4.

DOCZY, G.: Dermat. Wschr. **1929**, Nr 45, 1806.

EIOCCO: Giorn. ital. Dermat. **66**, H. 4, 1287 (1925). — FRENKEL: Alopecia areata nach Röntgenbestrahlung. Dermat. Wschr. **68**, 157 (1919). — FUHS u. KONRAD: Grenzstrahlhauttherapie. Wien: Urban & Schwarzenberg.

GALEWSKY: Röntgendermatitis. Dermat. Wschr. **92**, 188 (1921). — GAWALOWSKI, KAREL: Česká Dermat. **3**, H. 2. — GUTTMANN: Dermat. Wschr. **73**, Nr 42, 1123 (1921).

HAAS, LUDWIG: Dtsch. med. Wschr. **48**, Nr 34. — HESS, P.: Dermat. Ztg **1921**, 333. HOEDE, C.: Unerwünscht bleibender Haarverlust nach Röntgenbestrahlung. Dermat. Wschr. **94**, 410 (1932).

LÉVY-FRANKEL: Presse méd. **30**, Nr 52.

MATHIS: N. Y. Acad. med. sect. dermat., **13**, Nr 5, 729 (1926). — MENSCHIKOFF, L.: Moskau. med. Z. **1926**, Nr 8, 29—31. — MAX, MICHAEL: Die Beurteilung der Röntgen-Daueralopecie. Dermat. Wschr. **92**, Nr 19, 695—697 (1931). — MURERO: Giorn. ital. Dermat. **66**, H. 2 (1925).

PERNET: Persistente Alopecie nach Röntgenbehandlung. Dermat. Wschr. **58**, 184 (1921).

RUSCH: Röntgendermatitis und Haarausfall. Dermat. Wschr. **90**, 13 (1920).

SCHIFF u. FREUND: Alopecie nach Röntgenbestrahlung. Arch. f. Dermat. **52**, 111 (1931). — SOILAND, ALBERT: Acta radiol. **7**, H. 1, 6, 523, 527 (1926). — STOWERS: Alopecie bei Kindern infolge von Überdosierung von Röntgenstrahlen. Dermat. Wschr. **61**, 1106 (1915).

WAUGH: Röntgenstrahlenalopecia. Arch. of Dermat. **12**, Nr 3 (1925).

ZINSSER: Röntgenbehandlung der Hautkrankheiten. Dermat. Wschr. **54**, 299 (1912).


## 16. Alopecien durch mechanischen Druck.

*Synonyma:* Alopecia gradus (ARAMAKI), Alopecia atrophica symmetrica temporalis (ARAMAKI), Alopecia atrophica parietalis (DOHI), Alopecia gradus frontalis (TANAKA), Alopecia groenlandica (TREBITSCH), Alopécie atrophique du chignon.

Die gewöhnliche Form der Alopecie durch Druck sieht man gelegentlich bei der Geburt an den Schläfen des Neugeborenen, wahrscheinlich infolge andauernden Drucks durch die Beckenknochen oder bei der Zangengeburt selbst. SABOURAUD hat einen derartigen Fall gesehen nach langdauernder Kompression des Kopfes gegen die Symphyse. An der Kompressionsstelle fielen später die Haare aus, wuchsen aber später nach. JOSEPH berichtet über einen Fall, bei welchem einer Kranken durch Kopfkissendruck an den komprimierten Stellen die Haare ausgingen. Auch FOURNIER und BRINDEAU berichten über ein Kind, welches eine angeborene Kahlheit zeigte, die vielleicht bei der Geburt durch die Zange oder durch Druck der Beckenknochen hervorgerufen wurde. Im Gegensatz dazu berichtete ARAMAKI im Jahre 1925 zuerst über 8 Fälle einer eigenartigen Form von atrophischer Alopecie, nachdem schon vier Jahre vorher diese Form zum ersten Male von TOYAMA in Japan beschrieben worden war. Die Erkrankung betrifft ausschließlich jüngere weibliche Personen, insbesondere Landmädchen, beginnt im Alter von 11 bis 16 Jahren und heilt allmählich bis zum 20. Jahre ab, Atrophie mit Zerstörung der Haare hinterlassend. Der Haarausfall beginnt symmetrisch an beiden Schläfen über den Ohren und breitet sich von da aus bandförmig frontalwärts aus, bis die Herde häufig in der Mediallinie zusammentreffen. Die Haut an den erkrankten Stellen ist follikulär atrophisch erkrankt, die Haare bei relativ frischen Fällen sind leicht ausziehbar und sind an ihrer Wurzel von einer mehr oder weniger dicken, transparenten, succulenten Scheide umgeben. Subjektiv besteht höchstens leichtes Jucken. Verfasser glaubte, die Atrophie als eine Schädigung der Haare durch die Frisur hervorgerufen ansehen zu müssen, ähnlich wie schon früher Dohi beschrieben hatte.

Im Jahre 1926 schilderte Tanaka eine bandartige diffuse Alopecie an der Haargrenze des Vorderhauptes bei drei jungen Mädchen, die er als Alopecia mechanica durch eine bestimmte Bindungsweise des Kopfhaares bedingt erklärte. Er unterschied vier Formen:

1. Alopecia gradus parietalis (Dohi),
2. Alopecia gradus symmetrica temporalis (Aramaki),
3. Alopecia gradus frontalis (Tanaka),
4. Kissenalopecie (durch Druck des japanischen Kissens).

Im Jahre 1927 beschrieb Kanno wieder eine derartige Alopecie an beiden Schläfen und an der Frontalgegend, die ausgesprochen symmetrisch war.

Nachdem Aramaki im Jahre 1926 drei weitere Fälle mitgeteilt hatte, schilderte er im Jahre 1928 noch einmal zusammenfassend diese in Japan heimatliche Form der Alopecie. Von vier Geschwistern einer dieser Erkrankten waren drei und eine Cousine erkrankt. Nach Aramaki wird diese Alopecie, die durch die Frisur veranlaßt wird, d. h. durch die starken Binden, die einen Druck auf die Haut ausüben, bei Verwandten öfters angetroffen. Die histologische Untersuchung ergibt bei Aramaki und Kanno eine Atrophie aller Teile der Epidermis, insbesondere um die Haarfollikel, im Stratum papillare findet sich Infiltration besonders aus Lymphocyten-, Eosinophilen-, Plasma- und Mastzellen. Die Haarpapillen sind zerstört, in beschränkten Gebieten findet sich narbenähnliches Bindegewebe, die elastischen Fasern sind rarefiziert und aufgesplittert. (Bilder dieser Erkrankung finden sich in der ersten Arbeit von Aramaki). Nach Aramaki wird die Alopecia gradus unter Verwandten öfters angetroffen. Aramaki glaubt, daß zur Entstehung der Krankheit, für die der Druck der Frisur die Ursache ist, eine bestimmte Disposition begünstigend wirkt.

In diesem Jahre hat Aramaki über 50 Fälle einen Sammelbericht ausgegeben, der die Alopecia parietalis und Alopecia gradus temporalis umfaßt. Er hebt noch einmal hervor, daß die Alopecia parietalis am häufigsten bei 20—30jährigen Personen öfter mit Seborrhöe einhergeht, daß ein oder zwei kahle Flecken auftreten, die bis handtellergroß werden können. Ein Teil der Haare schwindet ganz, die anderen bleiben als feine atrophische Haare zurück. Bei 60% der Befallenen war die Haut weich und ödematös. Ab und zu zeigte sich aber die Haut deutlich vernarbt. Die zweite Form, die Alopecia gradus temporalis, tritt bei 11—17jährigen Mädchen als diffuser Haarausfall in den beiden Temporalgegenden auf, geht aber auf die Stirngegend über. Sie hinterläßt narbige Atrophie und permanenten Haarverlust. Im Herde spärliche Flaum- oder lange Haare, nur das Zentrum ist haarlos. Keine Entzündung, keine Seborrhöe, Follikelöffnungen narbig eingezogen. Histologisch findet sich bei beiden Formen leichte Entzündung mit nachfolgender Atrophie der Haut. Das Zentrum dieses atrophischen Prozesses bilden die Haarfollikel.

Unter dem Namen *Alopecia atrophicans parietalis* hat früher Dohi bei Japanerinnen, die von Kindheit an die typische japanische Frisur getragen haben, auf dem Scheitel rundliche, kahle Stellen von Münzen- bis Handtellergröße beschrieben, die als Druckatrophien auf der Haut des Kopfes aufzufassen sind. In Deutschland hat MULZER bei einer alten Frau eine bandförmige atrophische Alopecie nach Tragen eines Häubchens festgestellt. Es handelte sich um eine 55jährige Frau aus dem Kreise Stade, wo die Frauen von Jugend auf ein Häubchen tragen, unter welchem das geflochtene Haar fest über dem Kopf befestigt wird. Der streifenförmige Ausfall ist 5 cm breit und erstreckt sich von einem Ohr zum anderen.

Nach DE LEMOS finden sich derartige Druckatrophien, die zum Haarausfall führen, auch bei Malaiinnen infolge der Haartracht.

Im Jahre 1908 berichtete TREBITSCH von dem Auftreten einer eigenartigen bandförmigen Alopecie bei Frauen in Westgrönland, als Folge der nationalen Haartracht, die die Haare am Scheitel vereinigt und mit einem Band fest umschnürt. TREBITSCH hat diese Alopecie als Alopecia groenlandica benannt. TREBITSCH beschreibt als charakteristisch, daß diese Alopecie nur weibliche Individuen betrifft, zur Zeit der Pubertät beginnt und sich dann ohne Stillstand weiter ausbreitet. In der Regel findet sich nur eine Plaque in der Regio parietalis über dem Ohre, selten sind mehrere zu sehen. Im allgemeinen sind beide Seiten des Kopfes ergriffen. Im Greisenalter ist oft fast der ganze Kopf bei den Grönländerinnen kahl. TREBITSCH konnte an den Haaren keine Veränderung konstatieren. Er fand diese Kahlheit nur bei den Grönländerinnen, welche die charakteristische grönländische Tracht trugen. Über diese Erkrankung hat bereits FRIDTJOF NANSEN im Jahre 1903 geschrieben. Er berichtet darüber: „Sie drehen ihr Haar mit solcher Gewalt zusammen, daß es nach und nach von Stirn und Schläfen zurücktritt und sie in verhältnismäßig jungen Jahren kahle Stellen bekommen.“ Die Wirkung besteht nach NANSEN in einem kontinuierlichen Zug auf die Haare. Dieser Zug spannt wiederum die Haut an, so daß die Blutzirkulation leidet. Die Haut selbst wird außerdem durch ein Stirntuch komprimiert und anämisiert. Ob dabei noch die Schädelverhältnisse der Grönländerinnen mitspielen, müssen wir dahingestellt sein lassen.

In Frankreich ist unter dem Namen *Alopécie dite du Chignon,* die auch bei uns als *Chignon-Krankheit* bekannte atrophische Alopecie beschrieben worden, welche vor allem bei der Frau in der Mediallinie auf dem Scheitel sich bildet und für die man das Tragen des Chignons verantwortlich gemacht hat. Seitdem die Haartracht abgeschafft ist, findet sich diese Alopecie trotzdem weiter bei älteren Frauen und SABOURAUD hat sie auch sogar bei einem Manne gesehen, so daß man also an den Druck des Chignons nicht denken darf. Die Form, die im Niveau der Lambdanaht sich befindet, besteht aus zwei Flecken, von denen in der Regel der eine größer als der andere ist. Obgleich es sich um keine eigentliche Narbe handelt, sondern mehr um eine Atrophie, glaubte ich diese Form des Haarverlustes hier mit erwähnen zu sollen.

## Literatur.

### Alopecien durch mechanischen Druck.

ARAMAKI, Y.: (a) Eine Form der Alopecia gradus. Dermat. Klin. Univ. Sendai. Jap. J. of Dermat. **25**, Nr 7, 87—88 (1925). (b) Ein Beitrag zur Studie der Alopecia gradus. (Dermat. Klin. Univ. Sendai.) Jap. J. of Dermat. **28**, 279—285 und deutsche Zusammenfassung, 1928. S. 7—8. (c) Klinische und experimentelle Untersuchungen über die durch Frisur verursachte Alopecie. Jap. J. med. Sci. Trans. **13**, Dermat. a. Urol. Trans. a. abstracts Tokio **1**, Nr 2, 161 (1931).

DOHI: Alopecia atrophica parietalis, Jap. J. of Dermat.

KANNO, HIDETOSHI: A case of a peculiar form of alopecia. Tokyo dermato-urol. Soc., 20. Jan. 1926. Jap. J. of Dermat. **27**, Nr 5, 15 (1927).

MULZER: Bandförmige Alopecie nach Tragen eines Häubchens. Zbl. Dermat. **21**.

TANAKA, SEIJI: Alopecia gradus. Jap. Dermato-Urol. Tochterges. Kanazawa, Sitzg 12. Dez. 1926. Jap. J. of Dermat. **28**, Nr 10, 14 (1928). — TREBITSCH: Arch. f. Dermat. **91** (1908).

## 17. Dermatitis papillaris capillitii (KAPOSI).

*Synonyma:* Sycosis framboesia (HEBRA), Sycosis capillitii (RAYER), Sycosis framboesiformis, Acné keloidique ou pian ruboide (ALIBERT), Narbenkeloid (UNNA), Folliculite pilo-sébacée chronique è sud acne scléreuse (VIDAL), Acné pilaise cicatrielle (BESNIER), Acné chéloidienne (BROCQ, DANTOS, DUBREUILH), Acne keloid. Dermatitis papillomatosa capillitii (KAPOSI), Dermatitis keloidea nuchae (MACCAZZI, LEDERMANN), Framboesia.

Die zuallererst von ALIBERT 1814 beobachtete Erkrankung, der sie aber als Syphilis ansah, wurde eingehend von KAPOSI 1869 im Archiv für Dermatologie beschrieben. Schon früher waren einzelne Fälle von verschiedenen Autoren gesehen worden und wegen ihrer Ähnlichkeit der himbeerartigen Erscheinungen unter dem Namen ,,Framboesia" mitgeteilt worden. KAPOSI schilderte die Erkrankung als an der Haargrenze des Nackens oder am Hinterhaupt sitzend einhergehend mit kleinen rundlichen oder größeren, plattenförmigen, unregelmäßigen Knoten von scharfer Begrenzung, keloidartiger Beschaffenheit und der Farbe der Haut entsprechend. Die Oberfläche sei teils glatt, teils höckerig und glänzend. Aus den Knötchen ragen Haare hervor, welche entweder festsitzen oder leicht ausziehbar sind. Beim Durchschneiden ist das Gewebe dieser Veränderungen teils fest, teils morsch. KAPOSI hielt diese Erkrankung für eine selbständige, nannte sie Dermatitis papillomatosa capillitii und hielt sie für eine idiopathische Entzündung der Cutis. Diese Ansicht KAPOSIS fand aber nicht einmal die Anerkennung FERDINAND V. HEBRAS, der sie als Sycosis framboesiformis bezeichnete. 1874 beschrieb BAZIN die Erkrankung als Chéloide acnéique, also als eine zur Acnegruppe gehörige Erkrankung, die nicht in den Haarbälgen, sondern in den Talgdrüsen beginnt. 1881 bezeichnete sie BESNIER in der französischen Ausgabe des ,,KAPOSI' als Dermatide chéloidienne des Nackens. In der englischen Literatur ist dieselbe zuerst von BECKER, JAMES N. HYDE und ROGER teils als Acne Keloid. teils als Dermatitis papillomatosa bezeichnet. In der italienischen Literatur hat MARCAZZI 1887 die Erkrankung als Dermatitide keloidiene della nuca aufgeführt. Er glaubte, daß die Ursache der Krankheit in einer durch Kokkenanhäufung verursachten Thrombose liege. LELOIR und DUBREUILH erklärten sich die Erkrankung als durch eine Perifolliculitis veranlaßt. In Amerika waren es FOX, BRONSON, FORDYCE und STELWAGON, die Fälle dieser Erkrankung vorstellten. Als erster hat dann MELLE ältere und jüngere Stadien dieser Erkrankung mikroskopisch untersucht und den Unterschied zwischen älteren und frischen Herden festgestellt. UNNA (1894) hielt die frischeren Stellen für fibromähnlich und die Erkrankung für infektiös als eine Krankheit sui generis. Später hat dann EHRMANN den Staphylococcus dafür verantwortlich gemacht, während LEDERMANN ganz besonders hervorhob, daß die Erkrankung weder eine Acne noch eine Sykosis sei und ebenfalls wie MELLE die Erkrankung in verschiedenen Stadien studierte. Er nannte sie Dermatitis keloidea nuchae. Einer Arbeit von GUSZMANN folgt dann noch eine eingehende von SCHEUER und eine im Jahre 1925 von FREUND. Außer dieser sind noch von zahlreichen Forschern (PAUTRIER, GOUIN, ELLIOT, HERXHEIMER u. a.) Arbeiten über diese verhältnismäßig seltene Erkrankung veröffentlicht.

Das *Krankheitsbild* der Dermatitis papillaris capillitii ist im allgemeinen folgendes:

Die Erkrankung beginnt mit dem Auftreten kleiner isolierter, runder, mehr oder weniger spitziger Papeln in geringer Anzahl in der Nackengegend, an der Grenze der Nackenhaare am oberen Rande des Halses. Die kleinen Knötchen sind zuerst rötlich oder weißlich, von der Farbe der Haut, hart und sehr fest und ähneln am ehesten kleinen Keloiden. Sie enthalten im Anfang niemals Eiter. Die kleinen Knötchen sind so hart, daß beim Einschneiden das Messer knirscht, und es tritt dann eine leichte, blutig-seröse Flüssigkeit heraus. Allmählich werden die kleinen Knötchen größer, es bilden sich Gruppen, konfluieren und sehen dann durch ihre gelappte Oberfläche wirklich wie Beeren aus. Im Laufe der Zeit treten immer weitere neue Stellen an der Haargrenze auf, und man sieht, daß Haare sich auf ihnen befinden, d. h. daß der Tumor um die Haare herumgewachsen ist. Nur selten enthalten sie etwas Eiter, manchmal sondern sie etwas Flüssigkeit ab, bedecken sich mit Krusten und können längliche Tumoren gelappter Form darstellen, die sich dem ovalen Haarrande anschließen. Je älter die Erkrankung ist, desto härter und keloidartiger werden

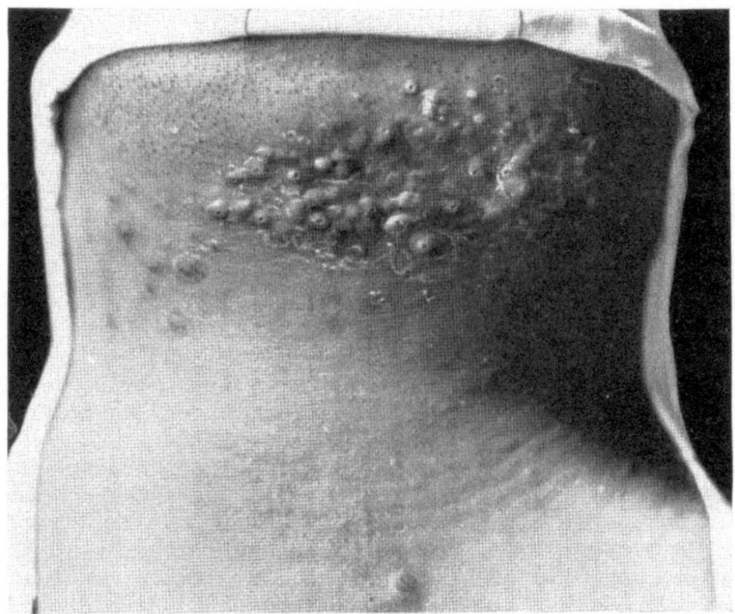

Abb. 88. Dermatitis papillaris capillitii. (Sammlung der Univ.-Hautklinik Breslau.)

sie. Die Entzündung tritt verhältnismäßig stark zurück gegenüber dem hellroten, keloidartigen Eindruck, den sie hinterlassen. PAUTRIER macht darauf aufmerksam, daß neben dem gewöhnlichen ersten Stadium des Acnekeloids in Form von Follikulitiden und kleinen, papulopustulösen Knötchen sich auch in einer besonderen Form dieser Erkrankung nach kurzer schubweiser Entwicklung kleiner Pustelchen harte, fibröse, stets isoliert bleibende Knötchen bilden. Wie ich schon oben erwähnte, findet man oft in ihnen Haare, manchmal von kleinen Pusteln umgeben, die das Haar in der Mitte enthalten. Die Haare können gesund sein; sie brechen oft auf leichtesten Zug ab, manchmal sind sie auch atrophisch. Nur in seltenen Fällen geht die Erkrankung nach oben weiter in die Haare hinein, gewöhnlich ist sie auf die Haargrenze beschränkt, manchmal geht sie aber auch nach unten auf den Nacken weiter. Charakteristisch für die Erkrankung sind die langsame Entwicklung und der schmerzlose Verlauf. Nur wenn die Haare büschelartig stehen und sich dann kleine Eiterherde bilden, haben die Patienten Beschwerden. Selten bilden sich auch papillomartige Wucherungen, die durch Abscesse zerfallen, dann wieder schrumpfen und zu harten Keloiden mit Kahlheit führen. Oft bleiben Haarbüschel in den erkrankten Partien bestehen ohne besondere andere Erscheinungen. Entsprechend der langsamen Entwicklung sieht man auch sehr selten ohne Behandlung einen spontanen Rückgang. Die Erkrankung ist fast stets vollständig schmerzlos. Im Anfang merken die Patienten kaum das Entstehen kleiner Knötchen, erst wenn die Knötchen zusammenfließen, keloidartig hart werden und durch ihre Prominenz sich am Halskragen scheuern, merken sie die Erkrankung, die oft für viele nur ein Schönheitsfehler ist. Der langsamen Entwicklung entspricht auch der Verlauf, der im allgemeinen langsam fortschreitend ist und nur selten Rückbildungserscheinungen zeigt. Im allgemeinen findet sich die Dermatitis papillaris capillitii fast nur bei Männern, im allgemeinen sogar nur bei jüngeren. Als jüngster Patient gilt ein von PELLIZARI beschriebener 9jähriger Knabe. Auch FORDYCE hat einen Kranken beschrieben, bei dem die Erkrankung mit 16 Jahren begann. BECHET und PRINGLE haben ebenfalls die Erkrankung bei 15- und 16jährigen jungen Männern gesehen. SMITH hat einen 70jährigen Kranken beobachtet, OEHLER einen 63jährigen, bei dem die Erkrankung mit 51 Jahren begann. Häufig scheinen junge Neger, bei denen die Neigung zur Keloidbildung bekannt ist, zu erkranken. Der Beruf scheint keine Rolle zu spielen. JANOWSKY, LEVIN, PORGES, ROGER, ULLMANN u. a. haben diese Erkrankung auch bei Frauen beschrieben. Nach SCHEUER und HEINRICH HOFFMANN sind die beschriebenen Fälle aber nicht ganz einwandfrei in der Diagnose.

Bei der Dermatitis papillaris bestehen auch noch Übergänge zur Acne conglobata, auch sind Fälle beschrieben, die der Acne conglobata ähnlich sind. HEINRICH HOFFMANN kommt infolgedessen zum Schluß, daß möglicherweise Dermatitis papillaris capillitii und die Acne conglobata (ebenso wie die Perifolliculitis capitis abscedens suffodiens) eine gemeinsame Ätiologie haben. Die Ähnlichkeit des klinischen Befundes beider Krankheiten (follikuläre Knötchen, keloidartige Narben) sprechen dafür, ebenso das histologische Bild.

Die *mikroskopische* Untersuchung der einzelnen Knötchen ergibt eine Entzündung der Follikel. In jedem derselben entwickelt sich ein kleiner Absceß, der langsam fortschreitet und auch das umliegende Gewebe ergreift (Follikulitis und Perifollikulitis). Die Entzündung ruft ein chronisches Granulationsgewebe hervor, welches allmählich sklerotisch und immer keloidartiger und härter wird. Es zerstört allmählich die Haarfollikel und Talgdrüsen und preßt durch Druck mehrere Haarfollikel zusammen, in denen sich oft noch einzelne Haare erhalten. Die frischeren Knoten zeigen eine verdickte Epidermis, in welcher die Papillen die normale Höhe besitzen. Das Chorion enthält Plasma- und Rundzellen. Die Blutgefäße sind leicht erweitert. Nach LAUBAL ist die Dermatitis papillaris capillitii nicht eine mit follikulären Veränderungen einhergehende Erkrankung, sondern nach seinen mikroskopischen Untersuchungen eine Folge von starken perifollikulären Infiltraten, die die Follikel schon verhältnismäßig früh ergreift. PAUTRIER kommt bei der Besprechung der ganzen Keloidfrage betreffs der pathologischen Anatomie der Acné chélodienne zu der Ansicht, daß man unterscheiden müsse zwischen dem ersten Stadium der initialen Follikulitis (frühzeitiges Auftreten eines Granuloms mit Riesenzellen, Zerstörung des Haarschweißdrüsenapparates), einem zweiten Stadium (Bildung jungen Bindegewebes in der Tiefe ohne elastisches Gewebe mit zahlreichen Bindegewebszellen, die schnell zu degenerieren scheinen und mit eingeschlossenen Haufen von Plasmocyten) und endlich dem dritten Endstadium, Schwund aller Follikel und Eiterelemente, Höhepunkt der Entwicklung des fibrösen Gewebes mit charakteristischen eingeschlossenen kleinen Plasmomen. Die bakteriologische Untersuchung ergibt nichts Besonderes. Von den verschiedensten Untersuchern sind die verschiedensten Mikroorganismen gefunden worden. Nach HEINRICH HOFFMANN sind Mikrokokken in Zoogloeahaufen von MARCACI, einfache Mikrokokken von DUBREUILH, Blastomyceten von SECCHI, tuberkelbacillenähnliche Stäbchen von VÖRNER, Cladotricheen von SPIEGLER gefunden worden. Alle anderen Untersucher haben Staphylokokken, in erster Linie den Staphylococcus albus, in zweiter den aureus gefunden. KÖHLER hat auch Streptokokken konstatieren können.

Die *Ursache* dieser Erkrankung ist noch völlig unklar. Auffallend ist die Tatsache, daß die Erkrankung sich fast nur bei Männern in jugendlichem und mittlerem Alter findet und daß die Frauen, wenn auch nicht ganz, so doch fast völlig ausgeschlossen sind. Da es sich fast stets um gesunde und kräftige Männer

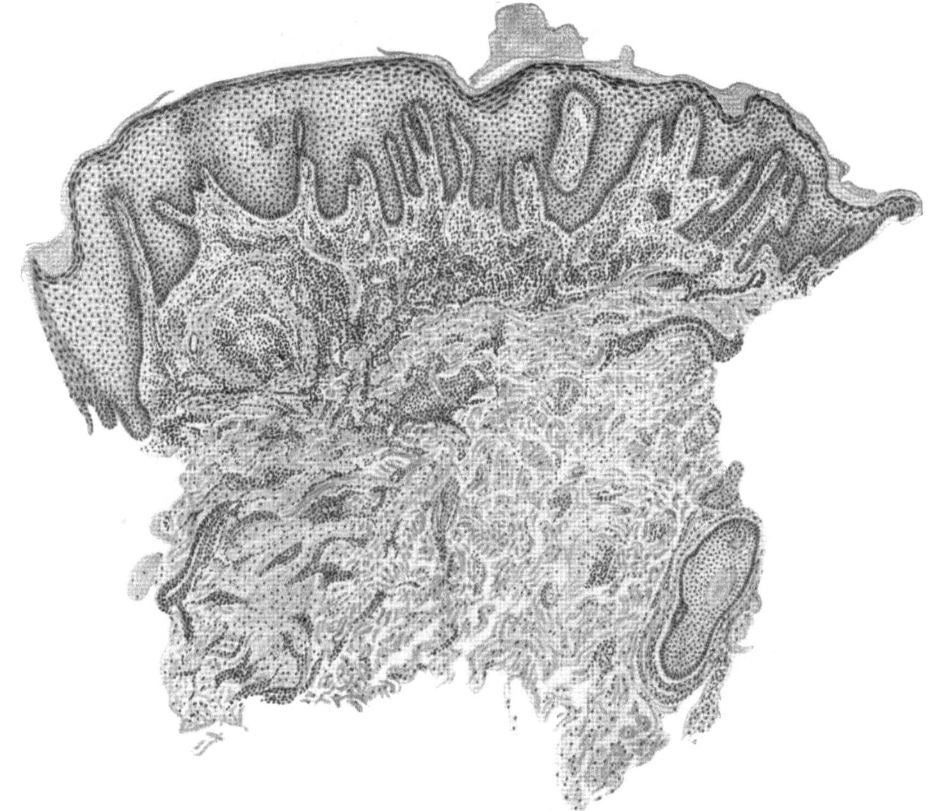

Abb. 89. Dermatitis papillaris capillitii. Übersichtsbild durch den entstehenden Knoten. (Sammlung GALEWSKY.)

handelt, ist überall ein Zusammenhang mit Tuberkulose abgelehnt worden (PAUTRIER und GOUIN). Die Vermutung von DARIER und HYDE, die für das Keloid Beziehungen zur Tuberkulose annahmen, ist noch unbewiesen. Nur in einem Falle bei PORGES hat es sich zweifellos um Tuberkulose gehandelt. Vielleicht war es aber auch keine eigentliche Dermatitis papillaris. Auch die Ansicht von ULLMANN, der Toxine und örtliche Disposition verantwortlich macht, ist nicht bewiesen. Am wahrscheinlichsten scheinen leichte Reizungen der Haut, das Tragen des Kragens und der Uniform die Erkrankung zu verursachen. Disposition zur Keloidbildung, das Eindringen von Staphylokokken und das Vorhandensein von straffen (Negerhaaren) und Büschelhaaren wird die Entstehung begünstigen und die Ausheilung nach dem Eindringen von Eitererregern verhindern (EHRMANN und MEIROWSKY). Dafür spricht auch, daß bei Frauen, deren Haare viel feiner und weicher sind, die Erkrankung nicht vorkommt.

LAUBAL schreibt das Zustandekommen dieser Erkrankung den Störungen des Haarwechsels und des Haarwuchses ganz besonders zu. In Gemeinschaft mit mechanischen und hygienischen Insulten, die die Haut treffen. Ob die von SCHMIDT und WAGNER erwähnte Tatsache, daß im Nacken an zwei Punkten Haarströme zusammenstoßen, die Veranlassung dieser eigenartigen Affektion sind, möchte ich dahingestellt sein lassen. Ich glaube, daß die KAPOSIsche Ansicht: Chronische Entzündung mit bakterieller Infektion vereinigt mit Gewebshyperplasie und Druckatrophie der Follikel und Hautdrüsen, auch heute noch

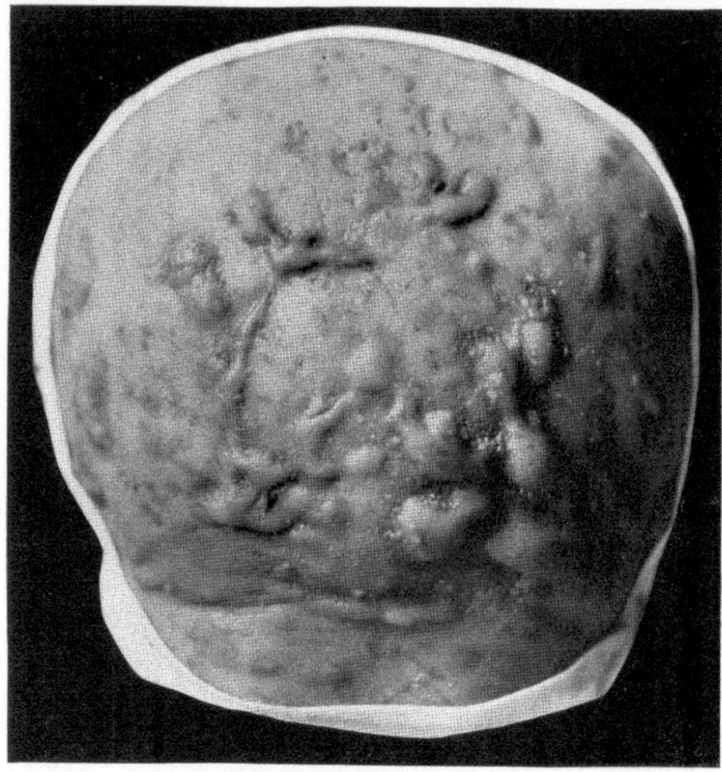

Abb. 90. Acne conglobata. (Sammlung der Univ.-Hautklinik Breslau.)

im allgemeinen gültig ist. SUTTON beobachtete einen Fall, in dem die Affektion nach Herausnahme der Tonsillen abheilte.

*Differentialdiagnostisch* kommt die Acne des Nackens, die Sykosis, die Acne conglobata und die Perifolliculitis capitis abscedens et suffodiens in Frage. Das Bild der letzteren ist aber ebenso wie ihr Verlauf so verschieden, daß bei dem Fehlen der tiefen Abscesse die Diagnose wohl kaum in Frage kommt.

Schwieriger liegt die Frage bei der Acne conglobata. Hier ist das klinische Bild und der histologische Befund ähnlich der Dermatitis papillaris capillitii. Bei beiden haben wir follikuläre Knötchen, keloidartige Narben und kleine Abscesse, histologisch folliculitis, perifolliculitis und chronisches Granulationsgewebe. Trotzdem wird die Lokalisation an der Nackengrenze, das Auftreten der Acne conglobata am Körper für die Unterscheidung von Wichtigkeit sein. Nur in den seltenen Fällen, in denen die Dermatitis capillitii papillaris an an Haaren reichen Stellen (Achselhöhlen) vorkommt, wird die Differentialdiagnose

Schwierigkeiten machen. Jedenfalls ist in der Literatur eine Reihe von Fällen beschrieben worden, die zwar der Dermatitis papillaris sehr ähnlich waren, aber doch nicht ganz hineinpassten. So hat FREUND einen Fall beschrieben, der ähnlich der Dermatitis papillaris verlief, aber bei mikroskopischer Untersuchung anders aussah. Es fehlte in seinem Fall die keloidartige Konsistenz, dagegen fand sich ein Konvolut dickwandiger, eiterhaltiger Höhlen. Auch KÖHLER-RIECKE hat einen ähnlichen Fall veröffentlicht. Die gewöhnliche Acne verläuft ganz anders, und die Sykosis, wenn sie im Nacken auftreten sollte, wird fast immer zuerst im Gesicht zu finden sein. Auch das Ulerythema sycosiforme kommt nicht in Frage, da es nie im Nacken beginnt.

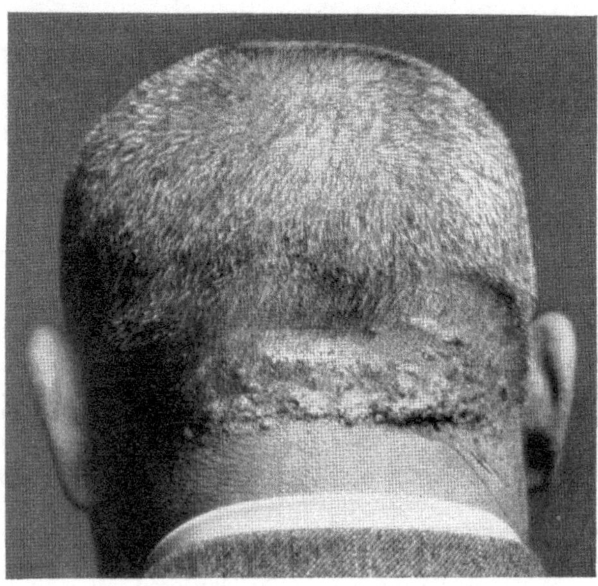

Abb. 91. Dermatitis papillaris capillitii. Vor der Behandlung. (Sammlung GALEWSKY u. LINSER.)

Der *Verlauf* der Dermatitis papillaris capillitii ist ein sehr langsamer und dauert viele Jahre (bei KÖHLER 12 Jahre). Die Behandlung wird um so erfolgreicher sein, je eher der Patient kommt und je weniger das Keloid ausgebildet ist.

In den letzten Jahrzehnten hat ganz besonders die Röntgen- und Radiumtherapie als die Methode der Wahl gegolten. TRÝB, MACCE, SUTTON, HERXHEIMER, P. S. MEYER, MARTENSTEIN berichten über gute Resultate bei der Behandlung mit Röntgen- und Radiumstrahlen. Namentlich in den letzten Jahren sind von vielen Seiten (SCHÖNHOFF, FÜRST, FREUND) weitere Erfolge der Strahlenbehandlung mitgeteilt worden. Auch ich selbst habe in meinen Fällen ganz zweifellos sehr gute Erfolge mit der Röntgentherapie und Behandlung mit besonderen Spickmethoden gehabt. Am wenigsten

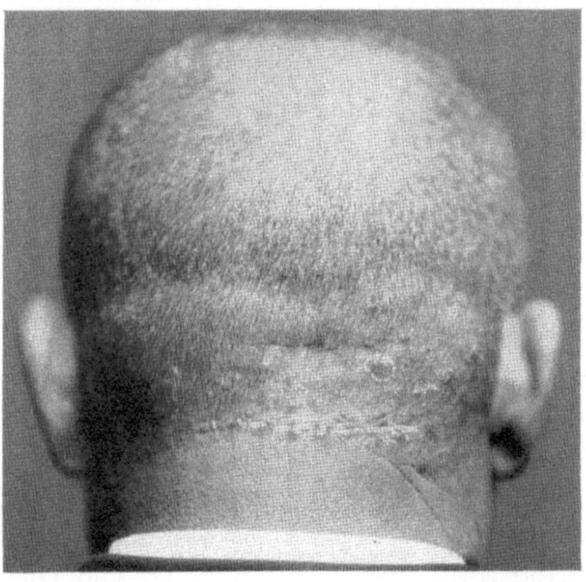

Abb. 92. Dermatitis papillaris capillitii. Nach der Spickung mit 3 Nadeln. Mesothorium. (Sammlung GALEWSKY u. LINSER.)

dankbar ist nach meinen Erfahrungen die Behandlung der ganz alten und harten, keloidartigen Stellen der Dermatitis papillaris capillitii, die unter Umständen schwer auf Röntgen ansprechen und eine ganz besonders starke und tiefe Röntgenbestrahlung erfordern.

Im allgemeinen kommt für die Behandlung der Dermatitis papillaris capillitii dieselbe Dosis wie bei den Keloiden in Frage. Nach BLUMENTHAL:

Radium unfiltriert: $^1/_2$ HED
Röntgen: $^3/_4$ HED am besten
15 X mit 3 mm Al.Filter.
Halbwertschicht 2,25 oder
12 X mit 2 mm Al.Filter, Halbwertsch. 2,0.
Scharfe Abdeckung der Umgebung.

Die Röntgenbestrahlung ist nach 4 Wochen zu wiederholen. Bei Radium, wenn man es geben will, gibt man $^1/_2$ HED unfiltriert. Die Radiumbestrahlung kann nach 14 Tagen wiederholt werden. Dann soll eine Pause von 4 Wochen folgen. Für die Spickmethode mit Mesothoriumstäbchen, eignen sich dafür natürlich am besten einzelne Knoten oder langausgedehnte, flächenhafte Keloide. Zur Nachbehandlung kommen auch noch Thorium-X-Salben in Frage, 3000 ESE auf 2—3 g Salbe 48—72 Stunden lang. Auch die Kombination von Röntgen und Thorium-X gibt bei bestimmten keloidartigen Prozessen gute Erfolge.

In früheren Zeiten, ehe man die Röntgenbehandlung anwendete, versuchte man Galvanokaustik (VAN HARLINGEN und DYER). Andere, wie EHRMANN, sahen Besserung nach Incisionen und elektrolytischer Behandlung. MEIROWSKY wandte tiefe Excisionen an. Auch lineare Scarificationen wurden gemacht, ebenso wie Auskratzungen oder Gefrieren mit Kohlensäureschnee. Von medikamentösen Behandlungen kann eigentlich nur Erweichen mit Salicylseifenpflaster oder Quecksilberpflaster in Frage kommen, wenn es sich um das Anfangsstadium handelt. Vielleicht wird auch die Vorbehandlung mit Pflastern vor der eigentlichen Radiumtherapie die schnellere Heilung ermöglichen. Von der Anwendung von Salben (Schwefel, Zinkpasten, Ichthyol usw.) habe ich nie einen Erfolg gesehen, obwohl STELWAGON mit Epilation und Schwefelsalben solche erzielte, ebenso wie kürzlich PIGNOT berichtete.

## Literatur.

### Dermatitis papillaris capillitii (KAPOSI).

ADAMSON: Dermat. Wschr. **56**, 376 (1913). — ADRIAN: Demonstration eines Falles von Dermatitis papillaris capillitii. 6. Kongr. dtsch. dermat. Ges. Straßburg, 2. Mai 1898. — ALIBERT: Vorlesungen über die Krankheiten der Haut, II. Teil, S. 297. 1837.

BACKER and MORRANT: Acnekeloid or Dermatitis papillomatosa. Trans. path. Soc. Lond. **23**, 357—370; Lancet, 22. April 1882. — BRONSON: Dermatitis papillaris capillitii. N. Y. dermat. Soc. 206. Meeting. J. of cutan. a. genito-urin. Dis. **1891**.

DARIER: Keloid. Ann. de Dermat. **1898**, 548. — DUBREUILH: Anatomie de l'acné. chélodienne. Ann. Polyclin. Bordeaux **1889**, 107. — DYER: A case of dermatitis papill. cap. Amer. J. Dermat. **1899**.

EHRMANN: (a) Folliculitis sclerotisans seu indurata. Wien. klin. Wschr. **1894**. (b) Über Folliculitis (Sycosis) nuchae sclerotisans etc. Arch. f. Dermat. **32**, 232 (1895). (c) Folliculitis nuchae sclerotis. MRAČEKS Handbuch, Bd. 2, S. 401. 1902. — ELLIOT: Dermatitis papill. capillitii. N. Y. dermat. Ges. 213. Sitzg.

FOX: Keloid ressembling Kaposi disease, Dermatitis papillomatosa. N. Y. dermat. Soc. 199. Meeting 1890. — FREUND, E.: Dermatitis papillaris Kaposi oder Narbenbildung nach Eiterung. Dermat. Wschr. **75**, 1123 (1922); **81**, Nr 32, 1159 (1925).

GASTON u. PAYENVILLE: Ref. Dermat. Mh. **49**, 495. — GUNDOROFF: Dermat. Wschr. **54**, 320 (1912). — GUSSMANN, J.: Anatomie der Dermatitis papillaris capillitii (KAPOSI). Dermat. Z. **1905**, 139.

HEBRA, F. VON: (a) Lehrbuch der Hautkrankheiten, VIRCHOWS Handbuch der speziellen Therapie und Pathologie, Bd. 3; 2. Aufl., Bd. 610. 1874. (b) Sycosis framboesiformis capillitii. Jber. Wien. allg. Kk.haus **1874**. Zit. bei EHRMANN. Wien. dermat. Ges., 27. Febr.

1893 u. 20. Nov. 1895. — HERXHEIMER: Dermatitis papill. capillitii 10. Kongr. dtsch. dermat. Ges. Frankfurt 1908. — HILCOCH, F. A. E.: Dermatitis papillaris capillitii. — HOFFMANN: Berl. dermat. Ges., 3. Dez. 1901 u. 12. Nov. 1907. — HOFFMANN, HEINRICH: Acne conglob. und verwandte Krankheiten. Zbl. Hautkrkh. **19**, 1 (1926). — HYDE (JAMES NEVIUS): (a) A clinical study of Dermatitis papillaris capill. J. of cutan. a. vener. Dis. **11** (1882). (b) The connection of Tuberculosis with diseases of the skin, other than Lupus vulgaris. 3. internat. Congr. Dermat. London 1896, p. 386 (392).

JANOWSKY: Über Dermatitis papillaris Kaposi. Internat. klin. Rdsch. **1888**. — JANTSCHEK: Dermat. Wschr. **57**, 1238 (1913).

KAPOSI (KOHN): Über die sog. Framboesia etc. Vier Fälle von Dermatitis papillomatosa capillitii. Arch. f. Dermat. **1869**, 382, 423. — KELBER: Über Dermatitis papill. capill. Inaug.-Diss. Straßburg 1903. — KÖHLER: Dermat. Wschr. **80**, 170. — KUMER: Dermat. Wschr. **70**, 109 (1920).

LAUBAL: Die Histopathologie der Dermatitis pap. cap. Arch. f. Dermat. **163**, 91—96 (1931). — LEDERMANN: Zur Histologie der Dermatitis papill. capill. 5. Kongr. dtsch. dermat. Ges. 1895/96, 443. — LELOIR: Exposé de titres et travaux scientifiques. Leçon sur les périfolliculites pilosebacées sur l'acné chéloidienne de le nuque, 1886. p. 53.

MARCACCI: Casuistica dermatologica. Dermatite keloidienne della nuca (BESNIER). Giorn. ital. Mal. vener. Pelle **1887**, 181, 383. — MANTEGAZZA: De cheloide. Giorn. ital. Mal. vener. Pelle, **1897**, 513, 738. — MIBELLI: Sul cheloide acneico. Giorn. ital. Mal. vener. Pelle **28**, 469 (1893). — MOLLE: Studio clinico anatomo-patologico e batteriologico sul: acne cheloideo di Bazin. Giorn. ital. Mal. vener. Pelle **1891**, 181, 383. — MÜLLER: Dermatitis papillaris capillitii. 10. Kongr. dtsch. dermat. Ges. Frankfurt 1908.

PARINI, A.: Dermatitis papillomatosa capillitii. Giorn. ital. Mal. vener. Pelle **66**, H. 1, 157-172 (1921). — PAUTRIER: Les formes à folliculites fibreuses isolées de l'acné chéloidienne de la nuque. Bull. Soc. franç. Dermat. **1931**, No 7. — PAUTRIER u. WORRINGER: Anatomie pathologique de l'Acné kéloidienne. Bull. Soc. franç. Dermat. **1931**. — PELLIZARI: (a) La nuova Clinica dermosifilopatica di Siena, 1884. p. 63. (b) Resocont. somari dei cari occorsi nell annl 1889 nella Clinica Dermosifilopatica di Pisa. Giorn. ital. Mal. vener. Pelle **1891**, 87.— PIFFARD: N. Y. dermat. Soc. 203. Meeting 1892. — PIGNOT: Sur le traitement de l'acné kéloidienne par l'épilation méthodique et des applications souffrées. Bull. Soc. franç. Dermat. **1931**. — PORGES: Über Dermatitis papillaris. Arch. f. Dermat. **52**, 323 (1900). — PRINGLE: Brit. J. Dermat. **1899**.

RIECKE: Dermat. Wschr. **60**, 395 (1915). — ROGER: Acnekeloid. Trans. path. Soc. Lond., 1. April **1884**; Brit. med. J. **1884**, 667. — ROST: Bemerkungen über das Acnekeloid.

SCHEUER: Beginnt die Dermatitis capillitii (KAPOSI) mit Follikulitis oder nicht? Dermat. Mh. **1910**, 291. — SCHMIDT u. WAGNER: Dermat. Wschr. **55**, 1089 (1912). — SPIEGLER: Wien. dermat. Ges., 19. Mai 1887.

TRÝB: Dermat. Wschr. **55**, 49.

VÖRNER: Dermat. Wschr. **55**, 1187 (1912).

## 18. Perifolliculitis capitis abscedens et suffodiens (ERICH HOFFMANN).

*Synonyma:* Dermatitis follicularis et perifollicularis conglobata (SPITZER), Multiple abscesses of the scalp, with destructive cellulitis (PUSEY), Unterminierende Narbenbildung nach chronischer Eiterung (MOHRMANN), Zu areoliertem Haarausfall führender Follikularprozeß der Kopfhaut (NOBL), WISE-PARKHURST disease, unterminierende Cellulitis des behaarten Kopfes (BARNEY).

In der Sitzung der Wiener Dermatologischen Gesellschaft vom 26. Oktober 1904 zeigte NOBL einen Fall von profunder dekalvierender Follikulitis des Kopfes, unter dem Namen: „unterminierende Narbenbildung nach chronischer Eiterung". Im Jahre 1906 veröffentlichte SPITZER in der Dermatologischen Zeitschrift einen Fall von Dermatitis follicularis et perifollicularis conglobata (LANG), der außer den typischen Veränderungen des Körpers außerdem Abscesse auf dem behaarten Kopf zeigte, die mit den in diesen Kapiteln behandelten fast übereinstimmen. Im Jahre 1907 endlich beschrieb ERICH HOFFMANN eine absceßbildende und die Kopfhaut unterminierende Perifollikulitis unter dem Namen Perifolliculitis capitis abscedens et suffodiens. Ähnliche Fälle wurden auch in Amerika von WISE und PARKHURST, sowie PUSEY beschrieben. HOFFMANN schilderte die Affection folgendermaßen: „Im Bereich des Capillitium in der Regel am Hinterkopf, gewöhnlich bis über den Nacken herunterreichend, findet sich eine mehr oder weniger große Anzahl teils rundlicher, teils länglicher, teils wulstartiger, langgezogener und gewundener Vorwölbungen, in deren Bereich die Haare meist ausgefallen sind. Die Haut über den Vorwölbungen ist glatt,

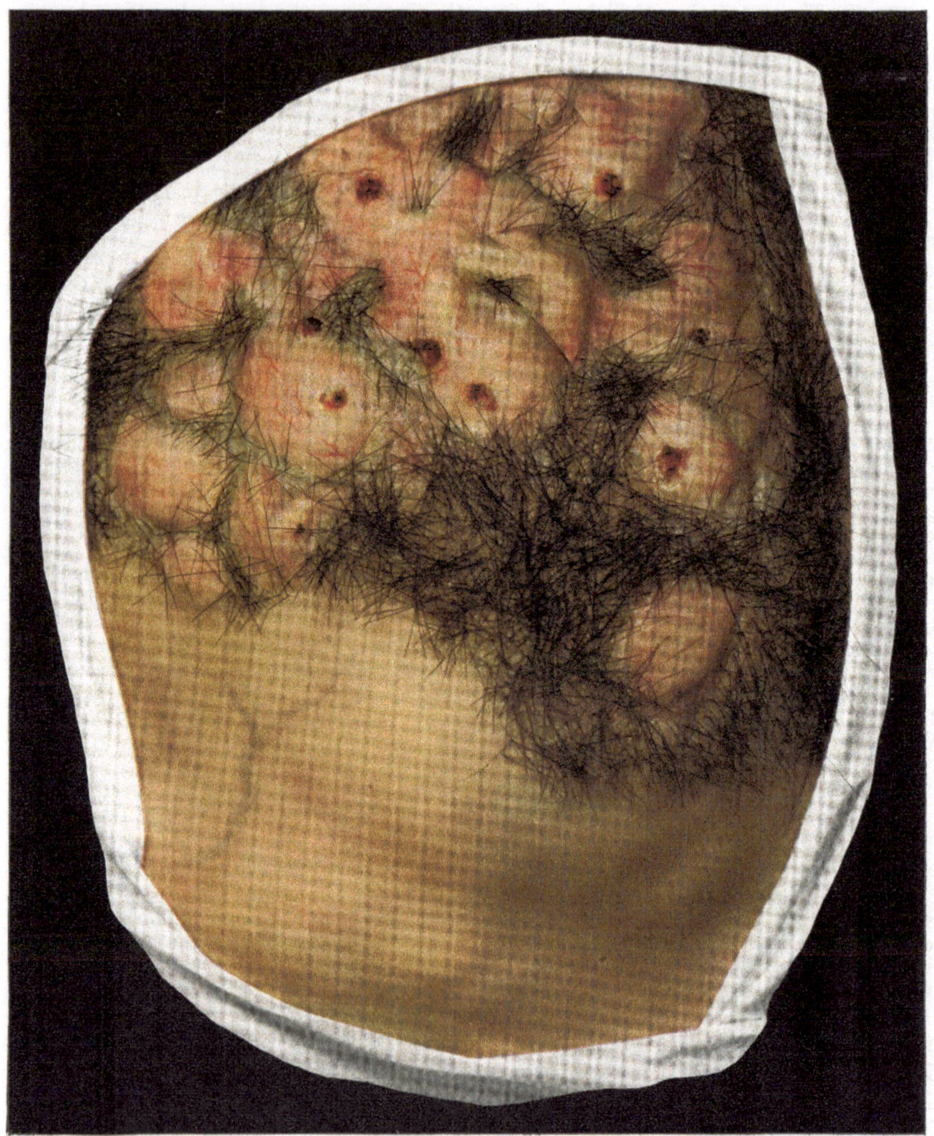

Abb. 93. Perifolliculitis capitis abscedens et suffodiens (ERICH HOFFMANN). (Sammlung GALEWSKY.)

gespannt, in den zentralen Partien meist deutlich verdünnt, meist weißlich-gelblich, gelegentlich bis bläulich-rot verfärbt. Knoten und Wülste, die in ihrem Zusammenstehen gelegentlich ein hirnwindungsähnliches Bild bedingen, fühlen sich meist weich und matsch an, auf Druck entleert sich aus ihnen durch mehrere Fistelöffnungen zäh-schleimiger Eiter. Man sieht dabei, daß die Wülste weitgehend kommunizieren, indem auf Druck auch an entfernten Stellen Eiter austreten kann. Beim Eingehen mit einer Sonde kann man feststellen, daß die Gänge unterminierend weitläufig miteinander in Verbindung stehen. Neben diesen größeren Herden finden sich kleinere, jüngere Knoten, die cutan-subcutan gelegen mehr derb kompakt sich anfühlen, mit noch behaarter, wenig veränderter, etwas leicht geröteter Epidermis. Zwischen den eigentlichen Knoten finden sich da und dort einzelne Pustelchen und je nach dem Alter des Prozesses da und dort auch narbige, mitunter etwas keloid umgewandelte Einziehungen. Im Bereich des Nackens sieht man dazu reichlich vorhandene, ziemlich große Comedonen."

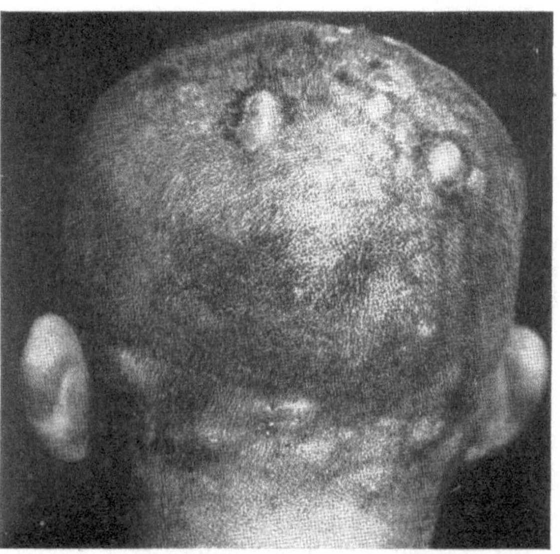

Abb. 94. Perifolliculitis capitis abscedens et suffodiens (ERICH HOFFMANN) am Hinterkopf. (Aus ROST: Hautkrankheiten 1926.)

Dieser ausgezeichneten Schilderung von HOFFMANN ist auch heute, nachdem die Zahl der Veröffentlichungen eine verhältnismäßig große geworden ist, wenig beizufügen. Im allgemeinen bleibt das Krankheitsbild genau so bestehen. In einigen Fällen treten die Kopferscheinungen isoliert auf, manchmal sind sie noch von Acne und der LANG-SPITZERschen Acne conglobata begleitet. In allen Fällen zeigte sich, daß die Knoten durch die Behandlung schwer zu beeinflussen sind, daß die Knoten nach ihrer Abheilung flache Narben und Hautatrophien hinterlassen, ähnlich denen bei der Alopecia atrophicans, nur daß hier noch die Narbenbildung hinzukommt. Nach der Veröffentlichung von HOFFMANN sind eine ganze Anzahl weiterer Fälle von RUETE, FRIBOES, CORSON, CUENI, STRAUSS, WISE und PARKHURST, STANGENBERG veröffentlicht worden. Ich selbst habe von dieser Erkrankung nur 3 Fälle gesehen. Die Erkrankung gehört also trotz der größeren Zahl der Publikationen doch nicht zu den häufig gesehenen Hautkrankheiten.

BARNEY kommt in seiner letzten Untersuchung 1931 zu dem Resultat, daß histologisch die Erkrankung als Folliculitis beginnt mit nachfolgender schwerer Perifolliculitis und Übergreifen als eitrige Cellulitis auf die tieferen Kopfhautschichten. 1828 hat CUENI an der Hand von 5 Fällen, von denen er zwei mikroskopisch untersuchen konnte, seine Resultate in folgender Weise veröffentlicht: Er kommt auf Grund seiner eingehenden Untersuchungen zu der Ansicht, daß das primäre Moment für die Ausbildung der unterminierten Gänge in einer besonderen Beschaffenheit des Follikularapparates zu suchen ist. CUENI glaubt, daß durch eine primäre Hornstauung im Follikel ein leichter, entzündlicher Reiz auf diesen und das umgebende Bindegewebe ausgeübt wird, während das Epithel zur Wucherung, zur Bildung tief in die Haut hinabreichender, untereinander zum Teil unter Bildung von Hohlräumen konfluierender Sprossen angeregt wird. Durch Eindringen von Staphylo- und Streptokokken wird eine ausgedehnte Folliculitis und Perifolliculitis hervorgerufen. Infolge der Epithelauskleidung wird eine vollkommene und rasche Ausheilung der einschmelzenden Abscesse verhindert. Die mit den tiefen Hohlräumen zusammenhängenden Follikel geben die Leitbahnen zur Oberfläche für die multiplen Fisteln ab. Cueni deutet also die Erkrankung auf Grund dieses Befundes als eine Pyodermie, die auf einem besonderen Terrain einen eigenartigen Verlauf nimmt. Anders sieht Hauck die Ursache in einer primären Schädigung des Hautgewebes mit sekundärer Infektion mit Staphylo- und Streptokokken. Was die bakteriologische Untersuchung anbelangt, so fand Friboes Reinkulturen von Streptokokken, während Ruete, Hagivara, Fox und Shaffer Staphylokokken züchten konnten. Köhler fand Staphylococcus albus und Streptokokken. Stangenberg berichtete über gramnegative Diplokokken, Wise und Parkhurst sprechen von nicht näher definierten Kokkenarten.

*Differentialdiagnostisch* kommt in Frage die *Acne conglobata,* die 1903 von Spitzer beschrieben und von Lang als Dermatitis follicularis conglobata bezeichnet wurde. Auch hier ergibt der mikroskopische Befund fast dasselbe wie bei der Perifolliculitis capitis abscedens et suffodiens. Beide Affektionen scheinen, wie ich bereits bei der Dermatitis papillaris capillitii erwähnt habe, verwandt zu sein, nur die Lokalisation scheint bei der ersteren Erkrankung am Körper, bei letzterer auf dem behaarten Kopfe, eine verschiedene zu sein. Doch scheinen Übergänge zu bestehen, denn auch bei Reitmann, Cueni und anderen fanden sich Herde auf dem Kopfe, im Nacken und an der Brust. Es scheinen also diese beiden Affektionen (eine Ansicht, der sich auch Ehrmann anschließt) dieselbe Pathogenese zu haben. In zweiter Reihe kommt die Folliculitis sclerotisans nuchae in Frage, die aber ein anderes Aussehen dar bietet. Hier sind in erster Reihe die keloidartigen Narbenknoten das Charakteristische, während die Absceßbildungen wesentlich zurücktreten. Auf die Pyodermia chronica papillaris et exulcerans komme ich noch im Anhang zu sprechen.

Der *Verlauf* der Erkrankung ist selbstverständlich von außerordentlich langer Dauer. Gewöhnlich kommen die Patienten erst in Behandlung, wenn sie sehr lange von anderer Seite ohne richtige Diagnose behandelt worden sind, oder sie haben die Affektion selbst vernachlässigt. Aber selbst bei rechtzeitiger früher Behandlung wird die Behandlung lange Zeit in Anspruch nehmen. Die Affektion, die durch das fortwährende unterminierende Fortschreiten der einzelnen Abscesse, durch die häufigen Rückfälle, durch das Bilden neuer, seitlich sprossender Hohlräume, nicht zum Stillstand kommt, wird die Behandlung dieser Erkrankung zu einer verhältnismäßig schwierigen machen.

Die beste Behandlung scheint auch nach meinen Erfahrungen die energische chirurgische Behandlung zu sein. Ausgiebiges Spalten und energisches Austamponieren der Abscesse scheint dabei die Hauptsache zu sein. Dazu Desinfektion der Haut mit desinfizierenden spirituösen Lösungen und Nachbehandlung mit Röntgenstrahlen. Diese Therapie hat mir ebenso wie Cueni die besten Erfolge ergeben. Veiel, der über 6 Fälle berichtet, empfiehlt Incision der Abscesse und Anwendung von 50%igem Chlorzink-Spiritus. Friboes spaltet die Abscesse, kratzt sie aus und macht dann Bor-Pepsin-Umschläge. Auch er wendet daneben vor allen Dingen Röntgenstrahlen an; anstatt der Auskratzung kommt auch Galvanokaustik bei ihm in Frage. Feist sah Erfolge von intradermalen Injektionen von Staphylo-, Strepto- und Coli-Vaccine. Shaffer konnte Heilung durch 12 Dosen je $\frac{1}{4}$ E.D. Röntgenstrahlen und außerdem ultravioletten Bestrahlungen erzielen. Als Resumé für die Behandlung scheint also energisches Spalten, Austamponieren (evtl. mit Ätzung) und nachherige Röntgenbestrahlung zur Zeit die Methode der Wahl zu sein.

## Anhang.

Unter der Bezeichnung *Acne conglobata-ähnliche Fälle* hat H. Hoffmann Fälle veröffentlicht, die im Zusammenhang mit der Perifolliculitis capitis abscedens et suffodiens zu stehen scheinen. Auch bei dem Fall von Eller (dissecting perifolliculitis of the scalp) ist nicht sicher, ob er hierher oder zur Acne conglobata gehört. Dagegen scheinen die unter dem Namen Pyodermia chronica papillaris et exulcerans (E. Hoffmann) von Zurhelle und Klein beschriebenen Fälle ebenso wie die von Kumer mit der Perifollikulitis verwandt zu sein, nicht aber die von Kumer veröffentlichten Fälle von Pyodermia papillaris et exulcerans, wenn sie auch eine gewisse Verwandtschaft mit der Perifollikulitis zeigen. Aber die ganze Entwicklung, der Verlauf dieser Fälle, vor allen Dingen das seltene Vorkommen auf dem Capillitium sprechen doch sehr gegen die Identität, doch bedarf es bei der Verschiedenartigkeit der Fälle noch weiteren Materiales.

## Literatur.

### Perifolliculitis capitis abscedens et suffodiens (Erich Hoffmann).

Aler: Perifolliculitis capitis abscedens et suffodiens (dissecting perifolliculitis). Arch. of Dermat. **17**, Nr 2, 272 (1928).

Barney: (a) Perifolliculitis abscedens et suffodiens. Arch. of Dermat. **20**, 141 (1921). (b) Perifolliculitis capitis abscedens et suffodiens. Arch. of Dermat. **19**, 1027 (1929).

Corson: Perifolliculitis capitis abscedens et suffodiens. Arch. of Dermat. **11**, Nr 4, 560. — Cueni-Silver: Zur Kenntnis der Pathogenese der Perifolliculitis cap. absc. et suffod. (E. Hoffmann). Dermat. Z. **51**, Nr 2, 94 (1927).

Dohi-Shijo: (a) 4 Fälle von Perifolliculitis cap. absc. et suffod. Jap. J. of Dermat. **30**, 23 (1930). (b) Über einen Fall von Folliculitis und Perifolliculitis capitis absced. et suffod. Od. Med. D. Ztg **4**, 415.

Ehrmann, S.: Über Sycosis (Follikulitis) sclerotisans nuchae und Acne conglobata nuchae bzw. Folliculitis capitis absc. et suff. (E. Hoffmann). Wien. med. Wschr. **76**, 853 (1926).

Fest: Perifolliculitis abs. et suff. Arch. of Dermat. **20**, 125. — Fox, H.: Eine ungewöhnliche eitrige und zur Vernarbung führende Entzündung der Kopfhaut. Arch. of Dermat. **8**, 277 (1923). Ref. Zbl. Hautkrkh. **12**, 168 (1924). — Freund: Dermatitis papillaris capillitii Kaposi oder Narbenbildung nach chronischer Eiterung. Dermat. Wschr. **81**, 1159 (1925). — Friboes: Zur Folliculitis und Perifolliculitis absc. et suffod. Dermat. Z. **45**, 18 (1925). — Fujiwara: A case of folliculitis capitis abscedens et suffodiens. Jap. J. of Dermat. **27**, Nr 5.

Gross: Perifolliculitis capitis abscedens et suffodiens. Arch. of Dermat. **19**, 898 (1928).

Hagiwara, S.: Über folliculitis decalvans profunda. Jap. Z. Dermat. **21**, 37—38 (1921). — Hauck: Beschreibung und Ätiologie der Folliculitis capitis abscedens et suffodiens. Dermat. Z. **53**, 275 (1928). — Hoffmann, E.: Folliculitis und Perifolliculitis capitis abscedens et suffodiens. Dermat. Z. **15**, 22 (1908). — Hoffmann, H.: (a) Acne conglobata (Folilculitis abscedens et suffodiens). Schles. dermat. Ges., Sitzg 8. Juni 1922. Ref. Zbl. Hautkrankh. **15**, 229 (1923). (b) Acne conglobata und verwandte Krankheiten. Zbl. Hautkrkh. **19**, 1( 1926).

Köhler, G. D.: Mitteilung eines eigenartigen Falls von unterminierter Narbenbildung am behaarten Kopf nach chronischer Eiterung. Dermat. Wschr. **80**, 170 (1925). — Kumer, L.: Über Pyodermia chronica et exulcerans. Dermat. Z. **48**, 1 (1926).

McCafferty: Perifolliculitis capitis abscedens et suffodiens. Arch. of Dermat. **15**, Nr 6, 738 (1927). — Mohrmann, Bernhardt: 2 Fälle von unterminierter Narbenbildung nach chronischer Eiterung (Perifolliculitis capitis abscedens et suffodiens). Dermat. Z. **51**, Nr 5, 334—339 (1927).

Nobl: Eigenartiger zu areoliertem Haarausfall führender Follikularprozeß der Kopfhaut. Arch. f. Dermat. **74**, 80 (1905).

Pick: Ref. Zbl. Hautkrkh. **12**, 127 (1925).

Reitmann, K.: Acne aggregata seu conglobata. Arch. f. Dermat. **90**, 249 (1908). — Ruete, A.: Ein Fall von Perifolliculitis abscedens et suffodiens. Dermat. Z. **20**, 901 (1913).

Shaffer: Perifolliculitis capitis abscedens et suffodiens. Arch. of Dermat. **21**, 139. — Spitzer, L.: Dermatitis follicularis et perifollicularis conglobata. Dermat. Z. **10**, 109 (1903). — Stangenberg: Ein Beitrag zur Perifolliculitis capitis abscedens et suffodiens. Dermat. Z. **81**, 1209 (1925). — Strause: Perifolliculitis capitis abscedens et suffodiens. Arch. of Dermat. **10**, Nr 2, 226 (1924).

TAJIWARA, AK.: A case of perifolliculitis capitis abscedens et suffodiens. Jap. J. of Dermat. **27**, Nr 5, 13 (1927). — TSUKADI: Ein Fall von Folliculitis decalvans? Jap. J. of Dermat. **29**, 43 (1929).

VEIEL: Perifolliculitis abscedens et suffodiens und ihre Beziehungen zur Acne conglobata. Dermat. Z. **57**, 674.

WISE, F. u. PARKHURST: Eine seltene Form vereiternder und vernarbender Erkrankung der Kopfhaut (Perifolliculitis capitis abscedens et suffodiens). Arch. of Dermat. **4**, Nr 6, 750 (1921).

ZURHELLE u. KLEIN: Pyodermia chronica papillaris et exulcerans. Zbl. Hautkrkh. **46**, 63 (1926).

## VII. Erkrankungen des Haarbodens, die auf die Entwicklung und die Struktur des Haares einwirken.

Unter den Erkrankungen des behaarten Kopfes, die bereits in dem Handbuch an anderen Stellen eingehend beschrieben worden sind, sollen nur diejenigen hier kurz erwähnt werden, die entweder Einfluß auf die Entwicklung des Haares haben und zu mehr oder weniger dauernden oder vorübergehendem Haarausfall führen, oder solche, die die Struktur der Haare beeinflussen und auch wieder entweder eine dauernde oder vorübergehende Veränderung der Haarstruktur hervorrufen. Nur einige wenige Krankheitsbegriffe, die an anderen Stellen des Handbuches nur kürzer oder vom anderen Gesichtspunkte abgehandelt werden, sollen hier eingehender beschrieben werden, so z. B. die Cutis verticis gyrata, die Tinea amiantacea usw. Infolgedessen ist auch hier auf Literaturangaben usw. nur insoweit geachtet worden, als sie zur Ergänzung dienen.

### 1. Hyperhidrosis capitis (Hyperhidrosis oleosa).

Unter der Hyperhidrosis capitis verstehen wir eine Überabsonderung der Schweißdrüsen. In leichteren Fällen werden wir nur wenig von der fettigen Absonderung auf dem Haarboden finden, und die Haare werden sich nur leicht ölig anfühlen. In schweren Fällen ist das Haar so fett, daß Frauen kaum eine Frisur machen können und auch Männer das Ölgefühl in den Haaren unangenehm empfinden. Diese Überabsonderung ist vollständig harmloser, aber unangenehmer Art. Sie bewirkt keinen Haarausfall. Ganz besonders oft sieht man sie bei Männern, die eine Glatze haben, in Gemeinschaft mit der Seborrhöe, wobei beide Affektionen eine so starke Absonderung des Kopfes bewirken, daß die Haut glänzt und sich ölig anfühlt, so daß die Patienten sich immer den Schweiß abwischen, weil sie das Gefühl haben, daß er sonst herunterläuft. In ganz abnormen Fällen ist auch die Schweißabsonderung so stark, daß dies wirklich der Fall ist. Im allgemeinen ist die Affektion fast immer mit Seborrhöe verknüpft, so daß SABOURAUD glaubt, daß sie eine Folge der Seborrhöe ist. Daher rührt auch der Irrtum von UNNA, der für die Seborrhöe die Ursache in der Absonderung der Schweißdrüsen sah.

Die Hyperhidrosis ist bedingt 1. durch die gleichen Momente, die die Absonderungen der Talgdrüsen in der Haut verursachen (z. B. Seborrhöe) und dadurch gleichzeitig die Überabsonderung der Schweißdrüsen hervorrufen. Im allgemeinen aber glaubt man an nervöse Einflüsse, deren Ursachen wir noch nicht kennen, die die Schweißabsonderungen auf dem Kopfe hervorrufen. In der Literatur sind Fälle von halbseitigem Schwitzen des Kopfes mitgeteilt, und ich selbst kenne einen derartigen Fall, dagegen eine ganze Anzahl von Fällen, bei denen mit Zunahme des nervösen Zustandes die Schweißabsonderung des Kopfes außerordentlich zunimmt, entweder allein auf dem Kopfe oder zugleich mit anderen Körperteilen, z. B. in einem Falle kombiniert mit der Schweißabsonderung der Oberschenkel. Auch Darm- und innersekretorische Störungen, allgemeine Schwächezustände nach schweren Krankheiten, Kachexien bewirken eine stärkere Schweißabsonderung.

Die *Diagnose* dieser Krankheit ist ohne weiteres klar, wenn wir an die Pityriasis sicca und steatoides denken. Im Gegensatz zur Seborrhöe sehen wir das Fehlen der wurmförmigen Pfröpfe in den Haarfollikeln und das Fehlen des Haarausfalls. Vom Eczema seborrhoicum trennt die Hyperhidrosis das vollständige Fehlen entzündlicher Erscheinungen. Das Zusammentreffen von Seborrhöe und Hyperhidrosis oleosa ist früher im allgemeinen als Hyperhidrosis oleosa bezeichnet worden.

Die *Behandlung* der Hyperhidrosis des Kopfes wird in erster Linie den allgemeinen Zustand berücksichtigen, in dem sich der Kranke befindet, falls die Hyperhidrosis entweder lokal oder universell durch allgemeine Ursachen bedingt ist. Wir werden daher die Ernährung und den ganzen Körperzustand zu heben suchen und ganz besonders den hygienischen Zuständen durch körperliche Übungen usw. Aufmerksamkeit schenken. Unter Umständen wird man auch interne Mittel, wie Atropin, Belladonna, Ergotin und Arsen anwenden. CROCKER fand empirisch, daß oft auch schon innere Gaben von Schwefel (ein Kaffeelöffel in Milch zweimal am Tage) bei Hyperhidrosis des Kopfes günstig wirken. Ich selbst habe darüber keine Erfahrung. Örtlich kommen spirituöse Waschungen mit Acidum tannicum, Acid. salicylicum, Resorcin, Alumen und vor allen Dingen mit Naphthol und seinem Ersatzpräparat Epicarin in Frage. Mir hat sich am besten hierbei ein Spiritus in folgender Form bewährt:

| | |
|---|---|
| Resorcin. | 1,0—2,0 |
| Acid. salic. | 1,0 |
| Epicarin. | 0,25 |
| Glycerin. | 10,0 |
| Spirit. dilut. | ad 150,0 |

JACKSON und MCMURTRY empfehlen z. B.:

| | |
|---|---|
| Acid. tannic. aluminis | āā 2,0 |
| Äther sulf. | 25,0 |
| Alkohol. | 240,0 |

Auch ein Schwefelpulver wie der Sulfodermpuder wird bei Frauenhaaren oft angenehm und austrocknend empfunden. Daß nebenbei der Kopf regelmäßig mit Seifenwasser oder einer Schwefelteer-, Schwefelnaphthol- oder Schwefel-Resorcin-Salicylseife gewaschen werden muß, ist selbstverständlich. In sehr hartnäckigen Fällen habe ich oft die alte Wiener Vorschrift angewendet:

| | |
|---|---|
| Aqua picis | 300,0 |
| Kali chloric. | 10,0 |
| Amm. pur. liq. | 4,0 |

d. s. zum Einreiben des Kopfes.

### Literatur.

JACKSON and MCMURTRY: Diseases of the hair. London 1913.
SABOURAUD: Les maladies séborrhéiques. Paris: Masson & Co. 1902.
UNNA: Hautkrankheiten. Berlin: August Hirschwald 1894.
WERTHEIMER: Ätiologie und Behandlung der Hyperhidrosis. Dermat. Wschr. **57**, 1141 (1913).

## 2. Eczema seborrhoicum (UNNA).

*Synonyma*: Dermatitis seborrhoica, Séborrhéide (AUDRY), Séborrhéite (BROCQ), fettiger Hautkatarrh (JESIONEK), seborrhoisches Ekzematoid (ROST), Eczema sebiferum (CEDERKREUZ), Psoriasoid (JADASSOHN, TACHAU), Seborrhoea corporis (DUHRING).

Das seborrhoische Ekzem, das in der ausgezeichneten Abhandlung von UNNA und WINKLER in der ersten Abteilung des VI. Bandes des Handbuches bereits abgehandelt ist, kann hier nur kurz besprochen werden und speziell so weit es den Haarboden, den damit zusammenhängenden Haarausfall und die Ätiologie betrifft. Das seborrhoische Ekzem ist nach UNNA und WINKLER eine chronische, parasitäre, durch abnormen Fettgehalt der obersten Epidermislagen ausgezeichnete Hautentzündung. Seine Hauptsymptome sind die habituelle Trockenheit, die scharfe runde oder polycyclische Begrenzung der Ränder der Efflorescenzen, die ziemliche Unveränderlichkeit des Krankheitsbildes und die leichte Beeinflußbarkeit durch bestimmte Behandlungsmethoden. Es findet sich und beginnt hauptsächlich auf dem behaarten Kopf, neigt aber dazu, sich vor allen Dingen auf Stirn und Gesicht auszubreiten, geht auf den ganzen Körper über und zeigt die Neigung zum Fortschreiten. Es zeichnet sich aus durch die Bildung von gelbroten, runden, serpiginös-anulären Efflorescenzen, die die Neigung zum Zusammenfließen haben, nur leicht erhaben sind und mit mehr oder weniger fetten gelben Schuppen und Krusten bedeckt sind. Die Erkrankung ist in erster Linie von UNNA beschrieben worden, der den Namen und den Begriff des Eczema seborrhoicum festgelegt hat. Nach UNNA haben hauptsächlich DARIER und SABOURAUD, in Ungarn TÖRÖK, in Deutschland JESIONEK, POHL-PINCUS und FELIX PINKUS, in England WITHFIELD, JACKSON und MCMURTRY sich mit dem Eczema seborrhoicum, seiner Ätiologie und Abgrenzung befaßt. Eine kurze Schilderung darüber habe ich bei der Pityriasis und der Seborrhöe bereits gegeben.

Die Erkrankung beginnt im allgemeinen mit kleinen, bald einzelnen, bald gruppierten Flecken oder Papelchen auf der Haut. Diese vergrößern sich, werden anulär oder circinär und nehmen durch Fortschreiten allmählich serpiginöse Formen an. Die Flecken selbst sind bedeckt mit mehr oder weniger zahlreichen, sie zum Teil oder ganz bedeckenden, bald weicheren, bald härteren Schuppen, die leicht an der Haut haften, gelblich oder grau aussehen und allmählich zu Schuppen und Krusten auswachsen. Das Haar ist bald ölig, bald trocken, und an diesem Haare hängen die Schuppen und Krusten an, so daß bei der Entfernung derselben die Haare leicht mit ausgehen. Oft ist der ganze Kopf mit Schuppen bedeckt oder mit entsprechenden Krusten, bald sieht man auch nur wieder zahlreiche Flecke in derselben Form. In frischen und leichten Fällen, wo die Haut anscheinend noch normal aussieht, ist die Hautfarbe weißlich, normal, aber mit seborrhoischen Schuppen bedeckt; ist die Haut stärker an seborrhoischem Ekzem erkrankt, so ist sie leicht gerötet. Die Ränder sind leicht erhaben, so daß die erkrankte Stelle den Eindruck einer leichten Entzündung hervorruft. Ist das seborrhoische Ekzem etwas trockener, so ist die Rötung nur leicht angedeutet, und der Unterschied zwischen kranker und gesunder Haut ist nur durch die mehr oder weniger stark verbreiteten Schüppchen zu erkennen. Im allgemeinen ist das seborrhoische Ekzem des Kopfes von starkem Jucken begleitet, das die Patienten zum Kratzen veranlaßt. Das seborrhoische Ekzem des Gesichts neigt zur Verbreitung, wie ich bereits erwähnt habe, auf die Stirn (Corona seborrhoica), auf die Augenbrauen, Naso-Labialfalten, und im Barte auf die Oberlippe und die Wange. Über ihre weitere Verbreitung am Körper kann ich mich hier natürlich nicht auslassen. Entsprechend dem seborrhoischen Ekzem des Erwachsenen sehen wir ein ähnliches des Säuglings. Auch hier beginnt die Erkrankung mit kleinen punktförmigen Stellen, geht allmählich auf den ganzen Kopf über und bedeckt ihn mit anhaftenden Schuppen, namentlich im Kindesalter. Aber auch beim Erwachsenen sehen wir oft eine sekundäre Infektion durch Staphylo- und Streptokokken, die als oberflächliche, krustige Pyodermie manchmal den ganzen Kopf überzieht und dann auch über das Gesicht sich verbreitet.

Wenn das Ekzem längere Zeit beim Erwachsenen besteht, führt es mehr oder weniger zur seborrhoischen Alopecie, denn es ist ja gewöhnlich nicht nur eine Teilerscheinung und Begleitung, sondern eine sehr häufige, regelmäßige Begleiterscheinung des bereits als Seborrhoea capitis geschilderten Zustandes, der schließlich zur Alopecia seborrhoica führt.

Während bei Säuglingen das seborrhoische Ekzem nur einen vorübergehenden Haarverlust hervorruft und im Gegenteil die Haare sehr oft außerordentlich stark wieder wachsen, ist der Haarausfall beim Erwachsenen sehr oft ein dauernder. Wie ich bei der Seborrhöe erwähnt habe, ist diese eine hauptsächlich in der Pubertät beginnende Erkrankung, und bei der seborrhoischen Alopecie, die in den 20er Jahren, oft schon vorher beginnt, wird der Haarwuchs, d. h. die Neubildung junger Haare infolge der Erkrankung des Haarfollikels behindert. Die seborrhoische Alopecie ist also im allgemeinen nicht eine Folgeerscheinung des seborrhoischen Ekzems, sondern die Folge der Seborrhöe, wenn ja auch das seborrhoische Ekzem fast regelmäßig die Seborrhöe begleitet. Das seborrhoische Ekzem findet sich sowohl bei Männern wie bei Frauen. Einzelne Autoren glauben, daß das seborrhoische Ekzem bei Männern häufiger vorkommt. Sein Hauptfeld bilden die Jahre von der Pubertät bis zum 50. Lebensjahre.

Über die Ursachen, die das seborrhoische Ekzem des Kopfes begünstigen, sind die Ansichten noch immer sehr verschieden. Störungen des Allgemeinbefindens, des Darmes, ungenügende Reinlichkeit, Reizungen und Malträtierungen des Haarbodens gelten als unterstützende Momente. Darier hat in seinen „Précis de dermatologie“ als begünstigende Ursache den von ihm als Kerosis supponierten Zustand angenommen, bei welchem die Haut eine gelblich-schmutzige oder grauliche Farbe hat, bei welchem die Haarfollikel mit ihrer Drüse stärker ausgebildet sind und die Haut leicht verdickt ist. Bei der Kerosis besteht eine Hyperkeratose der Hornlager mit einer Neigung zur Abschuppung und einer Veränderung ihres Fettgehaltes und ebenso eine Hyperkeratose der Follikelöffnungen.

Ebenso wie Darier nimmt Sabouraud den Beginn der Pubertät und die damit zusammenhängenden Änderungen in der körperlichen Entwicklung als Ursache an. Von Czerny wissen wir, daß bei Kindern erhöhte Fettzufuhr zur Häufung von Kopfekzemen führt. Besnier spricht von einem „inneren Milieu“ und von einer „seborrhoischen Diathese“, Winkler und Unna glauben, daß eine gewisse Ekzemanfälligkeit im Sinne einer Hautallergie als eine Art von Seborrhoismus das Eindringen von Oberhautparasiten begünstige und zum seborrhoischen Ekzem führe. Auch Pinkus spricht von einer seborrhoischen Haut, Riecke von einem Lipoidekzem, Šamberger hält das seborrhoische Ekzem für veranlaßt durch eine oberflächliche Entzündung und durch Überproduktion von Fett in den Epidermiszellen. Jesionek glaubt an dieselben Entzündungserscheinungen wie bei anderen Ekzemen, nur beeinflußt durch spezifische sebotaktische Eigentümlichkeit der Krankheitserreger.

Unna war der erste, der das Eczema seborrhoicum als eine bakterielle Infektion und durch seinen Acnebacillus, der dem Mikrobacillus der Seborrhöe von Sabouraud entspricht, verursacht ansah. Auf die Unterschiede zwischen Pityriasis und Seborrhöe und die Verschiedenheit der supponierten Erreger habe ich bereits bei den betreffenden Kapiteln hingewiesen. Daß die parasitäre Ursache eine Rolle spielt, daß das seborrhoische Ekzem durch irgendwelche Infektionserreger hervorgerufen wird, dafür sprechen das epidemische Auftreten des seborrhoischen Ekzems bei Schülern usw. Schulepidemien, wie sie von v. Saville, Unna, Bruhns und M. Cohn beschrieben worden sind. Jedenfalls möchte ich mich der Ansicht von Darier anschließen, daß der Mikrobacillus der Seborrhöe von Sabouraud (in Gemeinschaft mit dem Flaschenbacillus und dem Morococcus Unna) bei geeignetem Zustand der Haut in der

Lage sind, Entzündungen hervorzurufen, die je nachdem als Pityriasis und als Seborrhöe des behaarten Kopfes begleitet von dem seborrhoischen Ekzem auftreten können.

In den letzten 5 Jahren ist BENEDEK in Leipzig auf Grund einer Reihe von Arbeiten für den von ihm entdeckten und sogenannten *Schizosaccharomykosepilz* als Ätiologie des Eczema seborrhoicum und verschiedener anderer damit zusammenhängender Krankheiten, der Séborrhéide von BROCQ, AUDRY, HALLOPEAU, der Ekzematide von DARIER, der Pityriasis von SABOURAUD eingetreten. Nach seiner Ansicht gehört das Eczema seborrhoicum (UNNA) als eine mykotische Erkrankung zur Schizosaccharomykose, als deren Erreger in jeder Form das Schizosaccharomyces hominis, eine menschenpathogene Spalthefe, anzusehen ist. BENEDEK glaubt, die ätiologische Einheitlichkeit für diese ganzen Affektionen durch das regelmäßige Auffinden des Pilzes, durch die Übertragbarkeit der Affektion von einer klinischen Form in eine andere, durch den Nachweis der spezifischen Allergie, durch das positive Tierexperiment, durch den Nachweis des Erregers bei Mensch und Tier im Schnitt und die Züchtung des Erregers aus Schuppen und Haaren festgestellt zu haben. Diese Ansichten von BENEDEK sind ganz besonders auf dem Kongreß der Deutschen Dermatologischen Gesellschaft in Königsberg 1929 von BIBERSTEIN und EPSTEIN, RIECKE, URBACH, KADISCH, SCHOLZ und REIS bezweifelt worden. Nach beiden Autoren ist das seborrhoische Ekzem histologisch charakterisiert durch eine Parakeratose der Oberhaut, eine Epithelwucherung (Acanthose) und drittens durch eine mehr oder weniger tief reichende Entzündung der Cutis, wozu als vierter und besonderer Zustand noch eine Vermehrung des Hautfettes und Anzeichen von vermehrter Tätigkeit der Knäueldrüsen hinzukommt.

Nach DARIER sind die wesentlichsten Veränderungen: Spongiose in kleinen Herden, oft nicht kontinuierliche Parakeratose; Schuppen, Krusten; *Acanthose*: in der Cutis etwas Ödem mit perivasculären Infiltraten.

In Nr. 50 der Dermatologischen Wochenschrift des Jahres 1931 hat O. DITTMANN aus dem Hygienischen Institut der Universität Leipzig Untersuchungen über die Morphologie des sogenannten Schizosaccharomyces hominis (BENEDEK) veröffentlicht. DITTMANN kommt dabei zu dem Schluß, daß er im großen ganzen die von BENEDEK gefundenen Tatsachen bestätigen konnte, daß aber der BENEDEKsche Mikroorganismus als Bacterium und nicht als Schizosaccharomyces anzusprechen ist. Infolgedessen sei die Bezeichnung desselben zu ändern. Er ähnle am meisten dem bekannten Bacillus megatherium und sei nach dem Vorschlag von Professor KRUSE Bacillus megatherium hominis zu nennen. Ein Urteil über die Herkunft des Bacillus und seine Bedeutung abzugeben, ist DITTMANN nicht in der Lage. Die Untersuchungen DITTMANNs, die sich nur auf morphologische und biologische Eigenschaften beziehen, ergeben also, daß es sich um keinen Schizosaccharomyceten handelt. Nach alledem bedürfen also die Ergebnisse BENEDEKs der weitestgehenden Nachforschung.

Im Jahre 1930 hat dann BERNSTEIN bei 20 Fällen von Pityriasis capitis und in 23 Fällen von Pityriasis capitis mit seborrhoischem Ekzem versucht, die BENEDEKsche Spalthefe zu züchten. In keinem Falle ist ihm dies gelungen. Auch Allergieprüfungen an 25 Patienten hatten kein positives Resultat. BERNSTEIN kommt daher zu der Überzeugung, daß für die pathogene Bedeutung des Schizosaccharomyces sich kein Anhalt findet. Vor kurzem gelang es ENGELHARDT, im Nabelschnurblut von Eczema seborrhoicum erkrankten zweimal das als Schizosaccharomycose hominis bezeichnete Bacterium zu züchten.

Die *pathologische Anatomie* des seborrhoischen Ekzems kann hier nicht eingehend besprochen werden. Sie muß in den Originalarbeiten von WINKLER und UNNA nachgelesen werden (Handbuch VI/1). Ganz kurz möge erwähnt werden, daß nach DARIER das seborrhoische Ekzem aus mehr oder weniger dicken, verhornten Zellagen besteht, zwischen denen sich trockenes Serum und Leukocyten befinden. Parakeratosis entsteht durch die Länge der Erkrankung, Acanthose und Verlängerung der Papillen sind mehr im allgemeinen ausgeprägt, aber geringer als bei der Psoriasis. Im papillaren Teil ist die Cutis schwammiger und mit einer reichlichen Zellinfiltration versehen. Dies papillare Ödem und das ärmelartige Umgreifen der Blutgefäße durch kleinzellige Infiltrate ist stärker als bei der Psoriasis. Die Talgdrüsen sind normal in ihrer Lage und oft, aber nicht immer, durch seborrhoische Pfröpfe verstopft.

Die *Diagnose* des seborrhoischen Ekzems ist ohne weiteres leicht. In Frage kommen nur das Ekzem in seiner mehr diffusen und nässenden Form; die Psoriasis, die sich leicht durch ihre einzelnen Formationen unterscheidet, in seltenen Fällen der Lupus erythemathodes. Die Pityriasis und die Seborrhöe unterscheiden sich ohne weiteres durch das Fehlen aller entzündlichen Erscheinungen.

Entsprechend unserer bei der Seborrhöe und der Alopecia areata geäußerten Ansicht ist die *Prognose* des seborrhoischen Ekzems auf dem Kopfe nicht günstig. Kaum ist es geheilt, so kommt es wieder. Nur bei sehr energischer und lang dauernder Behandlung wird man von einem dauernden Erfolg reden können. Am ungünstigsten ist die Prognose, wenn das seborrhoische Ekzem eine eigentliche Seborrhöe begleitet, weil wir ja auch diese Erkrankung schwer heilen können.

Die Behandlung des Eczema seborrhoicum entspricht vollständig derjenigen der Seborrhöe. Sie unterscheidet sich nur dann von ihr, wenn die seborrhoischen Erscheinungen stark ausgeprägt sind. Unter den Medikamenten spielen Schwefel, Resorcin und Salicyl die Hauptrolle; sie werden in derselben Form als Salben und Haarwässer in Kombination mit entsprechenden Seifen angewendet. Man gebe z. B. erst Schwefel-Resorcin-Salicylsalben oder ein Schwefel-(Mitigal) Salicylöl zur Entfernung der Borken und Krusten, behandle dann regelmäßig mit einem Schwefel (Thiopinol)-Haarwasser oder einem Euresol-Salicylspiritus bei entsprechender Waschung des Kopfes. Für die Kopfhaut wird außerdem noch Pyrogallol als schwache Salbe, Chrysarobin und Cignolin (HODARA, GALEWSKY) empfohlen, aber alle 3 Medikamente verfärben natürlich die Haare und werden nur in schwereren Fällen angewendet werden. DATE hat Chrysarobin und Ichthyol angewendet. Auch Quecksilberpräparate sind in der Form des Hydrarg. oxyd. flavum allein oder als Hydrarg. sulfuratum rubrum in Gemeinschaft mit Schwefel als Salben angewendet worden. Bei hartnäckigen Fällen von Eczema seborrhoicum hat mir die Höhensonne in einzelnen Fällen sehr gute Dienste getan; auch schwache Bestrahlungen mit Röntgenstrahlen können das Ekzem günstig beeinflussen. Die Beeinflussung der Schweiß- und Talgdrüsenaffektion durch Röntgenstrahlen ist leider unmöglich, da man damit die Haare schädigen würde.

## Literatur.

### Eczema seborrhoicum (UNNA).

BENEDEK: (a) Verslg dtsch. Naturforsch. 1926. Ref. Zbl. Hautkrkh. **1926**, H. 21, 687. (b) Verslg mitteldtsch. Dermat. 1926. Ref. Zbl. Hautkrkh. **1926**, H. 22, 621. (c) Dermat. Kongr. 1927. Ref. Zbl. Hautkrkh. **25**, 55 (1927). (d) Naturforsch.verslg 1928. Ref. Zbl. Hautkrkh. **28**, 402 (1928). (e) Weitere Beiträge zur Klinik der Schizosaccharomycose hominis. Zbl. Hautkrkh. **25** (1928). (f) Über die Blutkulturen des Schizosacharomyces hominis und Diskussion (BIBERSTEIN, EPSTEIN, RIECKE, URBACH, KABISCH, SCHOLZ und REIS). Kongr. dtsch. dermat. Ges. Königsberg 1929. (g) Dermat. Kongr. 1929. Ref. Zbl. Hautkrkh. **31**, 420. (h) Berl. dermat. Ges. 1929. Ref. Zbl. Hautkrkh. **1929**, H. 32, 173; H. 33, 304. (i) Acta dermato-vener. (Stockh.) **1928**, H. 9, 76. (k) Zbl. Bakter. H. 104, 291.

(l) Arch. f. Dermat. **1921**, Nr 152, 109; **1928**, Nr 156, 184; **1929**, Nr 157, 483. (m) Dermat. Wschr. 1888, Nr 86, 425, 506; Nr 87, 1203; **1890**, Nr 88, H. 16/17; Nr 89, H. 38; Nr 90, H. 5; Nr 90, H. 19. (n) Über Spalthefebefunde bei seborrhoischem Ekzem. Dermat. Z. **60**, 331 (1931). (o) Antwort auf nachfolgendes u. Dermat. Z. **60**, 332 (1931). — BENEDEK u. FRÜHWALD: Dermat. Wschr. **87**, 1566. — BERNSTEIN, F.: Über die Spalthefebefunde bei seborrhoischem Ekzem. Dermat. Z. **59**, 385 (1930). — BIBERSTEIN u. EPSTEIN: Dermat. Kongr. 1929. Ref. Zbl. Hautkrkh. **31**, 420.

DITTMANN, O.: Zur Morphologie und Biologie des sog. Schizosaccharomyces hominis (BENEDEK). Dermat. Wschr. **93**, Nr 50 (1931).

ENGELHARDT: Eczema seborrhoicum (UNNA) oder Schizosaccharomycose (BENEDEK). Dermat. Wschr. **94**, Nr 11.

KADISCH: (a) Naturforsch.verslg **1928**. Ref. Zbl. Hautkrkh. **28**, 403. (b) Dermat. Kongr. **1929**. Ref. Zbl. Hautkrkh. **31**, 421. (c) Berl. dermat. Ges. Hautkrkh.. Ref. Zbl. Hautkrkh. **33**, 404.

MAUSER, KARL: Bemerkungen zur Arbeit Prof. POLLAND: Erfahrungen mit neuen Haarwuchsmitteln. Dermat. Wschr. **94**, Nr 12.

POLLAND: Erfahrungen mit neuen Haarwuchsmitteln. Dermat. Wschr. **93**, Nr 51 (1931).

REISS: Dermat. Kongr. **1929**. Ref. Zbl. Hautkrkh. **31**, 420. — RIECKE: Dermat. Kongr. **1929**. Ref. Zbl. Hautkrkh. **31**, 420.

SCHOLZ: Dermat. Kongr. **1929**. Ref. Zbl. Hautkrkh. **31**, 420.

## 3. Tinea amiantacea (ALIBERT).

*Synonyma:* Teigne oder Tondine amiantacée (ALIBERT), Pityriasis amiantacea (UNNA), Seborrhoea psoriasiformis, Porrigo amiantacea, Keratosis follicularis amiantacea (KIESS).

Unter diesem Namen hat ALIBERT 1833 und 1835 eine Erkrankung beschrieben, die „durch schuppen- oder glimmerartige, silberschimmernde Membranen, welche die Haare einen und trennen und sie in ihrer ganzen Länge begleiten", beschrieben (ἀμίαντος ein grünlicher Stein, der sich nach GUTTMANN ähnlich wie Asbest in dünnen Fäden spinnen läßt).

Gleichzeitig mit ALIBERT hat MAHON jr. in einem eingehenden Kapitel die Teigne amiantacée beschrieben. Nach ihm finden sich bei HEBRA sen. und bei NEUMANN kurze Bemerkungen über diese Erkrankung. Dann ist sie erst wieder in Frankreich von einer Reihe Autoren (SABOURAUD, BROCQ, BARTHÉLEMY, AUDRY, GAUCHER, DARIER, GOUGEROT und zuletzt von DUBREUILH) beschrieben und der Vergessenheit entrissen worden.

Die Affektion befindet sich vor allen Dingen am oberen, vorderen Teil des Kopfes, die Haut darunter ist mehr oder weniger rot und entzündet aufgesprungen. Sekundär findet man oft Pusteln oder impetiginöse Blasen. Charakteristisch ist für diese Erkrankung die umschriebene hochgradige Schuppung der entzündeten Kopfhaut mit der eigenartigen Schuppenlamelle, die dem Haar in spezifischer Form anhaftet. LUDOVICI schildert in seinem Fall, der etwas von den anderen abweicht, daß die Haare fast des ganzen Kopfes von asbestartigen, walzenförmigen, weißen, etwa 1 mm langen Hornröhrchen, die 2 mm vom Haarboden beginnen, umgeben sind. Sie hängen im Anfang mit dem Follikel zusammen und trennen sich von ihm infolge des Wachstums der Haare. Diese Hornröhrchen finden sich in der eingehenden Schilderung der vier Fälle von FRIEDMANN nicht. Dort finden wir nur die eigentlichen Schuppenmassen angeführt.

Je nach den Fällen gibt es eine circumscripte Form mit bald kleineren oder größeren Herden oder eine mehr diffuse. Die Haut ist, wie ich oben bereits beschrieb, rötlich, leicht entzündet und mit kleineren Rissen versehen, so daß die Haut wie aufgesprungen aussieht. Der Entzündungsprozeß kann stärker oder schwächer sein. FRIEDMANN hat überhaupt keine Entzündungserscheinungen in seinen Fällen gesehen. Die Schuppen unterscheiden sich von denen der Seborrhöe, Pityriasis und Psoriasis und zeigen ein charakteristisches Bild. Sie liegen dachziegelartig. Kämmt man gegen den Strich durch diese von den

Schuppen zusammengehaltenen Haare, so sieht man nach SABOURAUD eine große, an der Oberfläche weiße, in der Tiefe etwas gelbe, frisch schuppende Masse. Das von ALIBERT beschriebene erste nässende Stadium ist von vielen Beobachtern nicht gesehen worden. In einer weiteren Publikation macht SABOURAUD auf den unangenehmen Geruch aufmerksam, den die nässenden Stellen von sich geben. Er hält die Erkrankung für einen ekzemartigen Prozeß, der mit einem ersten Stadium einhergeht, das in einer gelbrötlichen Absonderung besteht, die unangenehm riecht und mit einem zweiten Stadium der Austrocknung schließt. Die schuppig-krustösen Ablagerungen, die den behaarten Kopf wie ein Häubchen bedecken, sind weich, blätterig, weiß und glimmer-glänzend. Nach SABOURAUD braucht aber auch dieser erste exsudative Prozeß nicht beobachtet zu werden. Nach demselben Autor ist diese Erkrankung hauptsächlich in der zweiten Kindheit zu sehen. Sie heilt ebensoleicht bei Behandlung, wie sie bei Vernachlässigung chronisch wird.

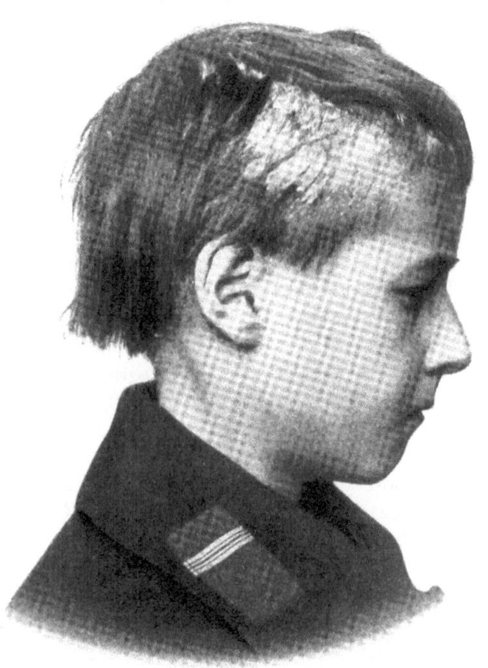

Abb. 95. Sog. Teigne amiantacée (ALIBERT) („Asbestgrind"). (Sammlung ARNDT.)

Die Erkrankung ist in Frankreich von den verschiedensten Autoren unter den verschiedensten Namen beschrieben worden. BROCQ unterscheidet ebenso wie ALIBERT und SABOURAUD die nässende und die trockene Form und macht aufmerksam, daß sie oft die Stirnhaargrenze überschreitet, BARTHÉLEMY vergleicht sie mit dem trockenen oder seborrhoischen Ekzem, GAUCHER findet sie häufig bei Jugendlichen, hält sie für eine besonders starke Art der Pityriasis und hat die Haut weder rot, noch juckend, noch entzündet gesehen. DARIER ebenso wie AUDRY halten sie für eine sehr starke Pityriasis und beschreiben sie beim trockenen Ekzem. DARIER sagt aber auch, daß es ausgesprochene Fälle von Tinea amiantacea gäbe, mit sehr starker Schuppenbildung ohne Entzündungserscheinungen und ohne bakteriologischen Befund (was ihre Abtrennung von der Pityriasis simplex rechtfertigen müsse). Er meint andererseits, daß sie Beziehungen habe zu den psoriasiformen Ekzematiden. Nach DUBREUILH ist die Tinea amiantacea durch eine trockene, weiße, perlmutterartige Schuppenbildung ausgezeichnet, die die Haare umscheidet und mehr oder weniger stark ist.

Wenn auch im allgemeinen die Erkrankung früher fast nur in der französischen Literatur beschrieben worden ist, so gab es doch auch noch eine kleine Anzahl Publikationen in nicht französischen Zeitschriften. So hat schon KAPOSI bei der Seborrhöe das Auftreten schiefriger, asbestähnlicher Massen beschrieben. UNNA nennt die Erkrankung Pityriasis amiantacea und zählt sie zu den Hyperkeratosen des Follikelhalses. DUHRING rechnet sie zur Seborrhöe.

In der letzten Zeit hat sich GOUGEROT in seiner „Dermatologie en clientèle" eingehender mit der Tinea amiantacea befaßt, die er zu den dermo-épidermites microbiennes zählt und die er als Form „amiantacée et fausse teigne amiantacée D'ALIBERT" bezeichnet. Er glaubt an die mikrobielle Natur dieser Erkrankung und ist der Ansicht, daß sie der Impetigo nachfolge; er hat mehrfach die Umbildung von Impetigo in diese Erkrankung gesehen. Oft war sie vereinigt mit Furunkeln des behaarten Kopfes als eine Epidermitis erythematosa squamosa et ulcerosa madidans, gemischt mit Impetigo und furunkulösen Follikulitiden. Gelegentlich heilt diese mikrobische Epidermitis des behaarten Kopfes und einige Tage später erscheint als Rezidiv die Tinea amiantacea. JADASSOHN hat sie sehr selten gesehen und keine Entzündungserscheinungen konstatiert. Im Jahre 1924 hat LUDOVICI einen Fall von Pityriasis amiantacea beschrieben, er hält sie für eine starke, trockene Seborrhöe des behaarten Kopfes. Außer LUDOVICI hat 1924 noch KIESS, Leipzig, zwei Fälle von Pityriasis amiantacea kurz demonstriert und 1925 eingehend beschrieben. Er hält die Erkrankung für ein selbständiges Krankheitsbild, das auf der anscheinend völlig intakten Kopfhaut allein in der charakteristischen Umscheidung der Haare, dem strähnigen, gelblich weißen Schuppenbelag auf völlig trockenem und leicht gerötetem Grunde sich äußert, die eigentliche Porrigo amiantacea. Er hält also die Erkrankung mit UNNA für eine Hyperkeratose und schlägt die Bezeichnung Keratosis follicularis amiantacea vor. JOSSEL schließt sich in der 1932 erschienenen Mitteilung KIESS an, hält ebenfalls die Porrigo amiantacea für eine Hyperkeratose und votiert infolgedessen auch für die KIESSsche Bezeichnung. PINKUS hält die Umscheidung der Haare für eine so verstärkte und konfluierte Keratose der Haarfollikel, daß nicht um das einzelne Haar, sondern um ganze Haargruppen eine gemeinsame Scheide gebildet wird, bei der die Kürze der Scheiden auffallend ist. Er glaubt an Zusammengehörigkeit mit Keratosis follicularis. In Ungarn hat LEHNER einen Fall von Tinea amiantacea beschrieben. Die letzte kritische, größere Arbeit stammt von FRIEDMANN aus der Breslauer Klinik, der an der Hand von 4 Fällen eingehend die ganzen Fragen behandelt hat.

Was die *mikroskopische Untersuchung* der erkrankten Haut anbelangt, so sind von RABL in Graz bei dem Fall von LUDOVICI außer geringerer Ausbildung der Talgdrüsen keine pathologischen Erscheinungen festgestellt. Bemerkenswert war jedoch die Anlagerung von kerato-hyalinartigen Hornzellen in den Follikeltrichtern, die auch blasenartig erscheinen. Die dem klinischen Bilde entsprechende geringere Fettproduktion scheint durch den histologischen Befund von Talgdrüsen geringerer Ausbildung eine Erklärung zu finden. Dadurch kommt es zu einem zäheren Zusammenhalten der einzelnen, nicht voll entwickelten Hornzellen untereinander, was als Vorstufe für die Manschettenbildung beim Austritt des Haares aus dem Follikel zu betrachten ist. Nach DUBREUILH zeigen sich trichterförmig aneinandergereihte Schuppen im Mikroskop entsprechend dem Infundibulum, wobei die Achse stets ein Haar bildet. Es ist daher eine follikuläre Abschuppung.

KIESS und JOSSEL konstatieren entsprechend ihren obigen Ansichten die Hyperkeratose im Haarbalgtrichter, degenerative Erscheinungen der Epidermis, des Follikelepithels und der Talgdrüsen. In einem Falle fand JOSSEL vollständigen Schwund der Talgdrüsen.

Was die *Ursache* der Tinea amiantacea anbelangt, so steht SABOURAUD auf dem Standpunkt, daß bei dieser Erkrankung niemals Parasiten gefunden werden und daß dieser Prozeß scheinbar aseptisch beginnt. Deshalb hält er auch die Bezeichnungen „séborrhoique" und „Pityriasis" für falsch, denn er hat niemals die von ihm angenommenen Erreger der Pityriasis und Seborrhöe gefunden. FRIEDMANN hat Sproßpilze in der Haut gefunden, die er in jedem seiner 4 Fälle mikroskopisch, in dreien auch kulturell nachweisen konnte. Wenn auch FRIEDMANN sich sehr vorsichtig ausdrückt und von einer Charakterisierung der Pilze absieht, und wenn er besonders noch hervorhebt, daß Sproßpilze sehr häufig in gesunder und kranker Haut gefunden werden, so hat er doch im Gegensatz zur Tinea amiantacea in 4 Fällen von seborrhoischem Ekzem und in 5 Fällen von Psoriasis des Kopfes mit reichlicher Schuppung mikroskopisch und kulturell keine Pilze gefunden. Die von ihm gleichzeitig gefundenen schwarzen und roten Hefen sprechen nach seiner Ansicht nicht gegen die evtl. Bedeutung seiner Befunde. Leider hat er weder an Tieren noch an Menschen Übertragungen machen können; da nach SABOURAUD und GOUGEROT die Tinea amiantacea anscheinend gern auf einem durch andere Krankheiten präparierten Boden vorkommt, so würde ein Nichtangehen einer Überimpfung auf normalem Haarboden nicht gegen diese Pilze sprechen. GOUGEROT glaubt, daß sowohl der Streptococcus der Impetigo, wie der Staphylococcus der follikulären Furunkulose eine deutliche Rolle bei Tinea amiantacea spielen. Welche Rolle sie aber spielen, läßt er offen. Auch in dem Fall von LUDOVICI waren weder färberisch noch kulturell Bakterien oder mykotische Elemente nachzuweisen.

*Differentialdiagnostisch* kommt natürlich in erster Linie die Seborrhöe und die Pityriasis des Kopfes in Frage, in zweiter Linie das Ekzem. Von allen drei unterscheidet sich die Tinea amiantacea durch die glimmerartige Form der Schuppen. Bei Piedra nostras und columbica sind die Haarscheiden viel härter und ganz anderer Art.

Die *Prognose* der Erkrankung ist günstig, wenn sie schnell und energisch behandelt wird und um so weniger, je länger sie besteht.

Die *Therapie* wird in energischen Seifenwaschungen und Einfetten der Haare mit Schwefelölen, Schwefelsalben, Schwefelteer und Schwefelresorcinpräparaten bestehen. Die Behandlung muß sehr lange und sehr energisch fortgesetzt werden, damit die Erkrankung abheilt.

## Literatur.

### Tinea amiantacea (ALIBERT).

ALIBERT: Monographie des dermatoses, Tome 1, p. 463. Paris 1832. — AUDRY: Pratique dermatologique. Abschn. Pityriasis. Paris 1904.

BARTHÉLEMY: Pratique dermatologique. Abschn. Pityriasis. Paris 1904. — BROCQ: Traité élémentaire de derm. prat., p. 378. Paris 1907.

DARIER-JADASSOHN: Grundriß der Dermatologie. Berlin: Julius Springer 1913. — DUBREUILH, W.: De la fausse teigne amiantacée d'Alibert. Ann. de Dermat. **61** (1930). — DUHRING: Diseases of the skin., p. 115. Philadelphia 1882.

FRIEDMANN, MAX: Über die sog. Tinea amiantacea. Arch. f. Dermat. **149**, 176 (1925).

GAUCHER: Teigne amiantacée. J. Mal. cutan. **4**, 823. Paris 1904. — GOUGEROT: (a) Rev. Méd. **1916**, 392, 461. (b) La teigne amiantacée d'Alibert. Progrès méd. **1917**. (c) La fausse teigne amiantacée est une inf. etc. Bull. Soc. franç. Dermat. **1919**. (d) La dermatologie en clientèle. Paris 1927.

JACKSON and MCMURTRY: Diseases of the skin., p. 333. — JADASSOHN: Jahreskurse für ärztliche Fortbildung. München: J. F. Lehmann 1913. — JOSSEL, B.: Zur Kenntnis der sog. ALIBERTschen Tinea amiantacea (Keratose foll. amiantac. KIESS). Dermat. Wschr. **94**, Nr 20, 677 (1932).

KAPOSI: Pathologie und Therapie der Hautkrankheiten, 1887. S. 163. — KIESS: (a) Verslg mitteldtsch. Dermat. Chemnitz 1924. Dermat. Wschr. **79**, 1319 (1924). (b) Die Porrigo amiantacea. Dermat. Wschr. **81**, 1350 (1925).

LEHNER: Mh. Dermat. **1927**, 605. — LUDOVICI: Ein Fall von Pityriasis amiantacea. Dermat. Wschr. **74** (1922).

MAHON: Teignes. Paris 1829. (Über Teigne amiantacée.)

SABOURAUD: (a) Pityriasis et alopécies pelliculaires. Paris 1904. (b) Manuel élémentaire de dermatologie, p. 201. Paris 1905. — SECCHI: Mh. prakt. Dermat. **23** (1896).

UNNA: Histopathologie der Haut. Berlin: August Hirschwald 1894. S. 293.

Literatur siehe KIESS: Dermat. Wschr. **81**, 1373.

## 4. Eczema capitis.

Eine Schilderung des Ekzems muß hier selbstverständlich unterbleiben, da dies über den Rahmen dieser Abhandlung hinausgehen würde. Ich will hier nur kurz, wie bei den anderen Kapiteln darauf hinweisen, daß auf dem behaarten Kopfe die erythematöse akute Form hauptsächlich bei Erwachsenen gesehen wird und daß sich aber auch dann sehr bald eine nässende Form daraus entwickelt. Dagegen ist die schuppende und pustulöse mit Impetigo vergesellschaftete Form hauptsächlich bei Säuglingen und kleinen Kindern auf dem Kopfe vorhanden. Bei Erwachsenen geht oft von einem Ekzem des Gesichts aus das Ekzem auf den Kopf weiter. Namentlich im Anschluß an reizende Haarwässer und Haarfärbungen bilden sich ekzematöse Dermatitiden auf dem behaarten Kopfe, die je nach der Vernachlässigung oder Behandlung langsamer oder schneller abheilen. Auch das Ekzem nach Pedikulosis bei Kindern sei erwähnt. Das Haar bleibt von dem Ekzem als solchem, als einer oberflächlichen Entzündung, unberührt. Nur wenn die Haare durch die starke Absonderung oder durch den Eiter zusammenbacken, werden sie beim Reinigen leichter ausfallen und durch den Zug entfernt werden. Bei kleinen Kindern, die unter dem starken Juckreiz leiden und den Kopf bei jeder Gelegenheit scheuern, werden die Haare dadurch auch leiden. Nur beim chronischen Ekzem kann durch die Erkrankung der Kopfhaut ein vorübergehender Haarausfall eintreten, der nach Heilung des Ekzems ebenfalls mitverschwindet.

Das Ekzem der behaarten Teile ergreift nicht nur den behaarten Kopf, sondern auch die Augenbrauen, die Bartgegenden und vor allen Dingen die Achselhöhlen. Auch die Schamgegend wird beim Ekzem des Körpers mitergriffen. Eine Schädigung der Haare tritt nur vorübergehend beim langdauernden Ekzem ein; eine dauernde Schädigung ist auch hier nicht festzustellen. Nur durch die Kombination von seborrhoischem und eigentlichem Ekzem, bei welchem der Seborrhöe die Hauptursache zufällt, wird es zu einem allmählichen und dauernden Haarausfall kommen.

### Literatur.

Handbuch der Haut- und Geschlechtskrankheiten Bd. VII/1.

## 5. Neurodermitis nuchae (Lichen chronicus VIDAL).

Unter diesem Namen ist eine circumscripte Neurodermitis des behaarten Kopfes beschrieben, die sich als circumscripter, rundlicher Fleck, manchmal leicht erhaben und derb infiltriert, manchmal flacher, ungefähr in der Mitte des Halses zwischen Nacken und Hals in die Haare hinein erstreckt. Die Affektion, die oft mit Schuppen und Krusten bedeckt ist, ist sehr unangenehm durch die starken Juckanfälle. Einen Einfluß auf die Haare hat sie nicht; nur durch das Kratzen und Reiben werden die Haare beeinflußt. Über die Ursachen, die diese eigenartigen Lokalisationen gerade bei Frauen hervorrufen, sind wir völlig im unklaren. Gedacht werden muß an Reizung der Kopfhaut, durch Reiben des Hutes, durch schwarze Hutfarben, durch Reizung der Haarnadeln, Celluloid-Kämme usw., die in der Jugend entsprechend der früheren Mode getragen wurden. Die Besprechung der anderen Formen von Neurodermitis des behaarten Kopfes, die Alopecie hervorrufen können, auf welche NOBL hingewiesen hat, finden wir in diesem Bande unter dem Kapitel Neurodermitis und Keratodermitis.

## 6. Impetigo contagiosa.

Die Impetigo des behaarten Kopfes, die hier auch nur ganz kurz in bezug auf die Schädigung der Haare besprochen werden soll, kommt am häufigsten im Kindesalter zusammen mit der Pedikulosis vor. Hier wird die Schädigung der Haare nur in dem jetzt selten gesehenen Weichselzopf (Plica polonica) bestehen und in Geschwüren durch Ulcerationen oder Kratzen, wenn diese tief genug sind, um die Haarfollikel zu zerstören. Auch sonst wird die Impetigo als sekundäre Affektion das Ekzem der Säuglinge komplizieren und dadurch vorübergehende Schädigungen des Haarbodens hervorrufen. Im zweiten

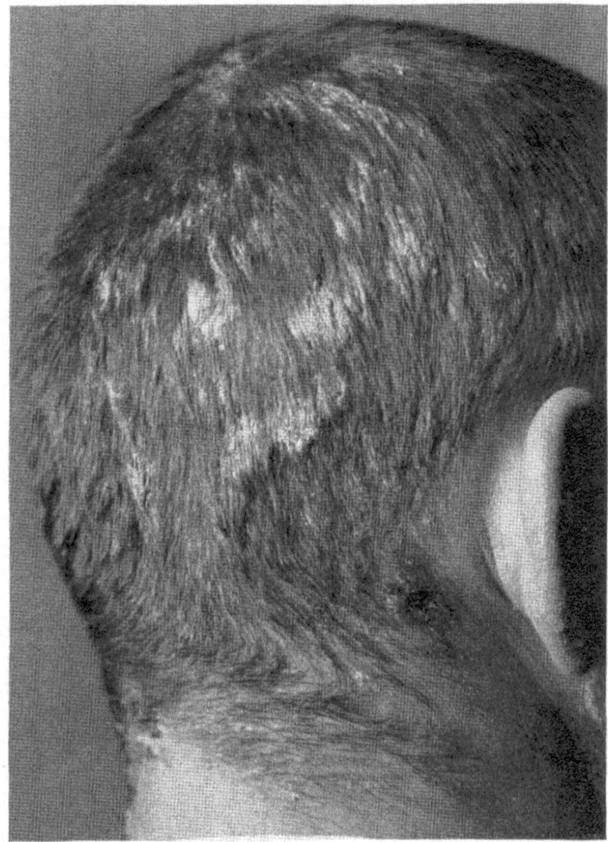

Abb. 96. Impetigo contagiosa des behaarten Kopfes. (Sammlung der Univ.-Hautklinik Breslau.)

Kindesalter oder beim Erwachsenen tritt die Impetigo entweder als Impetigo contagiosa oder als Impetigo Bockhardt auf. Beide Formen sind im Handbuch eingehend beschrieben, beide führen nur zu einem vorübergehenden Haarausfall. Ein dauernder Verlust tritt nur an den kleinen Stellen ein, wo Follikulitiden, kleine furunkulöse Prozesse sich bilden. Gehen hier die Prozesse tief genug, so können sie natürlich auch zu einer Zerstörung einer oder mehrerer Haarpapillen führen. Sehr oft sieht man das charakteristische Bild bei der Impetigo des kahlen Fleckes je nach dem Zustande der Erkrankung bereits wieder blaß oder noch rötlich, in der Mitte entweder einen kleinen roten Punkt, die übrig gebliebenen Reste der Entzündung des Follikels oder anstatt dessen bereits eine kleine Narbe. Derartig runde Flecke, in großer Menge bei Kindern vorhanden, können oft eine Alopecia parvimaculata vortäuschen. Auch mit narbigen Stellen nach Vaccina generalisata oder Pocken können sie bei flüchtiger

Beobachtung verwechselt werden. Bei genauerer Beobachtung wird aber natürlich die atrophische Haut sofort erkannt werden.

Literatur.

Ausführliche Schilderung der Pyodermien im IX. Band des Handbuches.

## 7. Erythrodermien.

Unter den akuten Erythrodermien, die mit generalisierter entzündlicher Rötung der Haut einhergehen können, spielen das schuppende rezidivierende skarlatiniforme Erythem (Feréol und E. Besnier) und die akute benigne exfoliierende Dermatitis (Brocq) eine Rolle. Bei beiden können Lanugo- und Kopfhaare in leichtem Grade ausfallen, sie kommen aber wieder. Als leichte akute Erythrodermien sind die mit leichtem Haarausfall einhergehenden skarlatiniformen und rubeoliformen Erythrodermien zu erwähnen.

Eine wesentlich ernstere Erkrankung ist die generalisierte subakute exfoliative Dermatitis (Wilson-Brocq). Hier können gleichzeitig mit den Nägeln alle Kopfhaare nach der dritten bis vierten Woche ausfallen. Noch ernster ist die chronische Form dieser Erkrankung und die Pityriasis rubra (Hebra), die im allgemeinen zum Haarausfall führen. Auch die prämykotischen und leukämischen Erythrodermien rufen gewöhnlich einen derartig starken Haarausfall hervor, daß ein großer Teil der Haare verloren geht.

Die nicht nur den Kopf, sondern den ganzen Körper befallende schwere Allgemeinerkrankung der Haut führt zu einer Atrophie des Haarbodens und damit zu einem dauernden Haarverlust, gegen den wir bis jetzt machtlos sind.

## 8. Acne varioliformis.

*Synonyma:* Acne necrotic granuloma, Lupoid acne, Acne frontalis, Acne atrophica.

Die Erkrankung, über deren Entstehung wir auch noch nichts wissen und die am ganzen Körper vorkommen kann, wird hier nur deshalb kurz beschrieben, weil sie meistens an der Haargrenze vorkommt, Stirn und Schläfen ergreift, in einer Reihe von Fällen auf den Rand des behaarten Kopfes übergeht, in selteneren Fällen aber auch den ganzen Kopf ergreift. Sie ist eine chronische Erkrankung, die in dem Auftreten einer Anzahl rötlicher und brauner papulopustulöser Efflorescenzen besteht, die gewöhnlich wie Acneknoten von den Follikeln ausgehen und mit pockenartigen Narben abheilen. Wenige Tage nach dem Auftreten bildet sich ein gelbes Zentrum wie eine Pustel, dann entsteht eine Kruste von brauner Farbe. Wenn diese abfällt, ist eine kleine Narbe zu sehen von 2—5 mm im Durchmesser, die zunächst rot ist und später weiß wird. Follikel und Haar sind zerstört. Die Narbe bleibt und hinterläßt einen pockenartigen Eindruck. Wo sie gehäuft auftritt, bewirkt sie einen Haarausfall, der, je mehr Rückfälle kommen, um so deutlicher sich bemerkbar macht. Differentialdiagnostisch kommen Corona Veneris, gewöhnliche Acneknoten, Ulerythema sycosiforme, vielleicht auch noch eine Folliculitis decalvans in Frage. Auch die von Sabouraud beschriebene Alopecia liminaris frontalis ist ihr verwandt.

*Prognose.* Die Erkrankung heilt sehr schnell ab, kehrt aber leicht wieder. Wenn sie nicht behandelt wird, kann sie unbestimmt lange bestehen und in Intervallen wiederkehren. Die Therapie besteht in Behandlung mit Quecksilber- oder Schwefelsalben, der Anwendung von Salicyl oder Pyrogallol. Ich behandle mit kombinierten Schwefelteersalben, die sich mir am besten bewährt haben und mit lange fortgesetzten Höhensonnen- oder Röntgenbestrahlungen.

Literatur.

Stein: Handbuch der Haut- und Geschlechtskrankheiten, dieser Band.

## 9. Folliculitis capitis fulminans (Smith und S. Watson).

Smith und Watson beschrieben im Jahre 1927 unter obigem Namen eine Erkrankung im Bereiche der Nackenhaare, bei der wenige Stunden nach starkem Jucken starke Entzündungserscheinungen auf der Haut des Nackens auftraten. Nach drei Tagen war die erkrankte Fläche übersät mit follikulären Papeln und Pusteln, welche sich trotz energischer Behandlung über die ganze Kopfhaut verbreiteten. Die einzelnen Pusteln konfluierten nicht, es bildeten sich keine Krusten, die Haare waren schwer zu epilieren. Bis zur dritten Woche steigerten sich die Entzündungserscheinungen unter schweren toxischen Allgemeinerscheinungen; von der fünften Woche an trat Heilung ein, die nach sechs Wochen abgeschlossen war.

Verfasser glauben, daß diese Erkrankung infolge ihres außerordentlich schnellen Auftretens, dem Fehlen eines papulösen Vorstadiums und dem Fehlen von starker Infiltration und Induration nicht zur Dermatitis papillaris capillitii gehört, sondern als eigenes Krankheitsbild zu betrachten ist.

Literatur.

Smith, S. Watson: Folliculitis capitis fulminans. Brit. med. J. **1927**, Nr 3347, 5353.

## 10. Keratosis pilaris.

Unter den lichenoiden Follikularkeratosen nimmt die Keratosis pilaris (Keratosis suprafollicularis alba et rubra) eine hervorragende Stellung ein. Sie ist im Handbuch Band VIII/2 eingehend von Brünauer beschrieben worden. Sie besteht bekanntlich in der Anhäufung von Hornmassen über den Mündungen der Haarfollikel in Form kleiner, konischer, weißlicher oder grauer Erhabenheiten, die als Hornkegel imponieren. Die Haut zwischen den einzelnen Kegelchen ist entweder normal, auch in der Farbe, oder grauer, trocken, leicht schuppend und xerodermatisch. Die Erkrankung findet sich über den ganzen Körper verbreitet, oft auch auf dem Kopfe, in den Augenbrauen und Wimpern, selten in der Achsel- und Schamgegend.

Über den Zusammenhang der Keratosis pilaris als Teilerscheinung bei Monilethrix hat sich Brünauer eingehend ausgesprochen. Auch ich habe die Keratosis pilaris und ihre Zusammenhänge bei der Monilethrix ausführlich erwähnt. Ich will infolgedessen hier nur kurz hervorheben, daß bei der Monilethrix fast stets jedes erkrankte Haar an seiner Basis von einem follikulären Hornkegelchen über einer kleinsten roten Papel umgeben ist. Diese Hornkegelchen entsprechen vollständig denen des Lichen pilaris am Körper. Allmählich verlieren sie ihre Haare und führen unter Umständen zu einer flachen Atrophie. Fast alle Autoren, die sich mit der Monilethrix befaßt haben, schildern das Auftreten dieser einzelnen Hornkegelchen, die nicht nur auf der Kopfhaut, sondern auch in den Augenbrauen, Wimpern, sogar in den Axillae und am Mons veneris sich vorfinden.

Literatur.

Brünauer: Handbuch der Haut- u. Geschlechtskrankheiten Bd. VIII/2 und Moncorps, ebenda.

## 11. Verrucae.

Auf dem behaarten Kopfe finden wir nicht so häufig Warzen. Im allgemeinen sind dieselben hahnenkammförmig und sitzen breit auf. Nur selten finden wir flache, juvenile Formen. Im allgemeinen sehen wir diese letzteren nur an der Haargrenze. Die hahnenkammförmigen Warzen auf dem Kopfe sind leicht zu entfernen. Ob es zum Haarverlust führt, hängt ganz von der Art der Entfernung ab und von der Tiefe, in der unter Umständen die Warze exkochleiert oder ausgebrannt wird.

## 12. Papillomatose des behaarten Kopfes.

Unter dem Namen Papillomatose des behaarten Kopfes hat HALLOPEAU im Jahre 1906 einen Erkrankungszustand bei einer 40jährigen Frau beschrieben, bei welchem auf dem behaarten Kopfe juckende und über die Haut hervorspringende Vegetationen sich zeigten, die allmählich zunahmen und im Laufe von 3—4 Monaten zum Haarausfall führten. Die Form dieser Erkrankung war halbmondförmig und befand sich auf der linken Seite des Hinterkopfes 8 × $3^1/_2$ cm groß. HALLOPEAU hielt diese Erkrankung für etwas Neues; dies wurde von BROCQ in der Diskussion bestritten. Eine ähnliche Erkrankungsform ist seit dieser Zeit nicht beschrieben worden.

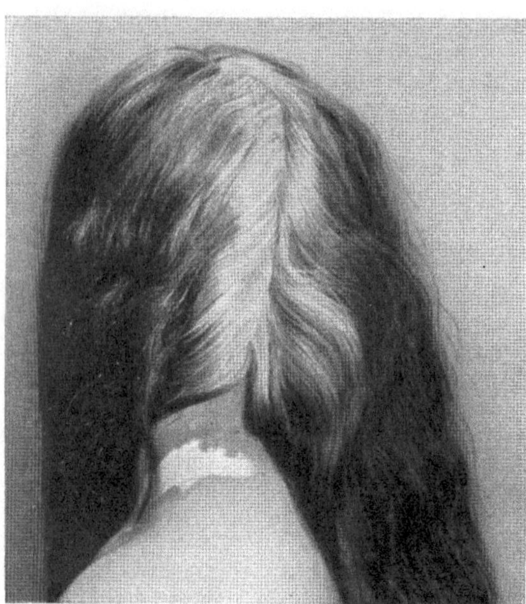

Abb. 97. Vitiligo auf dem behaarten Kopfe und am Halse. (Aus ROST: Hautkrankheiten. 1926.)

Literatur:

HALLOPEAU: Sur un état papillomateux du cuir chevelu (Forme morbide nouvelle). Ann. de Dermat. **1906**, 690.

## 13. Vitiligo.

Die erworbene Leukopathie der Haut, die Vitiligo, befällt sehr häufig den Haarboden in der Form weißer, pigmentloser Flecken, und gleichzeitig werden von dem Pigmentverlust auch die Haare auf den von der Vitiligo befallenen Stellen erfaßt. Auf der von Vitiligo ergriffenen Haut zeigen sich sonst keine krankhaften Erscheinungen; das einzige pathologische ist der Pigmentverlust. Je nach der Ausbreitung der Vitiligo werden oft einzelne Flecke mit einzelnen weißen Haarbüscheln oder ein resp. mehrere weiße Flecke mit entsprechenden weißen Haarflächen zu sehen sein. Die Erkrankung tritt unmerklich auf, ohne daß der Patient irgendwelche Beschwerden hat und zeigt chronischen Verlauf. Sie kann sich auf wenige Flecke beschränken und stehen bleiben oder progredient sein. Über die Ursache der Vitiligo wissen wir nichts. Wichtig ist nur, daß sie familiär auftritt und sich generationsweise nachweisen läßt. Bei der Alopecia areata habe ich bereits auf die nicht so seltene Kombination zwischen Alopecia areata und Vitiligo hingewiesen, die die Ursache ist, daß eine Reihe von Beobachtern an eine gemeinsame Genese glaubt. Wir sehen in Deutschland anscheinend seltener diese Kombination als in Frankreich und Dänemark, so daß die deutschen Autoren im allgemeinen nicht an eine gemeinsame Genese glauben dürften.

Im Jahre 1929 hat KOYANAGI an der Hand von 6 eigenen Fällen und 10 anderen Beobachtungen auf einen Typus der Uvëitis hingewiesen, die mit Alopecie, Vitiligo, Poliosis und Taubheit sich vergesellschaftet. Im letzten Jahre hat PARKER ebenfalls über 2 derartige Fälle berichtet, bei denen Haarausfall kombiniert mit Vitiligo eintrat. Interessant ist in dem einen Falle, daß erst die Spitzen der Wimpern weiß wurden, dann ein umschriebener Haarausfall auf dem Kopfe eintrat und später erst Vitiligo.

## 14. Sklerodermie.

Auch die Sklerodermie kann, wenn auch in seltenen Fällen, sich von der Stirn aus über der Nase nach dem behaarten Kopf zu erstrecken und sich bandförmig bis zur Coronarsutur ausdehnen. Man sieht, wenn sie fortschreitend ist, den rosa-bläulichen Rand und in der Mitte das eingesunkene Zentrum. Je älter die Affektion ist, um so härter und fester mit der Unterlage verbunden ist sie. SEQUEIRA hat zwei derartige Fälle gesehen und 1911 im Brit. J. Dermat. **23** veröffentlicht. Auch von vielen Anderen sind derartige Herde, die auch als säbelhiebförmige Sklerodermie bezeichnet wurden, von der Stirn auf den Kopf aufsteigend, gesehen worden. Ich selbst habe auch in einem Fall bei einer aus einzelnen Herden bestehenden Sklerodermie am Körper einen typischen Fleck auf dem behaarten Kopfe in Talergröße gesehen. Eine Verwechslung mit Lupus erythematodes, die ja in diesem Falle möglich gewesen wäre, erschien ausgeschlossen durch die Herde am Körper. Daß derartige Sklerodermieherde am Kopfe selbstverständlich zur Atrophie der Follikel und damit zum dauernden Haarausfall führen, brauche ich nicht erst zu erwähnen.

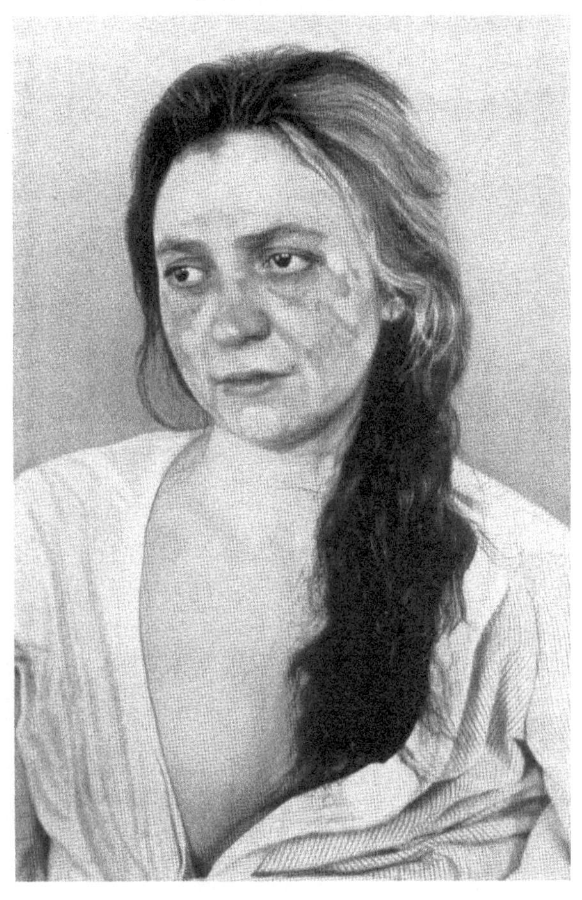

Abb. 98. Vitiligo. (Sammlung F. PINKUS.)

### Literatur.

EHRMANN u. BRÜNAUER: Handbuch der Haut- und Geschlechtskrankheiten Bd. VIII/2.

## 15. Naevi.

Unter den Naevi, die im XII. Bande des Handbuches eingehend beschrieben werden, interessieren uns nur diejenigen, welche auf den behaarten Kopf übergehen oder auf dem behaarten Kopfe sich vorfinden. Sie führen im Gegensatz zu anderen Erkrankungen des Haarbodens nicht zu einer Schwächung des Haares oder zu einem Haarausfall; im Gegenteil findet sich bei den Naevi

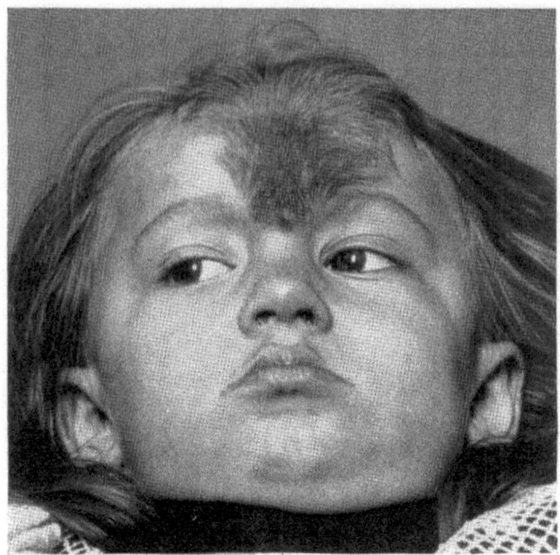

Abb. 99. Naevus pilosus. (Sammlung GALEWSKY.)

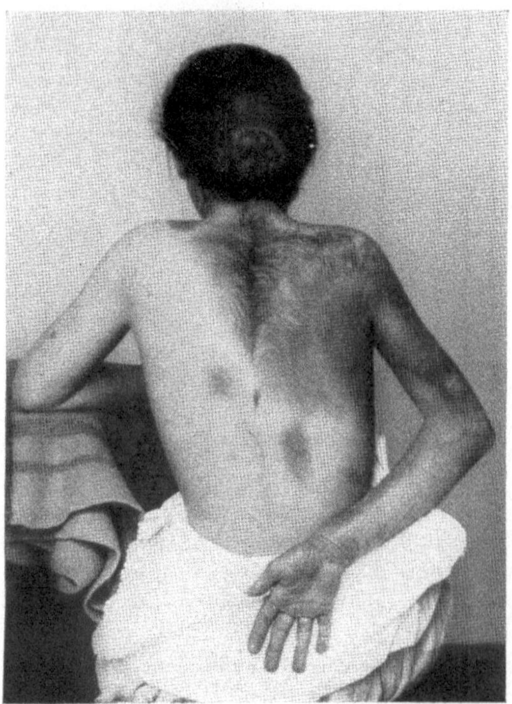

Abb. 100. Naevus pilosus in den Haaren hervortretend. (Sammlung GALEWSKY.)

pilosi, die uns hier besonders interessieren, im allgemeinen stärkeres Haar auf dem Kopfe als auf der gesunden Partie. Im allgemeinen ist es auch noch dunkler als das normale Haar. Eine Ausnahme ist selbstverständlich nur bei schwarzem Haar der Fall. Die Naevi pilosi finden sich im allgemeinen selten auf dem behaarten Kopfe. Sie gehen aber von den Wangen oder dem Nacken über die Haargrenze hinaus auf den behaarten Kopf über und bewirken dort die oben erwähnten Veränderungen. Interessant ist ein Fall von TOYAMA[1], in welchem im Anschluß an eine Alopecia areata auch auf einem ausgedehnten Naevus pilosus sich zwei walnußgroße Herde von Alopecia areata zeigten. Bei älteren Leuten und Erwachsenen sehen wir auch auf dem behaarten Kopfe in seltenen Fällen nichtsymmetrische Adenomata sebacea, die sich linsen- bis nußgroß zerstreut vorfinden.

Literatur.

Handbuch der Haut- und Geschlechtskrankheiten Bd. XII/2.

## 16. Psoriasis.

Die Psoriasis, die im Handbuch der Hautkrankheiten in Bd. VII/1 von NOBL eingehend beschrieben worden ist, interessiert uns hier nur soweit, als sie den behaarten Kopf ergreift. Nur selten findet sie sich allein auf dem behaarten Kopf, im allgemeinen ist sie fast immer mit der Erkrankung des Stammes verbunden. Am häufigsten habe ich sie allein auf dem behaarten Kopfe bei Kindern angetroffen, bei denen dann später gelegentlich auch am Körper kleine Efflorescenzen auftraten. Aber auch bei Erwachsenen wird man sie, wenn auch selten, allein auf

[1] TOYAMA: Jap. J. of Dermat. **31**, 88 (1931).

dem behaarten Kopfe finden. Im allgemeinen sind hier alle Formen der Psoriasis anzutreffen, die das so mannigfaltige klinische Bild hervorrufen. Es kommt hier auch die Psoriasis rupiodes (ostracea) vor, die selbst zu hauthornartigen Bildungen führen kann (GASSMANN).

Was ihre Bedeutung für die Haare anbelangt, so führt die Psoriasis, selbst wenn sie sehr lange besteht und selbst bei sehr großen und derben Plaques, zu keiner auffallenden Schädigung der Follikel und ihrer Adnexe. Die Haarpapillen werden also in ihrer Tätigkeit nicht geschädigt, das Capillitium bleibt voll erhalten. Durch die Reinigung des Kopfes, das Verbundensein der Schuppen mit den Haaren werden oft mehr Haare ausgehen als am normalen Kopfe. Nur wenn eine Seborrhöe mit der Psoriasis verbunden ist, was nicht zu selten vorkommt, ist die Seborrhöe die Veranlasserin des Haarausfalls, nicht die Schuppenflechte. Über das zufällige Zusammentreffen von Psoriasis und Alopecia areata habe ich mich bereits bei der Alopecie ausgesprochen. Wenn SABOURAUD ein häufiges Zusammenfallen der Alopecia areata mit dieser Erkrankung erwähnt, so ist dies von anderen Autoren nicht bestätigt worden.

Literatur:

NOBL: Psoriasis. Handbuch der Haut- u. Geschlechtskrankheiten Bd. VII/1.

## 17. Lichen ruber.

Der Lichen ruber planus des behaarten Kopfes (siehe Handbuch VII/2) kommt nach JULIUSBERG nicht häufig vor; ich selbst habe ihn nur äußerst selten gesehen; zu Haarausfall führt die atrophische Form des Lichen ruber planus, wie sie ARNDT, WECHSELMANN usw. beschrieben haben, auch der Lupus verrucosus, der ebenfalls sehr selten auf den Kopf lokalisiert vorkommt (BROCQ, EMERY und UMBERT), kann zur Atrophie und damit zum Haarverlust führen. Die gewöhnlichen kleinen Lichen ruber planus-Knötchen sind im allgemeinen, wenn sie der Behandlung schnell weichen, ohne Einfluß auf den Haarwuchs.

## 18. Lepra.

Bei der Lepra ist verhältnismäßig selten der behaarte Kopf befallen, im Gegensatz zu den Augenbrauen und den Körperhaaren, die an den befallenen Stellen leicht ausgehen. HALLOPEAU berichtet über einen syphilisähnlichen Haarausfall bei einem Leprösen, bei dem das Haar in kleinen Flecken ausfiel[1]. Daß, wenn große tuberöse Knoten auf dem Kopfe auftreten, die Haare an den befallenen Stellen ausgehen, ist selbstverständlich.

## 19. Lupus vulgaris.

Der Lupus vulgaris, der an anderer Stelle des Handbuches ausführlich geschildert wird, ergreift nur sehr selten den behaarten Kopf zuerst. BENDER fand dies unter 374 Fällen nur zweimal. Die Erkrankung beginnt gewöhnlich in Form eines kleinen Knötchens oder einer kleinen Fläche auf dem vorderen Teil der Kopfhaut, der allein bestehen bleibt. Allmählich wird der Fleck größer, die lupösen Knötchen, die man im Anfang nur durch Glasdruck und mit der Sonde feststellen kann, treten deutlicher hervor oder sie zerfallen und der Fleck wird ulcerös. Die Erkrankung schreitet außerordentlich langsam vorwärts und greift im Anfang die Haare nicht an. Erst wenn die Vernarbung eintritt und durch die tiefe Entzündung die Haarpapillen zugrunde gegangen sind, wird Kahlheit an der erkrankten Stelle eintreten. Die Erkrankung

[1] HALLOPEAU: Ann. de Dermat. **1906**, 375.

schreitet im allgemeinen ständig fort und kann den ganzen Kopf ergreifen und damit zur Kahlheit mit einzelnen übrig gebliebenen Haarresten auf normalen Hautinseln führen.

Literatur.

Handbuch der Haut- und Geschlechtskrankheiten Bd. X/1: „Die Tuberkulose der Haut". Vollkommene Literatur ebendaselbst.

## 20. Lupus erythematodes.

Der Lupus erythematodes am behaarten Kopf beginnt mit wenig charakteristischen hell- bis weinroten kleinen Flecken um die Haarfollikel. Im allgemeinen breiten sich diese kleinen Stellen allmählich aus und wachsen zu

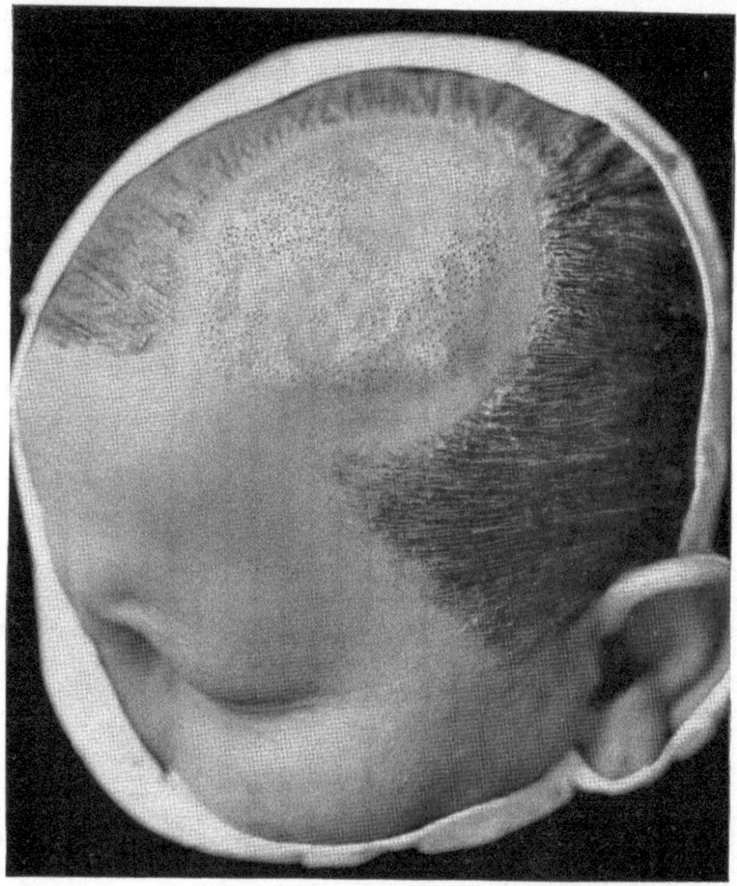

Abb. 101. Lupus erythematodes des behaarten Kopfes. (Sammlung der Univ.-Hautklinik Breslau.)

einem größeren Fleck von unregelmäßiger Form an verschiedenen Stellen des Kopfes zusammen. Dieser Fleck bleibt entweder ganz oberflächlich erythematös mit leicht erhabenem Rande oder auch ohne diesen. Sehr bald sinkt das Zentrum leicht ein, während der prominente Rand hellrot bleibt, sich entweder weiterschiebt oder stillsteht. Oft bedeckt sich das Zentrum mit kleinen weißen Schüppchen, die um die Haarfollikel festsitzen und die dann beim Entfernen leicht bluten, da sie in den erweiterten Follikelöffnungen mit zapfenartigen Fortsätzen festsitzen. Wenn das Zentrum abblaßt und atrophisch wird, ist der Rand immer noch leicht erhaben und leicht infiltriert. Auch Teleangiektasien kann die erhabene Randzone, wie auch die zentale Partie zeigen. Die erweiterten Follikelöffnungen sind entweder mit den obenerwähnten Schüppchen bedeckt oder mit Hornpfröpfen erfüllt. Wenn die Atrophie des Zentrums weiter zunimmt und allmählich der ganze Fleck atrophisch wird, sieht man einen weißen kahlen Fleck, oft noch mit erhabenen Rand, oft ohne diesen. Auf dem behaarten Kopfe ist die Erkrankung beim weiblichen Geschlecht häufiger als beim männlichen. Nach BROOKE und SAVARTHARD haben etwa $20^0/_0$ der Männer Flecke auf dem behaarten Kopf gegen $50^0/_0$ bei Frauen, wenn die Erkrankung im Gesicht beginnt. In nicht zu häufigen Fällen beginnt die Erkrankung auf dem Kopfe, in seltenen Fällen beschränkt sie sich überhaupt auf ihn. Im allgemeinen bestehen auf dem Kopfe ein einziger größerer oder mehrere kleinere Herde. Je nach der erythematösen oder narbigen Form zeigen sie noch Haare oder keine. Ich selbst habe das Vorkommen eines Fleckes nur auf dem behaarten Kopfe selten gesehen, im Gegensatz zu VEIEL, der 12 sichere Fälle von ausschließlichem Befallensein der Kopfhaut feststellen konnte. Die typischen discoiden Stellen auf dem behaarten Kopfe sind im allgemeinen ganz frei von Haaren im Zentrum, während im oft hyperkeratotischen Rande noch vereinzelte Haare stehen. Im eigentlichen erythematösen Fleck braucht keine Atrophie einzutreten; der Haarausfall kann sich nach JADASSOHN, HELLER und SCHINDLER nahezu ausgleichen.

Für die Differentialdiagnose auf dem behaarten Kopf kommt nur in Frage die Pseudopelade und die Alopecia areata, falls letztere auch, was ja verhältnismäßig selten ist, einen leichten, rötlichen Rand zeigt. Dieselbe führt aber nie zu einer so sichtbaren Atrophie. Von der Alopecia atrophicans wird sie durch das Auftreten der entzündlichen Erscheinungen, der Hyperkeratose und dem Auftreten der erweiterten Follikel mit den Hornpfröpfen sowie den in diesen festhaftenden Schüppchen deutlich getrennt. Von der Folliculitis decalvans trennen sie die randständigen, follikulären Entzündungen bei der Follikulitis, die entzündeten Follikel und Pusteln, die den Rand umgeben, während bei ihr die allgemeine Entzündung des Lupus erythematodes fehlt.

Die Behandlung des Lupus erythematodes auf dem Kopfe entspricht völlig der Allgemeinbehandlung des Lupus erythematodes.

Literatur.

Handbuch der Haut- und Geschlechtskrankheiten Bd. X/1. Literatur ebendaselbst.

## 21. Erysipelas.

Das Erysipel kann zuerst den Kopf befallen oder auch vom Gesicht aus sich allmählich über den Haarboden erstrecken, um denselben in kleinerer Fläche oder in seiner Totalität zu ergreifen. Das Erysipel ist eine der Hauptursachen des vorübergehenden Haarausfalles und ist infolgedessen bei der Alopecia symptomatica eingehend besprochen worden. Der Haarverlust ist meistens nur ein vorübergehender. Noch geringer wirkt auf den Haarboden das sog. Erysipeloid ein, das ich in einer ganzen Reihe von Fällen primär auf dem Kopfe beobachtet habe, und das ich in letzter Zeit mit gutem Erfolg mit Thorium-X-Glycerinspiritus 5000 : 10 : 100 behandelt habe. Hier kann man kaum von einem Haarausfall sprechen. Oft wachsen sogar die Haare nach der Thoriumbehandlung noch stärker nach.

Literatur.

Handbuch der Haut- und Geschlechtskrankheiten Bd. IX, Erysipelas.

## 22. Tumoren der Kopfhaut.

Unter den Tumoren, welche zum Haarausfall führen, kommen in erster Linie Spinal- und Basalzellen-Epitheliome in Frage, die an der Haargrenze sitzen und gewöhnlich von der Stirn aus in die von Haaren bedeckten Teile des Kopfes hineinwachsen. Sie führen natürlich zum Verlust der Haare. SPIEGLER und andere Autoren haben über das Vorkommen von ursprünglich als Endotheliome aufgefaßten jetzt wohl allgemein zu den Epitheliomen gerechneten Neubildungen auf dem Kopf berichtet, die oft in großer Anzahl vorhanden sind und erbsen- bis orangegroß sein können. Sie können flach oder rund sein und sich hart oder weich anfühlen. Wenn sie exulcerieren, ist natürlich ohne weiteres der Haarwuchs gestört. Aber auch wenn die Tumoren der Epidermis entblößt nach oben drängen, wird natürlich die darüberliegende dünne Schicht von Haaren zerstört werden. PAUL UNNA hat über das gleichzeitige Auftreten von Alopecie und subcutanen Tumoren berichtet und NOBL auf das Vorkommen von Mycosis fungoides, die auf die Kopfhaut beschränkt war, mit Tumorenbildung auftrat und zu einer atrophisierenden Alopecie und follikulären und zu einer atrophisierenden Alopecie und follikulären Keratose führte, hingewiesen. Auch Sarkomatosis der Haut kann in derselben Weise wirken, ebenso kann das zu den Naevis gehörige Adenoma sebaceum auf der Kopfhaut vorkommen und wie JEAN in einem Falle berichtet hat, einen verrukösen Naevus vortäuschend Störungen im Haarwuchs herbeiführen. Auch metastatische Carcinome werden ebenso wie die eigentlichen Carcinome derselben Kopfhaut zum Haarausfall führen. JADASSOHN hat 1926 auf das zwar sehr seltene aber interessante Vorkommen weiterer naevusartiger Geschwülste am Hinterkopf hingewiesen, die auf Grund der histologischen Untersuchungen als Psammome sich herausstellten. Auch Neurinome, auf die ebenfalls JADASSOHN aufmerksam gemacht hat, können zum lokalisierten Haarausfall führen. Aber auch schon auf der gespannten Haut über dem gewöhnlichen Atherom, namentlich wenn dasselbe sehr groß und prall gespannt ist, werden die Haare ausfallen. Alles Weitere muß natürlich bei dem Kapitel über die Geschwülste nachgesehen werden.

## 23. Cutis verticis gyrata (JADASSOHN, UNNA).

*Synonyma:* Pachydermie occipitale vorticellée (AUDRY), Cutis verticis striata (v. VERESS), Cutis verticis plicata, sulcata, Cutis capitis gyrata (KRAUSS), Cutis verticis mamelonata (PASINI), Cuir encéphaloide. Furchen und Faltenbildung der Kopfhaut (JADASSOHN), Bulldoggskalp.

Die im Jahre 1906 von JADASSOHN zuerst auf dem 9. Kongreß der Deutschen Dermatologen in Bern demonstrierte Krankheit ist im Handbuch Bd. IV/1 der Hautkrankheiten von STEINER bereits eingehend beschrieben worden. In dieser Abhandlung geht STEINER aber nur auf die auf angeborener Grundlage entstandenen Formen der Cutis gyrata ein und erwähnt die durch andere Krankheiten entstandenen Formen nur nebensächlich. Ich werde mich daher nur auf diese letzteren Fälle beschränken, muß aber einleitungsweise doch eine Übersicht über die beiden Unterabteilungen der Cutis verticis gyrata geben.

Wie bereits oben erwähnt, hat JADASSOHN 1906 auf diese Anomalie der Kopfhaut zuerst hingewiesen, als deren Charakteristicum er die eigenartige Furchung der Haut am Hinterkopfe in einem ziemlich scharf abgegrenzten, vom Scheitel bis an die Haar-Nackengrenze und seitlich bis an die Ohrmuscheln reichenden, im ganzen ziemlich unregelmäßigen runden Gebiete erklärte. Er glaubte an eine kongenitale Entwicklungsstörung, die in die große Gruppe der Naevi gehörte. 1907 hat dann UNNA an der Hand von 3 Fällen den Namen Cutis verticis gyrata vorgeschlagen, indem er wegen der Ähnlichkeit der Hautoberfläche mit den Gyri der Gehirnoberfläche dieser Erkrankung den Namen Cutis verticis gyrata beilegte, der seitdem allgemein angenommen wurde und unter dem Namen JADASSOHN-UNNA in der Literatur geführt wird. In Frankreich ist neben unserer deutschen Bezeichnung auch noch sehr die von AUDRY eingeführte Bezeichnung Pachydermie occipitale vorticellée üblich. Seit dieser Zeit ist eine große Anzahl von Arbeiten über diese Erkrankung erschienen. Ich erinnere nur an die eingehenden Mitteilungen von SPRINZ, FISCHER, TRUFFI, ADRIAN und FORSTER, VIGNOLO LUTATI, VON VERESS, NAUMANN und MERENLENDER; als letzter hat TRUFFI über 180 Fälle berichtet. Im ganzen mögen jetzt ungefähr 200 Fälle bekannt sein, doch kann davon eine ganze Reihe durch ihre nicht ganz präzise Beschreibung nicht als einwandfrei gelten. Wie ich bereits erwähnt habe, stammt die erste Beschreibung und der Name der Krankheit von JADASSOHN und UNNA. Es ist aber nachgewiesen, daß schon vor diesen beiden Forschern ROBERTS im Jahre 1848 einen hierher gehörigen Fall beschrieben hat, und daß auch bei Schwachsinnigen, Mikrocephalen schon früher von Irrenärzten derartige resp. ähnliche Fälle gesehen wurden, wie der Fall von POGGI 1884 beweist.

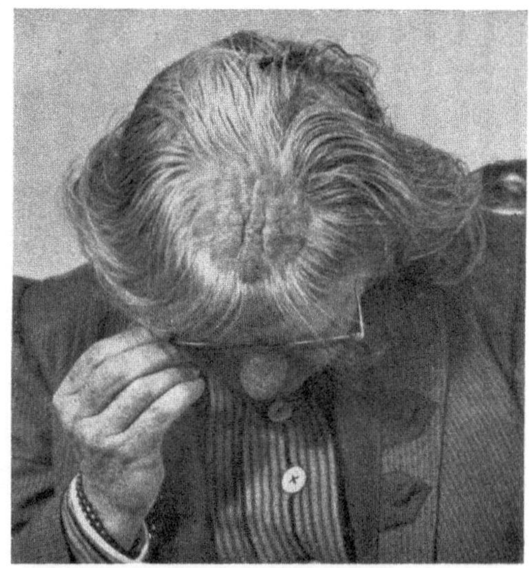

Abb. 102. 58jährige Dame (Beobachtung Prof. DELBANCO). Vorkommen einer Cap. v. gyr. bei Frauen. (Nach SPRINZ.)

Wie ich im Anfang bereits geschildert habe, handelt es sich bei der Cutis verticis gyrata um eine eigenartige Falten- und Furchenbildung der Haut des behaarten Kopfes, die hauptsächlich am Scheitel und Hinterkopf ihren Platz hat, aber auch an den angrenzenden Teilen des behaarten Kopfes sich vorfindet und die auch in einzelnen seltenen Fällen sich auf der Stirn (Cutis gyrata frontis) in Form longitudinaler Wülste zeigt und in vereinzelten Fällen auch am Körper (in einem Falle von NAUMANN an der Hand und an den Glutäen) gefunden wurde. Die Erkrankung an der Stirn ist eingehend von OTA in 11 Fällen beschrieben worden. Die Hauptsache bilden die auf dem behaarten Kopf in longitudinaler, transversaler oder auch unregelmäßiger Furchung einhergehenden Fälle, die durch ihre den Gehirnwindungen ähnliche Form zu dem Namen Cuir encéphaloide geführt haben. Die Affektion kann in ihren Wülsten die mannigfaltigsten Formen zeigen. Sie kann sich von dem Hinterkopf aus nach der Stirn, den Ohren und zum Nacken erstrecken. Sie kann sich einseitig oder über den ganzen Kopf ausdehnen. Die verschiedenen Falten und Wülste können in sich gekrümmt und miteinander anastomisierend sich zeigen; sie können auch in manchen Fällen strichförmig von vorn nach hinten nebeneinander mehr gerade wie Hautfalten verlaufen. Daher die verschiedenen Namen Cutis verticis striata (v. VERESS) oder Cutis verticis mamelonata (PASINI) oder Cutis capitis gyrata usw. Auch zentrale und seitliche Lokalisationen können vorkommen. Sie können unten waagerecht, nach oben zu schräg, nach anderen Richtungen unregelmäßig oder senkrecht verlaufen. Auch lange, parallel verlaufende Falten hat v. VERESS z. B., dem wir die Haupteinteilung verdanken, gesehen. Am häufigsten ist aber die unregelmäßige Form mit gekrümmten Falten, ähnlich denen der Gehirnwindungen. Vörner hat in wenig Worten die Erkrankung folgendermaßen charakterisiert: Vorhanden sind systemartig geordnete, oft parallele Furchen in der Wirbelgegend, zwischen welchen sich vorwölbende Falten eingeschlossen sind, Farbe, Haarbestand, Konsistenz, Beweglichkeit gegen die Unterlage und Sensibilität durchaus normal. Durch entsprechenden Zug lassen sich

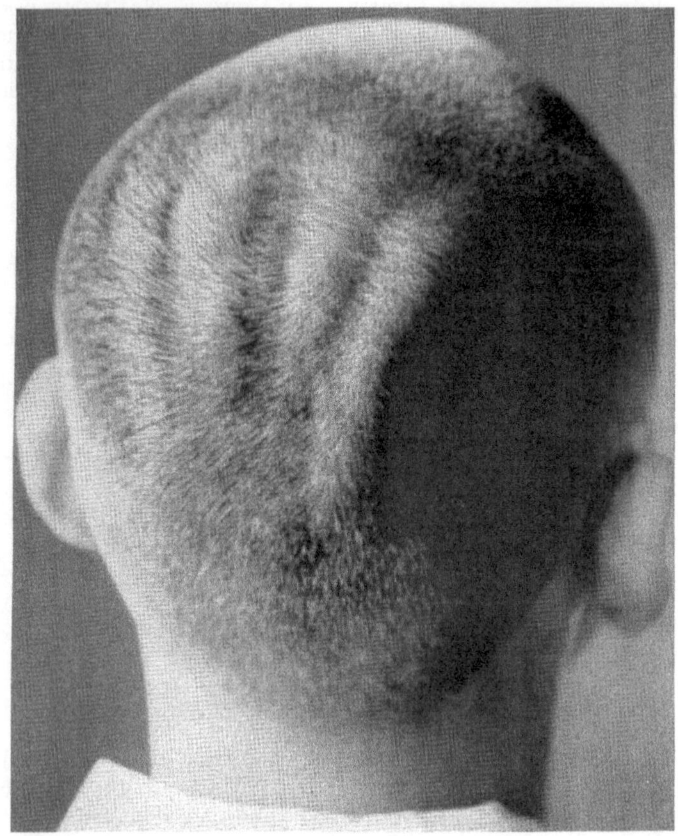

Abb. 103. Cutis verticis gyrata. (Aus den Acta derm. venerol. japon. 1932.)

Furchen und Falten ausglätten, durch Zusammenschieben noch deutlicher machen. Man hat früher geglaubt, daß nur dunkelhaarige Patienten diese Erkrankung haben. Sie ist aber auch, zuerst wieder von v. Veress, an einem blonden, sogar rötlich blonden Individuum gesehen worden. Auffallend ist, daß fast vorherrschend Männer von dieser Infektion befallen werden und daß nur wenige Fälle von Frauen von dieser Erkrankung ergriffen werden. Während noch die ersten Beschreiber die These aufstellen konnten, daß sich die Cutis verticis gyrata nie bei Frauen findet und v. Veress wieder auf der anderen Seite schrieb, daß sie nur bei über 20 Jahre alten, meist kräftigen Personen männlichen Geschlechts mit dichten, meist dunklen Haaren an einer beliebigen abgegrenzten Stelle vorkommt und ebenso Vignolo Lutati die Erkrankung für das Alter von 22—65 Jahren einschränkte und der Ansicht war, daß sie niemals bei Knaben und Frauen beobachtet worden sei, haben doch alle späteren Untersucher festgestellt, daß die Erkrankung sich schon im Kindesalter entwickeln könne und über eine ganze Reihe von Frauen berichtet, die an Cutis verticis gyrata litten (Abb. 102).

Die Ausnahmefälle am Körper spielen gar keine Rolle. Verhältnismäßig häufig sind die Fälle von Cutis gyrata frontis, wie sie OTA in Japan beschrieben hat (ASCHOFF). In der letzten Zeit hat LAUBAL bei einem 29jährigen Bürodiener einen 12. Fall beschrieben, bei dem sich vor 7 Jahren an der Stirn im Anschluß an ultraviolette Strahlen 4 tiefe senkrechte und beiderseits je 3 äußerst tiefe Falten gebildet hatten.

Sonst ist noch auffallend bei der Cutis verticis gyrata der Zusammenhang mit jenen waagerechten, tiefen Falten, die bei Männern mit stärkerem Fettansatz als Faltungen der fetten Haut, namentlich auf dem behaarten Teil des Hinterkopfes zu sehen sind. Es ist möglich, wie UNNA und v. VERESS meinen, daß ein Zusammenhang mit ihnen besteht, weil sie gemeinschaftlich vorkommen, ja oft ineinander übergehen können. Von sonstigen Komplikationen ist ein Zusammentreffen von Cutis verticis gyrata mit RECKLINGHAUSEN von v. DER VALK beschrieben worden und von PELAGATTI mit Leukämie. Eine Reihe von Autoren, die ich später noch erwähnen werde, heben das nicht seltene Vorkommen der Cutis verticis gyrata bei Akromegalie hervor, andere wiederum weisen auf das häufige Vorkommen bei Geisteskrankheiten, insbesondere bei Idiotie hin. Es sind ja auch schon vor der Veröffentlichung von JADASSOHN-UNNA derartige Fälle bei Schwachsinnigen, Mikrocephalen, Idioten usw. von Irrenärzten beobachtet worden, doch wurden diese Fälle erst nach Veröffentlichung durch die Dermatologen allgemeiner bekannt. Gerade diese letzteren Kombinationen mit Akromegalie und Geistesstörungen sind der Grund, daß die Frage der Ursache der Cutis verticis gyrata seit Jahren eingehend geprüft wird, ohne daß man bisher zu einer einheitlichen und sicheren Entscheidung kommen könnte.

Während JADASSOHN in seiner ersten Publikation auf die Ähnlichkeit zwischen der Cutis verticis gyrata und manchen Formen angeborener Elephantiasis hinweist und an eine kongenitale Entwicklungsanomalie glaubt, die evtl. in das große Gebiet der Naevi eingereiht werden könnte, nimmt UNNA an, daß die Faltenbildung erst bei den Erwachsenen, und zwar in äußerst schleichender Weise beginnt. Einen wesentlichen Schritt weiter ging schon 1908 v. VERESS, der zu folgenden Resultaten kommt:

„Aus dem Gesagten ergibt sich also, daß die Cutis verticis gyrata eine auf unbekannten Ursachen beruhende Veränderung der Kopfhaut ist, die sich in einer ständigen Faltung (GYRI und SULCI) des hinteren und oberen (manchmal auch seitlichen) Teiles der Kopfhaut offenbart und bei über 20 Jahre alten, meist kräftigen Personen männlichen Geschlechts mit dichtem, meist dunklem Haarwuchs an einer genügend abgegrenzten Stelle vorkommt. Die Kopfhaut ist am Orte der Veränderung im Verhältnis zum Schädel erweitert, läßt sich aber auf diesem leicht, meist sogar ungewohnt leicht bewegen und ist im übrigen in jeder Beziehung normal. Die Anamnese weist in mehreren Fällen Kopfekzem im Kindesalter auf, doch ist die Rolle, welche dasselbe bei der Veränderung spielt, noch zweifelhaft. Auch ist es nicht unmöglich, daß die Veränderung, ähnlich den einzelnen Naevusarten, auf einer angeborenen Anlage beruht, sich aber nur im Erwachsenenalter langsam und unbemerkt entwickelt. Doch glaube ich eher annehmen zu dürfen, daß die Cutis verticis gyrata — wie das aus dem histologischen Befund hervorgeht — sich infolge einer chronischen Kopfhautentzündung entwickelt. An der Kopfhaut von Frauen wurde sie bis jetzt von noch niemandem beobachtet."

In demselben Jahre kam VIGNOLO LUTATI zu der Ansicht, daß man als Ursache spezielle anatomische und pathologisch-anatomische Verhältnisse der behaarten Scheitelregion annehmen müsse. Insbesondere dachte er an disseminierte, durch einen chronischen Verlauf charakterisierte Prozesse von Perifollikulitiden, die schließlich ein tiefes, skleröses Gewebe produzieren, das später die klinische Erscheinung der Fältelung des Haarbodens und der Furchen hervorrufe. Er hält also diese Deformität unter den erwähnten prädisponierenden

Verhältnissen für die Folge eines mehr oder minder lange zurückliegenden, anamnestisch immer nachweisbaren, im Status manchmal nicht nachweisbaren entzündlichen Prozesses.

Im Gegensatz zu obigen Autoren, die der Ansicht waren, daß die Cutis verticis gyrata auch einen entzündlichen Ursprung haben kann, steht VÖRNER (1921) auf dem Standpunkt, daß die Cutis verticis gyrata mit Entzündungen der Haut nichts zu tun habe. Er leugnet allerdings nicht, daß andersartige Prozesse

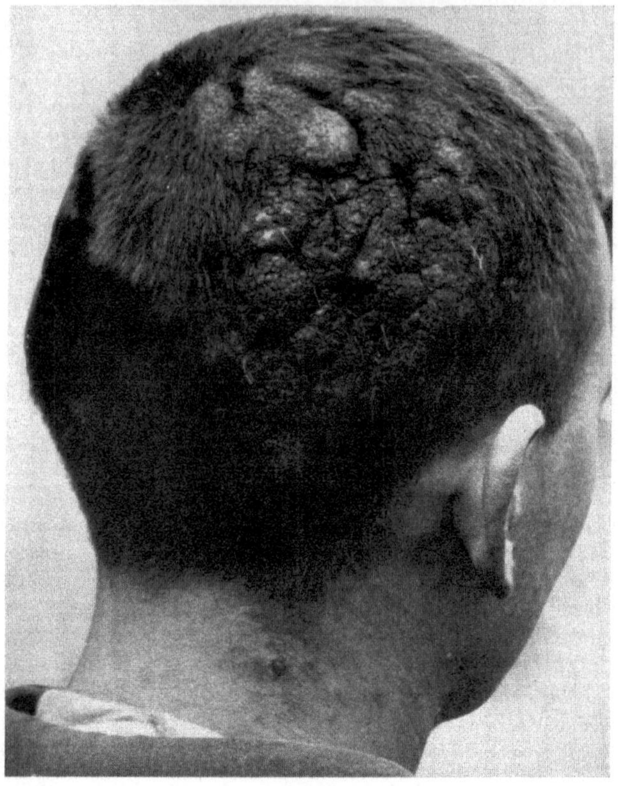

Abb. 104. Naevogener Tumor der Kopfhaut (nach Trauma) vom Typus der Cutis vert. gyr. (Nach SPRINZ.)

der Kopfhaut gemeinsam mit der Cutis verticis gyrata vorkommen können, glaubt aber nicht, daß sie mehr als eine Gelegenheitsursache im Sinne POSPELOWS sein können. Selbst diese Gelegenheitsursache ist nach VÖRNER keineswegs nötig.

POSPELOWS Ansicht, die in der Mitte zwischen den obigen steht, geht dahin, daß eine angeborene Disposition vorhanden sein müsse, die durch entzündliche Vorgänge provoziert werde, und daß erst durch die Kombination beider sich die Cutis verticis gyrata entwickle.

Zu ganz anderen Resultaten kommen ADRIAN und FORSTER auf Grund einer Reihe von Beobachtungen über Cutis verticis gyrata bei Akromegalie. Schon im Jahre 1916 fand ADRIAN einen derartigen Fall bei einem 29 Jahre alten Landwehrmann. Er sah kurze Zeit später einen zweiten, einen dritten veröffentlichte LEVAS 1915, einen vierten GALANT 1918 bei einem Idioten. Seit dieser Zeit gelang es ADRIAN und FORSTER 18 weitere Fälle zu sammeln und sie kommen auf Grund der gesammelten Fälle zu der Ansicht, daß man 2 voneinander wesentlich verschiedene Typen von Cutis verticis gyrata zu unterscheiden hätte: den einen bei Akromegalie als lokalisierte Äußerung der pathologischen Grundlage und einen zweiten bei Brachy- und Hyperbrachycephalie als eine Folge disharmonischer Vererbung normaler elterlicher in sich verschiedener, geradezu entgegengesetzter Schädelformen. Hierzu gehört nach ADRIAN und FORSTER auch das seltene Auftreten bei Dolichocephalie. Nach den beiden Autoren ist der einzige Vorgang an der Haut an sich derselbe: übermäßiges Vorhandensein des Integuments, welches sich in Falten legt und an den Stellen der Ligamenta suspensoria cutis, der Retinacula cutis fester mit der Unterlage zusammenhängt.

Im Jahre 1921 gab SPRINZ eine ausgezeichnete kurze Übersicht an der Hand eigener Fälle, in der er zum Schluß zu der Ansicht kommt, daß die Cutis verticis gyrata in der Tat eine Mißbildung der Haut ist, die hereditär veranlagt oder embryonal angelegt im späteren Lebensalter sichtbar wird und in das große Gebiet der Naevi hineingehört. Außerdem glaubt er, daß eine Faltenbildung der Kopfhaut, welche das Bild der Cutis verticis gyrata klinisch völlig nachahmt, auch durch andere Ursachen bedingt sein kann, z. B. durch die Disproportion zwischen Schädelkapsel und Kopfhaut, wie sie im höheren Alter vielfach auftritt oder pathologisch bei der Akromegalie. Ebenso können tiefe, eitrige Prozesse die befallene Partie der Kopfhaut in Falten legen, die dem Bilde der Cutis verticis gyrata entsprechen. Durch Trauma kann sich außerdem, wie SPRINZ in einem Falle zeigt, ein mächtiger Pigmentnaevus entwickeln, dessen Oberfläche sich in Wülste und Furchen vom Typus der Cutis verticis gyrata legt. (Entsprechend dem Fall von LENORMAND in den Ann. de Dermat. 1920.)

Wohl die eingehendste Arbeit auf diesem Gebiete hat im Jahre 1922 FISCHER veröffentlicht, der zur Frage der Faltenbildung der Kopfhaut, insbesondere der Cutis verticis gyrata Stellung nimmt. Während KRAUS noch 1917 14 Literaturangaben aufzählen konnte, konnte FISCHER schon über 128 Fälle von 58 Autoren in dieser Frage berichten. Er kam auf Grund seiner Untersuchungen zu der Ansicht, daß die Cutis verticis gyrata durch die verschiedensten Ursachen hervorgerufen werden kann, die im extrauterinen Leben einwirken und daß ferner diese Ursachen Symptome einer bestimmten lokalen oder einer Allgemeinveränderung sind, die im extrauterinen Leben eintritt. Außerdem hat sich für ihn als zweifellos ergeben, daß es zahlreiche Fälle gibt, wo derartige ätiologische Momente nicht angenommen werden können, sondern wo wir die Erkrankung, resp. ihre Ätiologie suchen müssen in erblichen Faktoren, wenn diese auch erst später zur Erscheinung kommen. Diese beiden Grundtypen der Faltenbildung auf der Kopfhaut, auf erblicher Anlage beruhende und extrauterin durch lokale oder allgemeine Ursachen veranlaßte, sind nach FISCHER scharf zu trennen. FISCHER kommt zu der Ansicht, zwei Gruppen unterscheiden zu müssen:

I. Eine Gruppe, bei der die Faltenbildung bedingt ist durch die Volumzunahme der Haut in einem circumscripten Gebiet, die stets durch pathologische Prozesse hervorgerufen wird. Als solche kommen in Frage:

1. entzündliche Veränderungen,
2. bindegewebige Hyperplasien,
3. Tumoren, Fibrome, Neurofibrome, celluläre Naevi.
4. Veränderungen der Haut bei Allgemeinerkrankungen, die zu einer Gewebszunahme führen (Akromegalie, Myxödem und Kretinismus, leukämische Erkrankung).

II. Eine Gruppe, bei der es zu einer Faltenbildung der normalen Haut kommt, die lediglich verbreitert ist und auf der Unterfläche lockerer aufsitzt.

Diese Art der Faltenbildung gehört nach FISCHER in das Gebiet der Entwicklungsanomalien der Haut, sie ist vergleichbar der Faltenbildung auf dem

Kopfe mancher Säugetiere (Löwen, Puma, engl. Dogge, Boxer), wo die Faltenbildung mittels der Kopfhautmuskulatur noch willkürlich hervorgebracht oder verstärkt werden kann (daher der Name „bulldoggskalp). Sie ist beim Menschen als ein atavistischer Zustand aufzufassen. Er schlägt daher vor, für diese letztere Gruppe den Namen Cutis verticis gyrata oder besser Cutis capitis striata zu reservieren und die der ersten Gruppe als entzündliche Veränderungen der Kopfhaut in der Form der Cutis capitis striata oder als celluläre Naevi in der Form der Cutis verticis gyrata zu bezeichnen.

1925 berichtete Merenlender über 4 Fälle von Cutis verticis gyrata; er konnte in 2 Fällen ein Trauma nachweisen; in einem Falle war Schmerzhaftigkeit vorhanden. Merenlender hält das Trauma für ein wesentliches Moment der Entstehung und konnte in keinem seiner Fälle feststellen, daß die Cutis verticis gyrata angeboren sei. Über seine Ansicht von der Cutis verticis gyrata latens des Gesichts werde ich an anderer Stelle sprechen.

Anläßlich eines eigenartigen Falles, bei dem Naumann außer der typischen Erkrankung am Kopfe ähnliche Mikrogyri an den Daumenballen beider Hände nachweisen konnte, kommt er zu dem Schluß, daß die verschiedensten schädigenden Faktoren das Bindegewebsorgan so treffen können, daß sich eine Cutis verticis gyrata bildet.

Die größte bisherige Statistik verdanken wir Truffi, der an der Hand von 180 Fällen, die er in der Literatur nachweisen konnte und bezugnehmend auf 12 eigene Beobachtungen im Jahre 1929 zu folgenden Schlußfolgerungen kommt: Er teilt die Cutis verticis gyrata in 3 Gruppen. Zur ersten Gruppe gehören die Fälle, bei denen es sich um eine meist celluläre, seltener fibromatöse Naevusbildung handelt, die kongenitalen Ursprungs ist und bei der das Volumen gewöhnlich langsam und progredient zunimmt. Zur zweiten Gruppe gehören diejenigen Fälle, bei denen die Ursache entweder in einem noch aktiven oder abgelaufenen Entzündungsprozeß liegt. Im ersten Falle kann die entzündliche Infiltration die eigenartige krankhafte Hautbildung hervorrufen, die vorübergehender Art sein und verschwinden kann. Im zweiten Falle kann durch Sklerose, Infiltrate und Gewebszusammenziehungen eine definitive Cutis verticis gyrata entstehen. Die Seltenheit dieser Fälle hat zu dem Schluß geführt, daß prädisponierende Faktoren vorhanden sein müssen, die in kongenitalen oder erworbenen geweblichen Störungen zu suchen sind (Erkrankungen der blutbildenden Organe, innersekretorische Störungen). Zur dritten Gruppe gehören die Fälle von Cutis capitis gyrata durch kongenitale Anomalien des Schädels, durch veränderte Entwicklungskorrelation zwischen dem Schädelskelet und der darüber befindlichen Haut (Fälle von Akromegalie, Fälle bei geistig und körperlich Degenerierten usw.).

Resumiert man diese verschiedenen Meinungen, so wird man zu den von Sprinz, Fischer und Truffi vertretenen Ansichten zurückkommen müssen, denen sich auch Steiner in seiner Abhandlung in diesem Handbuch anschließt, daß es nämlich eine *auf angeborener Grundlage beruhende Cutis verticis gyrata und eine durch Krankheit allmählich entstandene* gibt.

Ganz kurz seien hier noch einige Fragen berührt, die auch zur Ätiologie der Cutis verticis gyrata gehören. Es handelt sich um die Frage der sogenannten Cutis verticis latens und um die der Vererbung. Die sogenannte Cutis verticis gyrata latens ist zuerst von Danilewskaja, Mongrovius und Merenlender ungefähr um das Jahr 1924/25 untersucht worden. Es handelt sich um die Tatsache, daß es Individuen gibt, bei denen ohne Zusammendrücken der Haut leichte Falten bestehen, die sich durch Zusammenschieben verstärken lassen und dadurch ein Bild hervorrufen, das der Cutis verticis gyrata ähnlich ist. Merenlender fand selbst unter 1000 Männern in 4% der Fälle diese stärkere

Form, während er die leichtere Form, Beweglichkeit der Haut und leichte Faltenbildung beim Zusammenschieben in 20% der Fälle feststellte. GLAUBERSOHN und IWANOFF fanden die entsprechenden Prozentzahlen nur in 0,33 und 7,1% der Fälle. Letztere beide Autoren halten diese Verschiebbarkeit der Haut für ohne jeden Zusammenhang mit der Cutis verticis gyrata und möchten sie eher zur Cutis laxa rechnen. Der GLAUBERSOHN- und IWANOFFschen Ansicht schließt sich auch TRUFFI an.

Ob diese vermehrte Beweglichkeit und Versch ebefähigkeit der Kopfhaut nicht doch für die Entstehung der Cutis verticis gyrata eine Rolle spielt, steht aber noch nicht fest. Es gibt sehr viele Autoren, die diesen Zustand der Haut als Prädisposition für die Entstehung der Cutis verticis gyrata annehmen.

Was die Erblichkeit anbelangt, so ist es nach STEINER wohl möglich, daß Erblichkeitsfaktoren bei der Genesis der Cutis gyrata eine größere Rolle spielen, als dies zur Zeit bekannt ist. Die Zahl der Fälle, in denen Erblichkeit nachgewiesen wurde, z. B. von SPRINZ, VÖGELI und anderen, ist aber eine noch zu geringe, um mit Sicherheit von einer Vererbung oder von einer bestimmten Form des Erbganges reden zu können. Auch ADRIAN und FORSTER haben „eine unregelmäßige Vererbung normaler elterlicher, in sich aber verschiedener, geradezu entgegengesetzter Zustände der Kopfbildung" für die Entwicklung der Gyrata auf einem anscheinend normalen Kopfskelet verantwortlich gemacht. Sie halten es für möglich, daß Brachycephalie des einen Elters und eine Dolichocephalie des anderen auf das Kind so vererbt werden kann, daß die Brachycephalie sich auf den Knochen auswirkt, während die Dolichocephalie sich auf der Haut auswirkt.

Eine besondere Besprechung verdienen noch diejenigen Fälle, bei denen die Cutis verticis gyrata im Laufe des Lebens anscheinend nach Verletzungen und Entzündungen aufgetreten ist. STEINER hat in seinem oben erwähnten Handbuchbeitrage einzelne von diesen Fällen erwähnt, so den Fall von BOGROW 1910, bei dem sich mit 28 Jahren nach einem Erysipel des Kopfes Falten der Haut bildeten. In den letzten Jahren ist noch ein Fall von KRUSPE beschrieben worden, bei dem die Erkrankung im 16. Lebensjahre ohne erkennbare Ursache begann. DUFFKE veröffentlichte den Fall eines 72jährigen Mannes, der seine Cutis verticis gyrata seit vielen Jahren hatte, aber erst in der Mitte des Lebens bekommen hatte. Auch WERTHER sah einen 40jährigen Arbeiter, der seit 10 Jahren die Veränderungen im Haarwachstum auf dem Kopfe beobachtete. Er hatte 4—5 parallel verlaufende Längsfurchen, in denen die Behaarung dichter war. Wie ich bereits erwähnt habe, hat MERENLENDER 2 Fälle nach Trauma gesehen. Auch HECHT beobachtete einen 39jährigen Patienten, der angab, nach einer Verletzung vor 10 Jahren die Veränderung auf dem Kopfe beobachtet zu haben. Auch STÜHMERs Patient beobachtete im Anschluß an ein vor 10 Jahren erfolgtes Trauma Faltenbildung an der Stirn unter dem Bilde der Cutis verticis gyrata. In diesem Falle handelte es sich aber zweifellos um eine Akromegalie. In dem Falle von HANAY wurde die Affektion erst mit 23 Jahren bemerkt, nachdem er in der Jugend sehr viel Kopfekzem gehabt hatte. Hier schließt sich noch eine Reihe von Fällen an, bei denen von den Autoren nur festgestellt ist, daß sie auf entzündlicher Basis entstanden sind. Im ganzen finden sich noch in der Literatur als spät entwickelte Fälle im Anschluß an eine vorhergegangene Krankheit die Fälle von HECHT, AUDRY, VIGNOLO LUTATI, PASINI und RAZINOWSKY, v. VERESS und POSPELOW.

*Mikroskopische* Untersuchungen finden sich leider nur bei wenigen Autoren. v. VERESS hat als erster in 2 Fällen Untersuchungen der excidierten Kopfhaut vorgenommen. Während das Epithel, abgesehen von seiner Einkrümmung vollständig gesund war, schien das Bindegewebe unter der Furche etwas dichter zu sein, und auch die Musculi arrectores pilorum schienen etwas massiver zu sein. In dem in der Gegend des Einschnittes zusammengedrängten Bindegewebe sind beträchtlich weniger Gefäße zu sehen. Dagegen fällt das vollständige Fehlen der Talgdrüsen in der Gegend und in der unmittelbaren Nähe der Einkrümmung auf, während sie sonst vorhanden sind. Dort, wo die Talgdrüsen fehlen, sind die Knäueldrüsen verkümmert und bestehen aus 2 oder 3 Windungen (während sie sonst 10—12 zählen). Außerdem fand er massenhaft dichte, zellige Infiltration, die in der Tiefe der Furche das papillare und retikuläre Bindegewebe ausfüllt (teils aus Lymphocyten, teils aus zahlreichen Plasmazellen bestehend). Sehr merkwürdig ist, daß in einem anderen excidierten Fall der Unterschied zwischen der Furche und ihrer Umgebung viel geringer war, daß das Bindegewebe etwas dichter, die Haarfollikel näherstehend und die Epithelzapfen dichter waren. Dagegen fehlten alle anderen Veränderungen, vor allen Dingen jede zellige Infiltration. Während im ersteren Falle in der Furche auch die Zahl der elastischen Fasern auffallend abnahm, war im zweiten Falle auch das Netz der elastischen Fasern völlig normal. VIGNOLO LUTATI konnte feststellen, daß der entzündliche Prozeß seinen Sitz in den tieferen Schichten der Cutis und Subcutis hat, da derselbe seinen Anfang von dem tiefer gelegenen Follikelgrunde nimmt, während der weniger tief gelegene Follikelgrund von der Infiltration freibleibt. Mit der stärkeren Vergrößerung kann man konstatieren, daß die tiefe Infiltration granulomatös aussieht. Sie wird wesentlich von kleinen mononucleären Zellen gebildet, in deren Mitte wir viele Plasmazellen und unregelmäßig zerstreut zahlreiche runde Riesenzellen finden, die entweder im Zentrum ihrer protoplasmatischen Masse oder gegen die Peripherie viele mehr oder minder gut tingierte Kerne zeigen und ihrerseits von einigen Zellen epitheloiden Aussehens umgeben werden. VIGNOLO LUTATI glaubt deshalb, daß zuerst disseminierte chronische Prozesse von Perifollikulitiden ein tiefes, skleröses Gewebe bilden, das durch progressive Verdichtung früher oder später die klinische Erscheinung der Fältelung des Haarbodens und der Furchen hervorruft.

NAUMANN hatte Gelegenheit, von seinem Patienten eine Excision an der Stirn vornehmen zu können und diese Stirnhaut zu untersuchen. Auch hier fanden sich die stärksten Veränderungen im Corium; die Fasern des kollagenen Gewebes waren auseinandergesprengt, verdickt und durch zellige Infiltrate voneinander getrennt. In einzelnen Bezirken reichte das zellige Infiltrat bis in das Stratum germinativum hinein, so daß eine Abgrenzung der beiden Schichten gegeneinander nicht möglich war. Die elastischen Fasern waren nicht gleichmäßig verteilt, fehlten in einigen Bezirken, um in anderen vorhanden zu sein. Dagegen waren die Talgdrüsen zahlreich vorhanden. Seine Gesamtdiagnose war: Leichte Acanthose, Spongiose, Parakeratose der Epidermis, entzündliches Ödem und Infiltrationen der Cutis.

ANDERSON gibt von einem Fall von Cutis verticis gyrata bei einer 43jährigen Frau folgenden histologischen Befund: Blut- und Lymphgefäße erweitert. Atrophie der elastischen Fasern im Papillenbereich. In der tieferen Schicht der Haut zeigt sich eine Vermehrung der elastischen Fasern. Das Bindegewebe der Haut ist normal. Haare zeigen reichlichen Farbstoffgehalt und sind normal gebildet. Die Haarmuskeln sind hypertrophisch. Talgdrüsen in reichlicher Menge. Schweißdrüsen in geringer Anzahl und von normaler Bildung. Keine Anzeichen einer Entzündung oder Neubildung.

In ähnlicher Weise schreibt GANS in seiner Histologie der Hautkrankheiten, daß die auf angeborene Veranlagung zurückzuführenden Fälle dadurch gekennzeichnet sind, daß die Haut histologisch keinerlei Veränderungen zeigt (PARAVICINI, V. VERESS, WÄLSCH).

LAUBAL fand bei einer mikroskopischen Untersuchung seines Stirnfalles Hypertrophie der Faserelemente des Coriums ohne Vermehrung der Zellelemente, Haarbälge und Talgdrüsen waren zumeist groß, stellenweise von einem entzündlichen Infiltrat umgeben.

Wir sehen also, wenn wir die verschiedenen Ansichten der Forscher zusammenfassen, die mikroskopische Untersuchungen anstellen konnten, auf der einen Seite, daß die auf angeborene Veranlagung zurückzuführenden Fälle dadurch gekennzeichnet sind, daß die Haut histologisch keinerlei Veränderungen zeigt (GANS, PARAVICINI, WÄLSCH, ANDERSON usw.), und daß auf der anderen Seite bei denjenigen Fällen, die im Anschluß an eine Entzündung aufgetreten waren, zellige Infiltrationshaufen neben anderen Veränderungen in der Cutis gefunden wurden (v. VERESS, NAUMANN, LAUBAL usw.). Es scheint sich also entsprechend den Einteilungen von SPRINZ, FISCHER, TRUFFI usw. tatsächlich um zwei verschiedene Formen zu handeln, die äußerlich auf der Haut denselben Eindruck hervorrufen können.

Wir haben also, wie aus dieser Arbeit, die nur eine Ergänzung zu der Arbeit von STEINER in diesem Handbuch sein soll, die verschiedenartigsten Formen gesehen, unter denen dieses eigenartige Krankheitsbild erscheinen kann und auch ätiologisch alle diejenigen Formen besprochen, die in Frage kommen können. Ich möchte hier nur noch erwähnen, daß *differentialdiagnostisch* in Frage kommen Fälle von fibromatöser Elephantiasis des behaarten Kopfes, die trotz des gleichen oder ähnlichen histologischen Befundes klinisch anders aussehen. So war in dem einen Fall von RUBESCH das anatomische Substrat in beiden Fällen eine Bindegewebswucherung, obgleich in dem einen die Oberfläche stark gefurcht war, während sie im anderen glatt war. Auch die kongenitale Elephantiasis ist hier mit zu erwähnen. Zu erwähnen sind ferner noch die echten Pigmentnaevi und naeviformen Tumoren (celluläre Naevi), wie sie SPRINZ, LENORMAND u. a. beschrieben haben, ebenso wie die Fälle von SILVESTRI, MOELLER, MALARTI und OPIN, die ebenfalls in das Bild der Cutis verticis gyrata nicht hineingehören. Auch myxödematöse Zustände der Kopfhaut können Faltenbildungen auf dem Kopf hervorrufen und zu Cutis verticis gyrata-artigen Wülsten führen (ADRIAN).

Auch bei Perifolliculitis abscedens et suffodiens kann es nach der Abheilung zu ähnlichen Falten und Furchen durch die Narbenbildung kommen.

Die *Prognose* dieser Tumoren ist natürlich quoad vitam eine gute. Bei den echten Fällen, insbesondere bei den angeborenen, wird man wohl an eine Heilung nicht denken können. Dagegen wird die Grundursache, in vielen Fällen die Agromegalie und Leukämie, unter Umständen zu bessern sein. Bei den entzündlichen Formen wäre entsprechend ihrem Zusammenhange eine *Therapie,* wie sie OTA empfohlen hat, mit Röntgenbestrahlungen zu versuchen. Im allgemeinen werden es aber nur die Ausnahmefälle sein, in denen Therapie Erfolg hat.

So sehen wir, daß trotz der bisher konstatierten 180 Fälle doch noch ein außerordentliches Dunkel über dieser interessanten Mißbildung der Kopfhaut herrscht.

## Literatur.

### Cutis verticis gyrata (JADASSOHN, UNNA).

ABRAMOWITZ: Cutis gyrata, leukoderma, and pruritus of the genitals. Arch. of Dermat. **11**, Nr 3, 404. — ADOLF FRIEDRICH, Herzog von Mecklenburg: Ins innerste Afrika. — ADRIAN: Veränderungen der Kopfschwarte vom Typus der Cutis verticis gyrata (UNNA) in einem Falle von Akromegalie mit Hypophysentumor. Dermat. Zbl. **1916**, 2, 34. — ALDERSON: A case of cutis verticis gyrata. Jber. Hautkrkh. **27**, 512 (1929). — ALDERSON, HARRY E.: Cutis verticis gyrata. Report of cases. Arch. of Dermat. **6**, Nr 4, 448—454. — ALIBERT: Vorlesungen über die Krankheiten der Haut. Deutsch von BLOEST. Leipzig 1837. — ALLEN: The heredity of Coat-colour in Mice. Proc. amer. Acad. **40** (1904). —

ANDERSON, N.: Beitrag zur Pathogenie und Histologie der Cutis verticis gyrata. Jber. Hautkrkh. **27**, 512 (1928). — ASTVACATUROV, K. u. V. KASAKOV: Ein Beitrag zur Lehre von der Cutis verticis gyrata. Jber. Hautkrkh. **31**, 601 (1928). — AUDRY: Pachydermie occipitale verticellée. Ann. de Dermat. **1909**, 257. — AUVERT: Clinica et iconographia medico-chirurgica. Paris 1848.

BACK, ARTHUR: Cutis verticis gyrata. Zbl. Hautkrkh. **22**, 20 (1926). — BAER, HEINRICH: Entzündliche, der Cutis verticis gyrata ähnliche Veränderung der Kopfhaut. Jber. Hautkrkh. **14**, 162 (1926). — BARDELEBEN, v.: Handbuch der Anatomie des Menschen. — BAUM u. KIRSTEN: Vergleichende anatomische Untersuchungen über die Ohrmuskulatur verschiedener Säugetiere. Anat. Anz. **24** (1904). — BECKER: Commentatio inauguralis de Lepra Arabum tuberculosis. Inaug.-Diss. Marburg 1843. — BERG: Cutis verticis gyrata. Zbl. Hautkrkh. **30**, 169 (1929). — BERON: Cutis verticis gyrata. Zbl. Hautkrkh. **31**, 416 (1929). — BERON, B.: Beitrag zur Klinik der Cutis verticis gyrata. Zbl. Hautkrkh. **32**, 470 (1929). — BESTA: Riv. sper. Freniatr. **1904**, 572. — BLUNTSCHI: Beiträge zur Kenntnis der Variation beim Menschen. I. u. II. Morph. Jb. **40**. — BOAS u. PAULLI: Über den allgemeinen Plan der Gesichtsmuskulatur der Säugetiere. Anat. Anz. **33** (1908). — BOGDANOW, S. I.: Cutis verticis gyrata bei einem 35jährigen Mann. Zbl. Hautkrkh. **13**, 132 (1926). — BOGROW: Ein Fall von Cutis verticis gyrata (UNNA). Mh. Dermat. **1910**. — BRAUER: Handtellergroßer Naevus auf dem Kopfwirbel in Gestalt einer Cutis verticis gyrata. Zbl. Hautkrkh. **25**, 647 (1929). — BRAVETTA, EUGENIO: Boll. Soc. med.-chir. Pavia **1910**. — BREHM, T.: Tierleben, 4. Aufl. Leipzig u. Wien 1916. — BRUNN, v.: Beitrag zur Elephantiasis neuromatosa. Bruns' Beitr. **48**. — BRUNS, VIKTOR: Handbuch der praktischen Chirurgie. Tübingen 1854. — BUCK: Akromegaler Wuchs und Cutis gyrata. Zbl. Hautkrkh. **19**, 195 (1926). — BUMM: Grundriß zum Studium der Geburtshilfe. Wiesbaden 1908.

CALLE: Cuir chevelu encéphaloide. Bull. Soc. franç. Dermat. **1913**, 191. — CHECINSKI: Tygorduk lekarski **1911**, Nr 4. — COWAN: Two cases of abnormal development of the scalp. J. ment. Sci. **30** (1893). — CURTIS, F.: Etude histologique d'un cas de cutis verticis gyrata. Zbl. Hautkrkh. **21**, 308 (1926).

DANILEWSKAJA, E. D.: Cutis verticis gyrata. Zbl. Hautkrkh. **16**, 54 (1925). — DARIER: Grundriß der Dermatologie, übersetzt von ZWICK mit Bemerkungen von JADASSOHN. Berlin: Julius Springer 1913. — DARWIN: Der Ausdruck der Gemütsbewegungen bei den Menschen und den Tieren. Stuttgart 1910. — DOHI, S.: A case of cutis gyrata. Jap. J. of Dermat. **24**, Nr 3, 17. — DÖSSEKER: Über einen Fall von typisch tuberösem Myxödem. Arch. f. Dermat. **123**. — DROLL: Über Cutis verticis gyrata. Inaug.-Diss. Freiburg 1921. — DUFKE: Cutis verticis gyrata. Jber. Hautkrkh. **29**, 250 (1929).

EGGELING, H. v.: Anatomische Untersuchungen an den Köpfen von 4 Hereros, einem Herero- und einem Hottentottenkind. Denkschr. med.-naturwiss. Ges. Jena, Bd. 15. 1909. — EHRMANN: Vergleichend diagnostischer Atlas der Hautkrankheiten und der Syphilide. Jena 1912. — ESMARCH u. KUHLENKAMPFF: Die elephantiastischen Formen. Hamburg 1885.

FISCHER, H.: Zur Frage der Faltenbildung der Kopfhaut, insbesondere der Cutis verticis gyrata. Arch. f. Dermat. **141**, H. 2, 251—315. — FIOCCO: Giorn. ital. Mal. vener. Pelle **1913**. — FOX, HOWARD: Cutis verticis gyrata. Arch. of Dermat. **6**, Nr 1, 94—95. — FUHS, HERBERT: Über Dermatochalasis. Wien. klin. Wschr. **39**, Nr 46, 1331—1332. Zbl. Hautkrankh. **23**, 694 (1928). — FURLOTTI: Zool. Anz. **36** (1910).

GANTER: Über Kopfhautfalten und Haarlinien. Allg. Z. Psychiatr. **72** (1916). — GEGENBAUR: (a) Vergleichende Anatomie der Wirbeltiere. Leipzig 1898. (b) Lehrbuch der Anatomie des Menschen. Leipzig 1903. — GJERTZ, EMIL: Cutis verticis gyrata. Sv. Läkartidn. **1928 I**, 105—106. — GLAUBERSOHN, S. A. u. A. A. IWANOFF: Cutis verticis gyrata. Dermat. Wschr. **1**, 203—206 (1929). — GRIPEKOVEN: Pachydermie vorticellé du cuir chevelu. Le Scalpel **76**, No 47, 1352; Dermat. Wschr. **11**, 427.

HAECKER: (a) Allgemeine Vererbungslehre. Braunschweig 1912. (b) Phänogenetik, Entwicklungsgeschichtliche Eigenschaften. Anal. Leipzig 1918. — HANNAY, M. G.: Cutis verticis gyrata. Brit. J. Dermat. **35**, Nr 12, 451—454. — HECHT, HUGO: Beitrag zur Cutis capitis gyrata. Dermat. Wschr. **75**, Nr 42, 1035—1036. — HEINECKE: Die chirurgischen Erkrankungen des Kopfes. Dtsch. Chir., Lief. 31. — HELLER: Vergleichende Pathologie der Haut. — HELMHOLTZ, H. F. and HARVEY CUSHING: Elephantiasis nervorum of the scalp. Amer. J. med. Sci. **132** (1906). — HUDELO et RICHON: Pachydermie vorticellé partielle du cuir chevelu. Bull. Soc. franç. Dermat. **1923**, Nr 6, 311.

JADASSOHN: Verh. dtsch. dermat. Ges., 9. Kongr. Bern, 12./14. Sept. **1906**. — JAWADA, TOKIO: Jap. Z. Dermat. **1912**.

KOHLBRÜGGE, J. H. F.: Der Atavismus. Utrecht 1897. — KRÜGER, WILH. PAUL: Zur Bewertung der Cutis verticis gyrata. Diss. Würzburg 1928. — KRAUS: Beitrag zur Kenntnis der Cutis verticis gyrata. Dermat. Wschr. **1917**, Nr 64.

LANG: Die experimentelle Vererbungslehre in der Zoologie seit 1900, Bd. 1. Jena: Gustav Fischer. — LAPOWSKI: Cutis verticis gyrata. Arch. of Dermat. **9**, Nr 4, 521. Zbl. Hautkrkh. **13**, 275 (1924). — LAUBAL: Cutis frontis gyrata. Zbl. Hautkrkh. **32**, 40 (1929). — LEDERMANN, K. G.: Cutis verticis gyrata. Schles. dermat. Ges., Sitzg 25. Juli 1925. Jber. Hautkrkh. **18**, 758 (1925). — LENORMAND: Un nouveau cas de pachydermie vorticellé du cuir chevelu. Ann. de Dermat. **2**, Nr 7, 312—316. — LENORMENT: Ann. de Dermat. **1**, Nr 5 (1920). — LICHAREW: Moskau. vener. u. dermat. Ges., Sitzg 22. Nov. 1908. Ref. Dermat. Zbl. **1909**, 222. — LOMBROSO: (a) Der Verbrecher. Übersetzt von FRÄNKEL. Hamburg 1887. (b) Arch. di Psichiatr. **1890**, 96; **1903**, 157. — LUTATI, VIGNOLO: Cutis verticis gyrata. Arch. f. Dermat. **104** (1910).

McDOWELL and COLIN McDOWELL: Abnormal development of the scalp. J. ment. Sci. **39**, 62 (1893). — MAÉDA, K.: L'étude clinique et anatomique de la pachydermie vorticellée. Jap. J. of Dermat. **25**, Nr 3, 70; Zbl. Hautkrkh. **17**, 758 (1925). — MARLATIE et OPIN: Un cas de pachydermie vorticellée du cuir chevelu. Bull. Soc. Chir. Paris 1914. — MEIROWSKY: Dermat. Tagg Bonn. Dermat. Z. **24**, 683. — MERENLENDER, J.: (a) Cutis verticis gyrata. Zbl. Hautkrkh. **16**, 887 (1926); **18**, 674. (b) Beiträge zur Kenntnis der Cutis verticis gyrata und über die Cutis verticis gyrata „latens". Arch. f. Dermat. **149**, H. 3, 564—569 (1925). (c) Cutis verticis gyrata incipiens. Zbl. Hautkrkh. **20**, 859 (1925). — MESTSCHERSKI: Moskau. vener. dermat. Ges., Sitzg 20. Febr. 1910. Ref. Dermat. Zbl. **1910**. — MIDDLEMASS and ROBERTSON: Edinburgh med. J. **1894**, 510. — MIESCHER: 2 Fälle von kongenitaler familiärer Acanthosis nigricans, kombiniert mit Diabetes mellitus und allgemeinen Entwicklungsstörungen (infantiler Körperbau, Imbezillität, lanuginäre Hypertrichose: Cutis verticis gyrata, Struma nodosa). Schweiz. dermat. Ges. Zürich, 10.—11. Juli 1920. Schweiz. med. Wschr. **51**, Nr 6, 139. — MÖLLER: Naevus giganteus capillitii im Vergleich mit einigen anderen Geschwulstbildungen der behaarten Kopfhaut. Arch. f. Dermat. **98**, 129 (1903). — MRONGOVIUS: Zur Pathogenese der Cutis verticis gyrata. Venerol. (russ.) **1924**, Nr 3, 19—24.

NAUMANN, H. E.: Zur Frage der Cutis verticis gyrata. Arch. f. Dermat. **154**, 595—604. — NIJKERK: Cutis verticis gyrata. Nederl. Tijdschr. Geneesk. **68 II**, Nr 14, 1724—1730.

OLIVER, EDWARD A.: Cutis verticis gyrata (UNNA). Arch. of Dermat. **6**, Nr 1, 6—9. — OPPENHEIM: Verh. Wien. dermat. Ges., 21. Jan. **1914**. Ref. Arch. f. Dermat. **1919 II**, 15. — OSTROWSKI: Cutis verticis gyrata. Zbl. Hautkrkh. **36**, 275 (1931). — OTA, M.: Cutis gyrata am Gesicht und die histologische Veränderung derselben. Jap. J. of Dermat. **30**, 24 (1930); Zbl. Hautkrkh. **36**, 593 (1930).

PARAVICINI: Gaz. del mannicomio di Mombello, 1902 u. Ricerche e studi de Psichiatria, 1906. — PASINI: Cutis verticis gyrata. Giorn. ital. Mal. vener. Pelle **54**, 36 (1913). — PELAGATTI: Cutis verticis gyrata leucemia. Zbl. Hautkrkh. **16**, 55 (1925). — PLATE, L.: Vererbungslehre. Leipzig 1913. — POGGI: Arch. di Psichiatr. **1884**. — POSPOLOW: Russ. Z. Hautkrkh. **18**, Nr 7 (1909).

RACIBOWSKI: Przeglad chor. sk. i. Vener. **1912**, H. 7/9. Ref. Dermat. Z. **1913**, 178. — RECKLINGHAUSEN, v.: Über die multiplen Fibrome der Haut. Berlin 1882. — RENANDER, AXEL: Skeletveränderungen bei einem Fall von Cutis verticis gyrata. Zbl. Hautkrkh. **27**, 792 (1928). — RICORD: Elephantiasis der behaarten Kopfhaut. Rev. Méd. Paris **9**, 13 (1837). — ROBERT: J. de Chir. par Malgaigne **1**, 125. Paris 1848. — ROMBERG: Klin. Erg. Berlin **1846**, 195. — ROSENBERG: Cutis verticis gyrata. Zbl. Hautkrkh. **20**, 858 (1925). — ROUVIERE: Pachydermie occipitale vorticellée. Ann. de Dermat. **1911**, 494. — RUBESCH: 2 Fälle von fibromatöser Elephantiasis. Bruns' Beitr. **48**. — RUGE: (a) Über die Gesichtsmuskulatur der Halbaffen. Morph. Jb. **11** (1886). (b) Die vom Facialis innervierten Muskeln eines jungen Gorilla. Morph. Jb. **12** (1887). (c) Untersuchungen über die Gesichtsmuskulatur der Primaten. Leipzig 1887.

SABAT: Tygorduk lekarski **1911**, Nr 4. Ref. Dermat. Zbl. **1911**. — SAINZ, E. A. and JULIO BRAVO: UNNA-JADASSOHNs Cutis verticis gyrata compared with ALIBERTs Dermatolysis. Arch. of Dermat. 8, Nr 6, 797—800. — SCHINDELKA: Hautkrankheiten. Handbuch der tierärztlichen Chirurgie und Geburtshilfe. — SCHMIDT-LA BAUME: Cutis gyrata der Regio glutaealis. Zbl. Hautkrkh. **30**, 563 (1929). — SCHUSTER: Beiträge zur tuberösen Sklerose des Gehirns. Z. Nervenheilk. **50** (1914). — SCHWANK: Fall von pluriglandulärem Syndrom. Bemerkungen über die Cutis verticis gyrata. Česká Dermat. **4**, Nr 6/7, 177—188. SILVESTRI: Giorn. ital. Mal. vener. Pelle **1909**, 189—192. — SPARACIO BENEDETTO: Su un caso di cutis verticis gyrata. Zbl. Hautkrkh. **14**, 70 (1926). — SPRINZ: Außerordentl. Kriegstagg Berl. dermat. Ges., März 1918. Dermat. Z. **26**, Beih., 100. — SPRINZ, OSKAR: Cutis verticis gyrata (JADASSOHN-UNNA). Arch. f. Dermat. Orig. **132**, 281—293. — STÜHMER: Dermat. Wschr. **11** (1922). — STÜHMER, A.: Cutis gyrata der Stirn. Dermat. Wschr. **74**, Nr 11, 249—250.

TAKASUGI, S.: A case of cutis verticis gyrata (UNNA). Jap. J. of Dermat. **25**, Nr 9, 64. — THORNLEY: Cutis verticis gyrata. Zbl. Hautkrkh. **19**, 45 (1925). — TIÈCHE: Typischer Fall von Cutis gyrata. Schweiz. dermat. Ges. Zürich, 10.—11. Juli 1920. Schweiz. med.

Wschr. 51, Nr 6, 136. — TOMASCHEWITSCH: Moskau. vener. u. dermat. Ges., Sitzg 22. Nov. 1908. Ref. Dermat. Z. 1909, 222. — TRUFFI, G.: Intorno alla cutis verticis gyrata. Arch. ital. Dermat. 4, 451—536; Zbl. Hautkrkh. 32, 804 (1929). — TSCHERNOGUBOW: Moskau. vener. u. dermat. Ges., Sitzg 22. März 1910. Ref. Dermat. Z. 1910, 383.

UNNA: (a) Histopathologie der Haut. Hamburg 1892. (b) Cutis verticis gyrata. Mh. Dermat. 45 (1907). — USTINOW: Verh. dermat. Ges. Moskau, 18. März 1896. Dermat. Z. 4, 103.

VALK, J. W. VAN DER: Cutis verticis gyrata als Erscheinung des RECKLINGHAUSENschen Symptomenkomplexes. Zbl. Hautkrkh. 19, 753 (1925). — VERGIER: Contribution à l'étude des plicatures du cuir chevelu et en particulier le la pachydermie vorticellée. Diss. Montpellier 1924. — VERESS, VON: Über die Cutis verticis gyrata (UNNA). Dermat. Z. 15 (1908). — VIRCHOW, HANS: Gesichtsmuskulatur und Gesichtsausdruck. Virchows Arch., Anat. Abt. 1908. — VÖGELI: Korresp.bl. Schweiz. Ärzte 1918. — VÖRNER: Cutis verticis gyrata. Dermat. Wschr. 54, 309 (1912).

WAGNER V. JAUEREGG: Myxödem und Kretinismus. Handbuch der Psychiatrie von ASCHAFFENBURG, Spez. Teil, II. Abt. — WEBER, F. PARKES: (a) A note on the nature of cutis verticis gyrata. Zbl. Hautkrkh. 27, 792 (1928). (b) Suboccipital furrowed scalp. Proc. roy. Soc. Med. 21, 1079—1080; Zbl. Hautkrkh. 28, 284 (1928). (c) Unilateral cutis verticis gyrata (sulcata) in an acromegalic man. Zbl. Hautkrkh. 33, 90 (1929). — WEBER, F. PARKES u. F. R. B. ATKINSON: Unilateral cutis verticis gyrata in an acromegalic man. Zbl. Hautkrkh. 33, 90 (1930). — WERTHER: (a) Cutis gyrata mit Infiltration der gesamten Kopfhaut und Veränderung im Haarwachstum. Zbl. Hautkrkh. 34, 609 (1930). (b) Cutis verticis gyrata. Zbl. Hautkrkh. 34, 609 (1930). — WIEDERSHEIM: (a) Grundriß der vergleichenden Anatomie der Wirbeltiere, 6. Aufl. Jena 1906. (b) Der Bau des Menschen als Zeugnis für seine Vergangenheit. Tübingen 1908. — WINNIWARTER: Chirurgische Krankheiten der Haut und des Zellgewebes. Dtsch. Chir. Lief. 1923.

YAMASHIMA, G.: A case of cutis verticis gyrata (UNNA). Jap. J. of Dermat. 25, Nr 9, 64.

ZUMBUSCH: Erythrodermia (pseudo) leukaemica. Arch. f. Dermat. 124.

# VIII. Differentialdiagnose zwischen den einzelnen Erkrankungen des Haarbodens und der Haut.

1. *Trichoptilosis:* Haarspaltung und longitudinale Haarsplitterung an der Spitze der Haare.

2. *Trichorrhexis:* Brechen des Haares transversal, gewöhnlich im letzten Drittel. Es bleiben borstenförmige Haarstümpfe zurück.

3. *Trichoclasia:* Abbrechen der Haare in fleckförmiger Form in gleicher Höhe über dem Hautniveau.

4. *Trichonodosis:* Knotenbildung im Haar.

5. *Andere Anomalien der Haare:* Strukturveränderungen der Haare, z. B. Gröberwerden der Haare an einzelnen Stellen.

6. *Bajonetthaare:* Auf dünne, fadenförmige Spitze folgt spindelförmige Verdickung, dann längerer Hals und darauf der normale Haarschaft.

7. *Heterochromie:* Angeborene Verschiedenfarbigkeit der Haare.

8. *Canities:* Ergrauen und Weißwerden der Haare.

9. *Pili annulati:* Durch Auftreten von Luft in der Marksubstanz ringförmige, lufthaltige Stellen im Haar.

10. *Lepothrix:* Verschiedenfarbige Knoten um das Haar herum, in der Achselhöhle.

11. *Piedra nostras:* Knotenförmige Auflagerungen besonders in den Barthaaren.

12. *Eigentliche Piedra:* Dunkelbraune Krusten und Knoten um die Haare herum.

13. *Hypertrichosis:* Gesteigerte Haartätigkeit, übermäßiges Wachstum der Haare.

14. *Hypotrichosis:* Angeborene vollständige oder teilweise Kahlheit des Kopfes ohne sichtbare Erkrankung des Haarbodens.

*15. Agenesia pilorum:* Entwicklungsstörungen und Formveränderungen der Haare, die sich erst allmählich entwickeln.

*16. Alopecia triangularis congenita:* Angeborene dreieckige Alopecie in der Schläfengegend.

*17. Monilethrix:* Spindelförmige Anschwellungen und Einschnürungen der Haare mit allmählichem Abbrechen und nachfolgender Kahlheit.

*18. Pili torti (Trichokinesis):* Drehung der Haare um 180°, eigenartiger Glanz bei auffallendem Licht. Spindelförmige Anschwellungen nur wenig ausgesprochen, nicht wie bei der Monilethrix in regelmäßiger Anordnung.

*19. Alopecia areata:* Kreisförmige Kahlheit ohne sichtbare Erkrankung der Haut.

*20. Alopecia neurotica:* Durch nervöse Ursachen hervorgerufen, ohne sichtbare Erkrankung der Kopfhaut.

*21. Trichotillomania:* Haarrupftick.

*22. Alopecia praematura simplex:* Vorzeitiger Haarausfall ohne sichtbare Erkrankung der Kopfhaut.

*23. Alopecia praematura symptomatica:* Vorübergehender Haarausfall als Folge von Krankheiten mit Nachwachsen derselben.

*24. Alopecia senilis:* Altershaarausfall.

*25. Experimenteller Haarausfall:* Durch Anwendung innerer Medikamente.

*26. Pityriasis capitis und Alopecia pityrodes:* Kleienförmige, trockene Abschilferung der Kopfhaut zu vorübergehender Kahlheit führend. Prognose günstig.

*27. Seborrhoea capitis und Alopecia soborrhoica:* Fettige Talgdrüsenabsonderung, schuppige Abschilferungen auf der Kopfhaut zu dauernder Kahlheit führend. Oft mit Eczema seborrhoicum verbunden. Prognose ungünstig.

*28. Hyperhidrosis capitis oleosa:* Ölige Schweißabsonderung auf dem Kopfe.

*29. Alopecia atrophicans:* Mit Atrophie der Haut einhergehender unregelmäßiger, fleckförmiger Ausfall der Haare.

*30. Folliculitis decalvans:* Mit kleinen entzündlichen Papelchen oder Pustelchen um die Haare herum beginnender Prozeß, der zu größeren narbigen, kahlen Flecken führt.

*31. Alopecia parvimaculata:* Kleinfleckiger, bei Kindern epidemisch beobachteter Haarausfall, der sehr oft zur Atrophie der erkrankten Stellen führt.

*32. Ulerythema sycosiforme:* Mit konvexem Rande fortschreitende, durch Entzündung der Haarfollikel entstehende Krankheit, die zu nachfolgender Atrophie der Haut und Kahlheit führt. Lokalisation: Bart- und Haargrenze, behaarter Kopf.

*32a. Ulerythema sycosiforme corporis (Folliculite décalvante des parties glabres):* Dieselbe Erkrankung am Körper.

*33. Alopecia liminaria frontalis:* Mit Schüppchen und kleinen Follikulitiden anfangende Entzündung auf der Stirn.

*34. Narbige Alopecien nach besonderen Erkrankungen des Haarbodens.* (Im Anschluß an Impetigo, Abscesse, Lupus erythematodes usw.)

*35. Dermatitis papillaris capillitii:* Keloidartige, harte Knoten an der Haargrenze des Nackens, die zum Haarausfall führen.

*36. Perifolliculitis capitis abscedens et suffodiens:* Mit Absceßbildung und Unterminierung der Kopfhaut einhergehende Erkrankung namentlich am Hinterkopf, die zu narbiger Kahlheit führt.

*37. Alopecia gradus:* Alopecie durch Druck der Kopfbedeckung entstanden.

*38. Eczema seborrhoicum:* Mit der Seborrhöe oft verbundene Erkrankung, die in der Form von mit Schuppen versehenen kleinen oder großen Flecken auf der Haut einhergeht. Es handelt sich entweder um scharf umschriebene, mit leicht erhöhtem Rande versehene gelbliche oder rötliche Flecke, oder um die Erkrankung der ganzen Kopfhaut, die mit Schuppen bedeckt ist und nach deren Entfernung sich die erkrankte, leicht entzündete Epidermis zeigt. Das seborrhoische Ekzem des Kopfes ist oft von ähnlichen Erkrankungen auf der Haut begleitet.

*39. Tinea amiantacea:* Dem Eczema seborrhoicum sehr ähnlich. Mit glimmerartig glänzenden, silberschimmernden Membranen verbunden, welche die Haare begleiten.

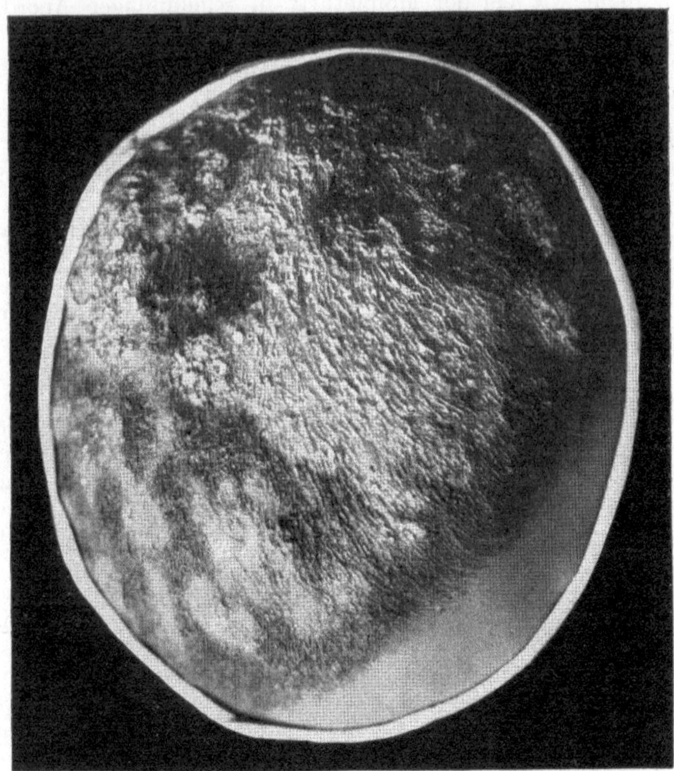

Abb. 105. Oberflächliche Trichophytie des behaarten Kopfes. (Sammlung der Univ.-Hautklinik Breslau.)

*40. Cutis verticis gyrata:* Eigentümliche Furchungen der Haut am Hinterkopfe vom Scheitel bis in die Nähe der Haarnackengrenze und an die Ohrmuscheln reichend.

*41. Acne necrotica varioliformis:* An der Haargrenze bis in das Vorder- und Nackenhaar hineingehende, mit kleinen, acneartigen Papeln einhergehende Erkrankung, welche sich bald mit Krusten bedeckt, das Haar zerstört und mit einer pockenartigen Narbe abheilt, aber nur sehr selten auf den Haarboden übergeht.

*42. Dermatitis exfoliativa:* Mit allgemeiner Atrophie der Haut und Haarverlust einhergehende Allgemeinerkrankung, die auch den Kopf befällt.

*43. Eczema capitis:* Namentlich im Kindesalter, aber auch beim Erwachsenen vorkommende häufigste Hauterkrankung, die nicht zum Haarverlust führt, charakterisiert durch eine Erkrankung oft der ganzen Kopfhaut, die mit Nässen, Schuppen- und Krustenbildung einhergehen kann.

*44. Epitheliome:* Seltene Tumoren auf dem behaarten Kopfe, die in größerer Anzahl vorkommen können, rund und flach, fest und elastisch. Sie ulcerieren. Diagnose nur mikroskopisch.

*45. Erysipelas:* Beginnt gewöhnlich im Gesicht, seltener auf dem behaarten Kopfe. Haut rot und geschwollen, Lymphdrüsen geschwollen, leicht empfindlich. Fieber oft sehr hoch, allgemeine, schwere Erkrankung.

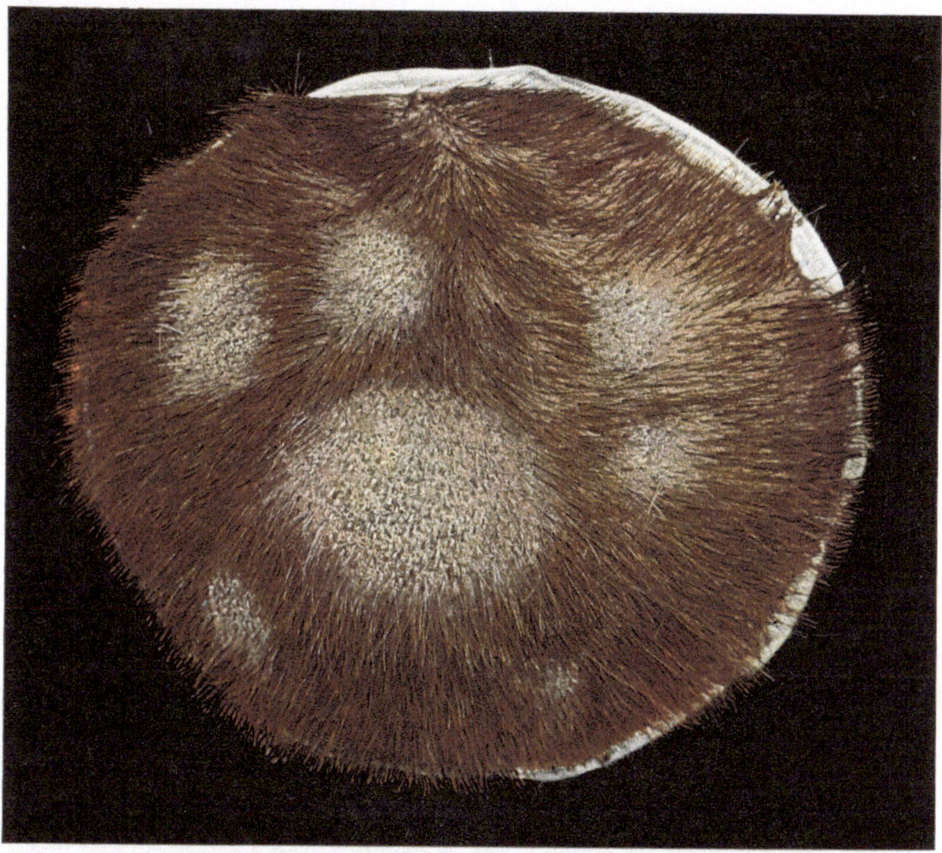

Abb. 106. Schwere Mikrosporie. (Aus FINKELSTEIN-GALEWSKY-HALBERSTAEDTER: Hautkrankheiten und Syphilis im Säuglings- und Kindesalter, 2. Aufl. 1924.)

*46. Impetigo contagiosa* s. *vulgaris:* Seröse und eitrige Borken auf dem behaarten Kopf. Oft mit Pedikulosis zusammenhängend. In runden, mit gelben Borken bedeckten Flecken auf dem Kopfe oder flächenhaft. *Impetigo* BOCKHARDT mit kleinen Pustelchen auf dem Haarboden einhergehend, die oft mit der Folliculitis decalvans im Beginn verwechselt werden können.

*47. Lepra:* Sehr selten bei uns vorkommend. Kann zur Alopecie führen, ähnlich wie die Lues in fleckenförmiger Form oder durch sich resorbierende oder abscedierende Tubera zu örtlicher Kahlheit.

*48. Lichen planus:* Findet sich selten auf dem Kopfe. Beginnt mit starkem Jucken, ist aber fast immer von Herden am Körper begleitet. Führt selten zur Kahlheit.

*49. Lupus vulgaris:* Beginnt sehr selten auf dem Kopf, dann aber meistens auf dem Vorderkopf mit einzelner Stelle, die durch die Lupusknötchen leicht erkenntlich ist. Der Lupus vulgaris hinterläßt Narben und führt zum Haarverlust. Die Krankheit kann über den ganzen Kopf sich ausbreiten.

*50. Lupus erythematodes:* Findet sich viel häufiger auf dem behaarten Kopfe. Beginnt entweder allein oder mit mehreren runden Flecken auch auf dem behaarten Kopfe. Die Flecken sind unregelmäßig, hellrot oder mit hellrotem, progredienten Rande versehen. Am Rand der Flecke sieht man weit geöffnete

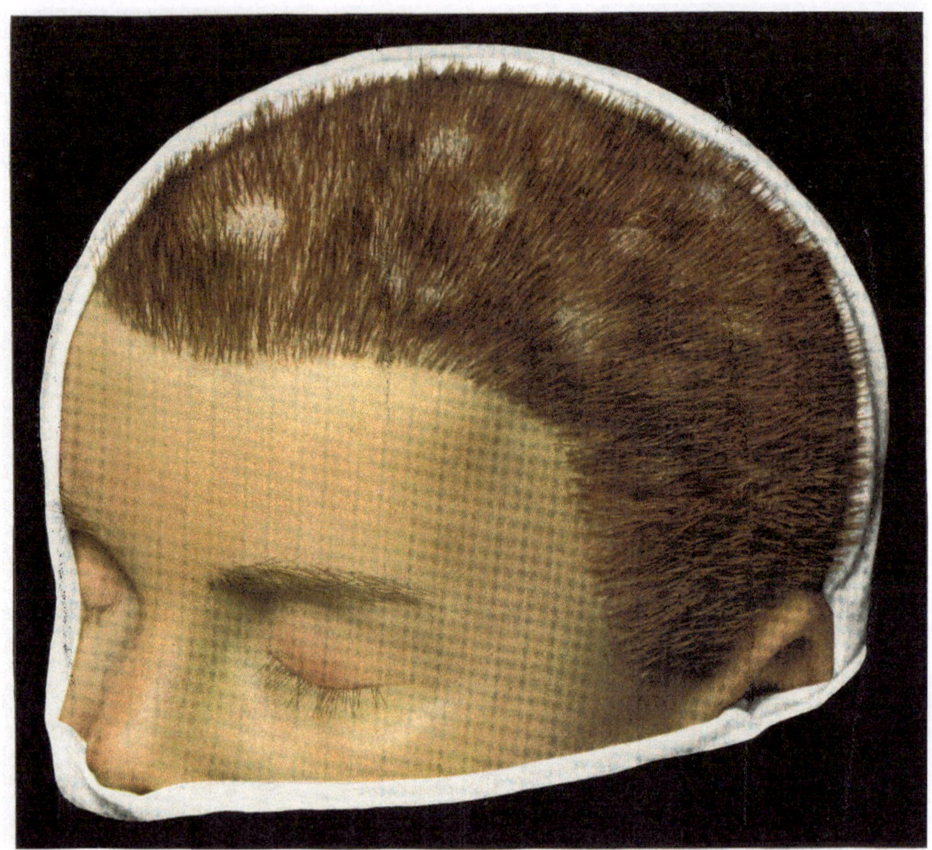

Abb. 107. Mikrosporie. (Sammlung GALEWSKY u. LINSER.)

Follikel, entweder mit Hornmassen gefüllt oder leer. Der Fleck ist entweder rot oder bläulich-rot mit Schuppen bedeckt, die in den Follikeln festhängen oder bereits kahl hellrot bis weißlich, ohne Schuppen zur Atrophie hinüberführend. Die Erkrankung, die sehr langsam vorwärts geht, kann mit der Folliculitis decalvans und der Alopecia atrophicans verwechselt werden.

*51. Psoriasis:* Findet sich sehr häufig auf dem behaarten Kopf. Führt, da nur vorübergehend und die Follikel nicht zerstörend, meist nicht zur Kahlheit. Differentialdiagnostisch durch die silberhellen Schuppen und den blutenden Punkt beim Kratzen zu erkennen und vor allem vom Eczema seborrhoicum zu unterscheiden.

*52. Sclerodermie:* In scheibenförmigen Formen auf dem Haarboden, oft auf der Stirn oben anfangend und noch weitergehend. Selten bandartig. Gewöhnlich ist die zentrale Partie eingesunken und weiß, während der Rand in lila

Farbtönung weitergeht. Die erkrankte Stelle ist glänzend, die Haut darüber nur wenig beweglich. Oft sieht man Teleangiektasien; allmählich wird die Haut fest. Auch diese Erkrankung kann mit der Alopecia atrophicans, aber wohl kaum mit der Alopecia areata verwechselt werden.

*53. Syphilis:* Neben den exanthematischen Formen der Syphilis (Roseola, Papulae, Pustulae, Ulcera, Gummata) kommt nur die Alopecia syphilitica in Frage, die ich anhangsweise erwähnt habe, als diffuse und areoläre Form.

*54. Vitiligo:* Erworbener Pigmentschwund bzw. Pigmentverschiebung, die oft auch die Haare befällt. Wir sehen dann weiße, pigmentlose Flecken mit ebensolchen pigmentlosen Haaren. Manchmal ist nur ein Fleck vorhanden, dann kann man ihn mit dem angeborenen Albinismus verwechseln. Oft findet man mehrere weiße Flecken und entsprechende Haare.

*55. Pediculosis capitis:* Kommt nur in Frage als Verwechslung mit ekzematösen Haarerkrankungen oder Impetigo. Ist leicht durch den Geruch, die Nissen und die Parasiten zu erkennen.

*56. Trichophytie des behaarten Kopfes:* Differentialdiagnostisch durch die Entzündung der Kopfhaut, die Anwesenheit von Pilzen in den Schuppen und in den Haaren und die eigenartige Beschaffenheit der Haarstümpfe zu erkennen, die in 2—3 mm Höhe abbrechen und mit Schuppen bedeckt sind. Die kahle Stelle ist scheibenförmig oder rund mit leicht erhabenen Rändern, gewöhnlich leicht hellrot. In schweren Fällen bildet sich das wabenartige, erhabene Kerion Celsi. Die Diagnose wird sofort durch die mikroskopische Untersuchung gesichert. Die Pilze finden sich regelmäßig in den Haaren und Schuppen.

*57. Mikrosporie:* Epidemisch bei Kindern vorkommende Erkrankung, die zur Bildung von weißen und grauen mit Schuppen bedeckten kleinen, kahlen Flecken führt. Die Haare brechen ab und sind mit einer grauen Scheide umgeben. Es gibt auch eine Form, bei welcher man nur sehr wenig Pilze am Rande der kahlen Flecke findet und die durch ihre kahle Form an die Alopecia parvimaculata erinnert (buld crosses).

*58. Favus:* Differentialdiagnostisch durch die gelben Schuppen, die ocker- oder citronengelben Scutula, die Pilze in diesen, und in den Haaren und den Mäusegeruch zu erkennen. Zu verwechseln gelegentlich bei lange behandelten oder rezidivierenden Fällen mit Alopecia atrophicans oder Folliculitis decalvans.

# Namenverzeichnis.

(Die schrägen Zahlen verweisen auf die Literaturverzeichnisse.)

# Sachverzeichnis.

**Handbuch der gesamten Strahlenheilkunde, Biologie, Pathologie und Therapie.** Bearbeitet von zahlreichen Fachgelehrten. Herausgegeben von Prof. Dr. **Paul Lazarus**-Berlin. In zwei Bänden. Vollständig umgearbeitete und erweiterte zweite Auflage des Handbuches der Radiumbiologie und -Therapie.

Erster Band: **Die physikalischen, chemischen und pathologischen Grundlagen der gesamten Strahlenbiologie und -Therapie.** Mit 161 zum Teil farbigen Abbildungen im Text und zahlreichen Tabellen. XV, 825 Seiten. 1928. RM 86.50; gebunden RM 93.30*

Zweiter Band: **Strahlenklinik und spezielle therapeutische Methodik.** Mit 475 zum Teil farbigen Abbildungen im Text und zahlreichen Tabellen. XX, 1292 Seiten. 1931. RM 153.80; gebunden RM 161.80*

---

**Die Röntgentechnik in Diagnostik und Therapie.** Ein Lehrbuch für Studierende und Ärzte. Von Dr. **S. Glasscheib,** Spezialarzt für Röntgenologie, Berlin-Warschau. Mit einem Geleitwort von Dr. Max Cohn, Dirigierendem Arzt der Röntgenabteilung des Städtischen Krankenhauses im Friedrichshain, Berlin. Mit 145 Abbildungen. IX, 294 Seiten. 1929. RM 13.60; gebunden RM 14.80*

---

**Die Quarzlampe und ihre medizinische Anwendung.** Mit einem Anhang über Wärmelampen. Ein Lehrbuch von Dr. **Erich Wellisch,** Assistent des Institutes für physikalische Heilmethoden im Krankenhaus der Stadt Wien. Mit einem Geleitwort von Primararzt Dr. Josef Kowarschik. Mit 80 Abbildungen. VIII, 168 Seiten. 1932. RM 8.60; gebunden RM 9.60

---

**Handbuch der Lichttherapie.** Unter Mitarbeit von O. Bernhard-St. Moritz, O. Chievitz-Kopenhagen, F. M. Exner-Wien, F. Hauer-Wien, W. Hausmann-Wien, K. Huldschinsky-Berlin, E. Lang-Erlangen, A. Laqueur-Berlin, G. Politzer-Wien, L. Schönbauer-Wien, J. Sorgo-Wien, O. Strandberg-Kopenhagen, J. Urbanek-Wien, R. Volk-Wien, C. H. Würtzen-Kopenhagen. Herausgegeben von **W. Hausmann** und **R. Volk.** Mit 106 Abbildungen und 36 Tabellen im Text. IV, 444 Seiten. 1927. RM 36.—; gebunden RM 38.—

---

**Die Lichtbehandlung des Haarausfalles.** Von Dr. **Franz Nagelschmidt,** Berlin. Vierte Auflage. Mit 89 Abbildungen. IV, 82 Seiten. 1926. RM 3.90*

---

**Haarfarben und Haarfärbung.** Praktische Methodik der Herstellung und Anwendung der Haarfärbemittel. Von Dr. **Fred Winter,** Wien. Mit 11 Textabbildungen. VI, 133 Seiten. 1930. RM 5.70

---

**Kosmetische Winke.** Von Professor Dr. **Otto Kren,** Wien. (Bildet Band 21 der „Bücher der ärztlichen Praxis".) Mit 14 Textabbildungen. V, 133 Seiten. 1930. RM 4.80

---

**Kosmetik.** Ein Leitfaden für praktische Ärzte. Von Dr. **Edmund Saalfeld,** Sanitätsrat in Berlin. Sechste, verbesserte Aufl. Mit 20 Abbildungen. IV, 136 Seiten. 1922. RM 4.—*

---

**Kosmetische Operationen.** Ein kurzer Leitfaden für den Praktiker von Dr. **Ernst Eitner,** Wien. Mit 129 Abbildungen. V, 131 Seiten. 1932. RM 18.—; gebunden RM 19.60

** Auf die Preise der vor dem 1. Juli 1931 erschienenen Bücher des Verlages Julius Springer in Berlin wird ein Notnachlaß von 10% gewährt.*